[redacted]

Anatomie der Haussäugetiere
Band II Organe, Kreislauf- und Nervensystem

H. E. König • H.-G. Liebich

Anatomie der Haussäugetiere

Lehrbuch und Farbatlas für Studium und Praxis

in zwei Bänden:

Band I Bewegungsapparat
Band II Organe, Kreislauf- und Nervensystem

Herausgegeben von:

Horst Erich König, Wien
Hans-Georg Liebich, München

Unter Mitarbeit von:

H. Bragulla, Berlin
K.-D. Budras, Berlin
C. Cerveny, Brno
J. Maierl, München
Chr. Mülling, Berlin
S. Reese, München
J. Ruberte, Barcelona
J. Sautet, Toulouse

Anatomie der Haussäugetiere

Lehrbuch und Farbatlas für Studium und Praxis

Band II
Organe, Kreislauf- und Nervensystem

Herausgegeben von:

Horst Erich König, Wien
Hans-Georg Liebich, München

Unter Mitarbeit von:

H. Bragulla, Berlin
K.-D. Budras, Berlin
C. Cerveny, Brno
J. Maierl, München
Chr. Mülling, Berlin
S. Reese, München
J. Ruberte, Barcelona
J. Sautet, Toulouse

Mit 588 Abbildungen, davon 474 in Farbe, und 13 Tabellen

Schattauer Stuttgart New York

Anschriften der Herausgeber:

Univ.-Professor Dr. Dr. habil. Horst Erich König
Institut für Anatomie
Veterinärmedizinische Universität Wien
Veterinärplatz 1, A-1210 Wien

Univ.-Professor Dr. Dr. h. c. Hans-Georg Liebich
Institut für Tieranatomie
Ludwig-Maximilians-Universität München
Veterinärstraße 13, D-80539 München

Die Deutsche Bibliothek – CIP-Einheitsaufnahme

Anatomie der Haussäugetiere :
Lehrbuch und Farbatlas für Studium und Praxis ;
in zwei Bänden / hrsg. von Horst Erich König ;
Hans-Georg Liebich. Unter Mitarb. von: H. Bragulla ...-
Stuttgart ; New York : Schattauer
ISBN 3-7945-1863-2

Bd. II. Organe, Kreislauf- und Nervensystem :
mit 13 Tabellen. – 1999
ISBN 3-7945-1862-4

Lenzhalde 3, 70192 Stuttgart, Germany
Internet http://www.schattauer.de
Printed in Germany

Layout: Bernd Burkart, H.-G. Liebich
Illustrationen: Eva Polsterer, A-2431 Enzersdorf/Fischa
Satz, Druck und Einband:
Mayr Miesbach, Druckerei und Verlag GmbH
Am Windfeld 15, D-83714 Miesbach

Gedruckt auf chlor- und säurefrei gebleichtem Papier.

ISBN 3-7945-1862-4

Vorwort

Bereits ein halbes Jahr nach Erscheinen von Band I der »Anatomie der Haussäugetiere« wird den Studierenden und den in der Praxis tätigen Kolleginnen und Kollegen der Band II an die Hand gegeben. Damit wird in sehr kurzer zeitlicher Abfolge die als zweibändiges Werk konzipierte Lehrbuch-Atlas-Kombination abgeschlossen. Dem in Band I abgedruckten Vorwort sollen nur einige ergänzende Gedanken angefügt werden.

Das Grundkonzept dieser »Anatomie der Haussäugetiere« umfaßt im vorliegenden zweiten Band die inneren Organe der Haussäugetiere und bindet diese aus funktioneller Sicht eng in das Kreislauf- und Nervensystem ein. Schwerpunktmäßig werden auch das lymphatische und das endokrine System sowie die Sinnesorgane einschließlich der Haut und der Hautanhangsorgane eingehend in diesem Werk angesprochen. Wie im ersten Band »Bewegungsapparat« wurde auch im zweiten Band »Organe, Kreislauf- und Nervensystem« der Wissensstoff möglichst konzentriert zusammengefaßt und versucht, durch inhaltliche Verknüpfung Zusammenhänge zur tierärztlichen Praxis herzustellen. In diesem Sinn wurde bewußt auf Detailwissen verzichtet zugunsten eines lesbaren und anschaulich präsentierten Textes, der in sinnvoller Ergänzung durch eine große Anzahl halbschematischer Darstellungen und Farbabbildungen auch aus didaktischer Sicht mit dazu beitragen sollte, Freude an der Morphologie zu gewinnen.

Allein aus der konsequenten Zusammenschau von Struktur und Funktion als eine Einheit ist es möglich, die Organe und die Organsysteme in ihrem originären und systemischen Wirken zu verstehen und aus klinischer Sicht Veränderungen an diesen zu erkennen. Unter diesen Aspekten wurden auch in diesem Band nur die für Studium und Praxis wichtigsten Strukturen näher behandelt und neueste wissenschaftliche Erkenntnisse eingefügt.

Der Gebrauch dieses Bandes wird stets im Verbund mit Band I gesehen. So gelten für den Lernstoff des Band II auch die Tabellen zur Innervation der Muskeln bzw. der Öffnungen und hindurchtretender Strukturen am Schädel ebenso wie der Katalog anatomischer Fachausdrücke bzw. die aufgelisteten Abkürzungen. Bewußt erst am Ende dieses zweiten Bandes wurden das Verzeichnis der verwendeten Literatur und die Bildnachweise für die gesamte »Anatomie der Haussäugetiere« angeführt.

An herausragender Stelle danken wir ein weiteres Mal Frau Diplomtierärztin Magister Eva Polsterer (Wien) für die meisterhaft durchgeführten halbschematischen Darstellungen. Ihr ästhetisches Feingefühl, verbunden mit wissenschaftlich fundierten Kenntnissen, prägen auch in diesem Band die didaktische Präsentation des Wissensstoffs.

Auch für den Band II haben zahlreiche Doktorandinnen und Doktoranden der anatomischen Institute in Wien und München entscheidende neue wissenschaftliche Erkenntnisse eingebracht. So wurde eine Vielzahl von Präparaten, die hier abgebildet sind, im Rahmen von Dissertationen hergestellt. Dem großen Kreis der Doktorandinnen und Doktoranden sei an dieser Stelle für ihre kompetente wissenschaftliche Mithilfe und Unterstützung gedankt.

Darüber hinaus gilt unser besonderer Dank Frau Univ.-Prof. Cordula Poulsen Nautrup (München) und Herrn Dr. A. Probst (Wien) für die Anfertigung und die Bereitstellung von Abbildungen, die mit neuesten bildgebenden Verfahren und Techniken erstellt wurden. Gerade durch diese Kooperationen konnte das Konzept einer Einbindung moderner Darstellungsmethoden in die Anatomie und damit ein Brückenschlag zur Klinik verwirklicht werden.

Eine große Anzahl von Präparaten wurden von Herrn Tierarzt A. Oliver (Barcelona) und Herrn Techniker F. Hernandez (Barcelona) in dankenswerter Weise hergestellt. Frau Dr. Ana Carretero (Barcelona) und Herr Dr. M. Navarro (Barcelona), die nach dem Erscheinen von Band I zu Universitätsprofessoren ernannt wurden, stellten uns eine große Anzahl von Präparaten zur Verfügung. Ihnen gebührt nochmals ein herzlicher Dank.

Nicht minder herzlich sind wir Herrn Dr. J. Maierl (München) für die tatkräftige Unterstützung bei der Erstellung von Farbabbildungen zu besonderem Dank verpflichtet. Ebenso gilt unser nachdrücklicher Dank Herrn Dr. S. Reese (München), der mit unermüdlichem Engagement die digitale Verarbeitung des umfangreichen Bildmaterials vorbereitete. Beiden wissenschaftlichen Mitarbeitern danken wir darüber hinaus für die fachliche und wissenschaftliche Unterstützung bei der Korrektur des Manuskriptes.

Frau cand. med. vet. Stefanie Rigl (München) und Herrn Tierarzt A. Maierl (München) danken wir für die Unterstützung bei der Erstellung des Layouts sowie für die Vielzahl an didaktischen Korrekturvorschlägen. Unser besonderer Dank gilt erneut auch Frau Maria Koch (Wien), die in bewährter Weise die aufwendigen Schreibarbeiten des Textes übernahm. Besonderer Dank gebührt auch Frau

Christel Schura (München), die wiederum mit unermüdlichem Engagement entscheidend an der ästhetisch überzeugenden Gestaltung von Text und Abbildungen mitwirkte.

Letztendlich sei ein besonderer Dank an Herrn Dieter Bergemann gerichtet, der durch seine weiterhin uneingeschränkte Förderung und seinen persönlichen Einsatz in hohem Maß die Erstellung und die großzügige Ausstattung auch dieses Bandes unterstützte. Ebenso danken wir den Mitarbeitern der F. K. Schattauer Verlagsgesellschaft, Herrn K. Pracht und Herrn B. Burkart, für die erneut herausragende Zusammenarbeit bei der Planung und Entstehung dieses Bandes.

Wien und München
Frühjahr 1999

Horst Erich König
Hans-Georg Liebich

Autorenverzeichnis

Priv.-Doz. Dr. H. Bragulla
Freie Universität Berlin
Fachbereich Veterinärmedizin
Institut für Veterinär-Anatomie
Koserstraße 20, D-14195 Berlin

Prof. Dr. K.-D. Budras
Freie Universität Berlin
Fachbereich Veterinärmedizin
Institut für Veterinär-Anatomie
Koserstraße 20, D-14195 Berlin

Prof. MVDr. C. Cerveny, C. Sc.
Institut für Anatomie,
Histologie und Embryologie
Veterinär und Pharmazeutische Universität
Palackeho 1–3, CS-61242 Brno

Prof. Dr. Dr. habil. H. E. König
Institut für Anatomie
Veterinärmedizinische Universität Wien
Veterinärplatz 1, A-1210 Wien

Prof. Dr. Dr. h.c. H.-G. Liebich
Institut für Tieranatomie
Ludwig-Maximilians-Universität München
Veterinärstraße 13, D-80539 München

Dr. J. Maierl
Institut für Tieranatomie
Ludwig-Maximilians-Universität München
Veterinärstraße 13, D-80539 München

Dr. Chr. Mülling
Freie Universität Berlin
Fachbereich Veterinärmedizin
Institut für Veterinär-Anatomie
Koserstraße 20, D-14195 Berlin

Dr. S. Reese
Institut für Tieranatomie
Ludwig-Maximilians-Universität München
Veterinärstraße 13, D-80539 München

Prof. Dr. J. Ruberte
Unidad de Anatomia y Embriologia
Departamento de Patologia y
Producciones Animales
Facultad de Veterinaria
Universidad Autonoma de Barcelona
E-08193 Bellaterra
Barcelona

Prof. Dr. J. Sautet
Laboratoire d'Anatomie
Ecole Nationale Vétérinaire de Toulouse
23, Chemin des Chapelles
F-31076 Toulouse Cedex

Abkürzungen

A., Aa.	Arteria, Arteriae
Art., Artt.	Articulatio, Articulationes
Flfr.	Fleischfresser
For., Forr.	Foramen, Foramina
Ggl., Ggll.	Ganglion, Ganglia
Gl., Gll.	Glandula, Glandulae
Hd.	Hund
Kt.	Katze
Lc.	Lymphocentrum
Lig., Ligg.	Ligamentum, Ligamenta
Ln., Lnn.	Lymphonodus, Lymphonodi
M., Mm.	Musculus, Musculi
N., Nn.	Nervus, Nervi
Pfd.	Pferd
Proc., Procc.	Processus (Sing. u. Pl.)
R., Rr.	Ramus, Rami
Rec., Recc.	Recessus (Sing. u. Pl.)
Schw.	Schwein
V., Vv.	Vena, Venae
Wdk.	Wiederkäuer
caud., caudd.	caudalis, caudales
cran., crann.	cranialis, craniales
dist., distt.	distalis, distales
dors., dorss.	dorsalis, dorsales
ext., extt.	externus, externi
inf., inff.	inferior, inferiores
int., intt.	internus, interni
lat., latt.	lateralis, laterales
med., medd.	medialis, mediales
prof., proff.	profundus, profundi
prox., proxx.	proximalis, proximales
sup., supp.	superior, superiores
supf., supff.	superficialis, superficiales
ventr., ventrr.	ventralis, ventrales

Inhaltsverzeichnis

6 Körperhöhlen

H. E. König und H.-G. Liebich

In den Körperhöhlen liegt ein Großteil der Organe (Eingeweide, Viszera), die diese Hohlräume nahezu vollständig ausfüllen. Flüssigkeitsgefüllte, spaltförmige Zwischenräume und flexible Haltevorrichtungen der Organe gewährleisten, daß Organbewegungen, wie z. B. während der Atmung oder der Verdauung, erfolgen können, ohne daß gegenseitige Reibungsverluste auftreten. Dadurch können sämtliche Strukturen aneinander und an den Höhlenwänden unbehindert entlang gleiten.

Die Körperhöhlen sind Teil des **Körperstamms (Truncus).** Dieser wird neben dem Rücken (Dorsum) in die drei Abschnitte gegliedert:

- Brustkorb (Thorax),
- Bauch (Abdomen),
- Becken (Pelvis).

Bereits frühembryonal wird die primär **einheitliche Körperhöhle** infolge der Entwicklung des Zwerchfells (Diaphragma) aus Anteilen des quergestellten Septum transversum und angrenzender mesenchymaler Muskelanlagen unterteilt in eine:

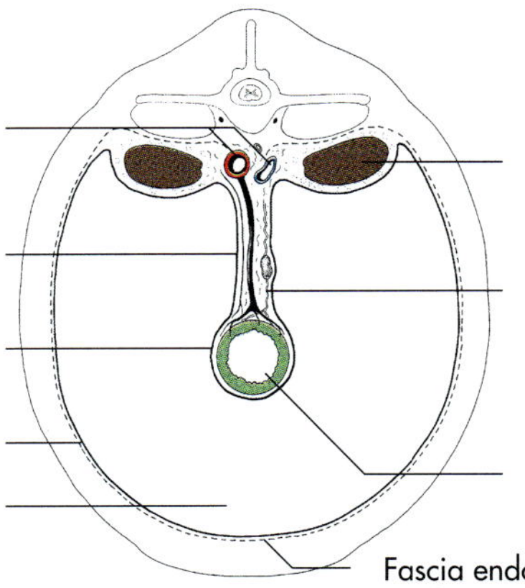

Abb. 6-1. Schematische Darstellung der serösen Häute (Tunicae serosae) am Beispiel der Bauchfellhöhle (Cavum peritonei).

- Brusthöhle (Cavum pectoris),
- Bauchhöhle (Cavum abdominis),
- Beckenhöhle (Cavum pelvis).

Brust- und Bauchhöhle stehen über drei Öffnungen im Zwerchfell (Foramen venae cavae, Hiatus oesophageus, Hiatus aorticus) sowie den Arcus lumbocostalis sinister bzw. dexter miteinander in Verbindung. Bauch- und Beckenhöhle liegen untereinander in offener Verbindung. Dieser Übergang wird durch die Beckeneingangslinie (Linea terminalis) markiert, die vom Promontorium ossis sacri, der Linea arcuata ossis ilii und dem Pecten ossis pubis gebildet wird.

Die Wand der genannten Körperhöhlen läßt einen Grundbauplan erkennen, der regionalen Differenzierungen unterliegt. Man unterscheidet von außen nach innen nachfolgende Schichten:

- allgemeine Körperdecke (Integumentum commune),
- äußere Rumpffaszie (Fascia trunci externa),
- skelettführenden Muskelschichten,
- innere Rumpffaszie (Fascia trunci interna) und
- seröse Haut (»Fell«, Tunica serosa).

Die serösen Häute bilden die serösen Höhlen, die die Körperhöhlen weitgehend auskleiden. Es lassen sich vier seröse Höhlen unterscheiden:

- die linke und rechte Brustfellhöhle (Cavum pleurae),
- die Bauchfellhöhle (Cavum peritonei),
- die Herzbeutelhöhle (Cavum pericardii) mit dem Herzbeutel (Pericardium).

Die Tunica serosa dieser Höhlen besteht aus einem **einschichtigen Plattenepithel (Lamina epithelialis serosae = Mesothelium)** und einer subepithelialen, bindegewebigen **Lamina propria serosae.** Die Serosa besitzt die Fähigkeit, wässerig-seröse Flüssigkeiten zu sezernieren und zu resorbieren und Luft oder Bestandteile derselben (z. B. Kohlendioxyd nach Laparoskopie) aufzunehmen. Die Serosa überzieht die Organe und die innen liegende Wand der Körperhöhlen (Abb. 6-1ff.). Sie erscheint im physiologischen Zustand **durchsichtig, feucht, glatt** und **glänzend.**

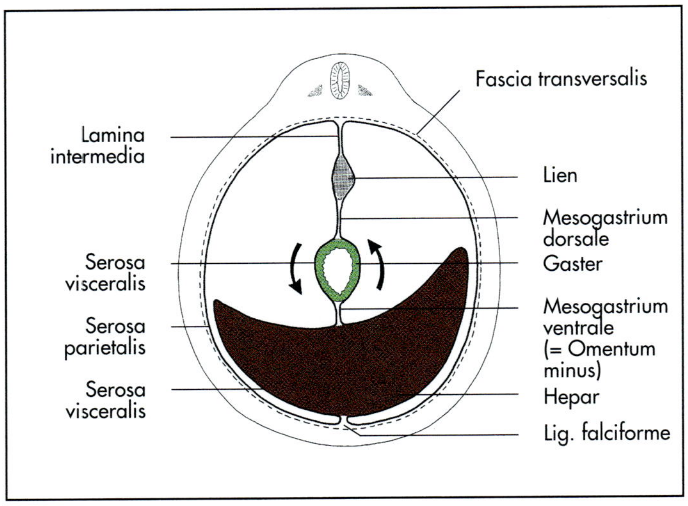

Abb. 6-2. Schematische Darstellung des dorsalen und ventralen Magengekröses im frühembryonalen Stadium.

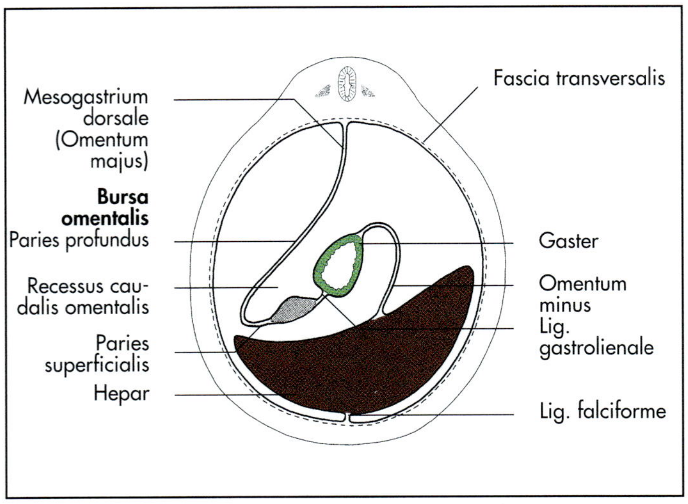

Abb. 6-3. Schematische Darstellung des dorsalen und ventralen Magengekröses im frühembryonalen Stadium mit Entwicklung des großen und des kleinen Netzes.

Die serösen Körperflüssigkeiten beinhalten neben physiologischen Puffersystemen Deckepithelzellen (Mesothelien) und unspezifische Immunzellen (z. B. Pleural- oder Peritonealmakrophagen), sie können aber auch Fremdpartikel miteinschließen. Die serösen Flüssigkeiten sind in Verbindung mit den Deckzellen der inneren Wandflächen der Körperhöhlen als funktionelle Barrieren klinisch von herausragender Bedeutung.

Die Tunica serosa wird von einer lockereren, bindegewebigen Schicht, der **Tela subserosa** unterlagert. Diese schließt Blut- und Lymphgefäße sowie Fettgewebe ein. Ein feines, subepitheliales Netz sensibler Nervengeflechte trägt, vorzugsweise in den Körperwänden, entscheidend zur sensiblen Wahrnehmung taktiler, mechanischer, thermischer und chemischer Reize dieser Serosaflächen bei.

Zwischen der Wand der serösen Höhlen und der Wand der Körperhöhlen bildet die Tela subserosa einen engen **retroserösen Spaltraum.** An der dorsalen Bauchwand und im Grund der Beckenhöhle ist dieser Raum zum sog. **Retroperitonealraum** erweitert, in dem beispielsweise die Nieren und der Harnleiter zu liegen kommen (Abb. 6-1). **Retroperitoneal** bedeutet dabei im Retroperitonealspalt liegend und nur einseitig von Bauchfell überzogen. Der operative Zugang zu diesen Organen ist daher ohne Eröffnung der Bauchfellhöhle möglich.

Demgegenüber ist die Lage der Bauchorgane im Verhältnis zur Bauchfellhöhle als **intraperitoneal** zu bezeichnen, wie entsprechend die Lage der Brustorgane im Verhältnis zur Brustfellhöhle als **intrapleural** zu bezeichnen ist.

Die Wand der serösen Höhlen (Abb. 6-1, 2 u. 3) läßt sich allgemein in drei Abschnitte unterteilen:

- Serosa (seu Lamina) parietalis (= parietales Wandblatt),
- Serosa (seu Lamina) intermedia (= Gekröse, Serosadoppellamelle),
- Serosa (seu Lamina) visceralis (= Organblatt).

Unter der **Serosa** seu **Lamina parietalis** versteht man die Abschnitte der Wand der serösen Höhle, die der Körperwand innen anliegen. Das Wandblatt wird stets von einer Körperfaszie unterlagert, mit der sie locker verbunden ist. Spezielle Abschnitte der Serosa parietalis werden mit der Vorsilbe **»Peri-«** und dem griechischen Namen des Organs, das von diesem Teil der serösen Höhle umgeben wird, benannt (z. B. Periorchium, Pericardium). Nur die Serosa parietalis ist im Gegensatz zu den übrigen Serosaabschnitten hochsensibel und sehr schmerzempfindlich. Durch lokale Anästhesie der Körperwand kann diese ausgeprägte Schmerzempfindlichkeit ausgeschaltet werden (z. B. bei operativen Eingriffen in die Bauchhöhle).

Die Serosa parietalis der Seitenwände wird in den jeweiligen Körperhöhlen unterschiedlich bezeichnet. Man unterscheidet:

in der Brusthöhle als Brustfell eine Pleura parietalis,
in der Bauchhöhle als Bauchfell ein Peritoneum parietale.

Als **Serosa intermedia** werden diejenigen serösen Häute bezeichnet, die an der Bildung der Gekröse beteiligt sind. Für die spezielle Bezeichnung einzelner Gekröseabschnitte wird die Vorsilbe **»Meso-«** und der griechische Name des Organes, zu dem dieses Gekröse zieht, verwendet (z. B. Mesorchium, Mesogastrium, Mesojejunum).

In einzelnen Fällen werden Gekröse auch als **Ligamentum** oder als **Plica** bezeichnet.

Die Serosa intermedia bildet die Fortsetzung der Serosa parietalis der linken und der rechten Seitenwand einer jeden Körperhöhle, sie ist zu einem gemeinsamen Serosadoppelblatt entwickelt. Diese Doppellamelle bildet das **Gekröse (Serosa intermedia)** eines Organs. Man unterscheidet dorsale und ventrale Gekröse.

Gekröse dienen im wesentlichen der **Versorgung der Organe,** sie schließen die organspezifischen Arterien, Venen, Nerven und Lymphgefäße ein. Oftmals treten hier auch in unterschiedlich großer Anzahl Lymphknoten auf. Darüber hinaus können Gekröse auch **Halte- und Stabilisierungsfunktionen für die Organe** übernehmen.

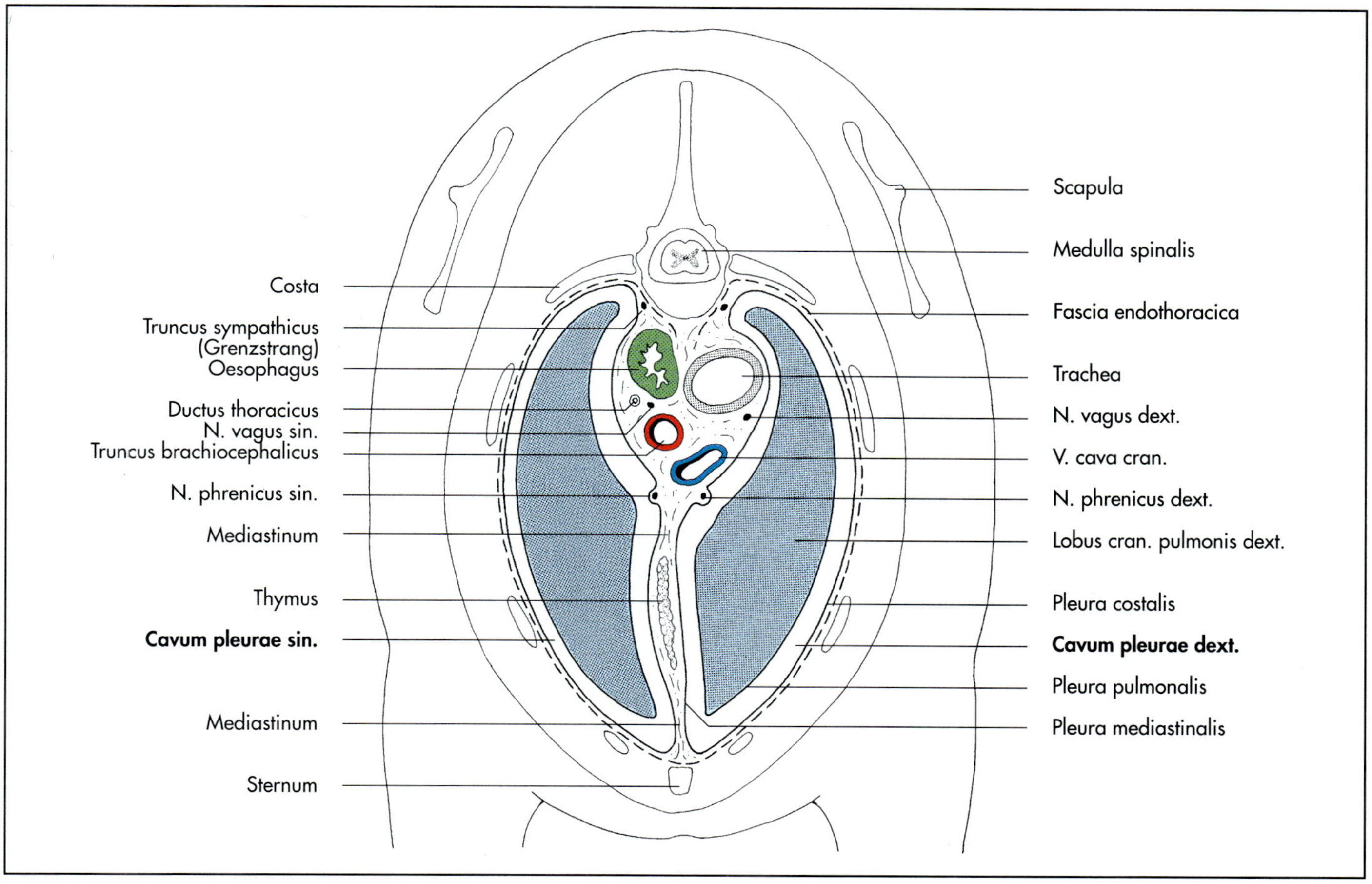

Abb. 6-4. Schematische Darstellung der Brusthöhle des Hundes (Transversalschnitt in Höhe des Mediastinum craniale, Ansicht von kaudal, seröse Spalträume artifiziell erweitert).

Strukturelle Grundlage der Gekröse ist kollagenes Binde- und Fettgewebe. Bei der Katze sind des öfteren Vater-Pacini-Lamellenkörperchen als Mechanorezeptoren eingelagert.

Das Gekröse zieht als dorsales Serosadoppelblatt ventral, teilt sich und bedeckt als **organspezifischer** Serosaüberzug die Eingeweide der Brust-, Bauch- und Teile der Beckenhöhle. Diese Serosadeckschicht wird allgemein als **Serosa visceralis** benannt (Abb. 6-2). Zur Benennung dieser Schicht wird auch die Vorsilbe **»Epi-«** in Kombination mit dem griechischen Namen des entsprechenden Organes verwendet (z.B. Epiorchium, Epicardium).

Die Serosa visceralis setzt sich ventral als Lamina intermedia ventralis wiederum als doppelblättriges Gekröse fort und setzt ventral an der Brustwand und in kranialen Abschnitten der Bauchhöhle an. Mittlere und kaudale Darmabschnitte haben entwicklungsbedingt kein ventrales Gekröse.

Eine besondere Differenzierung erlangt das dorsale und ventrale **Gekröse des Magens** bzw. **kranialer Abschnitte des Duodenum** einschließlich der Einbindung der Leber (Abb. 6-3). So entwickelt sich aus dem doppelblättrigen **Mesogastrium dorsale (= dorsales Magengekröse)** das **große Netz (Omentum majus)** unter Bildung des **Netzbeutels (Bursa omentalis)** mit seinen beiden Anteilen, der viszeralen, tiefen und der parietalen, oberflächlichen Wand (Paries prof. bzw. supf.). Die beiden Wände schließen die **Netzbeutelhöhle (Recessus caudalis omentalis)** ein.

Das **große Netz** hat seinen Ursprung an der dorsalen Bauchwand, verlängert sich, vorzugsweise bei Fleischfressern und bei Wiederkäuern bis zum Beckeneingang, schlägt hier um und setzt nach rückläufigem Verlauf an der großen Kurvatur des Magens an. Zusätzlich entwickeln sich aus dem dorsalen Gekröse im engeren Sinn besondere doppelblättrige Verbindungen zu anliegenden Organen. Diese schränken einerseits die Bewegungsfreiheit der Organe ein, andererseits führen diese auch zu Nischenbildungen, in die sich unphysiologischerweise auch Organe verlagern können (Milz-Nieren-Raum beim Pferd).

Aus dem **Mesogastrium ventrale** differenziert sich unter Einbeziehung der Leber und kranialer Abschnitte des Duodenum das **kleine Netz (Omentum minus)** (Abb. 6-3). Dieses bildet die Haltebänder an der viszeralen Fläche der Leber (Lig. hepatogastricum und Lig. hepatoduodenale), es setzt sich ventral als Lig. falciforme bis zur ventralen Bauchwand fort. (Näheres siehe Kapitel 7, »Verdauungsapparat«, S. 75).

Organe, die nahe der dorsalen Körperhöhlenwand liegen, werden nur auf einer Seite von Serosa überzogen. Ihre Lage wird allgemein als **retroserös** bezeichnet. Man spricht insbesondere im Bereich der Bauchhöhle dann von **retroperitoneal** (z.B. der Lage der Niere oder des Harnleiters) (Abb. 6-1) oder in der Brusthöhle von retropleural (z.B. der Lage des Truncus sympathicus). **Extraperitoneal** liegen tiefe Organe der Beckenhöhle.

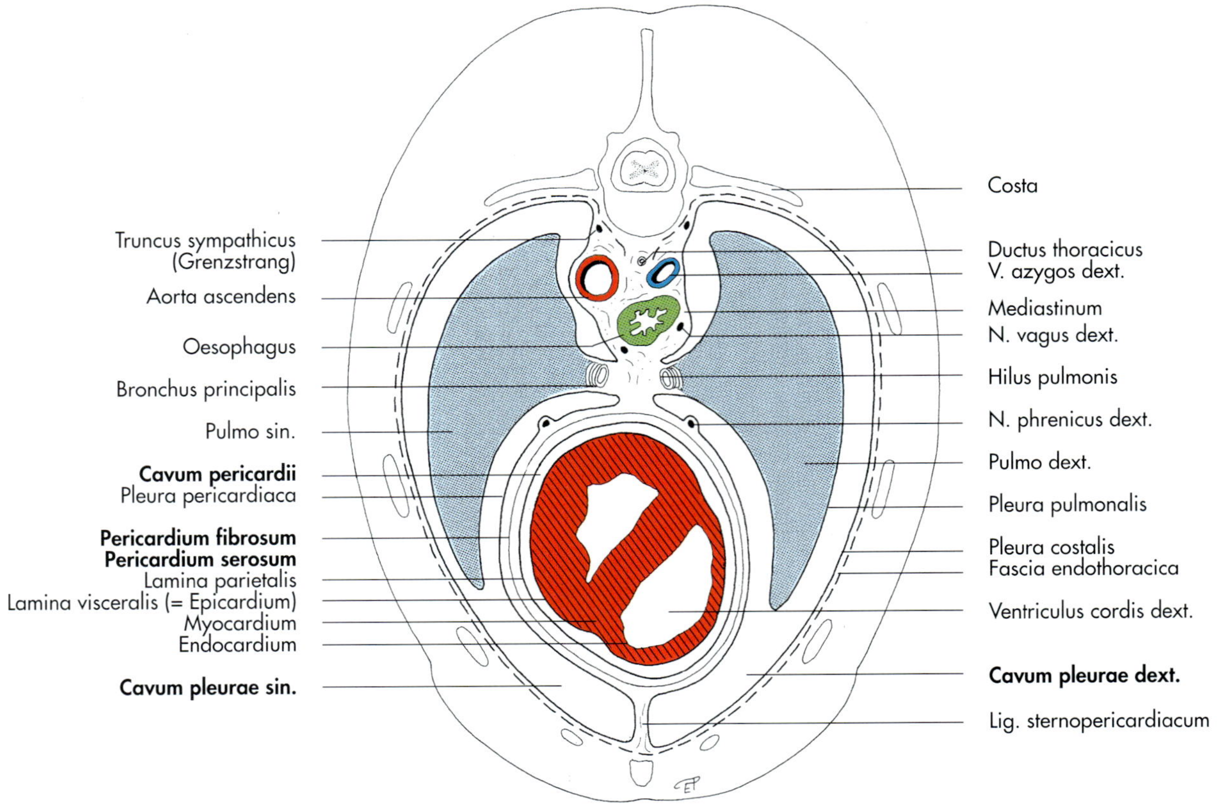

Abb. 6-5. Schematische Darstellung der Brusthöhle des Hundes (Transversalschnitt in Höhe des Mediastinum medium, Ansicht von kaudal, seröse Spalträume artifiziell erweitert).

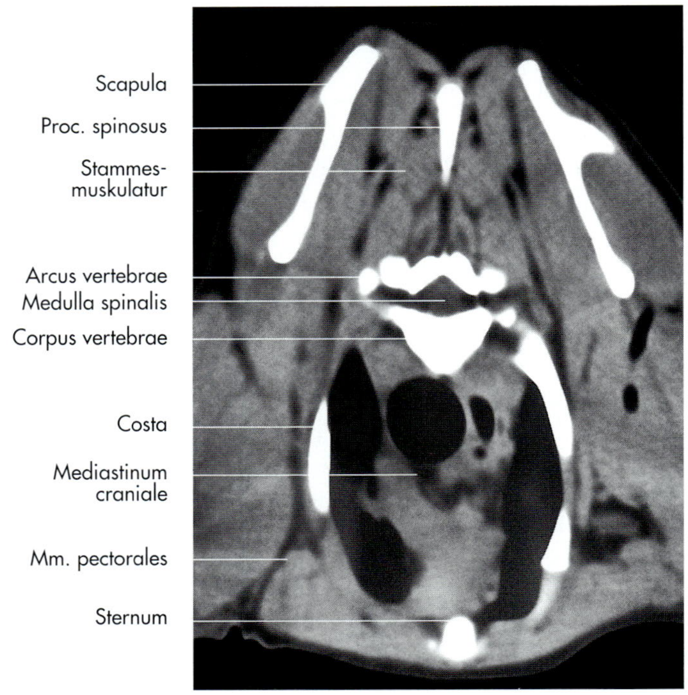

Abb. 6-6. Computertomographischer Transversalschnitt durch den kranialen Abschnitt der Brust eines Hundes, Aufnahme Dr. A. Probst, Wien.

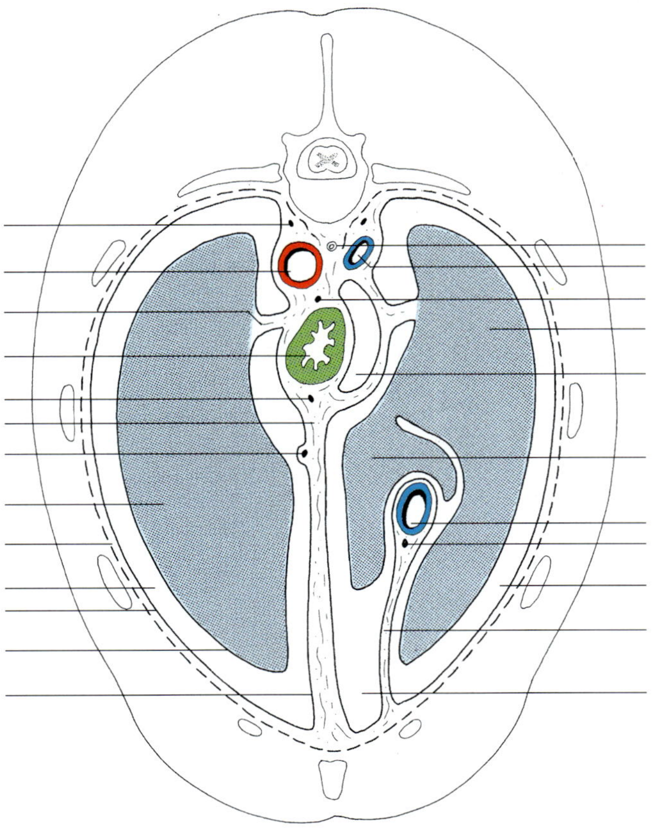

Abb. 6-7. Schematische Darstellung der Brusthöhle des Hundes (Transversalschnitt in Höhe des Mediastinum caudale, Ansicht von kaudal, seröse Spalträume artifiziell erweitert).

Brusthöhle (Cavum pectoris)

Die Brusthöhle liegt in der **Brustkorbhöhle (Cavum thoracis)**, wobei sie den Abschnitt vor dem Diaphragma einnimmt. In den kaudal des Zwerchfells gelegenen Abschnitt der Brustkorbhöhle erstreckt sich der **intrathorakale Teil** der Bauchhöhle. Die Brustkorbhöhle beginnt kranial am **vorderen Brusteingang (Apertura thoracis cranialis)** und endet am **Brustausgang (Apertura thoracis caudalis).**

In der Brusthöhle befinden sich **zwei Pleuralhöhlen (Cava pleurae),** die rechts und links vom **Mittelfellspalt (Mediastinum)** liegen und die beiden Lungen umgeben (Abb. 6-4ff.). Die Pleuralhöhlen werden von **Serosa (Pleura)** ausgekleidet, die vom Hilus pulmonis und über das Lig. pulmonale auf die Lungen übergeht. Zwerchfell und Mediastinum werden ebenfalls von Pleura bedeckt. Die Pleura wird außen von der **Fascia endothoracica** unterlagert, die auch in das Mediastinum eindringt. Man unterscheidet nach ihrer Lage verschiedene Abschnitte der Pleura (Abb. 6-4ff.):

- **Pleura parietalis,**
  - Pleura costalis (Rippenfell),
  - Pleura mediastinalis (mit Pleura pericardiaca),
  - Pleura diaphragmatica,
- **Pleura visceralis,**
  - Pleura pulmonalis (Lungenfell).

In der Brustfellhöhle sind folgende besonders benannte Abschnitte entwickelt:

- Recessus mediastini,
- Recessus costodiaphragmaticus,
- Cupulae pleurae.

Beim Übergang der Pleura costalis in die Pleura diaphragmatica entsteht ein Raum, der **Recessus costodiaphragmaticus**, in den sich der scharfe Rand der Lunge während der Atmung einfügt. Kranial endet der jeweilige Pleuralsack blindsackartig als **Cupula pleurae**, der bei Flfr. und Wdk. über die Apertura thoracis cran. ca. 1–2 Fingerbreiten aus der Brusthöhle austritt.

Mittelfellspalt (Mediastinum)

Der Mittelfellspalt ist der zwischen dem rechten und dem linken Blatt der Pleura mediastinalis gelegene Raum (Abb. 6-4, 5 u. 7). Dieser gliedert sich in ein vor dem Herzen gelegenes Mediastinum craniale, ein das Herz beinhaltendes Mediastinum medium und ein kaudal des Herzens gelegenes Mediastinum caudale.

Der **kraniale Mittelfellspalt (Mediastinum craniale)** beginnt an der **Apertura thoracis cranialis** (Abb. 6-4 u. 8). In ihm verlaufen sämtliche Leitungsbahnen aus der Brusthöhle zum Hals, zum Kopf und zu den Vordergliedmaßen sowie zum vorderen Abschnitt der Brusthöhlenwand. Im kranialen

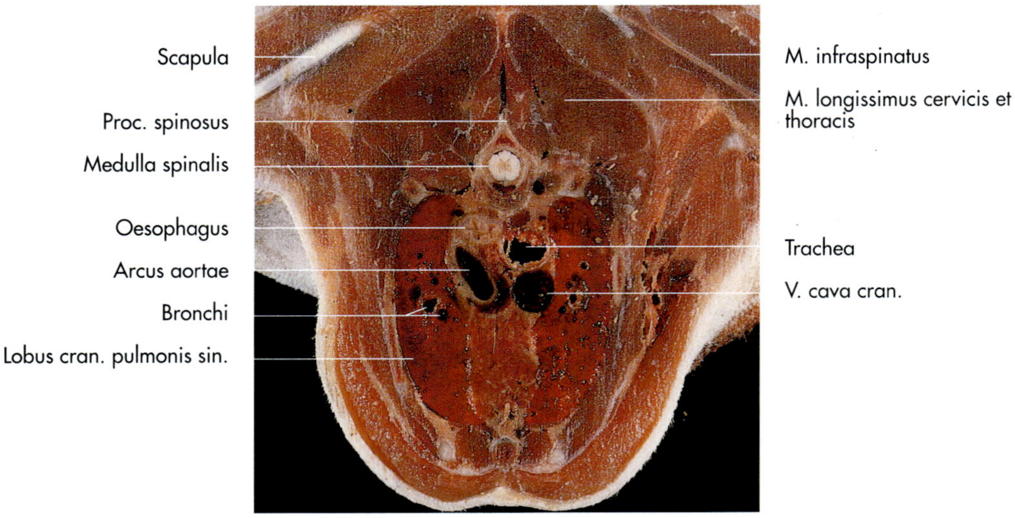

Abb. 6-8. Brusthöhle einer Katze (Transversalschnitt in Höhe des Mediastinum craniale, Ansicht von kaudal), aus König, Anatomie der Katze, 1992.

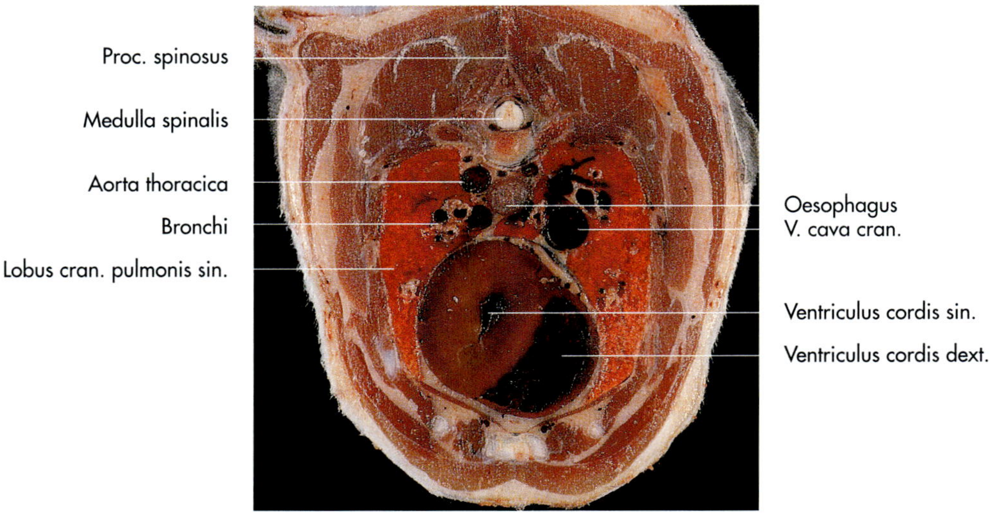

Abb. 6-9. Brusthöhle einer Katze (Transversalschnitt in Höhe des Mediastinum medium, Ansicht von kaudal), aus König, Anatomie der Katze, 1992.

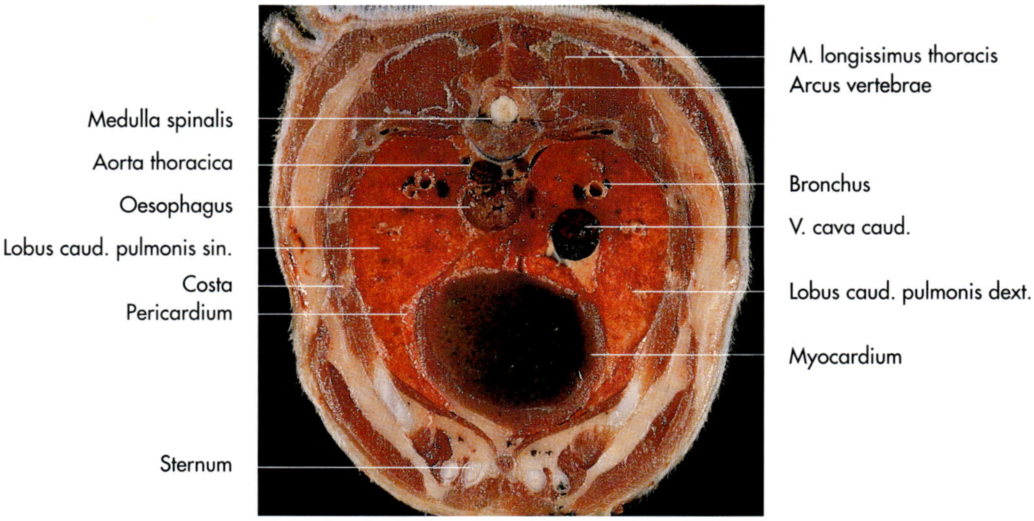

Abb. 6-10. Brusthöhle einer Katze (Transversalschnitt in Höhe des Mediastinum caudale, Ansicht von kaudal), aus König, Anatomie der Katze, 1992.

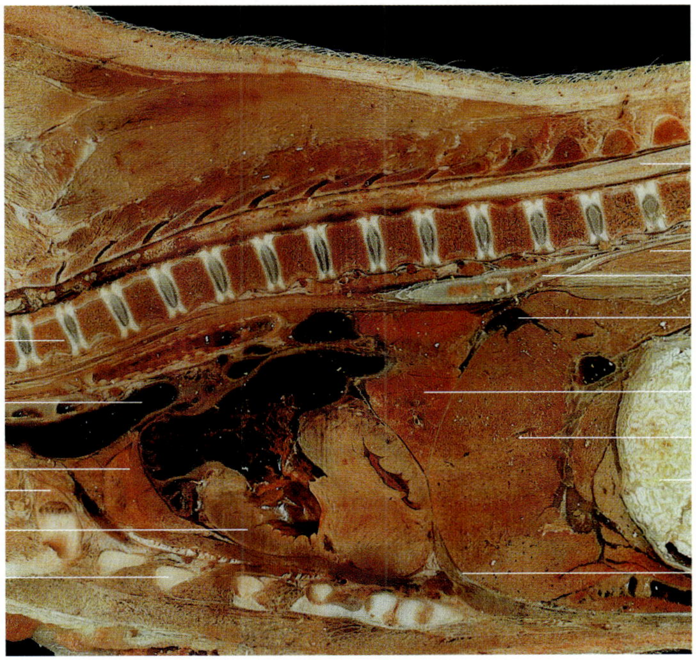

Abb. 6-11. Paramedianschnitt durch die Brusthöhle eines jungen Schweines.

Mittelfellspalt liegt an der Ventralfläche der ersten fünf bis sechs Brustwirbel der M. longus colli. Zusätzlich verlaufen hier Nerven, Lymphgefäße, Venen, die Trachea und der Ösophagus. Bei jungen Tieren liegt auch der Thymus im kranialen Mittelfellspalt.

Man unterscheidet nachfolgende **Leitungsbahnen** im **kranialen Mittelfellspalt**:

- Truncus brachiocephalicus,
- A. subclavia sin.,
- A. subclavia dext.,
- Truncus costocervicalis dext. et sin.,
- Kaudalteil der Aa. vertebrales,
- Truncus bicaroticus,
- A. thoracica int. dext. et sin.,
- V. cava cran. (deren Zuflüsse gemeinsam mit den gleichnamigen Arterien verlaufen),
- Truncus sympathicus dext. et sin.,
- Ganglion stellatum seu cervicothoracicum dext. et sin.,
- N. vagus dext. et sin.,
- N. phrenicus dext. et sin.,
- N. laryngeus caud. seu recurrens dext. et sin.,
- Ductus thoracicus (eventuell links sichtbar) und
- Mündung der Trunci jugulares.

Der **mittlere Mittelfellspalt (Mediastinum medium** s. **cardiale)** enthält das Herz mit dem Herzbeutel, die großen Blutgefäße an der Herzbasis, den Ductus thoracicus, den Ösophagus und die Trachea (Abb. 6-5 u. 9). Letztere teilt sich in Höhe des 5. Interkostalraumes in die beiden Hauptbronchen (Bifurcatio tracheae). Sie entläßt beim Schwein und den Wiederkäuern vor ihrer Aufteilung nach rechts den **Bronchus trachealis**. Bei jungen Tieren ist hier zusätzlich der Thymus gelegen.

Man unterscheidet einzelne Leitungsbahnen im **mittleren Mittelfellspalt** (Abb. 6-5):

- Aorta ascendens mit Arcus aortae,
- Truncus pulmonalis,
- Vv. pulmonales,
- V. azygos (ihre Mündung),
- V. cava cran. und V. cava caud. (ihre Mündung),
- Truncus bronchooesophageus,
- A. thoracica int. dext. et sin.,
- Ductus thoracicus,
- Truncus sympathicus dext. et sin.,
- N. vagus dext. et sin. (seine Aufteilung),
- N. laryngeus caud. seu recurrens sin. und
- N. phrenicus dext. et sin.

Der **kaudale Mittelfellspalt (Mediastinum caudale)** spannt sich zwischen Herz und Diaphragma aus (Abb. 6-7 u. 10). Er wird dorsal von der Aorta durchzogen, die in Richtung Zwerchfell verläuft. Ventral davon liegt die Speiseröhre, begleitet vom Truncus vagalis dors. und ventr. Unmittelbar am Mediastinum verläuft der linke **N. phrenicus** zum Zwerchfell. Die Kaudallappen der Lunge sind am kaudalen Mediastinum und am Diaphragma mit Hilfe des **Lig. pulmonale** (Abb. 6-7) befestigt. Im rechten Lig. pulmonale befindet sich das mit Peritoneum ausgekleidete **Cavum mediastini serosum (Sussdorf-Raum)** (Abb. 6-7). Es ist bei der Katze, beim Hund und beim Schwein geräumig. Das kaudale Mediastinum ist beim Pferd und bei kachektischen Hunden fenestriert.

Rechts vom Mediastinum caud. zieht die V. cava caud. in einer eigenen **Gekrösefalte (Plica venae cavae)**, in der auch der rechte N. phrenicus verläuft (Abb. 6-7). Diese Gekrösefalte trägt zur Bildung einer mit Serosa ausgekleideten Bucht, dem **Recessus mediastini** bei, in dem

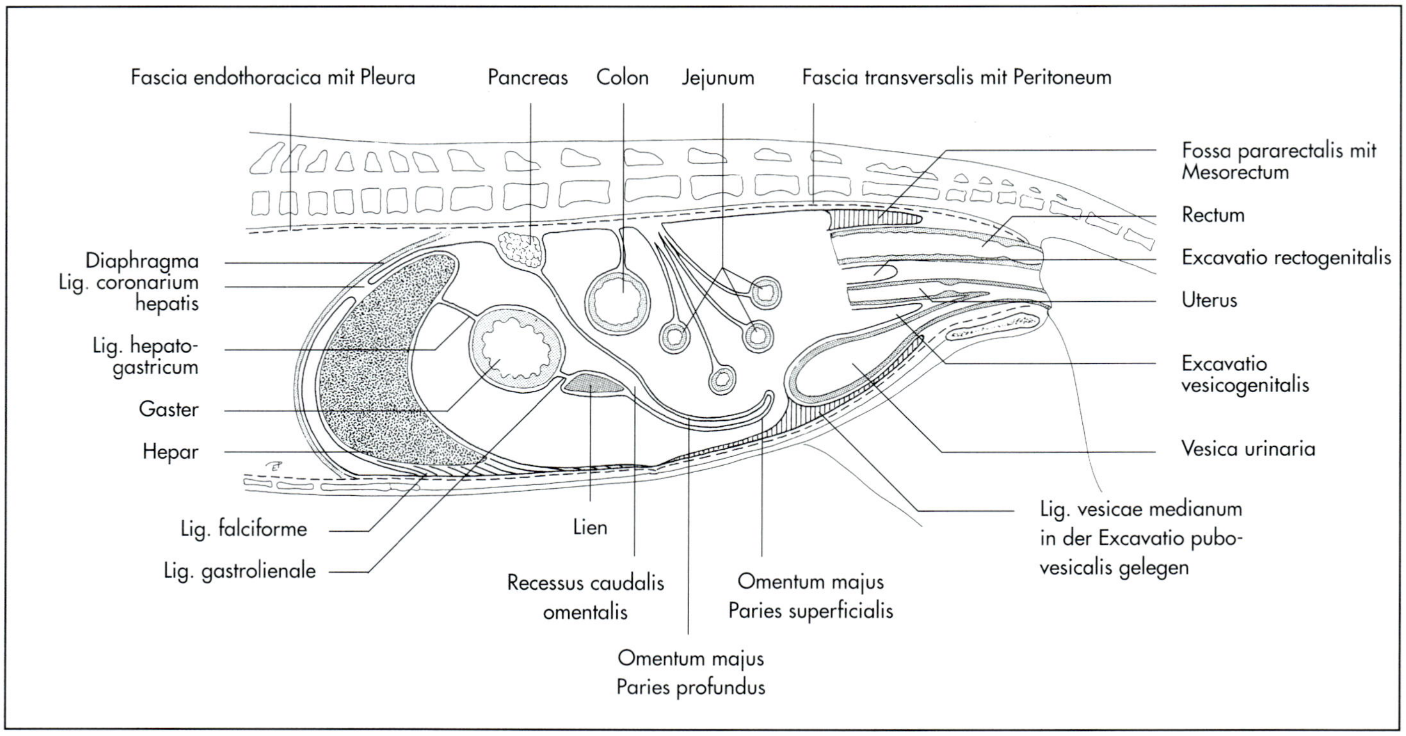

Abb. 6-12. Schematische Darstellung der Serosaverhältnisse in der Bauch- und Beckenhöhle der Katze (Längsschnitt).

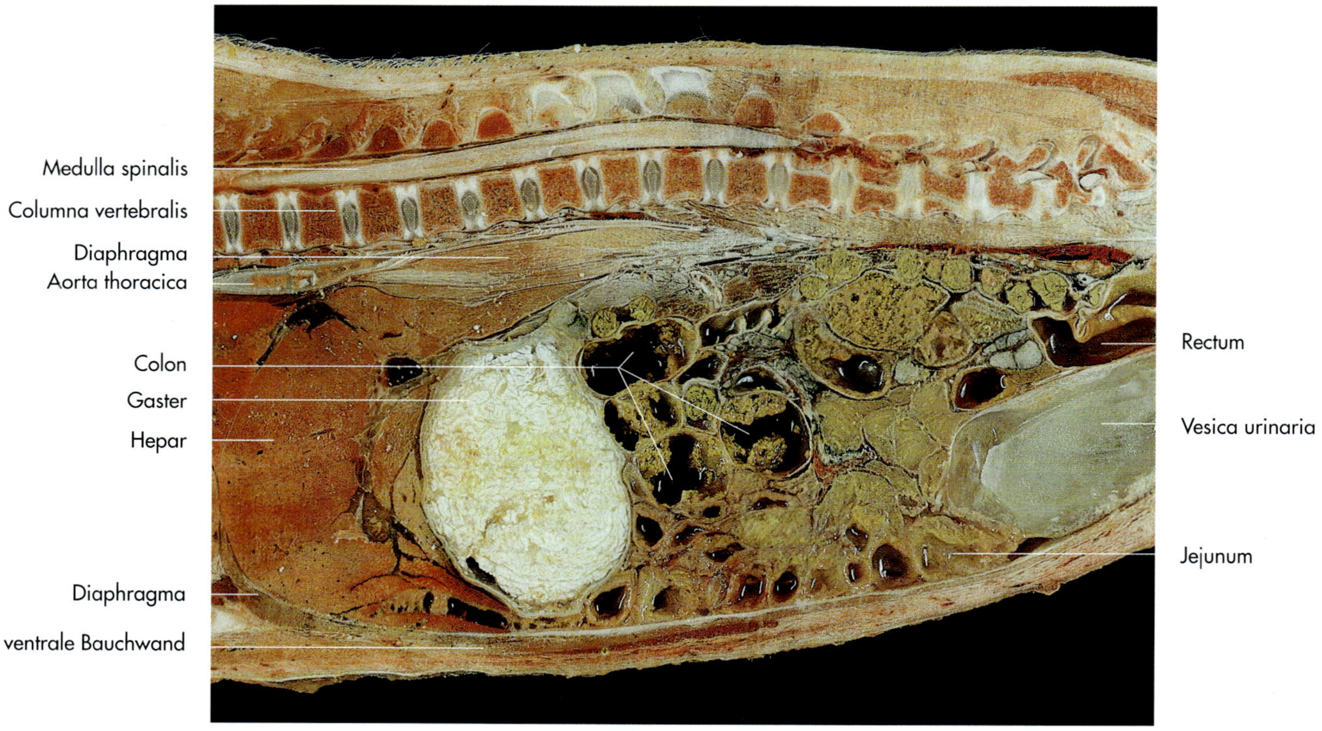

Abb. 6-13. Paramedianschnitt durch die Bauchhöhle eines jungen Schweines.

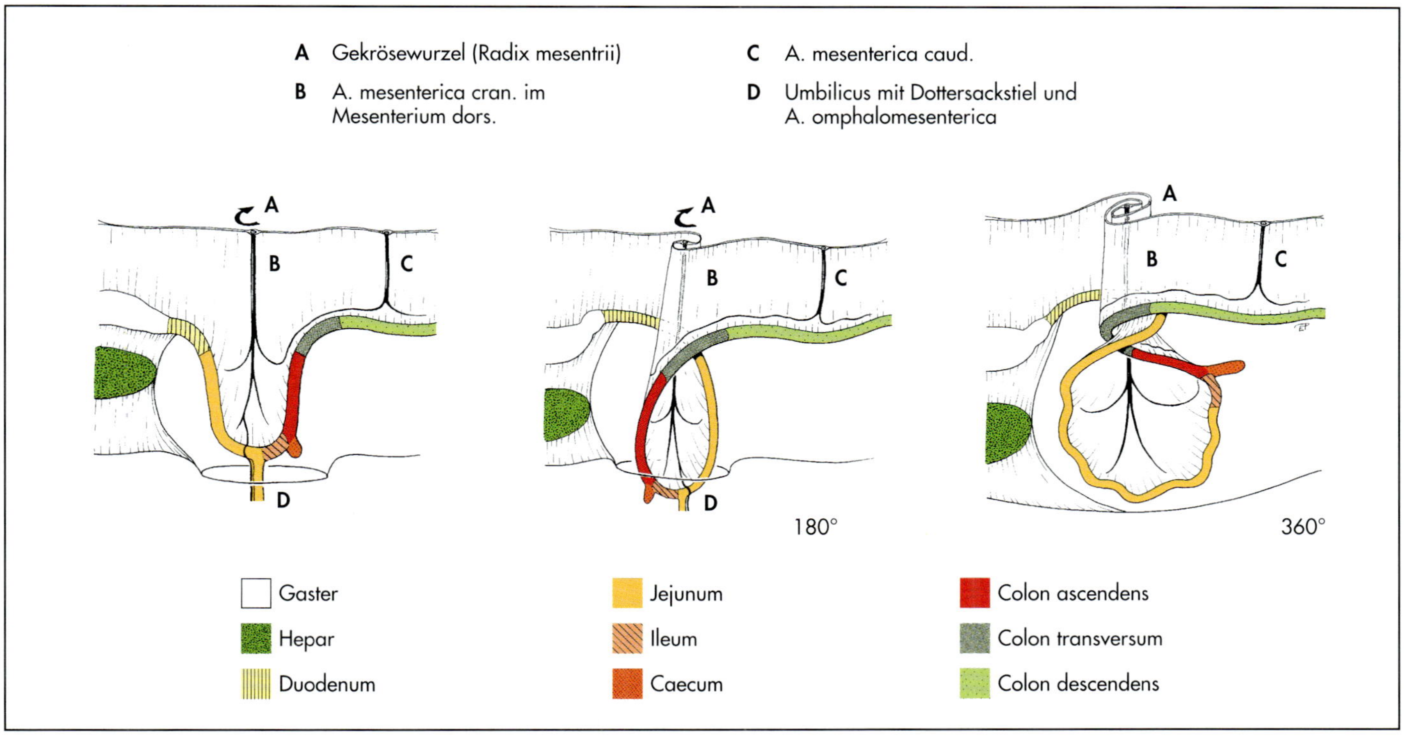

Abb. 6-14. Schematische Darstellung der Darmdrehung während der fetalen Entwicklung mit Ausbildung der Gekröseverhältnisse.

der **Lobus accessorius** der **rechten Lunge** Platz findet. Beim Hund, bei der Katze und beim Schwein ist der Lobus accessorius nur zum Teil im Rec. mediastini untergebracht.

Der **Recessus mediastini** wird kranial vom Herzbeutel, kaudal vom Diaphragma, rechts von der kaudalen Hohlvene und deren Gekröse und links vom Mediastinum begrenzt (Abb. 6-7).

Man unterscheidet nachfolgende Leitungsbahnen im **kaudalen Mittelfellspalt**:

- Aorta thoracica,
- V. azygos,
- Truncus sympathicus dext. et sin.,
- N. splanchnicus major und minor dext. et sin.,
- Ductus thoracicus,
- Truncus vagalis dors. et ventr.,
- N. phrenicus sin. (der rechte verläuft in der Plica venae cavae),
- V. cava caud. (rechts vom Mediastinum) und
- A. thoracica int. dext. et sin.

Lymphknoten im Mediastinum

Die Lymphknoten im Mediastinum gehören zum **Lymphocentrum mediastinale.** Es sind **Lymphonodi mediastinales craniales, Lymphonodi mediastinales medii** (über der Herzbasis) und **Lymphonodi mediastinales caudales** zu erwähnen. Die kaudalen Mediastinallymphknoten fehlen dem Hund und der Katze. Sie sind beim Rind zu einem umfangreichen Paket zwischen Aorta und Speiseröhre zusammengelagert. Umfangsvermehrungen können hier zu Lumenverengung der Speiseröhre führen.

Am Hilus der Lunge liegt das **Lymphocentrum bronchale**, bestehend aus den **Lymphonodi tracheobronchales dextri**, **sinistri** und **medii.** Beim Schwein und bei den Wiederkäuern sind dem Bronchus trachealis die **Lymphonodi tracheobronchales craniales** angelagert. Die Lungenlymphknoten geben die Lymphe in die Mediastinallymphknoten weiter.

Bauch- und Beckenhöhle

Die Bauchhöhle und der vordere Teil der Beckenhöhle werden vom **Bauchfell (Peritoneum)** ausgekleidet. Es entsteht die **Bauchfellhöhle (Cavum peritonei)**, auch **Peritonealhöhle** genannt. Außerhalb des Bauchfells breitet sich die **innere Rumpffaszie (Fascia trunci interna)** aus. Bauch- und Beckenhöhle stehen in weit offener Verbindung (Abb. 6-12 u. 13). Die definierte Grenze zwischen beiden ist die **Linea terminalis.** Kranial endet die Bauchhöhle am **Zwerchfell (Diaphragma)**, wobei ein weiter intrathorakaler Teil der Bauchhöhle in die Brustkorbhöhle (Cavum thoracis) hineinragt.

Im **Zwerchfell** sind **drei Durchtritte** ausgebildet, die **Verbindungen zwischen Brust- und Bauchhöhle** darstellen:
- der **Aortendurchtritt (Hiatus aorticus)**, ventral der Wirbelsäule zwischen dem rechten und linken Zwerchfellpfeiler,
- der **Speiseröhrenschlitz (Hiatus oesophageus)** zwischen den Ventralschenkeln des rechten Zwerchfellpfeilers, mit Durchtritt der Trunci nervi vagales und

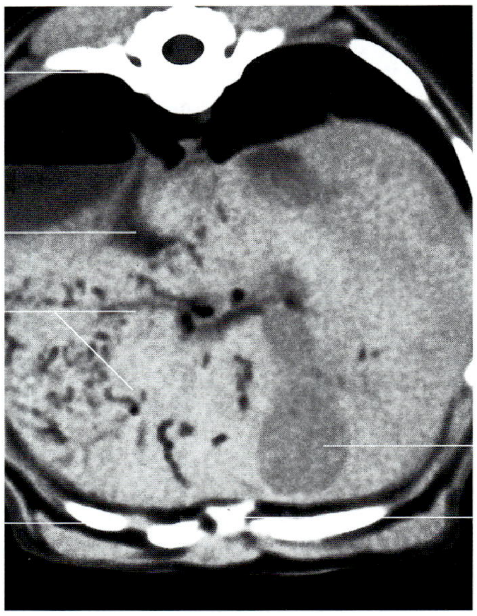

Abb. 6-15. Computertomographischer Transversalschnitt durch die Regio abdominis cran. eines Hundes, Aufnahme Dr. A. Probst, Wien.

– das **Hohlvenenloch (Foramen venae cavae)** im Scheitelpunkt des Zwerchfells in dessen Centrum tendineum (Abb. 2-14, Band I).

Die kaudale Hohlvene ist mit dem Centrum tendineum fest verwachsen, während die Aorta und der Ösophagus an der Durchtrittstelle von lockerem Bindegewebe umgeben werden, das ihnen Bewegungsfreiheit gestattet.

Mit der Aorta zieht der **Ductus thoracicus** als das zentrale Lymphsammelgefäß der Bauch- und Beckenhöhle. An seinem Anfang liegt zwischen den Zwerchfellpfeilern die **Lendenzisterne (Cisterna chyli)**. Über den Zwerchfellpfeilern treten jeweils der rechte und linke **Truncus sympathicus**, begleitet vom **N. splanchnicus major** und **N. splanchnicus minor** aus der Brusthöhle in die Bauchhöhle.

Die ventrale Bauchwand wird beim Fetus in der Medianen von der **Nabelpforte** durchbrochen (Abb. 6-14). Hierbei verlagern sich ventrale Darmabschnitte kurzfristig als

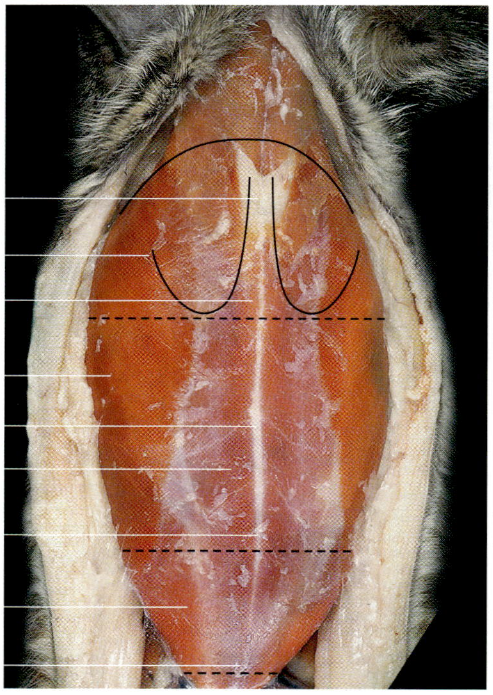

Abb. 6-16. Regionen der ventralen Bauchwand einer Katze, aus König, Anatomie der Katze, 1992.

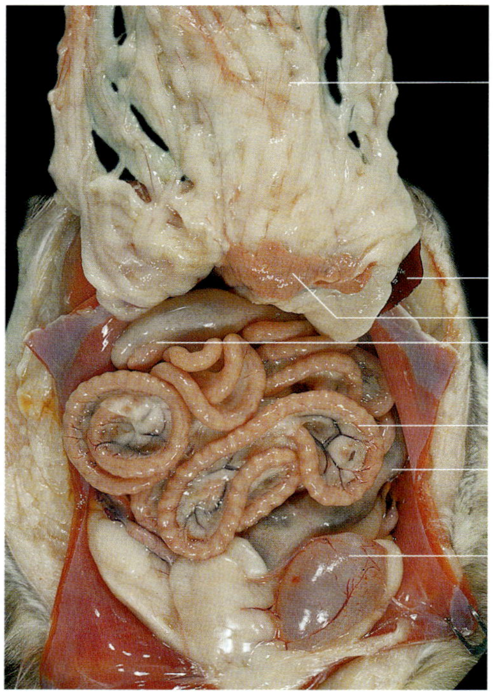

Abb. 6-17. Bauchhöhle einer Katze, aus König, Anatomie der Katze, 1992.

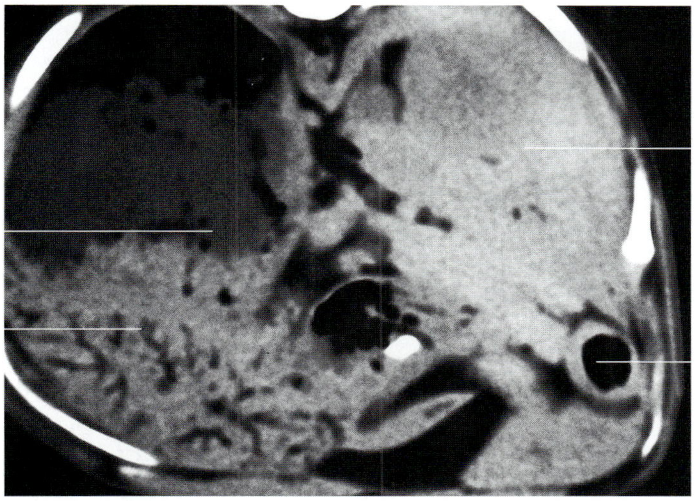

Abb. 6-18. Computertomographischer Transversalschnitt durch die Regio abdominis media (kranialer Abschnitt) eines Hundes, Aufnahme Dr. A. Probst, Wien.

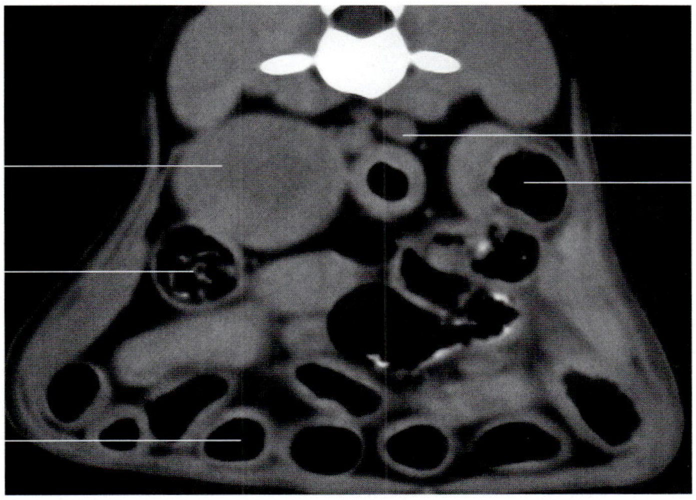

Abb. 6-19. Computertomographischer Transversalschnitt durch die Regio abdominis media (kaudaler Abschnitt) eines Hundes, Aufnahme Dr. A. Probst, Wien.

sog. Nabelschleife außerhalb der embryonalen Körperhöhle (Coelomhöhle) (physiologischer Nabenbruch). Sie schließt sich in den ersten Tagen nach der Geburt zum **Nabel (Umbilicus** seu **Omphalos)**. Nabelvene, Nabelarterien und Allantoisgang können bei Neugeborenen Wege zur Verbreitung von Krankheitskeimen sein.

Bei männlichen Tieren und bei der Hündin stülpen sich in der Leistengegend das **Bauchfell (Peritoneum)** und die **Fascia transversalis** durch den Leistenspalt zum **Scheidenhautfortsatz (Processus vaginalis)** aus. Bei männlichen Tieren umgibt dieser den Hoden, bei der Hündin das Lig. teres uteri, das dem Hodenleitband entspricht. Beim männlichen Tier ist die Peritonealhöhle allseitig verschlossen. Bei den weiblichen Tieren kommuniziert die Bauchhöhle über die Öffnungen der paarigen Eileiter und den Genitaltrakt mit der Außenwelt.

In der Bauchfellhöhle sind besonders benannte seröse Ausstülpungen entwickelt:

- Proc. vaginalis peritonei (Scheidenhautfortsatz),
- Excavatio pubovesicalis,
- Excavatio vesicogenitalis,
- Excavatio rectogenitalis (Douglas-Raum) mit Fossa pararectalis und
- Cavum mediastini serosum (Sussdorf-Raum) als kraniale Ausstülpung bis in die Brusthöhle.

Bauchfellhöhle (Cavum peritonei)

Die **Peritonealhöhle (Cavum peritonei)** schließt den gesamten Magen-Darm-Kanal ein, mit Ausnahme des im retroperitonealen Teil der Beckenhöhle gelegenen Abschnitts des Rektums und des Anus. Sie enthält außerdem die Leber, die Bauchspeicheldrüse, die Milz und große Teile des Urogenitalapparats (Abb. 6-12, 13 u. 17ff.). Die Organe in

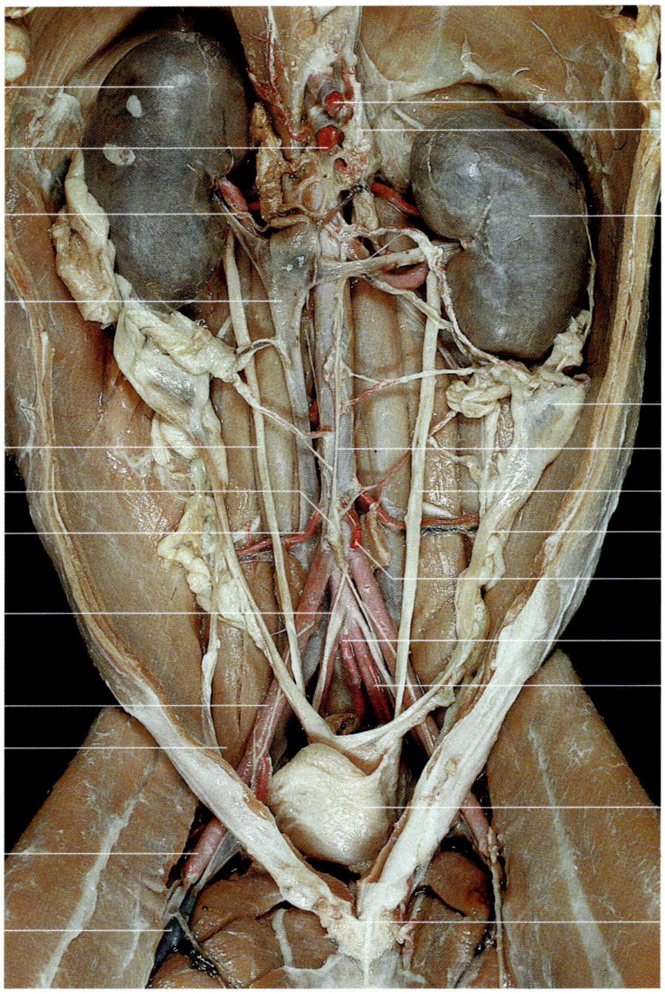

Abb. 6-20. Retroperitoneal gelegene Muskeln und Organe an der Dorsalwand der Bauchhöhle und des Beckens einer Hündin (Ventralansicht).

der Bauchhöhle sind von Peritoneum überzogen **(viszerales Blatt),** das mit Hilfe einer **Serosadoppellamelle** mit dem wandständigen, **parietalen Blatt** in Verbindung steht. In diese als **dorsales Gekröse** bezeichnete Serosaplatte sind Gefäße, Nerven, lymphatische Einrichtungen sowie Fett- und Bindegewebe eingelagert (s. u.).

Man kann nachfolgende Lagebeziehungen von Organen zur Bauchfellhöhle unterscheiden:

- intraperitoneal,
- retroperitoneal,
- extraperitoneal.

Die Gekröse des Magen-Darm-Trakts (Mesentria) lassen sich aus der embryonalen Entwicklung ableiten (Abb. 6-14). Danach wird das Darmrohr in seiner gesamten Länge **dorsal** mit der Leibeswand durch das **Mesenterium dorsale** verbunden. Ein **Mesenterium ventrale** ist über weite Abschnitte des Darmrohrs nicht ausgebildet, es ist allein im Bereich des Magens und vorderer Abschnitte des Zwölffingerdarms bis zur Einmündung des Gallengangs (Ductus coledochus) in den Darm entwickelt.

An den Organen der Peritonealhöhle werden die großen Serosadoppellamellen, die die Verbindung mit dem wandständigen Blatt herstellen, als die bereits oben angeführten **Gekröse** benannt. Die Gekröse dienen den Blutgefäßen, Lymphgefäßen und Nerven als Leitstrukturen. Auf die Gekröse und Bänder wird bei der Beschreibung der einzelnen Organe eingegangen. Einige Gekröseabschnitte dienen der Orientierung in der Bauchhöhle zur Identifizierung von Organteilen.

Das fetale Längenwachstum des Darms zieht gleichzeitig eine Verlängerung des dorsalen Gekröses nach sich, in dessen zentralem Bereich die A. mesenterica cran. verläuft. Diese Längenzunahme wird begleitet durch Drehungen des Darmrohrs um die **A. mesenterica cranialis** um insgesamt 360 Grad, an deren Ende die einzelnen Abschnitte des differenzierten Darms ihre endgültige Lage in der Bauchhöhle erhalten (Abb. 6-14). Damit wird dieses Gefäß zur kranialen **Gekrösewurzel (Radix mesenterii)**. (Näheres siehe Lehrbücher der Embyrologie.)

Bei den großen Pflanzenfressern sind einzelne große und besonders schwere Abschnitte des Verdauungsapparats, beispielsweise der Dickdarm des Pferdes, unter Verkürzung des Gekröses durch festbindegewebige Verbindungen mit der dorsalen Bauchwand verklebt. Damit wird verhindert, daß Darmkonvolute mit ihrem vollem Gewicht auf der ventralen Bauchwand lasten. Gleiches gilt aber auch für die Ver-

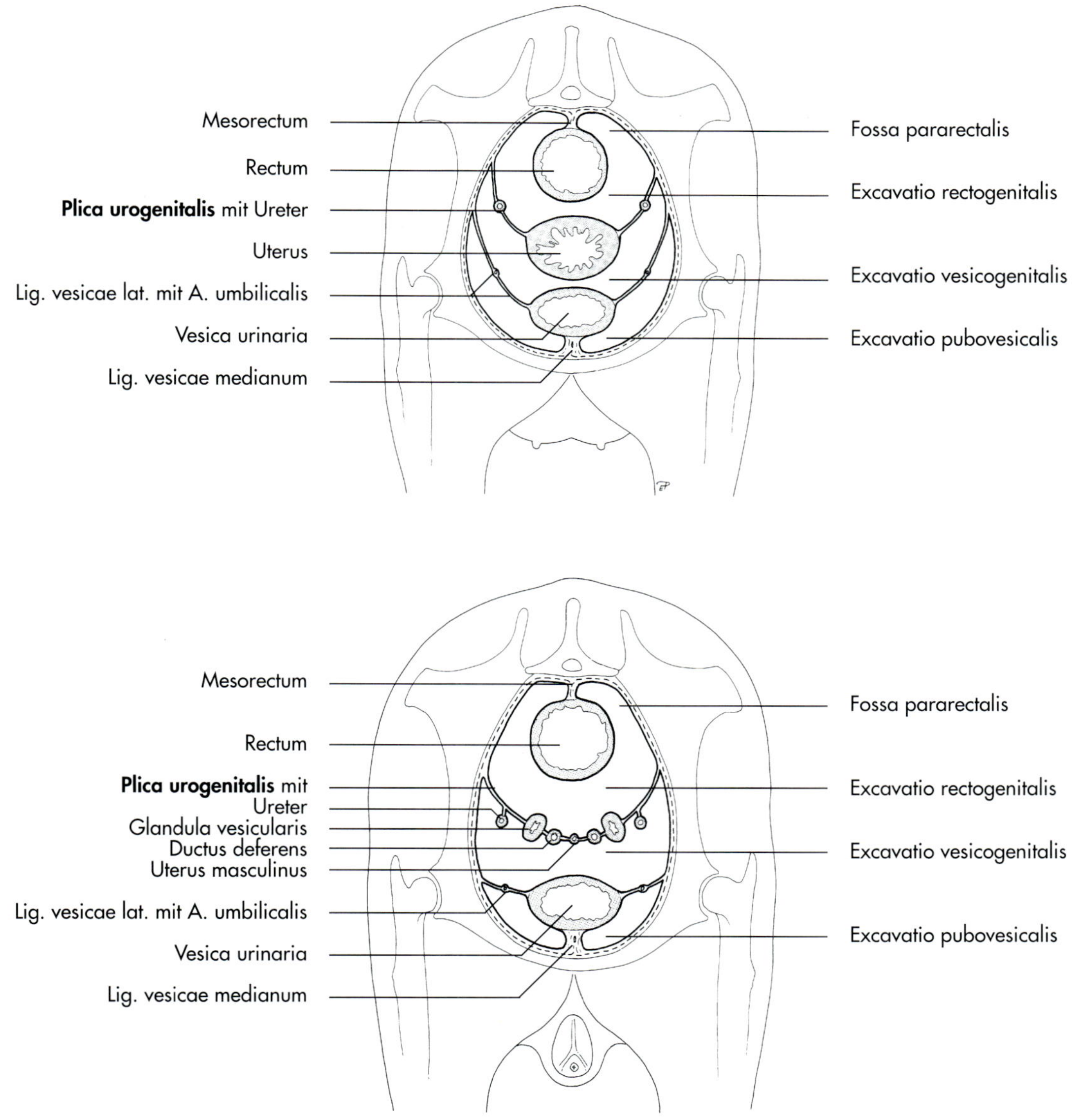

Abb. 6-21. Schematische Darstellung der Bauchfellbuchten (Excavationes) beim männlichen (untere Abbildung) und beim weiblichen Tier (obere Abbildung).

klebungsbezirke des dorsalen Pansensacks und die dorsale Hälfte der Milz der Wiederkäuer.

Zur besseren Orientierung für klinische Belange wird die Bauchhöhle in drei Abschnitte unterteilt:

- Regio abdominis cran. (Epigastrium),
- Regio abdominis media (Mesogastrium),
- Regio abdominis caud. (Hypogastrium).

Die **Regio abdominis cranialis** grenzt vorne an das Zwerchfell. Ihre kaudale Grenze ist eine Querebene durch den am weitesten kaudal gelegenen Punkt des Rippenbogens. Im wesentlichen stellt sie den intrathorakalen Teil der Bauchhöhle dar. In der Regio abdominis cran. schließt sich rechts und links kaudal an den Rippenbögen die **Regio hypochondriaca** an. Den Bereich um den Schaufelknorpel nennt man **Regio xiphoidea** (Abb. 6-16).

Die **Regio abdominis media** schließt sich kaudal an die Regio abdominis cran. an und reicht bis zu einer Querebene durch den vordersten Punkt der beiden Hüfthöcker. In der Regio abdominis media sind gelegen:

- dorsal die Lendengegend (Regio lumbalis),
- lateral die Flankengegend (Regio abdominis lateralis),
- ventral die Nabelgegend (Regio umbilicalis).

In der Flankengegend befindet sich dorsal, zwischen dem Hüfthöcker, den Lendenwirbelquerfortsätzen und dem letzten Rippenpaar bei den Huftieren die **Hungergrube (Fossa paralumbalis).**

Die **Regio abdominis caudalis** erstreckt sich anschließend kaudal bis zur Linea terminalis. Die Bauchhöhlenwand wird in Felder eingeteilt, die eine präzise Orientierung, vor allem für operative Eingriffe ermöglicht.

Sie gliedert sich in die unmittelbar vor dem Schambeinkamm gelegene **Regio pubica** und die lateral davon anschließende, bis zur Kniefalte reichende **Leistengegend (Regio inguinalis)**.

Beckenhöhle (Cavum pelvis)

Die Beckenhöhle wird vom Kreuzbein, einer tierartlich unterschiedlichen Anzahl von Schwanzwirbeln, und den in der Beckenfuge sich verbindenden Hüftbeinen umrahmt. Um den knöchernen Beckenring gruppieren sich die äußeren Hüft- und Kruppenmuskeln. Die Beckengürtelmuskeln ziehen von dorsal und lateral in die Beckenhöhle.

Der **Beckeneingang** wird bei allen Tierarten von der **Linea terminalis** begrenzt, die Beckenhöhle endet hingegen dorsal tierartspezifisch in Höhe der Schwanzwirbel, ventral bei allen Tierarten am **Arcus ischiadicus.** Bei der Katze, beim Hund, beim Schwein und bei den kleinen Wiederkäuern wird dem **Beckenausgang** durch die Beweglichkeit der Schwanzwirbel eine Erweiterungsfähigkeit gewährt, die vor allem für den Geburtsvorgang bei weiblichen Tieren an Bedeutung gewinnt.

In der **Beckenhöhle** liegen das Rektum mit dem Anus (Abb. 6-12 u. 13), die Harnblase bzw. ihre kaudalen Teile, bei weiblichen Tieren die Harnröhre, Uteruskörper, Uterushals, Vagina und Vestibulum vaginae, bei männlichen Tieren das Beckenstück der Harnröhre, die Enden der Ductus deferentes und die akzessorischen Geschlechtsdrüsen.

Der **vordere Abschnitt** der Beckenhöhle wird von **Bauchfell (Peritoneum)** ausgekleidet und heißt deshalb **peritonealer Teil**. Die Serosa schlägt sich um und bildet Bauchfellbuchten, die **Excavationes** (Abb. 6-12 u. 21).

Die Harnblase besitzt zwei Seitenbänder, Ligg. vesicae latt. genannt, die jeweils die verödete Nabelarterie enthalten. Ventral wird die Harnblase mit Hilfe des Lig. vesicae medianum fixiert. Die Gekröse des weiblichen Geschlechtsapparats mit den beiden Ovarien und dem Uterus sind Bestandteile der Plica urogenitalis, aus dem sich das breite Mutterband (Lig. latum uteri) entwickelt.

Kaudal der Umschlagstellen werden die Organe von Bindegewebe umgeben, man spricht vom **retroperitonealen** Teil der Beckenhöhle. Letzterer endet kaudal am **Diaphragma pelvis**, das aus Muskeln und Faszien besteht und im **Beckenausgang (Apertura pelvis caudalis)** liegt. Das Diaphragma pelvis setzt sich zusammen aus:

- paarig angelegten Mm. coccygei und levatores ani,
- Fascia ext. und int. des Diaphragma pelvis,
- M. sphincter ani ext.,
- M. bulbospongiosus,
- M. ischiocavernosus und
- M. sphincter urethrae.

Zusätzlich begrenzen die beiden Mm. levatores ani das Levatortor, das als Durchtritt für den Anus und den Canalis urogenitalis dient.

Die Region zwischen Schwanzwurzel und Skrotum beim männlichen Tier und zwischen Schwanzwurzel und Vulva beim weiblichen Tier wird als **Mittelfleischgegend (Regio perinealis)** bezeichnet. Der hier gelegene **Damm (Perineum)** besteht aus einer fibrös-muskulösen Hautbrücke.

Der Umschlag des Bauchfells am Übergang zum retroperitonealen Teil der Beckenhöhle führt zur Bildung von den, weiter oben erwähnten, taschenförmigen, blind endenden Ausbuchtungen **(Excavationes)** (Abb. 6-21):

- Excavatio rectogenitalis,
- Excavatio vesicogenitalis,
- Excavatio pubovesicalis.

Die Excavatio pubovesicalis wird durch das mittlere Harnblasenband (Lig. vesicae medianum) in zwei Nischen unterteilt. Im mittleren Harnblasenband verläuft der Alantoisgang **(Urachus).** Beim männlichen Tier steht die Excavatio rectogenitalis in weit offener Verbindung mit der Excavatio vesicogenitalis. Dorsolateral des Mastdarms entsteht neben dem Mesorectum jederseits eine Nische, die Fossa pararectalis.

7 Verdauungsapparat (Apparatus digestorius)

H. E. König, J. Sautet und H.-G. Liebich

Dem Verdauungsapparat obliegt die Aufgabe, die **Nahrung** so aufzubereiten, daß sie zum **Bau bzw. Ersatz von körpereigenen Zellen und Geweben** sowie zur **Bereitstellung von Energie** genutzt werden kann. Hierfür wird die Nahrung in den verschiedenen digestorischen Abschnitten zum einen **mechanisch** zerkleinert, zum anderen **chemisch** in ihre Bestandteile zerlegt. Zur Erfüllung seiner Aufgabe sind dem Verdauungsapparat darüber hinaus Zellen und Zellverbände mit inkretorischer Funktion beigeordnet, deren **Hormone Steuerfunktionen** im Verdauungsgeschehen innehaben. Außerdem ist Verdauung nicht ohne die **nervale Versorgung** der einzelnen Organe sowie die **Blut- und Lymphgefäße** denkbar, die für den **Transport** der aufgeschlüsselten Nahrungsbestandteile verantwortlich sind. Eng verbunden mit diesen Leitungsbahnen und Versorgungssträngen sind die **lymphatischen Einrichtungen** innerhalb des gesamten Verdauungstraktes.

Nicht verwertbare Reste werden von den Verdauungsorganen ausgeschieden.

Der Verdauungsapparat beginnt an der Mundöffnung und endet am After. Es ist embryonal als einfacher Schlauch angelegt und wird deshalb im engeren Sinn als Verdauungskanal bezeichnet. An verschiedenen Stellen geben Anhangsdrüsen, nämlich die großen Kopfdrüsen, die Leber und die Bauchspeicheldrüse ihre Sekrete in den Verdauungskanal ab.

Der Verdauungskanal wird in fünf Abschnitte gegliedert (Abb. 7-1):

- Kopfdarm (Mund- und Schlundkopfhöhle),
- Vorderdarm (Speiseröhre und Magen),
- Mitteldarm (Dünndarm),
- Enddarm (Dickdarm) und
- Canalis analis mit dem After.

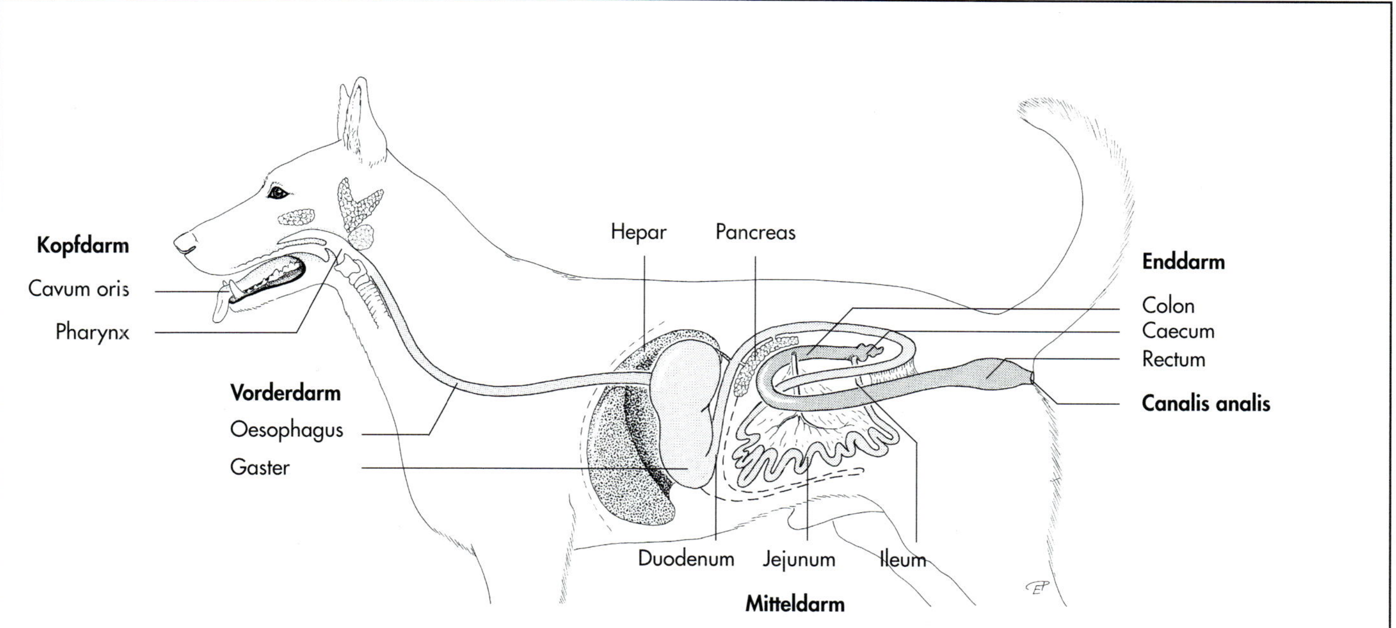

Abb. 7-1. Schematische Darstellung des Magen-Darm-Traktes des Hundes, nach Dyce, Sack und Wensing, 1991.

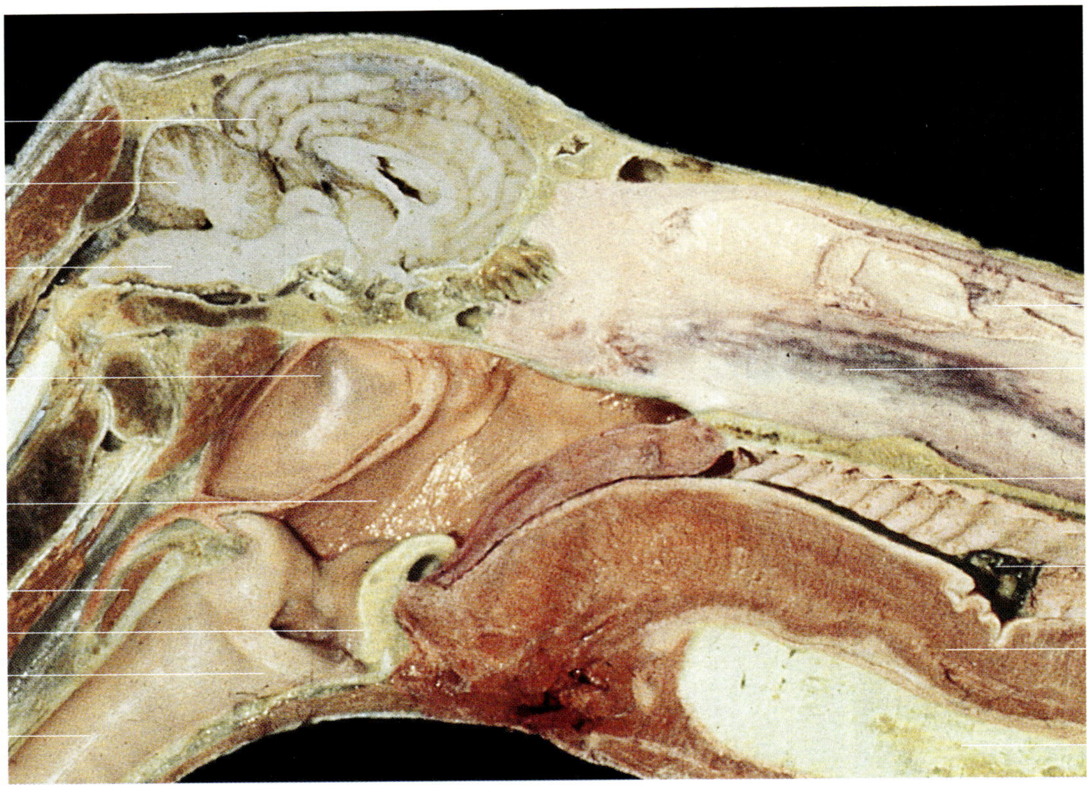

Abb. 7-2. Längsschnitt durch den Kopf eines Pferdes.

Kopfdarm (Mund- und Schlundkopfhöhle)

Mundhöhle (Cavum oris)

Die Mundhöhle schließt verschiedene Hilfseinrichtungen wie Zähne, Zunge und Speicheldrüsen ein, die zur Aufnahme, Zerkleinerung und Einspeichelung der Nahrung dienen (Abb. 7-2). Die Größe der **Mundöffnung** hängt von der Ernährungsweise der Tiere ab. Bei Spezies, die ihre Zähne zum Erfassen der Beute oder im Kampf benützen, ist die Mundöffnung groß, bei Pflanzenfressern und Nagern hingegen relativ klein. Man unterscheidet an der Mundhöhle den Vorhof (Vestibulum oris) und die eigentliche Mundhöhle (Cavum oris proprium), die von diesem durch die Zahnreihen des Ober- und des Unterkiefers getrennt wird.

Am **Vorhof der Mundhöhle (Vestibulum oris)** lassen sich ein **Vestibulum labiale** zu den Lippen und ein **Vestibulum buccale** zu den Backen abgrenzen (Abb. 7-3). Das Vestibulum oris steht mit dem Cavum oris proprium bei geschlossener Mundhöhle über **Lücken (Diastema, Margo interalveolaris)** zwischen den Schneide- und Backenzähnen sowie hinter den letzten Backenzähnen in Verbindung.

Die Mundhöhle ist von einer Schleimhaut ausgekleidet, deren Lamina epithelialis aus einem **mehrschichtigen,** teilweise **verhornten Plattenepithel** besteht. Diese Schleimhaut wird meist von einer bindegewebigen Submukosa mit vorzugsweise **gemischten Drüsen** unterlagert. Im Bereich der Alveolarfortsätze des Ober- bzw. des Unterkiefers ist die Mundschleimhaut zum **Zahnfleisch (Gingiva)** modifiziert. (Näheres siehe Lehrbücher der Histologie.)

Die **Lippen (Labia oris)** dienen als Saug-, Greif- und Tastorgan. Bei der Katze, die die Nahrung mit den Zähnen oder mit der Zunge zu sich nimmt, sind die Lippen dünn und wenig beweglich. Beim Hund werden die Lippen nur im Falle von Drohgebärden von den Zähnen weggezogen, zweckgerichtete Bewegungen zum Ergreifen der Nahrung fehlen. Beim Rind sind sie verdickt **(Flotzmaul).** Beim Pferd werden sie zum Ergreifen der Nahrung und zu ihrer Beförderung in die Mundhöhle verwendet, sind also dementsprechend empfindlich und beweglich. Die Oberlippe weist bei Fleischfressern und kleinen Wiederkäuern eine **mediane Lippenfurche (Philtrum)** auf. Beim Schwein ist sie zur **Rüsselscheibe** umgestaltet.

Die Lippen bestehen von außen nach innen aus der **Haut, Muskeln** (M. orbicularis oris, Mm. incisivi u.a.), **Drüsen** und der **Mundschleimhaut.** Die Lippenmuskeln sind Teile der mimischen Muskulatur und werden folglich vom VII. Gehirnnerv, dem N. facialis, innerviert.

Die relative Unempfindlichkeit der Lippen, in Verbindung mit den kaudal gerichteten mechanischen Zungenpapillen (z.B. den Papillae conicae, s.u.) bedingt, daß beim Rind kaum eine strukturelle Selektion der Nahrung vorgenommen wird. So können auch Fremdkörper in die Mundhöhle gelangen, die von hier aufgrund der Richtung der Papillen kaudal befördert und abgeschluckt werden.

Die **Backen (Buccae)** bestehen aus den gleichen Wandschichten wie die Lippen und enthalten die **Backendrüsen (Glandulae buccales).** Letztere lagern sich bei Katze und Hund zur **Glandula zygomatica** zusammen (s. S. 23). Die Backenschleimhaut trägt eine kleine Papille, auf der sich der **Ausführungsgang der Ohrspeicheldrüse** öffnet. Bei den Wiederkäuern ist die Schleimhaut der Backen

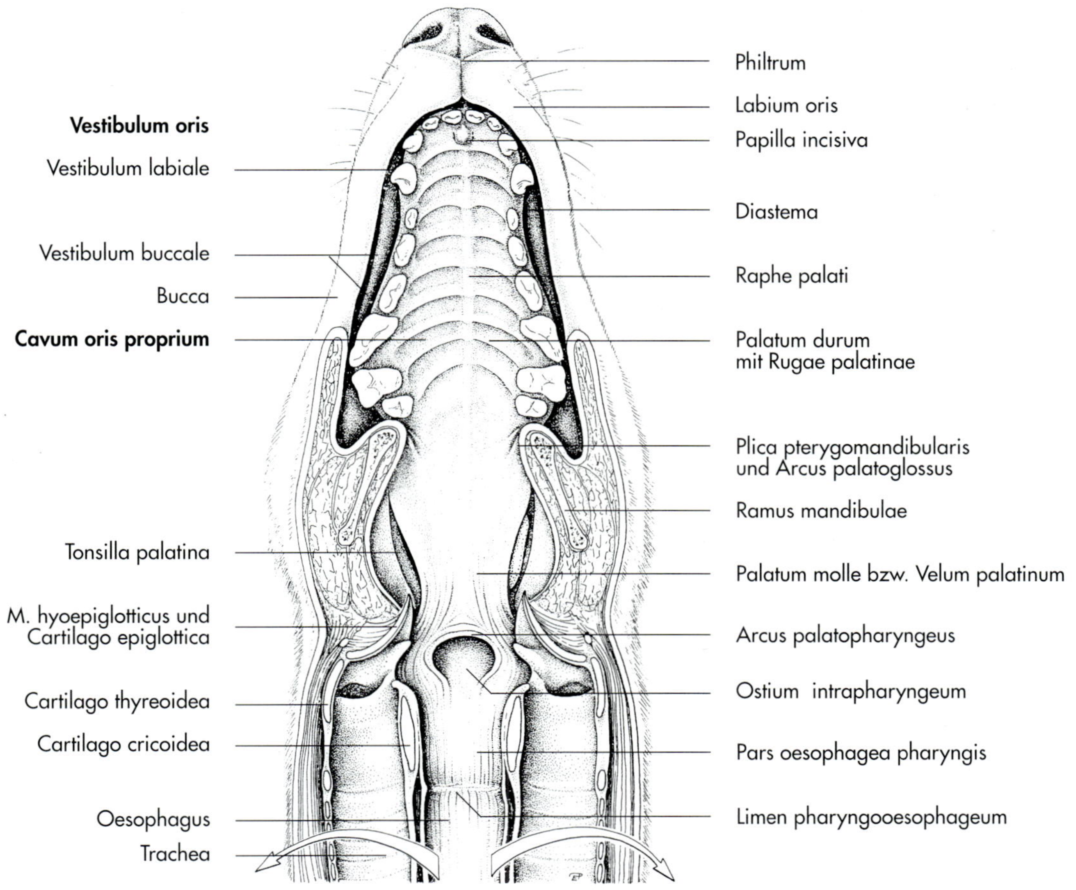

Abb. 7-3. Schematische Darstellung der Mund- und Rachenhöhle des Hundes mit eröffneter Kehlkopfhöhle, Luftröhre geteilt und zur Seite verlagert, nach Dyce, Sack und Wensing, 1991.

mit größeren kaudal gerichteten spitzen konischen **Papillen** besetzt (Abb. 7-9).

Unter der **eigentlichen Mundhöhle (Cavum oris proprium)** versteht man den Raum innerhalb des oberen und unteren Zahnbogens. Er wird dorsal vom Gaumen abgedeckt, lateral liegen die Zähne und das Zahnfleisch, den Boden bilden Zunge und Mundhöhlenboden (Abb. 7-2 u. 13).

Gaumen (Palatum)

Der rostrale Abschnitt des Gaumens wird als **harter Gaumen (Palatum durum)** bezeichnet. Er besitzt als knöcherne Grundlage die Gaumenfortsätze des Os incisivum und der Maxilla sowie die Lamina horizontalis des Os palatinum. Mundhöhlenwärts wird der harte Gaumen von einer dicken, mehr oder weniger verhornten Schleimhaut bedeckt, die quer verlaufende leistenförmige **Gaumenstaffeln (Rugae palatinae)** trägt. Bei den Wiederkäuern sind diese von kaudal gerichteten **Papillen** besetzt, die die Nahrung pharynxwärts leiten. Median treffen die Gaumenstaffeln in der **Gaumennaht (Raphe palati)** aufeinander (Abb. 7-6).

Hinter den mittleren Schneidezähnen liegt eine unpaarige Verdickung, die **Papilla incisiva** (Abb. 7-3 u. 6), die jeweils lateral von der Öffnung des paarigen **Ductus incisivus** flankiert wird. Die beiden Ductus incisivi verbinden, außer beim Pferd, bei dem sie mundhöhlenseitig geschlossen sind, die Mundhöhle mit der Nasenhöhle. Sie setzen sich kaudal mit einem blind endenden Kanal, dem **Organum vomeronasale (Jacobson-Organ)** fort. Dieses ist von Riechschleimhaut ausgekleidet und fungiert als Witterungsorgan.

Auffällig ist bei den Wiederkäuern die **Dentalplatte,** die die oberen Schneidezähne ersetzt (Abb. 7-6). Sie bildet während der Futteraufnahme das Gegenlager für die Schneidezähne des Unterkiefers. Das unter ihrem Epithel gelegene Bindegewebe ist fest und unverschieblich mit dem Periost verbunden. Darin verlaufen ausgedehnte **Venenplexus.**

Die Gaumenschleimhaut setzt sich im Bereich der Zähne mit dem drüsenlosen **Zahnfleisch (Gingiva)** fort. Dieses ist bindegewebig in der Lamina propria mucosae einerseits fest im Periost der Knochen, andererseits im Zement der Zähne verankert.

Kaudal geht der harte Gaumen in das **Gaumensegel (Velum palatinum)** über. Dieses, auch **weicher Gaumen (Palatum molle)** genannt (Abb. 7-3), grenzt den Atmungsrachen vom Mundrachen ab. Es stellt eine Falte dar, deren nasale Oberfläche von Atmungsschleimhaut und deren ventrale von einer mehrschichtigen Mundschleimhaut bedeckt ist. Sein kaudaler Rand, der **Arcus palatopharyngeus,** hilft

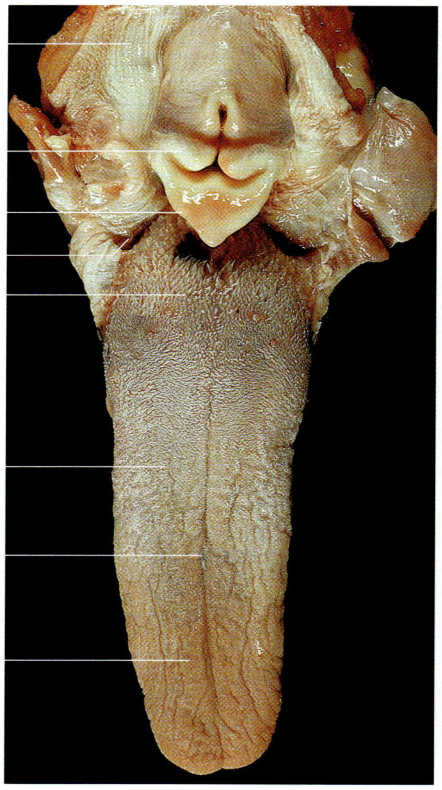

Abb. 7-4. Zunge mit Kehlkopf eines Hundes (Dorsalansicht).

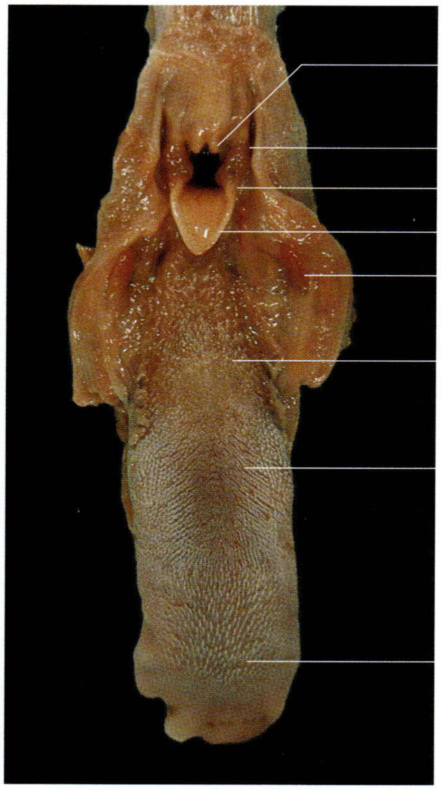

Abb. 7-5. Zunge mit Kehlkopf einer Katze (Dorsalansicht), aus König, Anatomie der Katze, 1992.

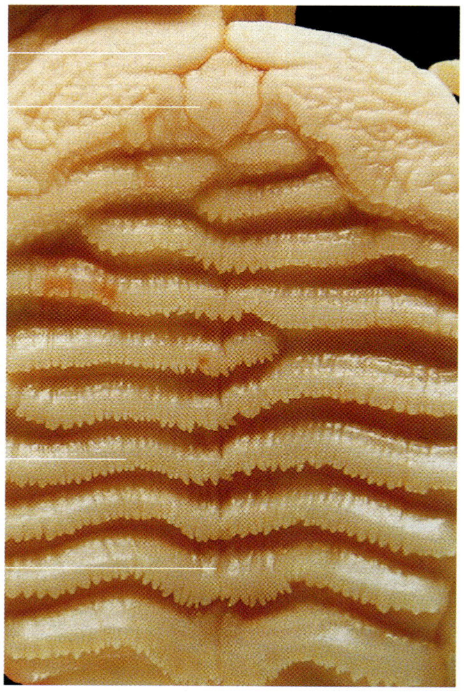

Abb. 7-6. Mundhöhlendach eines Rindes (Ausschnitt).

das **Ostium intrapharyngeum** zu begrenzen. Das Gaumensegel kann durch Muskeln aktiv bewegt werden. Dabei wird es vom **M. palatinus** verkürzt, durch den **M. tensor veli palatini** gespannt und vom **M. levator veli palatini** angehoben. Während der M. tensor veli palatini von einem Ast des N. mandibularis versorgt wird, erhalten die anderen beiden Muskeln ihre Innervation von einem Nervenplexus, der aus Ästen des N. vagus und des N. glossopharyngeus hervorgeht.

Zunge (Lingua, Glossa)

Die Zunge ist ein muskulöses Organ. Sie füllt bei geschlossener Mundhöhle das Cavum oris proprium vollständig aus. Ihre Funktionen bestehen im Ergreifen der Nahrung, dem Belecken, der Wasseraufnahme und der Bewegung der Nahrung während des Kauvorgangs. Die Zunge leitet auch den Schluckakt ein und fungiert als geschmacks-, tast-, schmerz- und temperaturempfindliches Organ. Sie wird beim Hund darüber hinaus zur Hitzeableitung beim Hecheln benutzt. Durch eine intensive Blutversorgung der Zunge und durch zahlreiche arteriovenöse Anastomosen wird diese physiologische Wärmeabgabe über die Verdunstung von Flüssigkeit gewährleistet.

Maßgeblich beteiligt an der Kühlung ist aber auch die Totraumventilation der Atmungswege (Kehlkopf, Luftröhre, größere Bronchien) mit der Verdunstung von Flüssigkeit.

Man unterscheidet die **Zungenspitze (Apex linguae),** den **Zungenkörper (Corpus linguae)** und den **Zungengrund (Radix linguae).** Die Spitze ist zentral mit dem Mundhöhlenboden durch das **Zungenbändchen (Frenulum linguae)** verbunden. Die Zunge des Hundes besitzt dorsal in der Medianen einen markanten **Sulcus medianus** (Abb. 7-4).

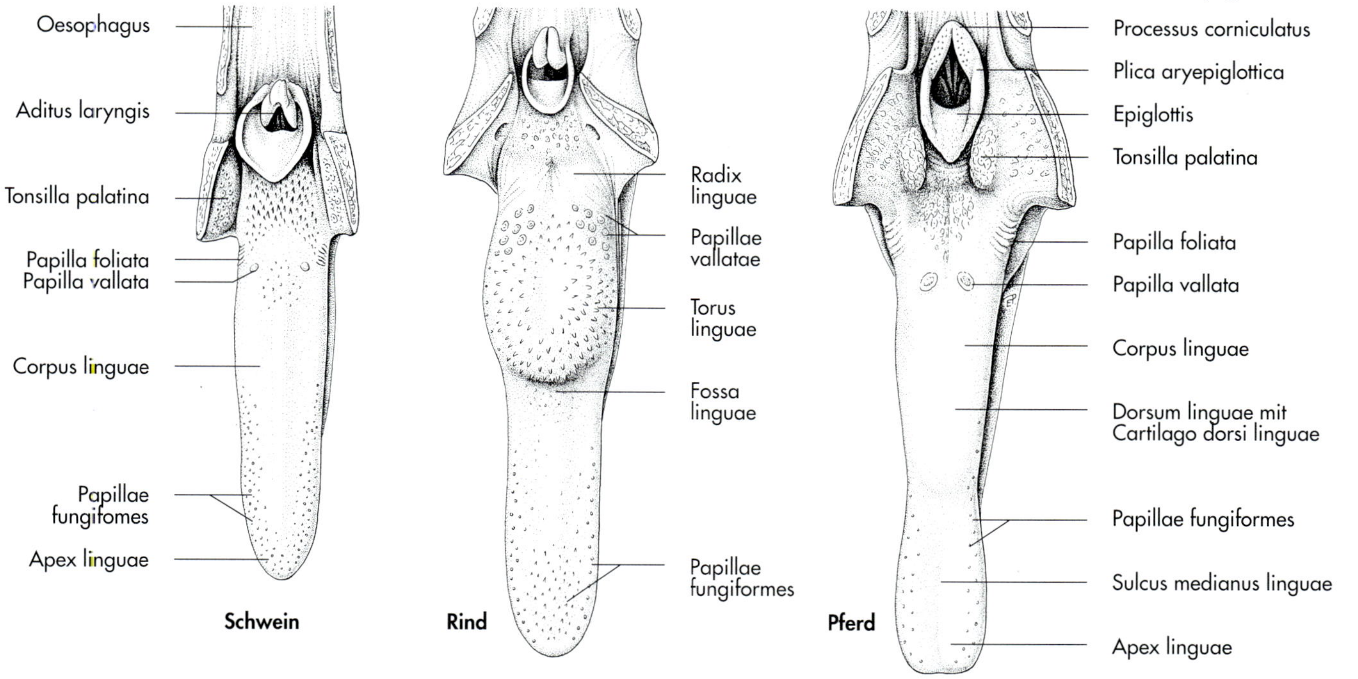

Abb. 7- 7. Schematische Darstellung von Zunge (Dorsalansicht), Rachenhöhle und Speiseröhre (dorsal eröffnet).

Die Zunge des Wiederkäuers trägt am **Zungenrücken (Dorsum linguae)** den **Zungenwulst (Torus linguae),** vor dem sich das sog. **Futterloch (Fossa linguae)** einsenkt. In diese Vertiefung dringen gelegentlich Grannen oder andere feste Futterteile ein, die zu Beschwerden führen können. Im Zungenrücken des Pferdes ist der **Zungenrückenknorpel (Cartilago dorsi linguae)** eingelagert (Abb. 7-7).

Beim Hund und bei der Katze verläuft submukös, ventral in der Zungenmuskulatur der **»Tollwurm« (Lyssa).** Es handelt sich dabei um einen bindegewebigen, mit Fettgewebe gefüllten schlauchförmigen Strang, in den auch Muskelfasern und Knorpelinseln eingelagert sind. Die Lyssa beginnt median einige Millimeter vom Vorderrand der Zunge entfernt, läuft kaudal und endet in einem feinen Faden, ohne das Zungenbein zu erreichen. Der Name »Tollwurm« ist auf den irrigen Glauben zurückzuführen, die Lyssa hätte etwas mit der Tollwut zu tun. (Näheres siehe Lehrbücher der Histologie).

Die **Zungenschleimhaut** ist an der Dorsalfläche und an den Rändern widerstandsfähig und unverschieblich. Auf der Ventralfläche wird diese sehr viel weicher und etwas lockerer mit dem untergelagerten Bindegewebe verbunden.

Zu den besonderen Aufgaben der Zunge ist die Futteraufnahme und die sensorische Prüfung der Nahrung zu rechnen. Hierfür sind auf der Zungenoberfläche **Schleimhauterhebungen** in Form von **Zungenpapillen (Papillae linguales)** ausgebildet, die sich tierartlich in Größe, Anzahl und Verteilung unterscheiden (Abb. 7-8ff.).

Entsprechend ihrer Funktionen unterscheidet man:

- **mechanische Papillen (Papillae mechanicae),**
  - fadenförmige Papillen (Papillae filiformes),
  - konische Papillen (Papillae conicae),
  - randständige Papillen (Papillae marginales)

und

- **Geschmackspapillen (Papillae gustatoriae),**
  - pilzförmige Papillen (Papillae fungiformes),
  - wallförmige Papillen (Papillae vallatae),
  - Blattpapillen (Papillae foliatae).

Am zahlreichsten sind **mechanische Papillen (Papillae mechanicae)** anzutreffen, die in der Mehrzahl **fadenförmige Papillen (Papillae filiformes)** darstellen. Zu dieser Gruppe gehören ebenfalls die etwas größeren **konischen Papillen (Papillae conicae).** Sie sind vor allem beim Rind an der Zungenbasis und bei der Katze verhornt auf der ganzen Dorsalfläche anzutreffen. Sie verleihen der Rinder- und der Katzenzunge ihren typisch rauhen, raspelartigen Charakter. **Zungenrandpapillen (Papillae marginales)** sind bei neugeborenen Karnivoren und Ferkeln entwickelt, diese bilden einen seitlichen Abschluß der Zunge und unterstützen das Saugen der Jungtiere.

Die übrigen Papillen der Zunge enthalten **Geschmackspapillen (Papillae gustatoriae).** Sie werden nach ihrer Form als **pilzförmige Papillen (Papillae fungiformes), umwallte Papillen (Papillae vallatae)** oder **blattförmige Papillen (Papillae foliatae)** bezeichnet. Geschmackspapillen sind ebenso wie die mechanischen Papillen Schleimhautmodifikationen. Sie schließen als Charakteristikum in ihrem Epithel **Geschmacksknospen** zur

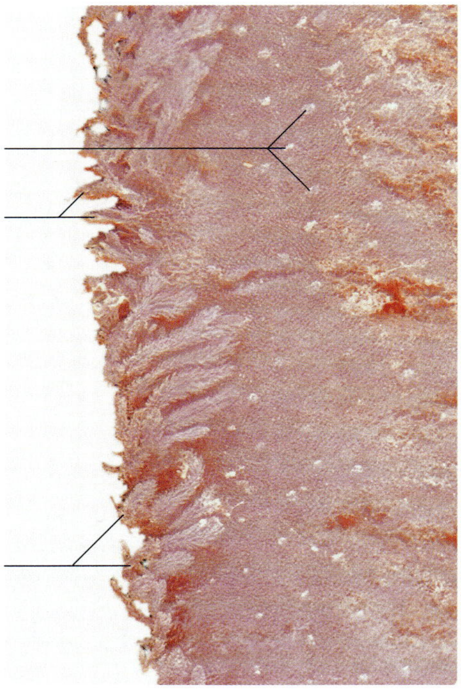

Abb. 7-8. Papillen an der Zungenoberfläche eines Ferkels (Injektionspräparat).

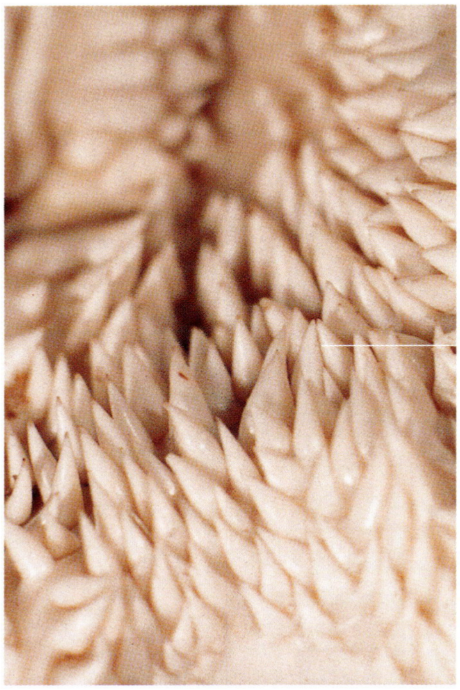

Abb. 7-9. Papillae conicae eines Rindes als Beispiel für mechanische Papillen.

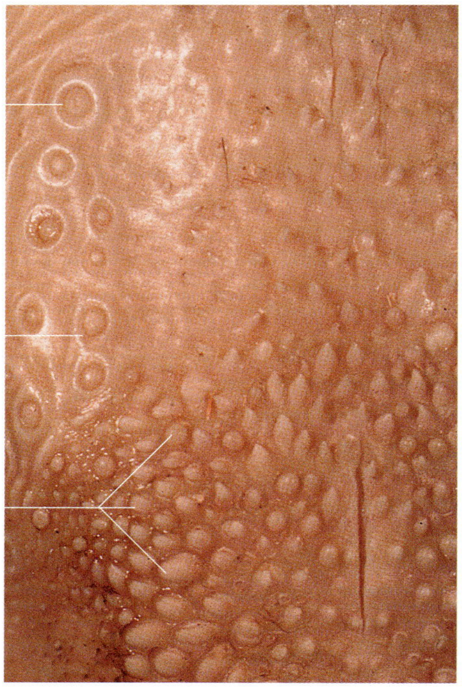

Abb. 7-10. Papillen am Zungengrund eines Rindes.

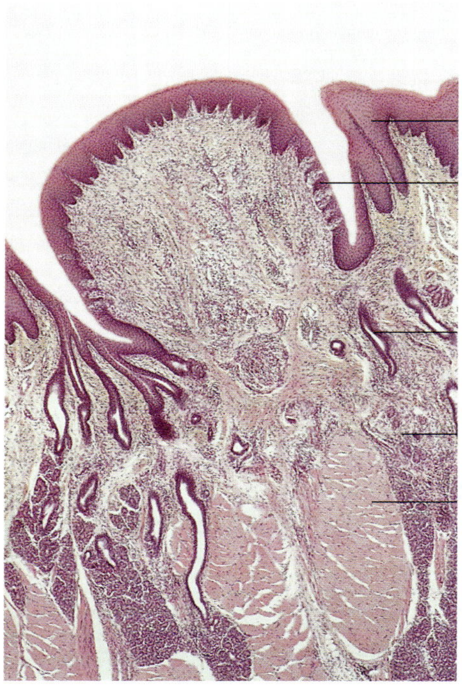

Abb. 7-11. Histologisches Schnittbild durch die Zunge einer Ziege mit einer Papilla vallata.

Rezeption sensorischer Reize ein. In unmittelbarer Nähe der Geschmackspapillen finden sich seröse **Spüldrüsen** (Ebner-Spüldrüsen), die es ermöglichen, die in der Speichelflüssigkeit gelösten Nahrungsstoffe von der Zungenoberfläche zu entfernen, um neue Sinneseindrücke aufzunehmen. (Näheres siehe Lehrbücher der Histologie.)

Die Zunge zeichnet sich durch eine besondere Anordnung der **Muskulatur** aus, die diesem Organ die bekannte hohe Motilität verleiht. Die Zungenmuskeln setzen sich aus dem Binnenmuskel, dem intralingualen System, und den Außenmuskeln, dem extralingualen System, zusammen.

Der **Binnenmuskel (M. lingualis proprius)** besteht aus einer Vielzahl von Fasern, die in den drei Richtungen des Raumes verlaufen, ohne an einem der umliegenden Knochen anzusetzen (Abb. 7-13). Entsprechend ihrem Faserverlauf unterscheidet man:

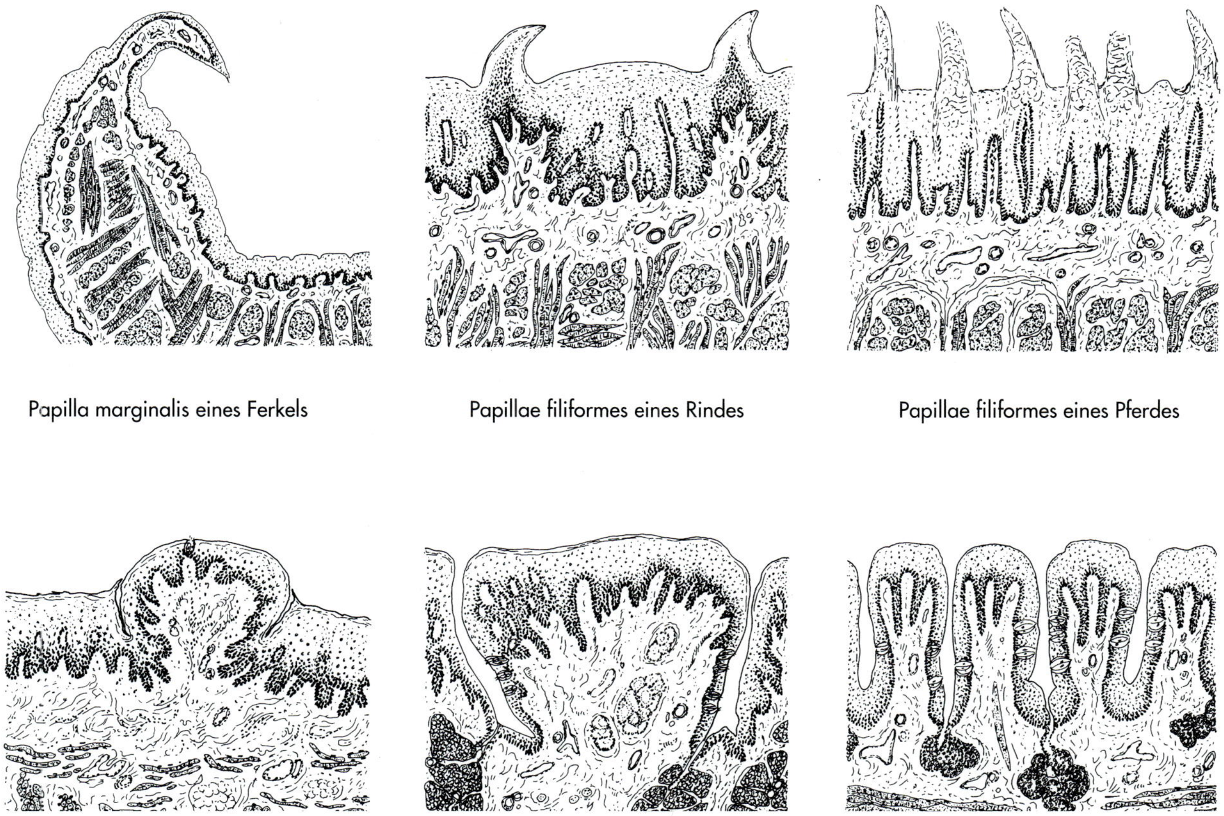

Abb. 7-12. Schematische Darstellung von Zungenpapillen, aus Liebich, Funktionelle Histologie, 1999.

- Fibrae longitudinales supf. et prof.,
- Fibrae transversae,
- Fibrae perpendiculares.

Die **Außenmuskeln (Skelettzungenmuskeln)** besitzen knöchernen Ursprung und strahlen von hier in die Zunge ein (Abb. 7-13). Es sind dies symmetrische, von lateral nach medial angeordnete Muskeln, die entsprechend ihrem Ursprung am Zungenbein bzw. am Kinnwinkel bezeichnet werden, nämlich der:

- M. styloglossus,
- M. hyoglossus,
- M. genioglossus.

Die Zunge wird außerdem vom **M. mylohyoideus** gestützt, der sie zwischen den Unterkieferkörpern aufhängt und eine wichtige Rolle beim Einleiten des Schluckaktes spielt. Der **M. geniohyoideus** wird von manchen Autoren auch zur Zungenmuskulatur gezählt, er bewegt das Hyoid und damit auch die Zunge rostral (Abb. 7-13).

Die **Blutgefäße** der Zunge, die **A. lingualis** und die **A. sublingualis,** entstammen dem **Truncus linguofacialis.** Sie entlassen zahlreiche, zur Dorsalfläche der Zunge verlaufende Äste, die sich in der Lamina propria mucosae des Bindegewebes der Zunge verzweigen. Von den Venen erlangt die **V. sublingualis** praktische Bedeutung. Sie ist an der Ventralfläche der Zunge deutlich sichtbar und eignet sich vor allem beim Hund und bei der Katze zur Punktion.

Die **Innervation** der Zunge erfolgt **vegetativ, sensibel, sensorisch** und **motorisch** über **fünf Gehirnnervenpaare.**

- N. mandibularis (N. trigeminus, V_3),
- N. intermediofacialis (VII),
- N. glossopharyngeus (IX),
- N. vagus (X) und
- N. hypoglossus (XII).

Die vorderen beiden Drittel der Zunge werden vom **N. lingualis,** einem Ast des V. Gehirnnervs **(N. trigeminus, V_3),** sensibel innerviert. Zum N. lingualis gesellt sich die **Chorda tympani,** ein Ast des VII. Gehirnnervs **(N. facialis),** der sensible und parasympathische Faserqualitäten enthält. Letztere gehen im **Ganglion mandibulare** Synapsen ein. Das kaudale Zungendrittel wird vom **Ramus lingualis** des IX. Gehirnnervs **(N. glossopharyngeus)** innerviert, während an die Radix linguae auch **Äste des X. Gehirnnervs (N. vagus)** herantreten.

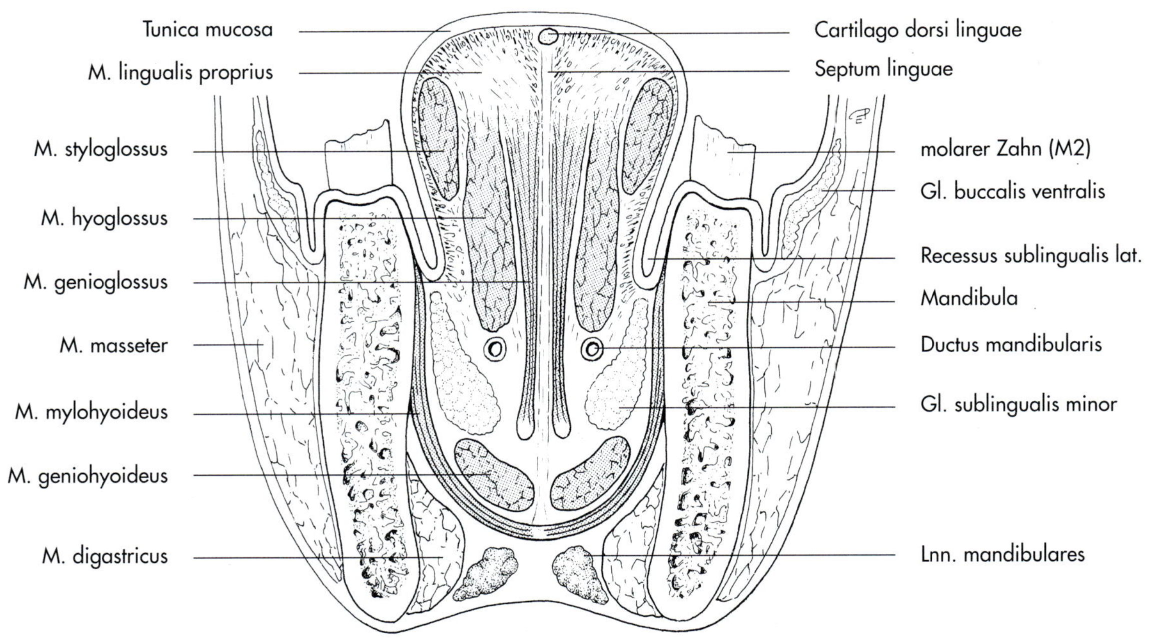

Abb. 7-13. Schematische Darstellung des Mundhöhlenbodens und der Zunge des Pferdes (Querschnitt).

Die **motorische** Innervation übernimmt **allein** der XII. Gehirnnerv, der **N. hypoglossus**. Eine **Schädigung** dieses Nervs führt zum Heraushängen der Zunge. Dieses Symptom wird im Zusammenhang mit der mastikatorischen Gesichtslähmung (bedingt durch Schädigung des V. Gehirnnervs) bei Tieren nach Traumata im Kopfbereich beobachtet. Luftsackentzündungen oder unsachgemäße Manipulationen am Luftsack beim Pferd können sich ebenfalls auf den N. hypoglossus (XII) und den N. glossopharyngeus (IX) auswirken, da diese Nerven in einer Falte der Luftsackschleimhaut verlaufen. Auch dadurch können Lähmungen der Zungenmuskulatur auftreten.

Mundhöhlenboden

Der Mundhöhlenboden gliedert sich in den rostral vom **Zungenbändchen (Frenulum)** gelegenen **präfrenulären Abschnitt** und dessen beidseits zwischen Zunge und Unterkiefer verlaufenden Fortsetzungen, die **Recessus sublinguales latt.** Vor dem Frenulum liegen ebenfalls beidseits die sog. **Hungerwarzen (Carunculae sublinguales),** die die Öffnungen des Ausführungsgangs der Unterkieferdrüse, den Ductus mandibularis, und der Unterzungendrüse, den Ductus sublingualis major (fehlt dem Pferd), enthalten. Die Hungerwarzen können beim Schwein gelegentlich fehlen, sind bei Hund und Katze unscheinbar, beim Pferd gut entwickelt und bei den Wiederkäuern verhältnismäßig groß. Beim Rind sind sie breitflächig und besitzen einen gezackten freien Rand. In der Nähe der Hungerwarzen findet sich beim Pferd und bei der Ziege eine kleine **Mundhöhlenbodendrüse (Glandula paracaruncularis).** Außerdem kann hier bei allen Tierarten lymphoretikuläres Gewebe vorkommen.

Kaudal der mittleren Schneidezähne liegt im sublingualen Mundhöhlenboden das **paarige Organum orobasale (Ackerknecht-Organ).** Es soll sich hierbei um Rudimente einer bei Reptilien vorkommenden vorderen Unterzungendrüse handeln.

Im **Recessus sublingualis lat.** (Abb. 7-13) öffnen sich auf einer mehr oder weniger deutlichen Längsfalte (Plica sublingualis) die Ausführungsgänge der **Glandula sublingualis minor** seu **polystomatica** (siehe unten). Ihre Öffnungen sind beim Rind auf den Spitzen einer Reihe von Papillae conicae zu finden. Beim Pferd wölbt die Gl. sublingualis polystomatica die Schleimhaut zu einem typischen Längswulst vor.

Anhangsdrüsen der Mundhöhle, die Speicheldrüsen (Glandulae salivariae)

Die Speicheldrüsen, auch Kopfdrüsen genannt, sondern ihr Sekret in die Mundhöhle ab (Abb. 7-14ff.). Sie sind paarig angelegt. Der **Speichel (Saliva)** wird der Nahrung während des Kauvorganges beigemischt, so daß diese abgeschluckt werden kann. Man unterscheidet:

- kleine Speicheldrüsen (Gll. salivariae minores),
- größere Speicheldrüsen (Gll. salivariae majores).

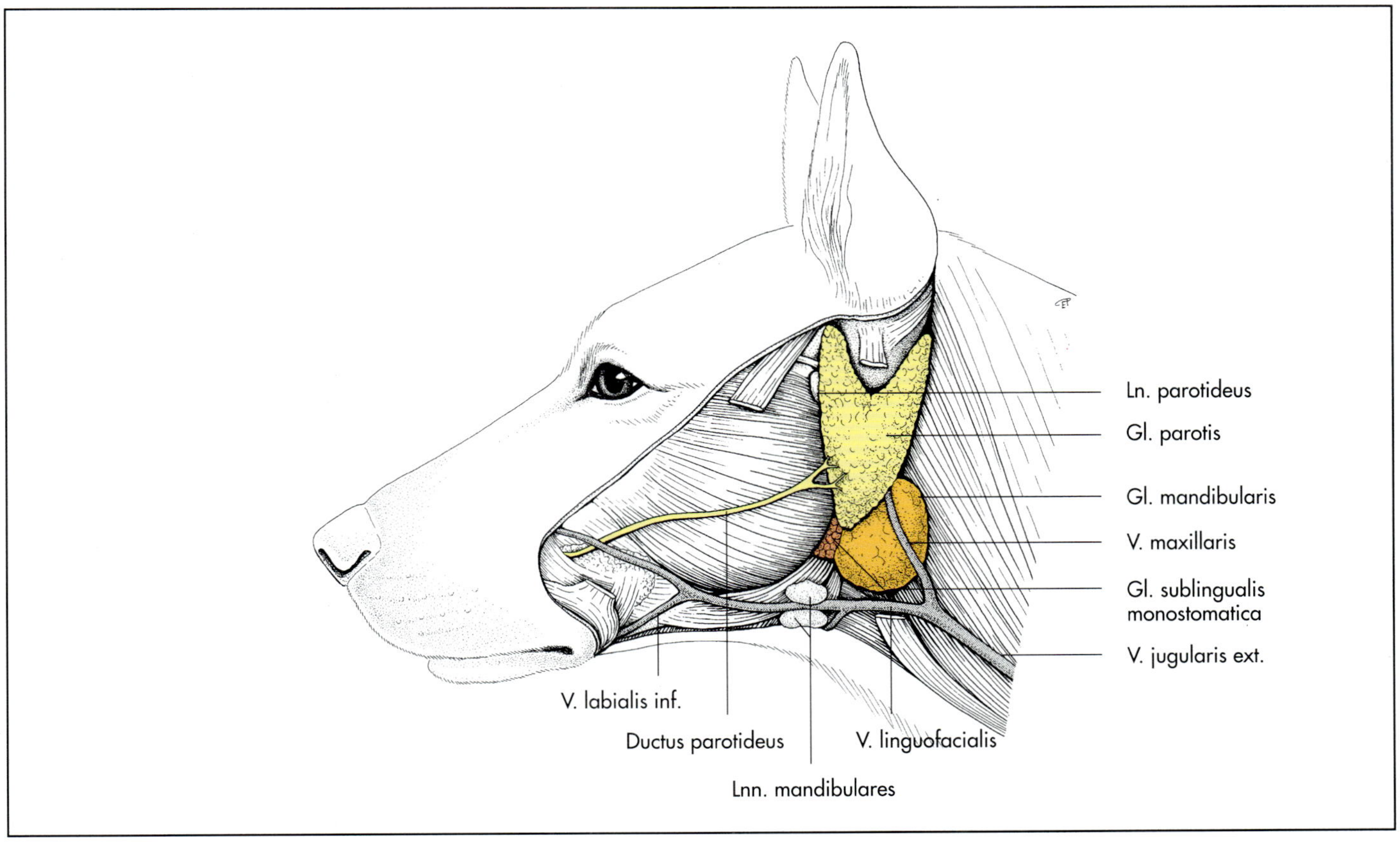

Abb. 7-14. Topographie der Speicheldrüsen des Hundes.

Kleine Speicheldrüsen finden sich in großer Zahl in der Schleimhaut der Lippen, der Backen, der Zunge, des Gaumens und des präfrenulären Mundhöhlenbodens. Diese sezernieren vorzugsweise ein muköses Sekret. Die Gll. buccales kommen als dorsales und ventrales Drüsenpaket vor. Bei den Wiederkäuern findet sich zusätzlich eine mittlere Gruppe. Seiner Lage wegen wird das relativ kompakte dorsale Paket der Backendrüsen bei Hund und Katze als **Gl. zygomatica** bezeichnet.

Die Hauptmenge des Speichels stammt aus größeren Drüsen, die verlängerte Ausführungsgänge in die Mündhöhle besitzen. Sie geben vorwiegend einen dünnflüssigen, sog. »serösen« Speichel ab, aber auch gemischt seromuköse Sekrete. Der Speichel enthält, vor allem beim Schwein, ein Ferment, das **Ptyalin,** das bereits im Mund die Stärkeverdauung einleitet. Der Speichelfluß ist kontinuierlich. Beim Pferd werden täglich ca. 40 l, beim Rind 110–180 l Speichel produziert. Beim Schwein beträgt die Menge ca. 15 l. Der Speichel enthält außer Muzin und geringen Mengen Ptyalin auch Salze, vor allem Natriumhydrogenkarbonat.

Die Speicheldrüsen werden **vegetativ** innerviert. **Parasympathische Fasern** der V., VII. und IX. Gehirnnerven stimulieren die Sekretion. Der Speichelfluß nimmt zu, wenn eßbare Substanzen in den Mund gelangen oder wenn der Geruch von solchen wahrgenommen wird **(parasympathische Stimulation).** Gleichzeitig kommt es zur Blutgefäßerweiterung **(Pawlow-Reflex).** Die **sympathische Innervation** sämtlicher Speicheldrüsen erfolgt vom **Ganglion cervicale craniale.** Hier bilden die Sympathikusfasern ihre obligatorischen Synapsen. Die Wurzelzellen hierfür liegen in den kaudalen Brustsegmenten des Rückenmarks. Der Sympathikusnerv, dessen Innervation vor allem während Streßsituationen und bei Aufregung und Furcht vorherrscht, bewirkt eine **Verringerung des Speichelflusses** mit gleichzeitiger Gefäßverengung. Die postganglionären Fasern aus dem Ganglion cervicale craniale laufen meist in der Tunica adventitia der Arterien.

Der **Speichel** dient neben der positiven Beeinflussung der Verdauung und der Pufferung der aufgenommenen Nahrung auch als Ausscheidungsweg für verschiedene Substanzen. Einige davon können sich, vor allem bei nicht artgerechter Fütterung, als Zahnstein ablagern, so z. B. bei Hunden, denen Süßigkeiten im Überfluß angeboten werden.

Die **größeren Speicheldrüsen (Glandulae salivariae majores)** lassen sich unterscheiden in die:

- Ohrspeicheldrüse (Gl. parotis),
- Unterkieferdrüse (Gl. mandibularis),
- Unterzungendrüsen (Gll. sublinguales),
  - Gl. sublingualis monostomatica,
  - Gl. sublingualis polystomatica.

Ohrspeicheldrüse (Glandula parotis)

Die Ohrspeicheldrüse ist paarig angelegt und liegt ventral des Ohres in der Fossa retromandibularis (Abb. 7-14ff.). Bei Pflanzenfressern ist sie besonders stark ausgeprägt. Sie gehört zu den zusammengesetzten, tubuloazinären

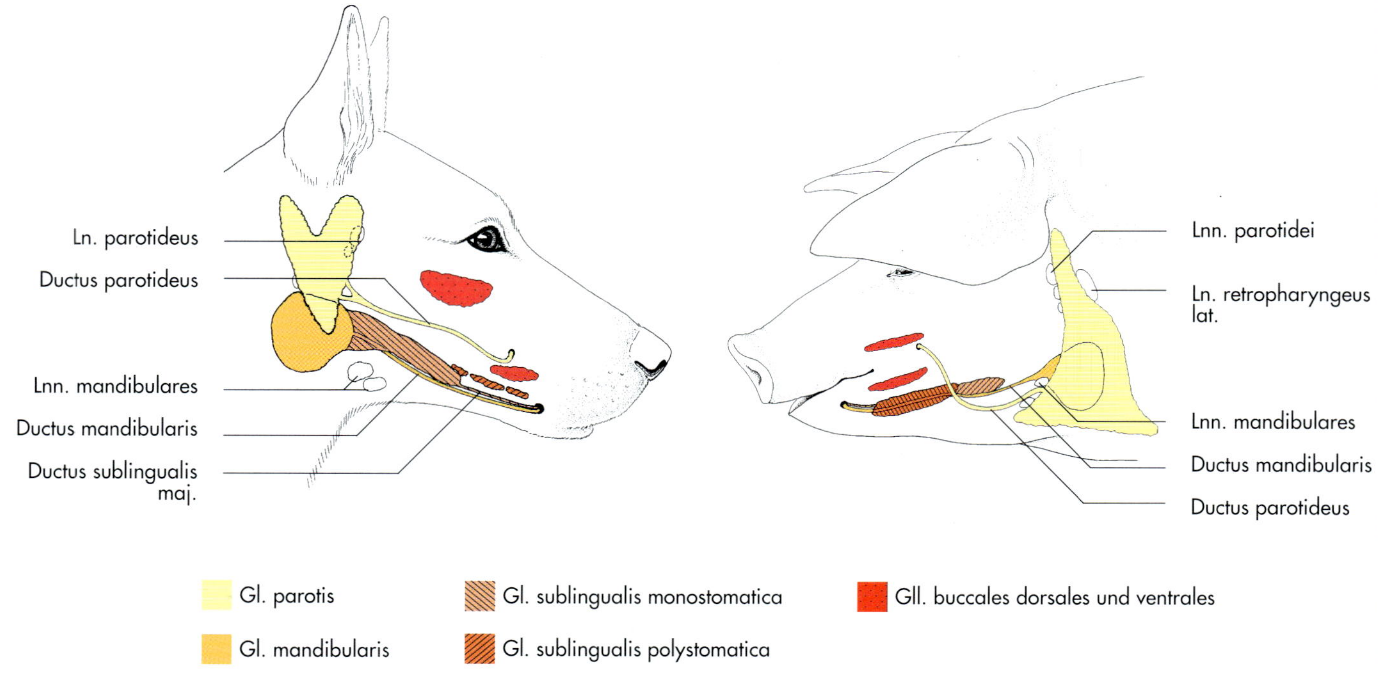

Abb. 7-15. Schematische Darstellung der Speicheldrüsen des Hundes und des Schweines, nach Dyce, Sack und Wensing, 1991.

serösen Drüsen, ihr **alkalisches Sekret** dient als Puffer. Die Gl. parotis tritt in engste nachbarliche Beziehung zu den Ästen der A. carotis ext. und der V. maxillaris sowie zum N. facialis (VII) und N. trigeminus (V). Beim Pferd erreicht sie die Lateralwand des Luftsackes, liegt dem M. occipitohyoideus und dem M. occipitomandibularis (frühere Bezeichnung M. jugulomandibularis) sowie der Endsehne des M. sternomandibularis auf. Beim chirurgischen Zugang zum Luftsack muß diese Topographie berücksichtigt werden.

Der **Ausführungsgang** der Gl. parotis **(Ductus parotideus)** bildet sich durch die Vereinigung der interlobulären Sekretgänge (Ductus interlobares) am Vorderrand der Drüse. Bei den Fleischfressern und meist auch bei den kleinen Wiederkäuern zieht der Ductus parotideus quer über den M. masseter. Bei Pferd, Rind und Schwein verläuft er medial vom Kieferwinkel im Kehlgang rostral und schlägt sich in der Nähe der Incisura vasorum um die Mandibula. Beim Pferd liegt er hier kaudal der A. und V. facialis. Er mündet tierartlich unterschiedlich auf einer kleinen Papille zwischen dem 3. und 5. Oberkieferbackenzahn im Mundhöhlenvorhof.

Die Ohrspeicheldrüse wird von Ästen der **A.** und **V. maxillaris** vaskularisiert und durch den **N. glossopharyngeus (IX)** innerviert. Dessen parasympathische Anteile gelangen über den **N. petrosus minor** zum **Ganglion oticum.** Mit den dort gelegenen Neuronen geht dieser Gehirnnerv synaptische Verbindungen ein, deren postganglionäre Fasern zur Speicheldrüse ziehen.

Unterkieferdrüse (Glandula mandibularis)

Die Unterkieferdrüse liegt in der Gegend des Angulus mandibulae (Abb. 7-14ff.). Sie wird zum Teil von der Ohrspeicheldrüse bedeckt. Die Unterkieferdrüse produziert ein **gemischtes,** oftmals aber auch abwechselnd ein **muköses** oder **seröses Sekret.** Beim Hund und bei der Katze ist sie meist größer, bei den Wiederkäuern deutlich größer als die Gl. parotis und tiefer gelegen. Beim Hund und bei der Katze besitzt sie eine ovale Form, liegt subkutan, kaudal der Gl. sublingualis monostomatica im Winkel zwischen der V. linguofacialis und der V. maxillaris (Abb. 7-14). Ihre Topographie erlangt beim Hund praktische Bedeutung, da beide Drüsen, die Gl. sublingualis monostomatica und die Gl. mandibularis, bei Zystenbildung (Ranula) operativ entfernt werden müssen.

Der **Ausführungsgang** der Unterkieferdrüse **(Ductus mandibularis)** verläuft unter der Schleimhaut des Mundhöhlenbodens im Kehlgang, am Frenulum linguae vorbei, um schließlich gemeinsam mit dem Ductus sublingualis major der gleichnamigen Drüse auf der Hungerwarze zu münden.

Die **Gefäßversorgung** der Unterkieferdrüse erfolgt über die **A.** und **V. linguofacialis.** Ihre parasympathische **Innervation** ist vom **N. facialis (VII)** abhängig, der die **Chorda tympani** entläßt und sich mit dem **N. lingualis des N. trigeminus (V)** verbindet. Die obligatorischen Synapsen gehen die präganglionären Fasern im **Ganglion mandibulare** ein.

Unterzungendrüsen (Glandulae sublinguales)

Bei den Haussäugetieren treten, mit Ausnahme des Pferdes, auf jeder Seite zwei Unterzungendrüsen auf, die ein **gemischtes, vorwiegend muköses Sekret** abgeben (Abb. 7-14ff.). Man unterscheidet die weiter kaudal gelegene **Glandula sublingualis major** seu **monostomatica** und die **Glandula sublingualis minor** seu **polystomatica**, die rostral unter

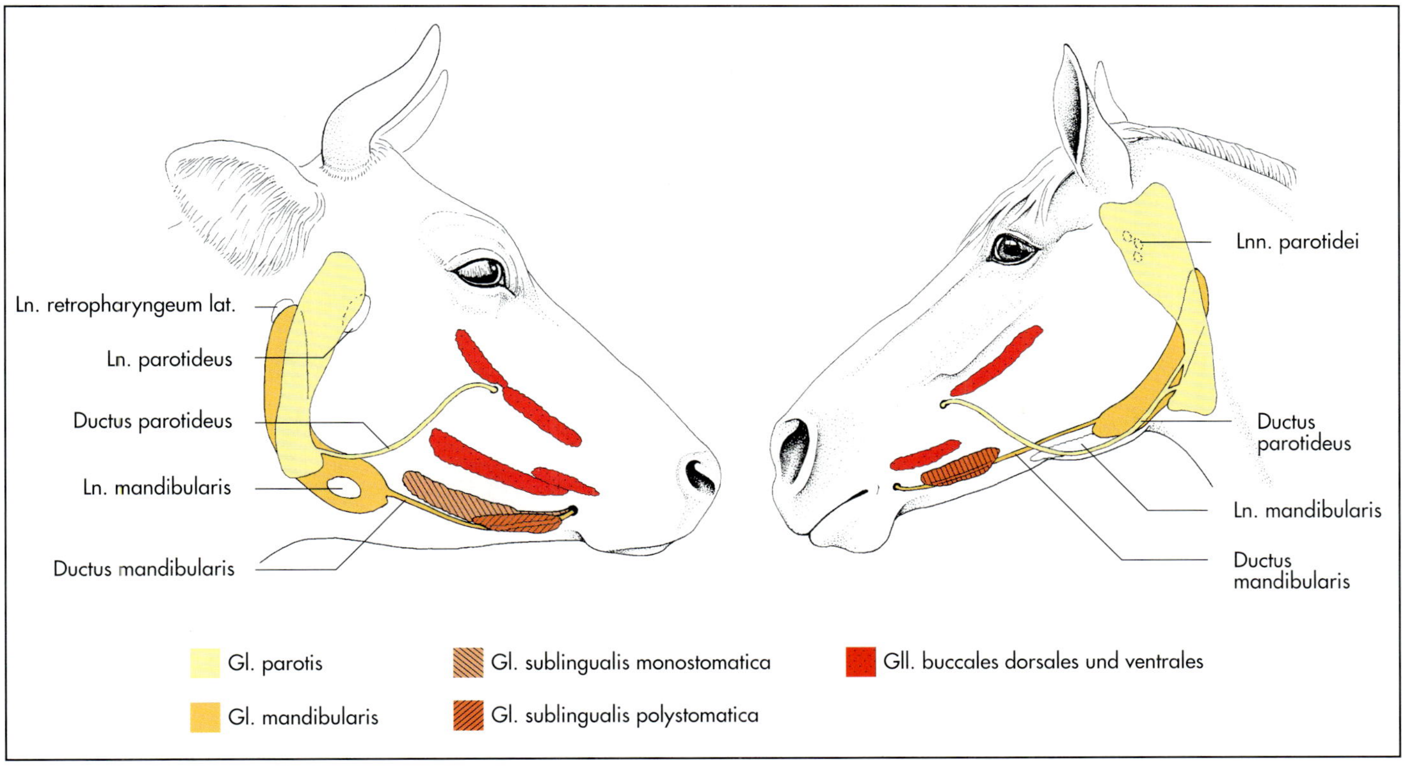

Abb. 7-16. Schematische Darstellung der Kopfdrüsen des Pferdes und des Rindes, nach Dyce, Sack und Wensing, 1991.

der Schleimhaut der Seitenflächen der Zunge bzw. des Rec. sublingualis lat. liegt. Die Gl. sublingualis major seu monostomatica fehlt dem Pferd. Der **Ductus sublingualis major** mündet zusammen mit dem Ausführungsgang der Gl. mandibularis auf der **Hungerwarze** des präfrenulären Mundhöhlenbodens.

Beim Hund paßt sie sich dem rostralen Ende der Gl. mandibularis an. Die zahlreichen Ausführungsgänge der Gl. sublingualis minor seu polystomatica münden auf der Längsleiste des Rec. sublingualis lat., beim Rind auf der Spitze der hier gelegenen Papillae conicae.

Die Blutgefäße für die Unterzungendrüsen entstammen der **A.** und **V. lingualis.** Die parasympathische Innervation erfolgt, wie auch die der Gl. mandibularis, durch die **Chorda tympani des N. facialis (VII)** und das **Ganglion mandibulare.**

Kauapparat

Unter dem Begriff Kauapparat werden zusammengefaßt:

- Zähne mit dem Zahnfleisch,
- Kiefergelenk,
- Kaumuskulatur.

Zähne (Dentes)

Die Gesamtheit der Zähne bildet das **Gebiß.** Ihre Anzahl und ihre Form sind für jede Tierart charakteristisch. In den verschiedenen Gebißregionen besitzen sie je nach Funktion unterschiedliche Form, eine Tatsache, die als **Heterodontie** bezeichnet wird (griech. heteros = verschieden). Wie beim Menschen werden auch bei den Haussäugetieren die Zähne gewechselt. Die erste Generation von Zähnen, die **Milchzähne (Dentes decidui),** ist bei der Geburt bereits durchgebrochen oder bricht kurz danach durch. Beim heranwachsenden Tier werden die Milchzähne ein einziges Mal durch die **bleibenden Zähne (Ersatzzähne, Dentes permanentes)** ersetzt.

Bau der Zähne

Die Zähne weisen trotz einer Vielzahl tierartlicher Unterschiede ein **gemeinsames Bauprinzip** auf (Abb. 7-17ff.). Man unterscheidet am Zahn:

- Zahnkrone (Corona dentis),
- Zahnhals (Collum dentis),
- Zahnwurzel (Radix dentis).

Die **Zahnkrone** sitzt als freier Teil des Zahnes dem **Zahnhals** auf, der in das **Zahnfleisch (Gingiva)** eingebettet ist. Die **Zahnwurzel** ist als proximaler Anteil des Zahnes in den **knöchernen Zahnfächern (Alveolen)** des Ober- bzw. Unterkiefers verankert (Abb. 7-18 u. 19).

Klinische Belange erfordern eine genaue Beschreibung der **Zahnkrone.** Es werden für die zum Vestibulum buccale gerichteten Flächen Ausdrücke wie **labial** und **buccal,** und für die zum Cavum oris proprium zeigenden Flächen **lingual** gebraucht. Für die **Kontaktflächen (Facies contactus)** verwendet man für die kaudal zeigende den Ausdruck **distal,** für die rostral gerichtete, den Ausdruck **mesial.** Die eigentliche Kaufläche wird **Facies occlusalis** benannt.

Der Zahn umfaßt mit seinen mineralisierten Wandteilen die **Pulpahöhle (Cavum dentis),** die zentral die **Zahnpulpa**

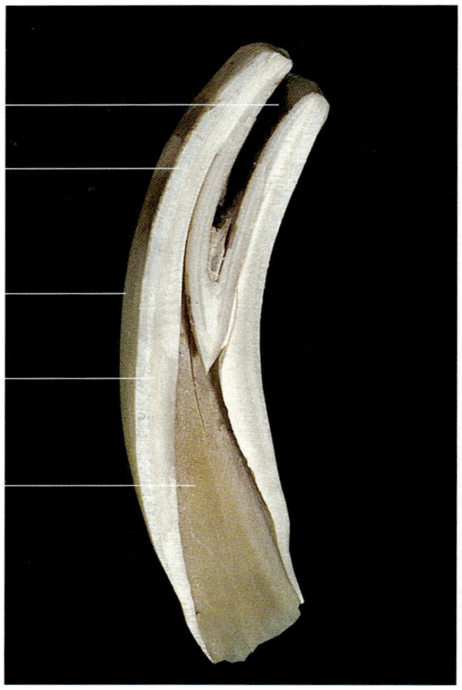

Abb. 7-17. Schneidezahn eines Pferdes.

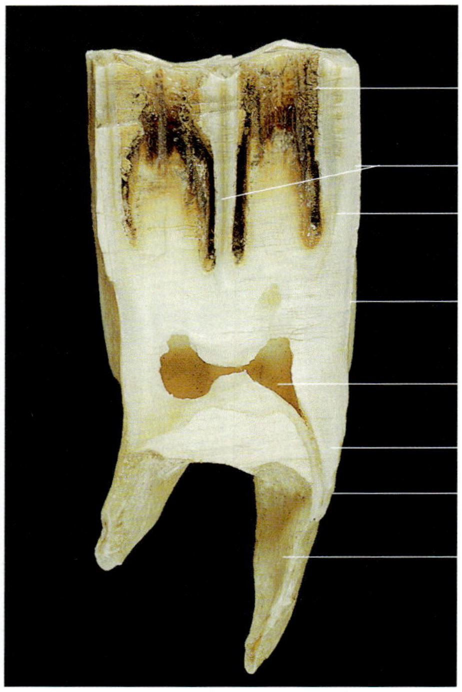

Abb. 7-18. Backenzahn eines Pferdes.

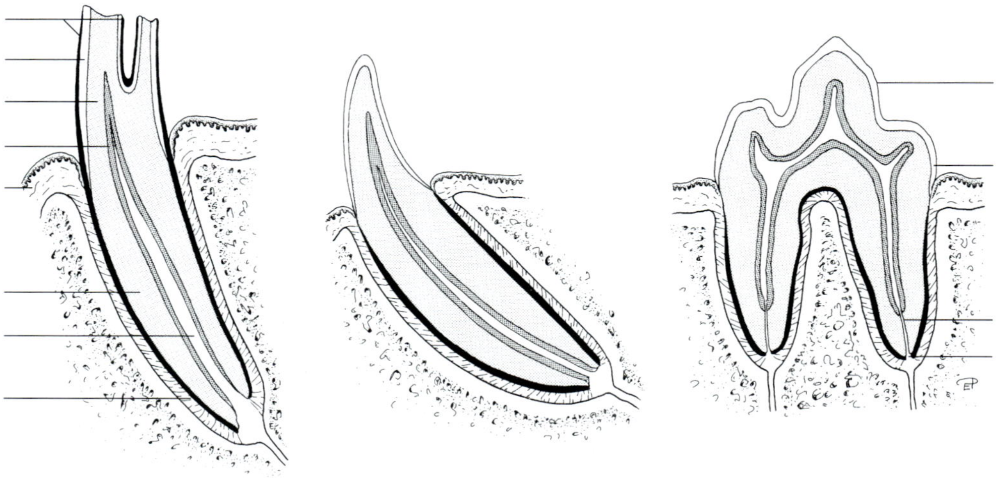

Abb. 7-19. Schematische Darstellung eines schmelzfaltigen (links), einfach kegelförmigen (Mitte) und schmelzhöckrigen (rechts) Zahnes.

(Pulpa dentis) einschließt. Die Zahnpulpa besteht aus lockerem Bindegewebe, in dem Blutgefäße sowie zahlreiche sensible und wenige vasomotorische Nerven verlaufen. Die Reizung dieser Nerven verursacht Schmerzen, vor allem wenn durch entzündliche Prozesse oder lokale Schwellungen durch die starre Wand der Pulpahöhle der Druck auf die freien Nervenendigungen erhöht wird.

Zur proximalen Zahnspitze verjüngt sich die Zahnwurzel zu einem engen **Wurzelkanal (Canalis radicis dentis),** der die **Wurzelöffnung (Foramen apicale dentis)** umgibt. Durch diesen Kanal treten Nerven und Blutgefäße ein, die sich im Bindegewebe der Zahnpulpa verzweigen (Abb. 7-19).

Der Zahn (Dens) besteht aus drei **mineralisierten Substanzen**:

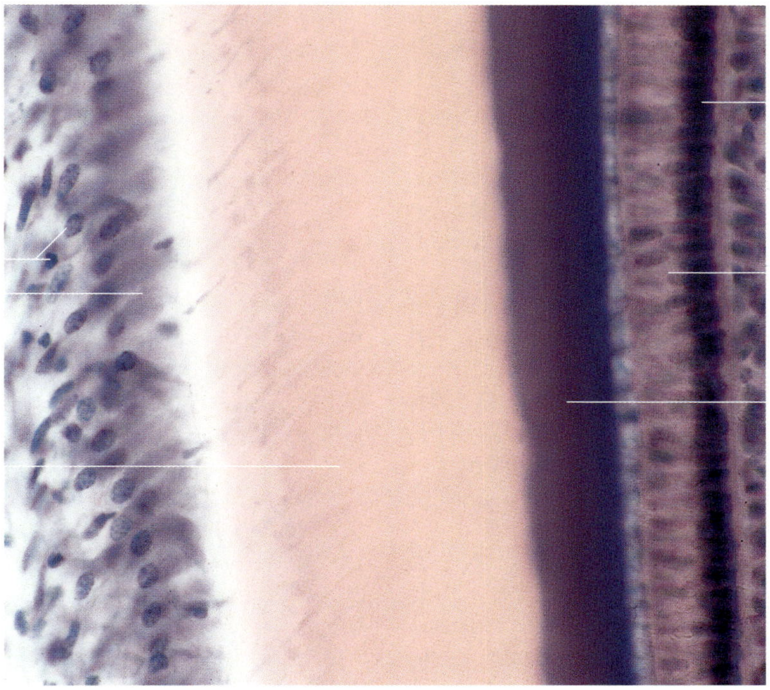

Abb. 7-20. Histologisches Schnittbild aus der Wand eines Zahnes.

- Schmelz, Email, Adamantin (Enamelum),
- Zahnbein, Elfenbein, Dentin (Dentinum),
- Zement (Cementum).

Die drei Gewebearten des Zahnes sind **knochenähnlich verkalkt.**

Der **Schmelz,** die härteste Substanz des Körpers, wird von **Adamantoblasten** produziert, die dem ektodermalen Mundhöhlenepithel entstammen. Er ist nicht zellulär, kann sich nicht regenerieren und ist in der Regel von weißer Farbe (Abb. 7-20).

Man unterscheidet **einfach kegelförmige**, **schmelzhöckrige** (mehrhöckrige) und **schmelzfaltige Zähne** (Abb. 7-19). Bei den einfachen oder mehrhöckrigen Zähnen besitzt die Zahnkrone einen oder mehrere Höcker. Ein typisches Beispiel für einfache kegelförmige Zähne sind die Eckzähne (Dentes canini) aller Haussäugetiere oder auch die Schneidezähne (Dentes incisivi) der Wiederkäuer. Schmelzhöckrige Zähne sind die Backenzähne (Dentes prämolares et molares) der Fleischfresser und Schweine. Bei schmelzfaltigen Zähnen stülpt sich der Schmelz als Schmelzbecher oder in wellblechförmigen Falten in die Zahnkrone. Diese Form tritt bei den Backenzähnen der Pferde und Wiederkäuer (Ausnahme ist der einhöckrige erste Prämolare) und den Schneidezähnen der Pferde auf.

Das **Dentin** hat gelblich-weiße Farbe und ist härter als Knochen (Abb. 7-20). Es formt die Pulpahöhle und liegt im Kronbereich dem Schmelz, im Wurzelbereich dem Zement innen an. Dentin ist von feinen Nervenfortsätzen durchzogen. Die dentinproduzierenden Zellen, die **Odontoblasten,** ziehen sich aus dem neugeformten Dentin zurück und verbleiben als zusammenhängende Schicht an seiner inneren, der Pulpahöhle zugekehrten Seite erhalten. Sie bilden **lebenslang** Dentin, das sich als sog. **Ersatzdentin** in Richtung Zahnhöhle ablagert und diese entsprechend **verengt.** Das Ersatzdentin erkennt man an seiner etwas dunkleren Farbe. Es wird beispielsweise nach fortgeschrittenem Abrieb an den Schneidezähnen des Pferdes als **Zahnsternchen** sichtbar. Beim Hund kann anhand von Röntgenbildern die progressive Verengung der Pulpahöhle zur Altersschätzung herangezogen werden.

Der **Zement** dient an der Zahnwurzel zusammen mit der faserreichen **Wurzelhaut (Periodontium)** der **Verankerung des Zahnes** in der **Alveolarwand (Alveolus dentalis)** der beiden Kiefer (Abb. 7-19). Zement und Wurzelhaut formen dabei ein mineralisiertes Kollagenfasergeflecht, in dem der Zahn wie in einer Schlinge hängt. Diese Einbindung in die Zahnfächer läßt während des Kaudrucks eine gewisse, wenn auch eingeschränkte Beweglichkeit oder ein leichtes Drehen und Kippen der Zähne zu.

Die **Alveolenfortsätze** der Kiefer werden vom **Zahnfleisch (Gingiva)** bedeckt, das auf bindegewebiger Grundlage eine kräftige mehrschichtige Schleimhaut trägt. Das Zahnfleisch umfaßt den Zahnhals, während die Krone den freien Teil des Zahnes darstellt. Im Alter kann sich das Zahnfleisch zurückziehen, wodurch der Halsteil des Zahnes freigelegt wird. Bei zahlreichen Säugetieren wird im jugendlichen Alter ein Teil der Zahnkrone in Reserve gehalten, um allmählich, als Ausgleich für die Abnutzung auf der Kaufläche, herausgeschoben zu werden. Aus diesen Gründen unterscheidet man die »klinische Zahnkrone« von der »anatomischen«, wobei erstere sich auf den frei zugänglichen Teil des Zahnes, unabhängig von der Höhe der Gingiva und letztere auf den schmelzbedeckten Abschnitt bezieht.

Der **Zement** ist weniger hart als der Schmelz und dem Knochengewebe am ähnlichsten. Er bedeckt bei einfachen und schmelzhöckrigen Zähnen die Zahnwurzel, anfangs als dünne Schicht, wird jedoch mit zunehmendem Alter durch ständige Anbildung dicker. Bei schmelzfaltigen Zähnen ist dagegen auch die Zahnkrone mit einer dünnen Zementschicht überzogen, die auch den Grund der Schmelzbecher ausfüllt. Vom Zement treten die Fasern des Periodontium an den Knochen der Alveole.

Der Zahnzement ist im Gegensatz zum Knochen sehr viel resistenter gegen Druckerosion. Diese Eigenschaft macht man sich bei der Zahnkorrektur zunutze, indem man den Zahn durch Klammern an die Alveolarwand preßt (z. B. Mandibula angusta beim Hund). Dabei kommt es durch den Druck zur Erosion des Kieferknochengewebes, während sich der Zahn unverändert in den so entstandenen Raum einfügt. (Näheres siehe Lehrbücher der Zahnheilkunde.)

Man unterscheidet im rostralen Abschnitt des Zahnbogens die **Schneidezähne (Incisivi),** es folgen seitlich die **Eckzähne (Canini)** und nachfolgend die **Mahlzähne (Praemolares** und **Molares).** Zahl und Klassifizierung der Zähne einer Tierart werden durch eine Formel ausgedrückt, wobei für das Dauergebiß die Buchstaben I für Incisivi, C für Canini, P für Praemolares und M für Molares, gefolgt von einer Zahl in Bruchform für die Ober- und Unterkiefer einer Seite notiert werden. Zur Kennzeichnung der Zähne des Milchgebißes wird zwischen die Buchstaben und die nachfolgende Zahl ein kleines »d« für deciduus eingefügt (z. B. Id3 für Milchinzisivus 3).

So lautet die **Ersatzzahnformel** z. B. des Pferdes:

I3 C1 P3 M3 = 10 × 2 = 20 40 Zähne
I3 C1 P3 M3 = 10 × 2 = 20

Zahnformeln

	Milchzähne	Ersatzgebiß
Pferd	3 1 3 3 1 3	3 1 3 (4) 3 3 1 3 3
Wiederkäuer	– – 3 3 1 3	– – 3 3 3 1 3 3
Schwein	3 1 3 3 1 3	3 1 4 3 3 1 4 3
Hund	3 1 3 3 1 3	3 1 4 2 3 1 4 3
Katze	3 1 3 3 1 2	3 1 3 1 3 1 2 1

Der **Zahnwechsel** findet mit großer zeitlicher Regelmäßigkeit statt, so daß er zur **Altersschätzung** herangezogen werden kann. Bei erkrankten oder unterentwickelten Tieren verzögert sich der Zahnwechsel. Die Molaren sämtlicher Haussäugetiere sowie der erste Prämolare des Hundes und des Schweines haben keine Vorgänger im Milchgebiß.

Bei zwei- bis vierjährigen Pferden können zur Zeit des Zahnwechsels am Ventralrand des Unterkiefers, gelegentlich auch im Oberkiefer, Umfangsvermehrungen auftreten. Diese Verdickungen wurden im ehemaligen Ostpreußen »Knäste« genannt. Im angelsächsischen Sprachraum werden sie als »Bumps« bezeichnet. Sie entstehen dadurch, daß Milchprämolaren nicht in dem Maße abgebaut werden, wie die bleibenden wachsen. Sie können die Kautätigkeit stören, im Oberkiefer sogar die Atmung beeinträchtigen.

Gebiß des Pferdes

Das Pferdegebiß ist an die Zerkleinerung von Rauhfutter angepaßt. Der Zahnschmelz faltet sich an den Backenzähnen wellblechartig entlang des ganzen Zahnes ein (schmelzfaltige Zähne), so daß sein Anteil an der Kaufläche vergrößert wird (Abb. 7-21ff.). An den Schneidezähnen findet sich eine äußere **mantelförmige Schmelzschicht,** die die Krone umgibt. Zusätzlich stülpt sich in der Mitte des Zahnes der **Schmelzbecher,** auch **Kunde (Infundibulum)** genannt, ein, der mit **Zement** gefüllt ist. Beim nichtabgeriebenen Schneidezahn ist der Schmelzmantel mit dem Schmelzbecher in Verbindung.

Die **Schneidezähne** des Pferdes werden von der Mitte zur Seite als **Zangen, Mittel-** und **Eckschneidezähne** bezeichnet. Die Ersatzschneidezähne werden pro Jahr ca. 2 mm abgerieben. Dieser Umstand, in Verbindung mit der Kenntnis des zeitlichen Ablaufes des Zahnwechsels, gestattet an den unteren Schneidezähnen bei jungen Tieren eine annähernd exakte Altersschätzung vorzunehmen. Diese wird mit zunehmendem Alter der Pferde unsicherer.

Die **Eckzähne** sind bei männlichen Tieren entwickelt und schließen im Diastema, dem zahnlosen Abstand, an die Schneidezähne an. Sie besitzen kleine Kronen und große Wurzeln. Bei Stuten einiger Pferderassen Südamerikas sind die Eckzähne immer wie bei Hengsten entwickelt. Der **P1,** der auch **Wolfs-** oder **Lückenzahn** genannt wird, ist rudimentär und kommt fast ausschließlich im Oberkiefer vor. Nachdem er im Unterkiefer keinen Gegenspieler besitzt, bleibt er ohne funktionelle Bedeutung. Er kann unter dem Druck des Bisses wandern und so zu Gaumenverletzungen führen. In diesem Fall muß er entfernt werden. Die folgenden **Backenzähne (P2 – P4** und **M1 – M3)** unterscheiden sich nach ihrer Form in Ober- und Unterkiefer. Die maxillaren Backenzähne weisen eine komplizierter gefaltete Schmelzschicht und zwei Schmelzbecher auf, während die mandibularen keine Schmelzbecher besitzen.

Die kaudal gelegenen **oberen Backenzähne** ragen mit ihren Wurzeln in die zweigeteilte Kieferhöhle hinein. Sie können bei Erkrankungen nach Trepanation des Sinus maxillaris caudalis aus ihrer Alveole getrieben werden. Es muß dabei berücksichtigt werden, daß mit zunehmendem Alter die Höhe der in den Sinus ragenden Zahnalveole abnimmt, der Sinus sich vergrößert und die Zähne sich zusätzlich rostral verlagern.

Zahnaltersschätzung beim Pferd

Der Zahnwechsel, der Zahnabrieb und andere Veränderungen an den Zähnen gestatten beim Pferd auf dessen Alter zu schließen (Abb. 7-24ff.). Eine einigermaßen genaue Schätzung kann bis zum 8. Lebensjahr vorgenommen werden. Hierfür benutzt man die Unterkieferschneidezähne.

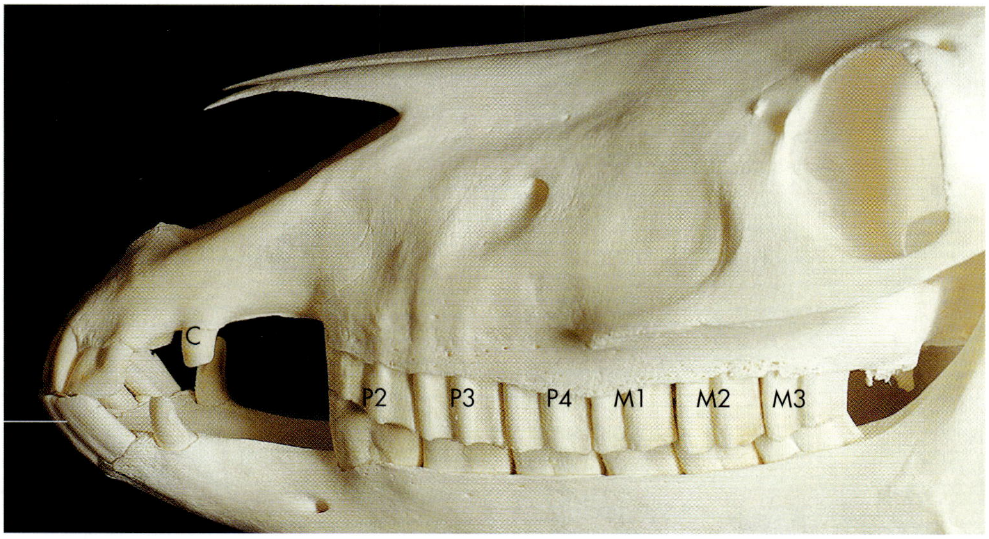

Abb. 7-21. Zahnreihe im Ober- und Unterkiefer eines Hengstes.

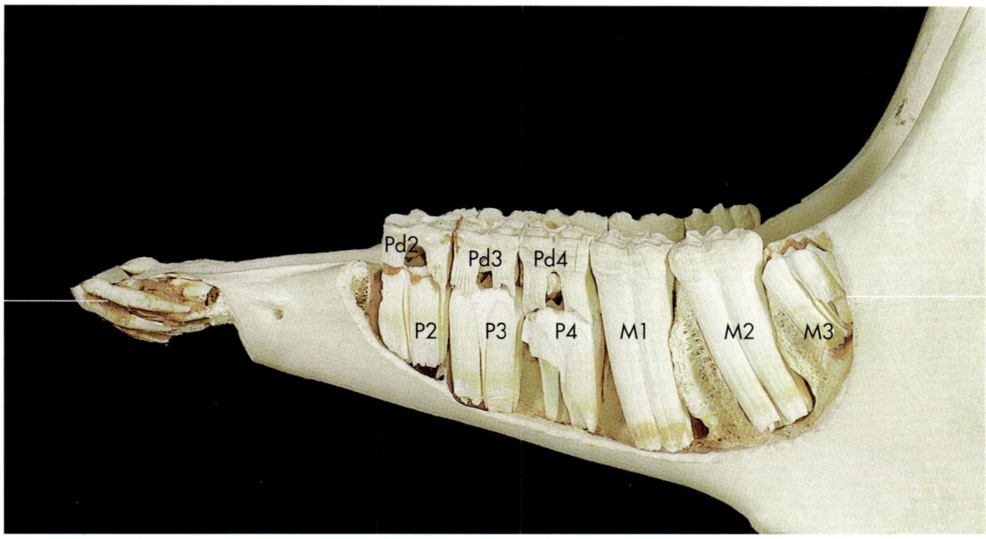

Abb. 7-22. Unterkiefer eines Pferdes im Zahnwechsel (eröffnet).

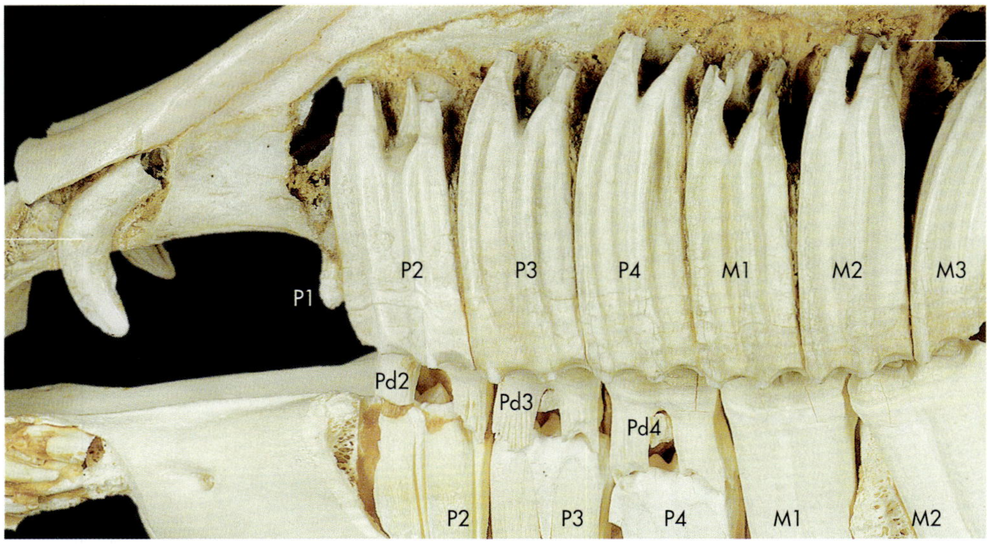

Abb. 7-23. Oberkiefer und Unterkiefer eines Pferdes im Zahnwechsel (eröffnet).

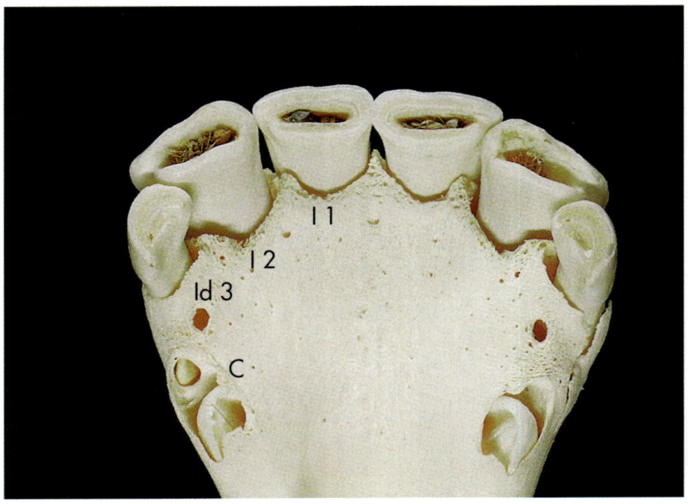

Abb. 7-24. Schneidezähne im Unterkiefer eines Pferdes im Alter von ca. 3½ Jahren (Ansicht von lingual, Okklusionsfläche).

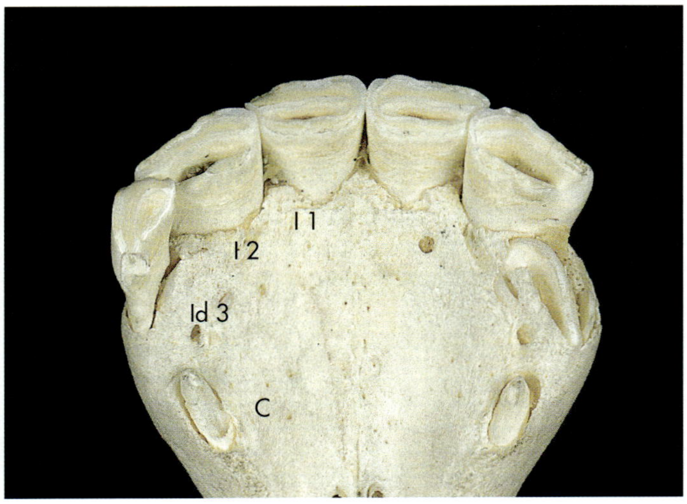

Abb. 7-25. Schneidezähne im Unterkiefer eines Pferdes im Alter von ca. 4½ Jahren (Ansicht von lingual, Okklusionsfläche).

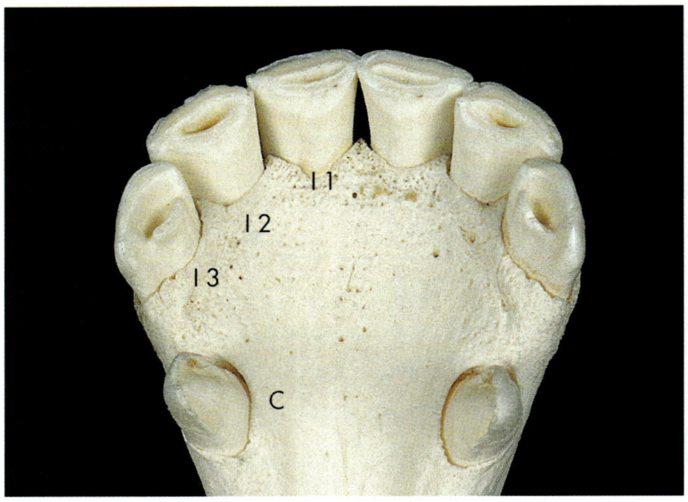

Abb. 7-26. Schneidezähne im Unterkiefer eines Pferdes im Alter von ca. 6 Jahren (Ansicht von lingual, Okklusionsfläche).

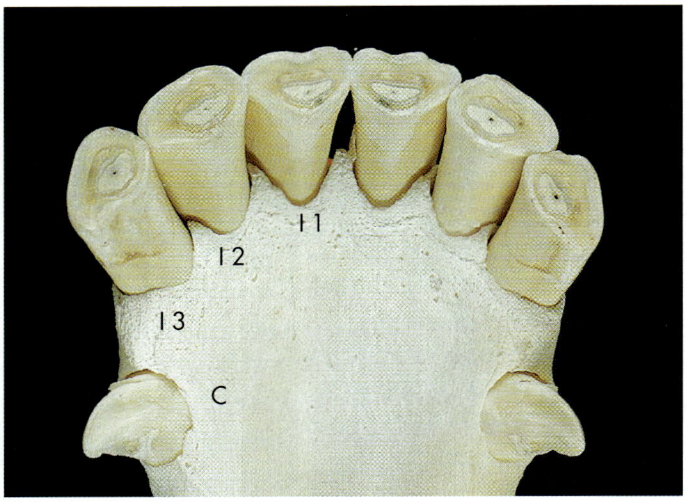

Abb. 7-27. Schneidezähne im Unterkiefer eines Pferdes im Alter von ca. 10 Jahren (Ansicht von lingual, Okklusionsfläche).

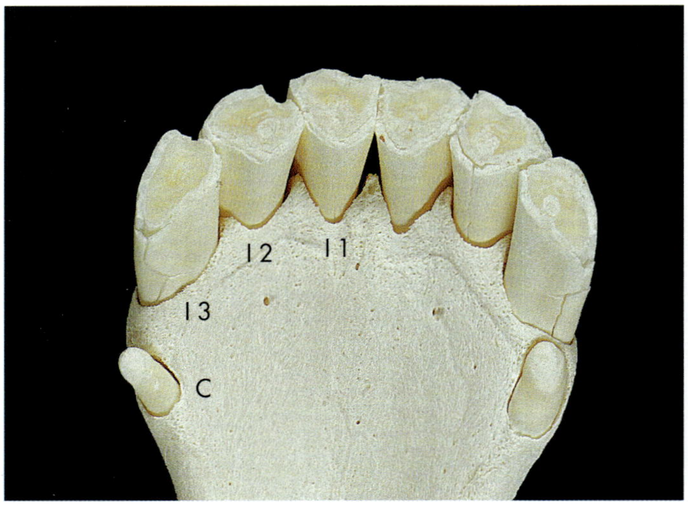

Abb. 7-28. Schneidezähne im Unterkiefer eines Pferdes im Alter von ca. 12 Jahren (Ansicht von lingual, Okklusionsfläche).

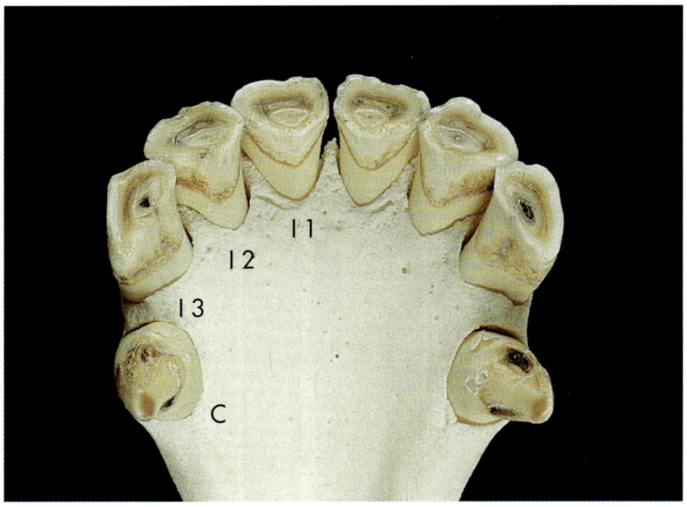

Abb. 7-29. Schneidezähne im Unterkiefer eines Pferdes im Alter von ca. 17 Jahren (Ansicht von lingual, Okklusionsfläche).

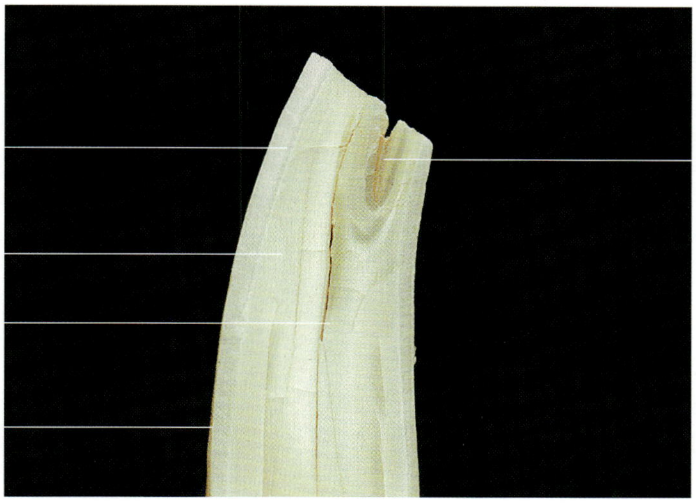

Abb. 7-30. Schneidezahn eines Pferdes (Längsschnitt).

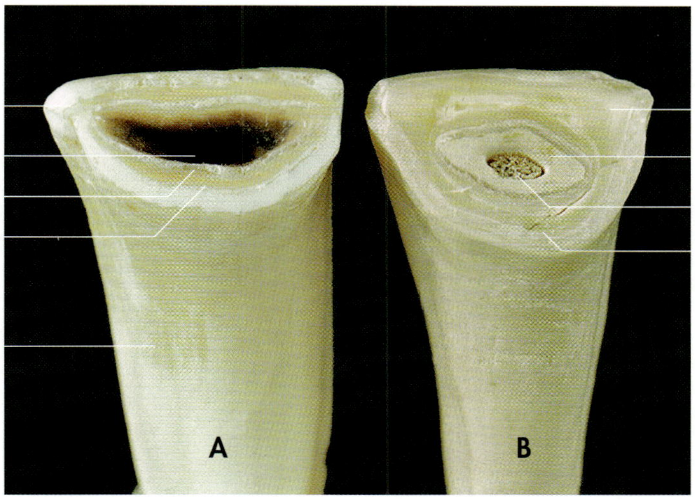

Abb. 7-31. Schneidezahn eines jüngeren **(A)** und älteren **(B)** Pferdes mit abgeriebener Kunde (Ansicht von lingual, Okklusionsfläche).

Es brechen durch (Id = Incisivus deciduus):
- in den ersten 6 Lebenstagen: Id 1,
- nach 6 Wochen: Id 2,
- nach 6 Monaten: Id 3,
  (der Id 1 kann bei der Geburt bereits durchgebrochen sein).

Der Abrieb der Kunden verschwindet in den Mittelschneidezähnen :
- nach 10 Monaten am Id 1,
- nach 12 Monaten am Id 2,
- nach 18 – 24 Monaten am Id 3.

Zahnwechsel in Jahren (I = Incisivus)

	Durchbruch Unterkiefer	tritt in Reibung	Kundenspur Unterkiefer
I1	2½	3	6
I2	3½	4	7
I3	4½	5	8

Die Schätzung des Zahnalters in Hinblick auf die Dauer des Abriebs der Kunden in den unteren Schneidezähnen 3 Jahre (6 mm tiefe Kunde, 2 mm pro Jahr) ist genauer. In den oberen dauert der Abrieb 6 Jahre (12 mm tiefe Kunde, 2 mm pro Jahr) und ist ungenauer. Mit 8, 9 und 10 Jahren erscheint labial der Kundenspur an den unteren Schneidezähnen das **Sternchen** (I1, I2, I3).

Bei jungen Tieren ist die in Reibung befindliche Zahnfläche **queroval** (6–12 J.), anschließend wird sie **rundlich** (12–17 J.) und im Alter erscheint sie **dreieckig** (18–24 J.) bis längsoval (24–30 J.).

Mit 8 bis 9 Jahren bildet sich an den oberen Eckschneidezähnen der sog. **Einbiß.** Er kann mit 13 Jahren wieder auftreten.

Auftreten der Furche, ebenfalls an den oberen Eckschneidezähnen (englische Rinne oder Galvayne-Rinne)

im oberen Viertel des Zahnes	ca. 10 Jahre,
in der oberen Hälfte	ca. 15 Jahre,
an der ganzen Länge	ca. 20 Jahre,
am unteren Viertel	ca. 30 Jahre,
an der unteren Hälfte	ca. 25 Jahre.

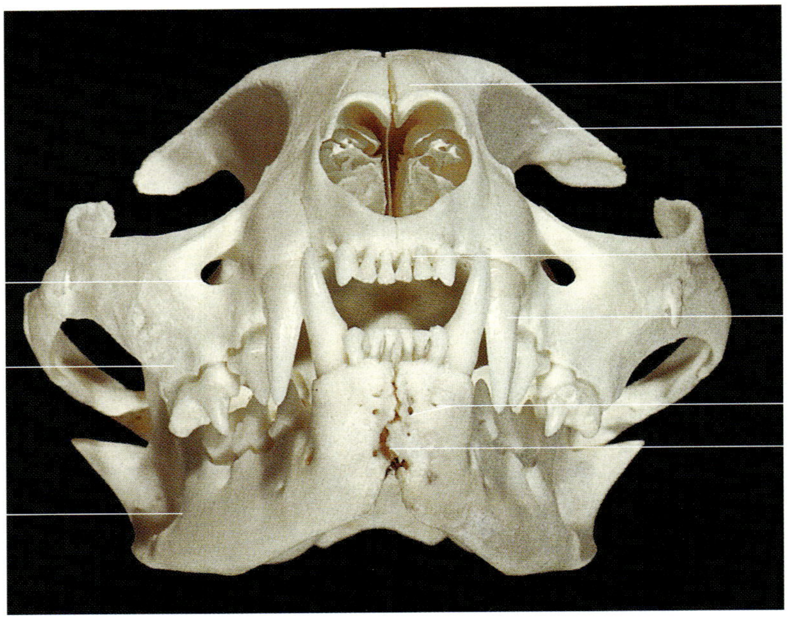

Abb. 7-32. Gebiß eines Pumas (Frontalansicht).

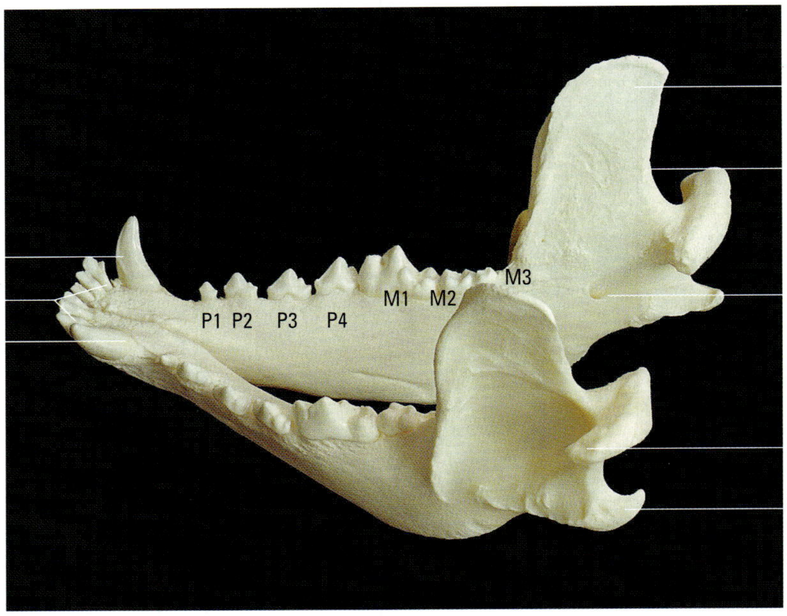

Abb. 7-33. Zähne im Unterkiefer eines Hundes (Kaudolateralansicht).

Unter Zahnfehlern und Stellungsanomalien beim Gebiß des Pferdes sind das Karpfengebiß, das Hechtgebiß, das Koppergebiß und schief gestellte Schneidezähne zu erwähnen. Eine Zahnaltersbestimmung ist bei derartigen Tieren nicht möglich.

Gebiß der Katze

Die Katze besitzt **schmelzhöckerige Zähne** (Abb. 7-32). Die Backenzähne sind in ihrer Zahl reduziert. Es fehlen P1, M2 und M3 im Oberkiefer sowie P1, P2, M2 und M3 im Unterkiefer. Das Gebiß der Katze besitzt so nur noch **schneidende** Funktion.

Die beiden Reißzähne, der P4 im Oberkiefer und der M1 im Unterkiefer, gleiten beim Kieferschluß scherenartig aneinander vorbei. Deswegen wird das Gebiß der Katze auch als sekodontes Gebiß bezeichnet.

Die Zähne der Katze eignen sich wenig zur Altersschätzung. Die Milchschneidezähne sind am 15. Tag alle vorhanden. Zwischen 18. und 19. Tag erscheinen die Eckzähne, die Prämolaren zwischen dem 24. und 39. Tag. Der Zahnwechsel beginnt mit 3½ Monaten und ist mit 7 Monaten beendet.

Gebiß des Hundes

Das Gebiß des Hundes eignet sich wenig zur Zahnaltersschätzung, da es hinsichtlich des Durchbruchs und Wechsels der Zähne zahlreiche individuelle und rassespezifische Variationen gibt (Abb. 7-34).

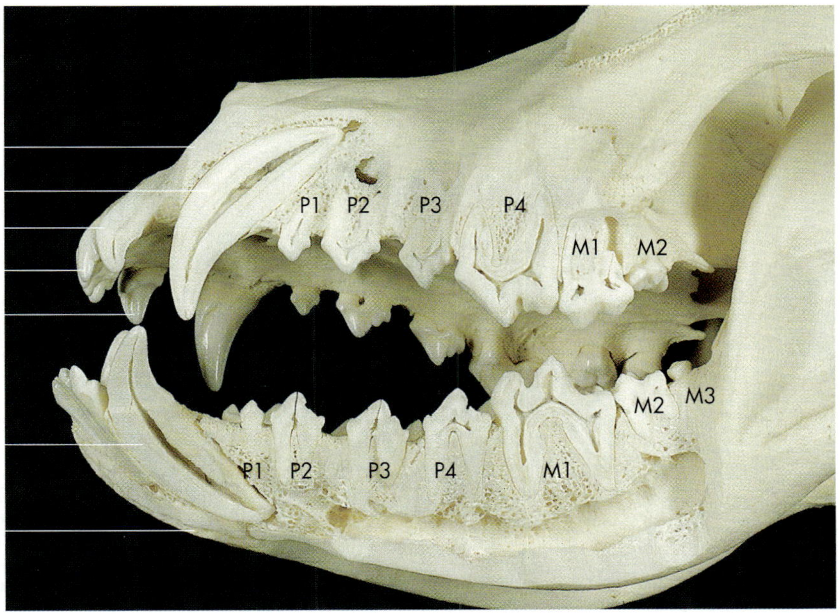

Abb. 7-34. Ober- und Unterkiefer eines Hundes mit Zahnreihen und Alveolartaschen, eröffnete Pulpahöhlen (Lateralansicht).

Die **Schneidezähne** sitzen lose in den Alveolen. Die oberen besitzen an ihrer Krone einen Hauptlappen und mesial und distal je einen Nebenlappen. Die Unterkieferschneidezähne besitzen keinen mesialen Nebenhöcker.

Die **Schmelzhöcker** der Incisivi werden mit zunehmendem Alter allmählich abgenutzt; es bleiben schließlich nur noch prismatische Stummel übrig. Bei Hunden, die Steine in den Mund nehmen, geschieht diese Abnutzung sehr viel schneller.

Die **Wurzel des Caninus** ist mächtig und viel länger als seine Krone. Sie reicht kaudal unter die Wurzel des ersten Prämolaren. Die Prämolaren nehmen von rostral nach hinten an Größe zu.

Im **Oberkiefer** ist der **P4** massig und dreiwurzelig und wird als **Reißzahn** bezeichnet. Bei Erkrankung seiner Wurzel nach Fissuren kann es zu Fistelbildung ventral der Orbita kommen, so daß er entfernt werden muß. Die folgenden **Molaren** des Oberkiefers besitzen ebenfalls drei Wurzeln, sind aber bedeutend kleiner als der P4.

Im **Unterkiefer** ist der **M1** als **Reißzahn** kräftig ausgebildet. Er besitzt zwei große divergierende Wurzeln, die fast die gesamte Breite der Mandibula einnehmen. Die hinteren Molaren sind zusätzlich als mahlende Zähne entwickelt.

Wie bei der Katze ist auch das Gebiß des Hundes ein sekodontes, d.h. die beiden Reißzähne (P4 Oberkiefer, M1 Unterkiefer) haben scherenartige Wirkung beim Schließen der Kiefer.

Im Alter von etwa 4 Wochen brechen die Milchschneidezähne durch. Etwa gleichzeitig (3.–5. Lebenswoche) zeigt sich der Milcheckzahn und spätestens im Alter von 6 Wochen ist das Milchgebiß mit den Prämolaren (Pd2, Pd3, Pd4) vervollständigt. Der P1 hat keinen Vorläufer und bricht daher nur einmal durch (4.–5. Lebensmonat). In der Zeit vom 3. bis 7. Lebensmonat werden die Milchzähne gewechselt und die Molaren treten in Erscheinung. Die Altersschätzung nach diesem Zeitraum ist schwierig und unsicher.

Gebiß des Rindes

Beim Rind **fehlen die oberen Schneidezähne.** Im Unterkiefer reicht der Caninus weit rostral und schließt sich, zum Schneidezahn modifiziert, diesen an. Die **Schneidezähne** besitzen **keine Kunden.** Sie werden als **Zangen, innere Mittelzähne, äußere Mittelzähne** und **Eckschneidezähne** bezeichnet (Abb. 7-35ff.). Die schaufelförmigen Schneidezähne sitzen auch bei gesunden Tieren lose in den Alveolen. Manchmal sind die Zahnkronen der Schneidezähne älterer Tiere völlig abgerieben, es bleiben nur die schmalen, weit auseinander stehenden Wurzeln auf dem Alveolenrand stehen. Häufig fallen aber die Schneidezähne aus, bevor sie dieses Stadium erreicht haben. Durch das **große Diastema** kann man bei der Untersuchung der Mundhöhle die Zunge fassen, um das Tier zum Öffnen der Mundhöhle zu bewegen.

Der **Zahnwechsel der Schneidezähne** findet wie folgt statt und wird zur Altersschätzung herangezogen (Abb. 7-35ff.):

Zangen	1½ Jahre,
innere Mittelzähne	2½ Jahre,
äußere Mittelzähne	3½ Jahre,
Eckschneidezähne	4 Jahre.

Durch Abrieb entstehen an den Schneidezähnen Reibeflächen, die erst schmal sind und mit 7 bis 8 Jahren ca. die Hälfte, mit 9 bis 10 Jahren die gesamte labiale Fläche einnehmen. Die Mahlzähne besitzen halbmondförmige Schmelzkunden, die Prämolaren je eine, die Molaren zwei.

Gebiß des Schweines

Das Gebiß des Schweines fällt besonders durch die **andauernd wachsenden Eckzähne,** die die sog. **Hauer** bilden, auf (Abb. 7-41). Die Molaren sind mit stark differenzierten

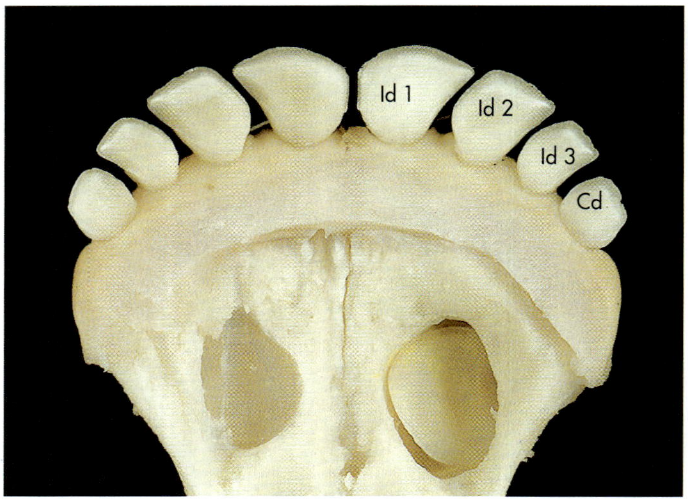

Abb. 7-35. Milchschneidezähne im Unterkiefer eines Rindes im Alter von 1 Jahr (Ansicht von lingual, Okklusionsfläche).

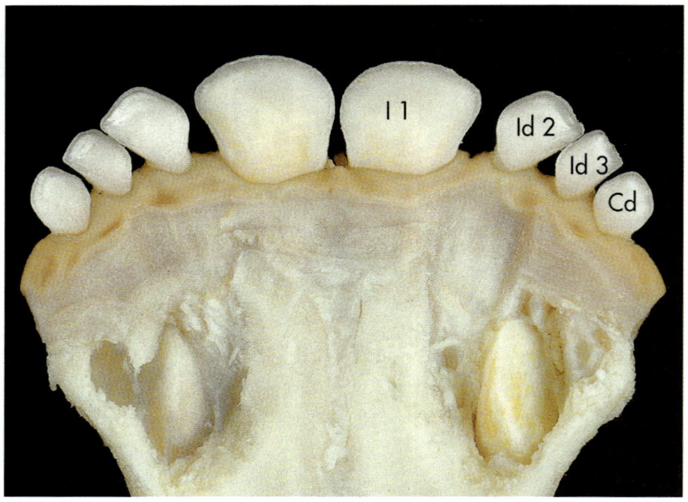

Abb. 7-36. Schneidezähne im Unterkiefer eines Rindes im Alter von 1½ Jahren (Ansicht von lingual Okklusionsfläche).

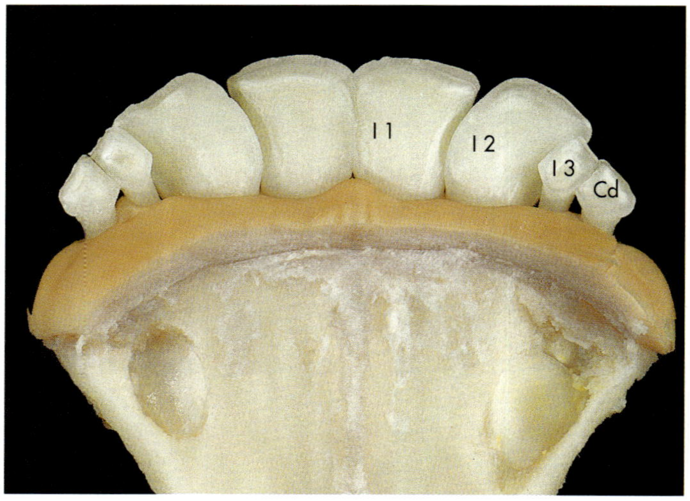

Abb. 7-37. Schneidezähne im Unterkiefer eines Rindes im Alter von 2½ Jahren (Ansicht von lingual, Okklusionsfläche).

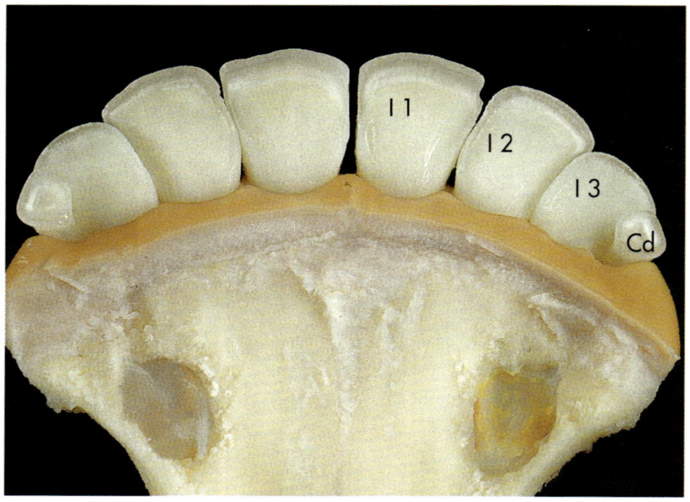

Abb. 7-38. Schneidezähne im Unterkiefer eines Rindes im Alter von 3½ Jahren (Ansicht von lingual, Okklusionsfläche).

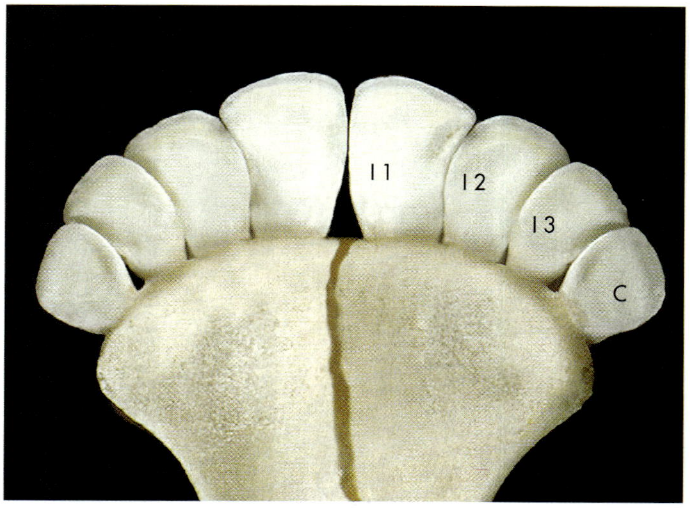

Abb. 7-39. Schneidezähne im Unterkiefer eines Rindes im Alter von 4½ Jahren (Ansicht von lingual, Okklusionsfläche).

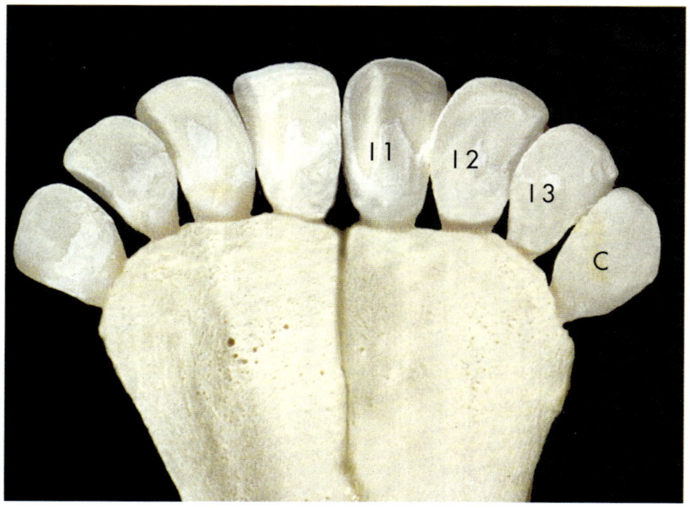

Abb. 7-40. Schneidezähne im Unterkiefer eines Rindes im Alter von 5½ Jahren (Ansicht von lingual, Okklusionsfläche).

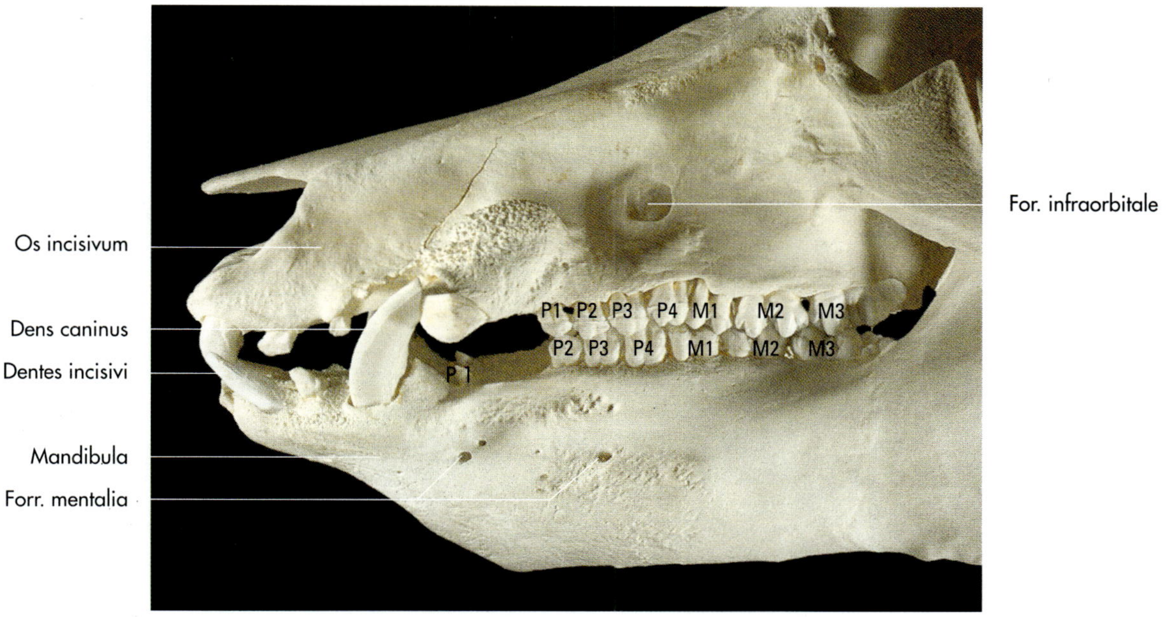

Abb. 7-41. Gebiß eines Schweines (Lateralansicht).

Schmelzhöckern bedeckt, die besonders zum Quetschen der Nahrung geeignet sind.

Kiefergelenk (Articulatio temporomandibularis)

Im Kiefergelenk artikuliert der **Gelenkkopf der Mandibula,** der die Form einer quergestellten Walze besitzt, mit der **Fossa mandibularis des Os temporale**. Das Kiefergelenk ist ein Walzengelenk, das neben dem Öffnen und Schließen der Kiefer auch eine Schiebebewegung ermöglicht. Gerade den Pflanzenfressern mit ihrem anisognathen Gebiß ermöglicht dies eine mahlende Kaubewegung mit starker Seitwärtsbewegung des Unterkiefers. Beim Hund und vor allem bei der Katze ist die Beweglichkeit des Kiefergelenkes dagegen funktionell stark eingeschränkt und ermöglicht weitgehend nur ein Öffnen und Schließen, jedoch keine Vorwärts-, Rückwärts- und Seitwärtsbewegung der Mandibula. Bei Pflanzenfressern und beim Schwein ist ein deutlicher **faserknorpeliger Discus articularis** in das Gelenk eingebaut, der dieses in eine obere und untere Etage teilt. Der Discus articularis ermöglicht, daß zwischen ihm und der Mandibula eine Scharnierbewegung stattfindet, während es zwischen dem Discus und der Fossa mandibularis zu einer Gleitbewegung kommt. Beim Hund, bei dem die Kieferbewegungen einfach ablaufen, ist der Discus articularis dünn. Bei der Katze ist hier ein perfektes Scharniergelenk ausgebildet. Oft fehlt ein Discus, ist dieser vorhanden, dann nur in Form einer extrem dünnen Membran. Lateral wird der Gelenkspalt bei allen Haussäugetieren vom Lig. lat. überbrückt. Ein elastisches Lig. caud. kommt nur bei Wiederkäuern und Pferd vor.

Bei pflanzenfressenden Tierarten, die Mahlbewegungen ausführen, liegt das Kiefergelenk erheblich über der Kauebene. Bei den nichtkauenden Tierarten nehmen Kauebene und Kiefergelenk annähernd die gleiche Höhe ein.

Die Symphyse zwischen beiden Unterkieferhälften im Kinnwinkel läßt beim Hund und bei den Wiederkäuern eine geringgradige Beweglichkeit in diesem Bereich zu. Bei den übrigen Tierarten verwachsen beide Unterkieferhälften fest miteinander.

Kaumuskulatur

Die Muskeln, die beim Kauen wirksam werden, sind vor allem die Schließer der Mundhöhle. Ein Kauvorgang wäre jedoch ohne die Öffner der Mundspalte, die Backenmuskeln und die Zunge nicht möglich. Die Niederzieher der Mandibula bewirken, daß die Nahrung mit Hilfe der Backen und der Zunge auf die Kauflächen der Mahlzähne gebracht wird, so daß nachfolgend die Heber der Mandibula diese an den Oberkiefer pressen können. (Näheres siehe Kapitel »Kaumuskulatur«, Bd. I, S. 106.)

Die **Schließer der Mundhöhle** sind **Heber** der Mandibula, sie werden allgemein als **Kaumuskeln** bezeichnet.

Es wirken in dieser Gruppe:

- M. masseter,
- M. pterygoideus med.,
- M. pterygoideus lat. und
- M. temporalis.

Alle Heber der Mandibula werden vom **N. mandibularis,** einem **Ast des N. trigeminus (V),** innerviert.

Der **M. masseter** entspringt an der Maxilla und am Arcus zygomaticus. Er setzt in der Fossa masseterica der Mandibula an, ist mehrfach gefiedert und von starken Sehnenplatten durchsetzt, die in verschiedenen Schichten (bis zu sieben) und nicht parallel verlaufen. Diesem Umstand ist Rechnung zu tragen, wenn beim Rind bei der Fleischuntersuchung die Finnenschnitte ausgeführt werden. Beim Hund, der kaum, und bei der Katze, die keine Kaubewegungen ausführt, ist der M. masseter nur schwach entwickelt.

Die **Mm. pterygoideus med.** und **lat.** entspringen an der Schädelbasis. Sie setzen medial an der Mandibula an und

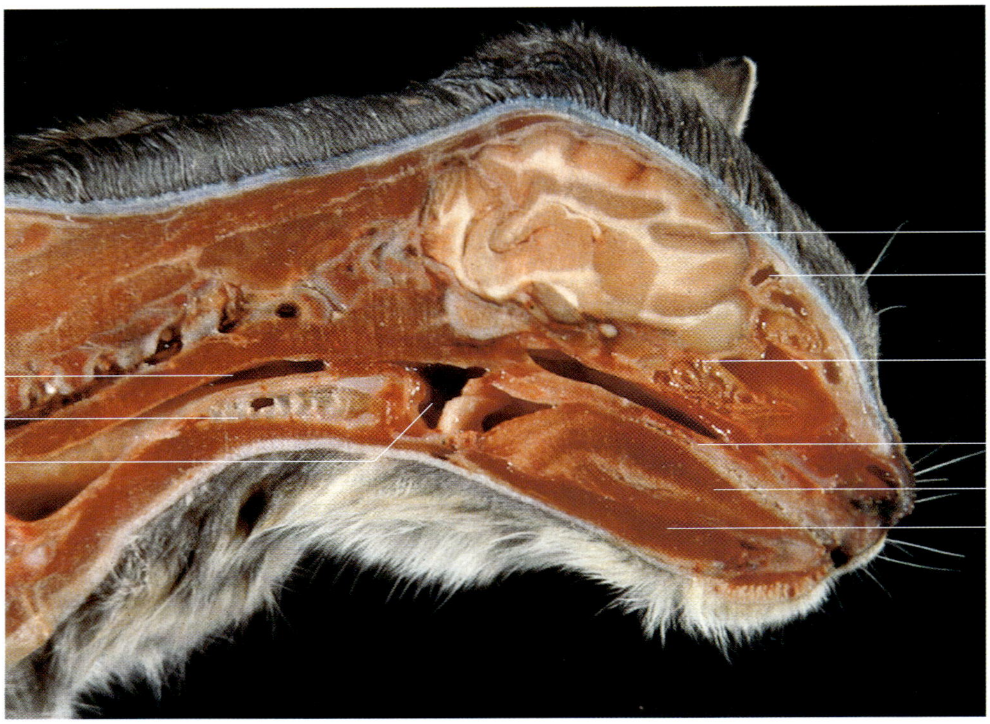

Abb. 7-42. Längsschnitt durch den Kopf und Hals einer Katze (Paramedianschnitt), aus König, Anatomie der Katze, 1992.

sind Synergisten des M. masseter, können aber die Mandibula auch zur Seite und nach vorne bewegen.

Der **M. temporalis** entspringt in der Fossa temporalis lateral am Neurocranium und konvergiert zu seiner Ansatzstelle am Proc. coronoideus der Mandibula. Beim Hund und bei der Katze ist er besonders stark **(Schnappmuskel).**

Die **Niederzieher der Mandibula** sind **Öffner** der Mundspalte, sie sind **Teile des M. digastricus.** Bei Hund und Katze ist seine Zweibäuchigkeit scheinbar verlorengegangen; er erscheint als einheitlicher Muskel. Aber auch bei diesen Tierarten ist er abschnittsweise unterschiedlich innerviert (siehe unten). Der M. digastricus entspringt am Proc. paracondylaris des Os occipitale. Er besitzt eine Zwischensehne, die beim Pferd durch eine Schlaufe des M. stylohyoideus zieht. Sein rostraler Bauch setzt am Ventralrand des Corpus mandibulae an. Dieser Bauch wird vom N. mandibularis des N. trigeminus (V) innerviert, der kaudale vom N. facialis (VII). Bei den Equiden spaltet sich von seinem kaudalen Bauch ein zusätzlicher Muskel, der **M. occipitomandibularis** (frühere Benennung M. jugulomandibularis) ab. Der M. occipitomandibularis der Equiden ist kräftig und zieht an den Kaudalrand des Unterkieferastes.

Schlundkopf (Pharynx)

Der Schlundkopf liegt als Kreuzungsstelle zwischen Luft- und Nahrungsweg, er ist einerseits zwischen Mundhöhle und Speiseröhre (Oesophagus), andererseits zwischen Choanen und Kehlkopf (Larynx) plaziert. Seine dorsale **Begrenzung** stellen die Schädelbasis und die beiden ersten Halswirbel dar, ventral liegen der Kehlkopf, lateral die Mm. pterygoidei, der Unterkieferast und der Aufhängeapparat des Zungenbeins (Abb. 7-43 u. 47).

Der Pharynx wird durch das **Gaumensegel (Velum palatinum)** in eine **dorsale** und eine **ventrale Etage** unterteilt. Dorsal des Gaumensegels liegt der **Nasen-** oder **Atmungsrachen (Pars nasalis pharyngis** seu **Pars respiratoria pharyngis),** der mit respiratorischer Schleimhaut ausgekleidet ist. Der Atmungsrachen nimmt nicht am Schluckakt teil (Abb. 7-47).

Ventral des Gaumensegels zieht der **Schlingrachen (Pars oralis pharyngis)** in Richtung Mundhöhle, bedeckt von der mehrschichtigen Mundschleimhaut. Der freie Rand des Velum palatinum (Arcus veli palatini) umschließt zusammen mit dem beidseitig kaudal sich fortsetzenden Arcus palatopharyngeus das **Ostium intrapharyngeum.** Kaudodorsal buchtet sich bei den Ungulaten die Pars nasalis pharyngis zum **Recessus pharyngeus** aus. Beim Schwein ist über dem Anfang der Speiseröhre ein **Blindsack (Diverticulum pharyngeum)** ausgebildet.

Der Schlingrachen wird in drei weitere **Abschnitte** untergliedert:

- Mundrachen (Pars oralis pharyngis) mit Rachenenge, Isthmus faucium,
- Kehlrachen (Pars laryngea pharyngis),
- Schlundrachen (Pars oesophagea pharyngis).

Der **Mundrachen (Pars oralis pharyngis)** (Abb. 7-47) ist der rostrale, enge Teil des Schlingrachens. Er setzt sich definitionsgemäß hinter dem letzten Backenzahn der Mundhöhle fort und wird seitlich vom Arcus palatoglossus ventral vom Zungengrund und dorsal vom Gaumensegel begrenzt. Der **Kehlrachen (Pars laryngea pharyngis)** ist der folgende, seitlich des Kehlkopfs gelegene Abschnitt, er beinhaltet ventral jeweils einen Rec. piriformis, der vor allem flüssige

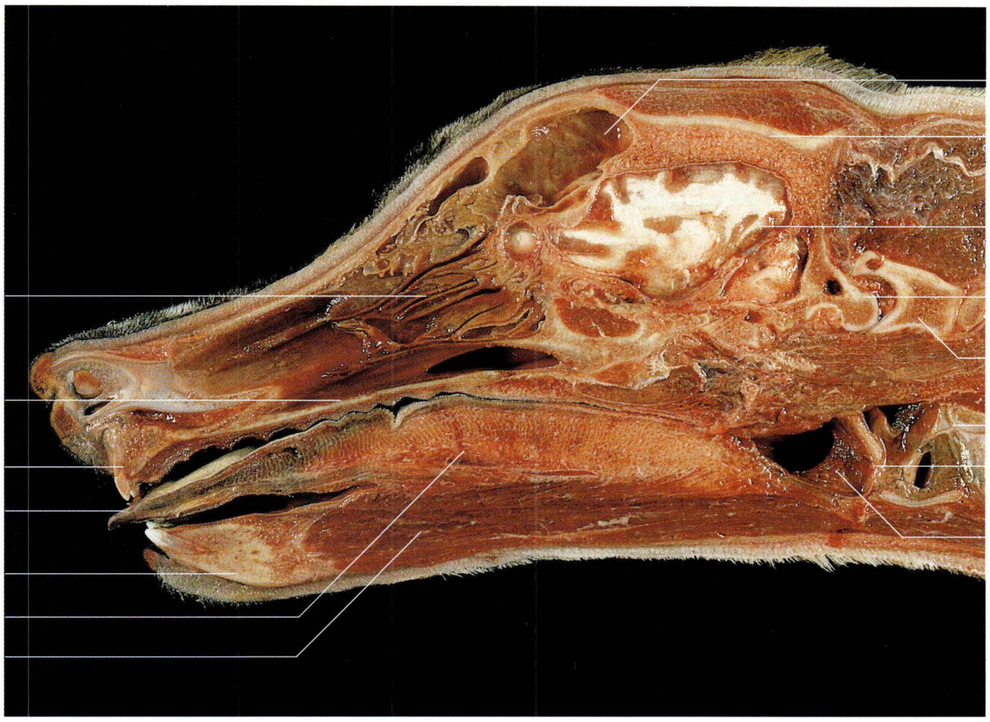

Abb. 7-43. Längsschnitt durch Kopf und Hals eines Hundes (Paramedianschnitt).

Nahrung leitet. Der **Schlundrachen (Pars oesophagea pharyngis)** ist der kaudal vom Kehlrachen gelegene Abschnitt des Schlingrachens, dieser mündet in die Speiseröhre (Oesophagus). Er wird beim Hund von einer deutlichen Schleimhautfalte (Limen pharyngooesophageum) begrenzt. Die Rachenhöhle ist durch **Öffnungen** (Abb. 7-47) zugänglich:

- paarige Choanenöffnungen zwischen Nasenhöhle und pars nasalis pharyngis,
- paariges Ostium pharyngeum tubae auditivae (Eustachi-Röhre), Zugang zum Cavum tympanicum des Mittelohrs bzw. zum Luftsack des Pferdes,
- Isthmus faucium (Rachenenge),
- Aditus laryngeus (Zugang zum Kehlkopf) und
- Aditus oesophageus (Zugang zur Speiseröhre).

Die **Wand** des Schlundkopfes bilden Muskeln **(Pharynxmuskulatur),** die die Verengung und Verkürzung des Pharynx während des Schluckakts bewirken (Schlundkopfschnürer) (Abb. 7-44). Jeder dieser Muskeln entspringt von Fixpunkten seitlich des Rachens; sie strahlen in das Pharynxdach ein, das von einer außen anliegenden Faszie **(Fascia pharyngobasilaris)** gebildet wird.

Folgende Muskeln werden als **Schlundkopfschnürer** bezeichnet:

Rostrale Schlundkopfschnürer:
- M. pterygopharyngeus, der am Flügelbein entspringt,
- M. palatopharyngeus, aus der Aponeurose des Gaumensegels.

Diese beiden Muskeln besitzen auch längsverlaufende Muskelfasern, die den Schlundkopf verkürzen können.

Mittlerer Schlundkopfschnürer:
- M. hyopharyngeus, der am Zungenbein entspringt.

Kaudale Schlundkopfschnürer:
- M. thyreopharyngeus,
- M. cricopharyngeus.

Beide letztgenannten Schlundkopfschnürer entspringen von den entsprechenden Kehlkopfknorpeln.

Der Muskelgruppe der Schlundkopfschnürer steht ein **einziger Erweiterer (M. stylopharyngeus caudalis)** gegenüber, der am Zungenbeinast entspringt und, sich fächerförmig verbreiternd, an der seitlichen Pharynxwand ansetzt.

Schluckakt

Beim Abschlucken von fester Nahrung deckt die Epiglottis passiv den Eingang in den Kehlkopf ab, das Gaumensegel wird angehoben und die **Schlundkopfschnürer (Mm. constrictores pharyngis)** kontrahieren sich in schneller Reihenfolge von rostral nach hinten. Beim Schlucken wirkt der **Kehldeckel (Epiglottis)** als kranialer Verschluß des Kehlkopfes auch gegenüber **Flüssigkeiten**. In diesem Fall werden diese in die beidseitigen Recc. piriformes, seitlich am Kehlkopf vorbeigeleitet. Während des Schluckakts kommt es bei geschlossener Glottis zu einer **Blockierung der Atmung.** Die Epiglottis muß allerdings nicht, wie immer angenommen, den Eingang in den Kehlkopf völlig abdecken.

Beim Abschlucken wirken **mehrere Faktoren** zusammen. Im ersten, aktiven, dem Willen unterstehenden Moment, heben die **Zungenmuskeln** in Verbindung mit **Muskeln des Zungenbeins** die **Zungenwurzel dorsal** und gleichzeitig den **Kehlkopf** an. Es folgt, ohne noch willentlich beeinflußt

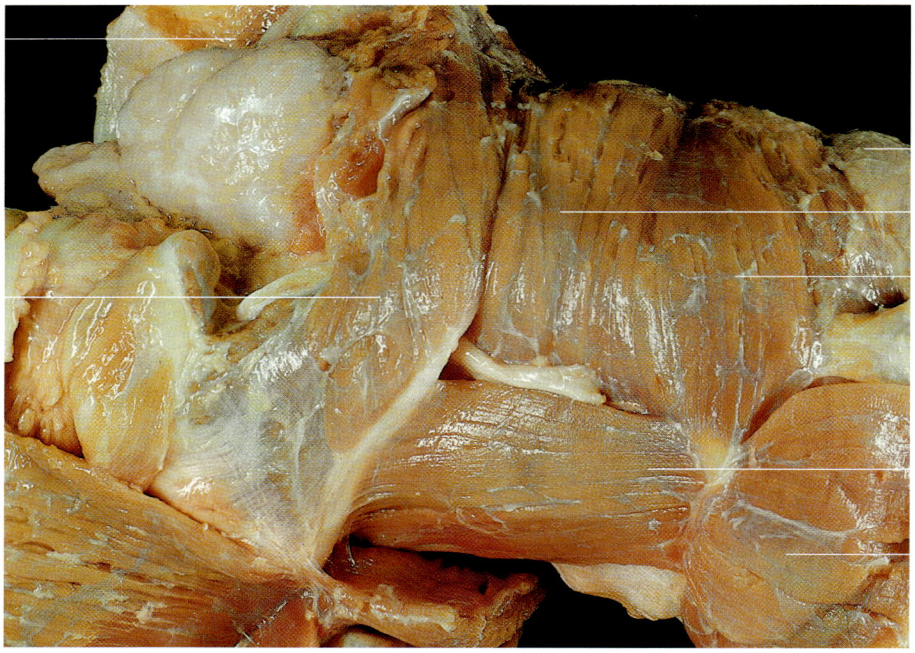

Abb. 7-44. Äußere Pharynxmuskulatur eines Rindes (Lateralansicht), Präparat Dr. R. Macher, Wien.

werden zu können, eine **reflektorische, wellenartige Kontraktion der Schlundkopfschnürer.**

Lymphatischer Rachenring

Der Pharynx ist reich an **lymphoretikulärem Gewebe,** das sich zu **Mandeln (Tonsillae)** verdichtet. Tonsillen entwickeln sich aus Zusammenlagerungen von **Einzellymphknötchen,** die subepithelial gelegen, von einer bindegewebigen Kapsel umgeben werden und allein efferente Lymphgefäße aufweisen. Die Tonsillen des Nasen-Rachen-Raums werden zum **lymphatischen** oder **Waldeyer-Rachenring** zusammengefaßt. Dieser lymphatische Ring ist eine wichtige **immunzelluläre Abwehreinrichtung** für den Verdauungs- und Atmungsapparat.

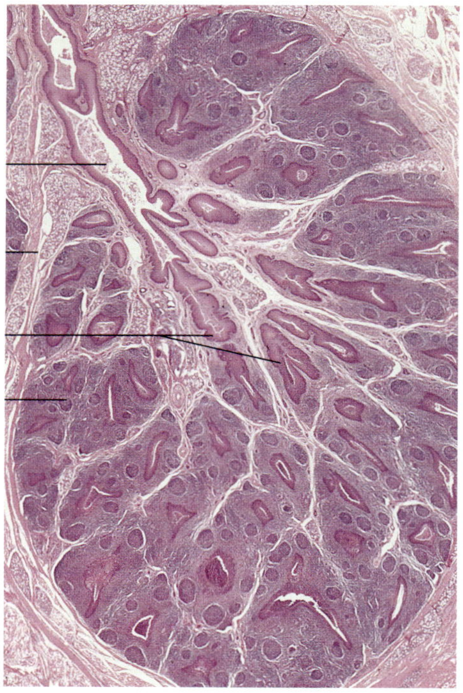

Abb. 7-45. Histologisches Schnittbild einer zusammengesetzten Grubenmandel (Gaumenmandel) eines Rindes, aus Liebich, Funktionelle Histologie, 1999.

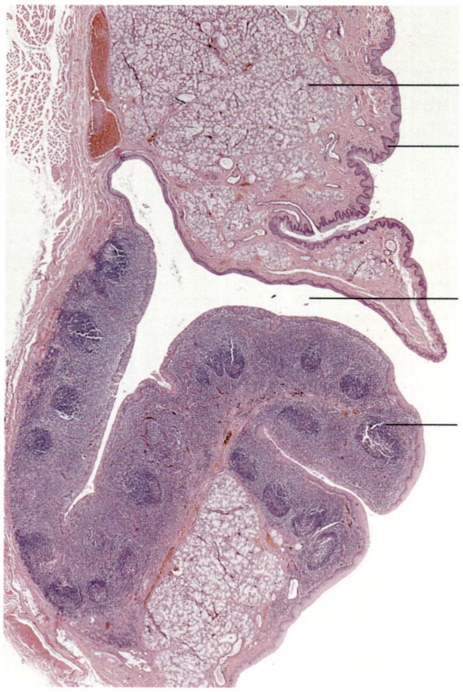

Abb. 7-46. Histologisches Schnittbild einer Grubenmandel (Balgmandel) eines Hundes, aus Liebich, Funktionelle Histologie, 1999.

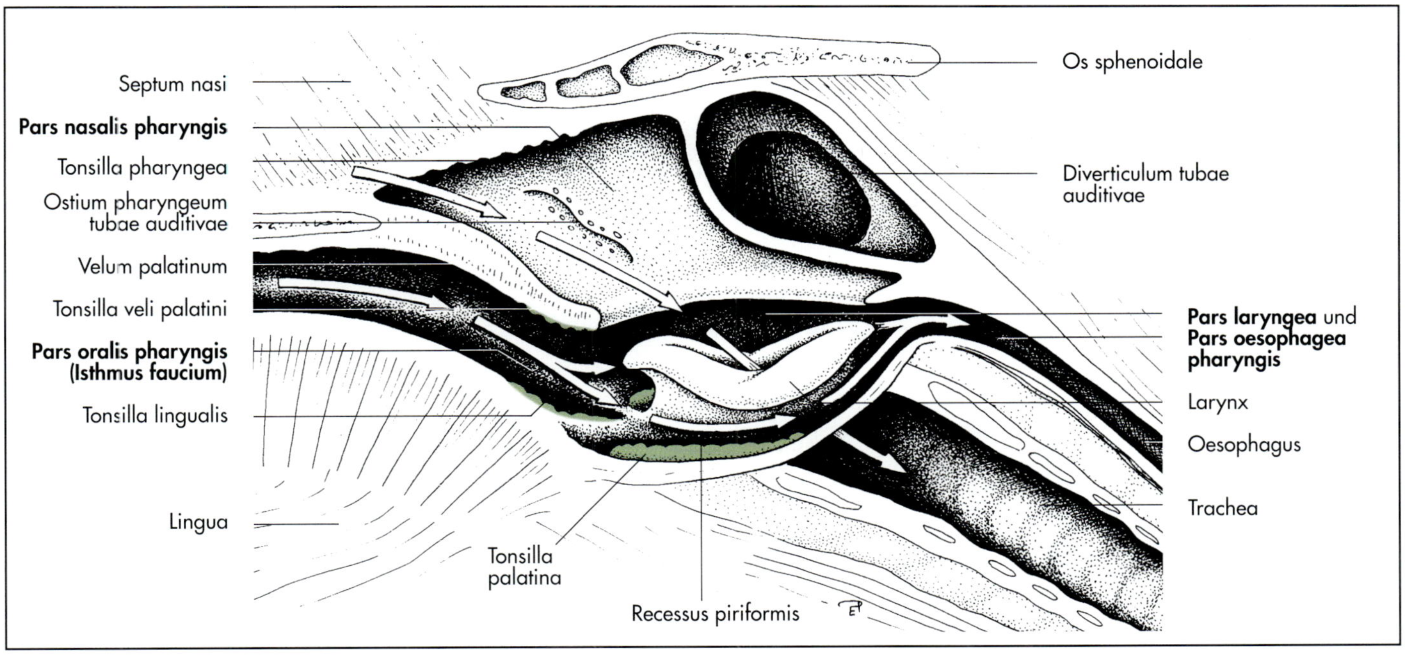

Abb. 7-47. Schematische Darstellung des lymphatischen Rachenrings des Pferdes mit Kreuzungswegen der Atemluft und der Nahrung (Längsschnitt).

In Hinblick auf die **Lage** der Mandeln unterscheidet man Gaumenmandeln, Rachenmandeln, Zungen-, Tuben- und Choanenmandeln (Abb. 7-45ff.). Dem **Bau** nach können **Plattenmandeln** als die einfachere Form und **Grubenmandeln mit Schleimhautvertiefungen (Fossulae tonsillares)** differenziert werden.

Die **Zungenmandel (Tonsilla lingualis)** liegt beidseitig am Zungengrund, sie ist beim Rind und beim Pferd besonders umfangreich. Die **Gaumenmandel (Tonsilla palatina)** liegt, ebenfalls beiderseitig, in der Wand des Mundrachens. Sie fehlt dem Schwein. Beim Hund und bei der Katze ist sie in einer Grube eingelagert und wird medial durch eine halbmondförmige Falte begrenzt. Sie kann operativ entfernt werden (Tonsillektomie).

Die **Gaumensegelmandel (Tonsilla veli palatini)** liegt mundrachenseitig in der Gaumensegelschleimhaut. Sie ist besonders beim Schwein und beim Pferd ausgeprägt.

Die **Rachenmandel (Tonsilla pharyngea)** liegt am Dach des Atmungsrachens. Die Mandel an der **Tubenöffnung (Tonsilla tubaria)** befindet sich bei den Wiederkäuern und beim Schwein nahe des Ostium pharyngeum tubae auditivae.

Muskeln des Zungenbeins

Die Muskeln des Zungenbeins sind funktionell eng mit denen der Zunge und des Pharynx verbunden. Sie sind mit am Schluckakt beteiligt, vor allem ziehen sie den Kehlkopf nach vorne und nach Beendigung des Schluckakts wieder kaudal. Es gibt obere und untere Zungenbeinmuskeln.

Obere Zungenbeinmuskeln

Obere Zungenbeinmuskeln lassen sich einteilen in:

- M. mylohyoideus,
- M. geniohyoideus,
- M. stylohyoideus,
- M. occipitohyoideus,
- M. ceratohyoideus und
- M. hyoideus transversus.

Der **M. mylohyoideus** wurde bereits bei der Zunge angesprochen. Er liegt subkutan im Kehlgang. Seine querverlaufenden Fasern entspringen an der Linea mylohyoidea medial am Unterkieferkörper. Sie treffen median in einem Sehnenstreifen zusammen und setzen am Körper des Zungenbeins bzw. an dessen Proc. lingualis an. Er hebt die Zunge (Abb. 7-13).

Innervation: N. mandibularis des N. trigeminus (V).

Der **M. geniohyoideus** liegt über dem M. mylohyoideus. Er ist spindelförmig, entspringt im Kinnwinkel der Mandibula und endet kaudal am Zungenbein bzw., wenn vorhanden, an dessen Proc. lingualis. Er bewegt das Zungenbein und damit auch Zunge und Kehlkopf nach vorne (Abb. 7-13).

Der **M. stylohyoideus** entspringt am kaudalen Drittel des Stylohyoid, bei Hund und Katze am Schläfenbein. Er inseriert am Thyreohyoideum und bewegt das Zungenbein sowie den Kehlkopf kaudodorsal. Seine Ansatzsehne bildet beim Pferd eine Schlaufe, durch die die Zwischensehne des M. digastricus hindurchzieht.

Der **M. occipitohyoideus** ist ein platter Muskel, er entspringt am Proc. paracondylaris des Os occipitale und setzt am kaudalen Ende vom Stylohyoid an. Er senkt das rostrale Ende vom Stylohyoid und damit den Zungengrund und den Kehlkopf.

Der **M. ceratohyoideus** ist eine dünne, dreieckige Muskelplatte. Diese entspringt am rostralen Rand des Thyreohyoid und endet am Kaudalrand des Ceratohyoid. Er hebt das Thyreohyoid an und zieht den Kehlkopf nach vorne oben.

Der **M. hyoideus transversus** steht durch einen undeutlichen Sehnenstreifen mit dem der Gegenseite in Verbindung und verbindet das Ceratohyoid mit dem der Gegenseite. Er ist schwach und fehlt bei Hund, Katze und Schwein.

Die oberen Muskeln des Hyoid werden, abgesehen vom M. mylohyoideus, von **Ventralästen** der ersten **zwei Halsnerven,** aber auch vom **N. hypoglossus (XII)** innerviert.

Untere Zungenbeinmuskeln

Die unteren Zungenbeinmuskeln lassen sich als kraniale Fortsetzung des M. rectus abdominis in drei Muskelpaare einteilen (s. Band I, S. 113 u. 114):

- M. sternohyoideus,
- M. sternothyreoideus,
- M. omohyoideus.

Der **M. sternohyoideus** liegt mit dem **M. sternothyreoideus** ventral der Trachea an, sie entspringen am Sternum. Im kaudalen Halsteil sind beide Muskeln verschmolzen. In der vorderen Halshälfte trennen sie sich voneinander, der M. sternohyoideus inseriert am Basihyoid, der M. sternothyreoideus am Schildknorpel. Beide Muskeln ziehen das Zungenbein, den Kehlkopf und die Zunge während des Schluckakts kaudal.

Der **M. omohyoideus** fehlt bei Hund und Katze. Er entspringt aus der Fascia subscapularis und aus der tiefen Halsfaszie und inseriert am Basihyoid. Auch er zieht das Zungenbein kaudal. Der M. omohyoideus verläuft im mittleren und vorderen Halsdrittel unter der V. jugularis ext., er trennt damit Sulcus jugularis (Drosselrinne) und die V. jugularis von der A. carotis communis. Venenpunktionen sollten deshalb nicht im kaudalen Halsdrittel vorgenommen werden, da sonst die Gefahr einer Verletzung der in der Tiefe verlaufenden Halsschlagader gegeben wäre.

Die drei unteren Zungenbeinmuskeln erweitern während der Kaudalverlagerung von Zungenbein, Zunge und Kehlkopf den Pharynx. Werden Tieren Kopf und Hals hochgehalten, um ihnen z.B. flüssige Medikamente einzugeben, versetzt man diese Muskeln und auch die Luftröhre in Spannung, so daß nachfolgend die frühe Phase des Schluckakts nicht eingeleitet werden kann; es unterbleibt dann das Anheben des Zungenbeins, des Zungengrundes und des Kehlkopfs. Das Tier verschluckt sich.

Die beiden ersten unteren Zungenbeinmuskeln werden von den zwei ersten **Ventralästen der Halsnerven** innerviert, der M. omohyoideus vom Ventralast des **ersten Halssegmentalnerven**.

Vorderdarm (Speiseröhre und Magen)

Speiseröhre (Oesophagus)

Die Speiseröhre, auch Schlund genannt, setzt den Speiseweg vom Pharynx in Richtung Magen fort. Sie beginnt dorsal des Ringknorpels des Kehlkopfs am Ende der Pars oesophagea pharyngis, verläuft anfangs dorsal der Luftröhre, zieht dann auf ihre linke Seite, um sich kurz nach Eintritt in den Brustkorb wieder auf die Luftröhre zu legen. In medianer Position verläuft der Ösophagus im Bindegewebe des Mittelfellspalts (Mediastinum) in der Brusthöhle, über die Aufzweigung der Trachea (Bifurcatio tracheae) hinweg, über der Basis des Herzens. Ventral der Aorta thoracica steigt der Ösophagus zum Hiatus oesophageus des Zwerchfells leicht auf. Begleitet vom Truncus vagalis dors. und Truncus vagalis ventr. zieht der Ösophagus in die Bauchhöhle und tritt über dem stumpfen Rand der Leber in den Magen ein (Cardia).

Entsprechend ihrer Lage gliedert sich die Speiseröhre in einen **Hals-,** einen **Brust-,** und einen kurzen **Bauchteil.** Im Halsteil kann sie, bei Verstopfung, getastet werden. Eine Engstelle kann im Bereich des kaudalen Mediastinum, bei Vergrößerung des umfangreichen **Ln. mediastinalis caudalis** vor allem beim Rind entstehen. Auch der Durchtritt durch das **Zwerchfell (Hiatus oesophageus)** kann als Engstelle größeren Nahrungsmittelteilen den Weitertransport verwehren. Daneben treten, vorzugsweise bei Fleischfressern, Erweiterungen der Speiseröhre vor dem Durchtritt durch das Zwerchfell auf (Ösophagusdilatation, Megaösophagus).

Beim Rind können sich im Bereich der Engstellen kompakte Futterbestandteile ebenso festsetzen wie beim Pferd, so daß eine Verstopfung der Speiseröhre beispielsweise nach Verfütterung trockener Rübenschnitzel auftreten kann.

Bau der Speiseröhre

Die Speiseröhre besteht von innen nach außen aus einer

- **Tunica mucosa,**
  - Epithelium mucosae,
  - Lamina propria mucosae,
  - Lamina muscularis mucosae,
- **Tela submucosa,**
- **Tunia muscularis,**
  - Stratum circulare,
  - Stratum longitudinale und
- **Tunica adventitia** in den zölomfreien Körperabschnitten des Halses.

Im Mediastinum der zölomhaltigen Brusthöhle wird der Ösophagus abschnittsweise von einer **Tunica serosa,** dem Brustfell **(Pleura)** bzw. in der Bauchhöhle von **Bauchfell (Peritoneum)** bedeckt (Abb. 7-48).

Das **Epithelium mucosae** wird von einem mehrschichtigen Plattenepithel gebildet, das bei den Pflanzenfressern meist schwach verhornt ist. In der **Tela submucosa** sind beim Hund auf ganzer Länge, beim Schwein in der ersten Hälfte **muköse Drüsen** vorhanden. Bei den anderen Haussäugetieren finden sich diese nur am Anfang des Ösophagus.

Die Schleimhaut legt sich in **Längsfalten,** die zusammen mit der bindegewebigen, oftmals verdickten Unterschleimhaut dem Ösophagus seine Dehnungsfähigkeit verleihen. Im Röntgenbild, nach Kontrastmittelgabe, tritt diese Faltenbildung bei der Katze als sog. »Fischgrätenmuster« besonders in Erscheinung.

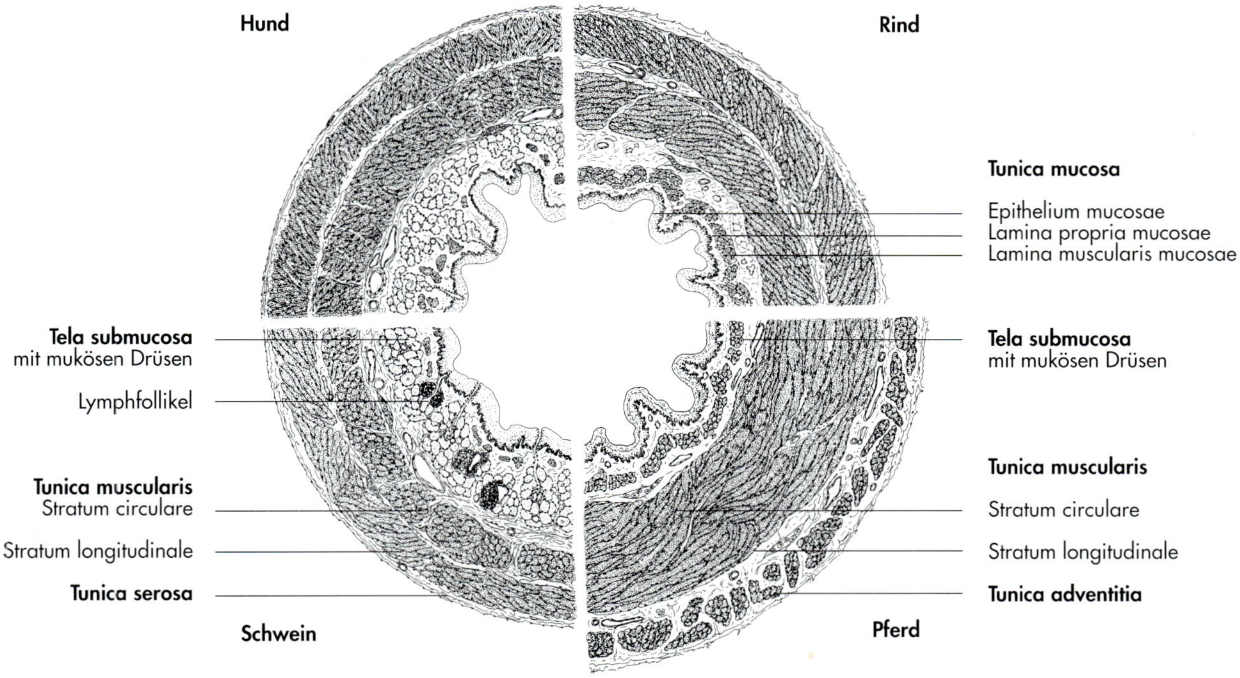

Abb. 7-48. Schematische Darstellung des Wandbaus der Speiseröhre innerhalb einer Coelomhöhle (links) bzw. außerhalb einer Coelomhöhle (rechts), aus Liebich, Funktionelle Histologie, 1999.

Die **Tunica muscularis** besteht aus einer äußeren Längs- und einer inneren Zirkulärmuskellage, die in Form langgestreckter spiraliger Schraubenzüge ineinander übergehen. Bei den Wiederkäuern und beim Hund ist die gesamte Muskulatur der Speiseröhre aus quergestreiften Muskelfasern aufgebaut. Beim Schwein besteht der kaudale Abschnitt, beim Pferd und der Katze das letzte Drittel aus glatter Muskulatur. Aus der Speiseröhrenmuskulatur wird der **M. sphincter cardiae** des Mageneingangs gebildet. Im Ösophagus wird die Nahrung durch peristaltische Wellen der Muskulatur magenwärts bewegt. Bei den Wiederkäuern treten beim Ruktus sowie bei der Regurgitation, bei den anderen Haussäugetieren beim Erbrechen antiperistaltische Bewegungen auf.

Die **Tunica adventitia** besteht aus lockerem Bindegewebe, sie verbindet den Ösophagus im Halsteil mit den umgebenden Organen und Muskeln. Dadurch wird ein ausreichendes Verschieben dieser Organe zueinander gewährleistet. In der Brusthöhle ist sie teilweise von der **Pleura mediastinalis** und damit von einer **Tunica serosa** bedeckt. (Nähere Einzelheiten siehe Lehrbücher der Histologie.)

Die **Gefäßversorgung** des Ösophagus erfolgt über die **A. bronchooesophagea,** die aus dem Anfangsteil der Aorta thoracica entspringt. Die **V. bronchooesophagea** mündet in die **V. azygos.** Die Ösophagusvenen anastomosieren mit denen des Magens, sie bilden daher eine **portokavale Verbindung.**

Die **Innervation** ist von vegetativen Fasern des **N. vagus (X)** und des **Sympathicus** abhängig. Die **Lymphgefäße** ziehen in die **Lymphonodi cervicales profundi** und in die **Lymphonodi mediastinales.**

Magen (Gaster, Ventriculus)

Der Magen liegt zwischen Ösophagus und Dünndarm. Er stellt einen **erweiterten Teil des Verdauungskanals** dar.

Die Mägen der verschiedenen Haussäugetiere unterscheiden sich in ihrer **Form** und der **Verteilung** der **Schleimhauttypen.** Danach unterscheidet man zwischen einfachen und zusammengesetzten Mägen (Abb. 7-49).

In **einfachen Mägen** kleidet einheitlich eine **drüsenhaltige, echte Schleimhaut,** in **zusammengesetzten** eine **drüsenhaltige** und eine **drüsenlose Tunica mucosa** die gastrale Innenfläche aus.

Hund und Katze besitzen einen **einhöhlig, einfachen Magen.**

Bei Pferd und Schwein ist ein **einhöhlig, zusammengesetzter Magen** entwickelt. Bei diesen Tierspezies tritt neben einer großflächigen **Drüsenzone** eine kranial vorgelagerte Magenabteilung mit **drüsenloser Schleimhaut** (Pars nonglandularis) auf.

Hauswiederkäuer besitzen einen **mehrhöhlig zusammengesetzten Magen**, der in den Vormägen (Haube, Pansen und Psalter) eine **drüsenlose Schleimhaut** aufweist und im Labmagen von einer **echten Schleimhaut** ausgekleidet wird.

Einhöhliger Magen

Der einhöhlige Magen ist eine sackförmige Erweiterung des Verdauungskanals (Abb. 7-49 u. 54ff.). Sein Lumen wird am **Mageneingang (Kardia)** und am **Magenausgang (Pförtner, Pylorus)** durch Schließmuskeln verschlossen. Die Kardia liegt mehr links in der Bauchhöhle und stellt die

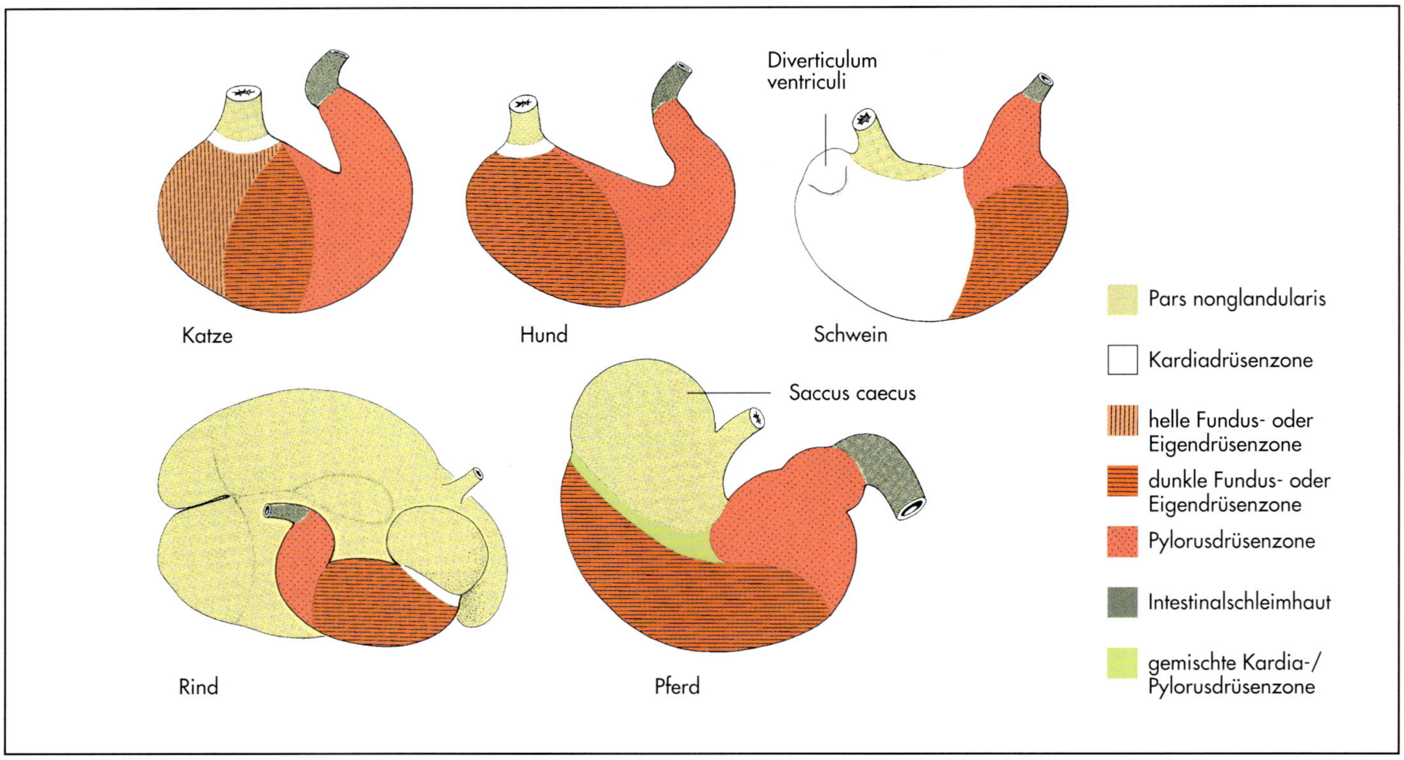

Abb. 7-49. Schematische Darstellung der Magenschleimhaut von Schwein, Katze, Hund, Pferd (Kaudalansicht) und Rind (Ansicht von rechts).

Fortsetzung des Ösophagus dar. Der nach rechts gerichtete Magenausgang setzt sich mit dem **Zwölffingerdarm (Duodenum)** fort.

Am Magen werden verschiedene Abschnitte unterschieden. Dem **Magenkörper (Corpus ventriculi)** ist die **Magenblase (Fundus ventriculi)** vorgelagert. Sie überragt beim Pferd die Kardia hoch, ist mit Gas gefüllt und heißt **Blindsack (Saccus caecus).** Das Diverticulum ventriculi ist eine kleine Schleimhautbucht im Fundus des Schweinemagens. Die **Vorderfläche des Magens (Facies parietalis)** ist der Leber und dem Zwerchfell zugekehrt, die **Kaudalfläche (Facies visceralis)** den kaudal anliegenden Baucheingeweiden.

Der Magen ist dorsal von einer konkaven **kleinen Kurvatur (Curvatura minor)** eingezogen (Abb. 1-54 u. 57). Dieser steht ventral die **große Kurvatur (Curvatura major)** gegenüber. Die kleine Kurvatur wird durch eine **Einziehung (Incisura angularis)** unterteilt, der gegenüber die hakenförmige **Krümmung,** das **Magenknie** liegt. Die Incisura angularis kann tief in das Organinnere hineinragen (vorzugsweise bei der Katze) und muß bei der Endoskopie des Magens umgangen werden. Die im Inneren des Organs gelegene, der kleinen Kurvatur entsprechende Verbindung zwischen Kardia und Pylorus, stellt das **Magenrinnengebiet (Sulcus ventriculi)** dar. Die rechts gelegene schlauchförmige **Pars pylorica** des Magens besitzt proximal ein **Antrum pyloricum** und distal den **Canalis pyloricus.**

Bau der Magenwand

Die Magenwand besteht von innen nach außen aus

- Schleimhaut (Tunica mucosa),
- Unterschleimhaut (Tela submucosa),
- Muskelschicht (Tunica muscularis) und
- Bauchfellüberzug (Tunica serosa).

Im **einhöhlig einfachen Magen** breitet sich unmittelbar nach dem Einmünden des Ösophagus in den Magen eine **echte Drüsenschleimhaut (Pars glandularis)** aus. Man unterscheidet nach der flächenhaften Verteilung der echten Drüsenschleimhaut (Pars glandularis) im Magen **drei Zonen** (Abb. 7-49ff.):

- Kardiadrüsenzone mit Kardiadrüsen (Gll. cardiacae),
- Fundusdrüsenzone mit Eigen- oder Fundusdrüsen (Gll. gastricae propriae),
- Pylorusdrüsenzone mit Pylorusdrüsen (Gll. pyloricae).

Die **Kardiadrüsenzone** liegt der drüsenlosen Schleimhaut am Mageneingang an und schließt die Kardiadrüsen ein (Abb. 7-50). Sie ist meist nur schmal und ringförmig ausgebildet. Flächenhaft und tierartlich unterschiedlich ausgebreitet ist hingegen die **Fundusdrüsenzone** mit den für die gastrale Schleimhaut charakteristischen Eigen- oder Fundusdrüsen (Gll. gastricae propriae) (Abb. 7-51). Die **Pylorusdrüsenzone** liegt dem Magenausgang nahe und schließt die Pylorusdrüsen (Gll. pyloricae) ein (Abb. 7-52). Diese sind stark geschlängelt.

Die **Glandulae cardiacae** und die **Glandulae pyloricae** geben ein schleimiges Sekret ab, das als Schleimschicht **(Mukusschicht)** die innere Magenwand großflächig überzieht

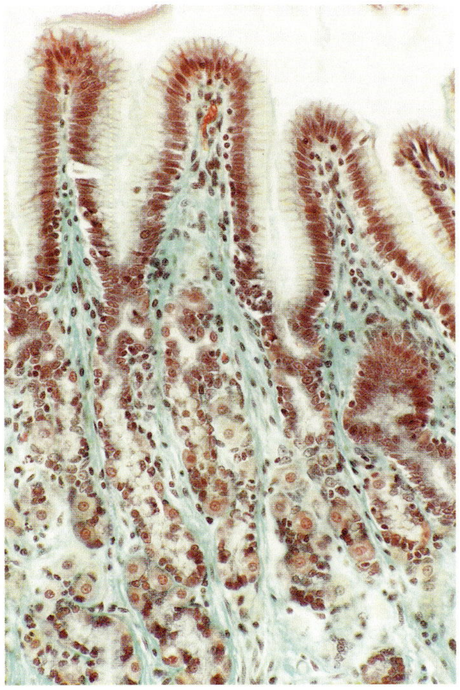

Abb. 7-50. Histologisches Schnittbild durch die Kardiadrüsenschleimhaut eines Hundes mit oberflächlichen Magengrübchen (Foveolae gastricae) und wenig verzweigten Schlauchdrüsen in der Lamina propria.

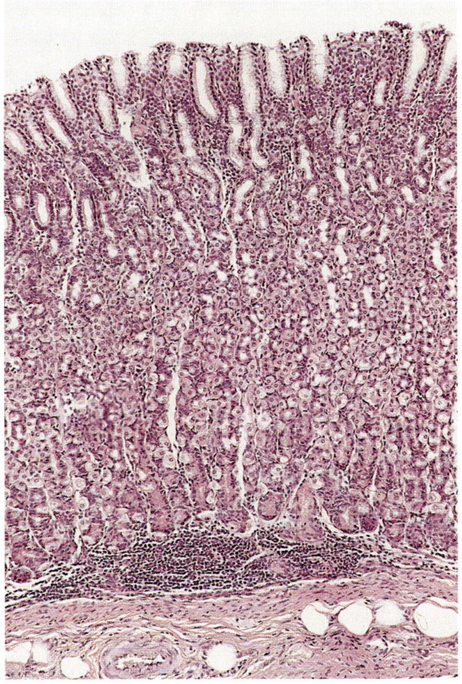

Abb. 7-51. Histologisches Schnittbild durch die Fundusdrüsenschleimhaut eines Hundes mit zahlreichen, dichtgedrängten Schlauchdrüsen.

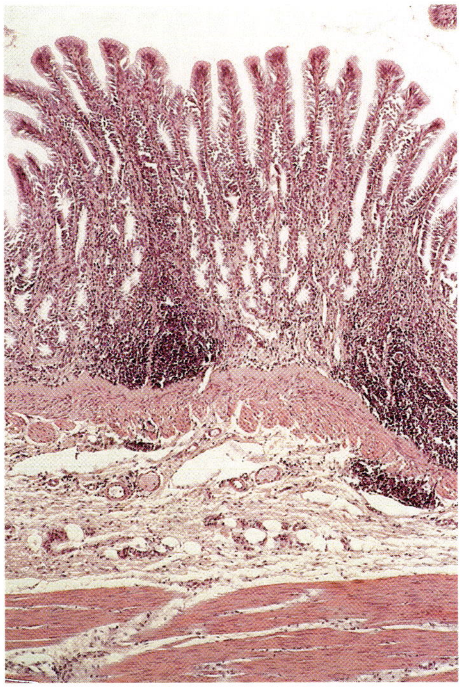

Abb. 7-52. Histologisches Schnittbild durch die Pylorusdrüsenzone eines Hundes mit weitgestellten Magengrübchen und wenigen, verzweigten Schlauchdrüsen.

und diese vor Andauung schützt **(Zytoprotektion).** Die schleimsezernierenden Zellen tragen wesentlich zur Alkalibarriere bei und puffern den niedrigen pH-Wert des Magensaftes ab.

Die **Eigen-** oder **Fundusdrüsen (Glandulae gastricae propriae)** des Magens beinhalten in ihren Schlauchdrüsen drei exkretorisch wirksame Zellarten. Im Drüsenhals liegen hauptsächlich Nebenzellen. Sie bilden einen neutralen Schleim und dienen als Ersatzzellen abgeschilferter Epithelzellen. Im Mittelstück der Schlauchdrüsen bis in den basalen Grund treten Haupt- und Belegzellen auf, die wesentliche Bestandteile des Magensaftes sezernieren. Die Hauptzellen bilden Pepsinogen, die Belegzellen geben H^+ und Cl^- in dissoziierter Form ab (Salzsäure). Letztere sezernieren außerdem den »Intrinsic factor« zur Resorption von Vitamin B_{12} im Ileum. (Näheres siehe Lehrbücher der Histologie und der Physiologie.)

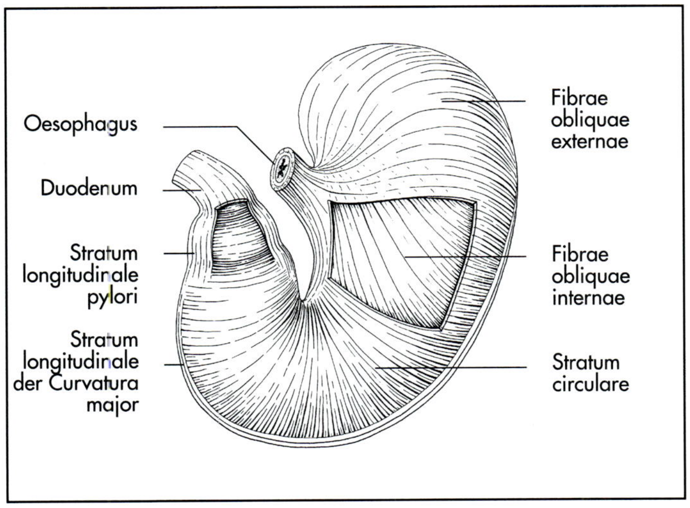

Abb. 7-53. Schematische Darstellung der Anordnung von Muskelschichten des Pferdemagens (Kranialansicht), nach Schaller, 1992.

Die **Unterschleimhaut (Tela submucosa)** besteht aus lockerem Bindegewebe und wird von der Schleimhaut durch eine geschichtete Lamina muscularis mucosae getrennt. Sie enthält größere Blutgefäße, vegetative Nervengeflechte, Fettgewebe, lymphatische Einlagerungen und zahlreiche kollagene und elastische Fasern. Letztere unterstützen die Lamina muscularis mucosae in der Bildung von Schleimhautfalten im leeren Magen. Diese Falten sind vorwiegend längs angeordnet. Bis auf wenige verstreichen sie im gedehnten Magen.

Die **Muskelschicht (Tunica muscularis)** des Magens erfährt in Hinblick auf die herausragende Bedeutung für die Durchmischung und Weiterleitung des Mageninhaltes einen abschnittsweise differierenden Wandbau. Man unterscheidet grundsätzlich in der Tunica muscularis eine:

- **innere Ringmuskelschicht (Statum circulare)** mit einem
  - M. sphincter cardiae und
  - M. sphincter pylori,
- **äußere Längsmuskelschicht (Stratum longitudinale)** mit
  - Fibrae longitudinales,
  - Fibrae obliquae ext. und
  - Fibrae obliquae int.

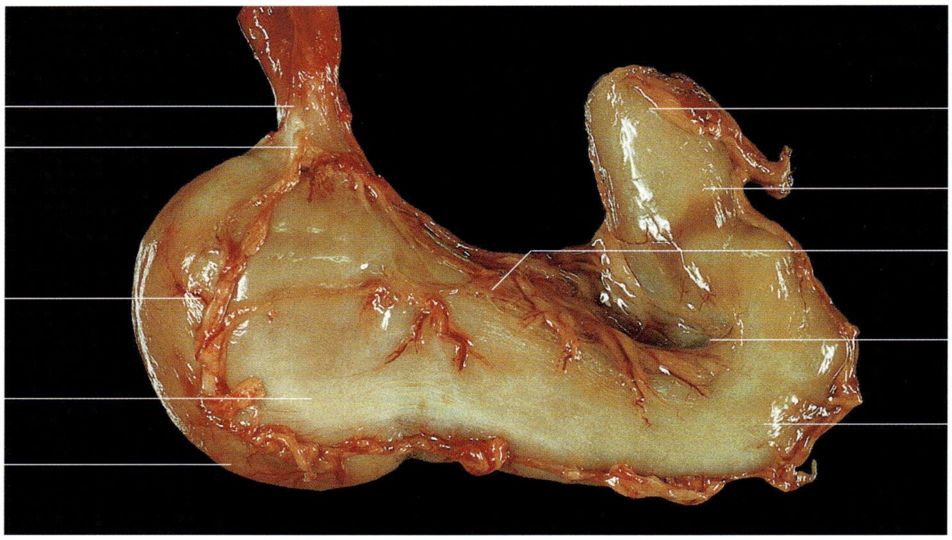

Abb. 7-54. Magen einer Katze (Kaudalansicht).

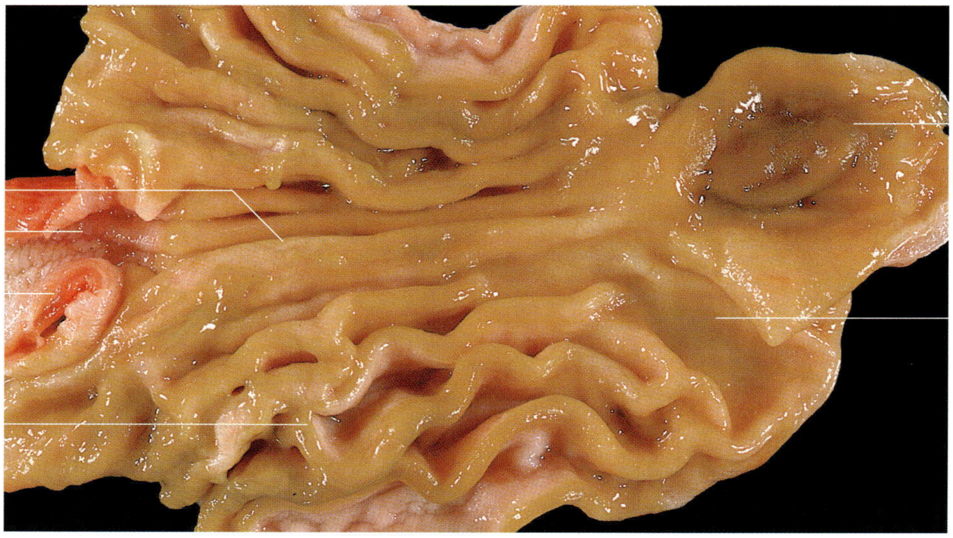

Abb. 7-55. Magen einer Katze (Innenansicht), aus König, Anatomie der Katze, 1992.

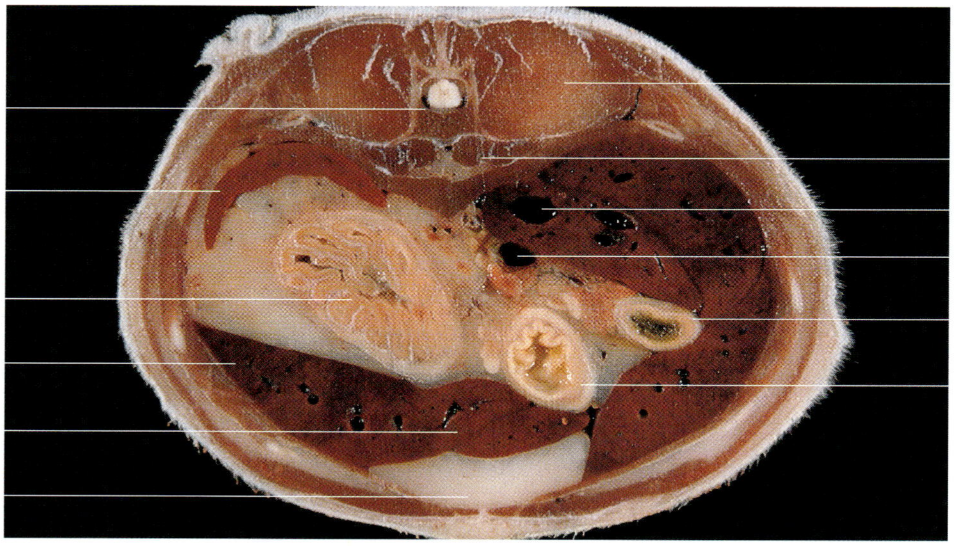

Abb. 7-56. Querschnitt durch das Abdomen einer Katze (Kaudalansicht), aus König, Anatomie der Katze, 1992.

Die gastralen Muskelschichten bestehen aus drei Lagen, jede in sich selbst unvollständig, jedoch an ihren Fehlstellen durch die anderen ergänzt. Die **äußere Längsschicht (Fibrae obliquae externae)** stellt die Fortsetzung der Außenlage des Ösophagus dar (Abb. 7-53). Sie ist stärker im Bereich der Kurvaturen, zieht aber auch weitgehend auf die Pars pylorica hinüber. Die **Mittelschicht** ist **ringförmig** angeordnet. Sie nimmt an der Kardia und am Pylorus eine sphinkterartige Form (M. sphincter pylori) (Abb. 7-61) an. An der kleinen Kurvatur des Pylorus rücken die Muskelringe derart nahe aneinander, daß sie eine Art Muskelknoten bilden, der beim Schwein als **Torus pyloricus** ins Lumen vorspringt.

Die **innere Schicht (Fibrae obliquae internae),** deren Muskelbündel schief verlaufen, ist unvollständig. Sie gleicht die Fehlbereiche der Ringmuskelschicht aus. Besonders kräftige Muskelbündel bilden über der Kardia eine Schleife, die beim Pferd besonders effizient ist. Das Pferd kann daher physiologischerweise nicht erbrechen.

Der Magen wird außen von **Bauchfell (Peritoneum),** der **Lamina visceralis peritonei** überzogen, das über ein dorsales und ventrales Gekröse (**Mesogastrium dorsale** und **ventrale**) (s.u.) mit der **Lamina parietalis peritonei** der dorsalen und ventralen Bauchwand verbunden ist.

Die **Lage des Magens** steht, wie im Kapitel »Körperhöhlen« (s. S. 1) schon angesprochen, eng mit der Entwicklung des **großen Netzes (Omentum majus)** und des **kleinen Netzes (Omentum minus)** in Verbindung. Aus diesen besonderen Gekröseverhältnissen leiten sich auch Verbindungen des Magens zu anliegenden Organen ab. Grundsätzlich können unterschieden werden:

- **Mesogastrium dorsale,**
  (= großes Netz = Omentum majus)
  - Netzbeutel (Bursa omentalis)
    viszerale Wand (Paries prof.),
    parietale Wand (Paries supf.),
  - Lig. gastrophrenicum,
  - Lig. phrenicolienale,
  - Lig. gastrolienale,
  - Lig. lienorenale beim Pferd und
  - Velum omentale (Segelnetz) beim Fleischfresser,
- **Mesogastrium ventrale,**
  (= kleines Netz = Omentum minus)
  - Lig. hepatogastricum und
  - Lig. hepatoduodenale,
  - Lig. falciforme.

Das **Mesogastrium dorsale** hat seinen Ursprung, beim Fleischfresser gemeinsam mit dem Mesocolon transversum, an der dorsalen Bauchwand und setzt an der Curvatura major ventriculi an. Es ist stark verlängert und wird wegen seiner netzförmigen Fetteinlagerungen als **großes Netz (Omentum majus, Epiploon)** bezeichnet.

Der Ursprung des **großen Netzes** umschließt bei den Fleischfressern den linken Pankreasschenkel. Das große Netz zieht als **tiefe Wand (Paries profundus)** bis zum Beckeneingang. Dort schlägt es sich um und läuft als **oberflächliche Wand (Paries superficialis)** bis zur großen Kurvatur des Magens, an dem es ansetzt, zurück.

Das dorsale Magengekröse buchtet sich durch ein extremes Längenwachstum sackartig zur linken Körperseite aus. Diese Ausbuchtung wird als **Netzbeutel (Bursa omentalis)** bezeichnet. Gleichzeitig tritt eine Drehung der Magenanlage quer zur Körperlängsachse auf, dadurch bekommt der ursprünglich linksseitige Netzbeutel eine kraniokaudale Ausrichtung. Die Verlängerung des Gekröses und die Ausdehnung des Netzbeutels in der Bauchhöhle beckenwärts ist dabei speziesabhängig sehr verschieden. Bei Fleischfressern und Wiederkäuern (Besonderheiten beim Wiederkäuer, siehe unten) dehnt sich der Netzbeutel bis zum Beckeneingang aus, unterlagert dabei das gesamte Darmkonvolut und bildet eine Verschiebeschicht zwischen der ventralen sowie lateralen Bauchwand und den Baucheingeweiden. Beim Pferd und Schwein liegt das große Netz dagegen unregelmäßig im Darmkonvolut verborgen, reicht dabei aber durchaus auch kaudal bis zum Leistenspalt.

Die **Wand (Paries) des Netzbeutels** besitzt einen oberflächlichen, der ventralen Bauchwand zugewandten Abschnitt **(Paries superficialis** seu **parietalis)** und einen tiefen, den Eingeweiden (Viszera) zugewandten Teil (**Paries profundus** seu **visceralis**). Beiderseits lateral und kaudal sind diese beiden Wände an freien Umschlagkanten miteinander verbunden (Ausnahme Wiederkäuer, siehe unten). Der Paries supf. enthält auf der linken Körperseite die Milz, während der Paries prof. nahe dem Ursprung an der dorsalen Bauchwand den linken Pankreasschenkel einschließt.

Die **Netzbeutelhöhle** setzt sich zusammen aus:

- For. omentale seu epiploicum (= Zugang in die Netzbeutelhöhle),
- Vestibulum bursae omentalis (Netzbeutelvorhof),
- Aditus ad recessum caudalem und
- Recessus caudalis omentalis.

Der Zugang in die Netzbeutelhöhle, das **Foramen omentale** seu **epiploicum,** liegt von der rechten Körperseite erreichbar dorsal der V. cava caud. und ventral der V. portae. Durch das For. epiploicum gelangt man in den **Netzbeutelvorhof (Vestibulum bursae omentalis),** der ventral vom Omentum minus begrenzt wird. Über die kleine Kurvatur des Magens erreicht man durch den **Aditus ad recessum caudalem** den **Recessus caudalis omentalis.** Dieser ist zu verstehen als ein spaltförmiger Raum zwischen Paries supf. und prof.

Neben dem Netzbeutel besitzt das dorsale Magengekröse noch weitere gesondert benannte Abschnitte:

- das **Ligamentum gastrolienale** zwischen Milz und Magen,
- das **Ligamentum gastrophrenicum** und das **Ligamentum phrenicolienale** zwischen linkem Zwerchfellpfeiler und Magen sowie Milz, in deren ventraler Kante der kurze abdominale Abschnitt des Oesophagus verläuft,
- das **Ligamentum lienorenale,** das beim Pferd als kräftiger Kaudalabschnitt des Lig. phrenicolienale ausgebildet ist. Darmverlagerungen über dieses Band sind eine wichtige Kolikursache beim Pferd.
- Das **Segelnetz (Velum omentale)** ist eine Besonderheit beim Fleischfresser und spannt sich auf der linken Körperseite als dreieckige Gekrösefalte zwischen dem Paries

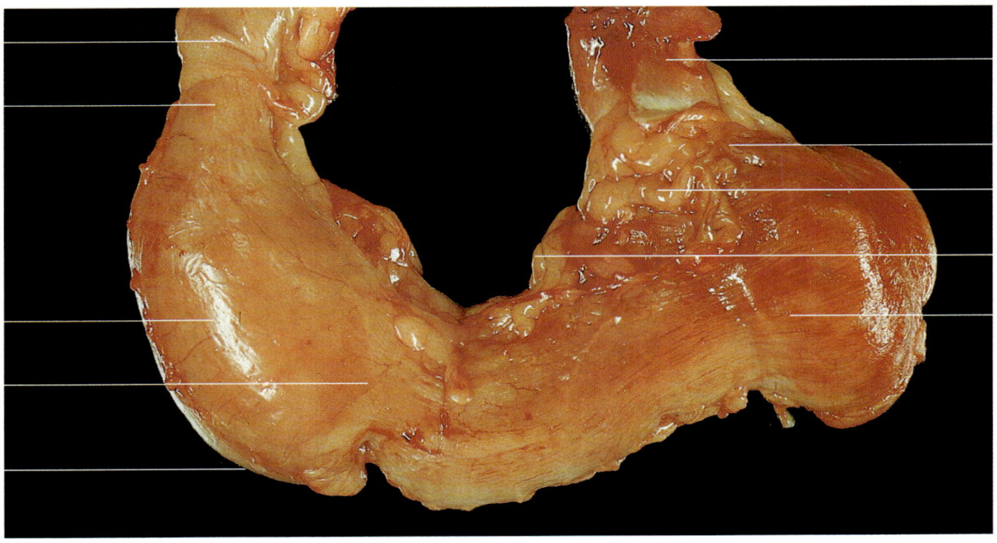

Abb. 7-57. Magen eines Hundes (Kaudalansicht).

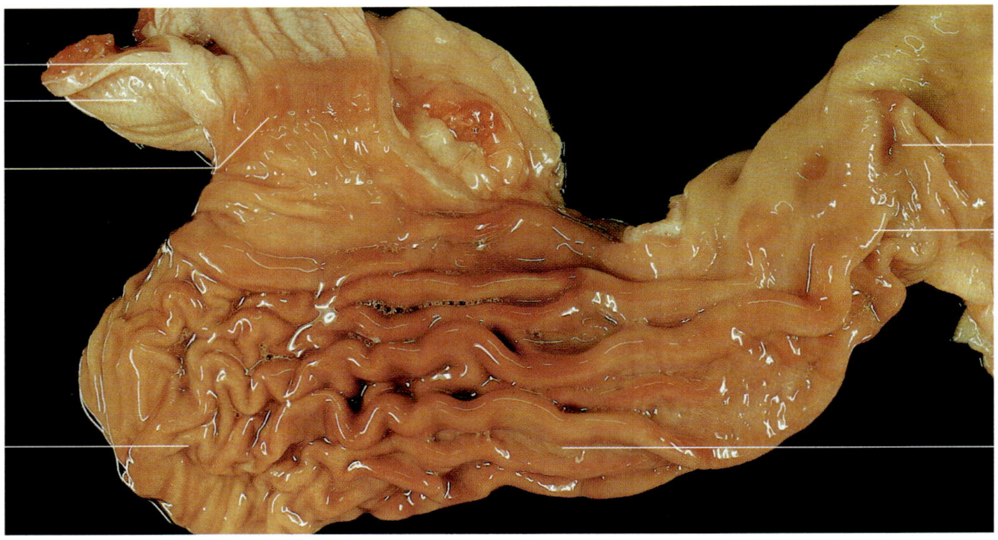

Abb. 7-58. Magen eines Hundes (Innenansicht).

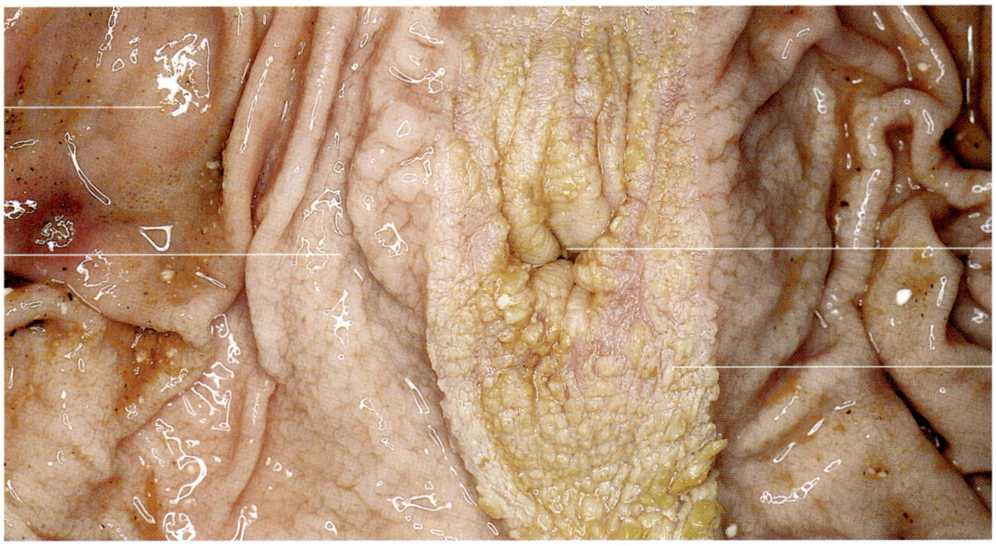

Abb. 7-59. Magen eines Schweines (Innenansicht, Ausschnitt).

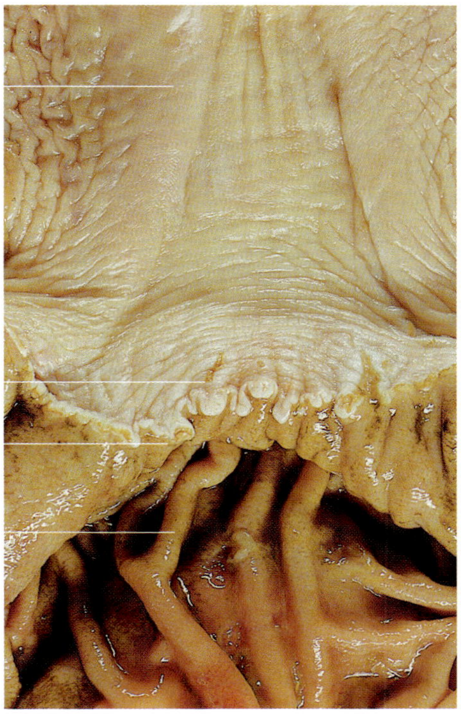

Abb. 7-60. Magen eines Pferdes (Innenansicht, Ausschnitt).

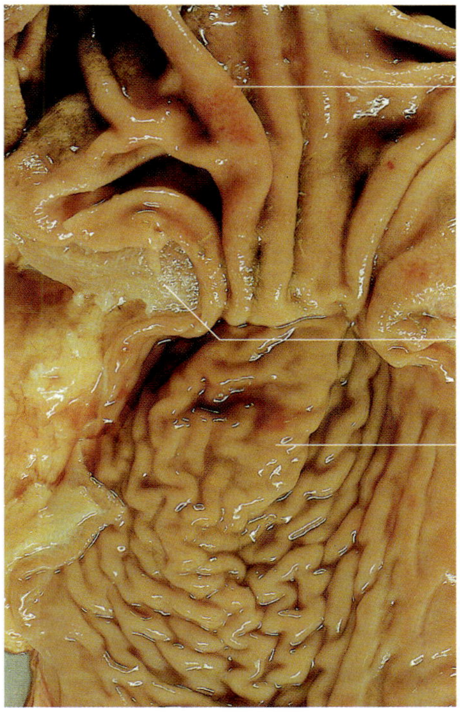

Abb. 7-61. Magen eines Pferdes (Innenansicht, Ausschnitt).

prof. (nahe dem Milzhilus) und dem Mesocolon descendens auf.

Das **Mesogastrium ventrale** verkehrt zwischen der Curvatura minor ventriculi und der Medianen der ventralen Bauchwand, wobei die Ansatzlinie vom Zwerchfell bis zum Nabel (Umbilicus) reicht. Das ventrale Magengekröse wird durch die eingelagerte Leber in einen proximalen Abschnitt, das **Ligamentum hepatogastricum**, zwischen Magen und Leberpforte und einen distalen Abschnitt, das **Ligamentum falciforme**, zwischen Leber und ventraler Bauchwand unterteilt. Der Gallengang (Ductus choledochus) als Ausführungsgang der Darmanhangsdrüse Leber verläuft in einer Gekrösefalte, dem **Ligamentum hepatoduodenale** zum Duodenum und kennzeichnet damit den ontogenetischen Ursprungsort dieser Drüse.

Das Lig. hepatoduodenale ist der Überrest des sonst vollständig zurückgebildeten ventralen Darmgekröses und wird in Vereinigung mit dem Lig. hepatogastricum als **kleines Netz (Omentum minus)** bezeichnet.

Übersicht der tierartlichen Unterschiede des einhöhligen Magens

Hund: Die Kardia erscheint trichterförmig, weit, die drüsenlose Schleimhaut und die Kardiadrüsenzone als schmaler Ring. Die Mageneigendrüsenzone ist ausgedehnt, die Form des Magens ist die eines hakenförmigen Sackes (Abb. 7-49).

Katze: Die Schleimhautzonen sind ähnlich wie beim Hund, das Lumen ist kleiner, die Hakenform akzentuierter und die Incisura angularis tief.

Schwein: Die Kardia ist relativ eng, die drüsenlose Schleimhaut dehnt sich bis zum Diverticulum ventriculi aus. Das Diverticulum erhebt sich links am Fundus ventriculi. Es ist u. U. nur innen sichtbar. Am Pylorus findet sich der ebenfalls für diese Tierart spezifische Torus pyloricus.

Pferd: Die drüsenlose Schleimhaut ist ausgedehnt, sie nimmt einen großen Teil des Fundus ventriculi ein und wird durch einen scharfen, gezackten Rand **(Margo plicatus)** von der Mageneigendrüsenzone getrennt (Abb. 7-60). In der Pars nonglandularis finden sich oft Spuren der Larven von Magenbremsen. Die Kardiamuskelschleife ist äußerst kräftig und verhindert den rückläufigen Transport von Nahrung weitgehend (Erbrechen).

Gefäßversorgung und Innervation

Die **Arterien** des einhöhligen Magens entstammen der **A. coeliaca,** die sich in drei Arterien und deren Aufzweigungen für die Versorgung des Magens aufteilt (Abb. 7-62):

- **A. gastrica sinistra,**
- **A. hepatica,**
  - A. gastrica dext.,
  - A. gastroepiploica dext.,
- **A. lienalis,**
  - A. gastroepiploica sin.

Die **A. gastrica sinistra** ist die größte Magenarterie, sie erreicht die kleine Kurvatur, teilt sich zwingenartig auf beide Magenflächen auf und vaskularisiert den größten Teil des Magens. Ein rückläufiger Ast anastomosiert mit der A. oesophagea.

Aus der **A. hepatica,** dem zweiten Ast der A. coeliaca, tritt die **A. gastrica dextra** ebenfalls an die kleine Kurvatur heran und anastomosiert hier mit der A. gastrica sin. Die A. hepatica versorgt die Leber und entläßt die entlang der großen Kurvatur verlaufende **A. gastroepiploica dextra**.

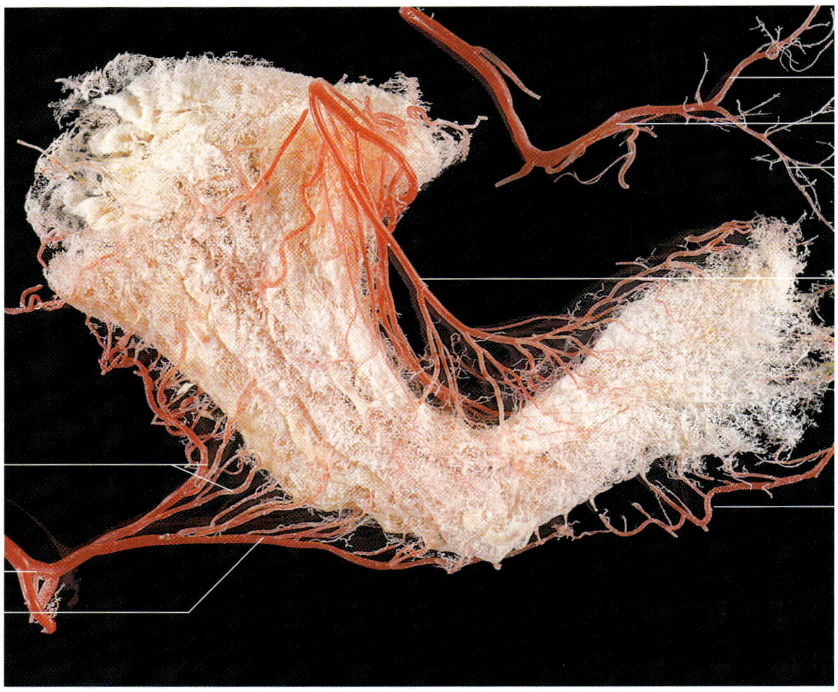

Abb. 7-62. Arterien des Magens eines Hundes (Kaudalansicht, Korrosionspräparat), nach König, 1992.

Die **A. lienalis,** der dritte Ast der A. coeliaca, entläßt ebenfalls Äste an die große Kurvatur des Magens. Sie setzt sich, nachdem sie die Milz versorgt hat, als **A. gastroepiploica sinistra** fort, die entlang der großen Magenkurvatur zieht und mit der A. gastroepiploica dext. anastomosiert.

Durch die **Anastomose beider Aa. gastroepiploicae** und **beider Aa. gastricae** entsteht ein **perigastrischer Gefäßkreis,** der nur linksseitig den Fundus ventriculi nicht mit einschließt. Dieser wird direkt aus der A. lienalis über **Aa. gastricae breves** mit Blut versorgt, weshalb die A. lienalis bei einer chirurgischen Entfernung der Milz (Splenektomie) nicht zu großzügig ligiert werden darf. Von der A. lienalis und den beiden Aa. gastroepiploicae ziehen Äste an die große Kurvatur des Magens, die diese ebenfalls zwingenartig umgreifen. Der Magen wird demnach von Arterien versorgt, die sich von beiden Kurvaturen ausgehend, auf der Facies parietalis bzw. auf der Facies visceralis entgegenlaufen. In der Mitte der jeweiligen Magenfläche ist eine **gefäßärmere Zone** zu erwarten, in der die Inzision bei einer Gastrotomie ausgeführt wird. Zahlreiche arteriovenöse Anastomosen sind als Regulationsmechanismen für die Blutversorgung der Magenschleimhaut vorhanden, wonach bei leerem Magen das meiste Blut am Kapillargebiet vorbeigeleitet wird.

Die **Venen** des Magens verlaufen mit den Arterien und ziehen in die **Pfortader (V. portae).** Anastomosen zwischen der **V. gastrica sinistra** und **der V. oesophagea** fungieren dabei als **portokavale Verbindung.** Bei Lebererkrankungen, die zu Stauungen in der V. portae führen, bilden sich am Ösophagus Varizen.

Die **Lymphgefäße** des Magens ziehen in die **Lymphonodi gastrici,** die in der Nähe der kleinen Kurvatur liegen. Jeder der Lymphknoten ist für einen umschriebenen Magenbereich zuständig.

Die **Innervation** des Magens erfolgt vegetativ durch den **N. vagus** und den **Sympathicus.** Der N. vagus stimuliert die Magensekretion.

Mehrhöhliger Magen

Der Magen der Hauswiederkäuer ist mehrhöhlig, er setzt sich aus **vier Kammern** zusammen (Abb. 7-64, 65 u. 66):

- Pansen (Rumen),
- Netzmagen oder Haube (Reticulum),
- Blättermagen, Buchmagen (Psalter, Omasum) und
- Drüsen- oder Labmagen (Abomasum).

Die **ersten drei Mägen,** auch **Vormagen (Proventriculus)** genannt, dienen der enzymatischen Spaltung und der Aufschlüsselung des Futters, vorzugsweise der **Zellulose,** durch die mikrobielle Flora und der Synthese kurzkettiger Fettsäuren (Essig-, Propion- und Buttersäure). Im Blättermagen erfolgt die Reabsorption von Wasser aus dem flüssigen Futterbrei. Die letzte Kammer, der **Labmagen,** ist mit dem einhöhligen Magen anderer Tierarten vergleichbar. (Näheres siehe Lehrbücher der Physiologie und der Tierernährung.)

Alle vier Magenabschnitte stammen von der spindelförmigen embryonalen Magenanlage ab, ohne den Ösophagus miteinzubeziehen. Dabei entstehen aus der großen Kurvatur des kranialen Bereiches der spindelförmigen Magenanlage der Pansen und der Netzmagen, aus dem ursprünglich linken Abschnitt der kleinen Kurvatur der Blättermagen. Der übrige kaudale Abschnitt der Magenanlage wird zum Drüsenmagen.

Der Magen der Wiederkäuer nimmt fast die **gesamte linke Hälfte der Bauchhöhle** und einen **Teil der rechten Hälfte** in Anspruch. Der Pansen liegt links in der Bauchhöhle, die

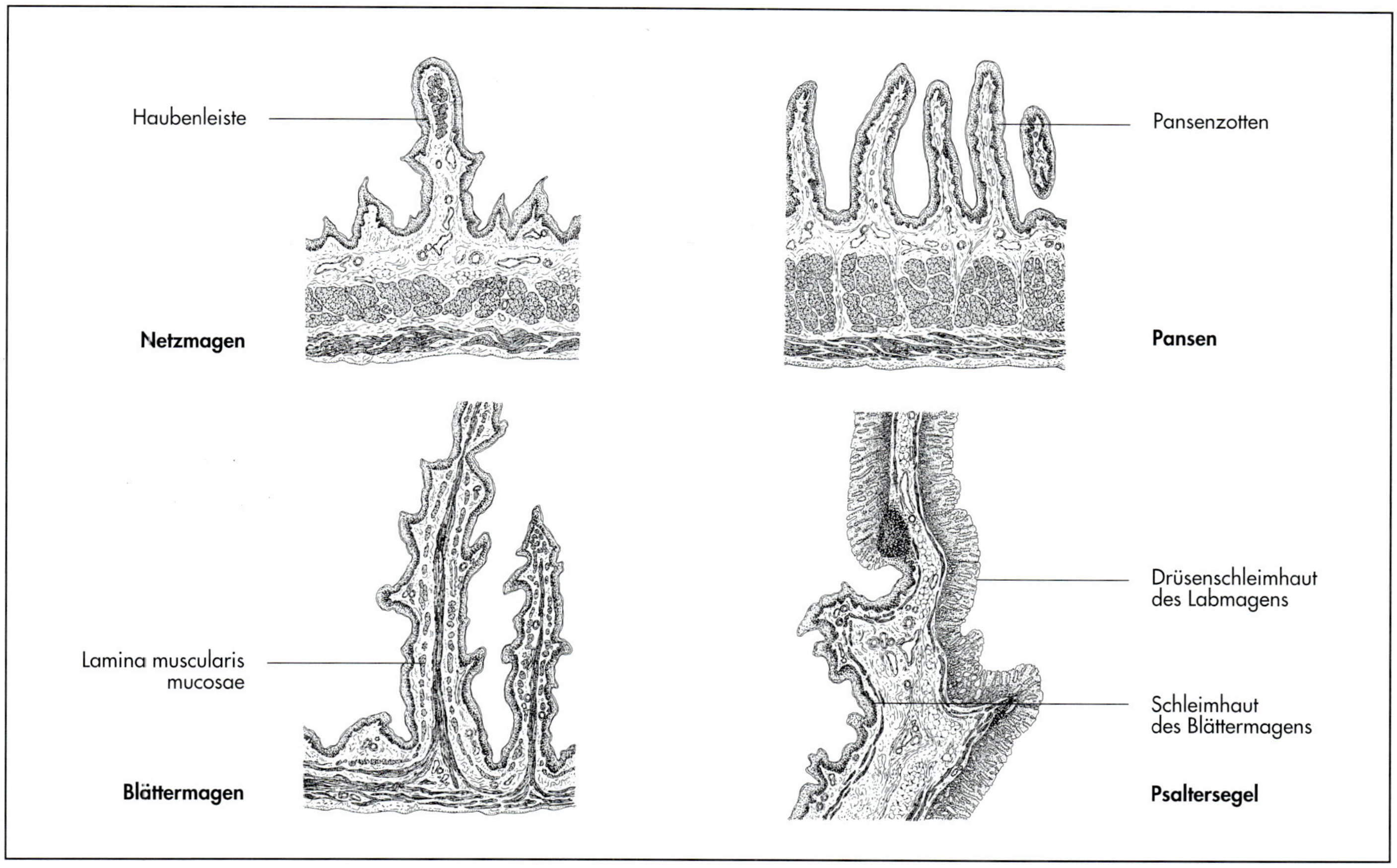

Abb. 7-63. Schematische Darstellung unterschiedlicher Wandabschnitte der Vormägen des Rindes, aus Liebich, Funktionelle Histologie, 1999.

Haube kranial und der Blättermagen rechts. Das Fassungsvermögen des Magens des Rindes umfaßt 60–100 l, wobei der Pansen allein 80% davon aufnehmen kann.

Während der **Entwicklung vor der Geburt** vergrößern sich die einzelnen Magenabschnitte unterschiedlich. In den letzten Monaten ante partum nimmt die Größe des Labmagens zu, so daß dieser zum Zeitpunkt der Geburt mehr als die Hälfte der Kapazität des Gesamtmagens ausmacht. Der **Labmagen** ist derjenige, der sofort post partum seine Funktion zur Verdauung der Milch aufnimmt. Seine Struktur ist der beim erwachsenen Tier schon sehr ähnlich, sein Fassungsvermögen kann bereits über 60% des Volumens adulter Rinder erreichen. Zunächst ist die Labmagenschleimhaut noch nicht völlig ausdifferenziert. Es vergehen noch einige Tage bis die Fundusdrüsen ihre volle Aktivität aufnehmen. Damit soll die Resorption nativer Antikörper (Gammaglobuline) aus der Kolostralmilch während der ersten 24 Stunden nach der Geburt noch gewährleistet werden.

Erst im Alter von zwei bis drei Wochen setzen beim Kalb nach erster Aufnahme **fester Nahrungsbestandteile** im Pansen und im Netzmagen z.T. erhebliche **Proliferations- und Wachstumsvorgänge** ein. Von diesem Zeitpunkt an beginnt die Ausbildung des Innenprofils des Vormagens mit der Entwicklung der organspezifischen **Pansenzotten** bzw. der **Leisten des Netzmagens**. Die definitive Ausformung von Topographie und Proportionen der Magenkammern wird je nach Nahrungsangebot erst nach drei Monaten bis zu einem Jahr abgeschlossen.

Pansen und Netzmagen bilden einen **gemeinsamen Hohlraum,** in dem die Nahrung hin und her bewegt wird, bis sie genügend zerkleinert und aufgeschlossen ist, um nachfolgend in den Blätter- und in den Labmagen transportiert zu werden. Zwischen Pansen und Netzmagen erhebt sich ventral lediglich eine hohe, sichelförmige **Schleimhautfalte,** die **Plica ruminoreticularis,** die beide Hohlräume unterteilt. Sie sind in Struktur und Funktion so eng miteinander verbunden, daß man von einem kombinierten **Ruminoreticulum** spricht (Abb. 7-64ff.).

Pansen (Rumen)

Der Pansen ist ein großräumig erweiterter, seitlich abgeplatteter Sack, der vorzugsweise den **gesamten linken Bauchraum** ausfüllt und mit seinem kaudoventralen Anteil teilweise über die Mediane in die **rechte Bauchhöhlenhälfte** gelangt. Der Pansen erreicht kranial das Zwerchfell und zieht kaudal bis in den Beckeneingang.

Man unterscheidet eine **eingeweideseitige Fläche (Facies visceralis)** und eine **körperwandseitige Fläche (Facies parietalis)** am Pansen. Die Unterteilung des Pansens in einen dorsalen und einen ventralen **Pansensack (Saccus dorsalis** und **Saccus ventralis)** geschieht durch die **seitlichen Längsfurchen (Sulcus longitudinalis dexter** bzw. **sinister)** (Abb. 7-64 u. 65). Diese setzen sich kranial bzw. kaudal in tiefe **Querfurchen (Sulcus cranialis** bzw. **caudalis)** fort. Eine dorsal bzw. ventral **verlaufende Kranzfurche (Sulcus**

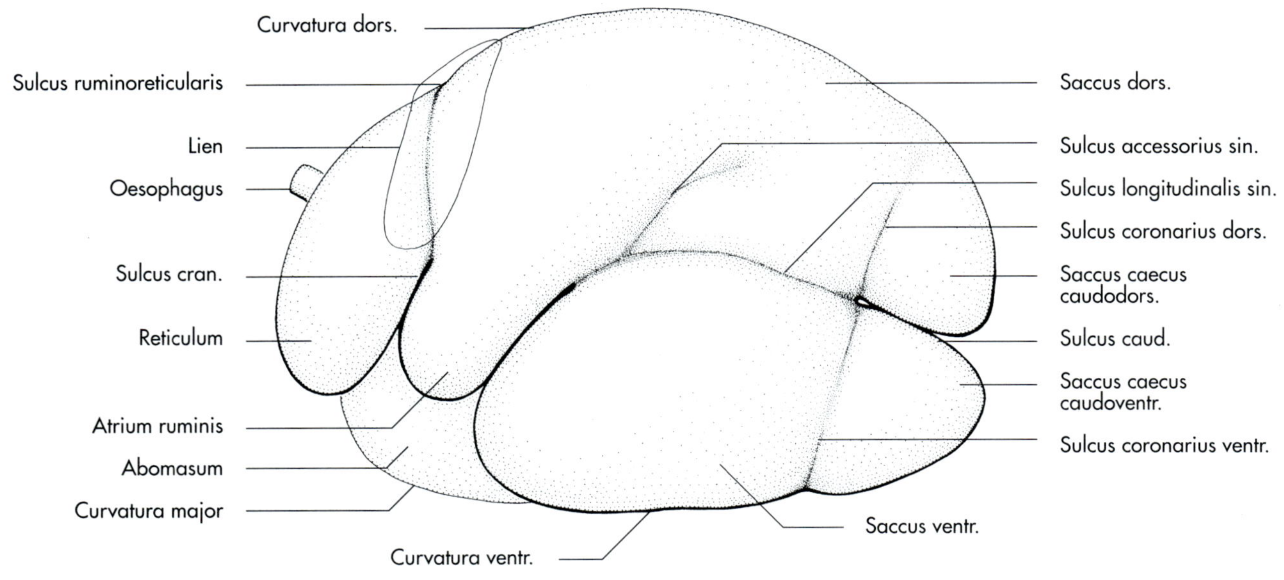

Abb. 7-64. Schematische Darstellung des mehrhöhligen Magens des Rindes (Ansicht von links), nach Schaller, 1992.

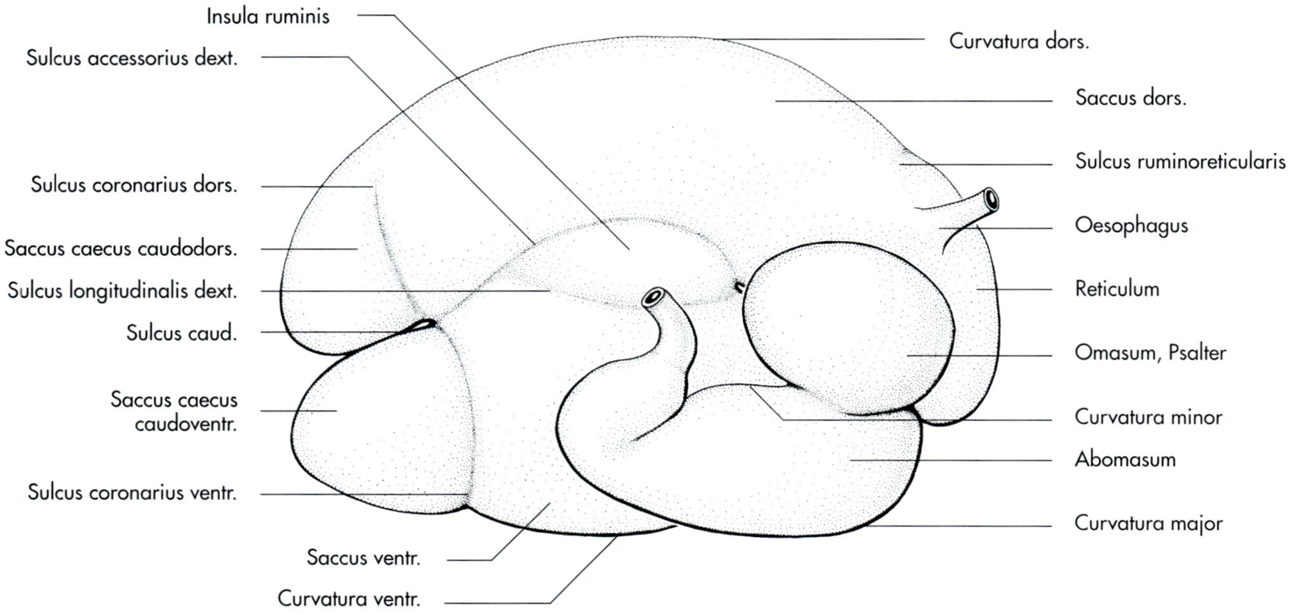

Abb. 7-65. Schematische Darstellung des mehrhöhligen Magens des Rindes (Ansicht von rechts), nach Schaller, 1992.

coronarius dorsalis bzw. **ventralis)** ist schwächer ausgebildet und trennt zusätzlich von beiden Pansensäcken jeweils einen entsprechenden **Blindsack (Saccus caecus caudodorsalis** bzw. **caudoventralis)** ab. Die genannten Einziehungen umgeben außen den Pansen ringförmig und entsprechen den sich nach innen vorwölbenden **Pansenpfeilern (Pilae ruminis)** (Abb. 7-66 u. 69).

Der **vordere Pansensack (Saccus cranialis)** wird als **Pansenvorhof (Atrium ruminis)** bezeichnet und übernimmt die für den Wiederkäuer arttypische Funktion eines **Schleudermagens.** Als kranioventraler Teil des Pansens befördert dieser Futter wieder zurück in den Netzmagen und ist damit entscheidend am Wiederkauakt dieser Tiere beteiligt. Der **ventrale Pansensack** ist kranial zur **Pansenbucht (Recessus ruminis)** erweitert (Abb. 7-66).

Der rechte Längspfeiler und die ihm außen entsprechende rechte Längsfurche sind in ihrem mittleren Abschnitt doppelt ausgebildet und umschließen so die **Panseninsel** (Abb. 7-65). Bei den kleinen Wiederkäuern ist der ventrale Pansensack größer als der dorsale.

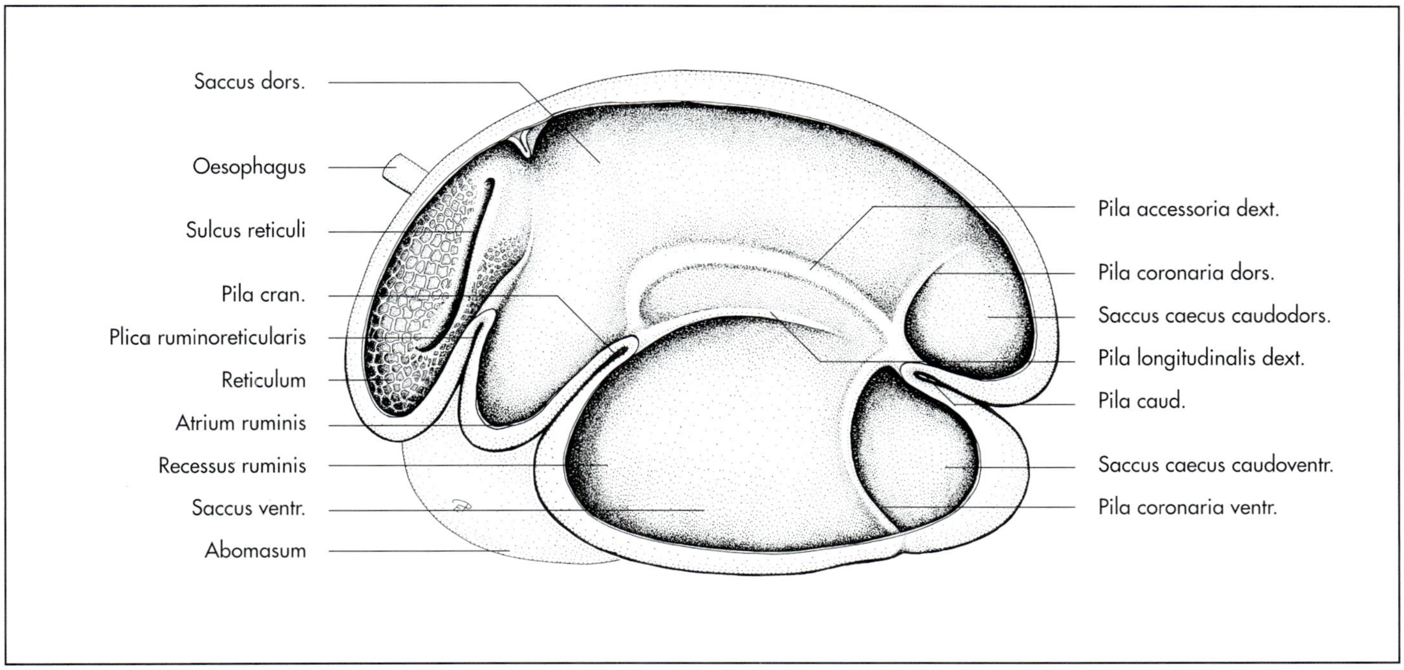

Abb. 7-66. Schematische Darstellung der Innenansicht des Pansens des Rindes (Innenansicht von links), nach Schaller, 1992.

Die **Schleimhaut** des Pansens wird oberflächlich von einem mehrschichtigen **drüsenlosen** Plattenepithel gebildet. Charakteristisch für die Pansenschleimhaut ist die Ausbildung von Zotten (Abb. 7-63).

Die **Pansenzotten (Papillae ruminis)** sind bindegewebige Bildungen der Lamina propria und der Tela submucosa, die mit drüsenloser Schleimhaut überzogen sind und in ihrer Gesamtheit die Pansenoberfläche etwa um das Siebenfache vergrößern (Abb. 7-67 u. 68). Die Pansenpfeiler und beim Rind auch das Pansendach sind **zottenfrei.** Die Pansenzotten sind unterschiedlich gestaltet. Ihre Form variiert von **Warzen-** über **Zungen-,** und **Faden-** bis zur **Blattform.** Sie enthalten ein **dichtes Gefäßnetz**. Durch die Pansenzotten werden vorzugsweise die bei der Verdauung durch Mikroorganismen entstandenen kurzkettigen Fettsäuren (Essigsäure, Propionsäure und Buttersäure), aber u. a. auch Wasser, NPN-Verbindungen und Vitamin B und K resorbiert. (Näheres siehe Lehrbücher der Tierphysiologie.)

Die Höhe, Dichte und Form der Pansenzotten ist abhängig von der **energetischen Zusammensetzung des Futters.** Bei vermehrter Verabreichung von Rauhfutter oder während der Trockenstehzeit der Kühe verkürzen sich die Pansenzotten. Wird hingegen über längere Zeit mehr Kraftfutter verabreicht, beispielsweise während der Laktationsperiode, werden die Pansenzotten länger. Vergleichbar sind diese Adaptationsmechanismen mit den Proliferations- und Regres-

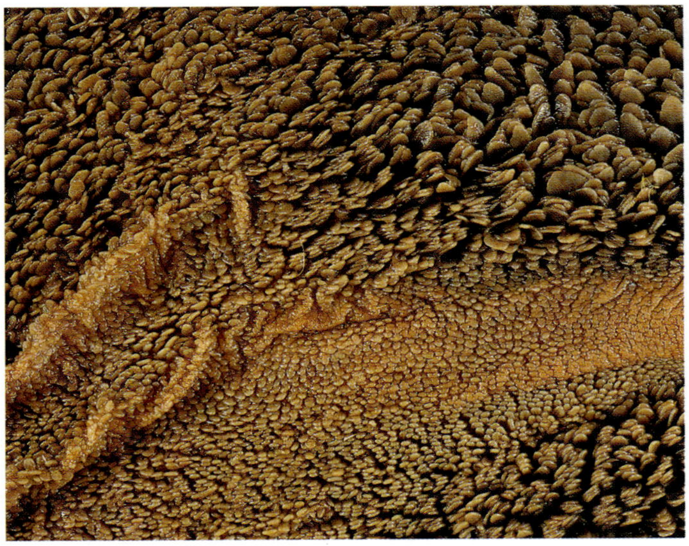

Abb. 7-67. Aufsicht auf Pansenzotten des Saccus caecus caudodors. mit zottenfreien Zonen der Pansenpfeiler eines Rindes.

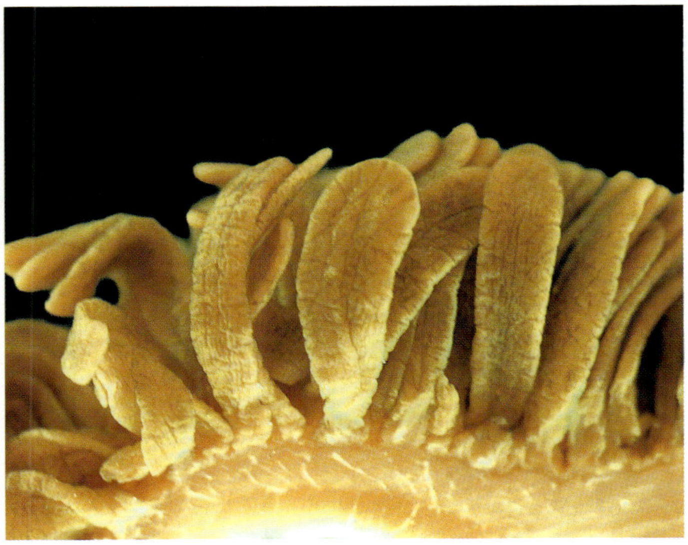

Abb. 7-68. Pansenzotten unterschiedlicher Länge aus dem Saccus caecus caudoventr. eines Rindes.

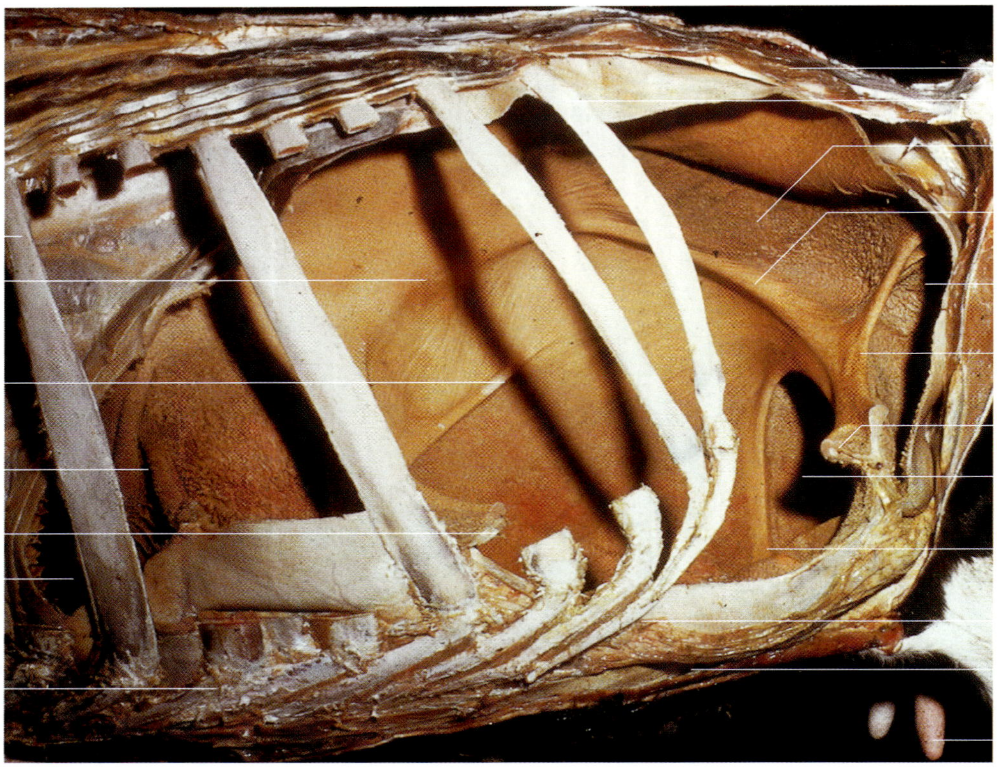

Abb. 7-69. Pansen eines Rindes in situ nach Entfernung von Teilen der linken Bauchwand, Absetzen einiger Rippen und Abtragen der seitlichen Pansenwand, der Panseninhalt ist entnommen (Ansicht von der linken Seite), aus Farbatlas der Anatomie des Rindes, Pavaux, 1983.

sionsvorgängen an Pansenzotten im jahreszeitlichen Wechsel bei wildlebenden Ruminantiern (Trocken- bzw. Regenzeit oder Sommer- bzw. Wintermonate).

Netzmagen, Haube (Reticulum)

Der Netzmagen oder die Haube (Reticulum) gehört funktionell zum Pansen (Abb. 7-63ff. u. 70 u. 71). Dieser ist als kranialer Teil des Vormagens von kugeliger Gestalt und leicht abgeplattet. Er liegt dem **Processus xiphoideus** des Sternum auf und steht mit der kaudalen Fläche des **Zwerchfells** in Kontakt. Der Netzmagen liegt unmittelbar ventral der Einmündung des **Ösophagus** in den Vormagen.

In den Netzmagen gelangen nicht nur **feste Nahrungsbestandteile,** sondern auch gegebenenfalls **Fremdkörper** mit einem höheren spezifischen Gewicht. Von hier aus können letztere wegen der hohen Plica ruminoreticularis nicht mehr in den Pansen zurücktransportiert werden. Dabei können infolge der heftigen Kontraktionen der Haube insbesondere spitze Gegenstände wie z.B. Nägel die Haubenwand durchbohren. Oft penetrieren sie dann auch das benachbarte Zwerchfell und können bis zum Herzbeutel bzw. bis zum Herz vordringen (Abb. 7-70).

Herzbeutelentzündungen, verursacht durch traumatische Einwirkung von Fremdkörpern, sind daher beim Rind nicht selten. Durch Druckausübung auf die ventrale Bauchwand in Höhe des Proc. xiphoideus kann, bei schmerzhafter Reaktion des Tieres, die Diagnose einer Reticulitis bzw. einer Pericarditis traumatica erhärtet werden.

Die Haube wird als Schleimhaut von einem mehrschichtigen Plattenepithel bedeckt, sie weist makroskopisch ein **netzartiges, wabenförmiges Relief,** sog. **Haubenleisten (Cristae reticuli)** auf (Abb. 7-63 u. 71). Diese begrenzen vier- bis sechseckige, wabenförmige **Haubenzellen (Cellulae reticuli).** Der freie Rand der Haubenleisten ist mit einem **Muskelzug** ausgestattet, der der **Lamina muscularis mucosae** entspricht. Die Schleimhaut ist zusätzlich mit **warzenförmigen Papillen** bedeckt. Zwischen Pansen und Haube wird die Nahrung über den Pansenvorhof hin und her bewegt. Über den Pansenvorhof gelangen gröbere Futtermassen beim Wiederkauakt zurück in den Ösophagus und in die Mundhöhle.

Blättermagen, Psalter, Buchmagen (Omasum)

Die genügend zerkleinerte Nahrung wird aus der Haube durch das **Ostium reticulo-omasicum** in den Blättermagen weitertransportiert. Der Blättermagen ist kugelförmig und liegt kranial auf der **rechten Seite des Pansens** (Abb. 7-65). Von seinem Dach ragen zahlreiche **Blätter (Laminae omasi)** von unterschiedlicher Länge in das Lumen hinein. An seiner Basis bleibt eine **Rinne**, die **Psalterrinne (Sulcus omasi)** frei. Durch das blattförmige Einstrahlen der zweischichtigen Tunica muscularis in die Blätter, sowie durch das gleichzeitige Vorhandensein der schleimhauteigenen Muskelschicht, der Lamina muscularis mucosae, ergeben sich **drei Muskelzüge** in den Blättern (Abb. 7-63 u. 72ff.). Gegen den Labmagen wird der Blättermagen durch zwei Falten **(Psaltersegel)** verschlossen. Im Blättermagen wird dem Nahrungsbrei vor allem Wasser entzogen, es werden hier aber auch Mineralien resorbiert.

Bei einem Überangebot von samenhaltigem Gras oder Unkraut kann es zu Verstopfungen des Blättermagens kommen. Die Erkrankung verläuft dramatisch akut und endet oft

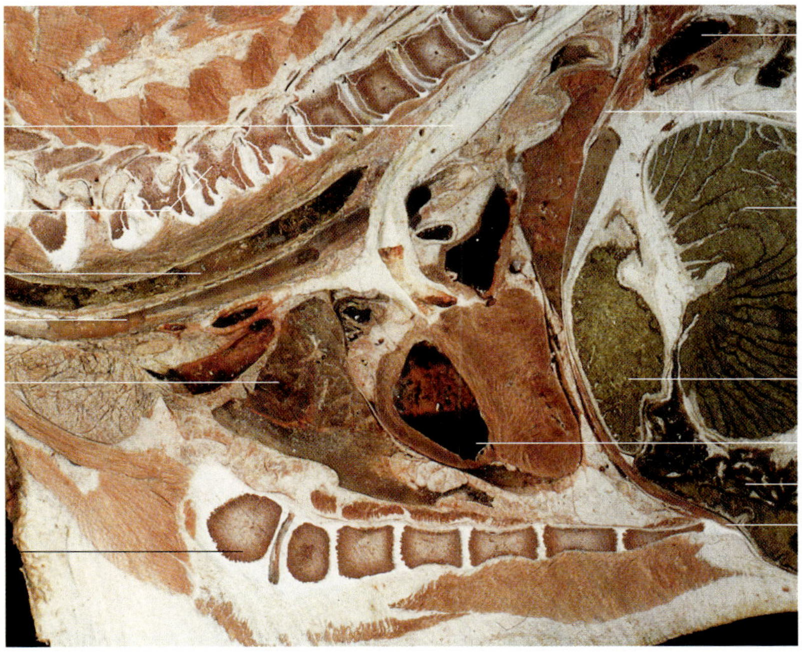

Abb. 7-70. Paramedianschnitt durch die Brusthöhle und den intrathorakalen Teil der Bauchhöhle eines Rindes, der die enge Nachbarschaft von Netzmagen (Reticulum) und Herz (Cor) verdeutlicht.

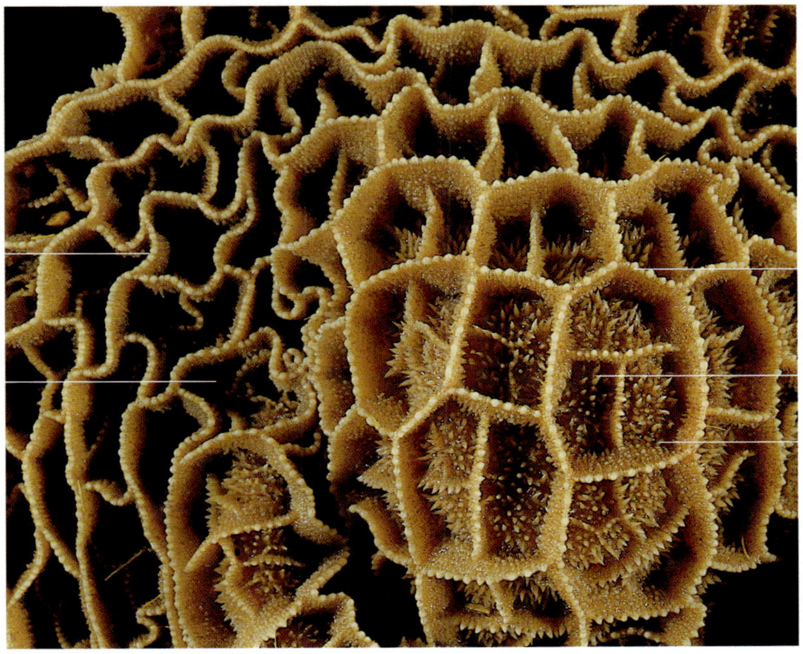

Abb. 7-71. Netzmagen eines Rindes (Innenansicht).

tödlich. Bei der Sektion erscheint der Blättermagen dann steinhart, sein Inhalt trocken.

Labmagen (Abomasum)

Der Labmagen entspricht dem **einhöhligen Magen** der anderen Haussäugetiere (Abb. 7-65 u. 75). Ähnlich wie bei diesen sind eine **große** und eine **kleine Kurvatur** zu unterscheiden. In sein Inneres ragen starke, spiralig verlaufende, **nicht verstreichbare Schleimhautfalten,** die **Plicae spirales.** Die Schleimhaut schließt vor allem **Mageneigendrüsen** und **Pylorusdrüsen** ein. Während der Ernährung mit Milch wird insbesondere **Labferment** zur Gerinnung der Milch gebildet. Die Muskulatur besteht aus einer äußeren Längs- und einer inneren Zirkulärschicht. Der Labmagen liegt auf der **rechten Seite** des Pansens. Sein Pylorusteil steigt auf der Kaudalfläche der Leber hoch und setzt sich mit dem Duodenum fort.

Zur **Labmagenverlagerung** bei Hochleistungsrindern (Holstein-Friesian-Rasse) kommt es relativ häufig, wobei

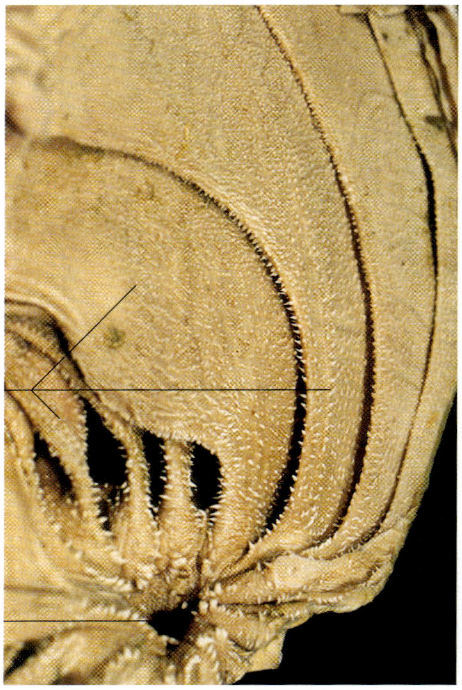

Abb. 7-72. Blättermagen eines Rindes.

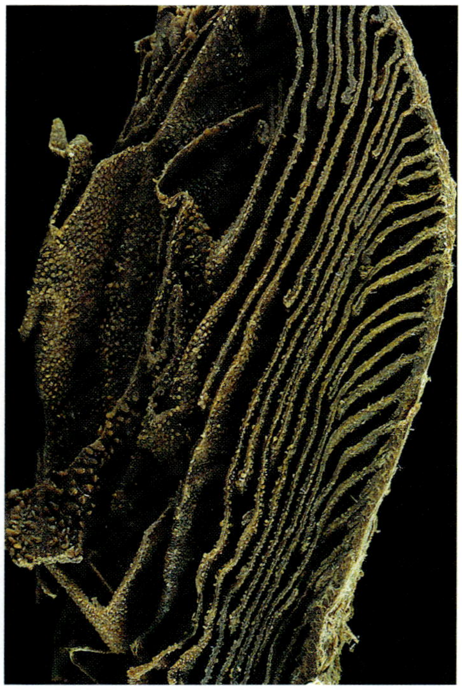

Abb. 7-73. Blättermagen eines Rindes (Schnittbild).

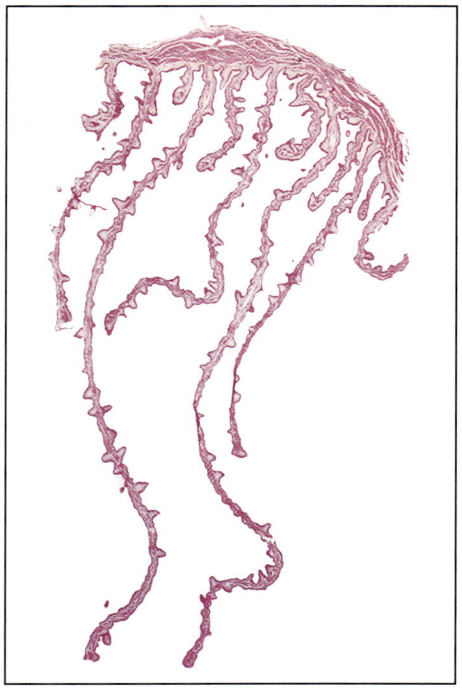

Abb. 7-74. Histologisches Schnittbild durch den Blättermagen eines Rindes.

dieser Magenabschnitt im Extremfall auf der linken Seite ventral der Hungergrube auskultiert werden kann.

Magenrinne, Schlundrinne (Sulcus ventriculi)

Durch kräftige Muskelzüge wird von der Mündung des Ösophagus, an der Grenze zwischen Rumen und Reticulum, über den Blättermagen bis zur Mündung in den Labmagen eine **Rinne von zwei Lippen** geformt (Abb. 7-66). Diese Rinne verläuft spiralig von dorsal medioventral, um durch das Reticulum und von hier an der Basis des Omasum entlang in den Labmagen zu gelangen. Bei Kälbern schließen sich die Lippen während des Trinkens reflektorisch zu einem Rohr, so daß die Milch direkt in den Labmagen gelangt. Bei ausgewachsenen Tieren gelingt es durch Spülung der Mundhöhle mit Salzlösungen (Kupfersulfat) den Reflex kurzzeitig auszulösen. Damit können z.B. Medikamente direkt in den Labmagen gelangen.

Gekröseverhältnisse am Wiederkäuermagen

Der mehrhöhlige Magen der Wiederkäuer ist entsprechend den Verhältnissen beim einhöhligen Magen über das ventrale und dorsale Magengekröse (**Mesogastrium ventrale** und **dorsale)** mit der ventralen und dorsalen Bauchwand verbunden. Nur der **dorsale Pansensack** liegt der dorsalen Bauchwand und den Zwerchfellpfeilern direkt an und ist mit diesen **großflächig verklebt**. Dieser Pansenabschnitt liegt damit retroperitoneal und besitzt kein dorsales Gekröse. Lockeres Bindegewebe befestigt auf diese Art den Pansen an der **dorsalen Bauchwand.** In diesen bindegewebigen Raum ragt die Milz zur Hälfte hinein, lediglich ihr ventral orientierter Abschnitt ist von Peritoneum bedeckt (Abb. 7-75).

Um die **Topographie** und die **Ansatzlinie** des großen und kleinen Netzes zu verstehen, wird auf die eingangs erwähnte embryologische Entstehungsweise der Vormägen hingewiesen. Pansen und Netzmagen gehen als **Ausbuchtungen** aus der großen, der Blättermagen aus der linken Wand der spindelförmigen Magenanlage hervor.

Die **Ansatzlinie des kleinen Netzes (Omentum minus)**, das dem **ventralen Magengekröse** entspricht, zieht entlang der kleinen Kurvatur des Labmagens und weiter über die Basis des Blättermagens. Letzterer wird dabei von der inneren Serosalamelle des kleinen Netzes überzogen. Wie bei den übrigen Haussäugetieren besteht das kleine Netz auch beim Wiederkäuer aus dem **Ligamentum hepatogastricum** und dem **Ligamentum hepatoduodenale.**

Die **Ansatzlinie** des **großen Netzes (Omentum majus),** das dem **Dorsalgekröse der Magenanlage** entspricht, verläuft vom Hiatus oesophageus entlang der rechten Pansenlängsfurche, über die kaudale Querfurche zur linken Pansenlängsfurche, weiter zur großen Kurvatur des Labmagens und zur Pars cran. sowie zur Pars descendens des Duodenum.

Der **Netzbeutel (Bursa omentalis)** des **großen Netzes (Omentum majus)** besitzt bei den Wiederkäuern den gleichen Aufbau, wie er für den einhöhligen Magen schon beschrieben wurde. Der wesentliche Unterschied besteht nur in den Besonderheiten der beidseitigen lateralen Umschlagskanten, die bei Tieren mit einhöhligem Magen frei sind. Beim Wiederkäuer ist die rechte Umschlagskante mit dem Mesoduodenum descendens verklebt. In den Bereich der linken Umschlagskante hat sich der Pansen, ausgehend von der großen Kurvatur der Magenanlage hineinentwickelt. Hier gehen Paries prof. und supf. also nicht mehr direkt ineinander über, sondern der Paries prof. setzt rechts im Sulcus longitudinalis dext. und der Paries supf. links im Sulcus longitudinalis sin. am Pansen an. Im Sulcus caud. ruminis gehen die Ansatzlinien vom Paries supf. und prof. am Pansen ineinander über. Der sich weit in die Netzbeutelhöhle vor-

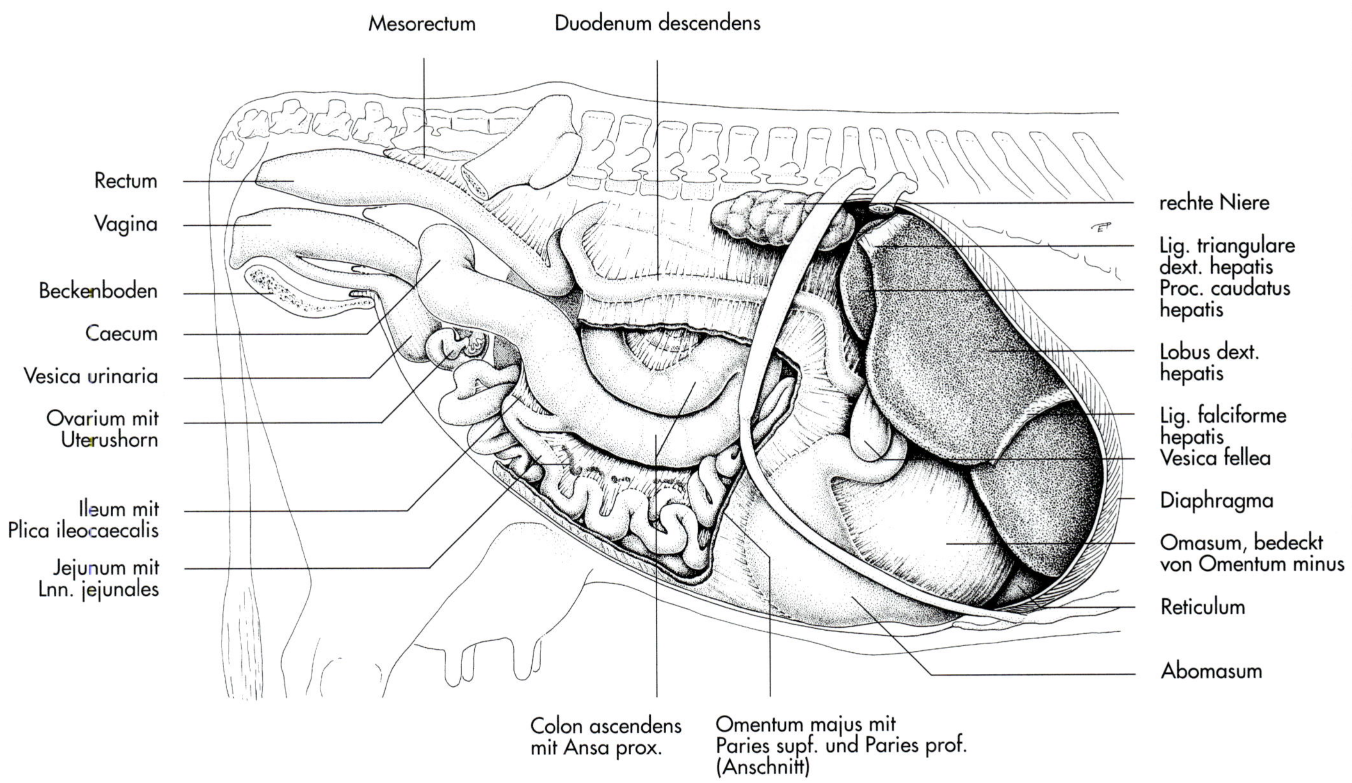

Abb. 7-75. Schematische Darstellung der Bauch- und Beckenorgane des Rindes (Lateralansicht, Omentum majus eröffnet).

wölbende ventrale Pansensack beteiligt sich also an der Bildung der Netzbeutelwand. Durch die Fixierung der linken und rechten Kanten der Bursa omentalis ist diese wie eine Hängematte quer durch die Bauchhöhle aufgespannt. Der vom Paries prof. begrenzte Raum dorsal dieser Hängematte wird als **Recessus supraomentalis** bezeichnet, beherbergt das gesamte Darmkonvolut und ist nur von kaudal rechts vor dem Eingang in die Beckenhöhle weit offen zugänglich. Beim trächtigen Tier kann sich das gravide Uterushorn in den Rec. supraomentalis erstrecken (Abb. 7-76).

Der **Zugang zur Netzbeutelhöhle** erfolgt durch das **Foramen epiploicum** und führt zuerst in den **Netzbeutelvorhof.** Dieser steht dorsal über der kleinen Kurvatur des Labmagens mit der Netzbeutelhöhle in Verbindung.

Das spaltförmige **Foramen epiploicum** seu **Foramen omentale** befindet sich, wie bei anderen Haussäugetieren auch, kaudal vom **Processus caudatus der Leber, ventral der kaudalen Hohlvene** und **dorsal der Pfortader.** Aus Lage und Verlauf des großen Netzes beim Wiederkäuer ergibt sich, daß beim Öffnen der Bauchhöhle von rechts zunächst der Paries supf. des großen Netzes sichtbar wird. Wird diese Serosadoppellamelle durchtrennt, gelangt man in die Netzbeutelhöhle und erblickt den Paries prof. Wird dieser auch durchtrennt, gelangt man in den Rec. supraomentalis, der das Darmkonvolut enthält (Abb. 7-76).

Blutversorgung des Wiederkäuermagens

Die **Arterien** für die Abschnitte des Magens beim Wiederkäuer stammen, wie auch bei den übrigen Haussäugetieren, aus der **A. coeliaca.** Außer den drei großen Ästen, der **A. lienalis,** der **A. gastrica sinistra** und der **A. hepatica** zweigen beim Wiederkäuer zusätzlich eine **A. ruminalis sinistra** und eine **A. ruminalis dextra** ab.

Die **A. lienalis** entläßt, bevor sie in der Milz endet, die **A. ruminalis dext.** Diese verläuft in der rechten Pansenlängsfurche bis zur kaudalen Querfurche, die sie auch noch durchzieht. Sie gelangt nachfolgend zwischen den beiden Pansenblindsäcken auf die linke Seite. Die **A. ruminalis sinistra** verläuft auf der rechten Seite des dorsalen Pansensackes bis zur kranialen Querfurche. Sie zieht zwischen Netzmagen und Pansen durch die kraniale Querfurche auf die linke Seite des Pansens und verläuft in der linken Pansenlängsfurche kaudal. Aus dem Anfangsteil der A. ruminalis sin. entspringt die **A. reticularis** für die Versorgung des Netzmagens.

Die **A. gastrica sinistra** zieht vorerst ebenfalls rechts vom Pansen, erreicht den Blättermagen und den Labmagen und verläuft anschließend entlang der kleinen Kurvatur des Labmagens, um schließlich mit der **A. gastrica dextra,** die aus der **A. hepatica** entspringt**,** zu anastomosieren. In Höhe des Blättermagens geht aus der **A. gastrica sinistra** die **A. gastroepiploica sinistra** hervor, die entlang der großen Kurvatur des Labmagens verläuft und mit der A. gastroepiploica dext., die aus der A. hepatica stammt, anastomosiert.

Der Blättermagen, der aus dem linksseitigen Teil der kleinen Kurvatur des Magens entstanden ist, wird entsprechend von Ästen der A. gastrica sin. mit Blut versorgt.

Beim Wiederkäuer besteht damit in der Regel ein **doppelt angelegter perigastrischer Gefäßkreis** um den Labmagen, der die A. gastrica sin. mit der A. hepatica verbindet. Aus der A. gastrica sin. gehen zudem Äste an den Blättermagen.

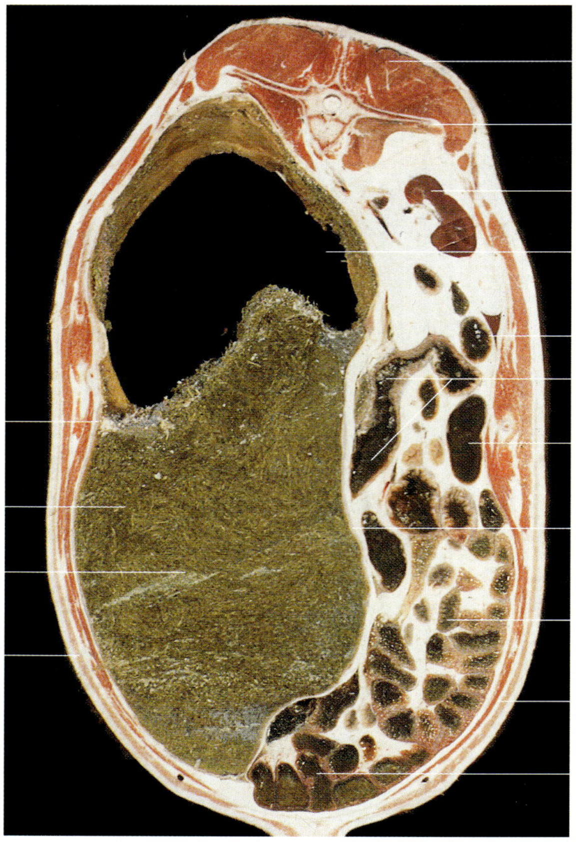

Abb. 7-76. Querschnitt durch den Rumpf eines Rindes in Höhe des 3. Lendenwirbels mit intrathorakal gelegenen Bauchorganen (Kaudalansicht).

Die **Venen** des Wiederkäuermagens verlaufen parallel zu den Arterien und münden in die **Pfortader.**

Innervation

Die Innervation des Wiederkäuermagens ist vegetativ. Die aus dem **Plexus coeliacus** stammenden **sympathischen Fasern** bilden einen **Plexus gastricus,** einen **Plexus ruminalis dexter** und einen **Plexus ruminalis sinister.** Letzterer gibt Äste auch an die Haube und die Milz ab. Die **parasympathischen Äste** stammen aus dem **N. vagus.** Bei den Wiederkäuern steht der Truncus vagalis dors., bereits vor seiner Aufteilung, durch einen links vom Ösophagus gelegenen R. communicans mit dem Truncus vagalis ventr. in Verbindung. Aus dem **Truncus vagalis dorsalis** entstammt der **Ramus ruminalis dexter** und der **Ramus ruminalis sinister.** Zusätzlich werden Äste an den Schleudermagen, an den Netzmagen, an die Magenrinne, den Blättermagen und an den Labmagen abgegeben.

Der **Truncus vagalis ventralis** entläßt Äste an den Schleudermagen, an die Haube, an die Magenrinne, an die kleine Kurvatur des Labmagens und an den Pylorus. Ebenfalls aus dem ventralen Vagusstamm gelangen Rami an die Leber und an das Duodenum.

Lymphknoten

Die Lymphknoten des Wiederkäuermagens sind vorwiegend auf der rechten Seite angeordnet. Sie gehören zum **Lymphocentrum coeliacum.** Die **Lymphonodi lienales,** die auch **Lymphonodi atriales** genannt werden, liegen in der Nähe der Milz und der Kardia. Sie sind Sammelstation der Lymphe aus sämtlichen Lymphknoten des Magens.

Die **Lymphonodi ruminales dextri** und **sinistri** befinden sich in der rechts- bzw. linksseitigen Pansenlängsfurche. Die **Lymphonodi ruminales craniales** liegen in der kranialen Pansenquerfurche verborgen. Die **Lymphonodi reticulares** befinden sich auf der dorsalen bzw. pansenseitigen Fläche des Netzmagens. Für den Blättermagen sind die **Lymphonodi omasiales** zuständig. Sie liegen an seiner großen Kurvatur. Die **Lymphonodi ruminoabomasiales** finden sich zwischen Netzmagen, Labmagen und Atrium ruminis. Die **Lymphonodi abomasiales dorsales** reihen sich entlang der kleinen Kurvatur des Labmagens. Ventrale Labmagenlymphknoten sind inkonstant und können an dessen großer Kurvatur vorkommen.

Mittel- und Enddarm (Intestinum)

Der **Darm (Intestinum, griech. Enteron = Darm)** beginnt kaudal des Magenausgangs und endet mit dem Anus. Als **Dünndarm (Intestinum tenue)** wird der zwischen Pylorus und Blinddarm gelegene Abschnitt, als **Dickdarm (Intestinum crassum)** der vom Caecum bis zum Anus reichende Teil bezeichnet. Beide Abschnitte unterscheiden sich allerdings nicht immer in ihrem Kaliber, wie dies die Benennung vermuten ließe (Abb. 7-84ff.).

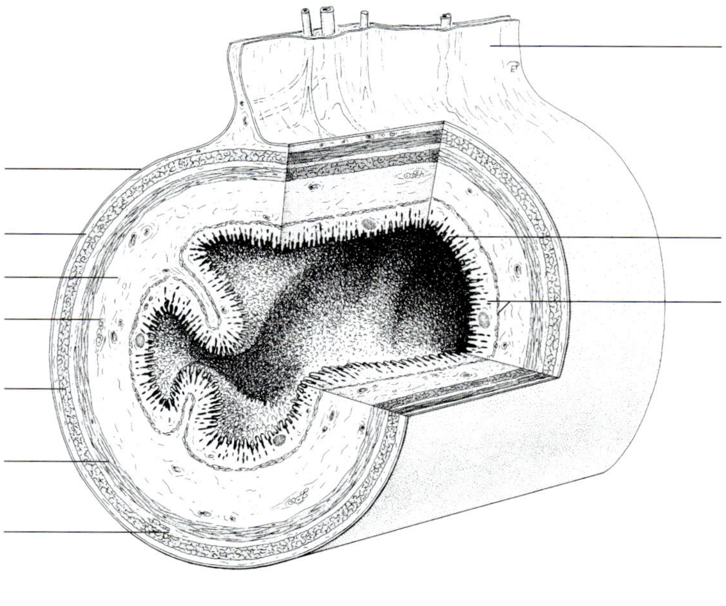

Abb. 7-77. Schematische Darstellung der Schichten des Darmrohrs mit dorsalem Gekröse.

Die **Gesamtlänge** des Darms, die nach dem Tode und nach dessen Erschlaffung gemessen wird, entspricht nicht der beim lebenden Tier. Entsprechend der Ernährungsweise haben jedoch Hund und Katze einen wesentlich kürzeren Darm (das Drei- bis Vierfache der Körperlänge) als Pflanzenfresser (bis zum Fünfundzwanzigfachen der Körperlänge).

Bau der Darmwand

Die Darmwand (Abb. 7-77) besteht, wie auch der Magen, von innen nach außen aus:

- Schleimhaut (Tunica mucosa),
- Unterschleimhaut (Tela submucosa),
- Muskelschicht (Tunica muscularis) und
- Bauchfellüberzug (Tunica serosa).

Das Epithelium mucosae der **Darmschleimhaut (Tunica mucosa)** ist einschichtig, hochprismatisch und von schleimsezernierenden Becherzellen durchsetzt. Im gesamten Darmrohr sind in der Lamina propria mucosae gerade, unverzweigte **Schlauchdrüsen (Glandulae intestinales, Lieberkühn-Drüsen)** eingesenkt (Abb. 7-78 u. 79).

Die Schleimhautoberfläche wird im **Dünndarm** durch fingerförmige Ausstülpungen, die **Darmzotten (Villi intestinales)** erheblich vergrößert. Diese tragen entscheidend zur Oberflächenprofilierung der inneren Darmoberfläche und damit zur Vergrößerung der Resorptionsfläche bei. Für ihre Funktion ist die Vaskularisation von großer Bedeutung. In jede Darmzotte zieht eine **Arteriole,** die sich an der Spitze in ein **Kapillarnetz** auflöst. In Basisnähe münden die Kapillaren in eine **Venole.** Die in die Darmzotten hineinragenden **Lymphkapillaren** besorgen den Abtransport der Produkte der Fettverdauung.

In der Wand des **Dickdarms** sind **keine Darmzotten** vorhanden, **allein Darmkrypten** sind als **Schlauchdrüsen (Glandulae intestinales)** entwickelt. Die Kapillaren bilden hier, ähnlich wie im Bereich des Magens, ein subepitheliales wabenförmiges Netz. Im Dickdarm treten vermehrt schleimproduzierende Becherzellen auf, deren muzinhaltiges Sekret dem Darminhalt beigemengt wird und damit die Faezes gleitfähiger werden läßt. Der Dickdarm dient zusätzlich der Rückresorption von Wasser und damit der Eindickung des Kotes. (Näheres siehe Lehrbücher der Histologie und der Physiologie.)

Die **lymphatischen Einrichtungen** der Darmwand sind für die Abwehr gegen eindringende Keime von großer Bedeutung. So finden sich in der gesamten Wand des Dünndarms eine große Anzahl von Einzellymphknötchen (Lymphonoduli solitarii) und zusätzlich **Peyer-Platten (Lymphonoduli aggregati).** Letztere erscheinen im **Ileum** besonders ausgeprägt und ragen beim Pferd in das Zäkum hinein.

Beim Rind können die Peyer-Platten hier Längen bis zu 25 cm erreichen. Sie zeichnen sich durch ihre unregelmäßige, siebförmige Oberfläche aus. Für gewöhnlich erstreckt sich eine dieser Peyer-Platten durch das Ostium ileale bis in den Dickdarm. Beim Schwein sind im Jejunum und Ileum große plattenartige Lnn. aggregati eingelagert. Eine Platte reicht über das Ostium ileale in das Colon ascendens. Bei der Katze ist eine auffallende Häufung von Lymphfollikeln in der Schleimhaut der Blinddarmspitze zu finden.

Die **Unterschleimhaut (Tela submucosa)** besteht aus lockerem Bindegewebe, sie führt Blut- und Lymphgefäße, z.T. Lymphknötchen sowie vegetative Nervengeflechte. In dieser Darmschicht liegen meist kettenartig verknüpft die **Ganglien des Plexus nervorum submucosus (Meissner-Plexus)** zur vegetativen, intramuralen Innervation der Darmdrüsen, der glatten Muskulatur und der Gefäßwände. Im Anfangsabschnitt des Duodenum liegen zudem verzweigte

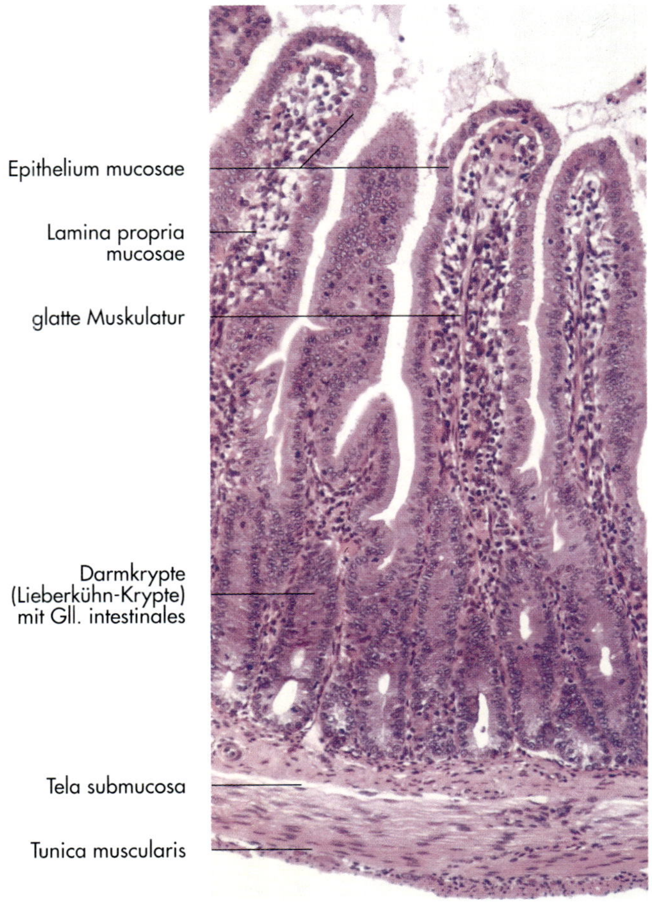

Abb. 7-78. Histologisches Schnittbild durch die Wand des Jejunum einer Katze mit Darmzotten und Darmkrypten.

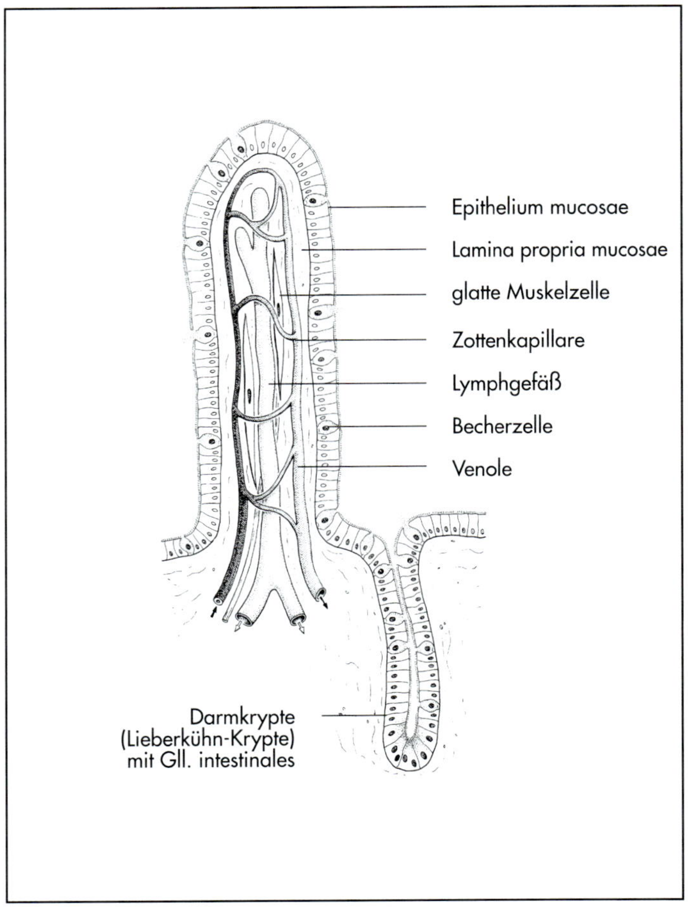

Abb. 7-79. Schematische Darstellung einer Darmzotte und einer Darmkrypte.

Schlauchdrüsen (Glandulae duodenales, Brunner-Drüsen).

Die **Muskelschicht (Tunica muscularis)** besteht aus einer dickeren inneren Ringmuskelschicht und einer schwächeren äußeren Längsmuskelschicht. Die Ringmuskelschicht bildet im Bereich des Afters den M. sphincter ani int. Die **äußere Längsmuskelschicht** ist bei einigen Tierarten wie z. B. beim Pferd und beim Schwein zu sog. **Bandstreifen (Tänien)** zusammengezogen, zwischen denen sich die Darmwand nach außen vorwölbt und zu sog. **Poschen (Haustra)** wird.

Die **Bauchfellschicht (Tunica serosa)** bildet die Auskleidung der **Bauchwand (Peritoneum)** und den **äußeren Überzug des Darms.** Der stellt also die Fortsetzung des dorsalen Gekröses **(Mesenterium)** dar, dessen beiden Blätter in Darmnähe auseinanderweichen und das Darmrohr umgeben. Im Mesenterium verlaufen die Leitungsbahnen, die den Darm versorgen.

Die **Lymphgefäße des Darms** ziehen zu folgenden **Lymphknotengruppen:** Lnn. portales, pancreaticoduodenales, mesenterici cran., caecales, jejunales, colici und anorectales.

Innervation

Die Innervation des Darmrohrs erfolgt über das **vegetative Nervensystem. Intramural** gelegene Ganglien verbinden sich **plexusartig** in und zwischen den Schichten der Darmwand. Man unterscheidet in der Tela submucosa den Plexus nervorum submucosus (Meissner-Plexus) und den zwischen den Schichten der Muskelwand gelegenen Plexus nervorum myentericus (Auerbach-Plexus). Beide Plexus stehen über ein subseröses Nervengeflecht mit anderen vegetativen Geflechten und mit den **prävertebralen Ganglien** der Bauchhöhle in Verbindung. Übergeordnete Zentren im Zentralnervensystem beeinflußen die Darmaktivität. Aufgrund der zahlreichen Ganglienzellen und Nervenplexus, die lokal in die Darmwand eingelagert sind, bewahrt dieser eine gewisse funktionelle Autonomie.

Dünndarm (Intestinum tenue)

Im Dünndarm finden **Verdauung** und **Resorption** statt. Verdauung ist der enzymatische Abbau der Nährstoffe in resorbierbare Bestandteile. Wichtigste Enzymquelle sind die Sekrete der **Bauchspeicheldrüse (Pancreas).** Zur Fettverdauung müssen die Fette durch die **Gallensäuren** der Gallenflüssigkeit emulgiert werden.

Die **Schleimhaut** des Darms besitzt resorbierende und schleimbildende Zellen im Epithel sowie endokrine Zellen, die die Pankreassekretion sowie die Gallenblasen- und Darmmotorik steuern (Abb. 7-78 u. 79). Sie enthält abschnittsweise zahlreiche **Lymphfollikel (Noduli solitarii).**

Größere Ansammlungen lymphatischen Gewebes werden als **Noduli aggregati (Peyer-Platten)** bezeichnet. Letztere werden häufiger und im einzelnen auch flächenhaft ausgedehnter je näher sie am Übergang zum Dickdarm liegen.

Der Dünndarm setzt sich aus **drei Teilen** zusammen:

- Zwölffingerdarm (Duodenum),
- Leerdarm (Jejunum),
- Hüftdarm (Ileum).

Sämtliche Abschnitte sind über ein durchgehendes **dorsales Gekröse** mit der dorsalen Bauchwand verbunden. Dieses ist in den meisten Abschnitten auffällig lang und ermöglicht dem Dünndarm eine große Beweglichkeit. Lediglich das Duodenum ist bei Pferd und Wiederkäuern durch ein relativ kurzes dorsales Gekröse (Mesoduodenum) in seiner Position fixiert.

Zwölffingerdarm (Duodenum)

Der Zwölffingerdarm ist an der dorsalen Bauchwand mit dem **Mesoduodenum** als dem vorderen Teil des Mesenterium dors. befestigt. Dieses ist bei Pferd und Wiederkäuern kurz, bei Schwein, Hund und Katze lang (Abb. 7-84ff.). Lediglich die Pars cran. duodeni besitzt mit dem Lig. hepatoduodenale einen Überrest des sonst vollständig zurückgebildeten ventralen Darmgekröses, in dem der Ausführungsgang der Leber – der Gallengang (Ductus choledochus) – verläuft.

Beim Hund ermöglicht ein relativ langes Mesoduodenum in Verbindung mit dem ebenfalls ausgedehnten kleinen Netz weit ausholende Verlagerungen des Magens. Bei gastraler Überladung und heftiger Bewegung des Tieres kann sich hieraus das äußerst gefährliche Bild einer **Torsio ventriculi,** vorzugsweise bei mittelgroßen und großen Hunderassen entwickeln.

Aus dem Pförtner **(Pylorus)** des Magens zieht die Pars cranialis duodeni zur rechten Bauchwand, schlägt sich dort als **Flexura duodeni cranialis** kaudal um, zieht als **Pars descendens duodeni** bis zum Beckeneingang und schlägt sich dort zur Mitte hin um. Diese Umschlagstelle heißt **Flexura duodeni caudalis**. Sie umschließt die kraniale Gekrösewurzel. Als **Pars ascendens duodeni** läuft der Zwölffingerdarm nun ein kurzes Stück kranial und geht schließlich in der ventral gerichteten **Flexura duodenojejunalis** in das Jejunum über.

Im **Gekröse** der **Pars descendens duodeni** findet sich stets der **rechte Schenkel des Pankreas.** Das Ende des Duodenums wird durch den kranialen Rand der **Plica duodenocolica** markiert. Beim Menschen ist das Duodenum durch die Ausdehnung der **Duodenaldrüsen (Brunner-Drüsen)** begrenzt und definiert. Da diese Drüsen bei den Haussäugetieren tierartlich unterschiedlich weit in den Dünndarm reichen, wählte man in der Veterinäranatomie die **Plica duodenocolica** als Grenze für das Duodenum (Abb. 7-80 u. 82).

In den Anfangsteil des Duodenum münden die Ausführungsgänge der Bauchspeicheldrüse und der Ductus choledochus (Abb. 7-81). (Näheres siehe im Abschnitt »Anhangsdrüsen« dieses Kapitels.)

Leerdarm (Jejunum)

Die Darmschlingen des Leerdarms sind am **dorsalen Gekröse (Mesojejunum)** aufgehängt, das ihnen weite Beweglichkeit in der Bauchhöhle gestattet (Abb. 7-84ff.).

Beim Hund und bei der Katze liegen die Leerdarmschlingen dem **Paries profundus des großen Netzes** auf. Sie nehmen den Raum zwischen Leber und Magen kranial und der Harnblase kaudal ein.

Beim Schwein ist das Jejunum ebenfalls an einem langen Gekröse befestigt. Es nimmt zusammen mit dem Kolonkonvolut den **kaudoventralen Bereich** der Bauchhöhle ein. Das Jejunum verläuft bei dieser Tierart vorzugsweise im **rechten Teil** des Bauchraumes, da die linke Bauchraumhälfte, links der Gekrösewurzel, meist durch Schlingen des Dickdarms (Kolonkegel) ausgefüllt wird (Abb. 7-86). Nur einzelne Schlingen liegen kranial und kaudal vom Colon ascendens an der linken Bauchwand. Bei größerer Magenfüllung wird der Kolonkegel kaudal gedrückt, so daß Jejunumschlingen vermehrt auch auf die linke Seite gelangen können.

Bei den Wiederkäuern, bei denen der Pansen die gesamte linke Hälfte der Bauchhöhle einnimmt, gelangt das Jejunum mit den übrigen Darmteilen auf die **rechte Seite.** Es liegt gemeinsam mit dem Colon ascendens im **Recessus supraomentalis** (frühere Bezeichnung Rec. intestinalis) über dem Paries prof. des Omentum majus. Die Ursprungslinie des Mesojejunum an der dorsalen Bauchwand ist sehr kurz, ist um die zentrale A. mesenterica cran. gedreht und wird auch als **Gekrösewurzel (Radix mesenterii)** bezeichnet. Seine Ansatzlinie am Jejunum dagegen ist sehr lang, weshalb das Jejunalgekröse ausgebreitet fächerförmig ist. Das Jejunum setzt kranzartig dem Außenbogen dieses Fächers an und wird deshalb auch als **Kranzdarm** bezeichnet (Abb. 7-85). Bei Wiederkäuern und Schweinen ist das zur Kolonscheibe bzw. dem Kolonkegel eingedrehte Colon ascendens flächig mit der rechten Seite des Mesojejunum verklebt.

In der Schleimhaut ist reichlich lymphatisches Gewebe verteilt; es kommen sowohl **Lymphonoduli solitarii** als auch **Peyer-Platten** vor. Letztere können bis zu 25 cm Länge erreichen und zeichnen sich durch ihre unregelmäßig siebförmige Oberfläche aus. Eine dieser **Peyer-Platten** erstreckt sich des öfteren durch das Ostium ileale bis in den Dickdarm.

Beim Pferd liegt das Jejunum im **linken dorsalen Quadranten** der Bauchhöhle. Das Mesojejunum ist auffällig lang und gestattet den Darmschlingen große Beweglichkeit (Abb. 7-87). Dadurch sind u. a. Verlagerungen in das **Foramen omentale (epiploicum)** über das Milz-Nieren-Band und in den **Processus vaginalis** möglich. Die Darmpassage und die Blutversorgung des Darms können auf diese Weise erheblich beeinträchtigt werden. Außerdem wird die »freie« Beweglichkeit des Mesenteriums als Ursache für Darminvaginationen, Darmverdrehungen und Darmverschlingungen verantwortlich gemacht.

Hüftdarm (Ileum)

Der Hüftdarm ist ein relativ kurzer Darmabschnitt. Dieser zeichnet sich durch eine kräftige Muskelschicht und durch vermehrt auftretende **Peyer-Platten** aus. Definitionsgemäß handelt es sich dabei um den Dünndarmabschnitt, an

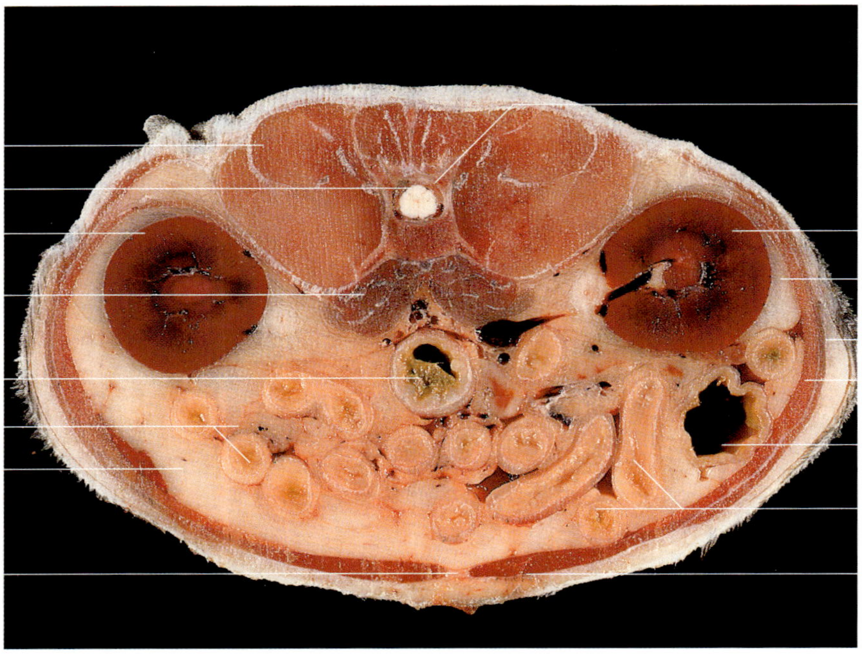

Abb. 7-80. Querschnitt durch die Bauchhöhle einer Katze (Kaudalansicht), aus König, Anatomie der Katze, 1992.

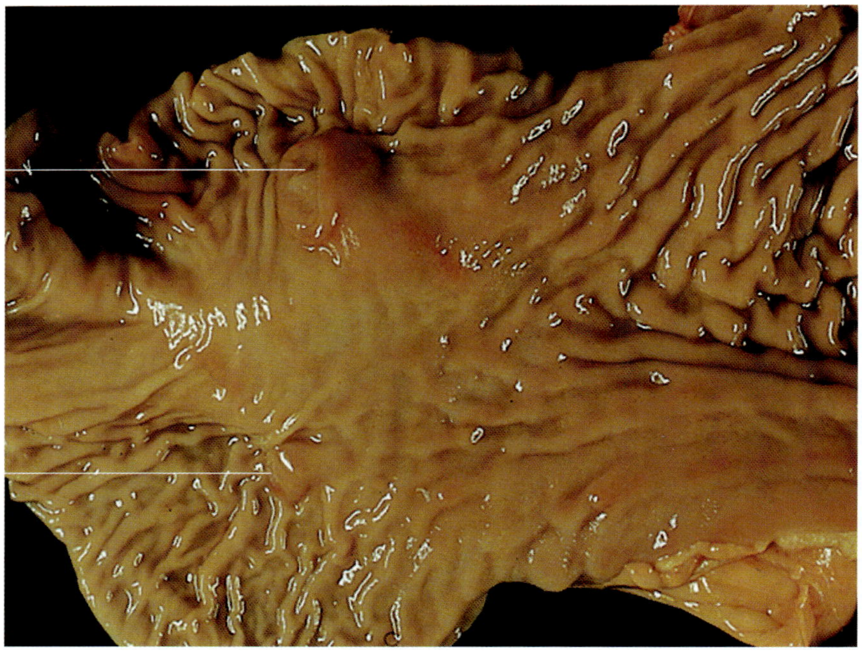

Abb. 7-81. Aufsicht auf die Duodenalschleimhaut mit Faltenbildung eines Pferdes.

dem die **Plica ileocaecalis** antimesenterial befestigt ist. Die kräftige Muskelschicht sorgt gemeinsam mit einem submukösen Venenplexus dafür, daß der Darminhalt nur in Richtung Caecum, nicht aber zurücktransportiert wird (Abb. 7-83 u. 84ff.).

Dysfunktionen, die mit Störungen der vegetativen Innervation einhergehen, führen beim Pferd zu einer andauernden Kontraktur der Ileummuskulatur, deren Schmerzhaftigkeit sich als mögliche Form der Kolik äußert und zum Darmverschluß führt. Bei der transrektalen Palpation erscheint in diesem Fall das Ileum des Pferdes als ein harter, glattwandiger von links unten nach rechts oben in der Flankengegend aufsteigender »Strang«.

Das Ileum endet mit der **Papilla ilealis,** die an der Grenze zwischen Caecum und Colon ascendens liegt. Beim Pferd findet sich diese Öffnung auf der linken Seite der Basis caeci.

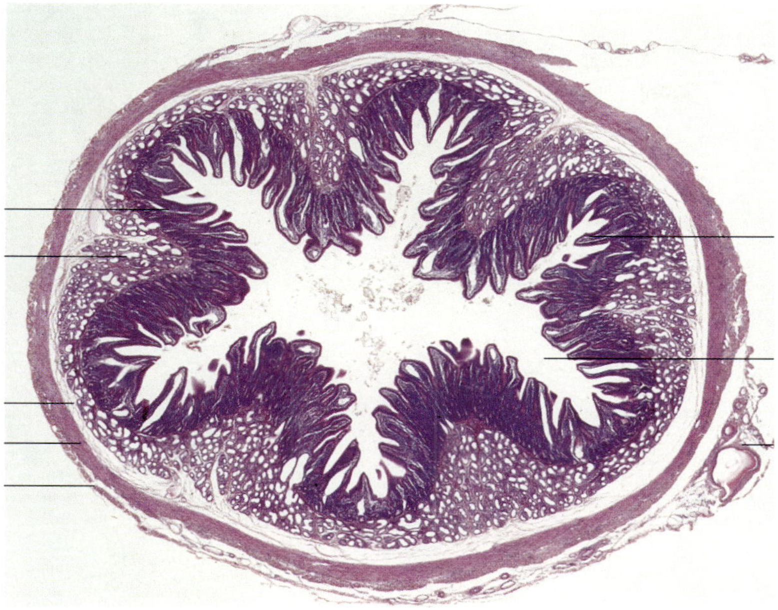

Abb. 7-82. Histologisches Schnittbild durch das Duodenum einer Katze, aus Liebich, Funktionelle Histologie, 1999.

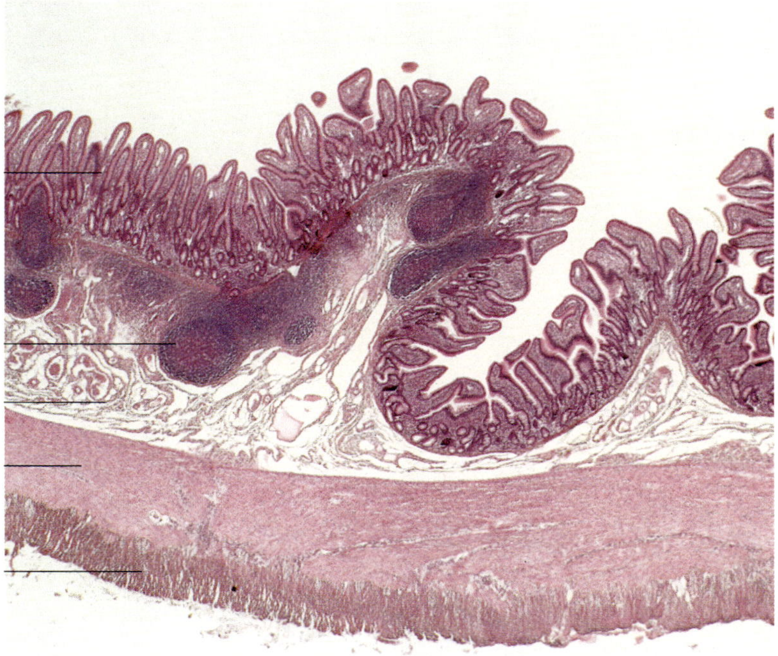

Abb. 7-83. Histologisches Schnittbild durch das Ileum eines Hundes.

Dickdarm (Intestinum crassum)

Bei allen Haussäugetieren lassen sich folgende Abschnitte am Dickdarm unterscheiden, nämlich der:

- **Blinddarm (Caecum),**
- **Grimmdarm (Colon),**
  - Colon ascendens,
  - Colon transversum,
  - Colon descendens,
- **Mastdarm (Rectum).**

Blinddarm (Caecum)

Der Blinddarm ist ein blind endendes Darmrohr, das durch die Einmündung des Ileum abgegrenzt wird (Abb. 7-84ff., 89 u. 90). Beim Hund ist der Blinddarm kurz und verläuft **korkenzieherartig.** Bei der Katze ist das Caecum noch kürzer als beim Hund und entspricht der Form eines **Kommas.**

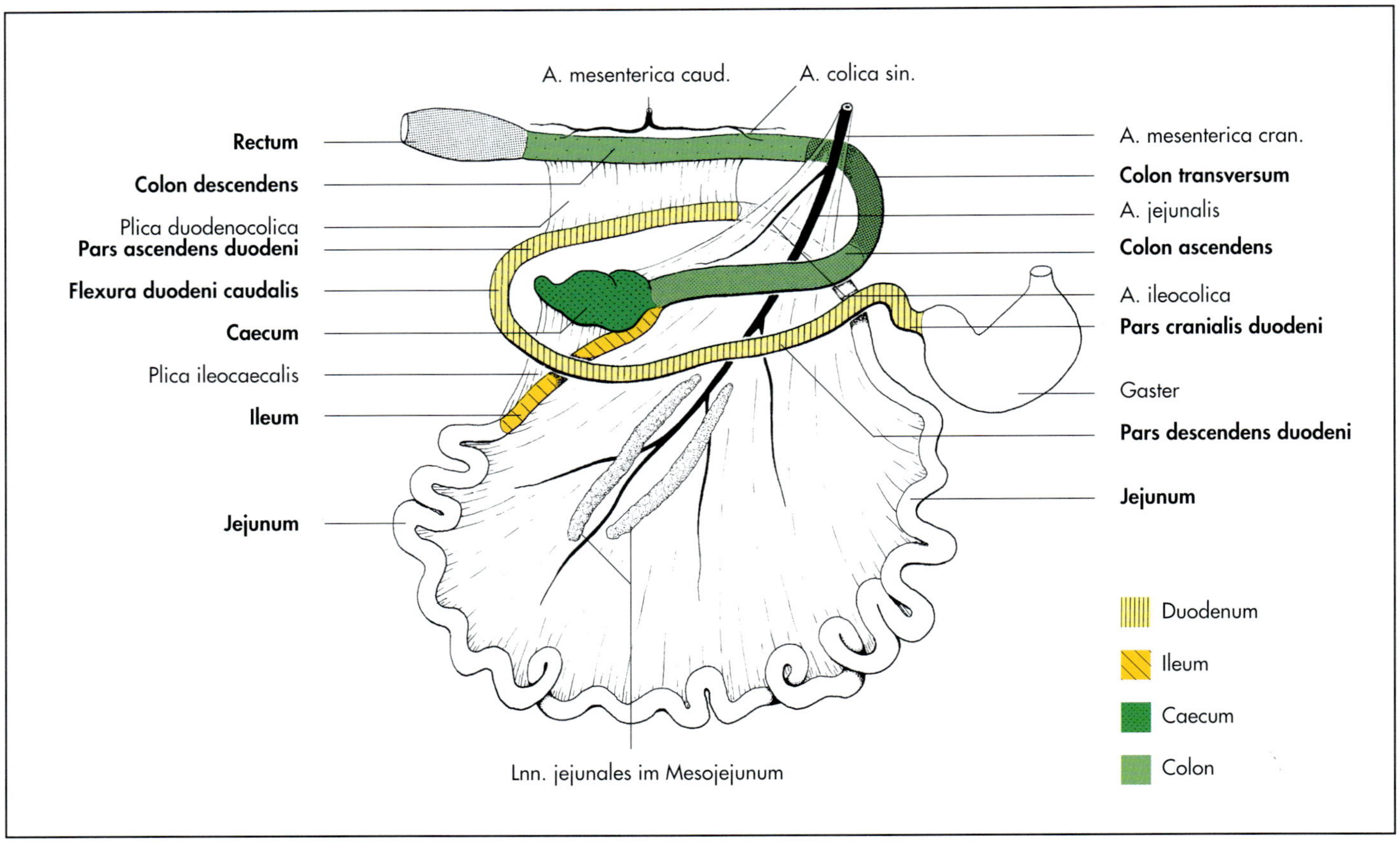

Abb. 7-84. Schematische Darstellung vom Darm des Hundes, nach Ghetie, 1958.

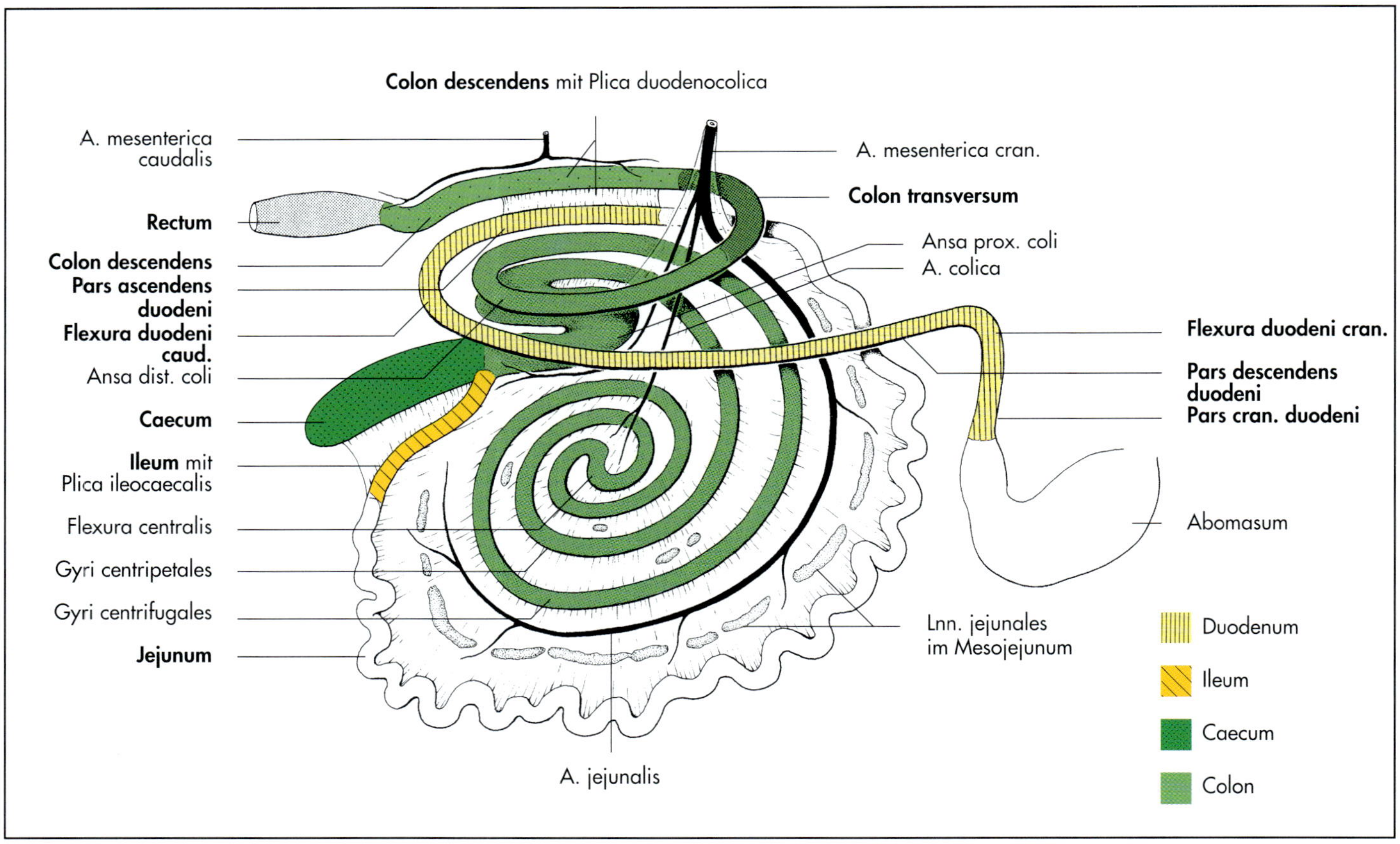

Abb. 7-85. Schematische Darstellung vom Darm des Rindes, nach Ghetie, 1958.

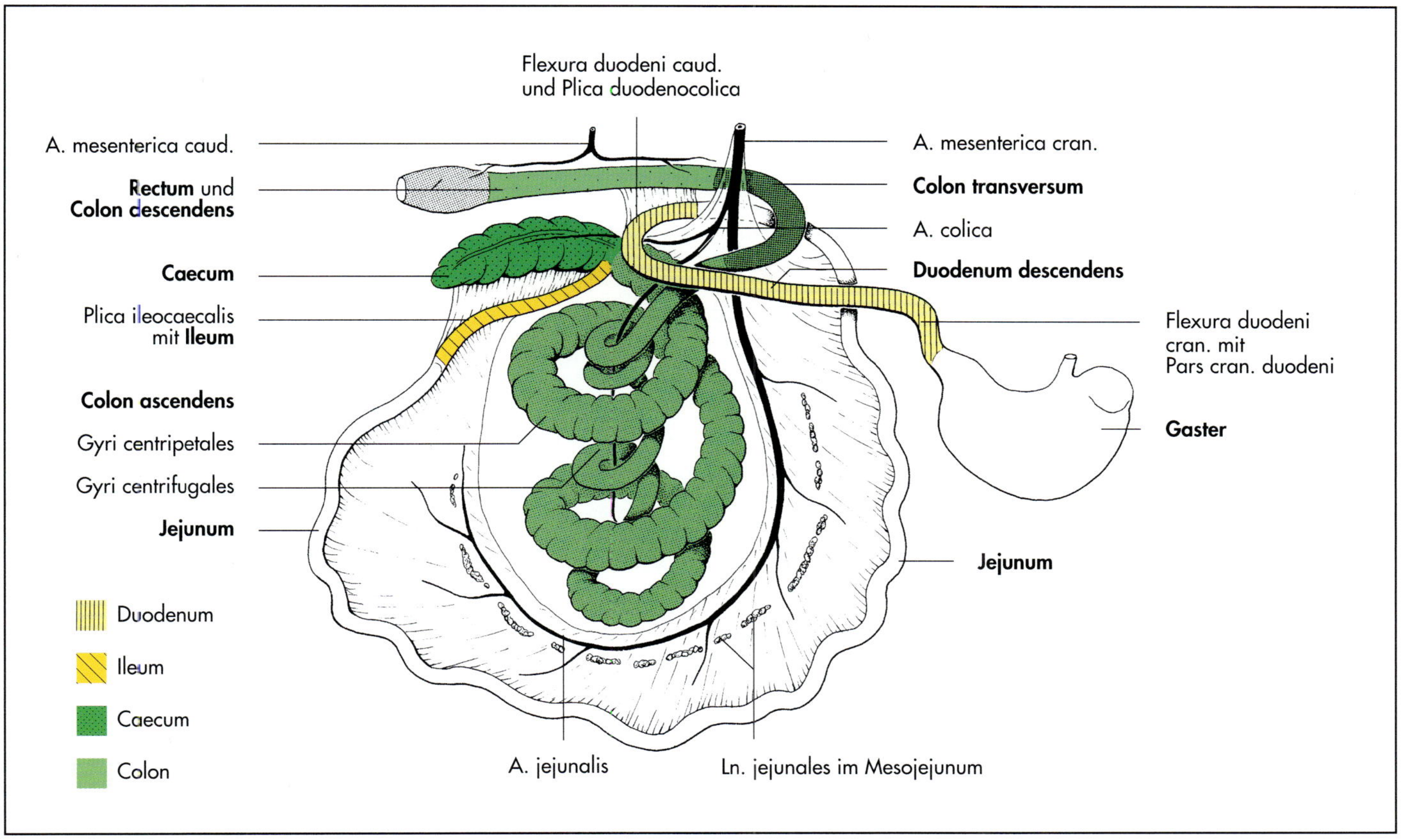

Abb. 7-86. Schematische Darstellung vom Darm des Schweines, nach Ghetie, 1958.

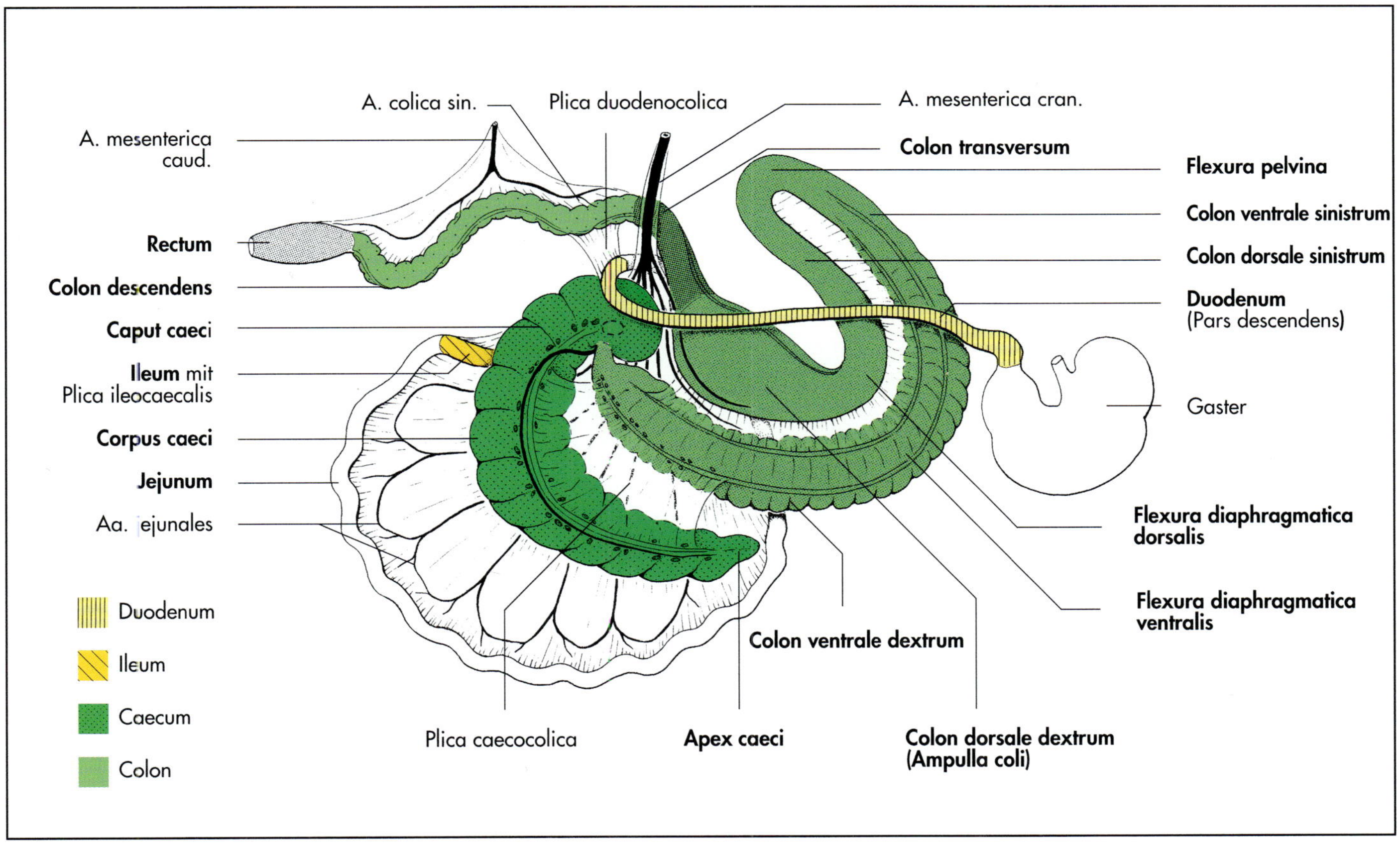

Abb. 7-87. Schematische Darstellung vom Darm des Pferdes, nach Ghetie, 1958.

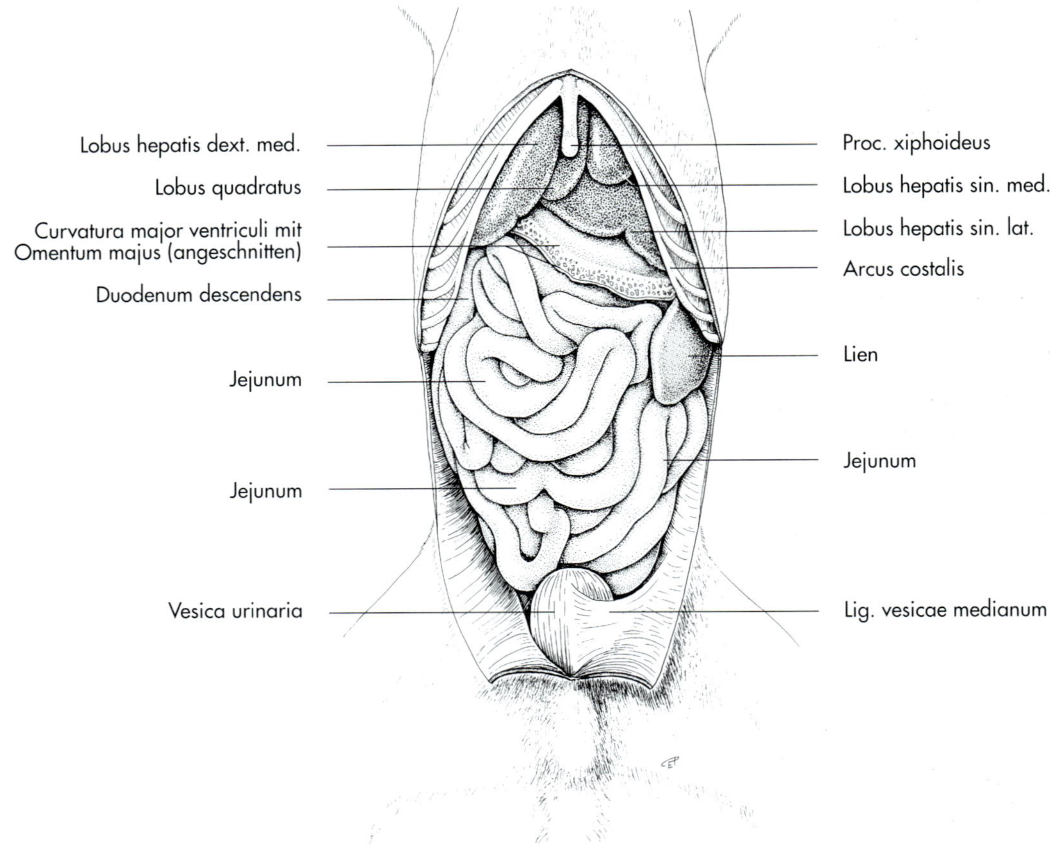

Abb. 7-88. Schematische Darstellung von Organen der Bauchhöhle des Hundes nach Entfernung des großen Netzes.

Blinddarm des Pferdes

Beim Pferd ist das Zäkum auffallend groß (Fassungsvermögen bis zu 30 l). Es nimmt die **ganze rechte Flanke** ein und besteht aus **Kopf (Caput caeci), Körper (Corpus caeci)** und **Spitze (Apex caeci).** Der Blinddarmkopf ist rechts an der dorsalen Bauchwand in der Lendengegend bindegewebig verankert, also nicht vom Bauchfell bedeckt. Die Blinddarmspitze zieht ventral zwischen die beiden ventralen Kolonlagen nach vorne und zeigt, etwa in Höhe einer gedachten Ebene zum Ellbogen, leicht nach links (Abb. 7-87, 90 u. 91).

Der **Blinddarmkopf** gehört entwicklungsgeschichtlich bereits zum Colon ascendens. Deshalb spricht man auch beim Pferd von einem **Ostium ileale** (frühere Bezeichnung Ostium ileocaecale), obwohl sich das Ileum nicht wie bei den anderen Haussäugetieren auf der Grenze zum Colon ascendens öffnet, sondern in das Zäkum mündet. Den Übergang vom Zäkum in das Colon ascendens stellt das **Ostium caecocolicum** dar. Dieser Übergang befindet sich auf einer Querebene mit der Papilla ilealis. Das Ostium caecocolicum hat die Form eines handbreiten transversalen Schlitzes. Beim toten Tier passen allerdings nur wenige Finger hindurch. Die **Papilla ilealis** springt als zylindrischer Zapfen in die Basis caeci vor. Sie begrenzt das **Ostium ileale** und enthält den **M. sphincter ilei.** Ein hier eingelagerter Venenplexus kann in Abhängigkeit vom Muskeltonus durch Schwellung das Ostium ileale verschließen.

Die **Außenfläche** des Blinddarms wird von **vier Bandstreifen (Taeniae)** gegliedert, die zwischen sich **vier Poschenreihen (Haustra)** einschließen. Bei den Bandstreifen handelt es sich um gebündelte **Längsmuskelfaserzüge** der Tunica muscularis der Darmwand, die die Peristaltik bewerkstelligen (Abb. 7-90 u. 91).

Jede der vier Tänien weist eigene Charakteristika auf; so verlaufen mit dem lateralen und dem medialen Bandstreifen die großen **Leitungsbahnen.** Darüber hinaus sind an diesen zahlreiche **Blinddarmlymphknoten (Lymphonodi caecales)** gelegen.

Die **laterale Tänie** ist zudem durch die **Plica caecocolica** am Colon ascendens befestigt und so von der medialen zu unterscheiden. Die **dorsale Tänie** bietet der **Plica ileocaecalis** Ansatz, während die **ventrale frei** bleibt. Bei den **Haustra** handelt es sich um aufeinanderfolgende Aussackungen des Darmlumens, die nach innen jeweils von einer vorspringenden Falte begrenzt werden (Abb. 7-87).

Das Zäkum des Pferdes fungiert als **erste Gärkammer** für die **Zelluloseverdauung.** Sein Inhalt wird über die Öffnung zum Colon (Ostium caecocolicum) an dieses weitergegeben. Die **Papilla ilealis** verhindert den rückläufigen Transport. Störungen der Blinddarmfunktion mit Eindickung seines Inhaltes führen zu Blinddarmkoliken.

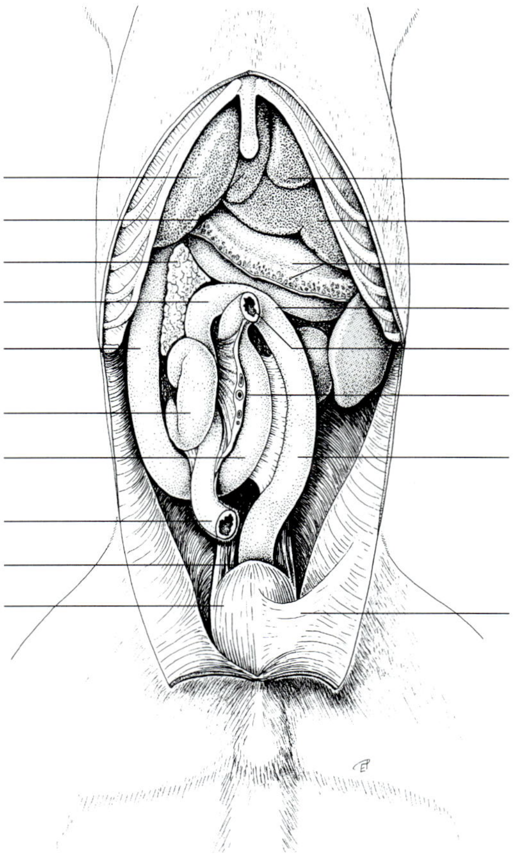

Abb. 7-89. Schematische Darstellung von Organen der Bauchhöhle des Hundes nach Entfernung des großen Netzes und der Jejunalschlingen, nach Dyce, Sack und Wensing, 1991.

Blinddarm des Schweines und der Wiederkäuer

Beim Schwein liegt der Blinddarm **links der Medianen**, dieser weist **drei Tänien** und **drei Poschenreihen** auf. Sein blindes Ende zeigt kaudal zum Eingang der Beckenhöhle (Abb. 7-86).

Bei den Wiederkäuern ist das Zäkum **relativ klein** und **rechts der Mittelebene** gelegen. Es ist, wie beim Schwein, kaudal ausgerichtet und überschreitet geringfügig die Linea terminalis. Am Blinddarm der Wiederkäuer gibt es weder Tänien noch Poschen (Abb. 7-75 u. 85).

Grimmdarm (Colon)

Der Grimmdarm ist der zweite Abschnitt des Dickdarms. Er gliedert sich in das rechte aufsteigende **Colon ascendens,** das vor der kranialen Gekrösewurzel querverlaufende **Colon transversum** und das links der Medianen absteigende **Colon descendens.** Diese Bezeichnungen sind allein von dem U-förmigen Verlauf dieses Darmabschnitts beim Menschen abgeleitet und treffen bei den Haussäugetieren nur für den Hund und die Katze zu. Bei allen anderen Haussäugetierarten ist vor allem das Colon ascendens großen Formveränderungen unterworfen (Abb. 7-84ff. u. 89).

Grimmdarm des Pferdes

Colon ascendens

Beim Pferd besitzt das Colon ascendens **doppelte Hufeisenform,** so daß **vier einzeln zu charakterisierende Längslagen** beschrieben werden können. Wegen seiner großräumigen Ausdehnung wird beim Pferd das Colon ascendens auch als »großes Kolon«, das Colon descendens hingegen als »kleines Kolon« bezeichnet (Abb. 7-87 u. 90).

Der erste Teil des Colon ascendens geht vom **Ostium caecocolicum** aus und verläuft nahezu parallel zum **rechten Rippenbogen,** von hinten oben nach vorne unten in die **Regio xiphoidea.** Dort schlägt sich dieser Darmteil in den zweiten Abschnitt **nach links** um und zieht ventral an der Bauchwand entlang zur **Beckengegend.**

Vor dem Eingang zur Beckenhöhle, etwas mehr rechts als links gelegen, erfolgt ein Umschlag um 180° nach dorsal und kranial **(Beckenflexur).** Von hier aus zieht der dritte Anteil des Colon ascendens auf der **linken Seite** zum **Zwerchfell.**

Am Diaphragma biegt das Colon ascendens nochmals von links nach rechts und verläuft als vierter und letzter Abschnitt wieder kaudal. Noch intrathorakal geht das Colon ascendens anschließend in das vor der kranialen Gekrösewurzel gelegene sehr kurze **Colon transversum** über (Abb. 7-87).

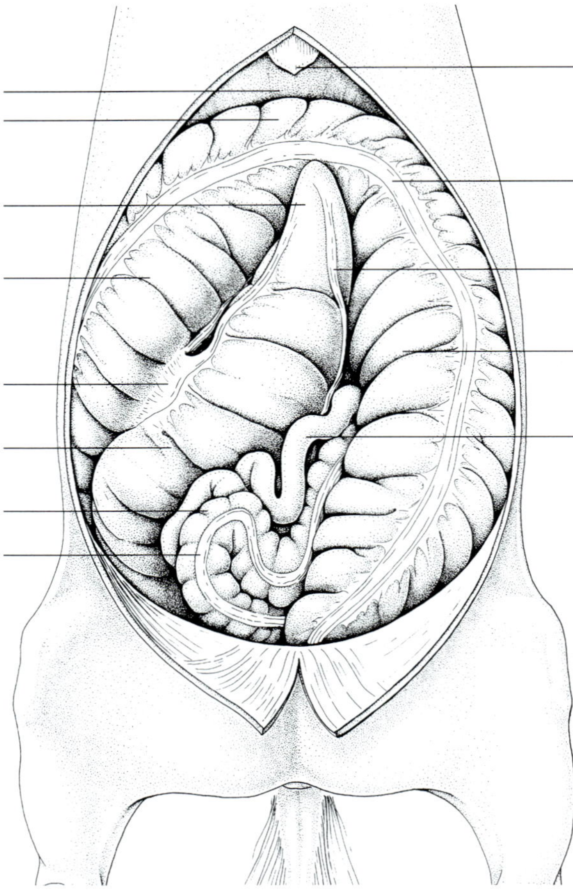

Abb. 7-90. Schematische Darstellung der Lage des Caecum und des Colon des Pferdes nach Öffnung der Bauchhöhle, nach Ghetie, Pastea und Riga, 1955.

Entsprechend der Lage seiner Abschnitte teilt man das **Colon ascendens** folgendermaßen ein:

- rechte ventrale Längslage (Colon ventr. dext.),
- ventrale Zwerchfellkrümmung (Flexura diaphragmatica ventr.),
- linke ventrale Längslage (Colon ventr. sin.),
- Beckenflexur (Flexura pelvina),
- linke dorsale Längslage (Colon dors. sin.),
- dorsale Zwerchfellkrümmung (Flexura diaphragmatica dors.) und
- rechte dorsale Längslage (Colon dors. dext.).

Jede der vier Längslagen ist nach ihrer Topographie und baulichen Beschaffenheit einzeln zu charakterisieren.

Die **beiden ventralen Längslagen** besitzen **vier Tänien** und ebenso viele dazwischen liegende **Poschenreihen.** Dorsal liegen jeweils **eine Taenia mesocolica lateralis** und **eine Taenia mesocolica medialis,** die dem **Mesocolon** Ansatz gewähren. Ventral verlaufen entsprechend eine **Taenia libera lateralis** und eine **Taenia libera medialis.** An der Taenia mesocolica med. verlaufen der **arterielle** und **venöse Ramus colicus, vegetative Nervenbahnen** und **Lymphgefäße.** Außerdem ist diesem Bandstreifen eine Vielzahl von **Lymphonodi colici** angelagert. Im kaudalen Teil der rechten ventralen Längslage setzt die **Plica caecocolica** an.

Der Feinbau der Tänien der Ventrallagen erlaubt Rückschlüsse auf ihre **Funktion.** Die ventralen freien lateralen Tänien sind reich an Bindegewebsfasern, vor allem an elastischen. Die medialen ventralen freien Tänien beinhalten vorwiegend glatte Muskelfasern. In den Taeniae mesocolicae sind Muskel- und Nervenfasern vorherrschend. Daraus resultiert, daß die freien lateralen Tänien vor allem **Haltefunktion** besitzen, während die anderen Bandstreifen vorwiegend für die **Peristaltik** verantwortlich sein dürften.

Im **Bereich der Beckenflexur** verstreichen **drei der Bandstreifen** zu einer **relativ kräftigen Längsmuskelschicht,** so daß nur die **Taenia mesocolica** bleibt. Der Längsmuskelschicht wird im Bereich der **Beckenflexur** eine **Sphinkterfunktion** zugesprochen, die selektierend auf den Weitertransport von Darminhalt wirkt.

Die **Beckenflexur (Flexura pelvina)** stellt eine Grenze zwischen zwei funktionellen Einheiten des Kolons dar (Abb. 7-91). Während in den Ventrallagen vorwiegend **Gärungsprozesse** stattfinden, dienen die dorsalen Lagen neben der Gärung hauptsächlich dem **Weitertransport.** Der

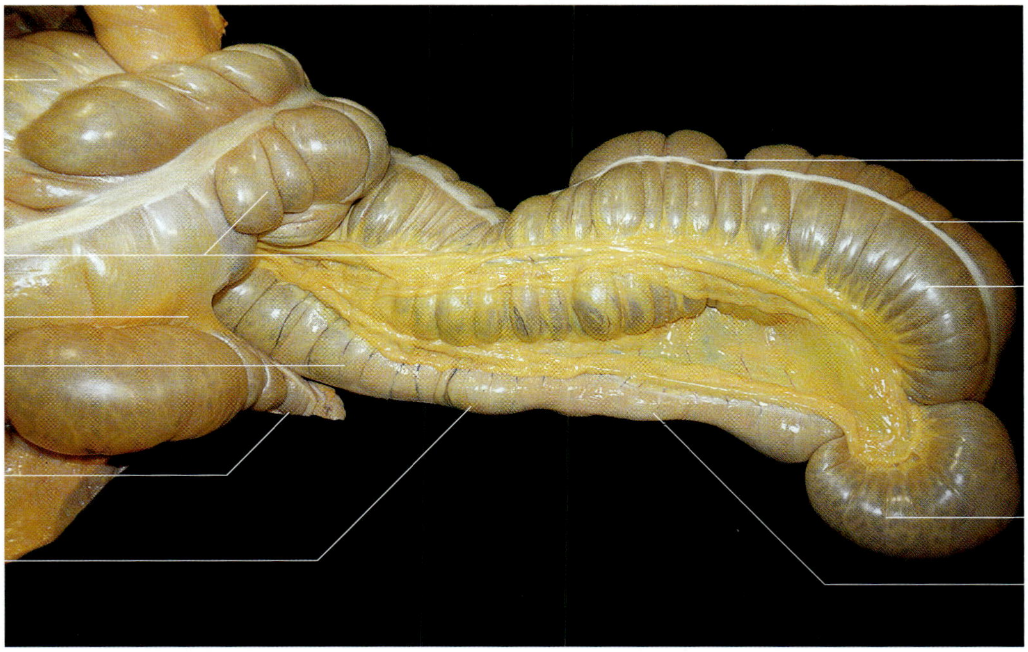

Abb. 7-91. Dickdarm eines Pferdes (exenteriert).

»Knick« des Darmrohrs, das Ausmaß dieser physiologischen Darmverengung und die große Bewegungsfreiheit der Beckenflexur erklären die klinisch häufige Störanfälligkeit dieses Darmabschnitts. So sind **Torsionen,** die mit schmerzbedingten Koliken einhergehen, nicht selten.

Das **Colon dorsale sinistrum,** das der Beckenflexur folgt, ist eng und besitzt lediglich die **Taenia mesocolica.** An der **Flexura diaphragmatica dorsalis** läuft die äußere Längsmuskelschicht wieder zu **drei undeutlichen Tänien** auseinander, die den weitesten Abschnitt des Kolons, das **Colon dorsale dextrum,** begleiten (Abb. 7-91). Diese drei Bandstreifen befördern durch peristaltische Bewegungen den Darminhalt zum engen **Colon transversum.**

Die **rechte dorsale Längslage** wird aufgrund ihres Durchmessers auch **magenähnliche Erweiterung (Ampulla coli)** genannt. Sie ist am Dach der Bauchhöhle, an der Basis caeci und an der kranialen Gekrösewurzel mittels einer bindegewebigen Verklebungszone befestigt.

In der besonders weitlumigen rechten dorsalen Längslage bilden sich gelegentlich Konkremente, sog. **Kotsteine,** die durch ihre beachtliche Größe bisweilen den engen Übergang in das Colon transversum verschließen und dann Koliken hervorrufen können.

Das **Colon ascendens** ist insgesamt nur an einer Stelle befestigt, nämlich in Form einer **Verklebungszone** an der dorsalen Bauchwand, in die der Blinddarmkopf, die rechte dorsale Längslage und das Colon transversum einbezogen sind. In diese Verklebungszone sind auch Teile des Pankreas und die kraniale Gekrösewurzel integriert. Außerdem sind die **ventralen Längslagen** mit den dorsalen durch das **Mesocolon** miteinander verbunden, in dem die Leitungsbahnen und die Lnn. colici liegen.

Diese eingeschränkte dorsale Befestigung kann dazu führen, daß sich gelegentlich der ganze linke Abschnitt des Colon ascendens um die eigene Achse dreht (**Torsio coli sinistra).** Derartige pathologische Verlagerungen gehören zu den schwersten Erkrankungen der Bauchhöhle beim Pferd. Dabei werden das Darmlumen verschlossen, die Blutgefäße stranguliert und somit die Blutversorgung unterbrochen. Hieraus entwickelt sich in der Regel eine Darmnekrose. Hilfe ist nur bei frühem Öffnen der Bauchhöhle durch Reposition des Darmes möglich.

Colon transversum

Das Colon transversum ist kurz, es verläuft **vor der kranialen Gekrösewurzel** von rechts nach links. Dieser Darmabschnitt verengt sich in Höhe der linken Niere auf den Durchmesser des anschließenden Colon descendens und besitzt **keine Tänien** (Abb. 7-87).

Colon descendens

Das Colon descendens ähnelt in seinem Durchmesser dem Jejunum. Auch hängt es wie dieses an einem langen **Mesenterium (Mesocolon descendens),** das sich durch vermehrte Fetteinlagerungen vom Mesojejunum unterscheidet. Am Colon descendens sind **zwei Tänien,** eine **mesenteriale** und eine **antimesenteriale (Taenia libera)** ausgebildet. Diesen stehen zwei seitlich sich ausbuchtende Poschenreihen gegenüber, in denen die für das Pferd typischen Kotballen geformt werden. Die Länge des Colon descendens beträgt 2–4 m (Abb. 7-87 u. 90).

Die **dorsale Tänie** löst sich im letzten Abschnitt des Colon descendens auf und weicht lateral auseinander. Es entsteht so eine deltaförmige Schwachstelle, an der es zu Rupturen des Mastdarmes kommen kann.

Grimmdarm des Schweines

Beim Schwein ist das **Colon ascendens** zum **mächtigen Kolonkegel** entwickelt. Außen, an der stumpf kegelförmigen

Spirale, verlaufen die zentripetalen Windungen, die je **zwei Tänien** und **zwei Poschenreihen** besitzen (Abb. 7-86).

An der Kegelspitze gehen die **Gyri centripetales** in der **Flexura centralis** in die **Gyri centrifugales** über, die keine Tänien und Poschen besitzen und im Inneren des Kolonkegels verlaufen. Die Achse des Kolonkegels ist dorsoventral ausgerichtet. Die ventrale Spitze ist frei beweglich und verlagert sich je nach Magenfüllung. Das **Colon transversum** und das **Colon descendens** zeigen keine Besonderheiten.

Grimmdarm des Wiederkäuers

Beim Wiederkäuer ist das **Colon ascendens** in **typisch spiraliger Weise** gewunden. Aus dem Zäkum geht anfangs die **S-förmige Ansa proximalis coli** hervor. Ihre erste Flexur ist kranial, die zweite kaudal konvex. Letztere verengt sich und setzt sich mit der Doppelspirale der **Ansa spiralis (Gyri)** fort. Diese sog. **Kolonscheibe** ist der **Gekröseplatte** von links aufgelagert (Abb. 7-85).

Beim Rind sind 1,5 bis 2 **Gyri centripetales** und ebensoviele **Gyri centrifugales** angelegt. Die letzte zentrifugale Windung verläuft nahe der Kolonscheibe.

Die letzte Schleife des Colon ascendens wird als **Ansa distalis coli** bezeichnet. Diese setzt sich mit dem vor der kranialen Gekrösewurzel befindlichen **Colon transversum** und dieses mit dem meist in Fett eingelagerten **Colon descendens** fort. Am Übergang des Colon descendens zum Rectum findet sich eine **S-förmige Krümmung,** die die **transrektale Palpation** erleichtert und ausgedehnte Bewegungsfreiheit der Hand des Untersuchenden ermöglicht.

Bei Schaf und Ziege besteht die **Kolonscheibe** aus je 3 bis 4 zentripetalen und zentrifugalen Windungen. Die letzte zentrifugale Windung verläuft nahe am Jejunum, so daß die Jejunallymphknoten innerhalb dieser Windung zu liegen kommen. Diese letzte zentrifugale Windung ist auch an ihren, für kleine Wiederkäuer typischen Kotbällchen zu erkennen. Der weitere Verlauf des Dickdarms entspricht dem des Rindes.

Orientierungsmöglichkeiten am Darm

Im **Mesoduodenum der Pars descendens duodeni** liegt immer der rechte Pankreasschenkel. Die **Flexura duodeni caudalis** umfaßt die kraniale Gekrösewurzel von kaudal.

Die **Plica duodenocolica** markiert das Ende vom Duodenum, sie zieht zum Colon descendens.

Die **Plica ileocaecalis** markiert die Länge des Ileum, sie zieht beim Pferd an die dorsale Tänie des Blinddarms.

Das **Colon transversum** liegt immer **vor der kranialen Gekrösewurzel.**

Mastdarm (Rectum)

Der Mastdarm (Rectum) ist die Fortsetzung des Colon descendens in die Beckenhöhle. Er hängt am **Mesorectum** und verläuft nach dem Ende des Peritoneums durch den mit fettreichem Bindegewebe ausgefüllten **retroperitonealen Raum.** Dieser Darmabschnitt erweitert sich zunächst zur **Ampulla recti** und geht anschließend in den **Analkanal** über, der am **Anus** endet (Abb. 7-84ff.).

Canalis analis und seine benachbarten Strukturen

Der Canalis analis mit dem **After (Anus)** bildet das Ende des Darmrohrs. Er sorgt mit dem **M. sphincter ani internus** aus **glatter** Muskulatur und dem **quergestreiften M. sphincter ani externus** für den Verschluß des Darms nach außen. Im Bereich des Anus geht die drüsenhaltige Schleimhaut des Darmrohrs in eine **mehrschichtige Schleimhaut** und in die **äußere Haut** über.

Bei Hund und Katze sind hier deutlich drei Zonen voneinander zu unterscheiden:

- Zona columnaris,
- Zona intermedia,
- Zona cutanea.

Auf das Rektum folgt unmittelbar die **Zona columnaris.** Ihr Beginn ist durch die allerdings nur schwach angedeutete **Linea anorectalis** gekennzeichnet. Dieser Darmabschnitt trägt **Längsfalten (Columnae anales),** die **Rinnen (Sinus anales)** begrenzen und lymphoretikuläres Gewebe enthalten.

Die anschließende **Zona intermedia** weist ringförmig angeordnete Analkrypten auf. Beim Hund sind hier die **Zirkumanaldrüsen** gelegen. Die Zona intermedia endet an der **Linea anocutanea,** dem Übergang zur äußeren Haut.

In der Zona cutanea als äußere Zone münden bei Hund und Katze die Ausführungsgänge der **Analbeutel (Sinus paranales).** Diese haselnußgroßen, kugeligen bis ovalen Gebilde entstehen als Ausbuchtungen des Enddarms. Ihre Ausführungsgänge verlagern sich sekundär in die Haut. Sie werden von glatter, zum Teil auch von quergestreifter Muskulatur umhüllt. In ihr Lumen münden Talg- und apokrine **Schlauchdrüsen (Glandulae sinus paranales).** Der Inhalt, bestehend aus serös fettigem Sekret und zerfallenen Epithelzellen, enthält Duftstoffe, die zur Erkennung des Individuums und zur Markierung dienen. Ihre Entzündung, die beim Hund öfter als bei der Katze auftritt, verursacht ein typisches Nachziehen des Hinterteiles in Sitzposition (»Schlitten fahren«). Die von Laien verwendete Bezeichnung »Analdrüsen« für Analbeutel ist falsch.

Blutgefäße des Darms

Arterien

Die arterielle Blutversorgung des Darms erfolgt über die **A. mesenterica cranialis** und die **A. mesenterica caudalis** (Abb. 7-84ff.). Zusätzlich wird der Anfangsteil des Duodenum von der **A. coeliaca,** der Kaudalteil des Rectum von der **A. pudenda interna** vaskularisiert.

Die **A. mesenterica cranialis** weist in ihrem Verzweigungsmodus individuelle und besonders tierartliche Unterschiede auf. Grundsätzlich läßt sich feststellen, daß sich die A. mesenterica cran. ähnlich wie die A. coeliaca in ein linkes, ein rechtes und ein mittleres Gefäß aufteilt. Man unterscheidet:

- A. jejunalis,
- A. ileocolica,
- A. colica media.

Die **A. jejunalis** teilt sich mit ihrem nach links ziehenden Stamm in eine Vielzahl von **Aa. jejunales,** die im Mesenterium verlaufen und in Darmnähe über bogenförmige Gefäßarkaden miteinander anastomosieren. Aus den Gefäßbögen gehen Rami an den mesenterialen Rand des Jejunum. Diese Gefäßanastomosen sind von klinischer Bedeutung, da sie auch im Falle einer lokalen Verlegung einer A. jejunalis die Blutversorgung aufrecht erhalten können. Die erste A. jejunalis gibt die **A. pancreaticoduodenalis caudalis** ab, die letzte verbindet sich mit dem **Ramus ilei mesenterialis** der **A. ileocolica.**

Die **A. ileocolica** zieht nach rechts und versorgt Ileum, Zäkum und Colon ascendens mit nachfolgenden Ästen.

Das Ileum wird über den **Ramus ilei mesenterialis** bzw. den **Ramus ilei antimesenterialis,** das Zäkum über die **A. caecalis medialis** und die **A. caecalis lateralis,** die entsprechend an diesem Darmabschnitt verlaufen, versorgt. Das Colon ascendens wird vom **Ramus colicus,** der für seinen Anfangsteil verantwortlich ist bzw. über die **A. colica dextra,** die die weiter distal gelegenen Abschnitte erreicht, vaskularisiert. Beim Pferd ist der R. colicus für die beiden Ventrallagen, die A. colica dext. für die Versorgung der beiden Dorsallagen zuständig. Die Gefäße werden deshalb entsprechend auch als **A. colica ventralis** und **A. colica dorsalis** bezeichnet. Diese beiden ausgeprägten Arterien anastomosieren an der Beckenflexur in einem Bogen miteinander. Die A. ileocolica anastomosiert mit der A. colica media.

Die **A. colica media** zieht als dritter mittlerer Ast der A. mesenterica cran. zum Colon transversum. Sie geht einerseits Anastomosen mit der A. colica dext., andererseits mit der A. colica sin. ein.

Die **A. mesenterica cranialis** umfaßt ein umfangreiches Versorgungsgebiet und übernimmt zusätzlich eine wichtige **Halte- und Stützfunktion.** Dabei spielt nicht nur die bindegewebige Verankerung der Aorta mit der Wirbelsäule über deren Tunica adventitia eine herausragende Rolle, sondern vor allem die **permanente Gefäßinnenspannung (Binnendruck der Gefäße).** Der **Blutdruck** läßt dabei die Darmarterien zu Röhren mit vorgeformten Biegungen werden, die wie ein unter Druck stehender Gartenschlauch die Organe in ihrer physiologischen Lage halten.

Vor allem der ausgedehnte Pferdedarm, der durch ein langes Gekröse große Beweglichkeit besitzt, stabilisiert seine Lage mit Hilfe dieser Gefäßinnenspannung permanent. Dies gilt insbesondere für das Jejunum und die Beckenflexur. Bei Störungen des Blutflusses verringert sich die Gefäßinnenspannung (beispielsweise aufgrund eines Wurmaneurismas). Nachfolgend können unphysiologische Darmverlagerungen auftreten, die heftige Schmerzzustände im Abdomen (Kolik) verursachen.

Die **A. mesenterica caudalis** entspringt aus der **Aorta abdominalis** kurz vor ihrer Endaufteilung. Ihr Versorgungsgebiet erstreckt sich lediglich auf das Colon descendens und den Kranialabschnitt des Rectum. Sie teilt sich in die nach kranial verlaufende **A. colica sinistra,** deren kleine Äste an den mesenterialen Rand des Colon descendens gelangen, und in die **A. rectalis cranialis** auf. Die Äste der A. mesenterica caudalis erreichen das Colon descendens über das, im Verhältnis zum Mesojejunum, sehr viel fetthaltigere Mesocolon descendens. Große Gefäßarkaden, die für das Jejunum typisch sind, fehlen am Colon descendens.

Venen

Die venösen Gefäße des Darmes führen, mit Ausnahme derer des letzten Abschnittes des Rectum, in die Pfortader (V. portae). Zusätzlich nimmt die Pfortader die Venen des Magens, des Pankreas und der Milz auf. Generell gilt die Regel: Die **Pfortader** sammelt das **venöse Blut sämtlicher unpaarer Organe** der Bauchhöhle.

Die Pfortader wird in unterschiedlicher Weise aus drei Zuflüssen gebildet. Der venöse Zufluß aus der Milz entspricht dem Vaskularisationsgebiet der **A. coeliaca** (ohne deren Leberäste). Hier sammelt sich das Blut aus dem Ende der Speiseröhre, dem Magen, dem Duodenum, dem Pankreas und der Milz. Die beiden anderen Pfortaderzuflüsse, die **V. mesenterica cranialis** und die **V. mesenterica caudalis,** erhalten ihr Blut aus den Gebieten, die von den entsprechend benannten Arterien versorgt werden. Sie vereinigen sich im allgemeinen zu einem gemeinsamen Stamm, bevor sie in die V. portae münden. Der **letzte Abschnitt des Rectum** und die **Analregion** entlassen das venöse Blut in die **V. cava caudalis.**

Anhangsdrüsen des Darms

Die beiden Anhangsdrüsen des Darms sind die **Leber** und die **Bauchspeicheldrüse.** Beide Organe übernehmen eine zentrale Aufgabe bei der gastrointestinalen Verdauung. Die Leber dient zudem u.a. der Entgiftung des Blutes, als Speicherorgan für Glykogen, als Wärmequelle und der fetalen Blutbildung. Darüber hinaus hat der endokrine Teil des Pankreas durch die Produktion und Abgabe von Hormonen (Insulin und Glukagon) im Kohlenhydratstoffwechsel eine steuernde Funktion. (Näheres siehe Lehrbücher der Physiologie und der Physiologischen Chemie.)

Leber (Hepar)

Die Leber liegt im intrathorakalen Abschnitt der Bauchhöhle, unmittelbar hinter dem Diaphragma. Sie ist die größte Drüse des Körpers. Wegen ihrer zahlreichen lebenswichtigen Funktionen wird sie oft als **»Zentrallabor des Organismus«** bezeichnet. Wichtige Leistungen vollbringt die Leber als **größtes Stoffwechselorgan** im Kohlenhydrat-, Eiweiß- und Fettstoffwechsel sowie bei der Entgiftung von Schadstoffen aus dem Körper.

Am offensichtlichsten ist die Bildung der **Gallenflüssigkeit.** Die Gallensäuren dienen der Emulgierung der Fette im Darm, Gallenfarbstoffe sind Endprodukte des Hämoglobinabbaus. Die Gallenflüssigkeit wird in der Gallenblase gesammelt, eingedickt und bei Bedarf in das Duodenum abgegeben. Nicht alle Tierarten besitzen eine Gallenblase, **sie fehlt dem Pferd.**

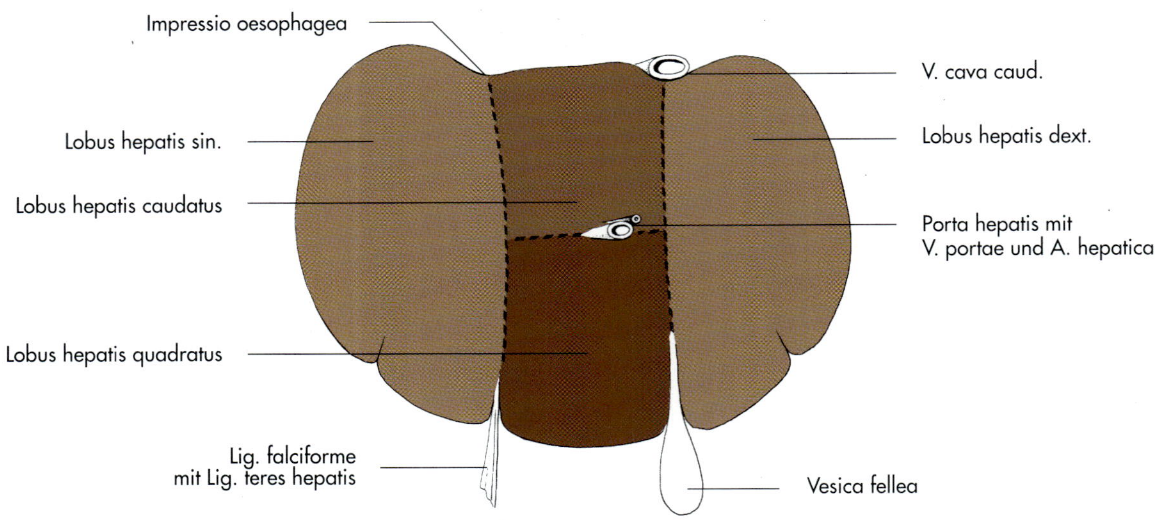

Abb. 7-92. Schematische Darstellung der Lebereinteilung.

Gewicht

Es gibt große, speziesabhängige Gewichtsunterschiede. Die Mittelwerte liegen bei der Katze etwa bei 2%, beim Hund etwa bei 3–4%, beim Schwein bei etwa 2–3% und bei Pflanzenfressern nur bei 1–1,5% des Körpergewichts.

Beim Fetus ist die Leber außergewöhnlich groß und füllt einen großen Teil des Bauchraums aus. Während der Entwicklungsperiode übernimmt die Leber die Aufgabe der Blutbildung (Hämatopoese). Bei Jungtieren ist sie relativ erheblich schwerer als bei Erwachsenen. Ihr Gewicht nimmt im Alter ab.

Form, Lage und tierartliche Unterschiede

Die Leber weist eine **Facies diaphragmatica** auf, die auffallend konvex ist. Die dem Magen zugekehrte **Facies visceralis** ist konkav. Ihr **Hauptanteil** liegt bei allen Haussäugetieren in der **rechten Körperhälfte.** Bei den Wiederkäuern wird sie durch die Entwicklung des **Pansens** völlig in die **rechte Hälfte** der Bauchhöhle verschoben. Ventrolateral besitzt die Leber einen scharfen Rand **(Margo acutus),** während dorsal der **Margo obtusus** liegt.

Anhand von **drei Hilfslinien** wird die Leber in **vier Hauptabschnitte** unterteilt (Abb. 7-92). Die **Hauptabschnitte der Leber** können durch eine Reihe von **Fissuren,** die sich vom Ventralrand unterschiedlich weit nach innen erstrecken, abgeteilt und zusätzlich unterteilt werden. Bei Tierarten, deren **Wirbelsäule sehr beweglich** ist, ist die Leber **maximal** gegliedert. Die **Leberlappen** können sich bei extremer Beugung und Streckung der Wirbelsäule gegeneinander verschieben (Abb. 7-93ff.).

So ist beim Hund, bei der Katze und beim Schwein der **rechte** und der **linke Hauptabschnitt** der Leber zusätzlich in einen **Lobus dexter** (bzw. **sinister) lateralis** und **medialis** unterteilt. Beim Hund und bei der Katze ist ein **Lobus caudatus** ausgebildet, der sich zusätzlich in einen **Processus papillaris** und einen **Processus caudatus** untergliedert (Abb. 7-93ff.).

Beim Pferd sind die Fissuren nicht so tief wie bei Fleischfressern, lediglich der **linke Hauptabschnitt** der Leber ist gegliedert. Bei den Wiederkäuern besitzt die Leber praktisch keine Fissuren, sie liegt ausschließlich rechts der Medianebene (Abb. 7-97 u. 98).

Intra vitam paßt sich die Leber der Form der Nachbarorgane an. An der frischen Leber ist lediglich die **Impressio renalis** am **Processus caudatus** (Abb. 7-95 u. 97) und am **rechten Leberlappen** zu erkennen. Nachdem beim Schwein die rechte Niere weiter kaudal liegt und keinen Kontakt mit der Leber aufnimmt, fehlt ihr diese Impression. Die übrigen Abdrücke zum **Magen** und zum **Duodenum** sind nur an in situ fixierten Präparaten zu erkennen.

Bau

Die Leber ist von **Peritoneum** überzogen, das von subserösem Bindegewebe, der **»Glisson-Kapsel«** unterlagert wird. Das Bindegewebe zieht in Form von Septen in das Lebergewebe zwischen die **Leberläppchen (Lobuli hepatici)** und grenzt diese voneinander ab. Beim Schwein sind diese Septen **besonders kräftig,** so daß der **Läppchenbau** deutlich hervortritt (Abb. 7-99). Auch bei Katze und Hund sind die Leberläppchen mit ca. 1 mm im Durchmesser gut zu erkennen.

Leberläppchen bestehen aus **Leberzellen (Hepatozyten)** und **Sinuskapillaren,** die in Hinblick auf ihre Vaskularisation nach unterschiedlichen Gesichtspunkten definiert werden können (s.u.).

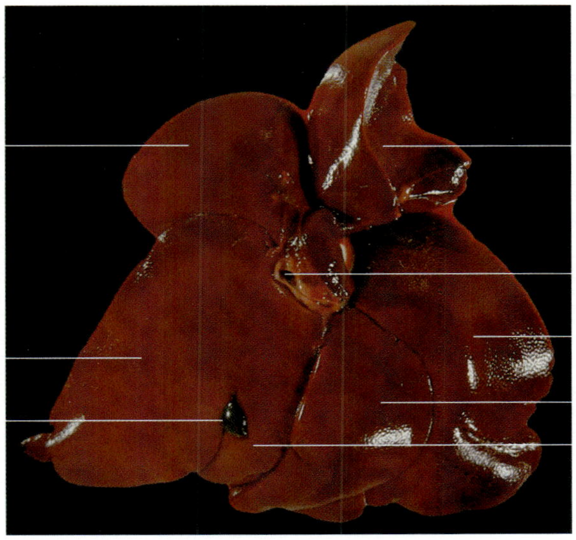

Abb. 7-93. Leber einer Katze (Kranialansicht), aus König, Anatomie der Katze, 1992.

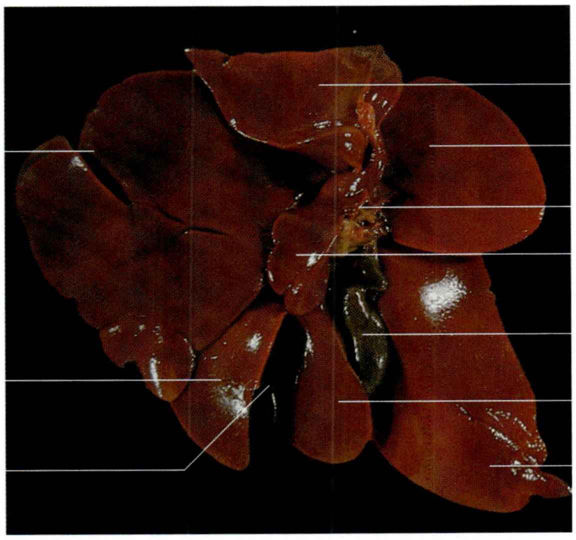

Abb. 7-94. Leber einer Katze (Kaudalansicht), aus König, Anatomie der Katze, 1992.

Gefäßsystem

Die Blutversorgung der Leber ist besonders reichlich. Die **A. hepatica,** ein Ast der **A. coeliaca** führt der Leber als **nutritives Gefäß** sauerstoffreiches Blut zu. Die Äste der Leberarterie, die in die Leber selbst eintreten, sind Endarterien. Sie teilen sich gemeinsam mit den Ästen der **Pfortader (V. portae)** auf, versorgen die Bindegewebsstrukturen und münden in die **Lebersinusoide,** wo sie sich mit dem Pfortaderblut vermischen (Abb. 7-95ff.).

Das **funktionelle Gefäß** ist die **Pfortader (V. portae).** Diese führt der Leber das Blut aus den unpaaren Organen der Bauchhöhle, z. B. aus dem größten Teil des Darms, des Magens, der Milz und des Pankreas zu. Ihr Einzugsgebiet verbindet sich zusätzlich in der Peripherie mit Venen des kavalen Systems im kardioösophagealen und im rektoanalen Bereich. Diese Verbindungen stellen alternative Abflüsse für das Portalblut dar, falls der Blutstrom durch die Leber, beispielsweise bei einer Zirrhose, behindert wird. An beiden Stellen können in diesem Fall Varizen auftreten. Kenntnisse zur Aufteilung der Pfortader bzw. die in die kaudale Hohlvene mündenden Vv. hepaticae haben bei den Haussäugetieren keine große Bedeutung. Beim Menschen liefern sie dem Chirurgen wichtige Anhaltspunkte bei partiellen Leberexzisionen. Bei Ultraschalluntersuchungen können die Äste der V. portae und die Vv. hepaticae dargestellt werden.

Von Bedeutung ist die Verbindung zwischen der V. portae und der V. cava caud., die postembryonal besonders beim Hund, aber auch bei der Katze als **Ductus venosus (Arantii)** persistieren kann. Dieser portokavale Shunt kann operativ eingeengt und dadurch beseitigt werden.

Entscheidend für die Struktur und die Funktion der Leber ist das **intrahepatische Gefäßsystem**. Detailliert betrachtet, tritt die V. portae im **Hilus** der Leber, der **Leberpforte,** in dieses Organ ein und verzweigt sich im interstitiellen Bindegewebe zu den **Vv. interlobulares,** begleitet von der **A. he-**

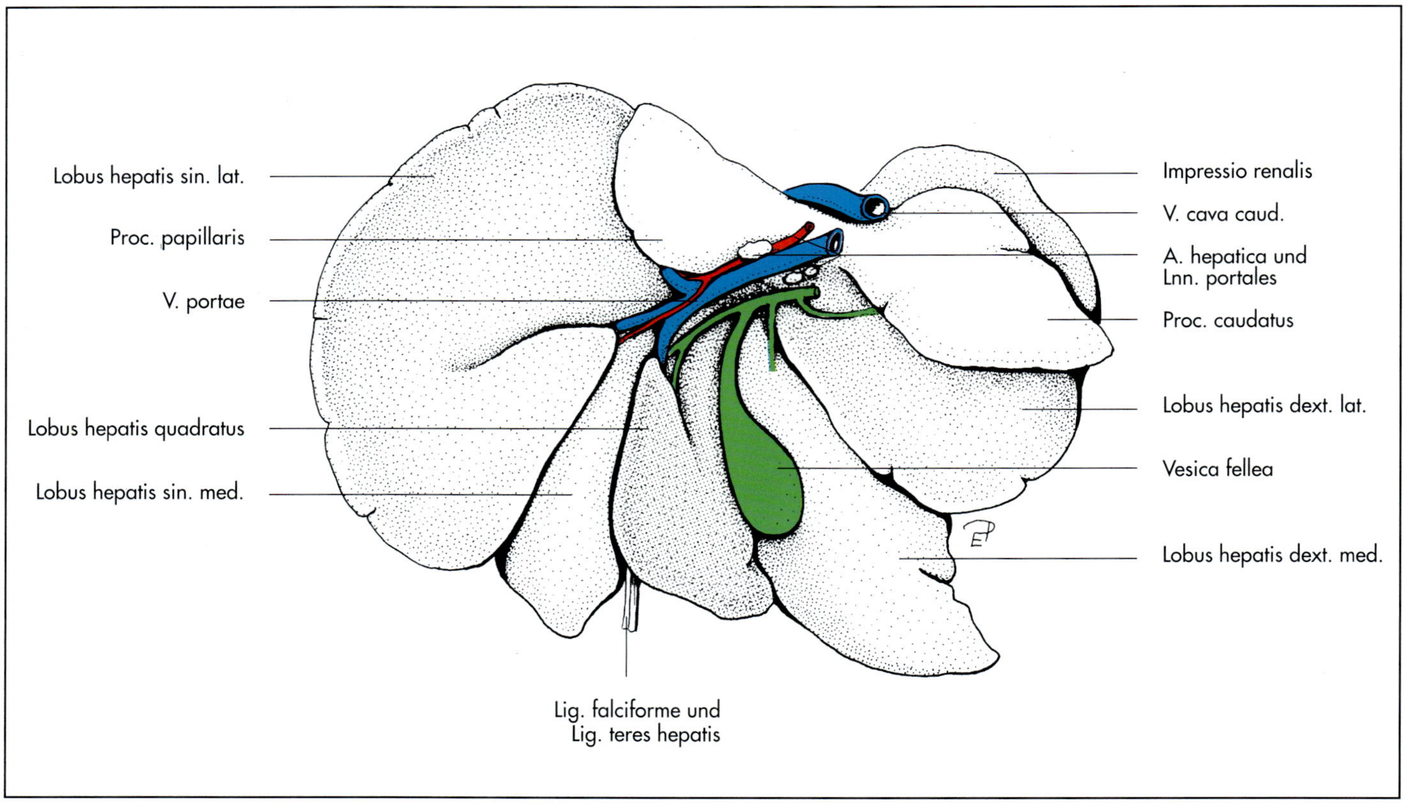

Abb. 7-95. Schematische Darstellung der Leber des Hundes (Kaudalansicht).

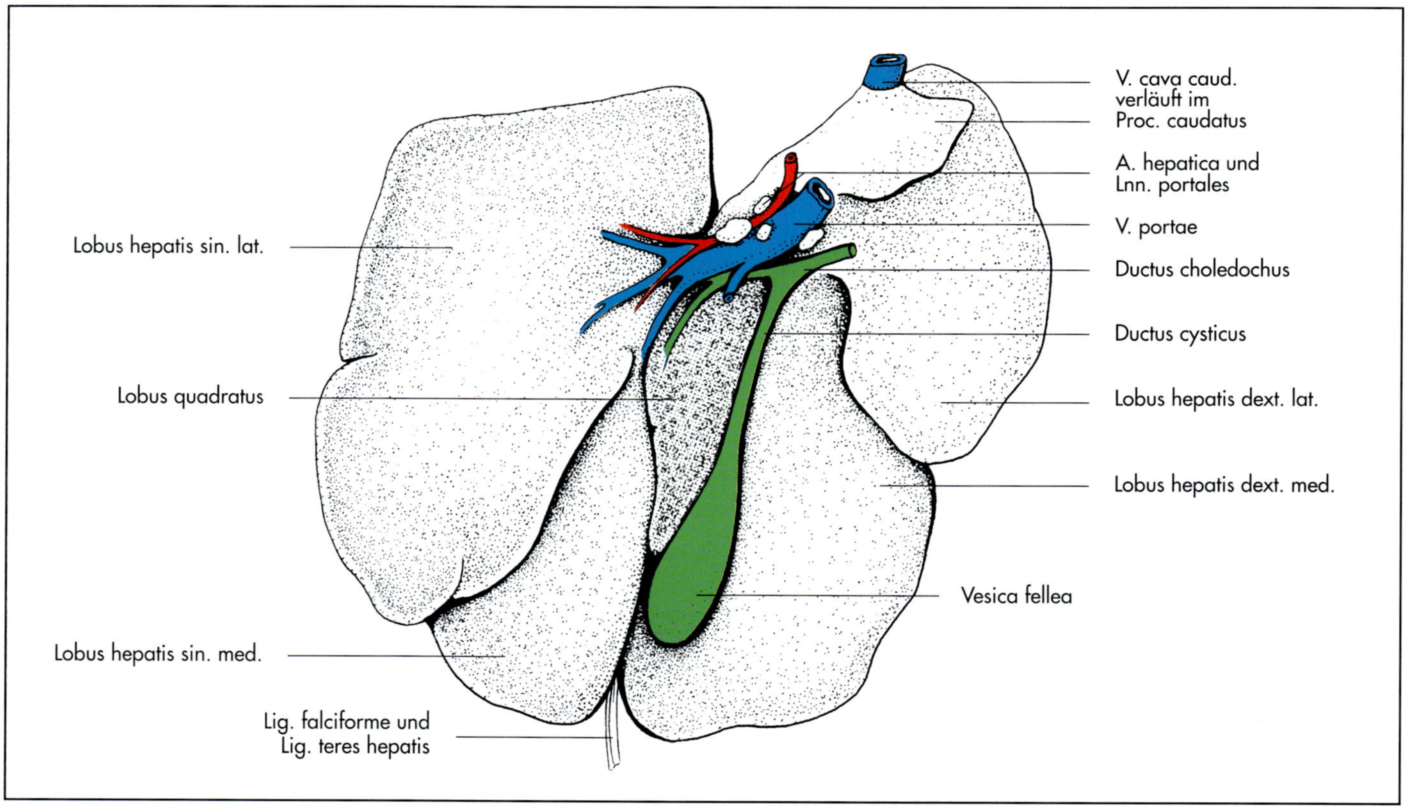

Abb. 7-96. Schematische Darstellung der Leber des Schweines (Kaudalansicht).

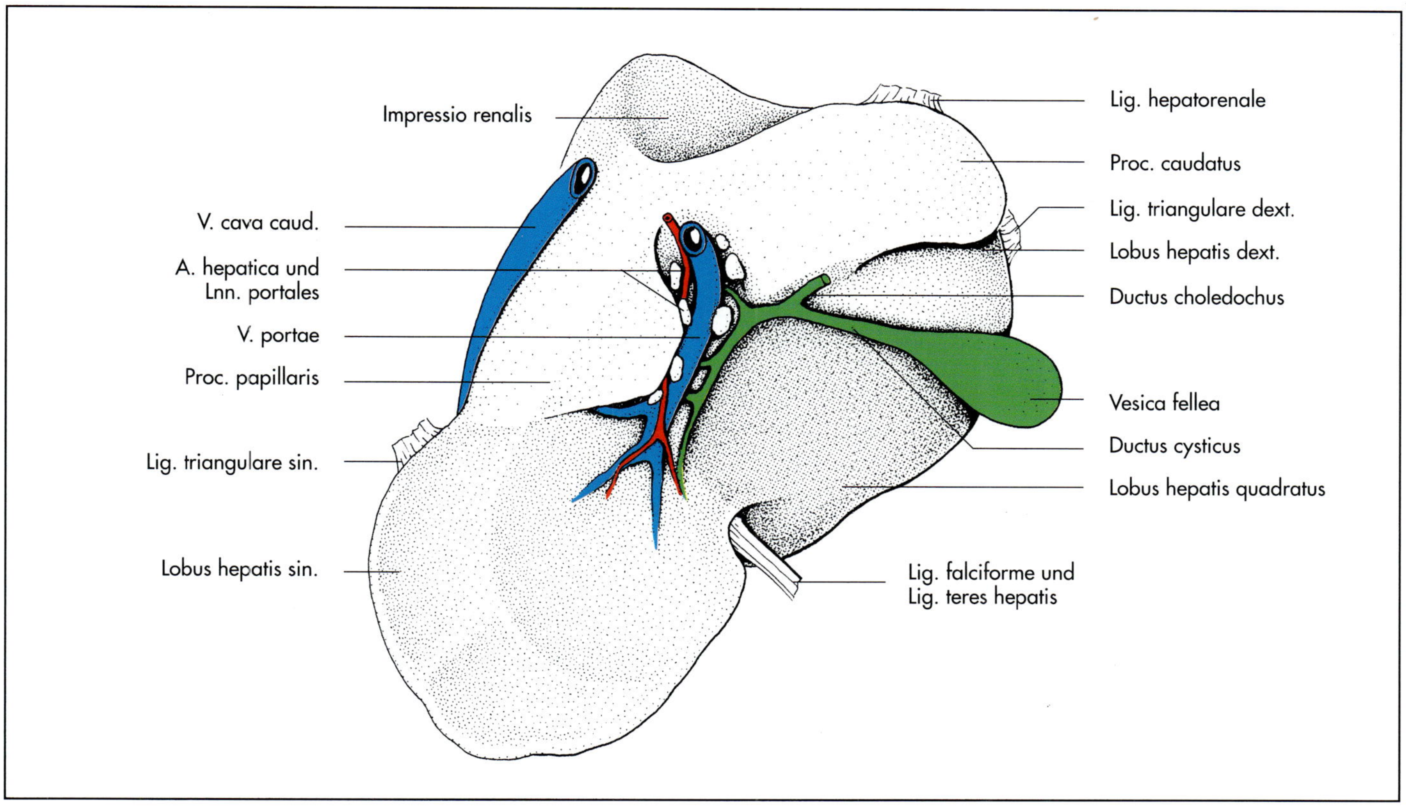

Abb. 7-97. Schematische Darstellung der Leber des Rindes (Kaudalansicht).

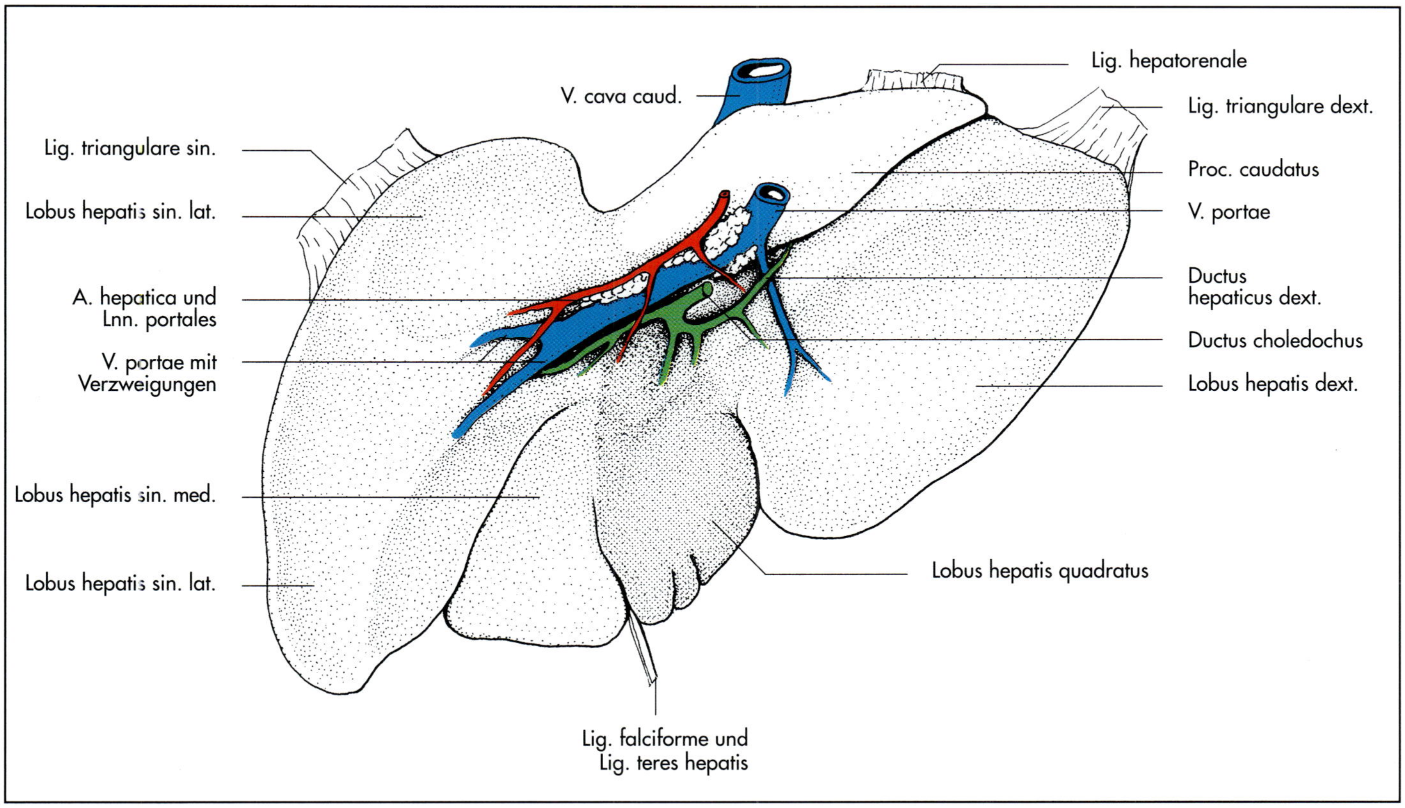

Abb. 7-98. Schematische Darstellung der Leber des Pferdes (Kaudalansicht).

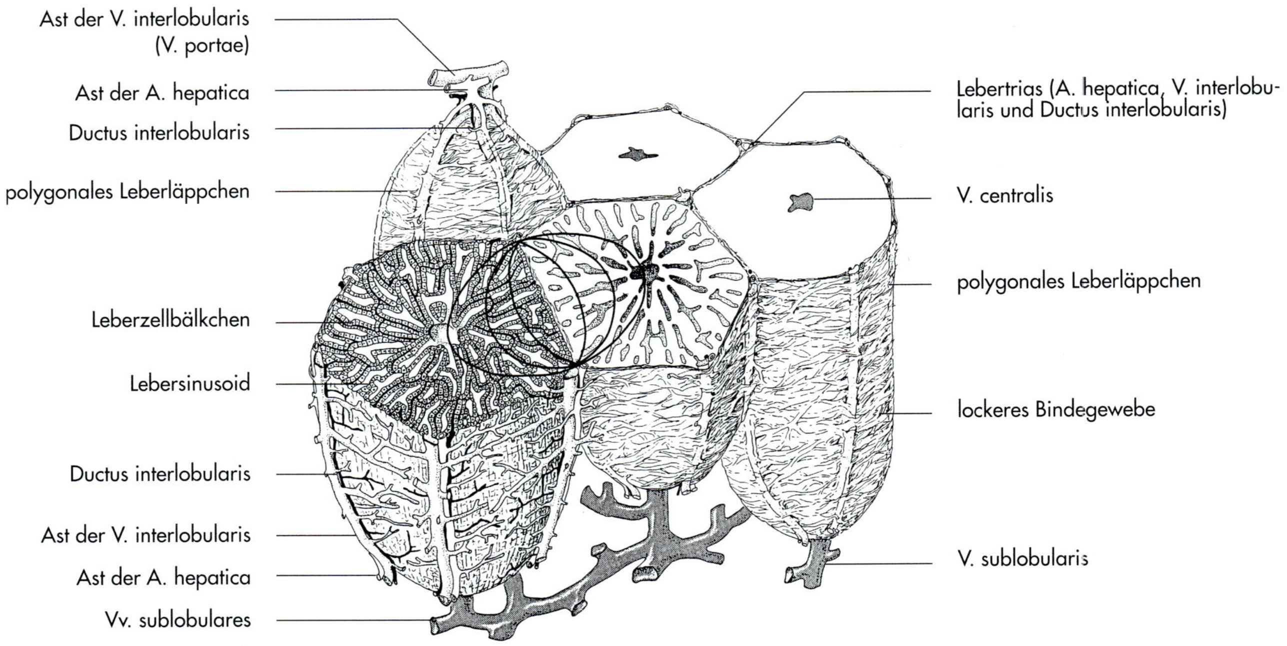

Abb. 7-99. Dreidimensionale schematische Darstellung der polygonalen Leberläppchen und deren Zuordnung zu den zu- und abführenden Gefäßen, aus Liebich, Funktionelle Histologie, 1999.

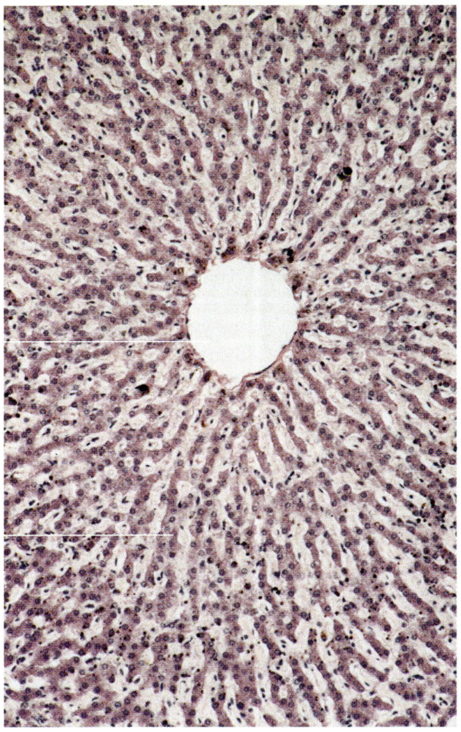

Abb. 7-100. Histologisches Schnittbild eines Leberläppchens mit Zentralvene und Leberzellbalken eines Schweines.

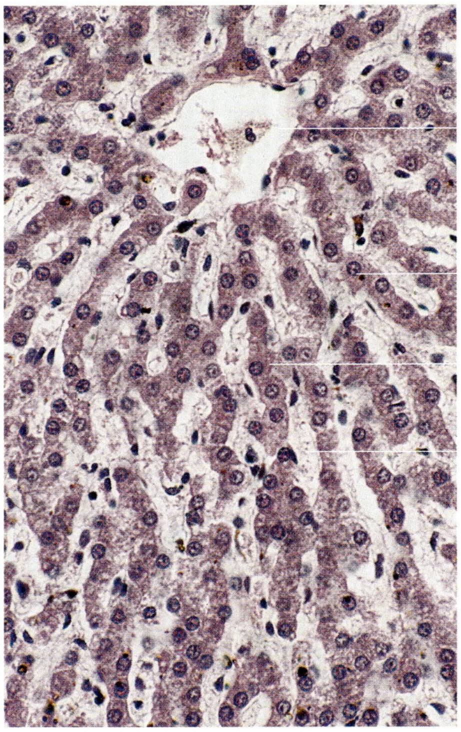

Abb. 7-101. Histologische Ausschnittsvergrößerung aus einem Leberläppchen mit Zentralvene und Lebersinusoiden.

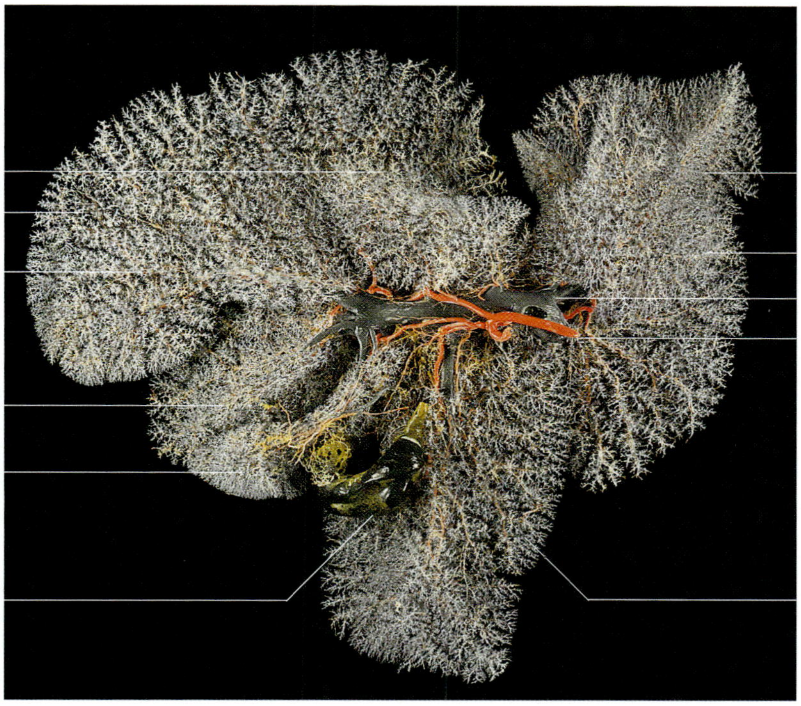

Abb. 7-102. Aufzweigung der A. hepatica und der V. portae in der Leber eines Hundes (Injektionspräparat).

patica propria und deren gleichlaufenden Ästen. Beide Gefäßnetze, die **Vv. interlobulares** und die Äste der **A. hepatica** liegen außen den Leberläppchen an und bilden zusammen mit den abführenden **Gallengängen** die **Lebertrias (Trias hepatica)** (Abb. 7-99).

Die **Aa.** und **Vv. interlobulares** verzweigen sich zu Arteriolen bzw. Venolen und treten als **Kapillaren** in die Leberläppchen über. Unmittelbar nach diesem Übertritt vereinigen sich die arteriellen und venösen Gefäßsysteme zu **Sinuskapillaren (Lebersinusoide).** Diese führen nachfolgend **arteriovenöses Mischblut.** Dieses Blut fließt an den **Leberzellplatten (Laminae hepaticae)** vorbei und sammelt sich im Zentrum eines jeden Leberläppchens in der **Zentralvene (V. centralis)** (Abb. 7-100 u. 101). Die Zentralvenen mehrerer Leberläppchen vereinigen sich über **Vv. sublobulares** zu **Vv. hepaticae,** die an der **Zwerchfellseite** aus der Leber austreten und in die **V. cava caudalis** einmünden.

Die **Leberläppchen** lassen sich nach unterschiedlichen strukturellen oder funktionellen Charakteristika definieren (Abb. 7-99). So unterscheidet man:

- **periportale Leberläppchen** mit einer zentralen Lebertrias (Arterie, Vene und Gallengang),
- **terminale Gallengefäße mit Leberazini** (Aa. und Vv. interlobulares),
- **polygonale Läppchen mit einer Zentralvene** im Mittelpunkt.

Innervation

Die Innervation der Leber ist **vegetativ.** Die sympathischen Fasern stammen aus dem **Ganglion coeliacum,** die parasympathischen aus dem **Truncus vagalis ventralis.**

Lymphgefäße

Die Lymphe aus der Leber gelangt in die **Lymphonodi portales,** die im kleinen Netz nahe der **Leberpforte** liegen.

Haltebänder

Gekröse und Haltebänder

Die Leber ist in das **ventrale Magengekröse** eingelagert, das als **primäres Gekröse** Leitungsstrukturen führt und keine Haltefunktion besitzt. Es lassen sich drei Abschnitte unterscheiden:

- Lig. falciforme,
- Lig. hepatogastricum,
- Lig. hepatoduodenale.

Das **Ligamentum falciforme** verläuft zwischen dem linken Hauptabschnitt der Leber und dem Lobus quadratus zum Zwerchfell und zur ventralen Bauchwand. Diese Gekrösefalte stellt den distalen Teil des ventralen Magengekröses dar. In seiner freien Kante zieht die Nabelvene (V. umbilicalis), die nach der Geburt zum **Ligamentum teres hepatis** obliteriert, zum Nabel (Umbilicus) (Abb. 7-95ff.).

Das **Ligamentum hepatoduodenale** und **Ligamentum hepatogastricum** ziehen von der Porta hepatis als **kleines Netz** zum Magen und Duodenum. In ihnen verlaufen der Gallengang zum Duodenum, die V. portae und die A. hepatica zur Leber sowie die A. gastrica sin. und dext. entlang der kleinen Kurvatur des Magens.

Zusätzlich setzt sich das Peritoneum in Form von **Leberbändern** von der Leber auf das Zwerchfell fort. Bei diesen

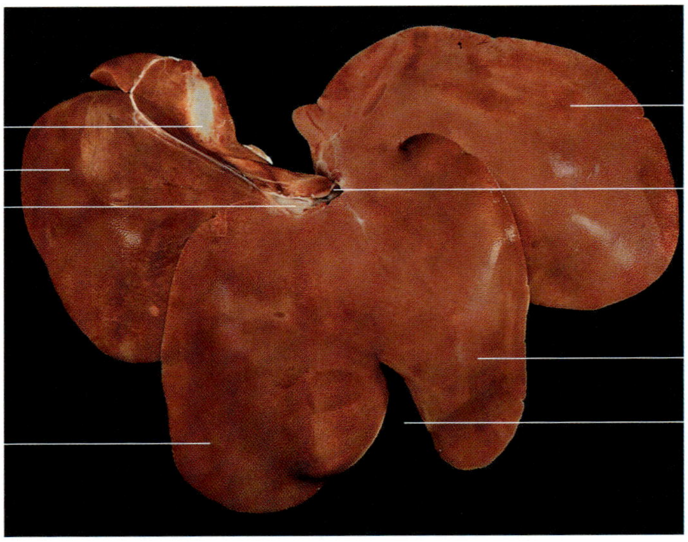

Abb. 7-103. Leber eines Schweines (Facies diaphragmatica).

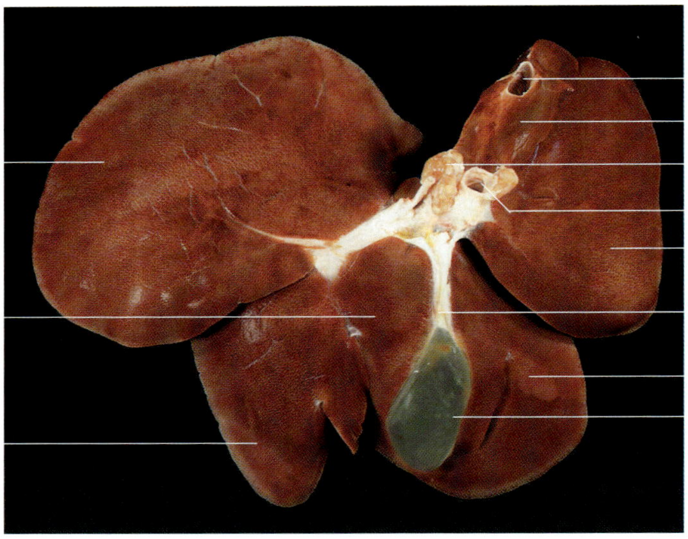

Abb. 7-104. Leber eines Schweines (Facies visceralis).

Bändern handelt es sich um **sekundäre oder Nebengekröse,** die keine Leitungsstrukturen führen und eine mechanische Haltefunktion erfüllen. Es werden drei Bänder unterschieden:

- Lig. triangulare dext. und sin.,
- Lig. coronarium.

Die **Ligamenta triangularia** ziehen jeweils links und rechts an den Lobus hepatis dexter und sinister und verbinden den jeweiligen Lappen mit dem Zwerchfell (Abb. 7-97 u. 98).

Das **Ligamentum coronarium** umgibt die kaudale Hohlvene an ihrem Übertritt vom stumpfen Rand der Leber auf das Zwerchfell. Es verbindet die Leber mit dem Zwerchfell und steht beiderseits mit den Ligg. triangularia sin. und dext. in Verbindung.

Gallengangssystem

Das Gallengangssystem beginnt im Leberläppchen in Form von **Gallenkapillaren,** die ohne eigene Wand zwischen den Hepatozyten ihren Anfang nehmen. Die **Ductuli interlobulares** finden sich in der Lebertrias; um sie gruppiert sich ein **Leberazinus.** Sie vereinigen sich zu **Ductuli biliferi.** (Näheres siehe Lehrbücher der Histologie.)

Beim Pferd und bei den Wiederkäuern vereinigen sich diese zum **Ductus hepaticus sinister** und zum **Ductus hepaticus dexter** (Abb. 7-106 u. 107), die beide zum **Ductus hepaticus communis** zusammenfließen.

Beim Schwein münden die Gallengänge der linken Leberlappen in einen **Ductus hepaticus sinister,** die der rechts gelegenen Lappen münden einzeln in den **Ductus hepaticus communis.** Beim Hund und bei der Katze fließen die Gal-

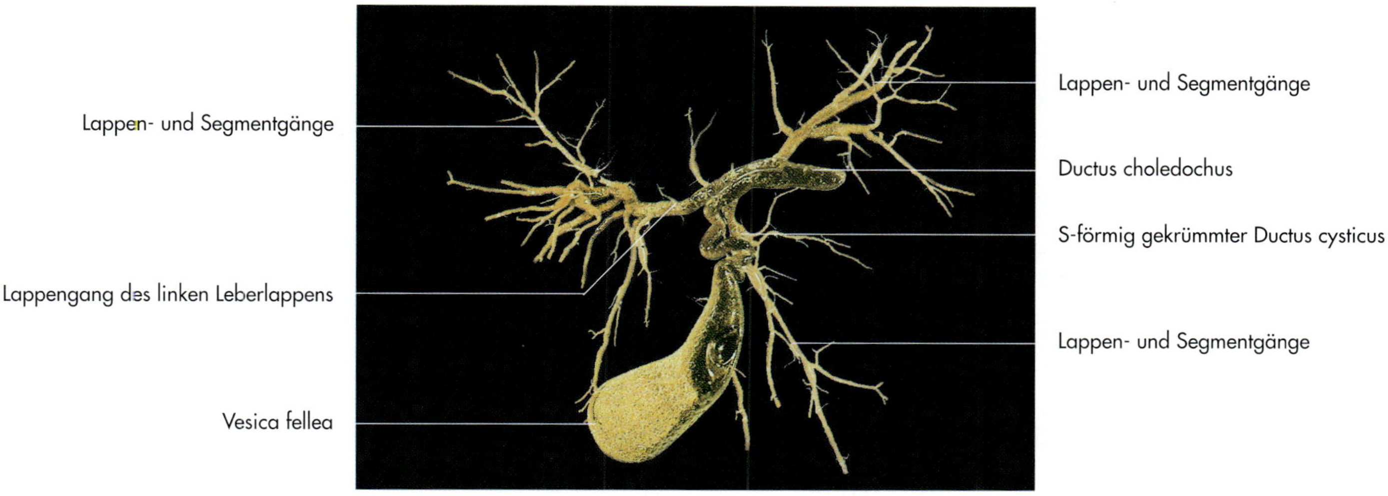

Abb. 7-105. Gallengangssystem einer Katze (Korrosionspräparat).

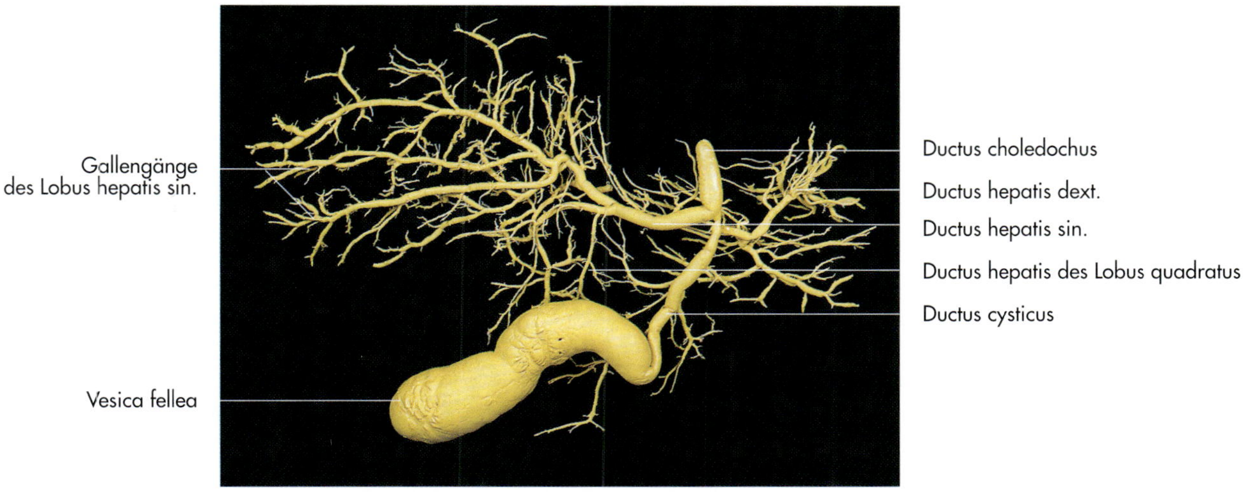

Abb. 7-106. Gallengangssystem eines Schafes (Korrosionspräparat), Präparat Prof. J. Ruberte, Barcelona.

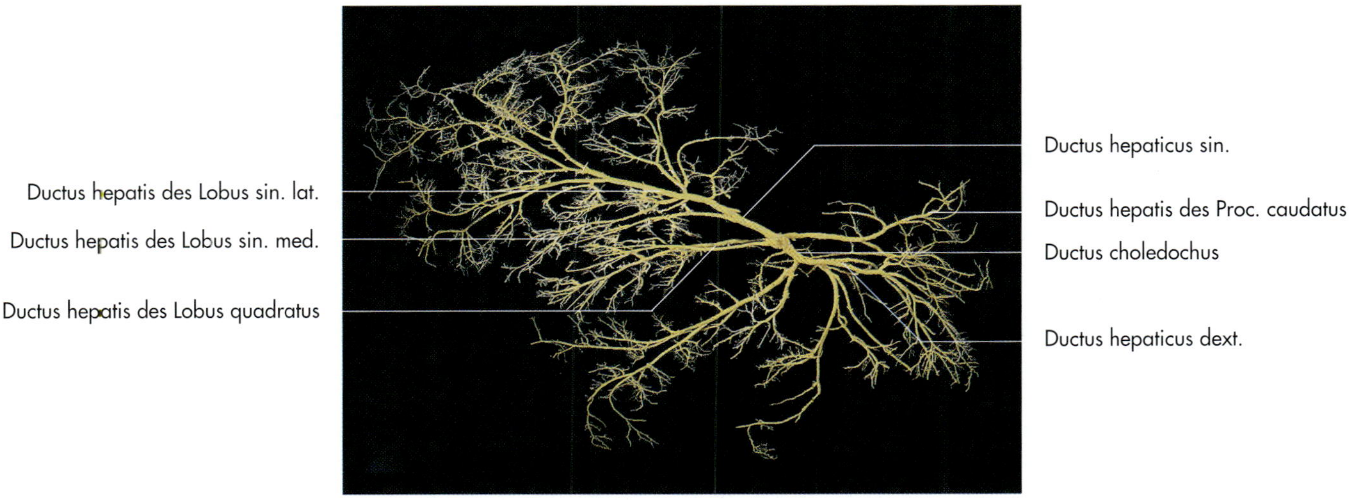

Abb. 7-107. Gallengangssystem eines Pferdes (Korrosionspräparat), Präparat Prof. J. Ruberte, Barcelona.

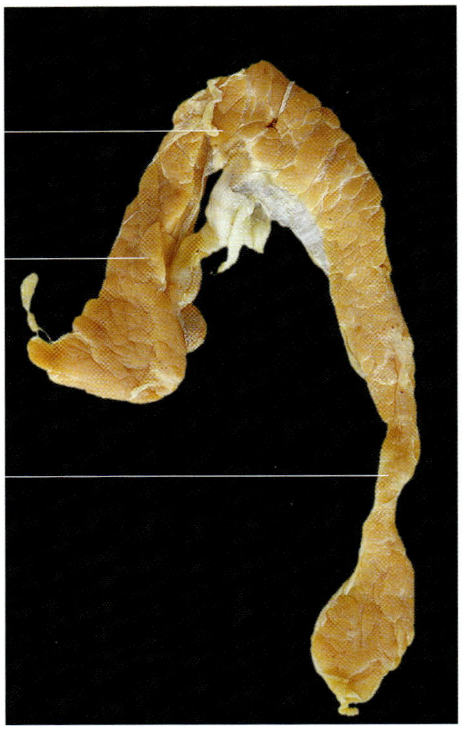

Abb. 7-108. Bauchspeicheldrüse eines Hundes (Dorsalansicht).

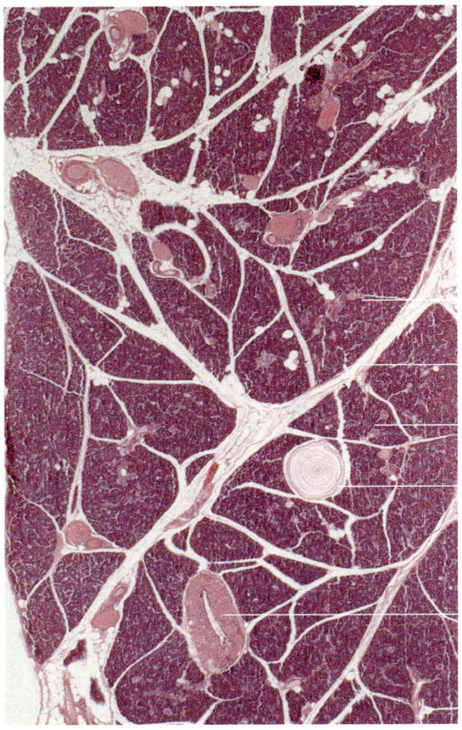

Abb. 7-109. Histologisches Schnittbild durch die Bauchspeicheldrüse einer Katze.

lengänge der Leberlappen **einzeln** in den **Gallenblasengang (Ductus cysticus)** (Abb. 7-105). Es fehlen ein Ductus hepaticus dext., sin. und communis. Ab der Vereinigung des Ductus hepaticus communis oder des letzten Lappengangs mit dem Ductus cysticus spricht man vom **Ductus choledochus.**

Der Ductus choledochus mündet auf der **Papilla duodeni major** in den Anfangsteil des Duodenums.

Gallenblase (Vesica fellea)

Die Gallenblase hat beim Hund ein Fassungsvermögen von ca. 15 ml. Bei der Katze ist sie immer an der Facies diaphragmatica der Leber sichtbar. Ihre Schleimhaut zeigt viele Falten. Sie dickt die Gallenflüssigkeit (griech. chole) ein. Der **Ductus choledochus** mündet in das Duodenum. Der Ductus cysticus der Katze ist im Unterschied zu dem des Hundes stärker S-förmig gewunden. Eine Gallenblase **fehlt dem Pferd** (Abb. 7-95ff., 105 u. 106).

Bauchspeicheldrüse (Pancreas)

Das Pankreas entwickelt sich aus einer dorsalen und zwei ventralen Anlagen des **hepatopankreatischen Ringes.** Dementsprechend werden auch mehrere Ausführungsgänge angelegt, die allerdings im Inneren des Organs miteinander in Verbindung stehen. Trotz der bei den verschiedenen Tierarten in unterschiedlicher Weise vorkommenden Rückbildung des einen oder anderen dieser Gänge, bleibt der Sekretabfluß gewährleistet. In der dorsalen Anlage entsteht der **Ductus pancreaticus accessorius,** in den ventralen der **Ductus pancreaticus.**

Das Pankreas verbleibt im Gegensatz zur Leber nahe seines Entstehungs- und Mündungsorts und ist, bei enger Lagebeziehung zur Pars cran. duodeni, in das Mesoduodenum und Mesogastrium dors. eingelagert. Es werden an ihm ein mittlerer Körper **(Corpus pancreatis)** von einem **rechten Duodenalschenkel (Lobus pancreatis dexter)** und einem **linken Milzschenkel (Lobus pancreatis sinister)** unterschieden. Diese bilden ein kaudal offenes U, in dem die V. portae verläuft (Abb. 7-108ff.). Beim Pferd umschließen der kompakte Pankreaskörper und dessen kurze Schenkel die Pfortader in einer Weise, daß man hier vom **Anulus pancreatis** spricht.

Auch beim Schwein stehen die beiden Lobi miteinander in Verbindung, in diesem Fall durch einen gabelförmigen Abschnitt. Beim Rind sind Corpus und Lobus pancreatis sin. klobig verdickt. Hund und Katze weisen die einfache U-Form des Pankreas auf, wobei der linke, etwas kürzere Schenkel im Ursprung des Omentum majus an der dorsalen Bauchwand verläuft, während der rechte die Pars descendens duodeni begleitet (Abb. 7-110).

Die Ausführungsgänge sind tierartlich und darüber hinaus auch individuell unterschiedlich ausgebildet (Abb. 7-110). Im allgemeinen jedoch gilt, daß Katze und kleine Wiederkäuer einen **Ductus pancreaticus,** Schwein und Rind einen **Ductus pancreaticus accessorius,** Hund und Pferd **beide Ausführungsgänge** besitzen.

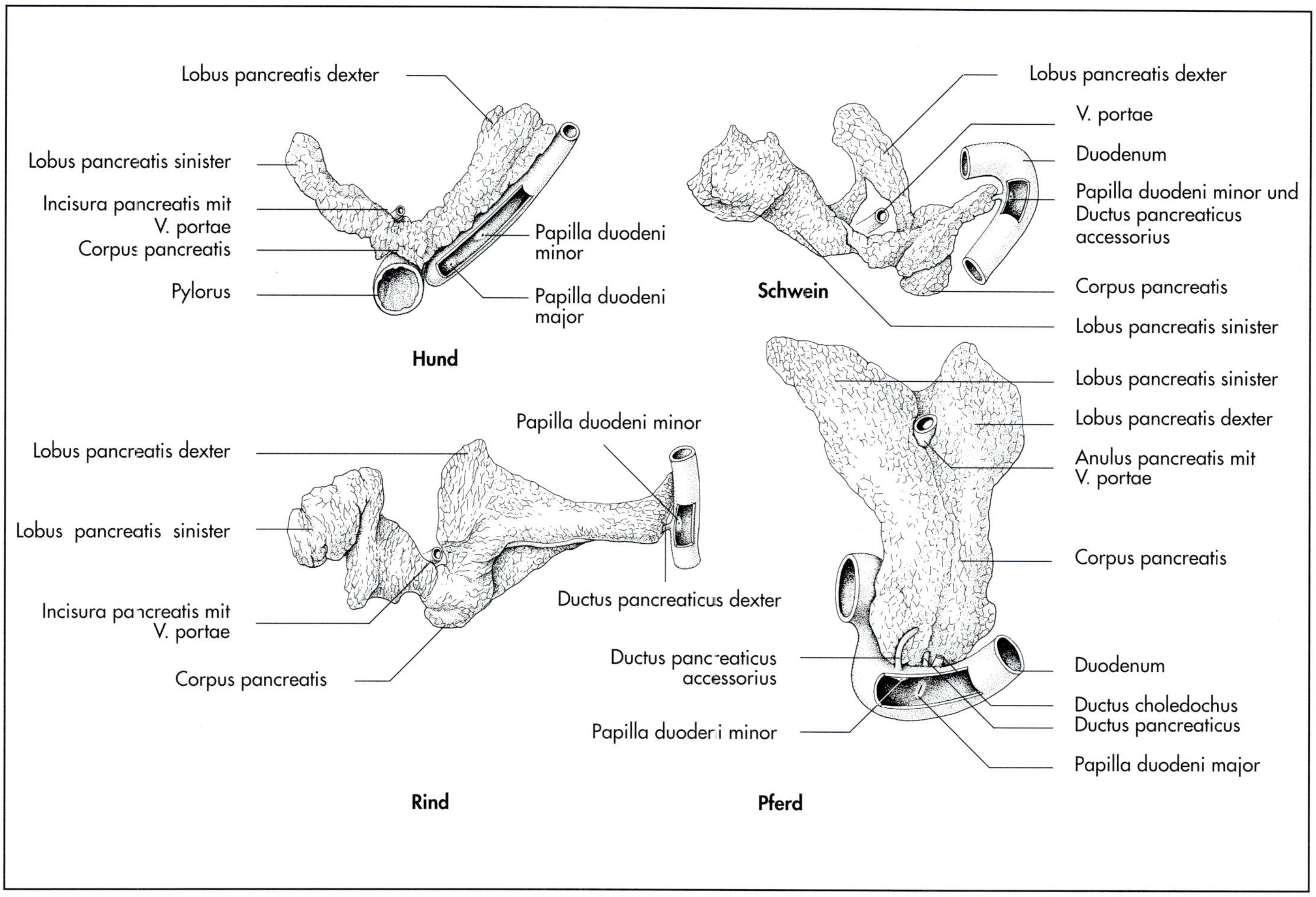

Abb. 7-110. Vergleichend-schematische Darstellung der Bauchspeicheldrüse, nach Nickel, Schummer und Seiferle, 1995.

Ausführungsgänge des Pankreas

Katze:	Ductus pancreaticus größer als der Ductus pancreaticus accessorius (klein, kann fehlen)
Hund:	Ductus pancreaticus (klein, kann fehlen) Ductus pancreaticus accessorius (groß)
Schwein:	Ductus pancreaticus accessorius
Pferd:	Ductus pancreaticus (groß) Ductus pancreaticus accessorius (klein)
Rind:	Ductus pancreaticus accessorius Ductus pancreaticus (klein und selten)
Kleine Wiederkäuer:	Ductus pancreaticus
Schaf:	manchmal Ductus pancreaticus accessorius

Der **Ductus pancreaticus** mündet mit dem Ductus choledochus auf der Papilla duodeni major in den Anfangsteil des Duodenum. Der **Ductus pancreaticus accessorius** mündet auf der Papilla duodeni minor, gegenüber der Papilla duodeni major, ebenfalls in der Pars cran. duodeni.

In das **exokrine Pankreasgewebe** sind die sog. **Pankreasinseln** eingebettet. Sie stellen den **endokrinen Teil** der Bauchspeicheldrüse dar, dem die Produktion von **Hormonen (Insulin, Glukagon und Somatostatin)** obliegt. (Näheres siehe Lehrbücher der Histologie.)

Die **Blutgefäße** des Pankreas stammen aus der **A. coeliaca** und der **A. mesenterica cranialis.** Die nach rechts verlaufende A. hepatica gibt die **A. pancreaticoduodenalis cranialis** für den rechten Schenkel des Pankreas ab. Das Corpus und der linke Schenkel werden über die **A. lienalis** und über die aus der A. mesenterica cran. abzweigende **A. pancreaticoduodenalis caudalis** vaskularisiert. Die Venen des Pankreas ziehen in die Pfortader.

Die **Innervation** erfolgt **vegetativ.** Die sympathischen Fasern entstammen dem **Plexus solaris,** während sich die parasympathischen aus dem **Truncus vagalis dorsalis** ableiten.

Die **Lymphknoten,** die **Lymphonodi pancreaticoduodenales,** gehören zum **Lymphocentrum coeliacum.**

Klinische Fachausdrücke, die von anatomischen Namen abgeleitet werden:
Glossitis, Parodontitis, Parodontose, Parotiditis, Pulpitis, Pharyngitis, Tonsillitis, Tonsillektomie, Ösophagitis, Gastritis, Gastrotomie, Ruminotomie, Reticulitis, Reticulitis traumatica, Enteritis, Duodenitis, Jejunitis, Ileitis, Ileus, Colitis, Enterocolitis, Hepatitis, Pancreatitis etc.

8 Atmungsapparat (Apparatus respiratorius)

H. E. König und H.-G. Liebich

Der Atmungsapparat ermöglicht den **Gasaustausch** zwischen Blut und Luft. Unter **Atmung** versteht man sowohl den **Gastransport** zu und von den Zellen als auch **chemische Oxidationsvorgänge,** die mit Hilfe des Sauerstoffs in den Zellen ablaufen. Letztere sind der anatomischen Untersuchung nicht zugänglich und werden der physiologischen Chemie zugeordnet.

Die in die **Atmungsorgane** einströmende Luft wird von feinen Staubteilchen gereinigt, erwärmt und gleichzeitig befeuchtet. Die Luft gelangt über die Atemwege bis in die Lungen. Hier diffundiert Sauerstoff aus der Atemluft ins Blut und Kohlendioxid aus dem Blut in die Atemluft. Die Inspirationsluft enthält 20,9% Sauerstoff, 0,03% Kohlendioxid und 79,4% Stickstoff, die Exspirationsluft dagegen etwa 16% Sauerstoff, 4% Kohlendioxid und 80% Stickstoff. Der Transport dieser Gase von den Lungen zu den Zellen der Organe und Gewebe und umgekehrt erfolgt über den Blutweg.

Der Atmungsapparat setzt sich aus luftleitenden und luftaustauschenden Organabschnitten zusammen.

Zu den **luftleitenden Atmungsorganen** zählen:

- Nase (Nasus externus),
- Nasenhöhle (Cavum nasi),
- Nasenrachen (Pars nasalis pharyngis),
- Kehlkopf (Larynx),
- Luftröhre (Trachea) und
- Bronchien (Bronchi) in der Lunge.

Zu den **respiratorischen, luftaustauschenden Atmungsorganen** gehören drei Abschnitte innerhalb der Lunge, nämlich die:

- Bronchioli respiratorii,
- Ductus alveolares, Sacculi alveolares,
- Lungenbläschen, Alveolen (Alveoli pulmonis).

Funktionen des Atmungsapparates

Der Atmungsapparat erfüllt eine Vielzahl an Funktionen. So kontrolliert das in der Nasenhöhle gelegene **Geruchsorgan** die Luft, es dient der Umweltorientierung und zusammen mit der sensiblen Innervation der Schleimhaut dem Schutz vor äußeren Noxen. Im Kehlkopf erfolgt im Zusammenwirken mit anderen Kopforganen (z.B. der Zunge) die **Lautbildung.** Das luftleitende System führt in der **Lunge** in immer enger werdende Röhrchen, die letztlich in **Blindsäcken,** den respiratorischen **Lungenbläschen (Alveolen),** enden. Die Alveolen sind die terminalen Abschnitte des Atmungsapparates (respiratorisches System), in ihnen findet der **Gasaustausch (»Blut-Luft-Schranke«)** statt.

Die im Kopfbereich plazierten Atmungsorgane, nämlich Nase, Nasennebenhöhlen und Nasenrachens, faßt man unter dem Begriff **obere Luftwege** zusammen. Ihnen stellt man die **unteren Luftwege,** bestehend aus Kehlkopf, Luftröhre und Lungen, gegenüber. Aus klinischer Sicht wird oft auch die Mundhöhle als Teil der oberen Luftwege angesehen.

Die Organe des Atmungsapparates werden vorwiegend von einer **respiratorischen Schleimhaut** ausgekleidet. Als **Ausnahme** gelten allein vordere Bereiche des Naseneingangs, der Schlundkopf, der Kehldeckel und kleine Abschnitte der Innenauskleidung des Kehlkopfs. Diese sind mit einem mehrschichtigen Plattenepithel bedeckt. Zusätzliche Funktionen der Geruchswahrnehmung erfolgen über die olfaktorische Schleimhaut, die im Nasengrund lokalisiert ist. (Näheres siehe Lehrbücher der Histologie.) Die Wandflächen der Sacculi alveolares und letztendlich die Lungenbläschen sind mit einem einschichtigen Plattenepithel (Alveolardeckepithel) ausgekleidet.

Obere Luftwege

Nase (Rhin, Nasus)

Die Nase (griech. Rhin, lat. Nasus) (Abb. 8-1ff.) wird dorsal von den **Nasenbeinen,** lateral von den **Oberkieferbeinen** und ventral von den **Gaumenfortsätzen** der **Zwischenkiefer-,** der **Oberkiefer-** und der **Gaumenbeine** begrenzt. Kaudal wird die Nasenhöhle durch die **Lamina cribrosa** des **Siebbeins** verschlossen. Ventral geht sie in den Atmungsrachen über. Die mediane **Nasenscheidewand (Septum nasi)** besteht aus hyalinem Knorpel und trennt die Nasenhöhle in **zwei Hälften.** Sie stellt die Fortsetzung der Crista galli des Siebbeins dar und verknöchert im Alter im kaudalen Bereich (Abb. 8-5ff.).

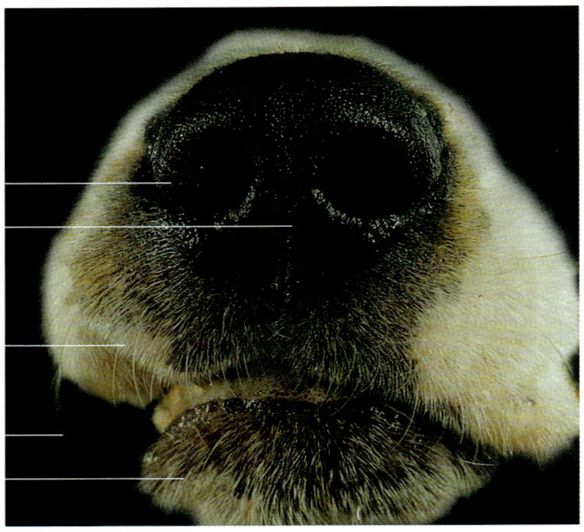

Abb. 8-1. Nasenspitze eines Hundes (Frontalansicht).

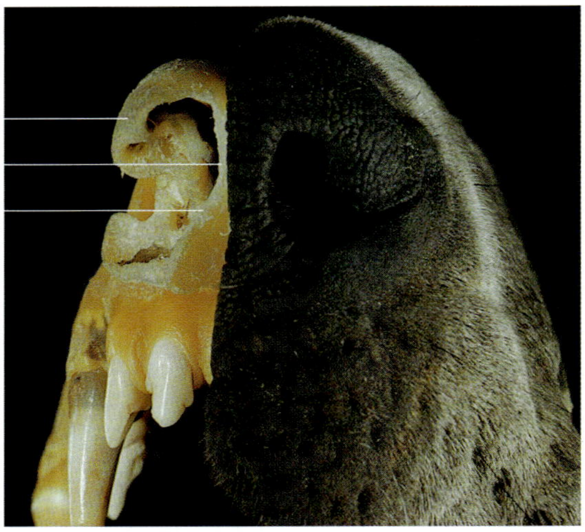

Abb. 8-2. Nasenspitze eines Hundes mit präparierten rechten Nasenknorpeln (Frontalansicht), Präparat Dr. R. Macher, Wien.

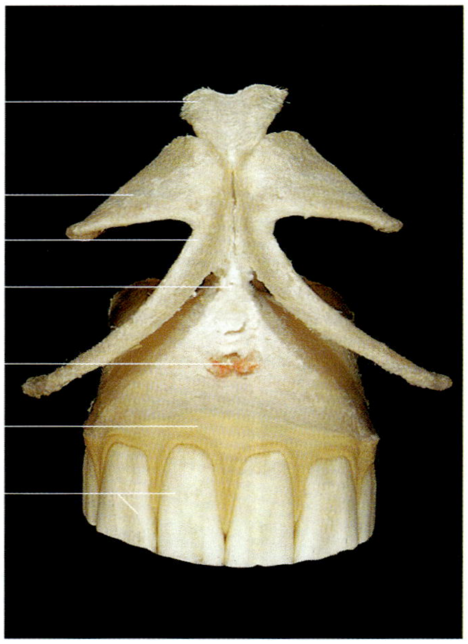

Abb. 8-3. Nasenknorpel eines Pferdes (Frontalansicht).

Nasenspitze (Apex nasi)

Die Nasenspitze ist bei den Haussäugetieren in die Kontur der Nase integriert und wird tierartlich unterschiedlich benannt.

Beim Rind spricht man vom **Flotzmaul (Planum nasolabiale),** das von einer mehrschichtigen, verhornten Schleimhaut bedeckt ist und zahlreiche seröse Drüsen enthält.

Bei den kleinen Wiederkäuern, der Katze und beim Hund werden die **Nasenlöcher (Nares)** vom unbehaarten **Nasenspiegel (Planum nasale)** eingefaßt, der in der Medianen durch die auf die Nasenspitze übergreifende **Lippenrinne (Philtrum)** geteilt wird (Abb. 8-1).

Das Schwein besitzt eine **Rüsselscheibe (Planum rostrale)** mit kurzen Haarstoppeln; sie wird von einem Knochen, dem **Os rostrale,** gestützt.

Die **Nüstern** des Pferdes sind fein behaart.

Beim Rind und beim Schwein wird der Nasenspiegel durch eingelagerte **Drüsenpakete** feucht gehalten. Bei Hund und Katze stammt das dafür benötigte Sekret hauptsächlich

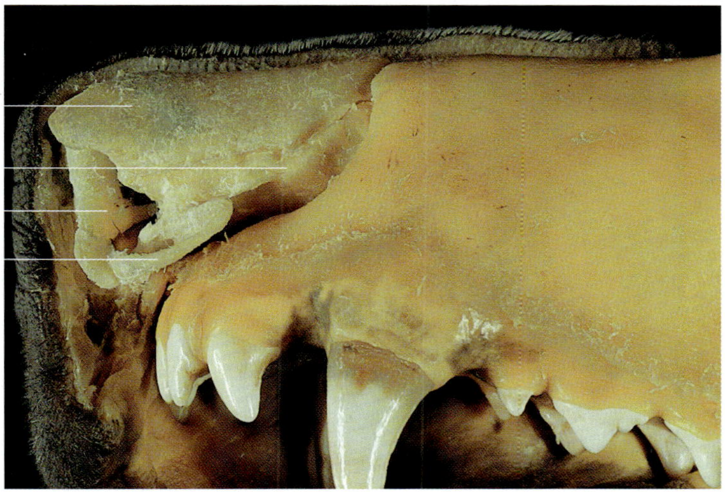

Abb. 8-4. Nasenknorpel eines Hundes (Lateralansicht), Präparat Dr. R. Macher, Wien.

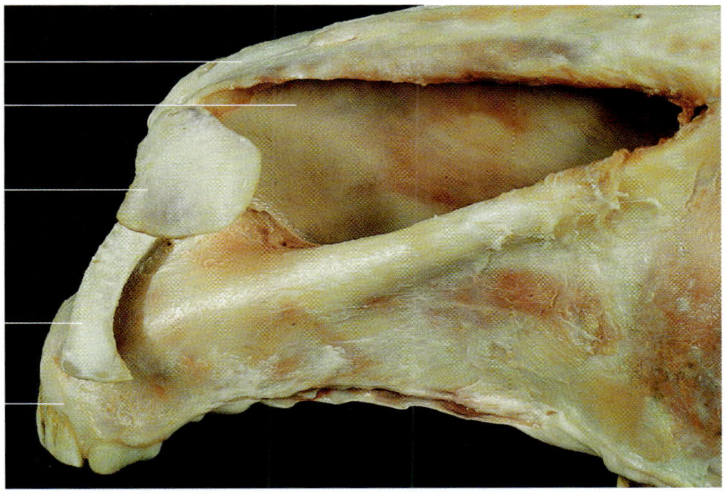

Abb. 8-5. Nasenknorpel eines Pferdes (Lateralansicht), Präparat Dr. R. Macher, Wien.

aus der im **Recessus maxillaris** gelegenen **lateralen Nasendrüse** sowie zum geringeren Teil aus kleineren, in die Nasenschleimhaut eingebetteten Drüsen. Das Oberflächenrelief des Nasenspiegels ist individuell gestaltet und kann, ähnlich der Fingerkuppe des Menschen, zur Identifizierung der Tiere herangezogen werden.

Nasenknorpel (Cartilago nasi)

Die Nasenspitze und die beiden Anfangsteile der Nase, die Nasenvorhöfe (Vestibula nasi) werden von mehreren **Knorpeln (Cartilagines nasi externi)** gestützt, die ventral und dorsal als sog. **Seitenwandknorpel** am Rostralende der Nasenscheidewand verankert sind (Abb. 8-2 u. 4). Sie bestimmen die **Form der Nasenöffnung.** Die Seitenwandknorpel stellen dorsale und ventrale Verbreiterungen des Septum nasi dar (Cartilago nasi lateralis dorsalis und Cartilago nasi lateralis ventralis). Die Seitenwandknorpel berühren sich seitlich bei allen Haussäugetierarten außer beim Pferd. An den Seitenwandknorpeln werden die Ansatzknorpel (Cartilagines nasales accessoria) beschrieben. Beim Schwein sitzt der Nasenscheidewand das Rüsselbein (Os rostrale) auf.

Beim Pferd ist lediglich ein **Flügelknorpel (Cartilago alaris)** ausgebildet, der die Kommaform der Nüster prägt (Abb. 8-3 u. 5). Am Flügelknorpel unterscheidet man dorsal eine Platte (Lamina) und ventral ein Horn (Cornu). Die Lateralwand des Nasenlochs ist nicht knorpelig gestützt. Daher ist ein Nüsternblähen beim Pferd möglich. Der ventrale Teil der Nüster führt in die Nasenhöhle. Er dient auch der **Einführung der Nasenschlundsonde.** Der dorsale Teil der Nüster endet dagegen blind in der **Nasentrompete (Diverticulum nasi),** einem behaarten Hautblindsack, der die **Incisura nasoincisiva** ausfüllt.

In der Antike wurde bei Fohlen die Nasentrompete gespalten. Von diesem sog. Nasenschlitzen erhoffte man sich erhöhte Ausdauer, vor allem bei Kampfpferden. Dies wird heute noch in Südostasien vom Iran über Pakistan bis nach Nordindien praktiziert.

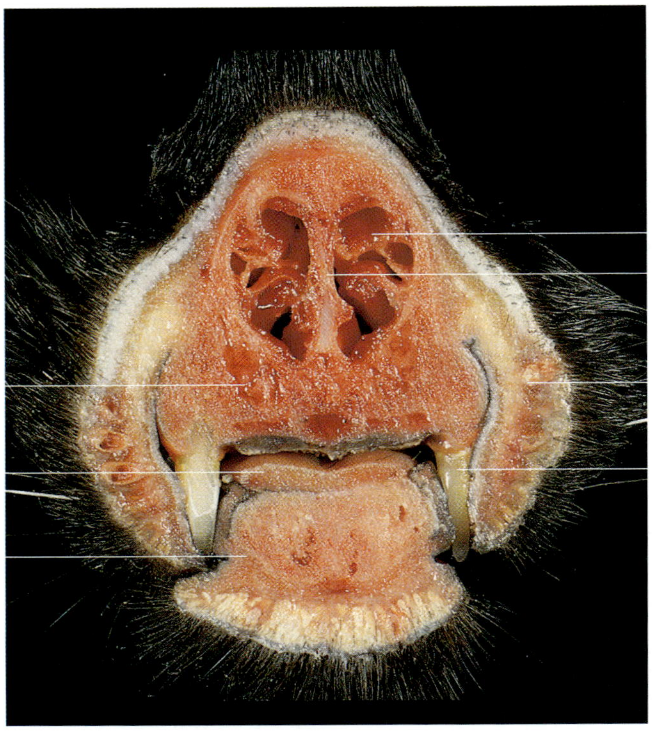

Abb. 8-6. Querschnitt durch den Kopf eines Hundes in Höhe des Eckzahns (Frontalansicht), Präparat Dr. J. Maierl, München.

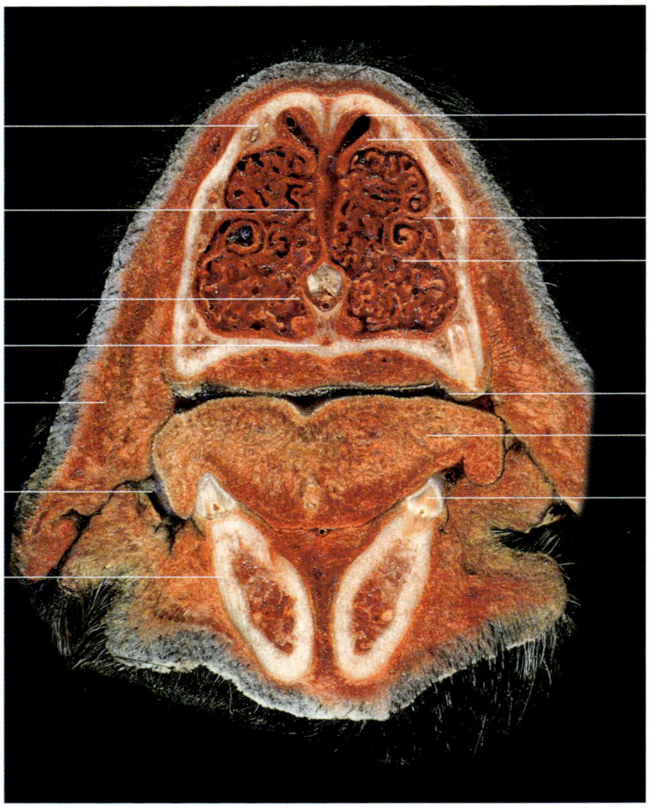

Abb. 8-7. Querschnitt durch den Kopf eines Hundes in Höhe des P2 (Frontalansicht), Präparat Dr. J. Maierl, München.

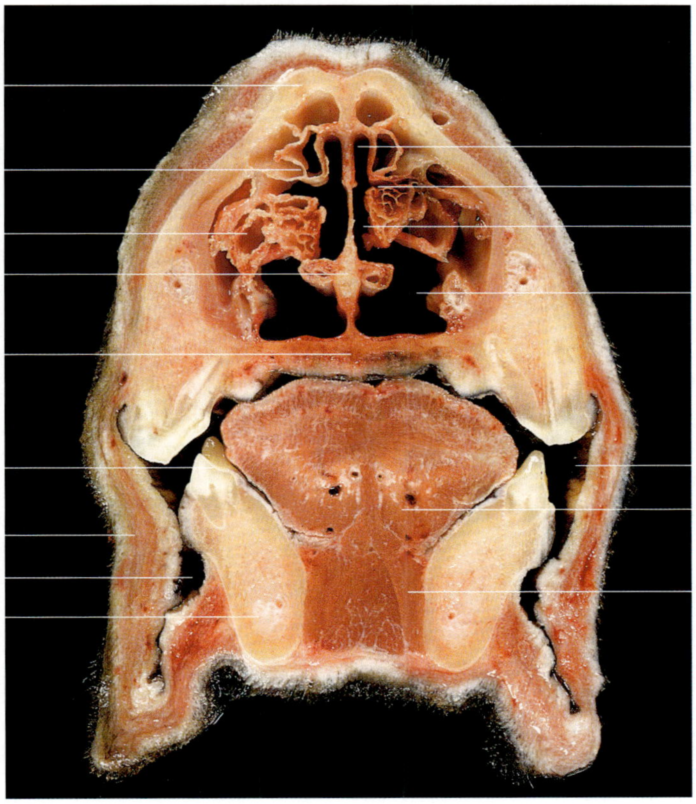

Abb. 8-8. Querschnitt durch den Kopf eines Hundes in Höhe des P3 (Frontalansicht) , Präparat Dr. J. Maierl, München.

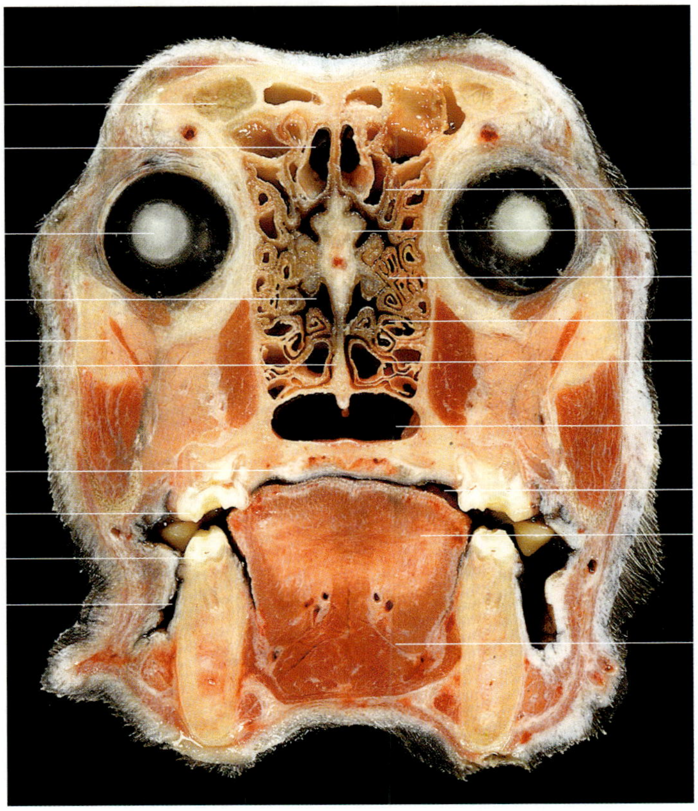

Abb. 8-9. Querschnitt durch den Kopf eines Hundes (Frontalansicht), Präparat Dr. J. Maierl, München.

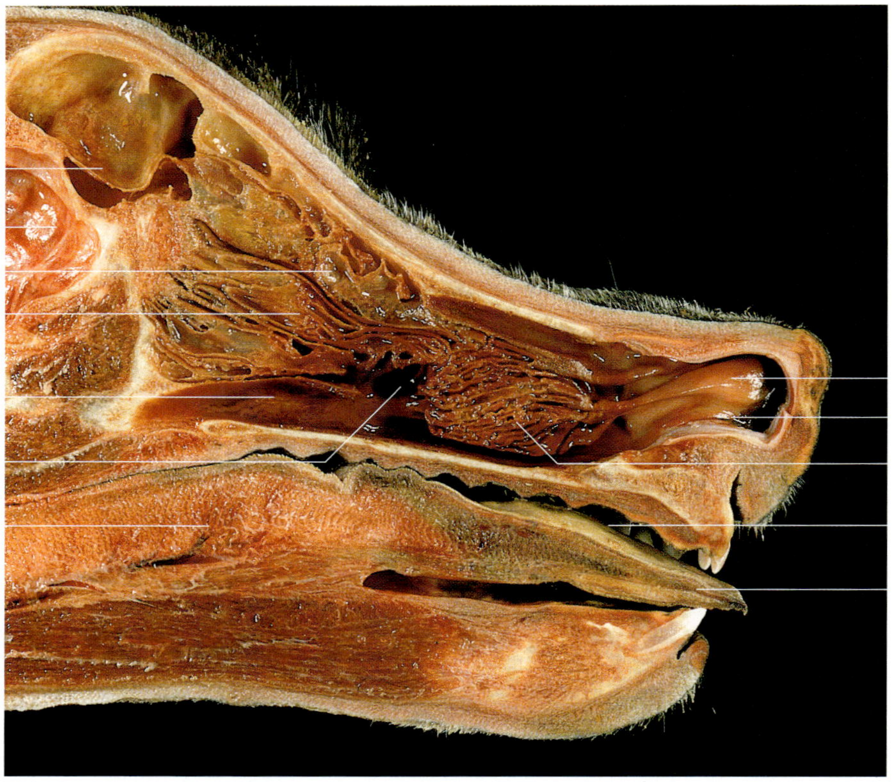

Abb. 8-10. Paramedianschnitt durch den Kopf eines Hundes (Medialansicht), Präparat Dr. J. Maierl, München.

Nasenvorhof (Vestibulum nasi)

Die äußere pigmentierte Haut setzt sich im Nasenvorhof (Vestibulum nasi) fort, dort geht sie an einer deutlichen Grenze in die Nasenschleimhaut über. Nahe dieser Grenze öffnet sich im Bereich der äußeren Haut beim Pferd schlitzförmig und gut erkennbar der **Tränen-Nasen-Gang (Ductus nasolacrimalis).** Beim Hund liegt diese Öffnung tiefer. Die Mündungen der **serösen lateralen Nasendrüsen** des Hundes, die ebenfalls in dieser Region liegen, sind undeutlich.

Nasenhöhlen (Cava nasi)

Die beiden Nasenhöhlen enden kaudal im Fundus nasi am Siebbein und werden median durch das Septum nasi voneinander getrennt. In das Lumen der Nasenhöhlen ragen die **Nasenmuscheln (Conchae nasales)** (Abb. 8-6ff.). Sie dienen der **Flächenvergrößerung** der **respiratorischen Schleimhaut,** bei makrosmatischen Tieren (mit stark ausgebildetem Riechvermögen) wie beim Hund auch der **Riechschleimhaut.** Der beim Hund gegenüber dem Menschen um ein Vielfaches bessere Geruchssinn läßt sich auf die vergrößerte Gesamtfläche dieser Schleimhaut und auf die hohe Anzahl an Riechsinneszellen zurückführen. Die Nasenschleimhaut ist von **Gefäßplexus** unterlagert, in denen vermehrt arteriovenöse Anastomosen auftreten. Kaudoventral öffnet sich jede Nasenhöhle über die **Choane (inneres Nasenloch)** in den Pharynx.

Nasenmuscheln (Conchae nasales)

Die Nasenmuscheln sind nur zum Teil **Bildungen des Siebbeins.** Das **Endoturbinale I** setzt sich als **dorsale Nasenmuschel (Concha nasalis dorsalis)** rostral in die Nasenhöhle fort. Das **Endoturbinale II** bildet die **mittlere Nasenmuschel (Concha nasalis media),** die bei Hund und Katze besonders entwickelt ist und unter Faltenbildung weit rostral reicht (Abb. 8-6ff.). Beim Pferd und beim Schwein beschränkt sich die mittlere Nasenmuschel auf den kaudalen Teil der Nasenhöhle. Die **ventrale Nasenmuschel (Concha nasalis ventralis)** steht in keinem Zusammenhang mit dem Siebbein, sie ist eine **Bildung der Maxilla.**

Beim Hund zeigt diese Nasenmuschel quergestellte Sekundärfalten, bei der Katze ist sie klein. (Näheres zu den knöchernen Grundlagen der Nasenmuscheln siehe Kapitel »Schädel«, Band I, S. 45).

Nasengänge (Meatus nasi)

Die **Zwischenräume** zwischen den Nasenmuscheln bezeichnet man als Nasengänge (Abb. 8-8 u. 9). Man unterscheidet an Nasengängen:

- den dorsalen Nasengang (Meatus nasi dors.),
- den mittleren Nasengang (Meatus nasi medius),
- den ventralen Nasengang (Meatus nasi ventr.).

Der **dorsale Nasengang (Meatus nasi dorsalis)** führt zur Riechschleimhaut im kaudal gelegenen Nasengrund und

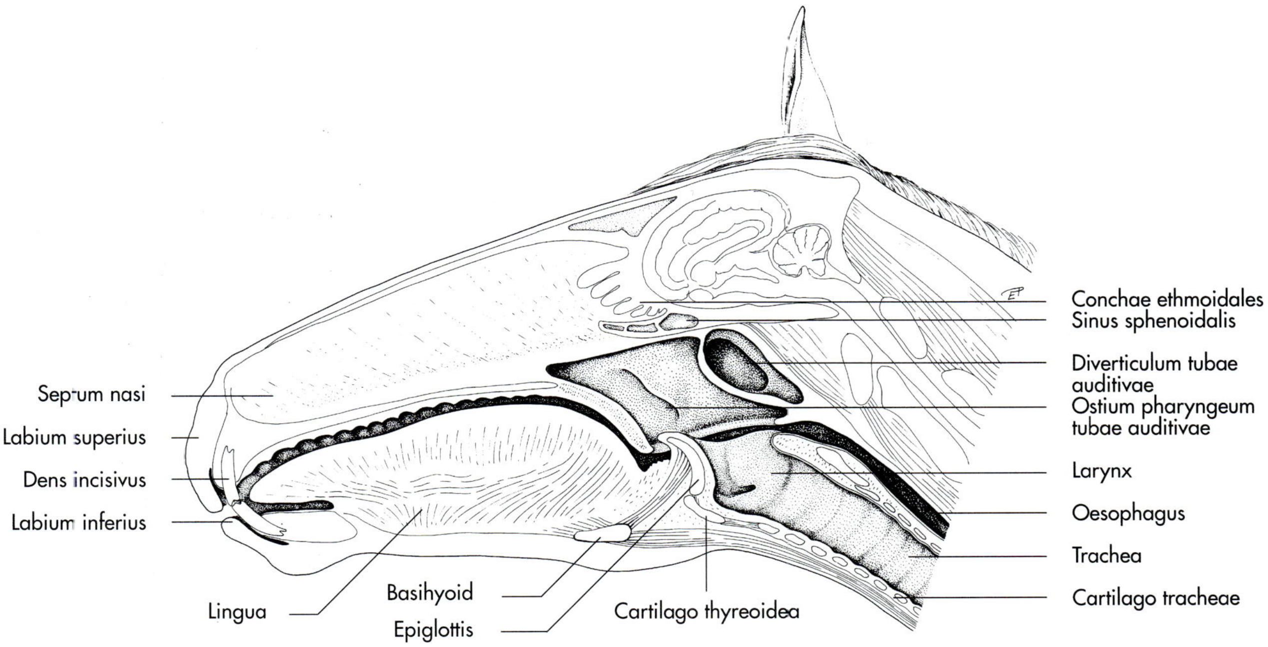

Abb. 8-11. Schematische Darstellung eines Längsschnitts durch den Kopf des Pferdes unter besonderer Berücksichtigung des Pharynx und des Larynx.

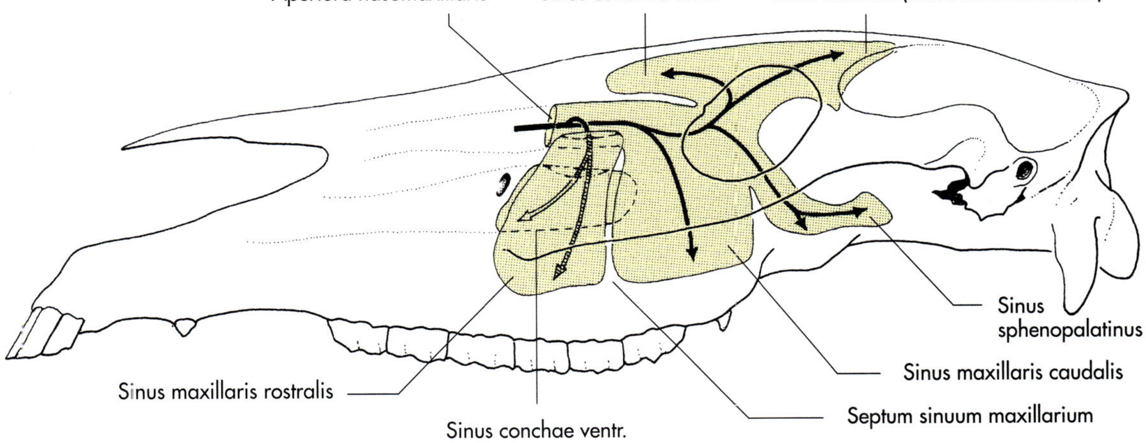

Abb. 8-12. Schematische Darstellung der Nasennebenhöhlen des Pferdes.

wird deshalb auch **Riechgang** genannt. Der **mittlere Nasengang (Meatus nasi medius)** hat Verbindungen zu den **Nasennebenhöhlen (Sinus paranasales)** und führt deshalb den treffenden Namen **Sinusgang.** Durch den **ventralen Nasengang (Meatus nasi ventralis)** zieht der größte Teil der Atemluft, er wird deshalb auch als **Atmungsgang** bezeichnet. Durch den Atmungsgang wird bei Bedarf die **Nasenschlundsonde** eingeführt.

Die Nasengänge stehen **medial** nahe dem **Septum nasi** miteinander durch den **gemeinsamen Nasengang (Meatus nasi communis)** in Verbindung.

Nasennebenhöhlen (Sinus paranasales)

Aus den Nasenhöhlen buchten sich in die Schädelknochen die Nasennebenhöhlen aus (Näheres zu den knöchernen Grundlagen der Nasennebenhöhlen siehe Kapitel »Schädel«, Band I, S. 66 u. 72). Sie sind beim Jungtier noch wenig entwickelt und vergrößern sich mit zunehmendem Alter. Die Nebenhöhlen der Nase reduzieren das spezifische Gewicht des Schädels, sie vergrößern die Schädeloberfläche für die Muskelansätze und dienen der Isolation von Augen, Nasen- und Schädelhöhle. Die **Pneumatisierung** der

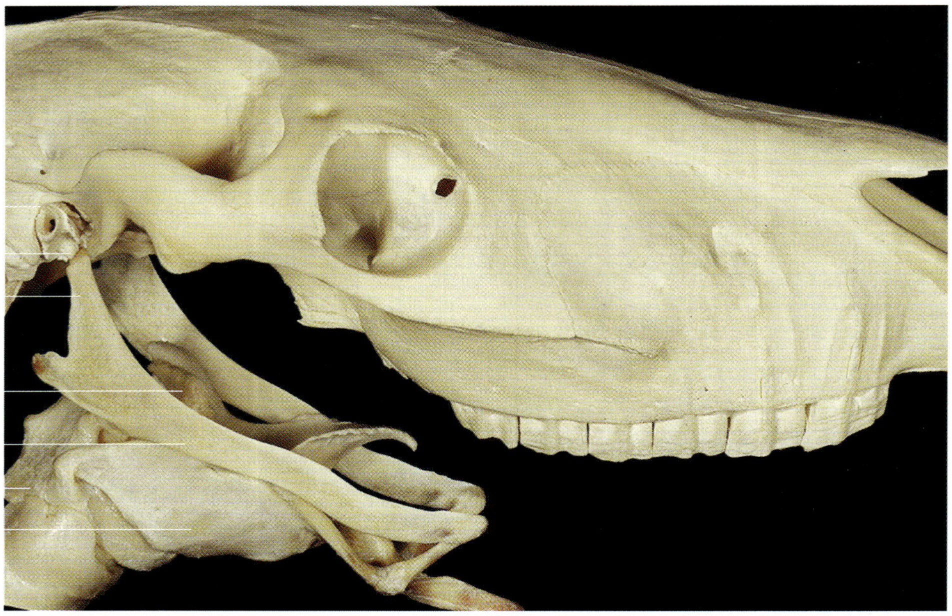

Abb. 8-13. Schädel eines Pferdes mit Lage des Zungenbeins und des Kehlkopfs.

Schädelknochen ist besonders beim Rind und beim Schwein auffällig.

Die Nasennebenhöhlen werden von einer **respiratorischen Schleimhaut** ausgekleidet, die äußerst dünn und wenig vaskularisiert ist. Infektionen in diesem Bereich zeigen deshalb eine schlechte Heilungstendenz, die Behandlung ist schwierig, da auch die natürlichen Zugänge mit Ausnahme der Kieferbucht von Hund und Katze eng sind und verstopfen können. Bei allen Haussäugetieren kommen symmetrisch angeordnete Stirn- und Kieferhöhlen vor.

Man unterscheidet tierartlich unterschiedlich in Ausbildung, Form und Kammerung:

- Kieferhöhle (Sinus maxillaris),
- Stirnhöhle (Sinus frontalis),
- Gaumenhöhle (Sinus palatinus),
- Keilbeinhöhle (Sinus sphenoidalis),
- Tränenbeinhöhle (Sinus lacrimalis) (nur beim Schwein und Wiederkäuer) und
- Siebbeinzellen (Cellulae ethmoidales) (nur beim Wiederkäuer).

Die **Kieferhöhle (Sinus maxillaris)** höhlt den Kaudalteil der **Maxilla** aus. Beim Pferd ist sie durch ein knöchernes Septum sinuum maxillarium in einen **Sinus maxillaris rostralis** und einen **Sinus maxillaris caudalis** unterteilt (Abb. 8-12). Beide sind beim Pferd durch separate Öffnungen mit dem mittleren Nasengang in der **Apertura nasomaxillaris** verbunden und durch diese zugängig. Die Kieferhöhle wird beim Pferd vom **Canalis infraorbitalis** durchzogen und so in eine **laterale** und eine **mediale Bucht** unterteilt. Ihr Boden ist stellenweise nur durch eine dünne Knochenlamelle von den Wurzeln der Backenzähne getrennt, so daß über den Sinus maxillaris Zahnbehandlungen bzw. -extraktionen vorgenommen werden können.

Bei der Katze und beim Hund ist keine Kieferhöhle ausgebildet, sondern nur eine flache **Kieferbucht (Recessus maxillaris),** die in weit offener Verbindung mit der Nasenhöhle steht. In der Kieferbucht liegt die **laterale Nasendrüse (Glandula nasalis lateralis),** die der Befeuchtung der Nasenspitze dient.

Die **Stirnhöhle (Sinus frontalis)** pneumatisiert das zwischen Nasen- und Schädelhöhle gelegene Os frontale und öffnet sich im allgemeinen in den **mittleren Nasengang.** Beim Pferd kommuniziert die Stirnhöhle mit der Höhle der oberen Nasenmuschel (Sinus conchofrontalis) und steht mit der kaudalen Kieferhöhle in weit offener Verbindung (Aditus frontomaxillaris). Beim Schwein und beim Rind ist die Stirnhöhle stark unterteilt und dehnt sich bis in die Genickgegend aus. Bei den Wiederkäuern erstreckt sie sich bis in den **Processus cornualis** des **Os frontale,** so daß Verletzungen der Hörner unter Umständen zu Stirnhöhleninfektionen führen können. Vor allem beim Pferd werden Stirn- und Kieferhöhle mittels Trepanation im Krankheitsfall eröffnet.

Das **Gaumenbein** und das **Keilbein** werden beim Pferd vom **Sinus sphenopalatinus** pneumatisiert. Er kommuniziert mit dem **Sinus maxillaris caudalis** (Abb. 8-12). Über dem äußerst dünnen Dach der **Keilbeinhöhle** ist die **Sehnervenkreuzung** gebettet, so daß Nebenhöhlenerkrankungen auch auf den Sehnerv übergehen und Sehstörungen verursachen können.

Untere Luftwege

Kehlkopf (Larynx)

Der Kehlkopf ist ein röhrenförmig, bilateral symmetrisch angelegtes **Hohlorgan,** das den Schlundrachen mit der Luftröhre verbindet (Abb. 8-11, 13 u. 15ff.). Die Wand des Kehlkopfs wird im wesentlichen von der Struktur der

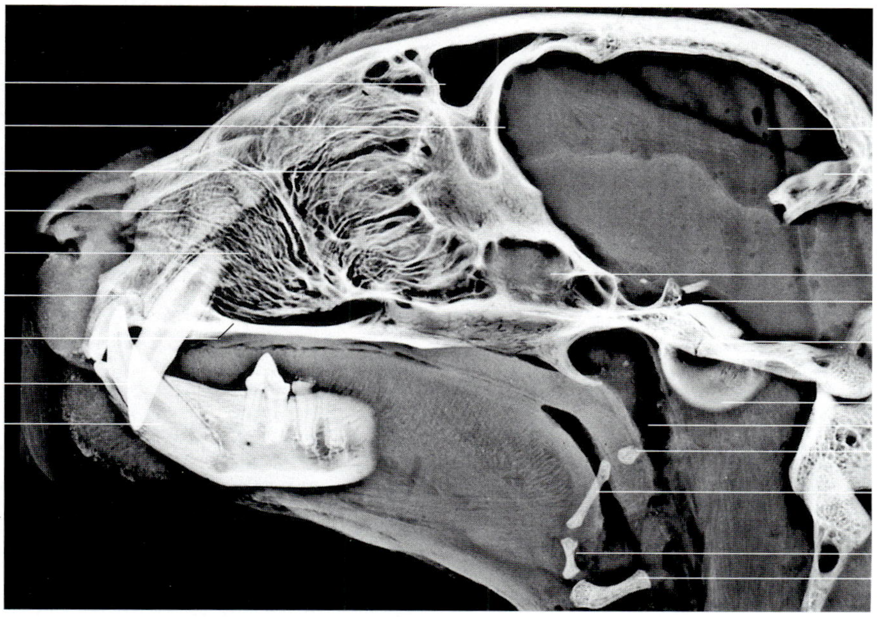

Abb. 8-14. Radiographische Darstellung des Kopfes einer Katze, Aufnahme Prof. Cordula Poulsen Nautrup, München.

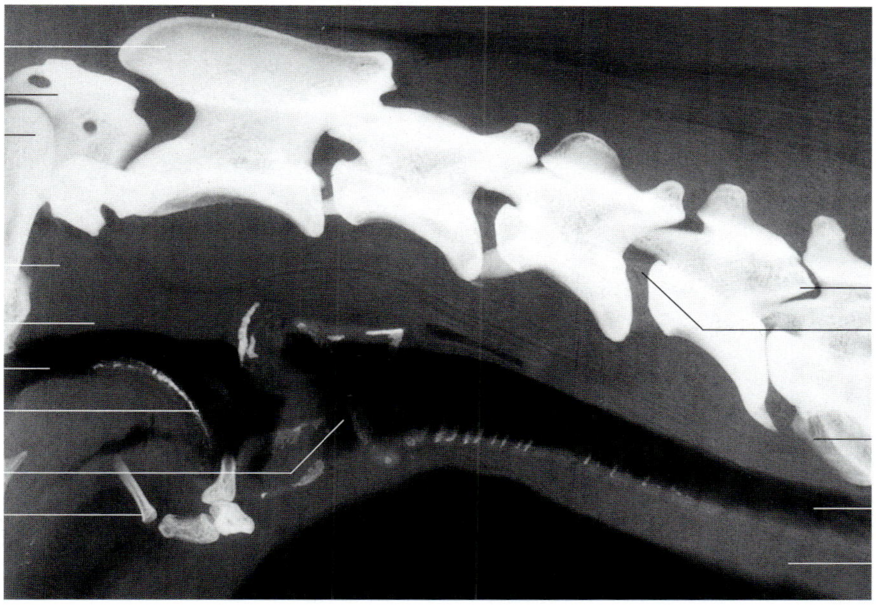

Abb. 8-15. Radiographische Darstellung der Halswirbelsäule und des Larynx einer Katze, Aufnahme Prof. Cordula Poulsen Nautrup, München.

Kehlkopfknorpel bestimmt, die durch Bänder und Muskeln untereinander, rostral mit den Knorpeln des Zungenbeins und kaudal mit der Luftröhre in Verbindung stehen. Die Kehlkopfknorpel bilden das äußere Grundgerüst des Kehlkopfs. Das Innere des Kehlkopfs wird von der **Kehlkopfhöhle (Cavum laryngis)** eingenommen (Abb. 8-19). Diese wird durch die **Stimmfalten (Plicae vocales)** sanduhrförmig eingeengt.

Die **Kehlkopfhöhle** wird über weite Strecken von einem mehrschichtigen Plattenepithel ausgekleidet, das kaudal in eine respiratorische Schleimhaut übergeht. Seine pharynxseitige Öffnung wird beim Schluckakt durch die Verlagerung des Kehldeckels unvollständig verschlossen. Kaudal schließen sich ohne erkennbare Verengung die Knorpelspangen der Luftröhre (Trachea) an.

Kehlkopfknorpel (Cartilagines laryngis)

Die Kehlkopfknorpel bilden das Skelett des Kehlkopfs (Abb. 8-16ff.). Mit Ausnahme des Stellknorpels sind es **unpaarige, bilateral symmetrische Gebilde.** Im einzelnen können unterschieden werden:

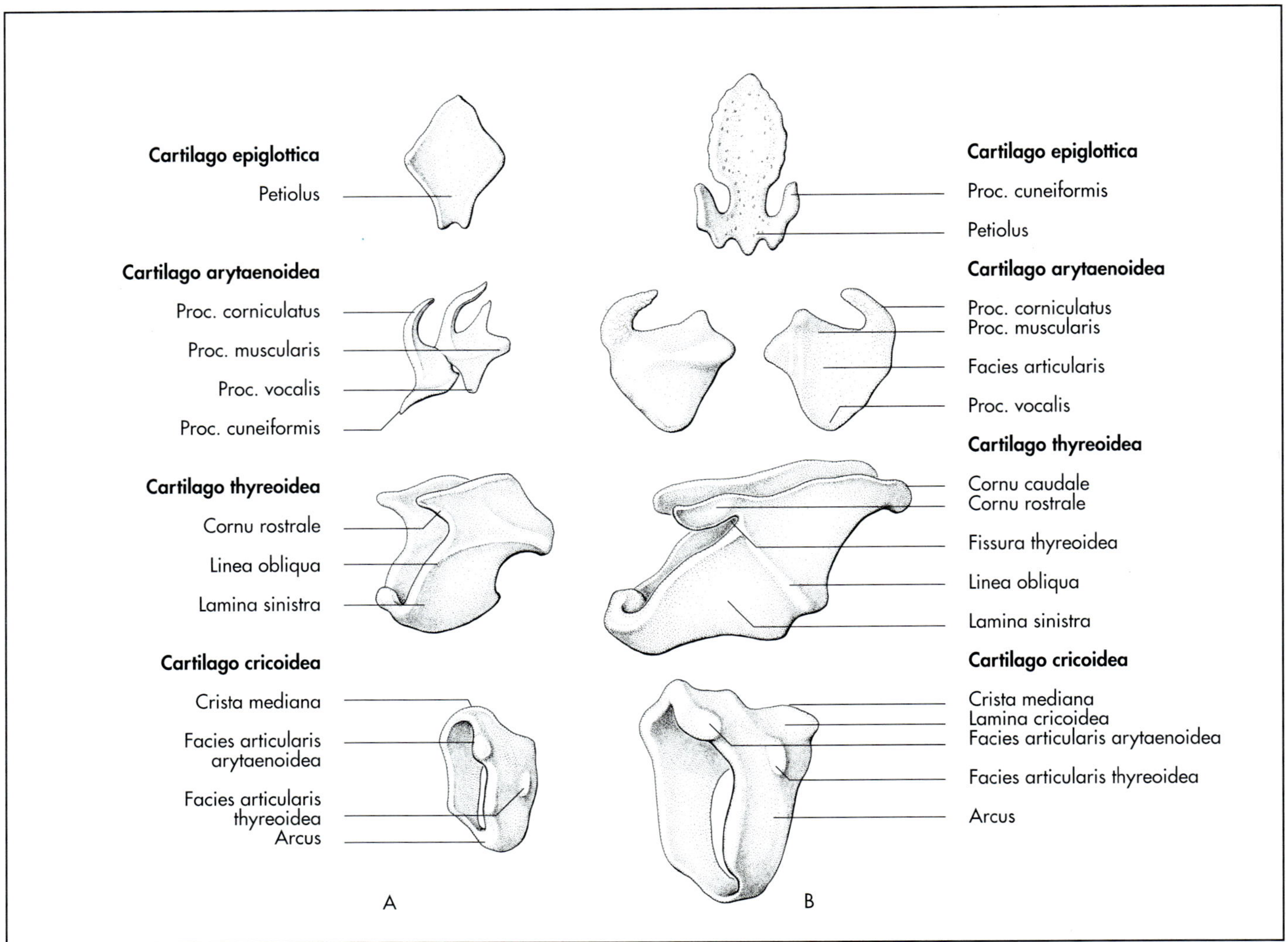

Abb. 8-16. Schematische Darstellung der Kehlkopfknorpel des Hundes (A) und des Pferdes (B).

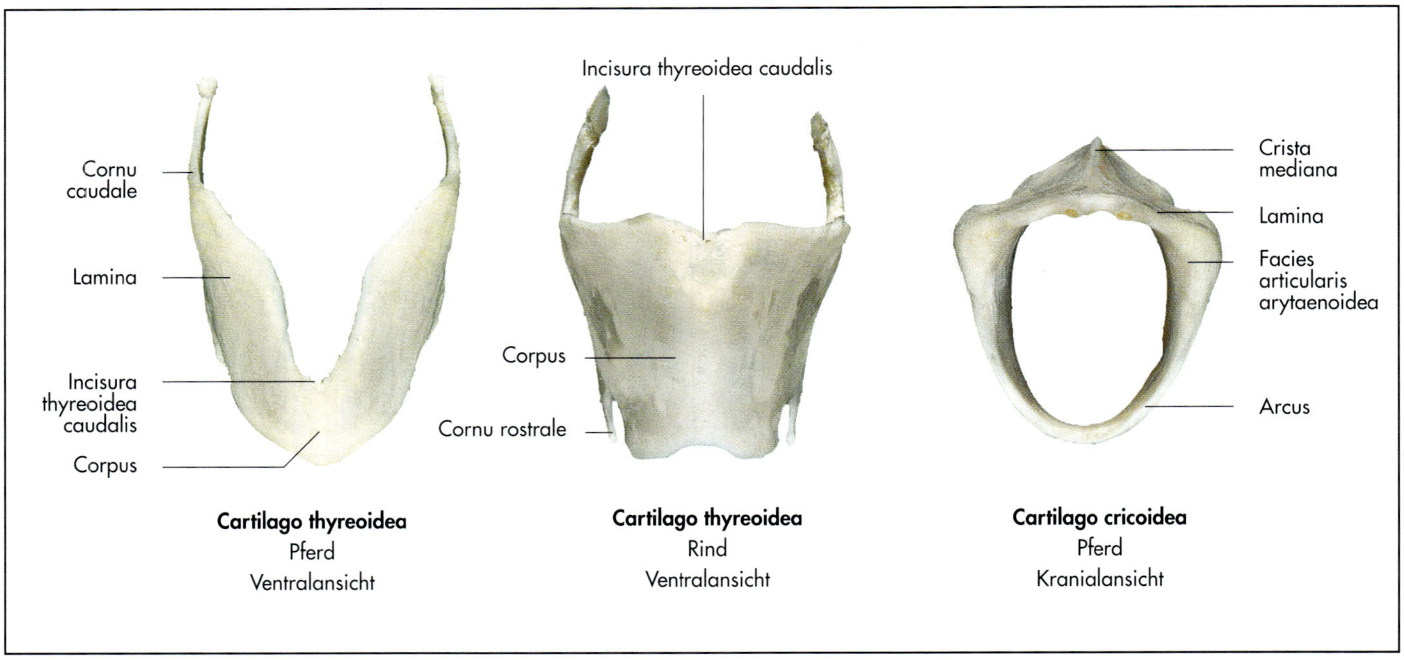

Abb. 8-17. Schild- und Ringknorpel.

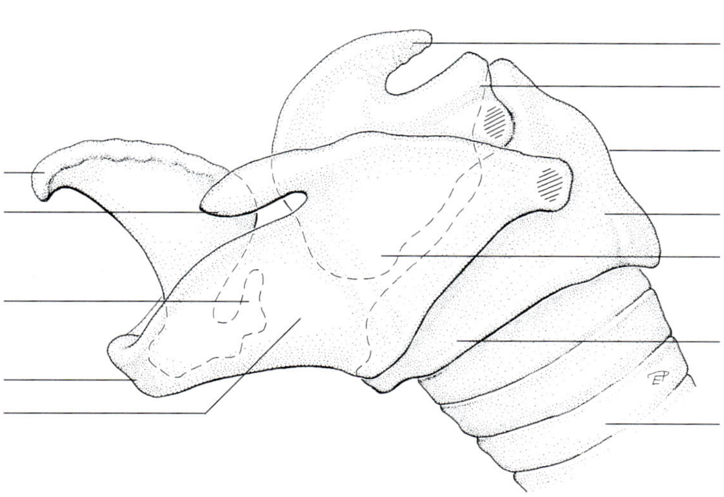

Abb. 8-18. Schematische Darstellung der Kehlkopfknorpel des Pferdes.

- Kehldeckel (Epiglottis) mit dem Kehldeckelknorpel (Cartilago epiglottica),
- Schildknorpel (Cartilago thyreoidea),
- Stellknorpel (Cartilagines arytenoideae) und
- Ringknorpel (Cartilago cricoidea).

Kehldeckel (Epiglottis)

Der Kehldeckel wird vom **Kehldeckelknorpel (Cartilago epiglottica)** gestützt (Abb. 8-16 u. 18). Er ist blattförmig, sein **Stiel (Petiolus)** ist am Schildknorpel befestigt. Die blattförmige Platte liegt im Ruhezustand hinter dem Gaumensegel (retrovelar). Sie legt sich während des Schluckaktes kaudal auf den Kehlkopfeingang. Die Cartilago epiglottica besteht aus **elastischem Knorpel.** Der freie Rand des Kehldeckels läuft je nach Tierart spitz aus (Hund, Katze und Pferd) oder ist rundlich bis queroval geformt (Wiederkäuer und Schwein). Seitlich vom Stiel der Cartilago epiglottica kann ein paariger Knorpel, der **Proc. cuneiformis,** vorkommen. Er liegt zwischen Kehldeckel und Stellknorpel und kann auch mit diesen in Verbindung treten.

Schildknorpel (Cartilago thyreoidea)

Der Schildknorpel bildet die Seitenwände und den Boden des Kehlkopfs (Abb. 8-16ff.). Er besteht aus **hyalinem Knorpel** und besitzt einen **ventralen Körper** und **zwei seitliche Platten (Lamina dextra** und **sinistra).** Der Körper bildet bei allen Haussäugetieren, außer beim Pferd, einen **vollständigen Boden** der Kehlkopfröhre. Beim Pferd besteht er lediglich aus einem schmalen, rostral gelegenen Steg, dem die Epiglottis aufsitzt. Kaudal dieses Steges wird der Kehlkopfboden in der **Incisura thyreoidea caudalis** durch eine Bindegewebsplatte verschlossen (Abb. 8-17). An dieser Stelle kann beim Pferd von ventral in die Kehlkopfhöhle, beispielsweise bei der Operation des **»Kehlkopfpfeifens«,** eingegangen werden. Die beiden seitlich befindlichen **Platten** des **Schildknorpels** besitzen dorsal je einen rostralen und einen kaudalen, hornartigen (Cornu) **Fortsatz**. Im rostralen ist beim Pferd ein **Einschnitt (Fissura thyreoidea)** vorhanden (Abb. 8-16). Der rostrale artikuliert mit dem Kehlkopfhorn des Zungenbeins, der kaudale mit dem Ringknorpel. Die Cartilago thyreoidea kann im Alter teilweise verknöchern.

Stellknorpel (Cartilagines arytaenoideae)

Die Stellknorpel sind paarig, bestehen aus **hyalinem Knorpel** und decken die dorsale Lücke über den Laminae des Schildknorpels dachartig ab, indem sie sich median miteinander verbinden (Abb. 8-16ff.). Hier fügt sich gelegentlich eine **kleine Cartilago interarytaenoidea** ein. Die **Form** des Stellknorpels ist dreieckig, wobei die Spitze ventral gerichtet ist. Die **rostrodorsale Ecke** trägt den **Processus corniculatus.** Dieser ist hornartig dorsal gerichtet und bildet mit dem der gegenüberliegenden Seite eine **Rinne,** ähnlich der eines Gießgefäßes, weshalb er auch als **Gießkannenknorpel** bezeichnet wird. Das **kaudale Ende** verbindet sich gelenkig mit der Platte des **Ringknorpels.** Die **ventrale Ecke** zieht sich zum **Stimmbandfortsatz (Processus vocalis)** aus und bietet dem **elastischen Stimmband (Ligamentum vocale)** Ansatz. Der dorsal gelegene Muskelfortsatz zeigt lateral; an ihm setzt der kräftigste Erweiterer des Kehlkopfs, der **M. cricoarytaenoideus dorsalis,** an.

Ringknorpel (Cartilago cricoidea)

Der Ringknorpel umgibt reifenartig das Kaudalende des Kehlkopfs (Abb. 8-16ff.). Er besteht, wie der Schildknorpel, aus **hyalinem Knorpel** und besitzt die Form eines **Siegelringes.** Seine dorsale **Platte (Lamina)** trägt median eine Leiste.

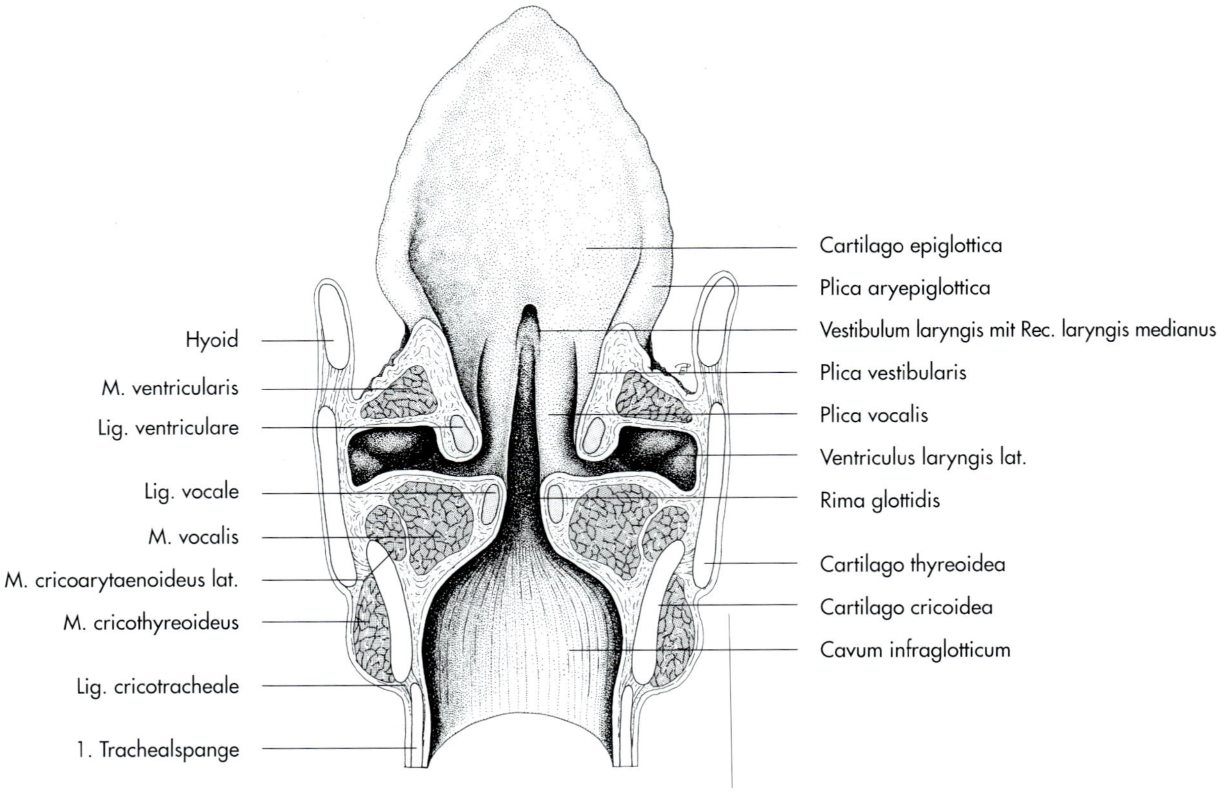

Abb. 8-19. Schematische Darstellung der Kehlkopfhöhle des Pferdes (Horizontalschnitt), nach Budras und Röck, 1994.

Der ventrale Bogen ist einer Trachealspange ähnlich und artikuliert mit den Kaudalhörnern des Schildknorpels, die dorsale Lamina jeweils mit dem Stellknorpel. Auch der Ringknorpel kann im Alter zum Teil verknöchern.

Kehlkopfhöhle (Cavum laryngis)

Der Eingang in die Kehlkopfhöhle wird von der **Kehlkopfkrone (Aditus laryngis),** bestehend aus Epiglottis, Plica aryepiglottica und Gießkannenknorpel, gebildet (Abb. 8-19). Daran schließt sich der weite **Vorhof (Vestibulum laryngis)** an. In der Mitte des Kehlkopfes wird die **Kehlkopfhöhle** von der **Kehlkopfenge (Glottis** seu **Rima glottidis)** eingeschnürt. Kaudal davon erweitert sie sich zum **Cavum infraglotticum.** Dieses geht seinerseits in die Trachea über. Das Innere des Kehlkopfs ist von einem **mehrschichtigen Epithel** ausgekleidet.

Bei Pferd und Hund ist eine **seitliche Kehlkopftasche (Ventriculus laryngis lateralis)** ausgebildet. Ihr Eingang wird rostral von der **Plica vestibularis** und kaudal von der **Stimmfalte (Plica vocalis)** begrenzt. Bei Schwein und Pferd ist der Boden des Vorhofs kaudal der Epiglottis zur mittleren Kehlkopftasche **(Recessus laryngis medianus)** vertieft. Die **Stimmritze (Rima glottidis)** wird bei allen Haussäugetieren in die dorsal zwischen den Stellknorpeln gelegene **Pars intercartilaginea** und die ventral zwischen den Stimmfalten (Plicae vocalis) gelegene **Pars intermembranacea** unterteilt (Abb. 8-23). Beim Schwein ist die Stimmfalte gespalten. Zwischen beiden Anteilen liegt auch bei dieser Tierart eine kleine seitliche Kehlkopftasche (Ventriculus laryngis lat.).

Gelenke und Kehlkopfbänder

Zwischen dem Kehlkopfhorn des Zungenbeins und dem Schildknorpel sowie zwischen den einzelnen Knorpeln des Kehlkopfes sind, mit Ausnahme der Verbindung der Epiglottis mit dem Schildknorpel, **spalthaltige, synoviale Gelenke** ausgebildet (Abb. 8-18).

Die **Articulatio cricoarytaenoidea** (Abb. 8-23) läßt zu, daß die beiden Aryknorpel durch eine seitliche Kippbewegung die **Stimmritze während des Einatmens erweitern.** Bei der Ausatmung nähern sich die beiden Stimmbandwinkel der Aryknorpel wieder einander. Bei körperlichen Anstrengungen wird die Stimmritze maximal erweitert. Dieser Mechanismus ist bei Pferden mit Lähmung des linken N. laryngeus recurrens (»Kehlkopfpfeifer«) auf der linken Seite gestört (Abb. 8-24).

Die **Epiglottis** wird durch **elastische Fasern** mit dem Schildknorpelkörper und durch eine elastische Membran mit den Stellknorpeln verbunden.

Der **Schildknorpel** artikuliert kaudodorsal mit der Lamina des Ringknorpels (Articulatio cricoarytaenoidea) (Abb. 8-23). Ventral verbindet er sich mit dem Reif des Ringknorpels über

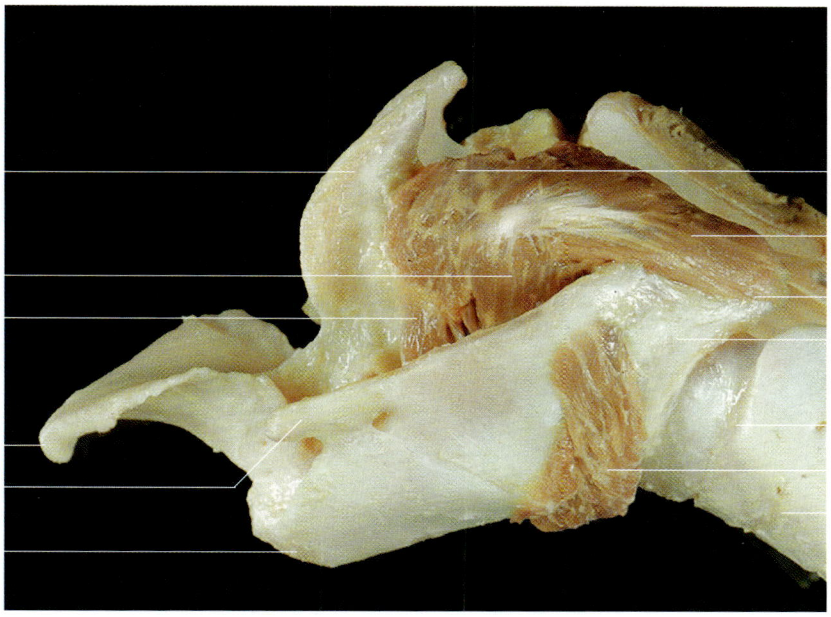

Abb. 8-20. Kehlkopf eines Pferdes mit Kehlkopfmuskulatur, Präparat Dr. R. Macher, Wien.

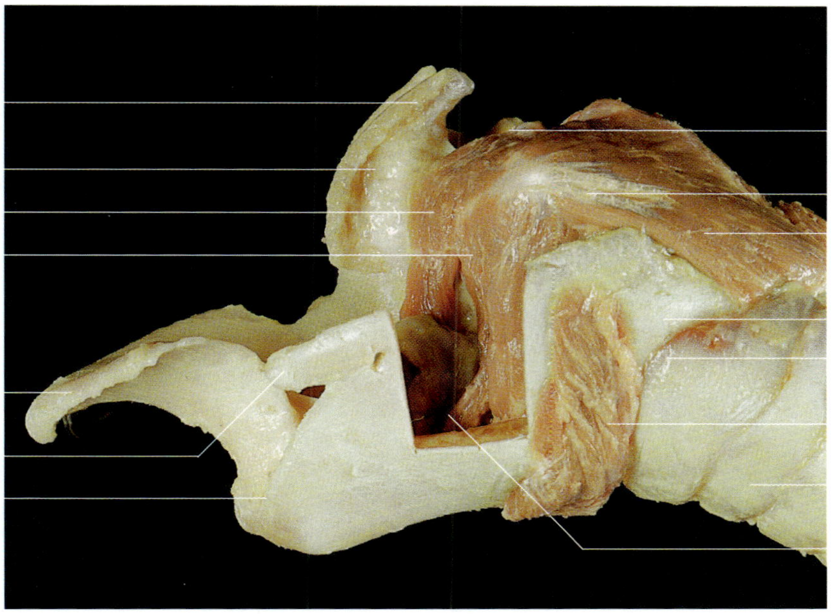

Abb. 8-21. Kehlkopf eines Pferdes, Schildknorpel gefenstert, Präparat Dr. R. Macher, Wien.

das **Lig. cricothyreoideum**. Es füllt beim Pferd die weite **Incisura thyreoidea caudalis** aus und muß beim operativen Zugang in die Kehlkopfhöhle durchtrennt werden. Zwischen dem **Processus vocalis** des Stellknorpels und dem Körper des Schildknorpels spannt sich das **Ligamentum vocale** aus (Abb. 8-19). Es bildet die **Grundlage der Stimmfalte** (Plica vocalis). Weiter rostral davon, allerdings nicht bei allen Tierarten, verläuft parallel das **Ligamentum ventriculare.** Der Kehlkopf als Ganzes wird rostral mit dem Basihyoid über die **Membrana thyreohyoidea** und kaudal über das **Ligamentum cricotracheale** mit der ersten Trachealspange verbunden.

Kehlkopfmuskeln

Am Kehlkopf gibt es Muskeln, die:
- von außen herantreten, um ihn als Ganzes zu bewegen,
- zwischen den Knorpelteilen verlaufen oder
- an ihm entspringen, um den Pharynx zu verengen (s. Schlundkopfschnürer).

Von außen treten an den Kehlkopf die langen **Zungenbeinmuskeln,** die am Sternum entspringen und den Kehlkopf kaudal verlagern, sowie Muskeln, die ihren **Ursprung am Zungenbein** haben und den Kehlkopf nach vorne ziehen. (Näheres siehe Band I, Kapitel 2, S. 113).

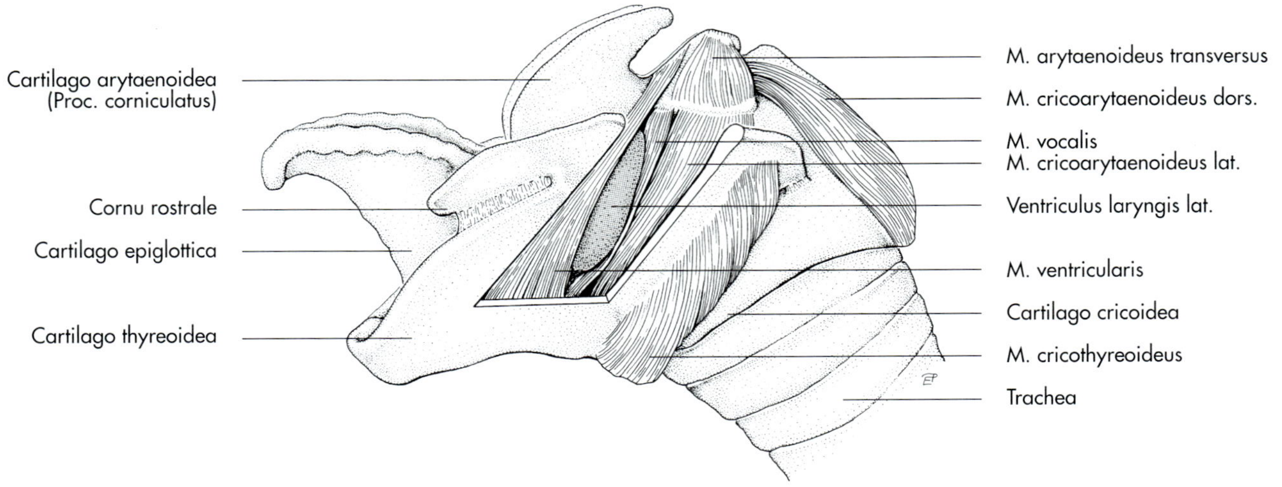

Abb. 8-22. Schematische Darstellung der Kehlkopfmuskulatur des Pferdes, die linke Lamina des Schildknorpels wurde gefenstert.

Die Muskeln, die zwischen den Kehlkopfknorpeln verlaufen, werden als die Gruppe der **»eigentlichen Kehlkopfmuskeln«** gesehen. Diese dienen zur Erweiterung und Verengung der Kehlkopfenge sowie zur Spannung bzw. Entspannung der Stimmbänder (Abb. 8-20, 21 u. 22).

Man unterscheidet nachfolgende Muskeln:

- M. cricothyreoideus,
- M. cricoarytaenoideus dors.,
- M. cricoarytaenoideus lat.,
- M. arytaenoideus transversus und
- M. thyreoarytaenoideus.

Der **M. cricothyreoideus** verkehrt seitlich zwischen dem Schildknorpel und dem Reif des Ringknorpels. Er trägt zur Spannung der Stimmbänder bei. Als einziger Kehlkopfmuskel wird er vom **N. laryngeus cranialis** innerviert, während alle anderen Muskeln dieser Gruppe von Ästen des **N. laryngeus caudalis** seu **recurrens** innerviert werden.

Der **M. cricoarytaenoideus dorsalis** ist der kräftigste Erweiterer der Stimmritze, er entspringt breitflächig an der Platte des Ringknorpels und setzt rostral am Proc. muscularis des Stellknorpels an. Sein Ausfall führt zum »Kehlkopfpfeifen«. In der Mehrzahl der Fälle ist der linke Muskel durch die Lähmung des **linken N. laryngeus caudalis** seu **recurrens** betroffen.

Der **M. cricoarytaenoideus lateralis** verkehrt zwischen dem Reif des Ringknorpels und dem Proc. muscularis des Stellknorpels. Er verengt die Stimmritze.

Der **M. arytaenoideus transversus** ist schwach und zieht von einem Muskelfortsatz zum anderen. Er besitzt median einen Sehnenstreifen und fungiert als Stimmritzenverenger.

Der **M. thyreoarytaenoideus** zieht von der Basis der Epiglottis und des Schildknorpels zum Muskel- und Stimmfortsatz des Stellknorpels. Bei Hund und Pferd ist er in den M. ventricularis und den M. vocalis gegliedert.

Der **M. vocalis** und der **M. ventricularis** verlaufen entsprechend in der **Plica vocalis** bzw. der **Plica vestibularis.** Sie erhöhen die Spannung des Stimmbandes und verengen die Stimmritze.

Funktionen des Kehlkopfs

Während des **Schluckakts** schützt die Epiglottis vor dem Eindringen von Speise und Flüssigkeit in die Luftwege (siehe Schluckakt, S. 37). Während der Atmung findet eine rhythmische **Erweiterung (Einatmen)** und **Verengung (Ausatmen)** der **Glottis** statt. Die **Stimmritzenerweiterung** geschieht nach **Kontraktion** des **M. cricoarytaenoideus dorsalis,** die **Verengung** nach der des **M. cricoarytaenoideus lateralis**. Beide Muskeln werden vom **N. laryngeus caudalis** seu **recurrens** innerviert.

Diese Bewegungen sind mit einem Laryngoskop zu erkennen. Bei einem »Kehlkopfpfeifer« ist diese Bewegung nur rechts erkennbar.

Die Glottis ist zudem am Zustandekommen von **Niesen** und **Husten** beteiligt. In beiden Fällen wird sie primär verschlossen und nach Druckanstieg der exspiratorischen Luft plötzlich geöffnet.

Die Glottis wird ferner beim Zustandekommen der Bauchpresse im Falle der Miktion, der Defäkation und vor allem während des Gebärvorganges ebenfalls zeitweise geschlossen.

Der Kehlkopf ist außerdem an der **Stimmbildung,** bei der Katze auch am Schnurren beteiligt. Beim Schnurren treten Kontraktionen des M. vocalis und auch der anderen Kehlkopfmuskeln zwischen 20- und 30mal in der Sekunde sowie schnelles Zucken des Diaphragmas auf. Sie versetzen sowohl während des Ein- als auch des Ausatmens die Stimm-

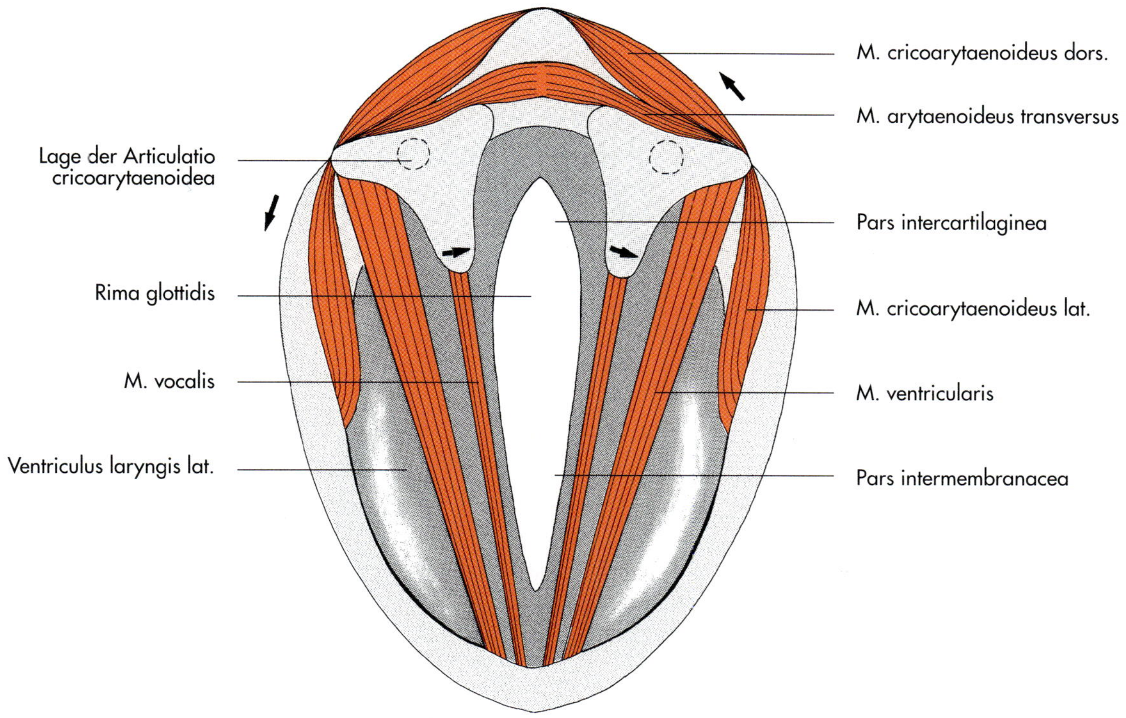

Abb. 8-23. Schematische Darstellung eines Querschnitts durch den Kehlkopf eines Pferdes, die Pfeile zeigen die Erweiterung und die Verengung der Rima glottidis, nach Budras u. Röck, 1994.

falten in Schwingungen, die als Vibration gefühlt werden können.

Gefäßversorgung und Innervation des Kehlkopfs

Die **A. carotis communis** gibt an ihrem Kranialende die **A. thyreoidea cranialis** ab, deren **Ramus laryngeus** für die Versorgung des Kehlkopfs zuständig ist. Nachdem die **Rami musculares** die Kehlkopfmuskeln versorgt haben, tritt die Kehlkopfarterie durch die **Fissura thyreoidea** in das Kehlkopfinnere und verzweigt sich in die hier gelegenen Muskeln **(M. ventricularis** und **M. vocalis)** sowie in die Kehlkopfschleimhaut.

Die **Nerven** des Kehlkopfs stammen aus Ästen des **N. vagus.** Der **N. laryngeus cranialis** wird kaudal des **Ramus pharyngeus,** in Höhe des **Ganglion distale nervi vagi** (frühere Benennung **Ganglion nodosum),** entlassen. Dieses Ganglion ist makroskopisch nicht in allen Fällen sichtbar, kann aber histologisch nachgewiesen werden.

Der **N. laryngeus cranialis** teilt sich in einen **Ramus externus** und einen **Ramus internus**. Der **Ramus externus** innerviert die Schlundkopfschnürer und den M. cricothyreoideus. In seltenen Fällen geht er auch eine Verbindung mit dem N. recurrens ein. Der **Ramus internus** zieht durch die Fissura thyreoidea ins Kehlkopfinnere und innerviert die Schleimhaut. Vom Ramus internus zweigt der Ramus communicans mit dem N. laryngeus caudalis ab, der sich mit dem N. laryngeus recurrens verbindet.

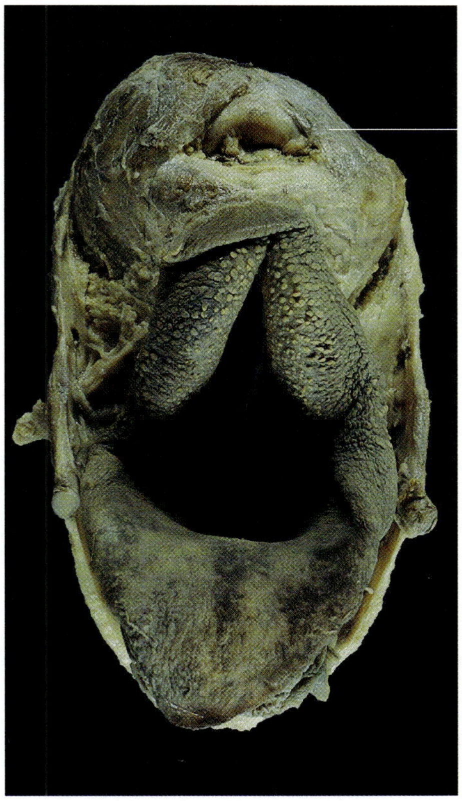

Abb. 8-24. Kehlkopf eines Pferdes mit Lähmung des N. laryngeus recurrens (»Kehlkopfpfeifer«) (Ansicht von kranial), Präparat Dipl.-Tierärztin Susanne Vrba, Wien.

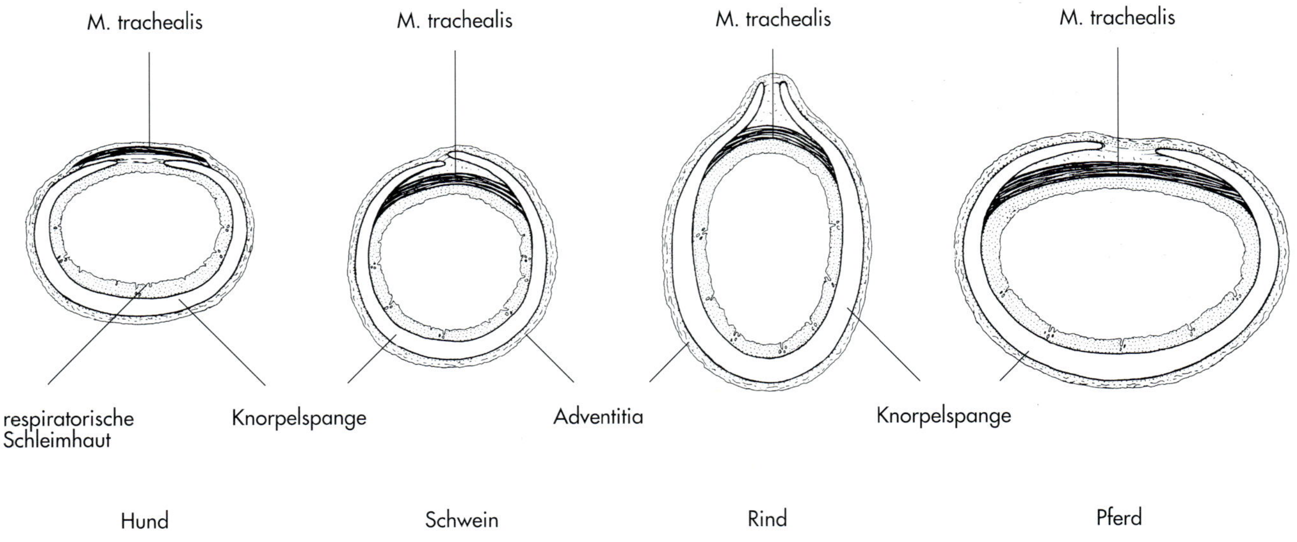

Abb. 8-25. Schematische Darstellung der Trachealspangen von Haussäugetieren (Querschnitte).

Die **Nn. laryngei caudales (Nn. laryngei recurrentes)** werden embryonal im Verlauf der Herzentwicklung kaudal gezogen und schlingen sich **rechts** um die **A. costocervicalis, links** um die **Aorta.** Sie kehren als **Nn. recurrentes** zum Kehlkopf zurück. Der N. laryngeus caudalis innerviert **sämtliche Kehlkopfmuskeln** mit **Ausnahme** des **M. cricothyreoideus.**

Der **N. laryngeus caudalis** seu **recurrens** erlangt beim Pferd klinische Bedeutung, da er bei Lähmungserscheinungen zum sog. **Kehlkopfpfeifen** führt. Die Praxis zeigt meist die Schädigung des **linken N. recurrens**. Danach kommt es durch **Lähmung des linken M. cricoarytaenoideus dorsalis** zum Ausfall der Stimmbandbewegung dieser Seite (Abb. 8-24).

Die Ursache für eine Erkrankung vorwiegend des linken N. recurrens hängt möglicherweise mit seiner Länge und seinem Verlauf zusammen. Die **Pulsation der Aorta** (mechanischer Reiz) und die Nachbarschaft mit den **Lymphonodi tracheobronchiales** (toxische Schädigung bei deren Entzündung) könnten die Lähmung bedingen.

Die **Lymphgefäße** des Kehlkopfs sammeln sich in den **Lymphonodi retropharyngei mediales** und in den **kranialen tiefen Halslymphknoten.**

Luftröhre (Trachea)

Die Luftröhre schließt kaudal an den Ringknorpel des Kehlkopfs an. Sie besteht aus einer tierartlich unterschiedlichen Anzahl von dorsal offenen **hyalinen Knorpelspangen (Trachealspangen),** die durch **Bänder (Ligamenta anularia tracheae)** verbunden sind.

Die Anzahl der Trachealspangen bei den verschiedenen Haussäugetieren variiert zwischen 29 und 60:

Pferd	48 – 60
Rind	48 – 60
Schaf	48 – 60
Ziege	48 – 60
Schwein	29 – 36
Hund	42 – 46
Katze	38 – 43

Die Form der Trachealspangen ist je nach Tierart verschieden (Abb. 8-25).

Die Trachea verläuft im Halsbereich ventral der Halswirbelsäule und des M. longus colli. Sie tritt durch die Apertura thoracis cranialis in die Brustkorbhöhle ein und teilt sich in Höhe des 5. Interkostalraums dorsal des Herzens in die beiden Hauptbronchien. Bei den Wiederkäuern und beim Schwein entläßt die Trachea auf der rechten Seite vor ihrer Teilung einen **Bronchus trachealis,** der den Lobus cran. dext. der Lunge (s. u.) bei diesen beiden Tierarten belüftet.

Die Trachea ist durchgehend mit einer **respiratorischen Schleimhaut** ausgekleidet. Außen ist sie durch lockeres Bindegewebe (Adventitia) mit ihrer Umgebung verbunden. Unmittelbar in der Adventitia der Trachea verlaufen die **Nn. laryngei caudales** seu **recurrentes.** Benachbart zur Trachea verlaufen auf beiden Seiten in einer eigenen Bindegewebsscheide die **A. carotis communis** mit dem **Truncus vagosympathicus** sowie, mit Ausnahme des Pferdes und der Ziege, die **V. jugularis interna**. Im mittleren Halsbereich liegt der **Oesophagus** links der Trachea. Ventral ist die Trachea von den **langen Zungenbeinmuskeln** bedeckt.

Lunge (Pulmo)

Man unterscheidet **zwei Lungen,** die über die Bifurcatio tracheae in Verbindung stehen. Die Lungen sind schwammige,

Tab. 8-1. Tabellarische Zusammenfassung der Lungenlappen verschiedener Haussäugetiere, nach Ellenberger u. Baum, 1943.

	Linke Lunge	Rechte Lunge
Hund und Katze	Lobus cran. zweigeteilt Lobus caud.	Lobus cran. Lobus medius Lobus caud. Lobus accessorius
Schwein	Lobus cran. zweigeteilt Lobus caud.	Lobus cran. Lobus medius Lobus caud. Lobus accessorius
Rind, Ziege und Schaf	Lobus cran. zweigeteilt Lobus caud.	Lobus cran. zweigeteilt Lobus medius Lobus caud. Lobus accessorius
Pferd	Lobus cran. Lobus caud.	Lobus cran. Lobus caud. Lobus accessorius

elastische und mit Luft (griech. Pneuma) gefüllte Organe, die den größten Teil der Brusthöhle einnehmen. Die Lungen füllen die **beiden Pleuralsäcke** aus, die sie als **Pleura pulmonalis** seu **visceralis** überziehen. Zwischen der Pleura pulmonalis und der **Pleura parietalis** bleibt ein mit seröser Pleuralflüssigkeit gefüllter kapillarer Spalt bestehen, der die Reibung während der Atmung herabsetzt. Die Farbe der Lungen ist von deren Blutfülle abhängig, dunkelrosarot bei nicht ausgebluteten Tieren, blaßrosa bis orangefarbig bei entbluteten.

Man unterscheidet an der Lunge eine der Rippenwand anliegende Fläche, die **Facies costalis,** eine dem Mediastinum zugewandte **Facies mediastinalis** und eine **Facies diaphragmatica,** die dem Zwerchfell aufliegt. Dem stumpfen dorsalen Lungenrand (**Margo nasalis** seu **obtusus**) stehen der scharfe ventrale Rand (**Margo acutus**) und ein mediastinaler Rand (**Margo mediastinalis**) gegenüber. Kranial schiebt sich der **Apex pulmonis** mit den Cupulae pleurae durch die Apertura thoracis cranialis wenige Fingerbreit in den Hals.

Die **Befestigung der Lunge** erfolgt im wesentlichen über die Trachea, aber auch über das Mediastinum, die Blutgefäße (A. pulmonalis, Aorta, Vv. pulmonales etc.) und die Pleurafalte, die als Lig. pulmonale dorsomedial die Lunge mit dem Mediastinum und mit dem Zwerchfell verbindet.

Die **Eintrittsstelle des Hauptbronchus** in die Lunge, begleitet von Gefäßen (Ästen der A. pulmonalis, A. und V. bronchiales, Vv. pulmonales, Lymphgefäße) und Nerven, wird als **Lungenwurzel (Radix pulmonis)** bezeichnet.

Bau der Lunge

Die Lungen setzen sich aus **Lungenparenchym** und **Interstitialgewebe** zusammen. Das Lungenparenchym ist das organspezifische Gewebe und dient dem Gasaustausch. Dieses Parenchym wird von der **Gesamtheit** aller alveolentragenden Bronchiolen und deren Aufzweigungen bis hin zu den Lungenbläschen (Alveolen) gebildet. Das interstitielle Gewebe besteht aus elastischem und kollagenfaserigem Bindegewebe, das gemischte Drüsen, glatte Muskulatur, vegetative Nervenfasern, Blut- und Lymphgefäße sowie die Verästelungen des Bronchialbaums einschließt.

Die Lunge wird oberflächlich von der **Pleura pulmonalis** überzogen. Subpleural schließt sich eine **Bindegewebskapsel** an, die je nach Spezies deutlichere (Rind) oder weniger deutliche (Pferd) **Septen** zwischen die **Lungenläppchen** entläßt. Kapsel und Septen bestehen aus kollagenen und elastischen Bindegewebsfasern, die mit für die **Retraktionsfähigkeit** der Lunge verantwortlich sind.

Beim **Lungenemphysem** (sog. Dämpfigkeit beim Pferd) sind diese Fasern überdehnt oder gerissen. Die Ausatmung ist in diesem Fall deutlich erschwert, was zu kräftigen Kontraktionen der Bauchmuskulatur führt. Es entsteht zwischen Aponeurose und Muskelanteil des M. obliquus externus abdominis die sog. Dampfrinne.

Die Verzweigungen der Bronchien bis zu den terminalen Lungenbläschen (Alveolen) erfolgt di- und trichotomisch und damit baumartig (**Bronchial-** oder **Lungenbaum).** Insgesamt zeigt die Lunge damit den Aufbau einer **tubuloalveolär zusamengesetzten Drüse.**

Dabei teilen sich die beiden **Hauptbronchien (Bronchi principales)** in **Lappenbronchien (Bronchi lobares),** deren Ausbildung sich bei den verschiedenen Haussäugetieren in der rechten und in der linken Lunge jedoch unterschiedlich verhält.

Lungenlappen (Lobi pulmonis)

Die Aufzweigung des Bronchialbaums bildet die Grundlage zur Benennung der Lungenlappen. So gehört zu jedem »Bronchus« ein entsprechender »Lobus«: z.B.: Bronchus cranialis > Lobus cranialis, Bronchus accessorius > Lobus

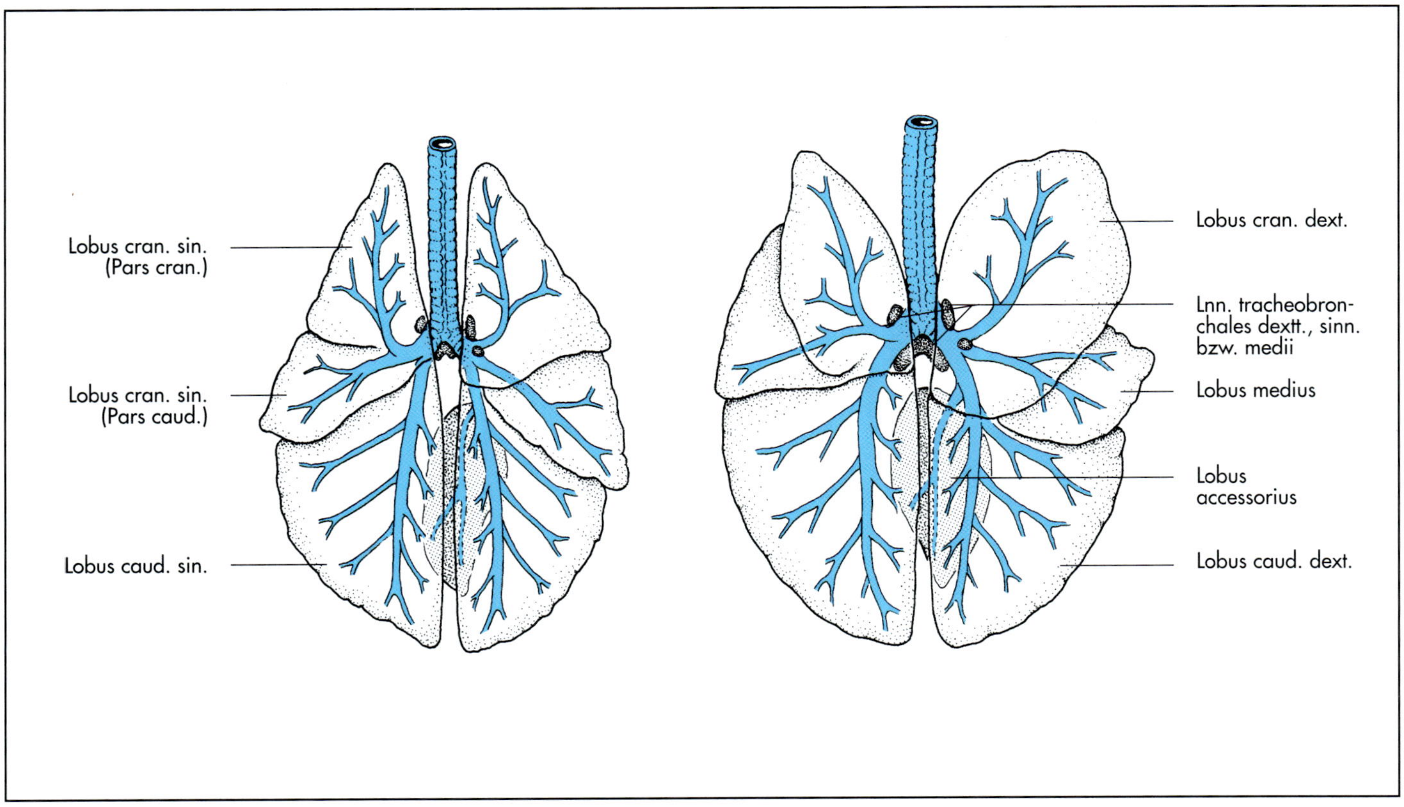

Abb. 8-26. Schematische Darstellung der Gliederung der Lungenlappen und des Bronchialbaums sowie der Lymphknoten der Katze (links) und des Hundes (rechts) (Dorsalansicht), nach Ghetie, 1958.

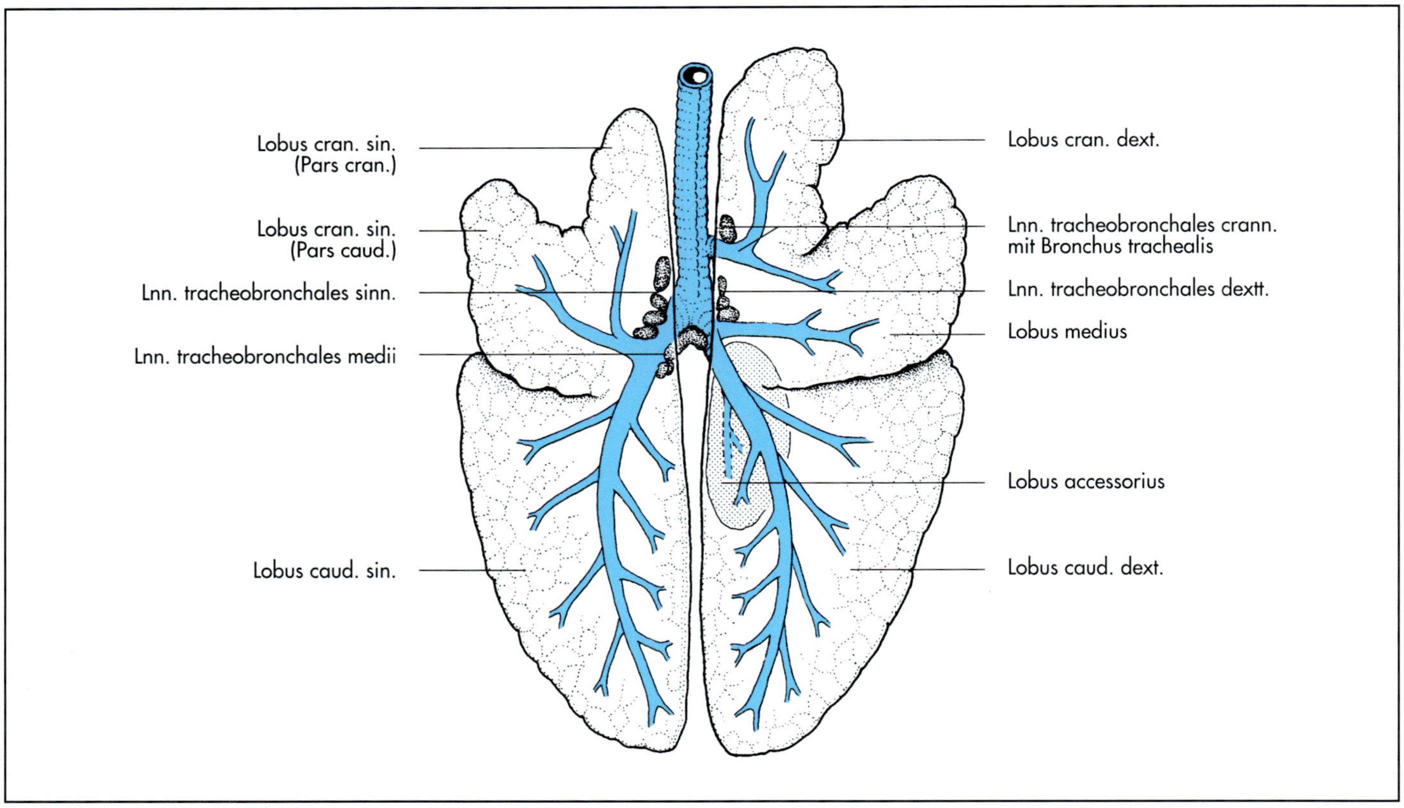

Abb. 8-27. Schematische Darstellung der Gliederung der Lungenlappen und des Bronchialbaums sowie der Lymphknoten des Schweines (Dorsalansicht), nach Ghetie, 1958.

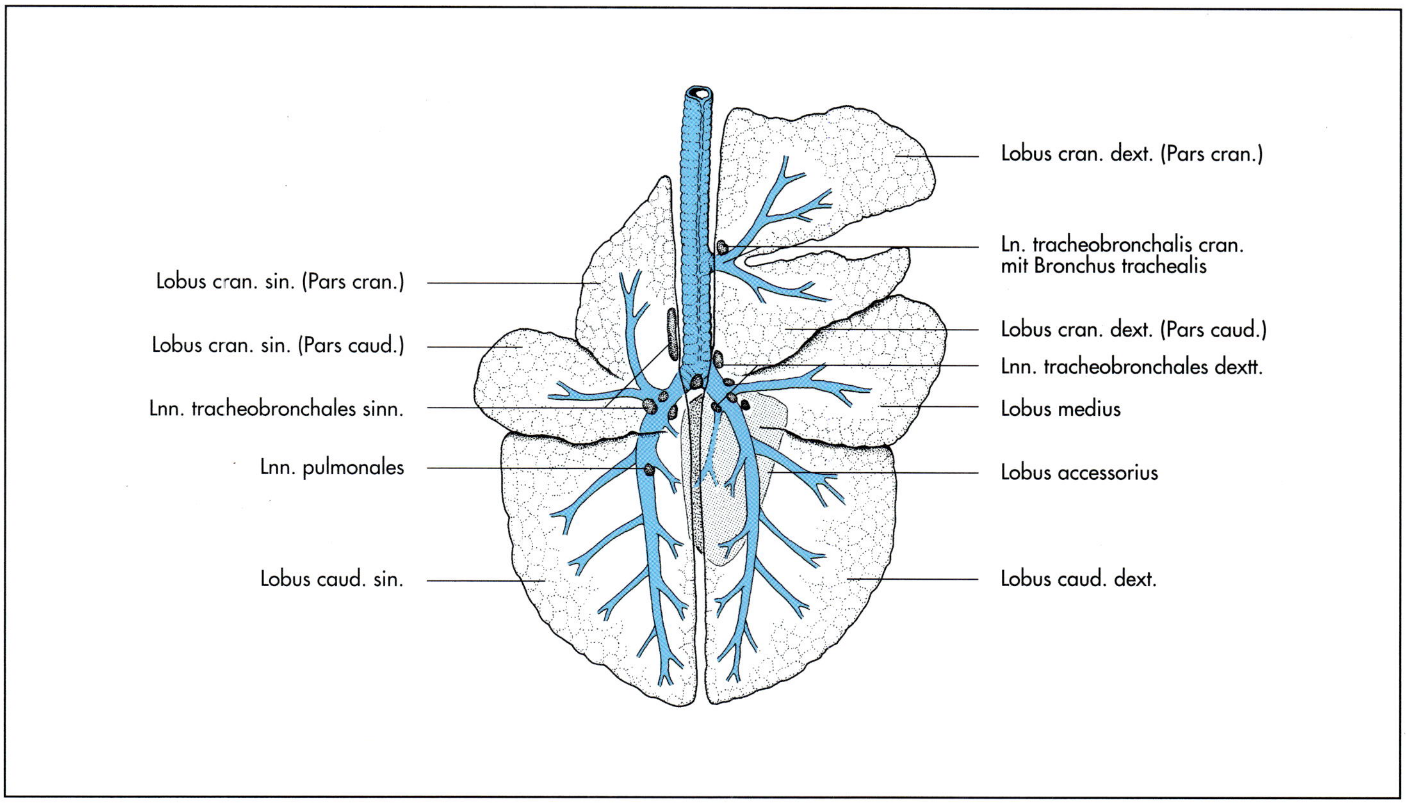

Abb. 8-28. Schematische Darstellung der Gliederung der Lungenlappen und des Bronchialbaums sowie der Lymphknoten des Rindes (Dorsalansicht), nach Ghetie, 1958.

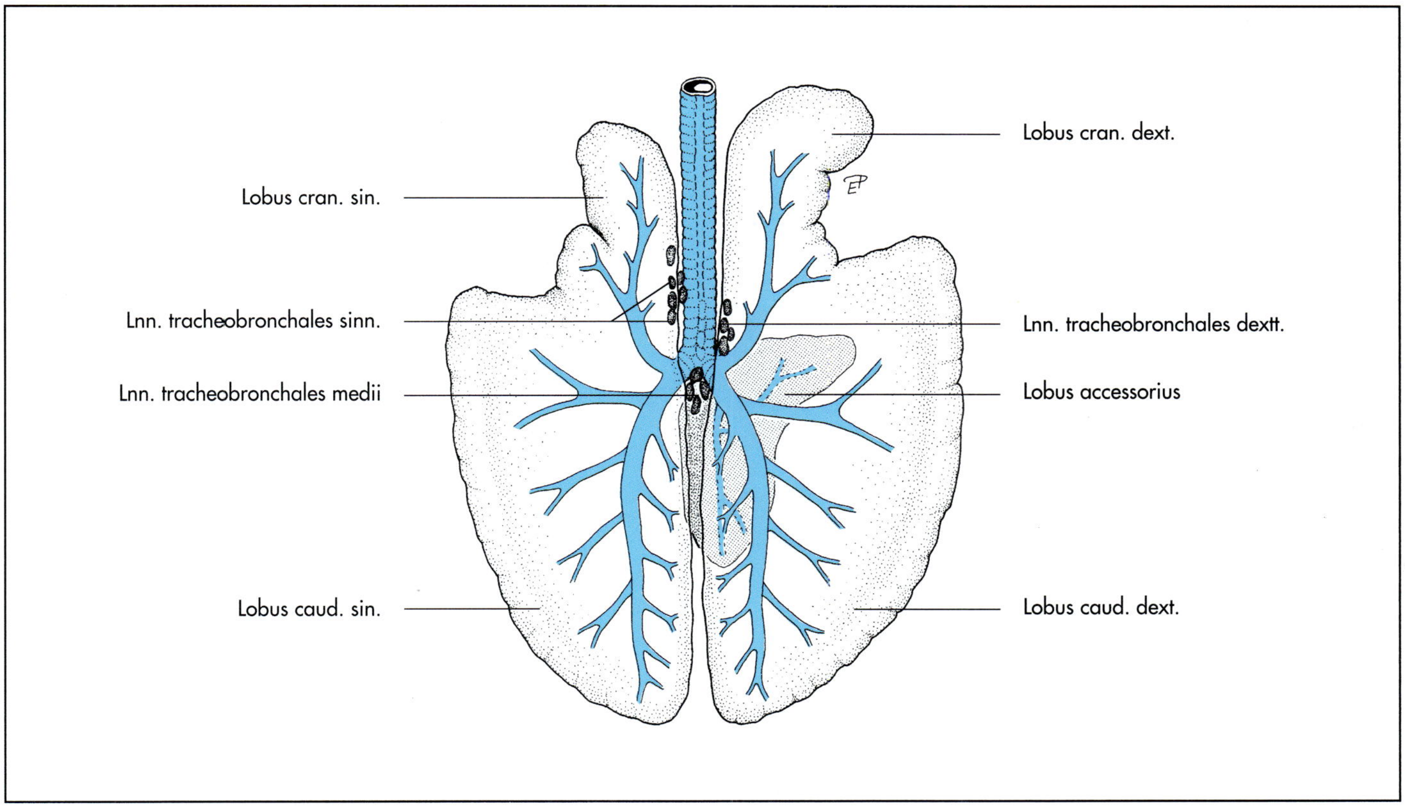

Abb. 8-29. Schematische Darstellung der Gliederung der Lungenlappen und des Bronchialbaums sowie der Lymphknoten des Pferdes (Dorsalansicht), nach Ghetie, 1958.

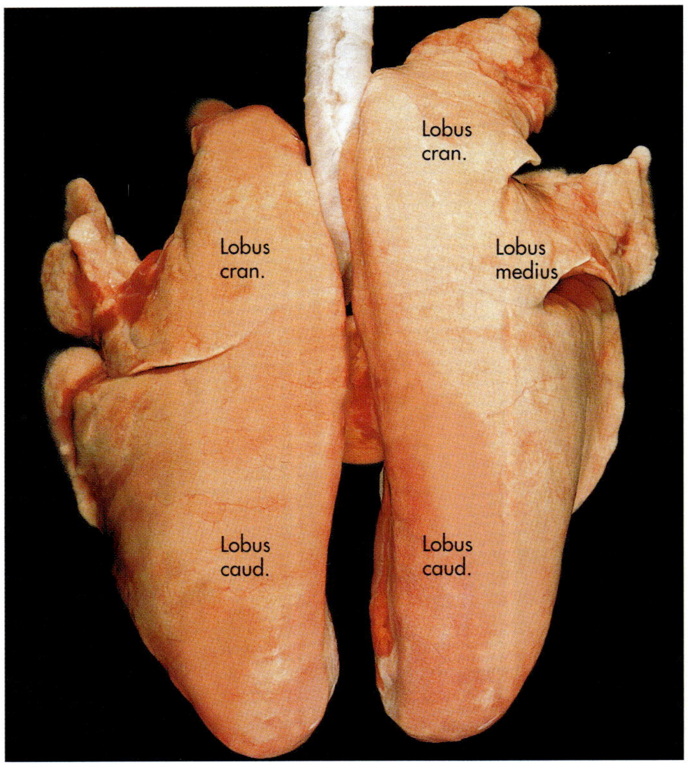

Abb. 8-30. Lunge eines Schweines (Dorsalansicht), Aufnahme Dr. J. Maierl, München.

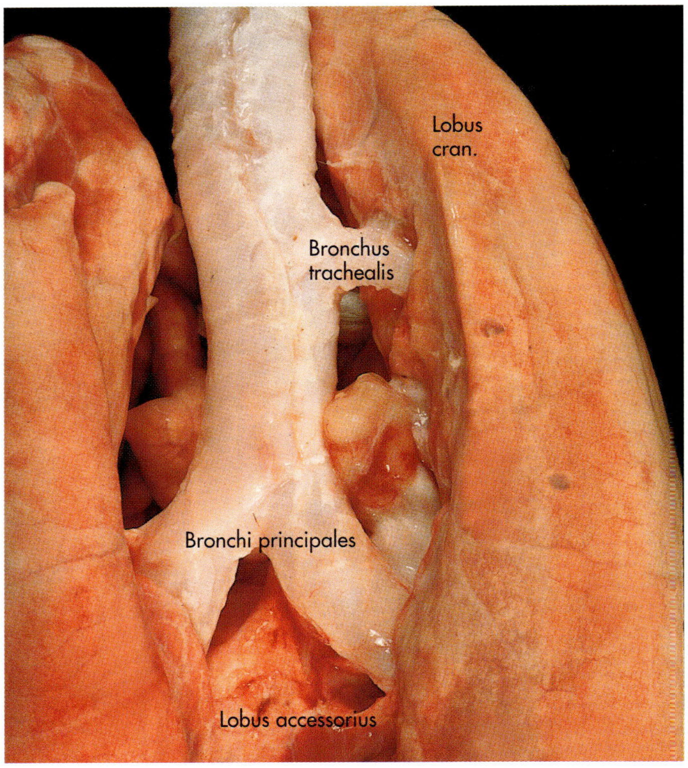

Abb. 8-31. Lunge eines Schweines (Dorsalansicht mit Hauptbronchien), Aufnahme Dr. J. Maierl, München.

accessorius etc. Der **Lobus accessorius** ist im **Recessus mediastini** eingebettet. Dieser liegt zwischen dem Mediastinum (links), der V. cava caudalis mit ihrem Gekröse, der Plica venae cavae (rechts), dem Herzbeutel (kranial) und dem Diaphragma (kaudal). Beim Hund und noch häufiger bei der Katze ist ein Teil des Lobus accessorius außerhalb des Rec. mediastini gelagert.

Als Besonderheit ist für das **Schwein** und den **Wiederkäuer** die gesonderte Ausbildung eines rechtsseitigen **Bronchus trachealis** zu nennen, der als selbständiger Lappenbronchus direkt aus der Trachea abzweigt. Die Differenzierung der Lungenlappen ist tierartlich unterschiedlich ausgebildet und wird in Abb. 8-26ff. zusammenfassend wiedergegeben.

Bronchialbaum

Die **Bronchien** teilen sich im **Lungengewebe** unter kontinuierlicher Abnahme ihrer Durchmesser auf (Abb. 8-32ff.). In Hinblick auf seine Aufzweigung sind am Bronchialbaum zwei Systeme zu unterscheiden.

Das **luftleitende System** des Bronchialbaums setzt sich aus der **Aufgabelung der Trachea (Bifurcatio tracheae)** in die kurzen, weitlumigen **Hauptbronchien (Bronchi principales)** fort. Diese teilen sich bereits nahe der Lungenwurzel in die jeweiligen **Lappenbronchien (Bronchi lobares)** der rechten und linken Lunge. Aus den Lappenbronchien gehen die **Segmentbronchien (Bronchi segmentales)** hervor, die ein umschriebenes Funktionsgebiet, das **Lungensegment**

- das **luftleitende Bronchialsystem** besteht aus:
  - Hauptbronchien (Bronchi principales),
  - Lappenbronchien (Bronchi lobares),
  - Segmentbronchien (Bronchi segmentales),
  - Subsegmentbronchien (Bronchi subsegmentales),
  - Bronchioli veri und Bronchioli terminales,
- das **respiratorische System** besteht aus:
  - Bronchioli respiratorii,
  - Ductus alveolares und Sacculi alveolares,
  - Alveoli pulmonis.

(Segmentum bronchopulmonale), belüften. Die Lungensegmente sind kegelförmig angeordnet, ihre Spitze liegt am Hilus der Lunge, ihre Basis unter der Lungenoberfläche.

Sämtliche Bronchien sind von einer respiratorischen Schleimhaut ausgekleidet, sie schließen in ihrer Wand gemischte Drüsen, glatte Muskulatur und hyalinen Knorpel in Form von Knorpelspangen bzw. Knorpelscherben ein.

Nachfolgend teilen sich Subsegmentbronchien in **Bronchioli,** denen sowohl knorpelige Stützelemente als auch Drüsen fehlen, während die epitheliale Abdeckung durch ein respiratorisches Epithel und subepitheliale glatte Muskelzellen erhalten bleiben. **Bronchioli veri** sind die letzten Abschnitte des luftleitenden Systems ohne Lungenalveolen in ihren Wandabschnitten, sie teilen sich zu **Endbronchiolen (Bronchioli terminales).**

Das **respiratorische System** übernimmt die organspezifischen Aufgaben der Lunge durch Ausbildung von **gaswech-**

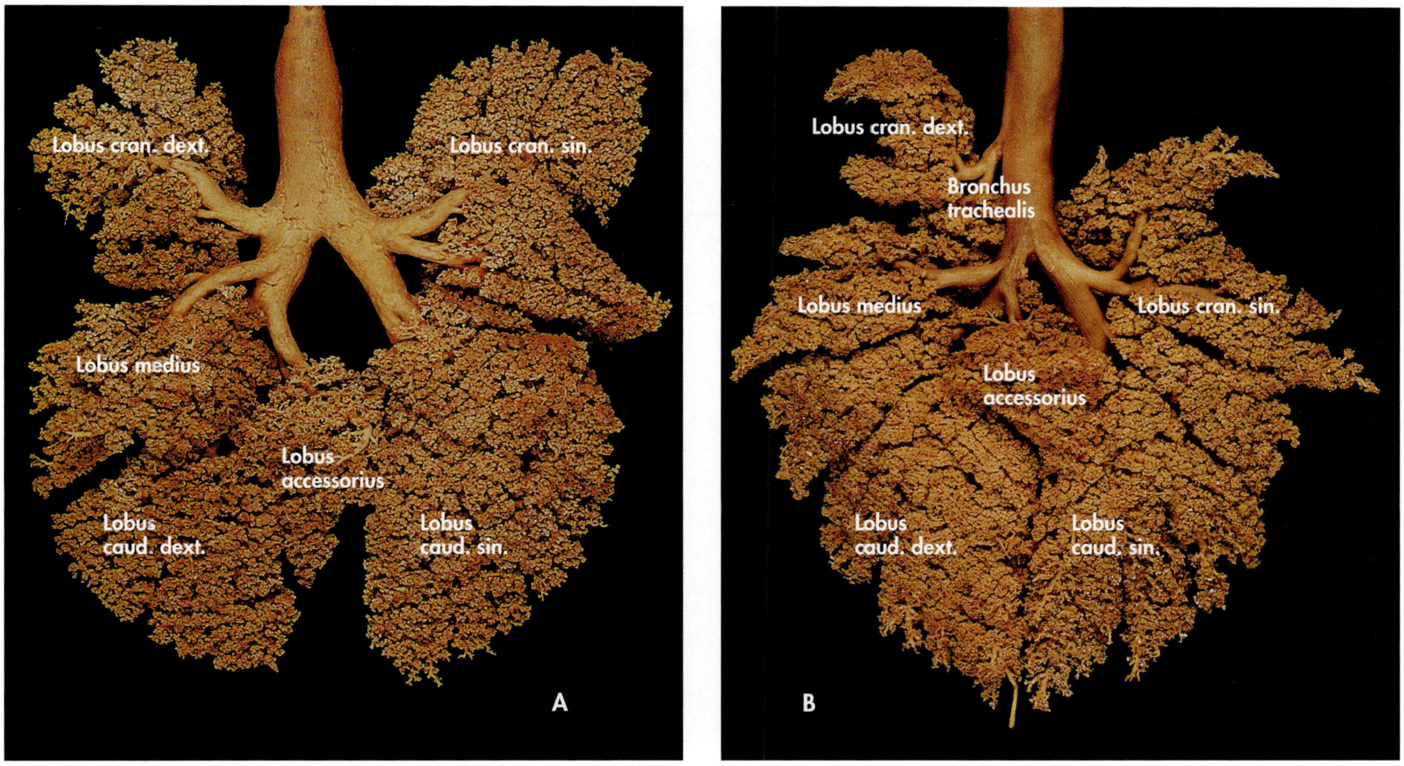

Abb. 8-32. Trachea und Bronchialbaum eines Hundes (**A**) und Schweines (**B**) (Ventralansicht) (Korrosionspräparat).

selnden Grenzflächen. Allein in diesen Abschnitten des Atmungsapparates ist ein **Gasaustausch** möglich. Die luminale Abdeckung durch ein respiratorisches Epithel nimmt im Verlauf der Aufzweigung allmählich ab und wird letztendlich durch ein einschichtiges Plattenepithel aus Deckzellen (Alveolardeckzellen) abgelöst.

Man unterscheidet bei der Endaufzweigung des Bronchialbaums als Fortsetzung der Bronchioli terminales drei Abschnitte, die **Bronchioli respiratorii,** die **Alveolargänge** und **-säckchen (Ductus alveolares** und **Sacculi alveolares)** und die **Lungenbläschen (Alveoli pulmonis).**

Bronchioli respiratorii teilen sich zweifach in Bronchioli respiratorii I. – III. Ordnung und bilden wandständig Ausbuchtungen aus, die mit einem flachen Alveolarepithel ausgekleidet sind. Diese Bronchioli sind bei Fleischfressern deutlich ausgebildet, beim Pferd gelegentlich, beim Schwein und bei den Wiederkäuern selten. Die **Ductus alveolares** und **Sacculi alveolares** tragen regelmäßig respiratorische Nischen, sie zweigen sich mehrfach auf und münden in den Alveolen (Alveoli pulmonis). Ca. 200 Alveolen bilden einen traubenförmigen Acinus (Abb. 8-33 u. 34).

Die **Alveolen (Alveoli pulmonis)** werden von einschichtigen Deckzellen (Pneumozyten Typ I und Typ II) ausgekleidet, die von einer Basalmembran unterlagert sind. Die Alveolen dienen dem Gasaustausch, sie werden von einem dichten Kapillarnetz umgeben. An den Kontaktflächen zwischen Kapillare und Alveole kommt es stellenweise zu Verschmelzungen beider Basalmembranen. Die Gesamtheit der Strukturen der Alveolen einerseits und der Kapillaren andererseits bildet die **Blut-Luft-Schranke**. (Näheres zum mikroskopisch-anatomischen Bau der Lunge siehe Lehrbücher der Histologie.)

Blutgefäße

Die Lunge ist einerseits über den **Truncus pulmonalis** in das **funktionelle Gefäßsystem des kleinen Lungenkreislaufs** (Näheres siehe Kapitel 12 »Kreislauforgane«, S. 167) eingebunden, andererseits erfolgt die nutritive Versorgung zusätzlich über das **Gefäßsystem** der **A.** und **V. bronchooesophagea**.

Die Äste des **Truncus pulmonalis,** die **Aa. pulmonales,** führen venöses Blut, sie verzweigen sich mit der Aufteilung des Bronchialbaumes bis zu den Alveolen. Dort enden sie in **Kapillaren,** die die Alveolen körbchenartig umgeben. Jeder Alveole liegen ca. 10 Kapillarschlingen an. Kurze Kapillarschlingen, sog. **Ruhekapillaren,** werden permanent durchblutet, während längere Arbeitskapillaren für eine verstärkte Durchblutung erst bei größerem Sauerstoffbedarf sorgen.

Die **Vv. pulmonales** führen arterielles, sauerstoffangereichertes Blut in die linke Vorkammer des Herzens.

Lymphknoten

Die Lymphknoten der Lunge, die **Lymphonodi tracheobronchales,** liegen an der **Bifurkation** der Trachea (Abb. 8-26ff.). Bei Tieren, die einen **Bronchus trachealis** besitzen (Wiederkäuer und Schwein), finden sich **Lymphonodi tracheobronchales craniales, Lymphonodi tracheobronchales dextri, Lymphonodi tracheobronchales sinistri** und

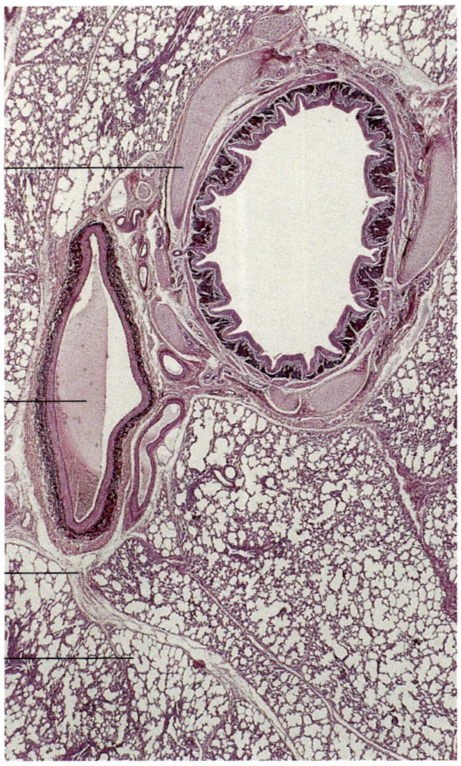

Abb. 8-33. Histologisches Schnittbild durch eine Lunge mit einem Bronchus.

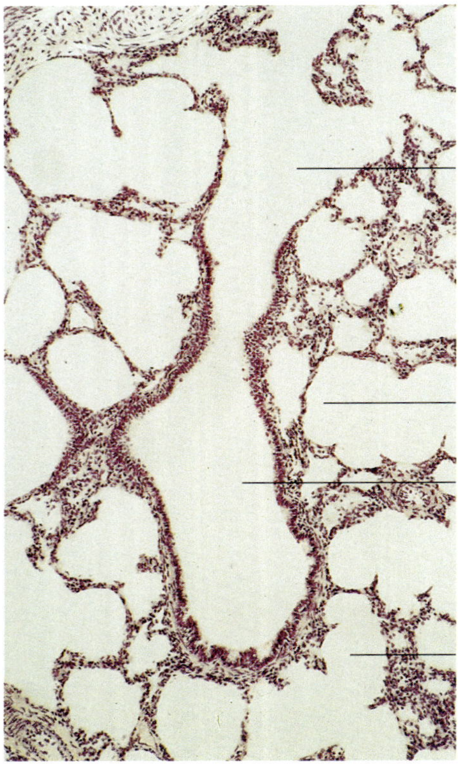

Abb. 8-34. Histologisches Schnittbild durch eine Lunge mit Alveolen.

Lymphonodi tracheobronchales medii. Bei den übrigen Haussäugetieren fehlen entsprechend die Lnn. tracheobronchales cran. Beim Rind sind auch **Lymphonodi pulmonales** entlang der Hauptbronchien in der Lunge vorhanden.

Die Lymphknoten des **Lymphocentrum pulmonale** senden die Lymphe weiter an die **Lymphonodi mediastinales** und von dort zum **Ductus thoracicus.**

Innervation

Die Innervation der Lunge ist **vegetativ. Sympathische Fasern** vom **Ganglion cervicale medium** und **caudale** (**Ganglion cervicothoracicum** seu **stellatum**) strahlen in das Mediastinum ein. Sie verbinden sich an der Basis des Herzens mit parasympathischen Ästen des N. vagus zum **Plexus cardiacus,** aus dem Geflechte zur Lunge ziehen, um dort den **Plexus pulmonalis** zu bilden. Die Lunge ist arm an **sympathischen Fasern.** Die vegetative Innervation ist für die Bronchialdrüsen, die Muskeln der Bronchien und die Blutgefäße zuständig. Afferente Fasern kommen von der Bronchialschleimhaut und von Dehnungsrezeptoren.

Klinische Begriffe, die auf anatomische Fachbegriffe zurückzuführen sind:

Rhinitis, Sinusitis, Laryngitis, Laryngoskopie, Laryngostomie, Laryngotomie, Laryngotracheobronchitis, Hemiplegia laryngis, Bronchitis, Bronchoskopie, Bronchographie, Bronchopneumonie, Pneumonie, Pleuritis etc.

9 Harnorgane (Organa urinaria)

H. E. König, J. Maierl und H.-G. Liebich

Die Harnorgane sind sowohl aus embryologischer Sicht als auch anatomisch eng mit den **Geschlechtsorganen** verbunden, so daß man beide Organsysteme zum **Urogenitalapparat (Apparatus urogenitalis)** zusammenfaßt. Vor allem in der Beckenhöhle gelegene Abschnitte der Harnorgane gehören sowohl dem Urogenitalapparat als auch dem Harnapparat an.

In den paarig angelegten Nieren wird der Harn hergestellt und abgesondert. Die Harnbereitung erfolgt dabei durch Filtration, Sekretion, Reabsorption und Konzentration. Anschließend übernehmen die harnableitenden Organe, nämlich die paarigen Nierenbecken bzw. Harnleiter, den Transport des Urins in die Harnblase, wo er bis zur Ausscheidung über die Harnröhre gespeichert wird.

Niere (Nephros, Ren)

In der Niere (griech. Nephros, lat. Ren) werden organische **Stoffwechselendprodukte** sowie nicht abbaubare exogene **Schadstoffe** aus dem Blut gefiltert und im Harn ausgeschieden. Hierfür filtriert die Niere **große Flüssigkeitsmengen** aus

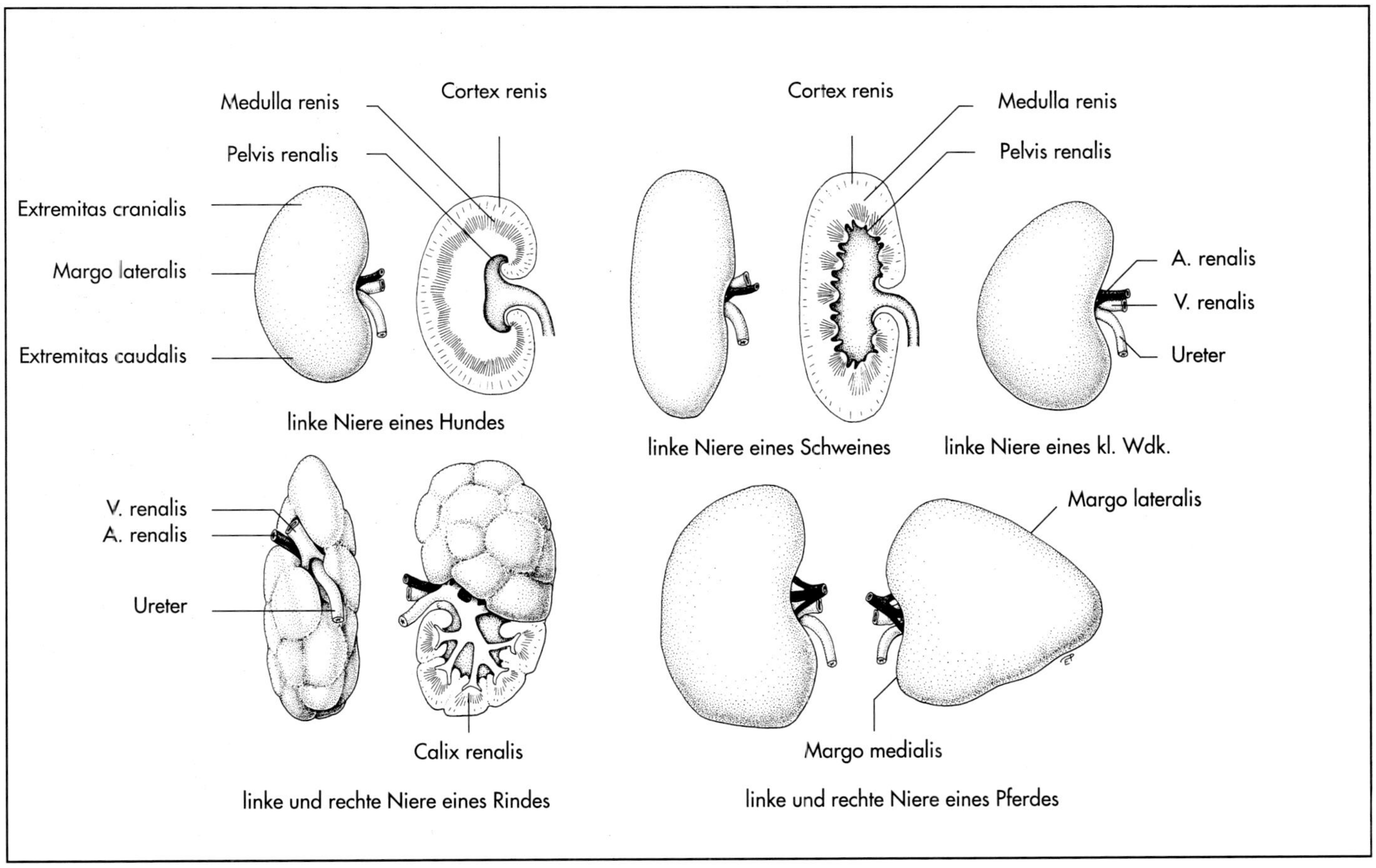

Abb. 9-1. Schematische Darstellung von Nieren in der Aufsicht und im Schnittbild mit Nierenbecken (Pelvis renalis), Harnleiter (Ureter) und A. u. V. renalis.

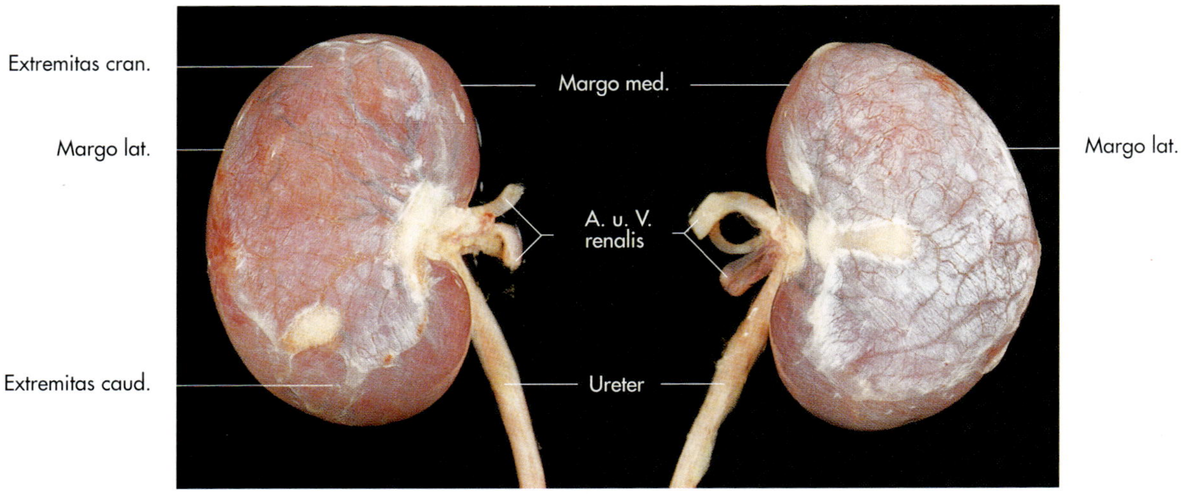

Abb. 9-2. Linke und rechte Niere eines Hundes mit Nierenkapsel (Dorsalfläche).

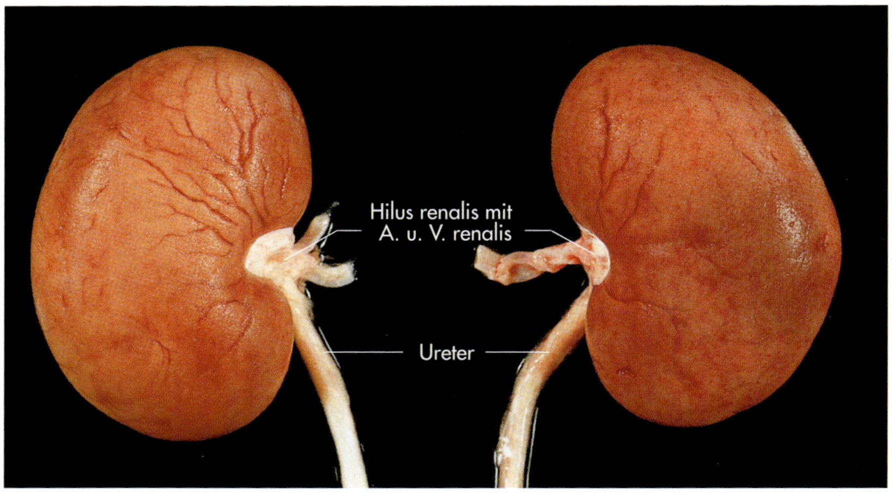

Abb. 9-3. Linke und rechte Niere eines Hundes ohne Nierenkapsel (Dorsalfläche).

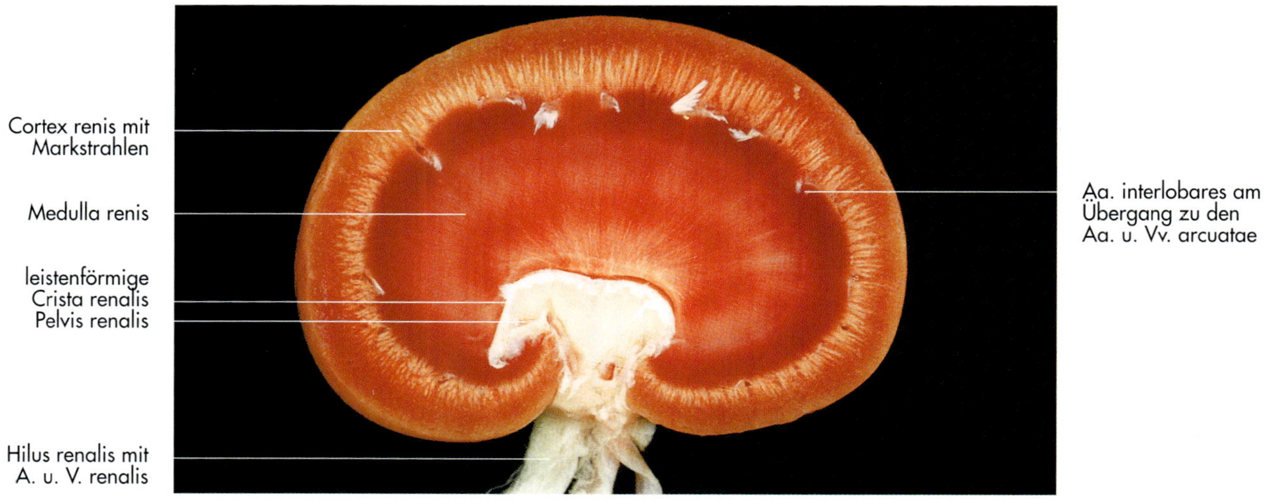

Abb. 9-4. Äquatorialschnitt durch die glatte, einwarzige Niere eines Hundes.

dem Blutplasma. In einem ersten Schritt wird als **Ultrafiltrat** der sog. **Primär-** oder **Vorharn** (isoosmotisch bzw. isoton) gebildet, der im wesentlichen gelöste Stoffe in gleicher Konzentration wie im Blutplasma enthält, jedoch weitgehend frei von großmolekularen Proteinen ist. Nachfolgend wird das Filtrat durch **selektive Reabsorption** wiederverwertbarer Substanzen (z.B. Wasser, Glukose, Elektrolyte, Aminosäuren) und durch **Konzentration und spezifische Sekretion der Abfallprodukte** stark verändert. Im weiteren entsteht dadurch der **Sekundär-** oder **Endharn,** der nur mehr etwa 1–2% des ursprünglich filtrierten Primärharns ausmacht. Durch diese Ausscheidungsvorgänge wird die Zusammensetzung des Blutplasmas innerhalb enger physiologischer Normen gehalten. Die Niere dient der **Aufrechterhaltung** des inneren Milieus **(homöostatische Funktion).**

Der **Salz-Wasser-Haushalt** des Körpers wird in der Niere ausgeglichen und die **Wasserstoffionenkonzentration** konstant erhalten. So fließen beispielsweise bei einem großen Hund täglich 1000–2000 l Blut durch die Nieren, woraus 200–300 l Primär- oder Vorharn gefiltert (Mensch 150 l) werden. Durch Reabsorption wird diese Menge auf **1–2 l Harnflüssigkeit** reduziert und über die harnableitenden Wege ausgeschieden.

Die Nieren beeinflussen außerdem auf **endokrinem Wege** den **Blutdruck (Renin-Angiotensin-Komplex)** und die **Blutbildung (Erythropoetin).** Sie bilden den Wirkstoff **Renin,** der aus dem Plasmaprotein Angiotensinogen das Dekapeptid Angiotensin I herstellt. Dieses wird durch ein weiteres Enzym zu Angiotensin II umgewandelt und kann die Arteriolen verengen. Damit steigt der Blutdruck. Die Substanz Erythropoetin fördert die Blutbildung. Das Enzym Kallikrein führt über weitere Wirkstoffe zu Gefäßerweiterung. In der Niere werden letztendlich auch Prostaglandine gebildet.

Lage der Nieren

Die Nieren sind paarig angelegt und liegen **retroperitoneal** an der **dorsalen Bauchhöhlenwand** beidseitig der Wirbelsäule. Sie reichen aus der vorderen Lendenregion bis in den **intrathorakalen Teil der Bauchhöhle** unter die letzten Rippen. Während der Bewegung des Zwerchfells werden sie bei jedem Atemzug um etwa eine halbe Wirbellänge verschoben.

Die **rechte Niere** liegt, mit Ausnahme des Schweines, etwas **weiter kranial** als die linke. Sie nimmt Kontakt auf mit dem Proc. caudatus der Leber und dem rechten Leberlappen. Die rechte Niere drückt sich in die Leber ein (Impressio renalis) und gewinnt so an Lagestabilität im Vergleich zur linken Niere. Bei den Wiederkäuern wird die **linke Niere** durch die raumfüllende Ausdehnung des **Pansens** auf die **rechte Seite der Bauchhöhle** verlagert. Dort ist die linke Niere an einem Gekröse, dem **Mesonephros,** kaudal der rechten Niere fixiert. Nieren werden stets von einer **perirenalen Fettkapsel** umgeben, die sie vor schädigendem Druck der Nachbarorgane schützt.

Form der Nieren

Die Nieren sind rötlich braune Organe, die je nach Tierart verschiedene Formen besitzen (Abb. 9-1ff.). Die Nierengrundform ist **bohnenähnlich** bei Hund, Katze, Ziege und Schaf. Beim Schwein sind die Nieren mehr **abgeflacht**, beim Rind **unregelmäßig oval,** während beim Pferd die rechte Niere **herzförmig,** die linke mehr **pyramiden- bis bohnenförmig** aussieht. Bei den genannten Haussäugetieren mit Ausnahme des Rindes ist die Organoberfläche stets **glatt.** Die Nieren des Rindes hingegen weisen **Furchen** auf. Diese grenzen neben **einzelnen Nierenlappen** auch miteinander verschmolzene Lobi renales oberflächlich ab. Eine vollständige Abgrenzung der Nierenlappen durch tiefe Furchen ist bei Meeressäugern zu finden, bei denen die Nieren deshalb traubenförmig erscheinen.

Bau der Niere

Das **Nierenparenchym** wird von einer **kollagenfaserhaltigen, derben Kapsel (Capsula fibrosa)** umgeben, die sich leicht abziehen läßt. Sie haftet lediglich an Stellen, an denen feine Blutgefäße zur Versorgung der umgebenden **Fettkapsel (Capsula adiposa)** austreten. An der **Medialkontur (Margo medialis)** der Niere findet sich eine **Einziehung (Hilus renalis),** die zu einem inneren **Hohlraum (Sinus renalis)** führt. Dieser beherbergt den dilatierten Anfang des Harnleiters (Ureter), das Nierenbecken (Pelvis renalis), Fettgewebe sowie ein- und austretende Gefäße und Nerven (Abb. 9-1 u. 2ff.).

Das Nierenparenchym (Abb. 9-10 u. 15) läßt sich gliedern in:

- **Nierenrinde (Cortex renis),**
  - Zona peripherica,
  - Zona juxtamedullaris und
- **Nierenmark (Medulla renis),**
  - Zona ext.,
  - Zona int.

Die Niere ist aufgrund ihrer embryonalen Entwicklung aus einer großen Zahl von **Nierenlappen (Lobi renales)** aufgebaut, die im Schnittbild eine **äußere Rinde (Cortex renis)** und ein **inneres Mark (Medulla renis)** erkennen lassen.

Die **Rinde** erscheint rötlich braun und fein granuliert. Nach außen verlaufen Streifen, die Gebieten um die Aa. interlobulares (Aa. radiatae, s. u.) entsprechen. Sie werden als **Rindenläppchen (Lobuli corticales)** bezeichnet.

Das **Mark** besteht aus einer dunklen **äußeren Zone,** aus der eine radiär gestreifte **innere Zone** bis zum Sinus renalis reicht (Abb. 9-7 u. 9). Beim Rind und beim Schwein ist die Markzone in annähernd **pyramidenförmige Abschnitte** gegliedert, deren Spitze, die **Papille (Papilla renalis),** in eine kelchförmige Ausweitung **(Calix renalis)** des Nierenbeckens bzw. beim Rind in die Sammeläste des Ureters hineinreicht.

Die **Nierenlappen** verschmelzen während der Embryonalentwicklung in tierartlich unterschiedlicher Weise sowohl in den terminalen Rindenzonen als auch im Sinus renalis. Bildet sich daraus ein einheitliches Organ, so entsteht eine **einfache Niere,** deren **Oberfläche vollständig** und damit **glatt** erscheint. Diese Entwicklung tritt bei sämtlichen Haussäugetieren auf, mit Ausnahme des Rindes, bei dem die oberflächliche Verschmelzung **unvollständig** bleibt (Abb. 9-1 u. 2ff.). Man spricht dann beim Rind von einer **gefurchten Niere** (Abb. 9-8).

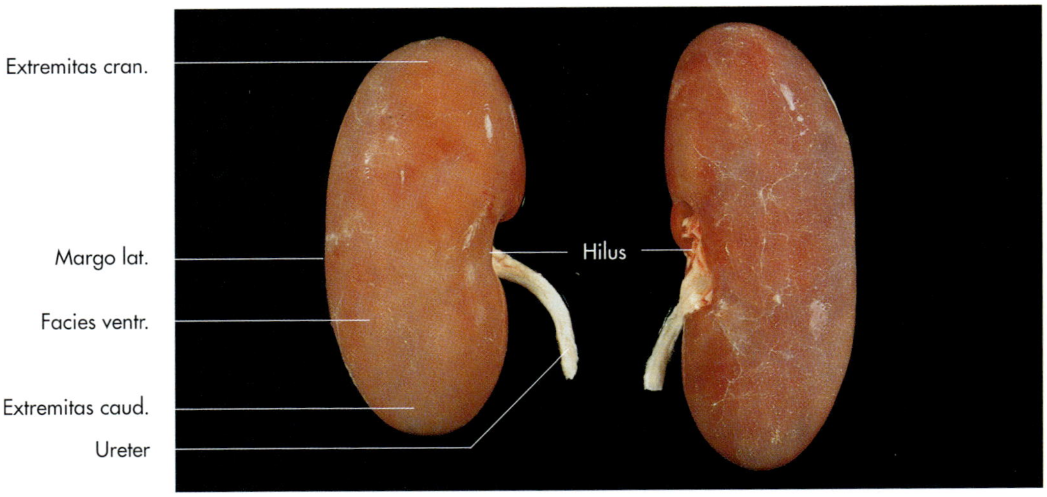

Abb. 9-5. Aufsicht auf die glatte, mehrwarzige rechte und linke Niere eines Schweines (Ventralfläche).

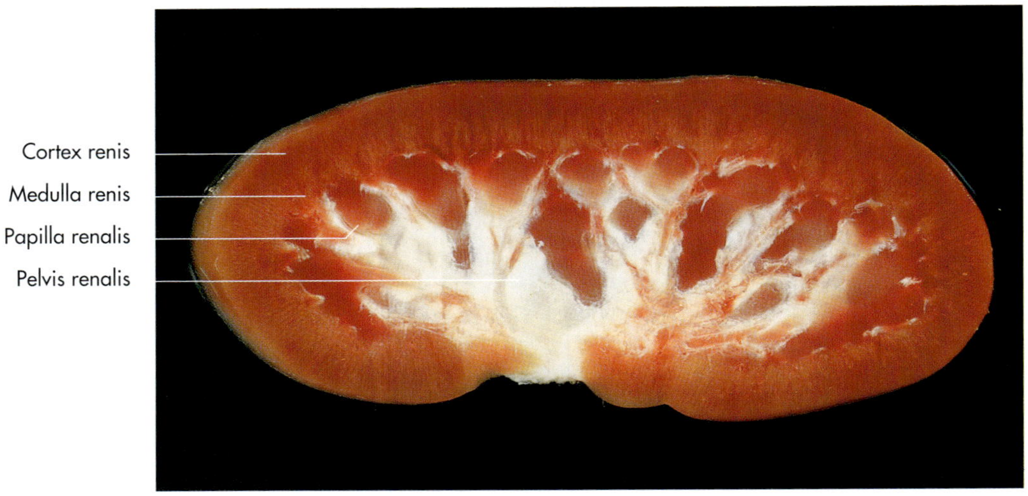

Abb. 9-6. Paramedianschnitt durch die glatte, mehrwarzige Niere eines Schweines.

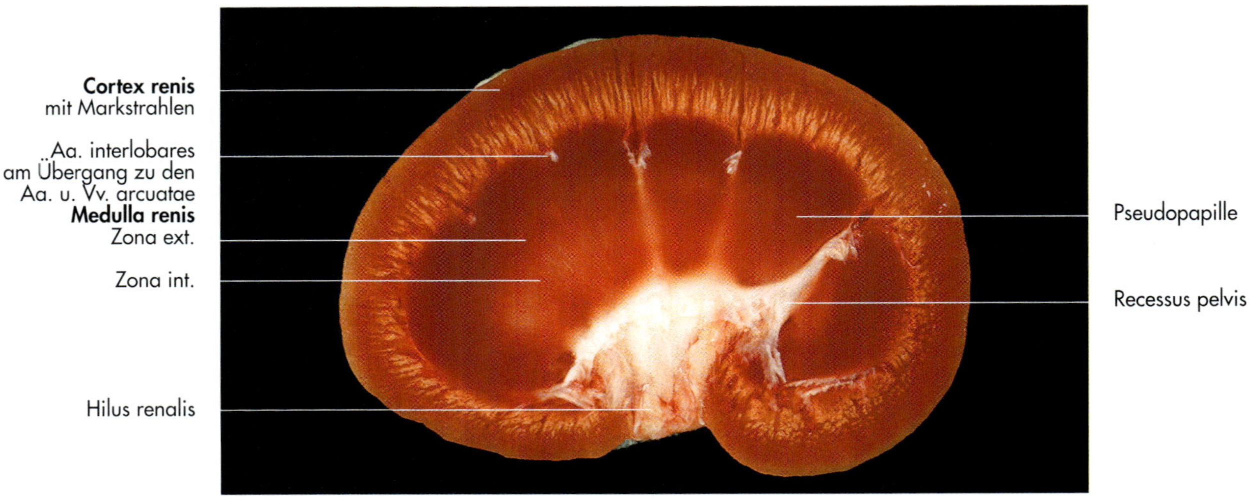

Abb. 9-7. Paramedianschnitt durch die glatte, einwarzige Niere eines Hundes.

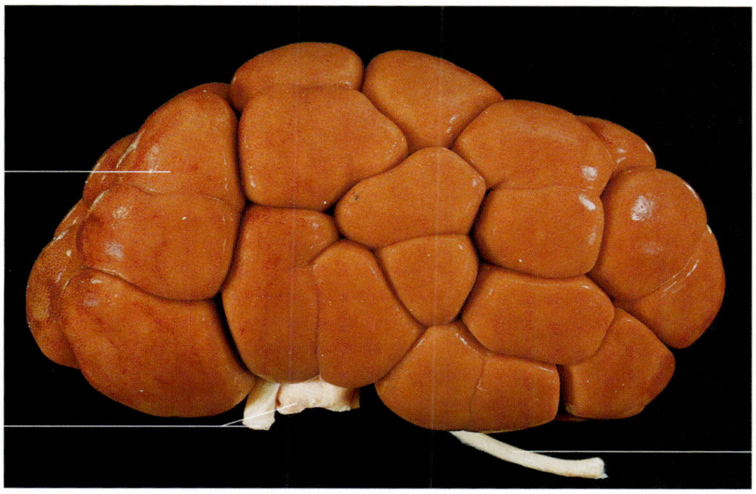

Abb. 9-8. Gefurchte, mehrwarzige Niere eines Rindes.

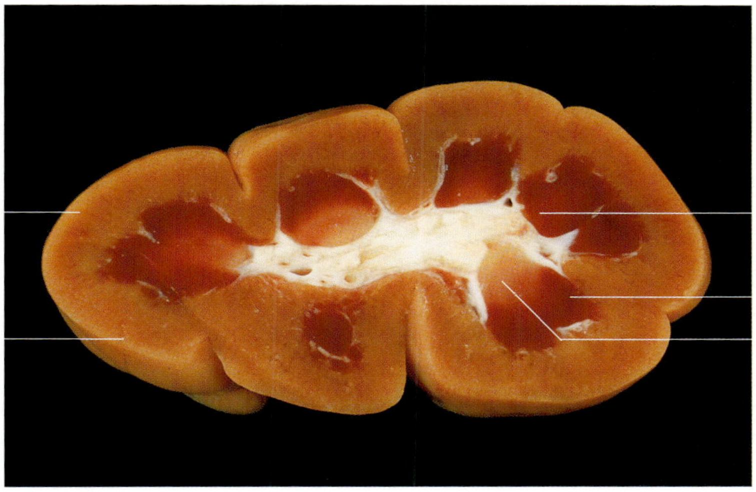

Abb. 9-9. Schnitt durch eine gefurchte, mehrwarzige Niere eines Rindes.

Verbinden sich auch die **Spitzen der Markpyramiden (Pyramides renales)** zu einer zusammenhängenden **Leiste (Crista renalis),** so entwickelt sich eine **glatte, einwarzige Niere** (Hund, Katze, Schaf, Ziege, Pferd) (Abb. 9-2ff.). Beim Hund und bei der Katze weisen dorsal und ventral der Crista renalis gelegene Pseudopapillen auf ihren komplexen Ursprung hin. Zwischen den Pseudopapillen ragen aus dem Nierenbecken **Ausbuchtungen (Recessus pelvis)** (Abb. 9-19), die von den interlobaren Blutgefäßen (Aa. u. Vv. interlobares) zweigeteilt werden. Jede **Markpyramide** mit dem außen dazugehörigen Rindenanteil stellt einen **Nierenlappen (Lobus renalis)** dar. Bleiben die Spitzen der Markpyramiden selbständig und ragen diese warzenförmig in den Sinus renalis, so spricht man von einer **mehrwarzigen Niere.** Das Schwein hat eine **glatte, mehrwarzige Niere,** das Rind eine **gefurchte, mehrwarzige Niere.**

Nach dem **äußeren Aspekt der Nieren** und den nach innen vorragenden, verschmolzenen oder nichtverschmolzenen **Pyramidenspitzen** können folgende **Nierentypen** unterschieden werden:

- glatte, einwarzige Nieren (Katze, Hund, Pferd und kleine Wiederkäuer),
- glatte, mehrwarzige Nieren (Schwein),
- gefurchte, mehrwarzige Nieren (Rind).

Diese Einteilung ist rein deskriptiv, besondere funktionelle Eigenschaften können hieraus nicht abgeleitet werden.

Funktionseinheit der Niere

Die Funktionseinheit der Niere ist das **Nephron** und das System der harnleitenden **Sammelrohre**, die hintereinander geschaltet in tierartlich unterschiedlicher Anzahl ein schlauchförmiges **Kanälchensystem** bilden. Beim Hund wird die Anzahl der Nephrone pro Niere auf bis zu 400000,

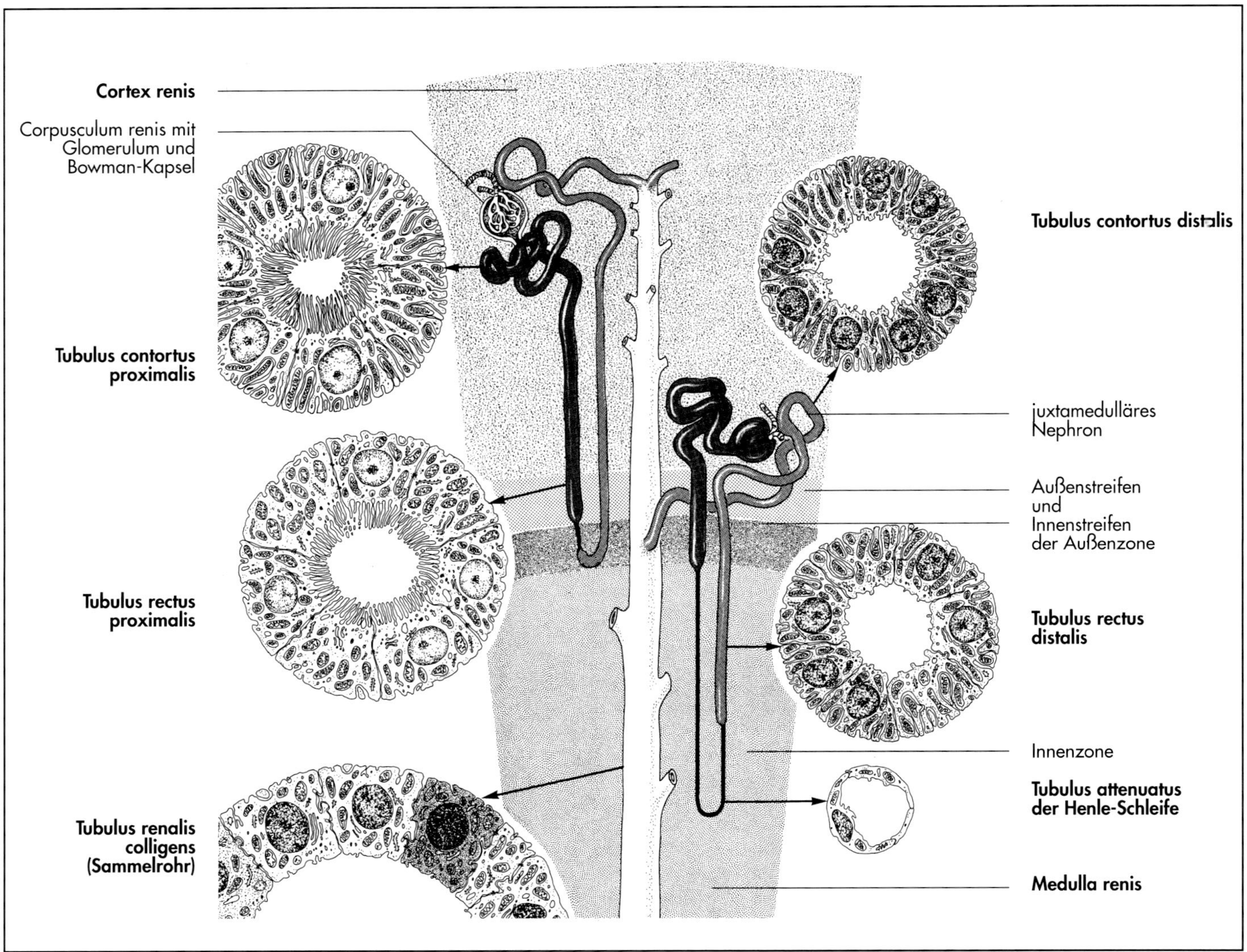

Abb. 9-10. Schematische Darstellung des Baus einer Niere und Gliederung der harnbereitenden und harnleitenden Abschnitte der Nierenrinde und des Nierenmarks, aus Liebich, Funktionelle Histologie, 1999.

bei der Katze bis maximal 500000 geschätzt, beim Schwein auf etwa 1 Mio., beim Rind auf 4 Mio. und beim Pferd auf bis zu 2,7 Mio.

Ein **Nephron** ist aus **embryologischer Sicht** definiert als dasjenige tubuläre Kanälchensystem einschließlich der Bowman-Kapsel, das sich aus dem metanephrogenen Gewebe durch die Aufzweigungen der Ureterknospe entwickelt. (Näheres siehe Lehrbücher der Embryologie.)

Nephrone und Sammelrohre dienen der Harnbereitung und der Harnabsonderung. Sie werden durch ein bindegewebiges, gefäß- und nervenführendes **Interstitium** gestützt. Jedes Nephron erweitert sich in seinem proximalen Abschnitt blindsackähnlich und wird durch ein **Kapillarknäuel**, das **Glomerulum,** eingestülpt.

Glomerulum, Bowman-Kapsel und Nierenkörperchen

Ein Glomerulum wird von ca. 30–50 **Kapillarschlingen (Rete capillare glomerulare)** gebildet, die sich als feinste Gefäßschlingen aus einer kleinen zuführenden Arteriole (Arteriola glomerularis afferens) fortsetzen. Das Glomerulum stülpt den blindsackförmigen Anfangsteil des proximalen Abschnitts des Nephrons derart ein, daß eine **doppelwandige Kapsel (Capsula glomeruli, Bowman-Kapsel)** entsteht (Abb. 9-10 u. 15). Deren **äußere Wand** bildet das **Außenblatt (parietales Blatt)** der Bowman-Kapsel, während die **innere Wand (viszerales Blatt)** als Innenblatt in Form von abgeplatteten Deckzellen **(Podozyten)** den Glomerulumkapillaren aufliegt.

Das Glomerulum formt zusammen mit den beiden Blättern der Bowman-Kapsel ein **Nierenkörperchen (Corpusculum renis, Malpighi-Körperchen)** (Abb. 9-10 u. 15). Die Nierenkörperchen sind gleichmäßig über die ganze Nierenrinde verteilt und können als kleinste Erhabenheiten von bis zu 100–300 μm Durchmesser gerade noch mit bloßem Auge an einem Schnitt erkannt werden.

Zwischen den beiden Blättern der Bowman-Kapsel bildet sich ein **Spaltraum,** der den Primär- oder Vorharn aufnimmt und durch den das Ultrafiltrat im Harnpol in das proximale Tubulussystem des Nephron weitergeleitet wird. Die endo-

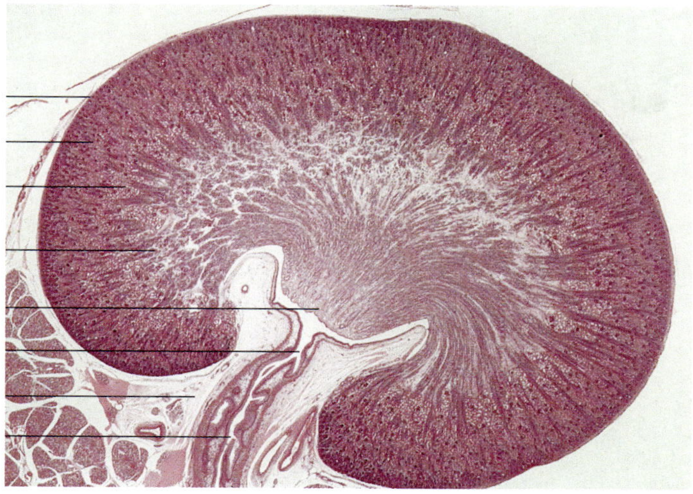

Abb. 9-11. Histologisches Schnittbild durch die Niere eines Hundes, aus Liebich, Funktionelle Histologie, 1999.

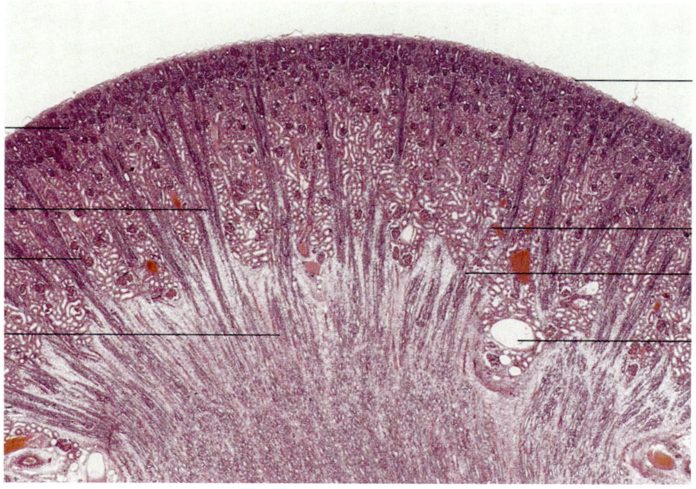

Abb. 9-12. Histologisches Schnittbild aus der Rinden- und Markzone einer Niere eines Hundes, aus Liebich, Funktionelle Histologie, 1999.

theliale Wand der Glomerulum-Kapillare und die einschichtigen Deckzellen des Innenblattes der Bowman-Kapsel bilden zusammen mit der dazwischenliegenden semipermeablen Basalmembran die sog. **»Blut-Harn-Schranke«.**

Nephrone und Sammelrohre

Die Nephrone werden in tierartlich unterschiedlicher Zahl in 3 bis 4 Segmente unterteilt. Das erste Segment des tubulären Kanälchensystems des Nephrons **(Tubuli renales)** ist der **proximal gewundene Abschnitt (Tubulus contortus proximalis).** Dieser liegt dem Nierenkörperchen dicht an und beginnt am Harnpol (Abb. 9-10 u. 15). Diesem gewundenen Teilabschnitt des Nephrons schließt sich als nachfolgendes Segment die **Henle-Schleife (Ansa nephroni)** an, die sich in ihrer äußeren Form durch eine charakteristische Schleifenbildung auszeichnet und sich in ihrem Verlauf unterteilen läßt.

Die **Ansa nephroni** setzt sich aus einem gestreckten, absteigenden Teil des Hauptstückes **(Tubulus rectus proximalis)** und einem nachfolgenden dünnen, engen Schleifenschenkel **(Tubulus attenuatus)** zusammen (Abb. 9-10 u. 15). Dieser Abschnitt des Nephrons bildet eine lange, haarnadelartige Schleife, die im allgemeinen im Nierenmark liegt. Auf die enge Schleife mit niedrigem Epithel folgt ein dickerer, aufsteigender und gerade zur Rinde verlaufender Schenkel **(Tubulus rectus distalis),** der die Ansa nephroni abschließt.

Die Henle-Schleife setzt sich in einem zweiten gewundenen Abschnitt **(Tubulus contortus distalis)** fort, der aus der Markzone zurücklaufend in die Rindenzone der Niere wieder dicht dem Nierenkörperchen anliegt. Ein kurzes Verbindungsstück zieht nachfolgend zum **Sammelrohr (Tubulus renalis colligens),** das sich innerhalb eines Markstrahls befindet (Abb. 9-10 u. 15).

Ein **Sammelrohr** dient mehreren Nephronen als Abfluß; es öffnet sich in einen großen, an der Pyramidenspitze gelegenen Gang, den **Ductus papillaris.** Mehrere Ductus papillares münden an der **Area cribrosa** über **Foramina papillaria** in das Nierenbecken.

Das Mündungsgebiet der Sammelrohrgänge liegt als siebartig **perforiertes Areal (Area cribrosa)** entweder an der Spitze einer Papille (Schwein und Rind) oder an der

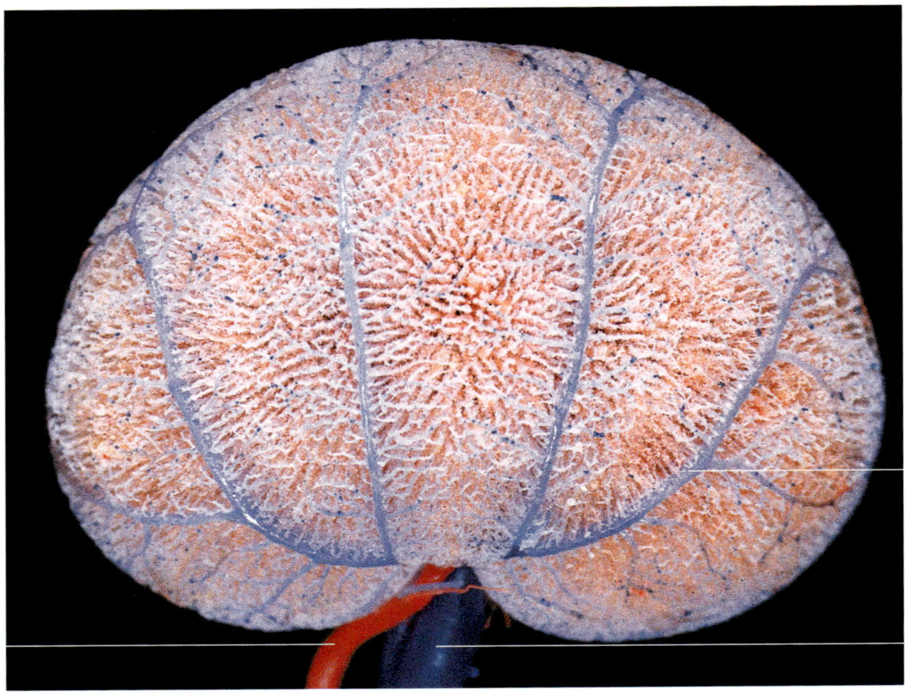

Abb. 9-13. Linke Niere einer Katze mit oberflächlichen Blutgefäßen (Korrosionspräparat).

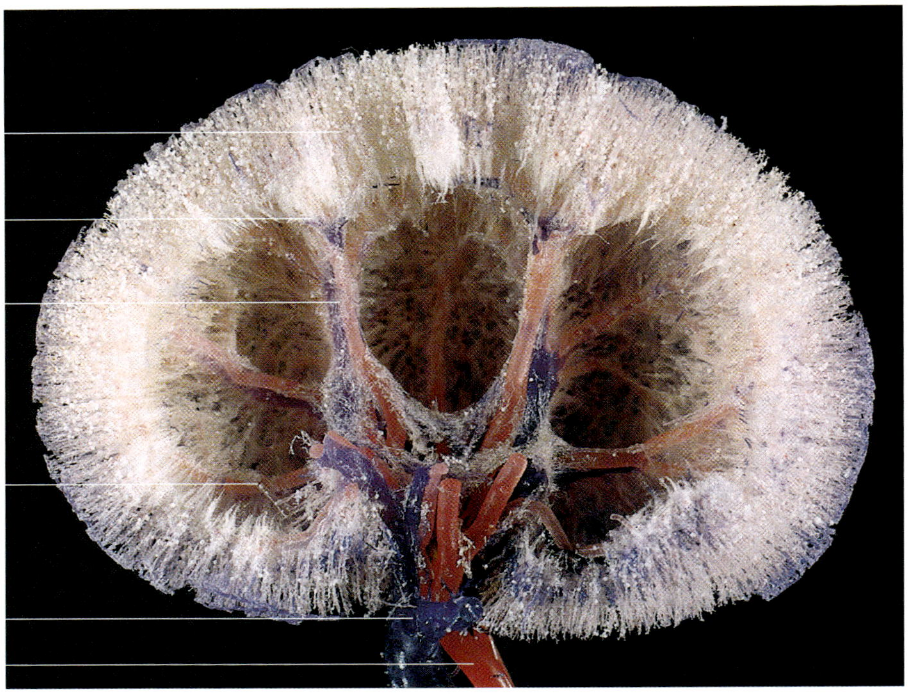

Abb. 9-14. Linke Niere einer Katze mit tiefen Blutgefäßen (Korrosionspräparat).

Crista renalis (Katze, Hund, Pferd und kleine Wiederkäuer) (Abb. 9-15 u. 22). (Näheres siehe Lehrbücher der mikroskopischen Anatomie der Haussäugetiere.)

Gefäße und Innervation der Niere

Blutgefäße

Mehr als 20% des arteriellen Blutes, das von der linken Herzkammer in die Arterien gepumpt wird, durchläuft die Nieren. In Hinblick auf die Vielfalt der Verzweigungsmodi kleinerer und größerer Gefäße bei den verschiedenen Tierarten sei auf die Spezialliteratur verwiesen. Nachfolgend sollte allein das Grundprinzip angesprochen werden, wird die Nierenfunktion doch allein nur im Zusammenhang mit der Vaskularisation verständlich.

Die Blutgefäße der Niere lassen sich ohne Berücksichtigung tierartlicher Besonderheiten in Richtung des Blutflusses gliedern:

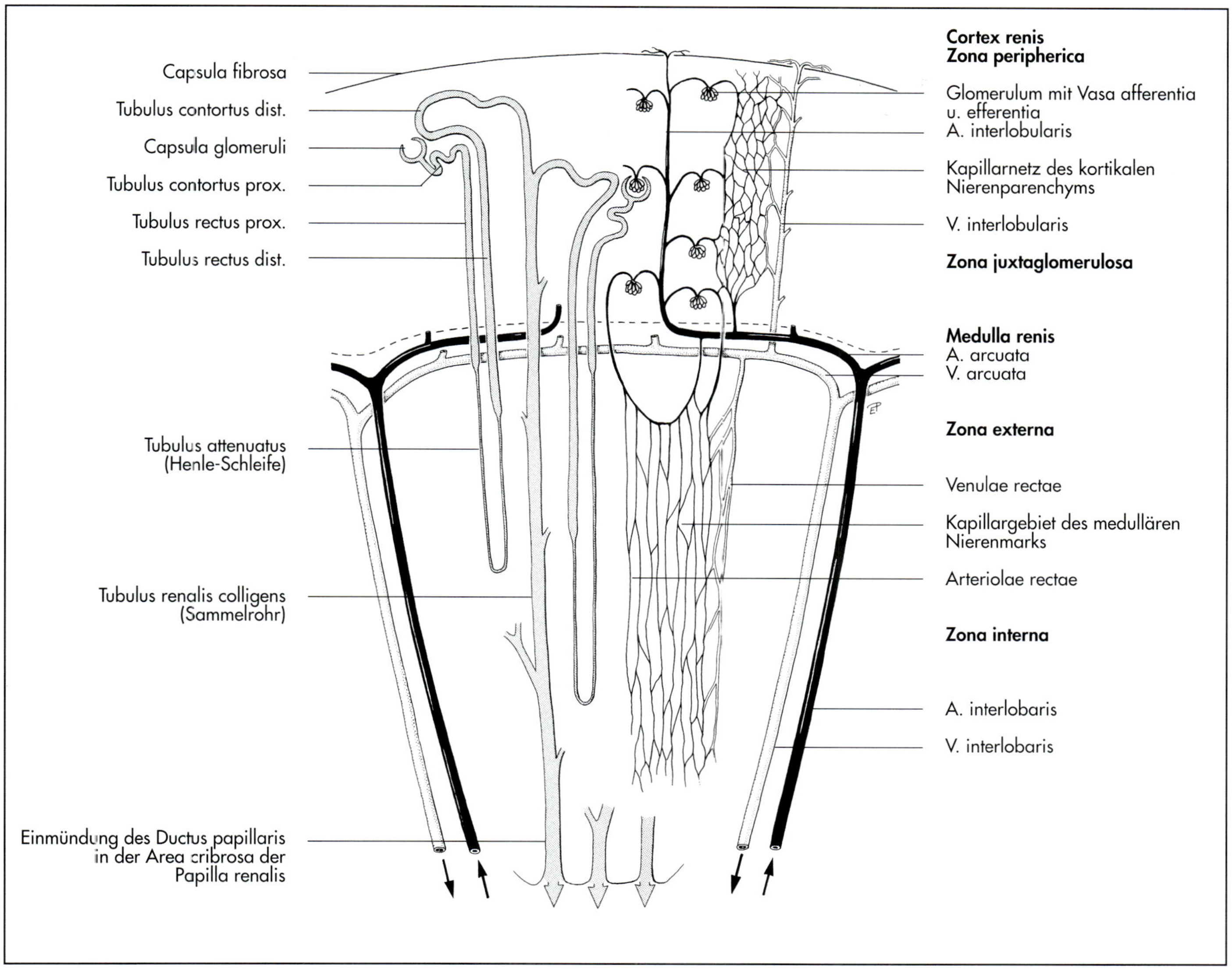

Abb. 9-15. Schematische Darstellung der Vaskularisation der Niere.

Arterien
Aorta abdominalis,
- A. renalis,
  - A. interlobaris,
  - A. arcuata,
  - A. interlobularis,
    - Arteriola glomerularis afferens,
    - Glomerulum,
    - Arteriola glomerularis efferens,
  - R. capsularis,
- Kapillargebiet um den Tubulusapparat.

Venen
  - V. interlobularis,
  - V. arcuata,
  - V. interlobaris,
- V. renalis,

V. cava caud.

Die **Aorta** abdominalis entläßt für jede Niere eine **Nierenarterie (A. renalis)** (Abb. 9-2ff.). Diese teilt sich am Hilus renalis in mehrere **Aa. interlobares renis,** die den Grenzen zwischen den Nierenpyramiden bis in den subkortikalen Bereich folgen (Abb. 9-13, 14 u. 15). Ihre Äste, die bogenförmigen **Aa. arcuatae,** ziehen über die Basisabschnitte der Markpyramiden und entlassen ihrerseits zahlreiche, radiär in die Rinde ziehende **Aa. interlobulares,** die die Rindenläppchen versorgen (Abb. 9-14, 15 u. 17).

Von ihnen entspringen in regelmäßigen Abständen **Vasa afferentia** seu **Arteriolae glomerulares afferentes,** die in den Gefäßpol der Nierenkörperchen eindringen, dort die **Kapillarschlingen des Glomerulum** bilden, wieder zu **Vasa efferentia** seu **Arteriolae glomerulares efferentes** zusammenfinden und den Gefäßpol des Nierenkörperchens verlassen.

Die **Arteriolae efferentes** verzweigen sich nachfolgend in einem Kapillarnetz um die schlauchförmigen **Nephrone.** Dieses Kapillarnetz führt das Blut aus der Nierenrinde über **Vv. interlobulares** in die **Vv. arcuatae** und **Vv. interlobares** (Abb. 9-14, 15 u. 17). Einige Aa. interlobulares schicken

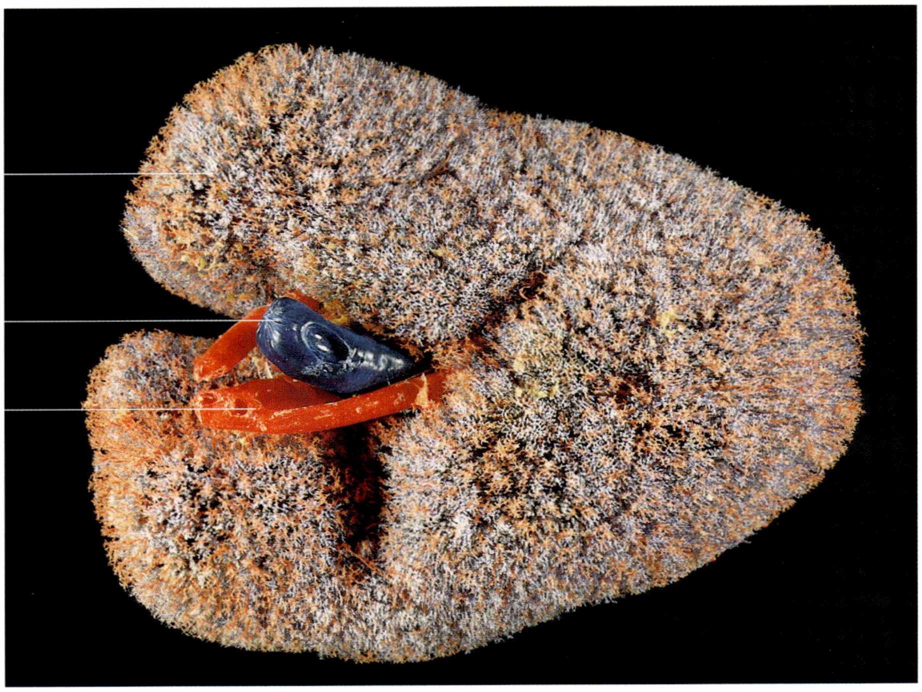

Abb. 9-16. Rechte Niere eines Pferdes mit oberflächlichen Blutgefäßen, blau = Vv. stellatae (Korrosionspräparat).

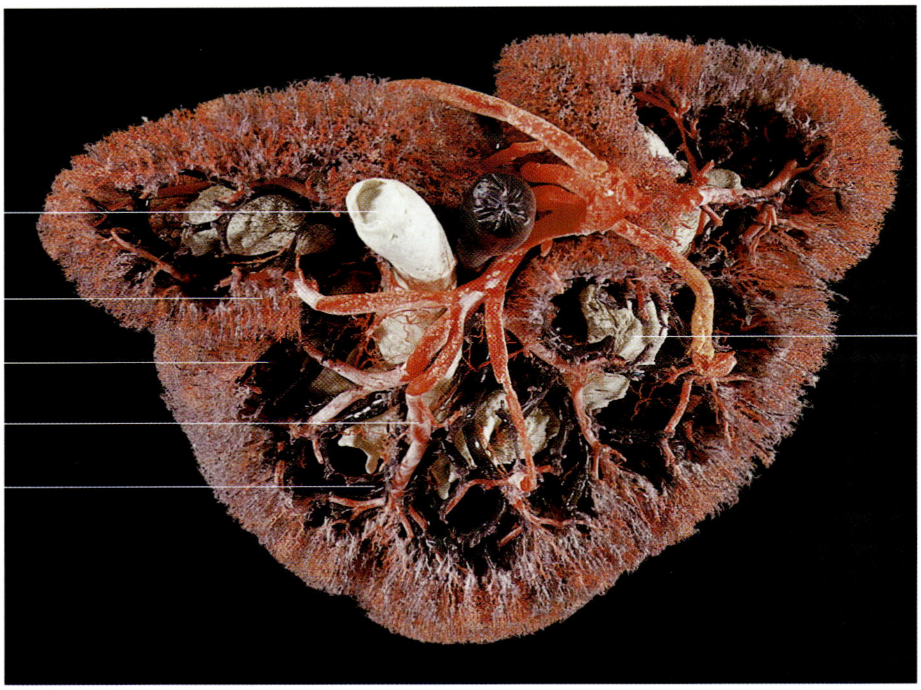

Abb. 9-17. Linke Niere eines Pferdes mit tiefen Blutgefäßen (Korrosionspräparat).

Rami capsulares in die Nierenkapsel oder durch diese hindurch in die Fettkapsel.

In der **Nierenkapsel** finden kleine Venenäste zu **Venulae stellatae** (Abb. 9-16) zusammen, die in die **Vv. interlobulares** münden. Aus dem Vas efferens marknaher Glomerula ziehen **Arteriolae rectae** radiär ins Mark. Das Blut fließt über Kapillaren in **Venulae rectae** und weiter in die **Vv. arcuatae** und **Vv. interlobares** (Abb. 9-15).

In der **Rinde** (in den **Nierenkörperchen)** liegen hauptsächlich die **Gefäßknäuel (Glomerula).** Sie dienen der Ultrafiltration des Primärharns aus dem Blut. Das **Mark** enthält die gestreckten Gefäße, die **Arteriolae** und **Venulae rectae,** die hauptsächlich bei der Rückresorption von Flüssigkeit und gelösten Stoffen aus dem Primärharn mitwirken. Bei diesen Vorgängen sind die Tubuli des Nierengewebes wesentlich beteiligt.

Bei der Katze ist ein besonderes **kapsuläres Venennetz** vorhanden, in das peripher in der Nierenrinde verlaufende Vv. interlobulares münden. Es steht mit dem übrigen Venensystem der Niere nicht in Verbindung. Drei bis fünf größere

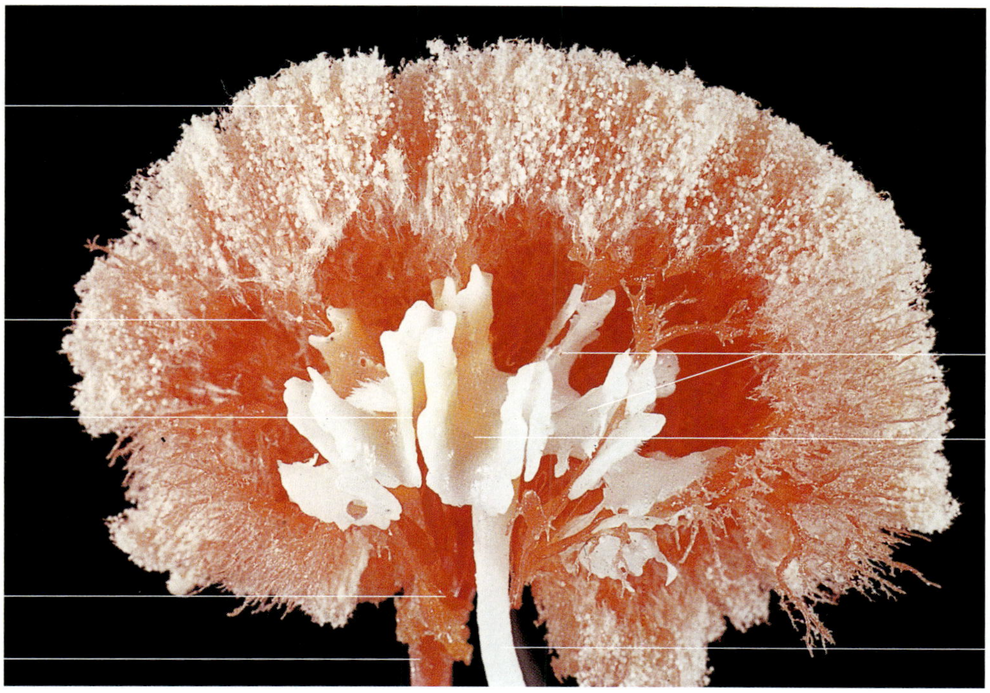

Abb. 9-18. Nierenbecken und arterielle Gefäßverzweigung eines Hundes (Korrosionspräparat).

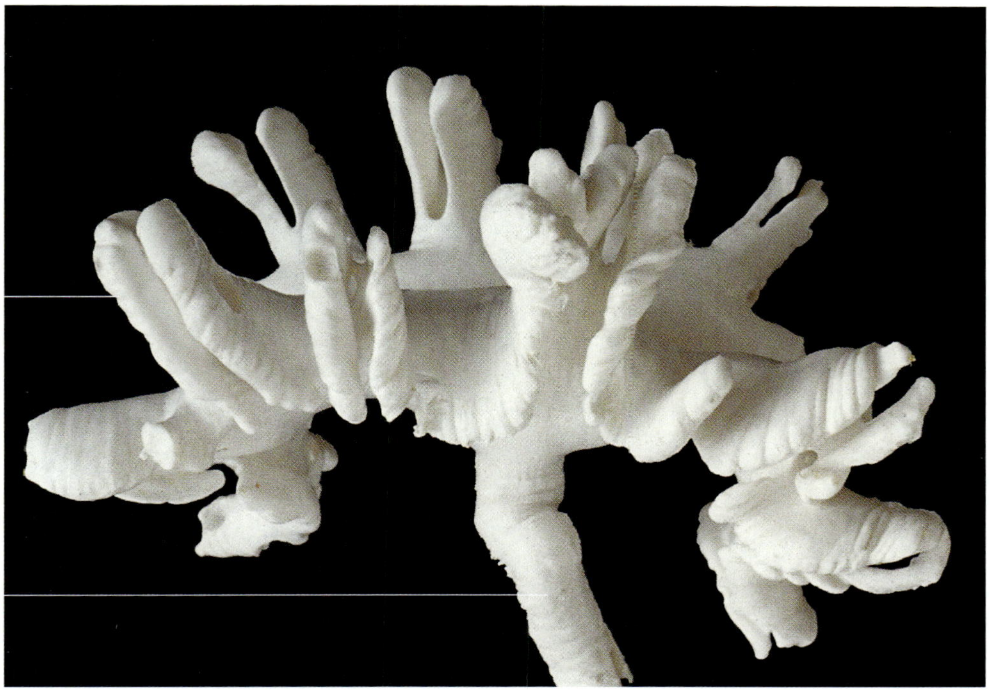

Abb. 9-19. Nierenbecken eines Hundes (Korrosionspräparat).

Vv. capsulares verlaufen auf jeder Seite hiluswärts zur Nierenvene. Sie sind in seichte Furchen eingebettet und verleihen der Katzenniere ihr typisches Aussehen (Abb. 9-13). Die Venen der Niere münden letztendlich in die **V. cava caudalis.**

Lymphgefäße

Die Lymphgefäße der Nieren stammen vor allem aus der Rinde des Organs. Sie gelangen zu den **Lymphonodi lumbales aortici.** Die direkt an der Niere gelegenen Lymphknoten werden **Lymphonodi renales** genannt.

Innervation

Die Innervation der Niere erfolgt **vegetativ** über den **Plexus solaris,** dessen Fasern in der Adventitia der A. renalis zum Erfolgsorgan gelangen. Die **sympathischen Fasern** gehen Synapsen im **Ganglion coeliacum** und **mesentericum craniale** ein. Auch kleinere **Ganglia aorticorenales** im **Plexus**

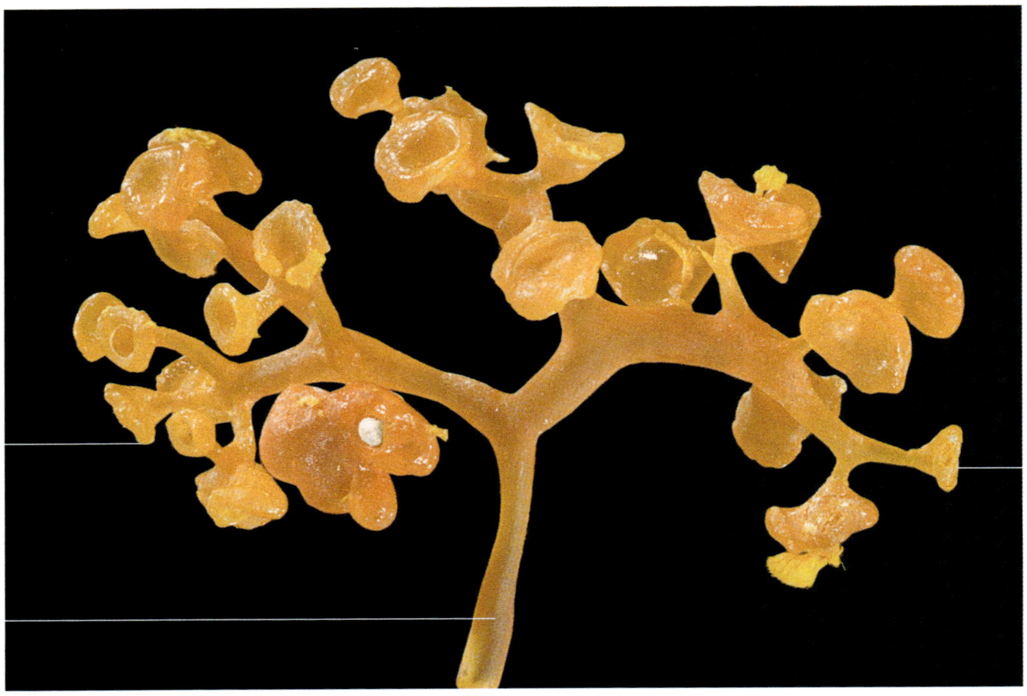

Abb. 9-20. Ureter eines Rindes mit seinen Sammelästen und Nierenkelchen (Calices) (Korrosionspräparat).

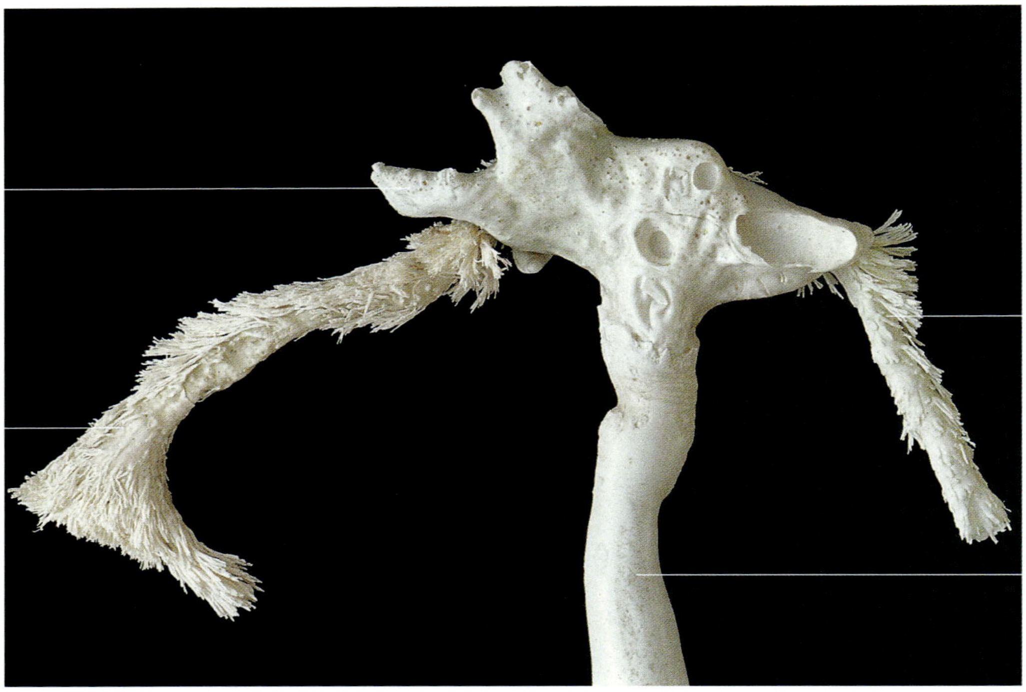

Abb. 9-21. Nierenbecken der linken Niere eines Pferdes (Korrosionspräparat).

renalis sind dafür zuständig. Der **N. vagus** übernimmt die **parasympathische** Innervation.

Nierenbecken (Pelvis renalis)

Das Nierenbecken, auch Pyelon genannt, stellt den erweiterten Anfangsteil des Ureter dar, der im **Sinus renalis** liegt (Abb. 9-22). Es kleidet den Sinus renalis locker aus und ist nur im Bereich der Papillen fest mit dem Nierengewebe verwachsen.

Bei der Katze und beim Hund gewinnt die Form des Nierenbeckens auf Röntgenbildern besondere Bedeutung. Dabei stößt das Nierenbecken auf die **Crista renalis** und entsendet dorsal und ventral die **Recessus pelvis,** die durch hineinragendes Nierengewebe **(Pseudopapillen)** voneinander ge-

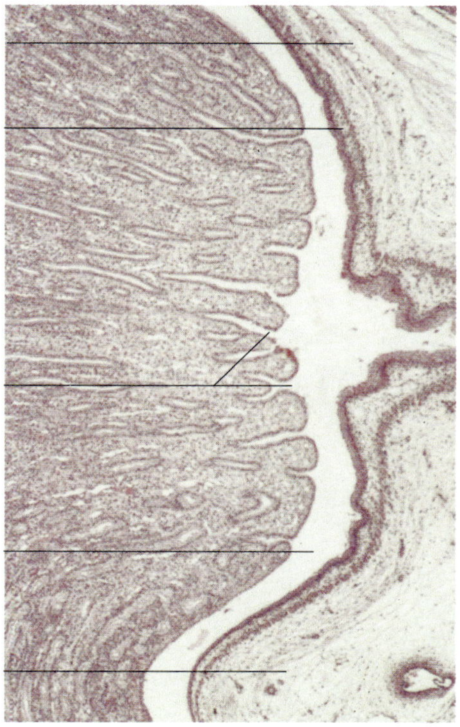

Abb. 9-22. Histologisches Schnittbild durch die Nierenpapille mit Nierenbecken eines Hundes, aus Liebich, Funktionelle Histologie, 1999.

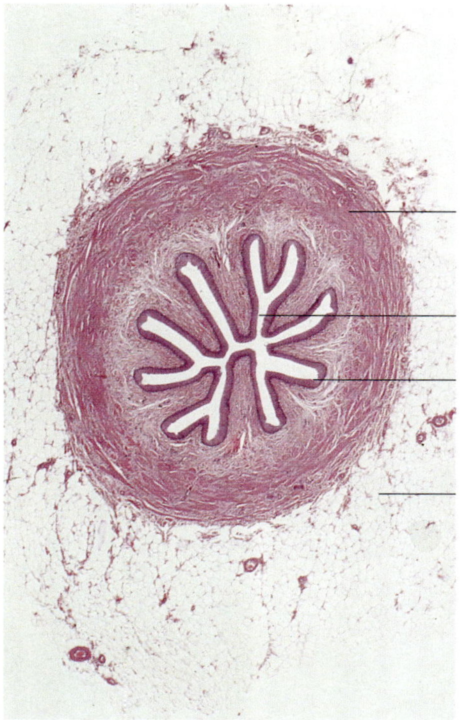

Abb. 9-23. Histologisches Schnittbild durch den Harnleiter eines Schweines, aus Liebich, Funktionelle Histologie, 1999.

trennt sind. Zwischen benachbarten Recessus verlaufen die interlobaren Blutgefäße (Abb. 9-18 u. 19).

Beim Schwein entsteht um jede sich in das Nierenbecken vorstülpende Papille ein **Kelch (Calix),** der einen kürzeren oder längeren Stiel besitzt. Beim Rind **fehlt ein eigentliches Nierenbecken,** der Harnleiter wird allein durch Zusammenfluß zweier größerer Gänge gebildet, auf denen die **Nierenkelche** mit kürzeren Gängen sitzen (Abb. 9-20).

Beim Pferd besteht das Nierenbecken aus **einer zentralen Erweiterung** am Ursprung des Ureter und **zwei Recessus terminales** gegen die Nierenpole (Abb. 9-21). Die meisten Ductus papillares öffnen sich in diese Recessus. Die Schleimhaut des Nierenbeckens des Pferdes produziert ein **schleimhaltiges Sekret,** weswegen im Pferdeharn physiologischerweise Proteine enthalten sind **(physiologische Albuminurie).**

Papillen und Kelche bzw. Nierenbecken und Crista renalis werden bei Erkrankungen meist gemeinsam in Mitleidenschaft gezogen und deshalb vom Kliniker unter dem Begriff »pyelorenales Grenzgebiet« zusammengefaßt.

Harnleiter (Ureter)

Der Harnleiter ist ein häutig-muskulöser Schlauch (Abb. 9-5 u. 23), er verläuft **retroperitoneal** an der dorsalen Bauchwand kaudal. Man unterscheidet eine **Pars abdominalis** und eine **Pars pelvina.** Vereinzelt können scharfe Richtungsänderungen vorkommen. Vor dem Eintritt in die Beckenhöhle wendet sich der Ureter medial. Bei männlichen Tieren tritt er in den **Mesoductus deferens** und in das **laterale Harnblasenband,** bei weiblichen in das **Lig. latum uteri** über. Der **Harnleiter** erreicht die Dorsalfläche der Harnblase, überquert beim männlichen Tier dorsal den Ductus deferens und öffnet sich in die Harnblase.

Der Ureter durchdringt **schräg die Harnblasenwand,** verläuft vorerst ca. 20 mm intramural zwischen Muskelschicht und Schleimhaut, bevor er letztere im spitzen Winkel durchstößt und sich im **Ostium ureteris** schlitzförmig öffnet (Abb. 9-24 u. 25). Bei Druckanstieg in der Harnblase wird auf diese Weise ein Zurückfließen des Harnes verhindert. Währenddessen wird allerdings ein weiteres Füllen der Harnblase nicht verhindert, da der zufließende Harn durch peristaltische Kontraktionen der Harnleiterwand den Widerstand der Harnblase überwindet.

Sowohl das Nierenbecken als auch der Ureter besitzen außen eine bindegewebige Tunica adventitia, eine mittlere Muskelschicht und eine innen gelegene Schleimhaut, die **Übergangsepithel** trägt (Abb. 9-23). Allein beim Pferd treten im proximalen Abschnitt des Harnleiters **Schleimdrüsen (Glandulae uretericae)** auf.

Die **Blutgefäße** des Nierenbeckens entspringen aus den Nierengefäßen, der Nierenbeckenkreislauf ist aber trotzdem weitgehend vom Nierenkreislauf unabhängig. Die Blutgefäße des Ureter stammen aus denen der Nachbarschaft (A. renalis, A. vesicalis cranialis und A. prostatica bzw. vaginalis).

Die **Lymphgefäße** ziehen in die **Lymphonodi lumbales aortici** und in die **Lymphonodi iliaci mediales.**

Sowohl das Nierenbecken als auch der Ureter sind **vegetativ** und **sensibel** innerviert.

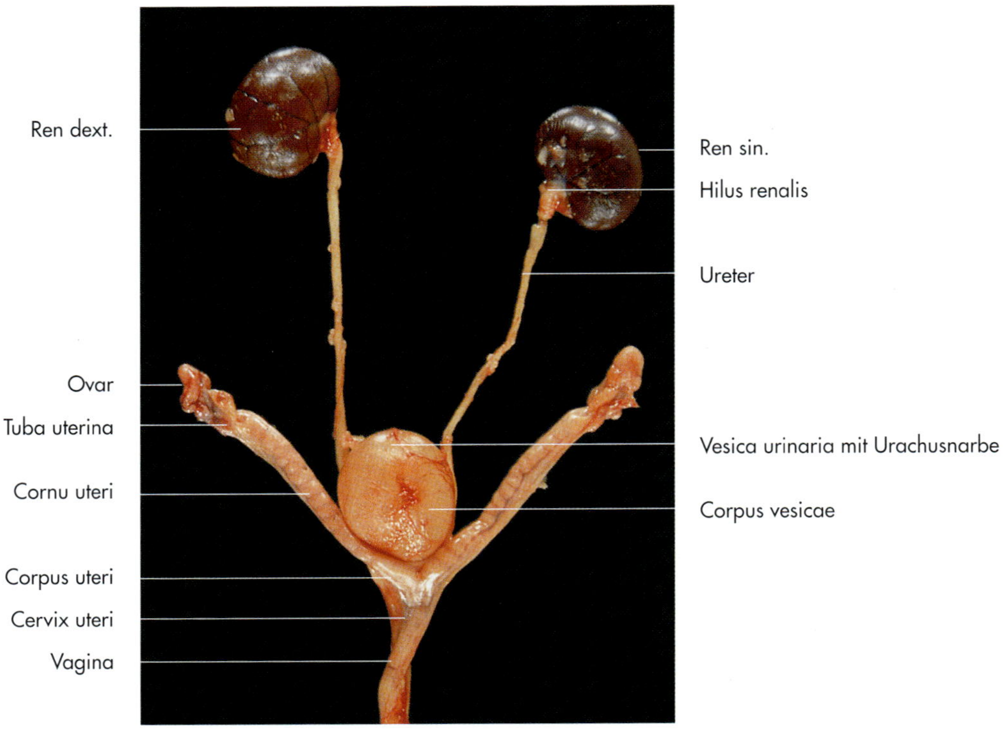

Abb. 9-24. Harn- und Geschlechtsapparat einer Katze (Ventralansicht), aus König, Anatomie der Katze, 1992.

Harnblase (Vesica urinaria)

Die Harnblase dient der Speicherung des Harnes. In entleertem, kontrahierten Zustand ist sie klein und kugelförmig. Bei größeren Tierarten liegt sie in der Beckenhöhle und ruht auf dem Os pubis. Bei Füllung dehnt sie sich bei der Katze und beim Hund weit in die Bauchhöhle aus. Sie kann beim Hund die Nabelgegend erreichen. In gefülltem Zustand nimmt sie Birnenform an. Man unterscheidet kranial den **Scheitel (Vertex vesicae),** nachfolgend den **Körper**

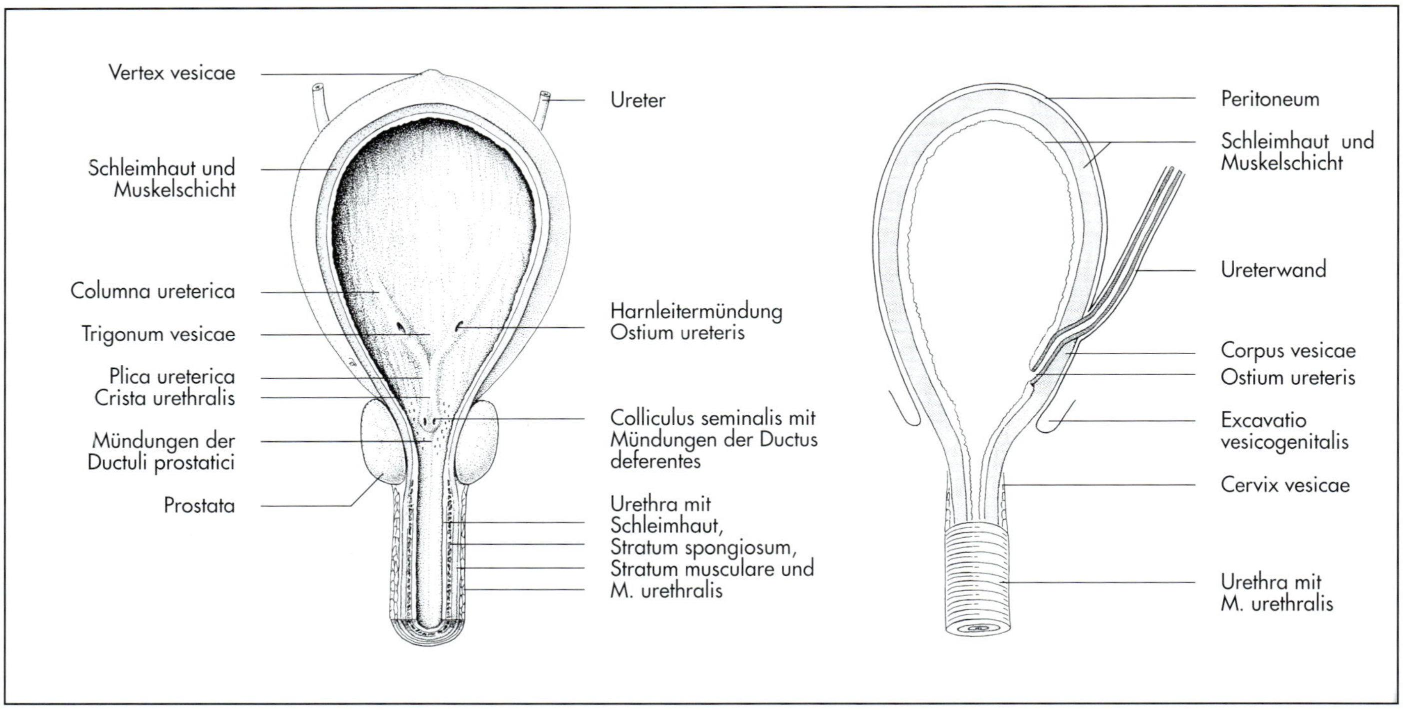

Abb. 9-25. Schematische Darstellung der Harnblase des Hundes, ventral eröffnet (linke Abbildung, Ventralansicht), Einmündung des Harnleiters (rechte Abbildung).

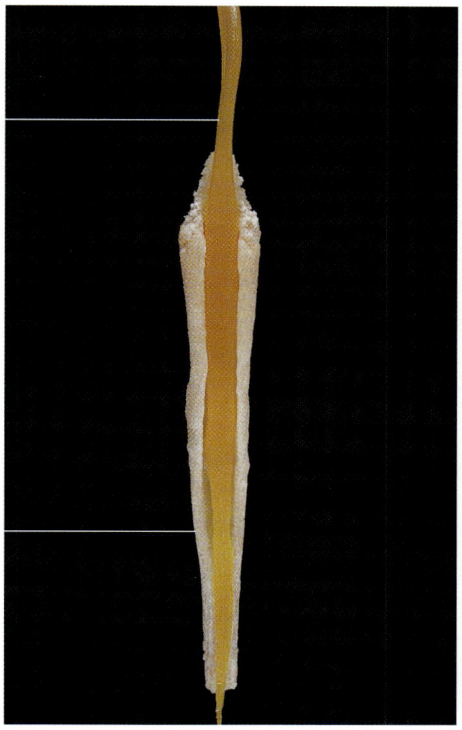

Abb. 9-26. Penisteil der Urethra eines Rüden mit Penisknochen (Ventralansicht) (Korrosionspräparat).

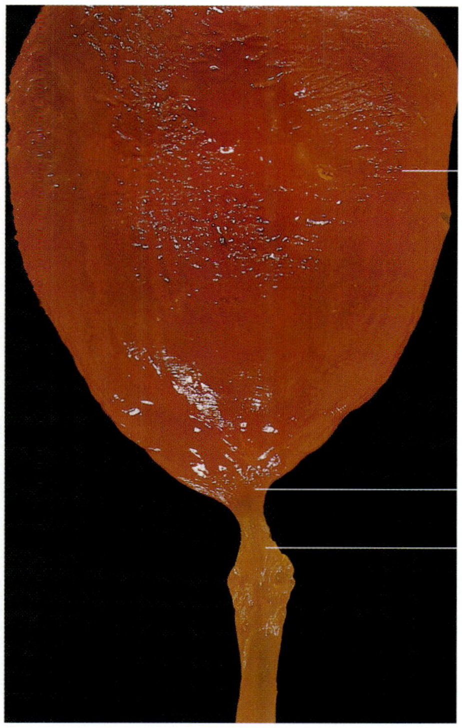

Abb. 9-27. Ausguß der Harnblase und des Anfangteils der Urethra eines Rüden (Korrosionspräparat).

(Corpus vesicae) und kaudal den **Hals (Cervix vesicae)** (Abb. 9-6 u. 25).

Die Harnblase wird durch **Bänder** in ihrer Lage gehalten. Es sind dieses **zwei Seitenbänder (Ligamenta vesicae lateralia)** und ein **medianes Band (Ligamentum vesicae medianum),** in dem sich der obliterierte **Urachus (Allantoisgang)** befindet. Letzterer kann bei Jungtieren persistieren. Im Rand der Ligg. vesicae lateralia liegen die zum **Ligamentum teres vesicae** obliterierten Nabelarterien, die sich dagegen aus dem medianen Harnblasenband nach der Geburt vollständig zurückziehen.

Bei der Katze sind in den Seitenbändern **Vater-Pacini-Lamellenkörperchen** als Mechanorezeptoren eingelagert. Vom ehemaligen Allantoisgang bleibt am Vertex vesicae nur die Urachusnarbe als Rudiment erhalten. Die seitlichen Harnblasenbänder stellen die Grenze zwischen der **Excavatio pubovesicalis** und der **Excavatio vesicogenitalis** dar. Das Lig. vesicae medianum unterteilt die **Excavatio pubovesicalis** in eine **rechte** und eine **linke** Bucht (Abb. 6-21).

Die Harnblase ist bis auf kaudale Bereiche der Cervix mit **Peritoneum** bedeckt, das auf die Harnblasenbänder übertritt. Unter der Tunica serosa liegt eine dicke **Muskellage (M. detrusor),** an der drei Schichten beschrieben werden, die untereinander geflechtartig Fasern austauschen (Abb. 9-25).

Die **Schichten der Muskulatur der Harnblase** sind eine

- äußere longitudinale bzw. schiefe Schicht,
- mittlere transversale Schicht,
- innere longitudinale Schicht.

Am Blasenscheitel und am Blasenhals sind Muskelschleifen angeordnet. Der am Blasenhals beschriebene, **glatte M. sphincter vesicae** scheint die ihm bislang zugesprochene Funktion als Schließmuskel nicht wahrzunehmen. Heute nimmt man an, daß vielmehr der **quergestreifte M. urethralis** in Verbindung mit **elastischen Elementen** der Blasenschleimhaut für die Kontinenz verantwortlich ist (Abb. 9-25 u. 27).

Die Blasenschleimhaut ist bei entleertem Zustand in **Falten** gelegt, die je nach Füllung verstreichen. Sie wird von **Übergangsepithel** bedeckt. Zwei Schleimhautfalten verstreichen jedoch nicht. Sie verlaufen von den Ureteröffnungen zum Blasenausgang **(Plicae uretericae),** um sich zur **Crista urethralis** zu vereinigen, die sich in das Beckenstück der Harnröhre fortsetzt. Sie endet bei männlichen Tieren am Samenhügel. Das zwischen den Plicae uretericae gelegene Feld wird als **Trigonum vesicae** bezeichnet. Es besitzt eine erhöhte Sensibilität (Abb. 9-25).

Die **Blutgefäßversorgung** der Harnblase erfolgt teilweise über die den Vertex vesicae erreichenden **Aa. umbilicales,** die meist obliterieren und nur wenig Blut führen. Der größte Teil der Blutversorgung erfolgt beidseitig über die **A. vesicalis caudalis,** die aus der **A. prostatica** bzw. der beim weiblichen Tier entsprechenden **A. vaginalis** abzweigt.

Die Harnblase gehört in das tributäre Gebiet der **Lymphonodi iliosacrales.**

Die **Innervation** der Harnblase ist autonom. Die sympathischen Fasern stammen größtenteils aus den **Nn. hypogastrici,** die vom **Ganglion mesentericum caudale** in den **Plexus pelvinus** einstrahlen. Die parasympathischen **Nn. pelvini** stammen aus dem sakralen Parasympathicus, dessen **Wurzelzellen im Sakralmark** liegen. Sie verlassen das Rückenmark vorwiegend mit dem **Ventralast** des Nerven des dritten **Sakralsegments,** dem **N. pudendus.** Nach Austritt aus dem For. sacrale ventr. zweigen die Nn. pelvini ab, die ebenfalls in den Plexus pelvinus gelangen. Die parasympathischen Fasern innervieren den Harnblasenmuskel. Über den **N. pudendus** gelangen auch **sensible** Fasern an die Harnblase.

- Die **Harnblasenpunktion** wird bei der Hündin und bei der Katze vor dem Pecten ossis pubis ausgeführt. Dabei sollte die Kanüle in kaudodorsaler Richtung eingeführt werden, da sonst Aufrißgefahr bei Kontraktion des M. detrusor besteht. Die Punktion wird heute einer Katheterisierung vorgezogen.

Harnröhre (Urethra)

Die Harnröhre gehört beim weiblichen Tier ausschließlich zum Harnapparat, während beim männlichen Tier der größte Teil als Harn- und Samenweg fungiert.

Die **weibliche Harnröhre** ist kurz und dehnungsfähig. Sie zieht auf dem Beckenboden ventral des Geschlechtstraktes kaudal. Zwischen Harnblase und Urethra besteht eine strukturelle Kontinuität. Sie durchzieht schräg die Wand der Vagina und öffnet sich im **Ostium urethrae externum** ventral zwischen Vagina und Vestibulum vaginae.

Länge und Breite der weiblichen Harnröhre variieren beträchtlich unter den Haussäugetierarten. Bei der Stute ist sie kurz und weit. Beim Rind und beim Schwein besitzt die Urethra kurz vor ihrer Mündung ein **Diverticulum suburethrale.** Es muß bei der Katheterisierung berücksichtigt werden. Bei der Hündin ist die Urethra lang. Das Ostium urethrae externum liegt auf einem von zwei Einsenkungen flankierten Hügel und darf **nicht** mit der weiter kaudal befindlichen **Fossa clitoridis** verwechselt werden. Das Ostium urethrae externum der Katze liegt etwa 20 mm kranial der unscheinbaren Klitoris.

Beim **männlichen Tier** gliedert sich die Harnröhre in einen

- **Beckenteil (Pars pelvina),**
  - Pars praeprostatica (vom Ostium urethrae int. bis zum Colliculus seminalis),
  - Pars prostatica (vom Colliculus seminalis bis zum Beckenausgang) und einen
- **Penisteil (Pars penina),**
  - (vom Arcus ischiadicus bis zum Ostium urethrae ext. auf der Glans penis, umgeben vom Corpus spongiosum penis).

Die Urethra läßt sich beim männlichen Tier unterteilen in einen **Beckenteil (Pars pelvina)** und einen **Penisteil (Pars penina**). Vom Ostium urethrae int. am Harnblasenhals bis zum Beckenausgang am Arcus ischiadicus reicht die Pars pelvina. Deren Abschnitt vom Ostium urethrae int. bis zum **Samenhügel (Colliculus seminalis)** wird als Pars praeprostatica bezeichnet. Danach folgt der für Harn- und Geschlechtsapparat gemeinsame Teil, die **Pars prostatica** des Beckenteils und der Penisteil der Harnröhre. Ersterer Teil erstreckt sich bis zum Beckenausgang am Arcus ischiadicus. Daran schließt sich der Penisteil (Pars penina) an. Beide Abschnitte werden aufgrund ihrer Doppelfunktion beim Geschlechtsapparat beschrieben.

Der **quergestreifte M. urethralis** umgibt die Harnröhre fast auf ihrer ganzen Länge. Kaudale Muskelbündel umgeben die Harnröhre U-förmig und strahlen ventral auch in die Wand der Vagina ein. Ihre Kontraktionen verschließen die Harnröhrenöffnung durch Aneinanderpressen beider Organe. Der willkürliche M. urethralis wird vom N. pudendus motorisch innerviert. Er erhält auch sympathische und parasympathische Fasern.

Die Tela submucosa der Urethra enthält einen **Venenplexus,** der durch seine erektilen Eigenschaften zur Aufrechterhaltung der Kontinenz beiträgt.

Klinische Ausdrücke, die von anatomischen Namen abgeleitet werden: Nephritis, Pyelonephritis, Pyeloskopie, Pyeolographie, Zystoskopie, Ureterstenose, Urographie, Urolithiasis, Urethritis, Urethrographie, Urethrostomie, Urethrozystographie.

10 Männliche Geschlechtsorgane (Organa genitalia masculina)

C. Cerveny, H. E. König und H.-G. Liebich

Die männlichen Geschlechtsorgane setzen sich aus hintereinander gelagerten Abschnitten zusammen, die der Bildung, der Reifung, dem Transport und der Übertragung der **männlichen Keimzellen,** der **Samenzellen (Spermien),** dienen. In den männlichen Keimdrüsen, den **Hoden (Testis, Orchis),** werden Spermien und Hormone produziert. Im eng gewundenen **Nebenhodengang (Ductus epididymidis)** des **Nebenhodens (Epididymis)** werden die Spermien bis zu ihrer endgültigen Reife gespeichert und weitertransportiert. Sie gelangen über den langgestreckten **Samenleiter (Ductus deferens)** in das Beckenstück der **Harnröhre (Pars pelvina urethrae).** In diesem Teil der Harnröhre mischen sich die Sekrete der **akzessorischen Geschlechtsdrüsen (Glandulae genitales accessoriae)** bei, so daß die **Samenflüssigkeit (Sperma, Ejakulat)** entsteht. Diese wird schließlich über die Urethra, den gemeinsamen Harn- und Samenweg, während der Begattung, mittels des **männlichen Gliedes (Rute, Penis)** in das weibliche Genitale deponiert (Abb. 10-1ff.).

Hoden (Orchis, Testis)

Der Hoden (griech. Orchis, lat. Testis) ist ein paarig angelegtes Organ. Er entsteht, wie auch der Eierstock, beidseitig und medial der Urniere in der Lendengegend aus der **embryonalen Urkeimleiste.** Von hier verlagert sich der Hoden aus der Bauchhöhle in den **Scheidenhautfortsatz (Processus vaginalis),** bedeckt vom **Hodensack (Scrotum).** Dieser sog. **Hodenabstieg (Descensus testis)** ist verbunden mit einer Absenkung der Organtemperatur um wenige Grade gegenüber der physiologischen Abdominalwärme, ein Entwicklungsschritt, der für die Produktion männlicher Samenzellen von essentieller Bedeutung ist.

Für den **Hodenabstieg** sorgt das **Hodenleitband (Gubernaculum testis).** Dieses zieht in den vorgebildeten Proc. vaginalis und dehnt sich bis in die **Fascia spermatica interna** aus. Dabei wird, ausgehend vom **Gubernaculum testis,** innerhalb der Bauchhöhle auf den Hoden einerseits **Druck,** andererseits durch **Schwellung des distalen Teiles** und

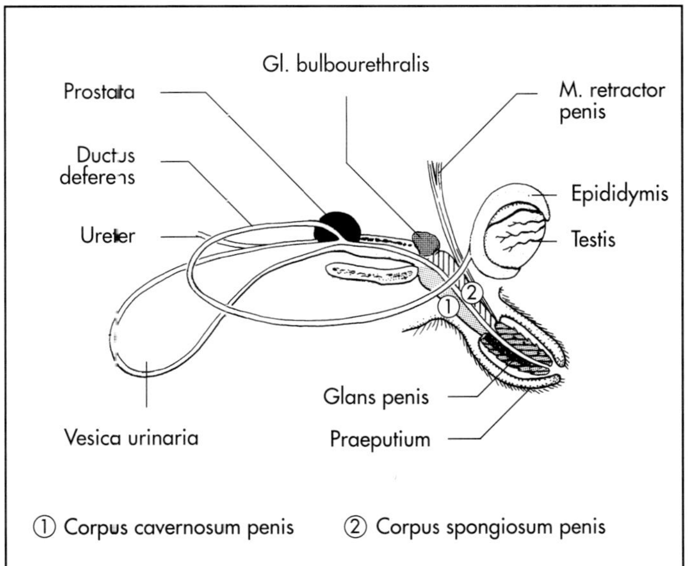

Abb. 10-1. Schematische Darstellung der Geschlechtsorgane des Katers.

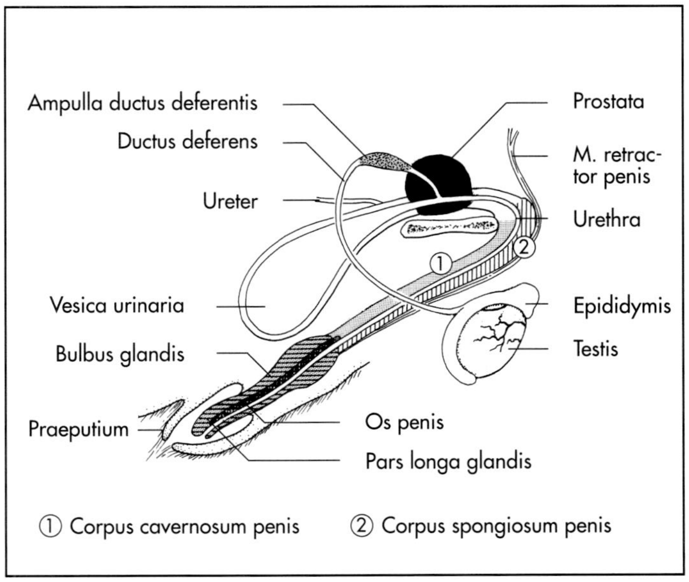

Abb. 10-2. Schematische Darstellung der Geschlechtsorgane des Rüden.

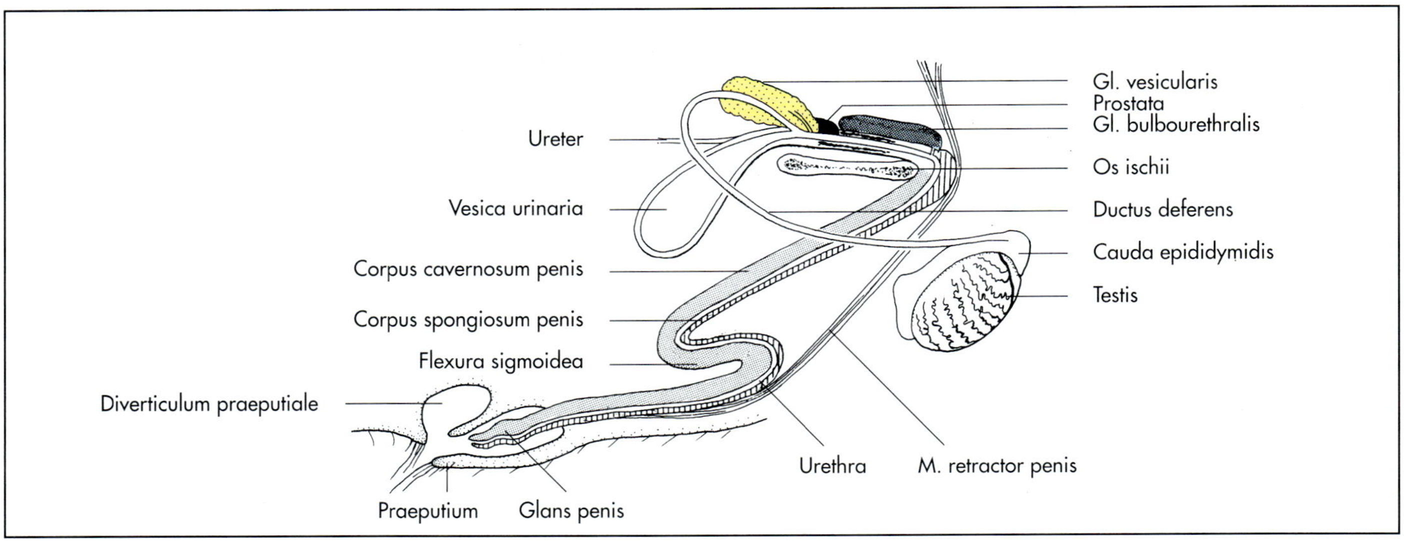

Abb. 10-3. Schematische Darstellung der Geschlechtsorgane des Ebers.

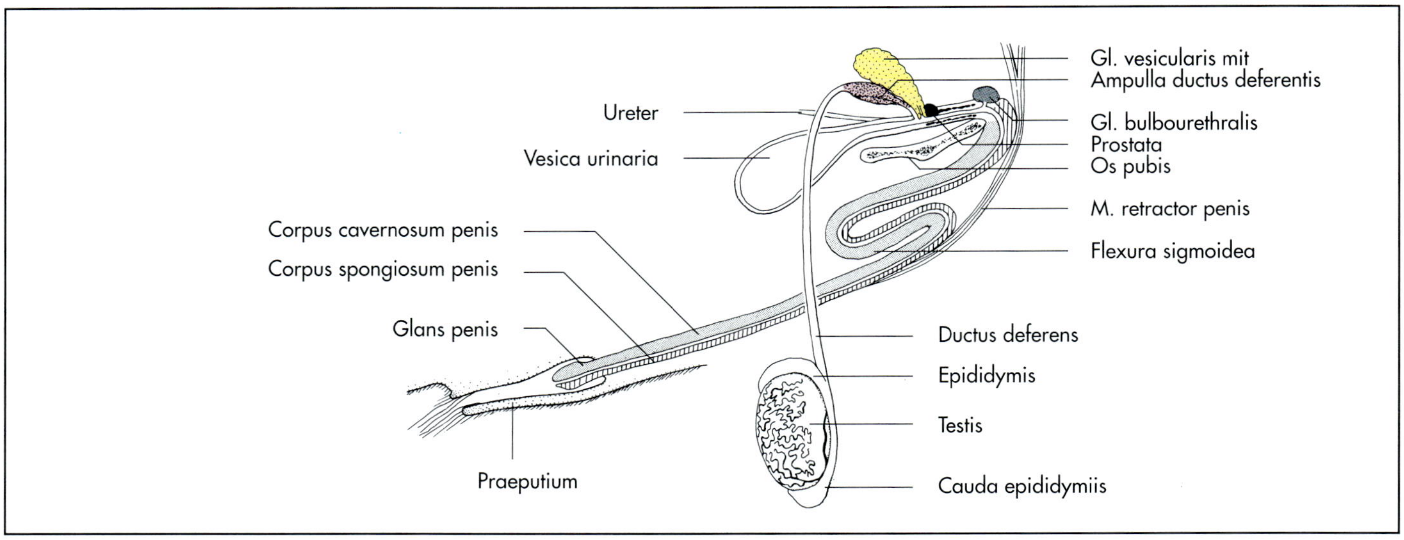

Abb. 10-4. Schematische Darstellung der Geschlechtsorgane des Bullen.

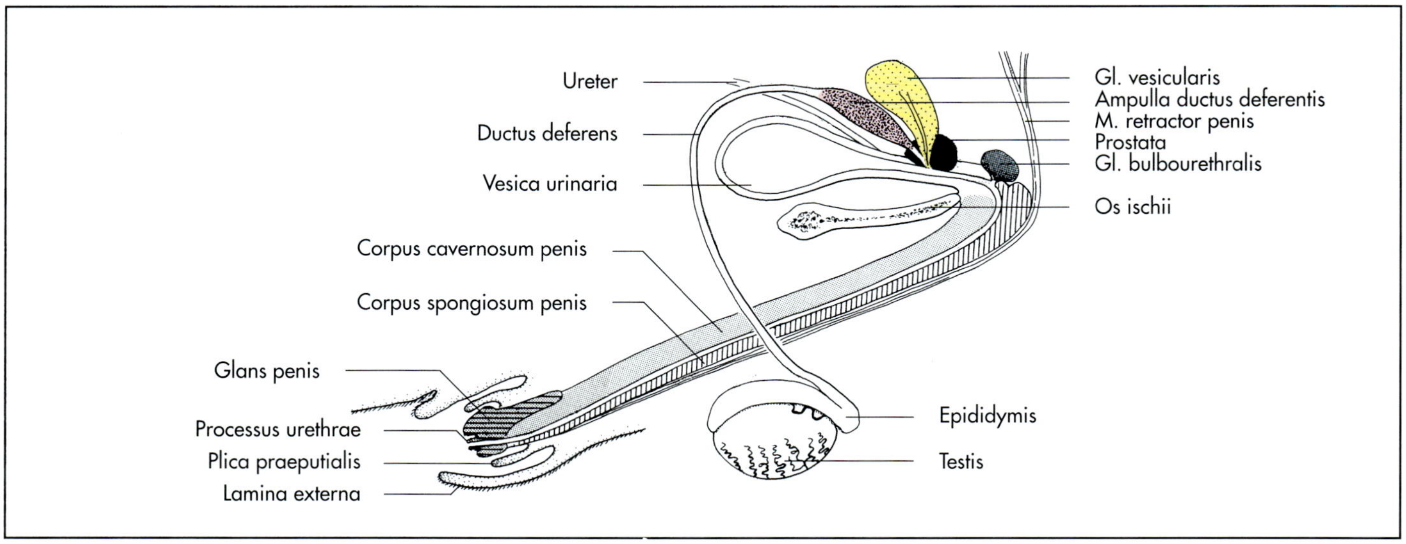

Abb. 10-5. Schematische Darstellung der Geschlechtsorgane des Hengstes.

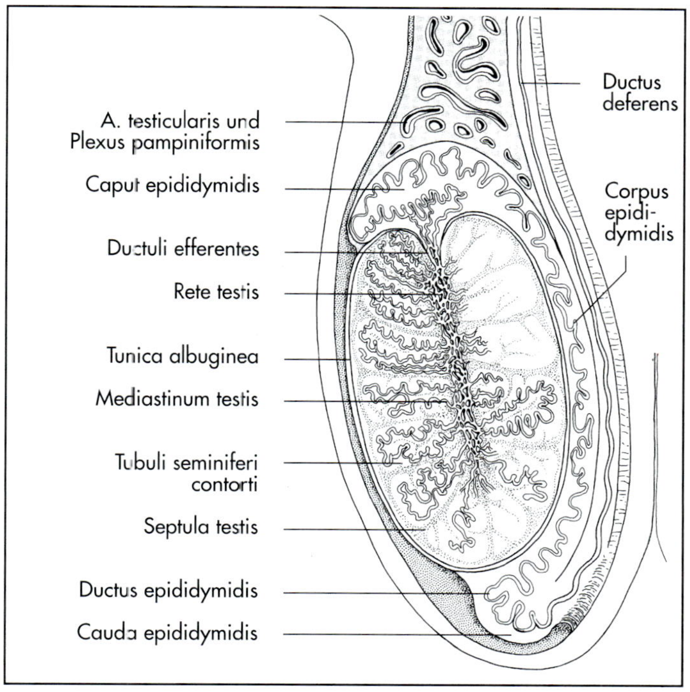

Abb. 10-6. Schematische Darstellung eines Hodens mit Nebenhodengang und Samenleiter des Bullen.

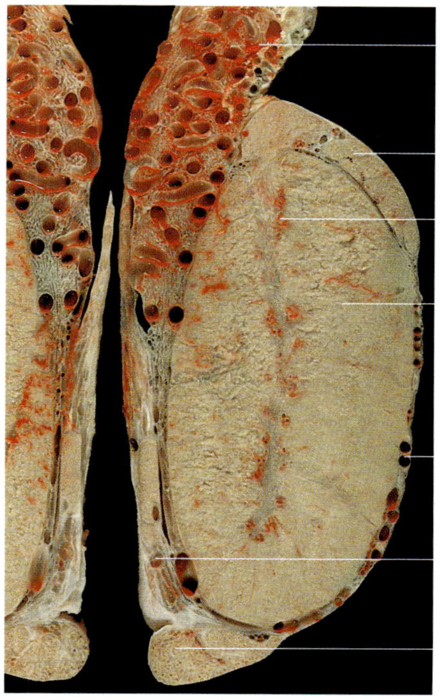

Abb. 10-7. Hoden eines Bullen (Medianschnitt, A. testicularis injiziert).

Rückbildung des Hodenleitbandes **Zug** ausgeübt, so daß der Hoden **in den Processus vaginalis** gelangt. Fasern des Gubernaculum testis dringen beim Hengst und beim Eber bis in die tiefe Schicht der Haut des Hodensacks, der **Tunica dartos** des **Scrotum,** ein.

Diese Tatsache ist insoweit von Bedeutung, als man beim **Kryptorchiden** auf den im **Leistenkanal** verbliebenen Hoden vom Scrotum her einen Zug ausüben kann, um diesen so in den Proc. vaginalis zu verlagern. Kryptorchiden sind nicht zur Zucht geeignet, da **Kryptorchismus vererbbar** ist.

Bau des Hodens

Der Hoden wird von einer derben, 1–2 mm dicken, aus kollagenen Fasern bestehenden **Bindegewebskapsel (Tunica albuginea)** umgeben (Abb. 10-11), in der größere Hodenblutgefäße (A. u. V. testicularis) artspezifisch verlaufen. Außen liegt dem Hoden das viszerale Blatt des Peritoneum des Proc. vaginalis als einschichtiger Serosaüberzug auf. Die Tunica albuginea hält das **Hodenparenchym** unter Druck, so daß Volumenvermehrungen, beispielsweise bei einer Entzündung, große Schmerzen verursachen. Die bindegewebigen Anteile des Hodens lassen sich von außen nach innen gliedern in:

- Bindegewebskapsel (Tunica albuginea),
- Bindegewebssepten (Septula testis),
- Bindegewebskörper (Mediastinum testis).

Von der Kapsel strahlen radiär kleinere **Bindegewebssepten (Septula testis)** ins Hodeninnere ein, die das Hodenparenchym in pyramidenförmige **Läppchen (Lobuli testis)** teilen (Abb. 10-6 u. 11). Diese Bindegewebssepten verbinden sich in der **Hodenachse,** oder etwas zum Nebenhoden hin verschoben, zum **Bindegewebskörper (Mediastinum testis).**

Das Hodenparenchym schließt ein:

- Tubuli seminiferi contorti,
- Tubuli seminiferi recti,
- Rete testis mit Ductuli efferentes.

Jedes Hodenläppchen schließt etwa zwei bis fünf gewundene **Hodenkanälchen (Tubuli seminiferi contorti)** ein, die der Bildung der männlichen Keimzellen dienen. Die Wand der Hodenkanälchen enthält **Stützzellen (Sertolizellen)** und **Keimepithelzellen,** die sich während der Spermatogenese zu Spermien differenzieren.

Die Stützzellen dienen der Produktion verschiedener Proteine zur Steuerung der Spermatogenese, der Ernährung der sich entwickelnden Differenzierungsstadien, der Phagozytose von Zytoplasmatröpfchen sowie der Freigabe reifer Spermatiden (Spermiation) in das Tubuluslumen (Abb. 10-8 u. 9). (Näheres s. Lehrbücher der Histologie und der Embryologie der Haussäugetiere.)

Die **Hodenkanälchen (Tubuli seminiferi contorti)** verlaufen als in sich stark gewundene Schleifen, deren **geradlinige Enden (Tubuli seminiferi recti)** in das **Hodennetz (Rete testis)** übergehen. Das Hodennetz ist im Mediastinum testis eingelagert (Abb. 10-6 u. 11). Im Interstitium zwischen den Tubuli seminiferi, beim Kater auch im interlobulären Bindegewebe, liegen **Leydig-Zwischenzellen,** die die **männlichen Geschlechtshormone,** die **Androgene (Testosteron)** produzieren. Diese Hormone haben sowohl androgene als auch anabole Wirkung.

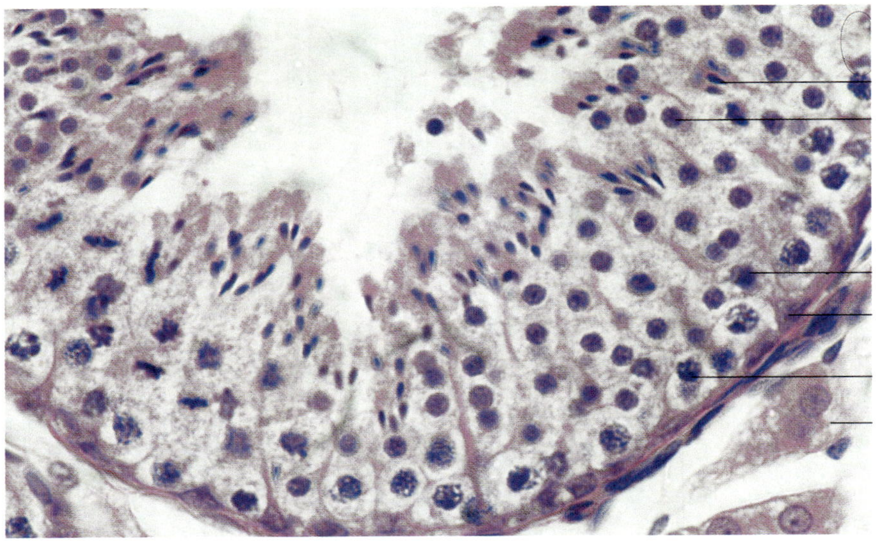

Abb. 10-8. Histologisches Schnittbild durch die Wand eines Tubulus seminiferus contortus eines Bullen mit Spermatiden während der Akrosomen- und Golgi-Phase.

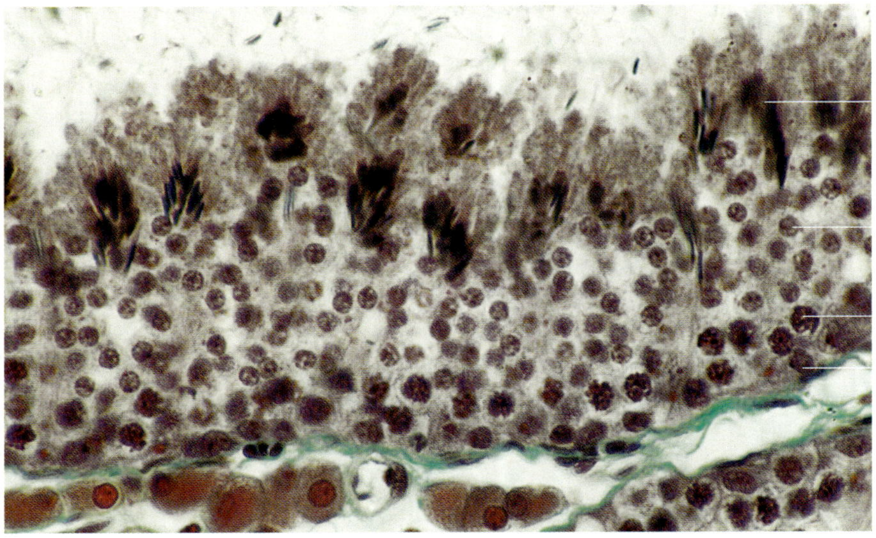

Abb. 10-9. Histologisches Schnittbild durch die Wand eines Tubulus seminiferus contortus eines Bullen mit Spermatiden während der Reifungsphase.

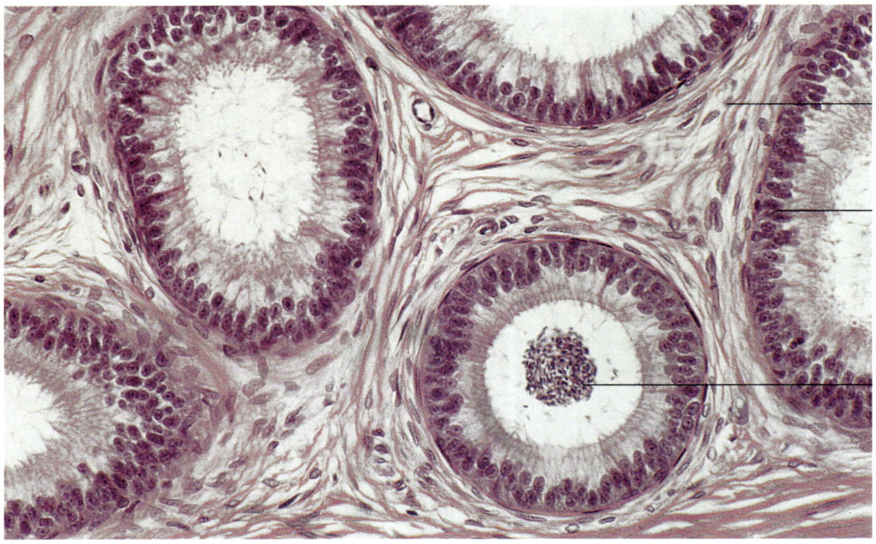

Abb. 10-10. Histologisches Schnittbild durch den Ductus epididymidis eines Bullen.

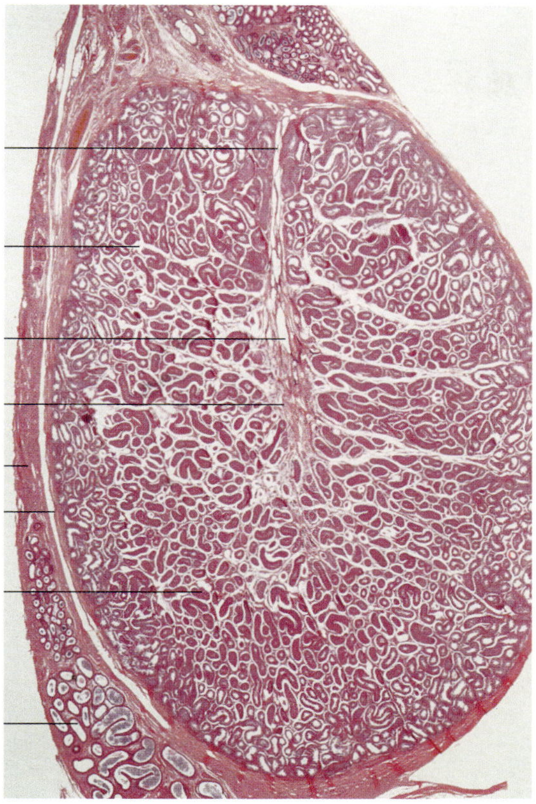

Abb. 10-11. Histologisches Schnittbild durch den Hoden eines Bullen mit anl egendem Nebenhoden.

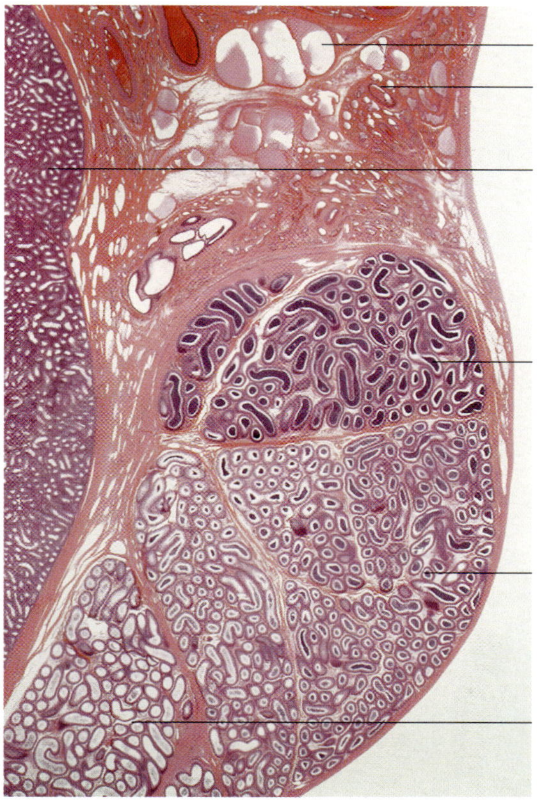

Abb. 10-12. Histologisches Schnittbild durch den Nebenhodenkopf eines Bullen mit anliegendem Hoden.

Aus dem Hodennetz treten 8 bis 12 dicht gewundene **Ausführungsgänge des Hodens (Ductuli efferentes testis)** aus, sie durchbrechen die Tunica albuginea und treten in den Nebenhodenkopf ein (Abb. 10-6).

Nebenhoden (Epididymis)

Der Nebenhoden (Abb. 10-6 u. 7) besteht aus:

- Kopf (Caput epididymidis),
- Körper (Corpus epididymidis),
- Schwanz (Cauda epididymidis).

Im **Nebenhodenkopf (Caput epididymidis),** der fest mit dem Hoden verbunden ist, schließen sich die **Ductuli efferentes testis** zum **Nebenhodenkanal (Ductus epididymidis)** zusammen (Abb. 10-12). Der dicht geschlungene Kanal bildet zunächst den **Nebenhodenkörper (Corpus epididymidis),** der, fixiert durch eine Serosadoppellamelle, der medialen Hodenlängskontur angelagert ist. Durch diese Anbindung entsteht lateral zwischen Hoden und Nebenhoden eine Bucht, die **Bursa testicularis** (Abb. 10-13).

Im **Nebenhodenkanal (Ductus epididymidis)** (Abb. 10-6 u. 10) reifen die Spermien aus und werden in seinem Endabschnitt, dem Nebenhodenschwanz bis zur Ejakulation gespeichert. Darüber hinaus werden im Nebenhodenkanal Testikularflüssigkeiten resorbiert, Zellfragmente phagozytiert und spermienernährende Sekrete abgegeben. Die Länge des Nebenhodenkanals der Haussäugetiere wird wie folgt angegeben:

Hengst	72 – 81 m
Stier	40 – 50 m
Schaf- und Ziegenbock	47 – 52 m
Eber	17 – 18 m
Rüde	5 – 8 m
Kater	4 – 6 m

Der **Nebenhodenschwanz (Cauda epididymidis)** ist durch Bänder einerseits am **Hoden (Lig. testis proprium),** andererseits am Grund des Proc. vaginalis **(Lig. caudae epididymidis)** fixiert (Abb. 10-13). Das Lig. caudae epididymidis sendet Fasern bis in die Tunica dartos des Scrotum, die besonders beim Hengst und beim Eber kräftig sind.

Nach Verlassen des Nebenhodenschwanzes setzt sich der Nebenhodenkanal medial des Nebenhodens als **Samenleiter** fort.

Samenleiter (Ductus deferens)

Der Samenleiter verläuft anfangs leicht geschlängelt, ab der Mitte des Hodens geradlinig entlang der Medialfläche des Hodens. Anschließend zieht dieser medial im **Samenstrang (Funiculus spermaticus)** bis zum Anulus vaginalis (Abb. 10-13). Dort tritt er in die Bauchhöhle ein. Hier bildet er einen kranial konvexen Bogen, ist an der **Bauchwand** mit Hilfe des **Mesoductus deferens** verbunden (Abb. 10-14), kreuzt ventral den Harnleiter und mündet in den **Anfangsteil der Harnröhre** am **Colliculus seminalis** (Abb. 9-25).

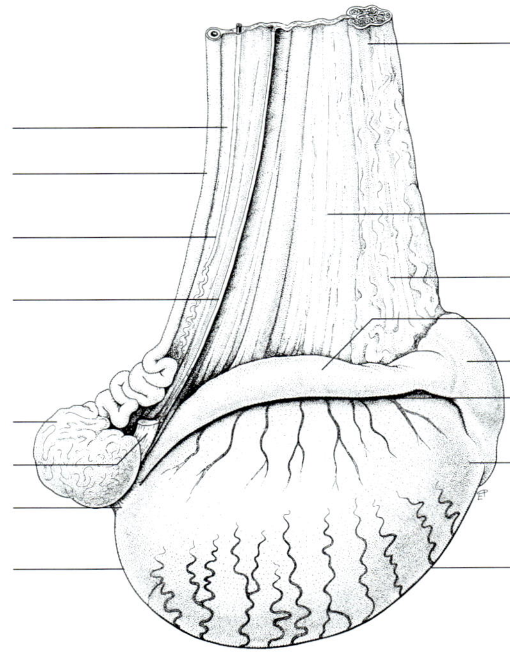

Abb. 10-13. Schematische Darstellung des Hodens mit Nebenhoden und Samenstrang des Hengstes (Lateralansicht).

Vor seiner Mündung ist der Samenleiter spindelförmig zur **Ampulla ductus deferentis** verdickt. Diese **Samenleiterampulle** enthält, selbst wenn sie äußerlich nicht stark verdickt erscheint, die **Glandulae ampullae** und wird deshalb auch als **Drüsenteil** des **Ductus deferens** bezeichnet. Bei den Wiederkäuern und beim Pferd vereinigt sich der **Ductus deferens** vor seiner Mündung mit dem **Ausführungsgang der Samenblasendrüse** (Ductus excretorius) zum **Ductus ejaculatorius.**

Hüllen des Hodens

Die **Hodenhüllen** umfassen neben dem Hoden auch den Nebenhoden und Teile des Samenstrangs (Abb. 10-14). Dabei passen sie sich in Form und Umfang diesen Organen an. Hodenhüllen sind Abspaltungen der Schichten der Bauchwand und lassen sich, diesen entsprechend, gliedern in:

Scrotum
- **äußere Haut,**
- muskulös-elastische **Unterhaut (Tunica dartos)**,
- zweischichtige **Fascia spermatica externa** als Abspaltung der beiden Rumpffaszien,
- **M. cremaster** als Fortsetzung des inneren schiefen bzw. queren Bauchmuskels mit Faszie und

Processus vaginalis
- **Fascia spermatica interna,**
- **Lamina parietalis** der Tunica vaginalis.

Die **äußere Haut,** die **Unterhaut** und die **Fascia spermatica externa** legen sich zum **Hodensack (Scrotum)** zusammen. Die **Fascia spermatica interna** und die **Lamina parietalis der Tunica vaginalis** bilden zusammen eine gemeinsame Aussackung der Peritonealhöhle, den **Scheidenhautfortsatz (Processus vaginalis).** Dieser zieht zusammen mit dem M. cremaster in die rechte bzw. linke Bucht des Hodensacks, getrennt durch das **Septum scroti** (Abb. 10-14).

Die **äußere Haut des Hodensacks** ist nur spärlich behaart, sie enthält zahlreiche Schweiß- und Talgdrüsen und ist mit der **Unterhaut (Tunica dartos)** fest verbunden. Letztere wird von einer dünnen Bindegewebsschicht, der **Fascia subdartoica,** unterlagert. Die Tunica dartos ist mit glatten Muskelfasern durchsetzt, die die Haut des Scrotum runzeln und somit die **Temperaturregulierung** des Hodens ermöglichen. Die Tunica dartos kann beim Rind bis zu 10 mm dick sein und wird von Laien als **Fleischhaut** bezeichnet. Sie zieht median zwischen die beiden Scheidenhautfortsätze hinein und trennt diese voneinander. Die Trennlinie erscheint außen als **Hodensacknaht (Raphe scroti)** (Abb. 10-14).

Die **Fascia spermatica externa** spaltet sich in Höhe des Hodensacks aus der **tiefen und oberflächlichen Rumpffaszie** ab, dabei behält sie ihre oberflächliche und tiefe Schichtung bei. Zwischen beiden Lagen sowie zwischen der Fascia spermatica ext. und dem Proc. vaginalis findet sich lockeres Bindegewebe. Dieses, zwischen Scrotum und Proc. vaginalis lokalisierte lockere Bindegewebe gestattet im Falle der bedeckten Kastration, den Scheidenhautfortsatz nach außen zu verschieben (Verschiebeschicht).

Der **M. cremaster** spaltet sich vom **M. obliquus abdominis int.** und vom **M. transversus abdominis** in Höhe des **inneren Leistenrings** ab (Abb. 10-14). Er bedeckt lediglich

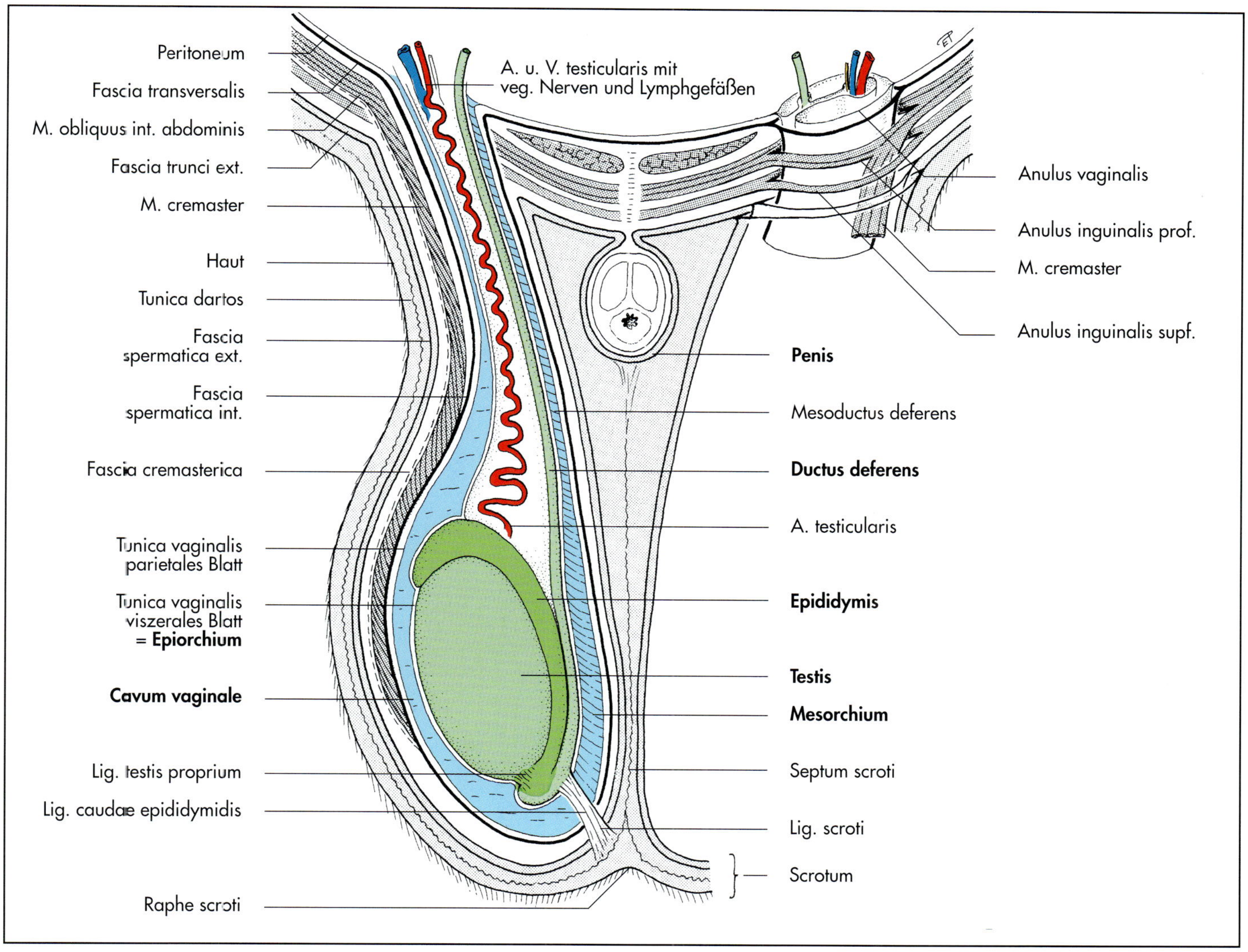

Abb. 10-14. Schematische Darstellung der Hüllen des Hodens mit Scheidenhautfortsatz und Samenstrang des Bullen.

teilweise den Proc. vaginalis. Außen wird der **M. cremaster** von einer dünnen Lage lockeren Bindegewebes, der **Fascia cremasterica,** bedeckt (Abb. 10-14 u. 18). Der M. cremaster hebt den Proc. vaginalis mit seinem Inhalt zur Leistengegend an. Bei Nagern umgreift er den Proc. vaginalis löffelförmig und kann, wegen der Weite des Leistenspalts, den Hoden in die Bauchhöhle verlagern.

Scheidenhautfortsatz (Processus vaginalis) und Samenstrang (Funiculus spermaticus)

Der Scheidenhautfortsatz, bestehend aus der **Fascia transversalis** und dem **Peritoneum,** buchtet sich vor dem Hodenabstieg aus der Bauchhöhle aus, so daß ein Hohlraum, das **Cavum vaginale,** entsteht (Abb. 10-14). Der Proc. vaginalis ist flaschenförmig. Je nach Lage des Scrotum unterscheidet man einen längeren oder kürzeren **engen Abschnitt,** der einem **Flaschenhals** gleichkommt. Demgegenüber ist ein **weiter,** der Größe und Form des Hodens angepaßter **ausgebuchteter Teil** entwickelt, der einem **Flaschenkörper** vergleichbar erscheint.

Das Cavum vaginale steht mit der Bauchhöhle in Verbindung. So sammelt sich in diesem, wie auch in der Peritonealhöhle, eine geringe Menge Peritonealflüssigkeit, die die Reibung zwischen Wand und Inhalt auf ein Minimum reduziert. Der Zugang zum Cavum vaginale über die Bauchhöhle erfolgt über das **Ostium vaginale** des **Processus vaginalis.** Diese Öffnung liegt im **tiefen, inneren Leistenring.**

In den Proc. vaginalis können sich Darmteile aus der Bauchhöhle vor allem bei Tieren mit einem weiten Anulus vaginalis verlagern (Pferd und Schwein). Man spricht dann von einem **Leistenbruch (Hernia inguinalis).** Beim Schwein scheint die Prädisposition für einen Leistenbruch vererbbar zu sein, so daß Eber, die aus einem Wurf stammen, in dem Leistenbrüche diagnostiziert wurden, nicht zur Zucht verwendet werden sollten.

Im flaschenhalsförmigen Teil des Scheidenhautfortsatzes liegt der **Samenstrang (Funiculus spermaticus),** der die Leitungsbahnen des Hodens und den Samenleiter enthält.

Der Samenstrang ist mit Hilfe des **Mesofuniculus** befestigt, der in einer Seitenfalte **(Mesoductus deferentis)** den Samenleiter enthält und distal in das **Hodengekröse (Mesorchium)** übergeht (Abb. 10-14 u. 18). Die **Plica vasculosa,**

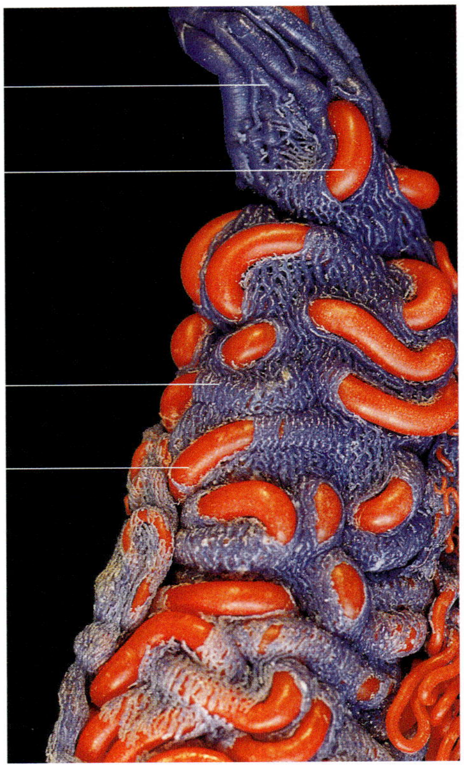

Abb. 10-15. Blutgefäße im Samenstrang eines Schafbocks (Korrosionspräparat).

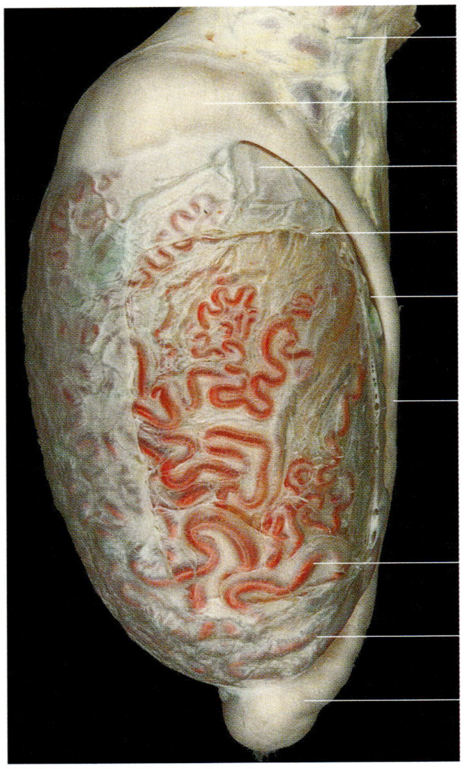

Abb. 10-16. Hoden eines Bullen mit Injektion der Gefäße.

auch **Mesorchium proximale** genannt, erreicht den Nebenhoden und springt von diesem als Serosadoppellamelle (**Mesorchium distale**) auf den Hoden über.

Lage des Scrotum

Der **Processus vaginalis** durchzieht den **Leistenspalt (Spatium inguinale)** und buchtet sich tierartlich unterschiedlich weit kaudal aus. Beim Pferd und bei den Wiederkäuern bleibt das Scrotum in **inguinaler Lage,** so daß auch der flaschenhalsförmige Abschnitt des Proc. vaginalis relativ kurz ist. Beim Hengst ist die **Hodenachse kraniokaudal** gerichtet, dies beeinflußt auch die Form des Scrotum. Bei den Wiederkäuern ist die **Hodenachse senkrecht** ausgerichtet, der Hodensack pendelt dementsprechend in der Regio inguinalis. Beim Eber ist das Scrotum **perineal,** beim Rüden etwas weiter kranial im **Zwischenschenkelspalt** und beim Kater **subanal** gelegen.

Gefäßversorgung und Innervation des Hodens und dessen Hüllen

Die direkt aus der **Aorta abdominalis** entspringende **A. testicularis** ist zusammen mit der **V. testicularis** entlang der Bauchwand an einem **Gekröse (Plica vasculosa = Mes-**

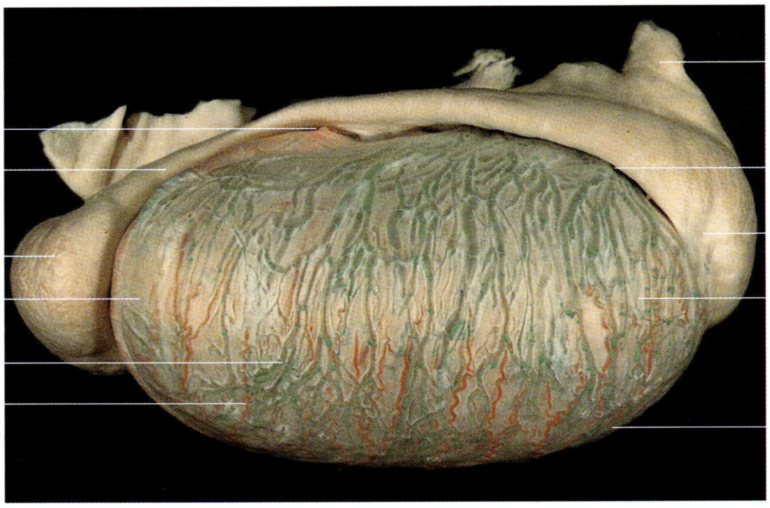

Abb. 10-17. Hoden eines Ebers nach Injektion der Lymphgefäße (grün) und der A. testicularis mit ihren oberflächlichen Gefäßschlingen (rot), Aufnahme Dr. J. Maierl, München.

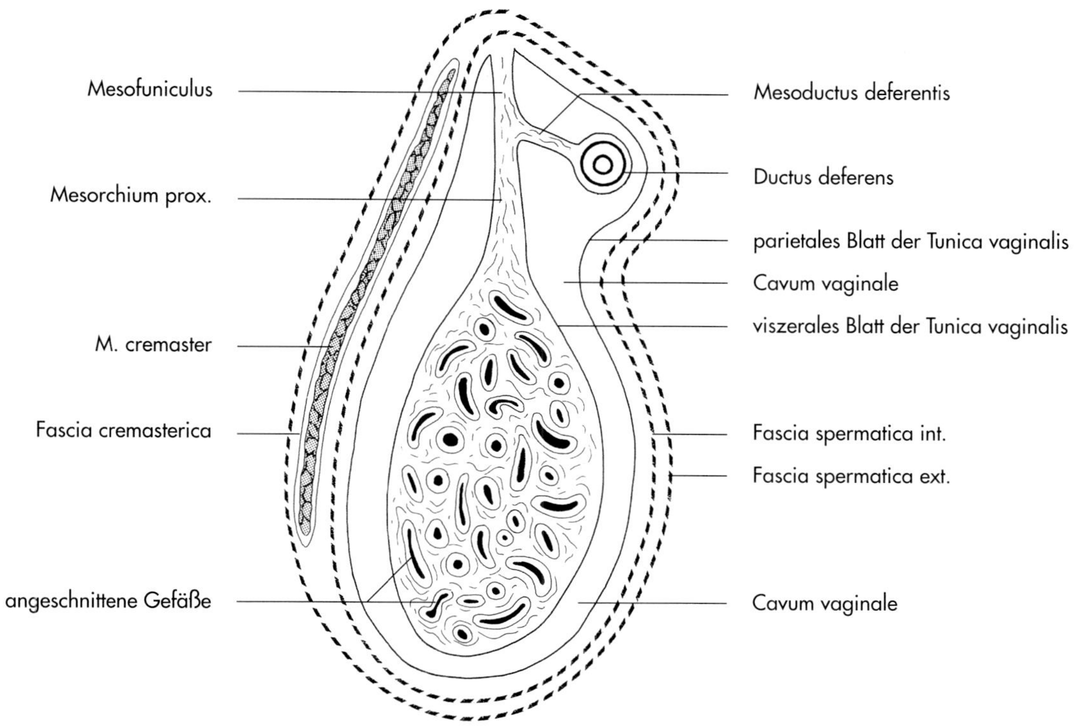

Abb. 10-18. Schematische Darstellung eines Schnittes durch den flaschenhalsförmigen Teil des Proc. vaginalis (Querschnitt), nach Schaller, 1992.

orchium proximale) befestigt. Sie legt sich im Samenstrang in unzählige dichte Windungen. Auf einem Stück von 10 cm Samenstrang errechnete man beim Rind ca. 7 m Arterienlänge. Beim Kater sind weniger Arterienwindungen zu finden.

Diese Windungen der **A. testicularis** werden von feinen Verästelungen der V. testicularis allseits umsponnen. Das Venengeflecht, auch **Rankengeflecht (Plexus pampiniformis)** genannt, dient der Abkühlung des arteriellen Blutes auf dem Weg zum Hoden (Abb. 10-15 u. 16). Im Samenstrang wurden arteriovenöse Anastomosen nachgewiesen. Die V. testicularis mündet in die kaudale Hohlvene. Die A. testicularis versorgt außerdem den Nebenhoden durch Rr. epididymales, sowie den Anfangsteil des Samenleiters durch Rr. ductus deferentis.

Die **Lymphgefäße** des Hodens ziehen in die **Lymphonodi lumbales aortici** und **-iliaci mediales** (Abb. 10-17). Neben den Blutgefäßen dienen sie in erheblichem Maße zum Hormontransport. Bei tumoröser Entartung des Hodens muß sehr schnell operativ vorgegangen werden, da die regionären Lymphknoten dem Chirurgen nicht zugängig sind. Sie liegen hochdorsal in der Bauch- und Beckenhöhle.

Die **Innervation** des Hodens und des Nebenhodens ist **vegetativ.** Parasympathische Fasern sind vom **N. vagus** und vom **Plexus pelvinus** abgeleitet. Die sympathischen Anteile entstammen dem **Plexus mesentericus caudalis** und dem **Plexus pelvinus.**

Die **Hodenhüllen** werden von der **A.** und **V. pudenda externa** vaskularisiert. Die Lymphgefäße fließen in die **Lymphonodi scrotales** seu **inguinales superficiales**. Ihre **Innervation** ist von Ventralästen der Lendennerven abhängig. Es tragen hierzu der **N. iliohypogastricus,** der **N. ilioinguinalis** und der **N. genitofemoralis** bei.

Harnröhre (Urethra)

Die Harnröhre beginnt am **Ostium urethrae internum,** dem kaudalen Ende des Harnblasenhalses, und reicht bis zum **Ostium urethrae externum** an der Penisspitze. Der erste kurze Abschnitt, die **Pars praeprostatica urethrae,** dient nur als Harnweg. Der folgende, noch in der Beckenhöhle gelegene Teil, die **Pars prostatica urethrae,** dehnt sich vom **Samenhügel (Colliculus seminalis)** und den Öffnungen der Ausführungsgänge der Prostata kaudal bis zum **Arcus ischiadicus** aus und dient als **Harn- und Samenweg.** Die Pars praeprostatica und die Pars prostatica der Harnröhre werden als Beckenteil (Pars pelvina) zusammengefaßt. Sie wird hier mit feinmaschigem Schwellgewebe umgeben und zieht als **Pars penina urethrae** bis zur Penisspitze.

Die **Pars praeprostatica urethrae** trägt dorsal im Lumen eine **Schleimhautfalte (Crista urethralis),** die am erwähnten Samenhügel endet. Am Colliculus seminalis öffnen sich beim Wiederkäuer und Pferd, gelegentlich auch beim Eber jederseits ein **Ductus ejaculatorius** als gemeinsamer Gang für Samenleiter und Samenblasendrüse sowie die **Ausführungsgänge der Prostata (Ductuli prostatici).**

Akzessorische Geschlechtsdrüsen (Glandulae genitales accessoriae)

Die akzessorischen Geschlechtsdrüsen sind dem Beckenstück der Harnröhre angelagert. Grundsätzlich unterscheidet man die:

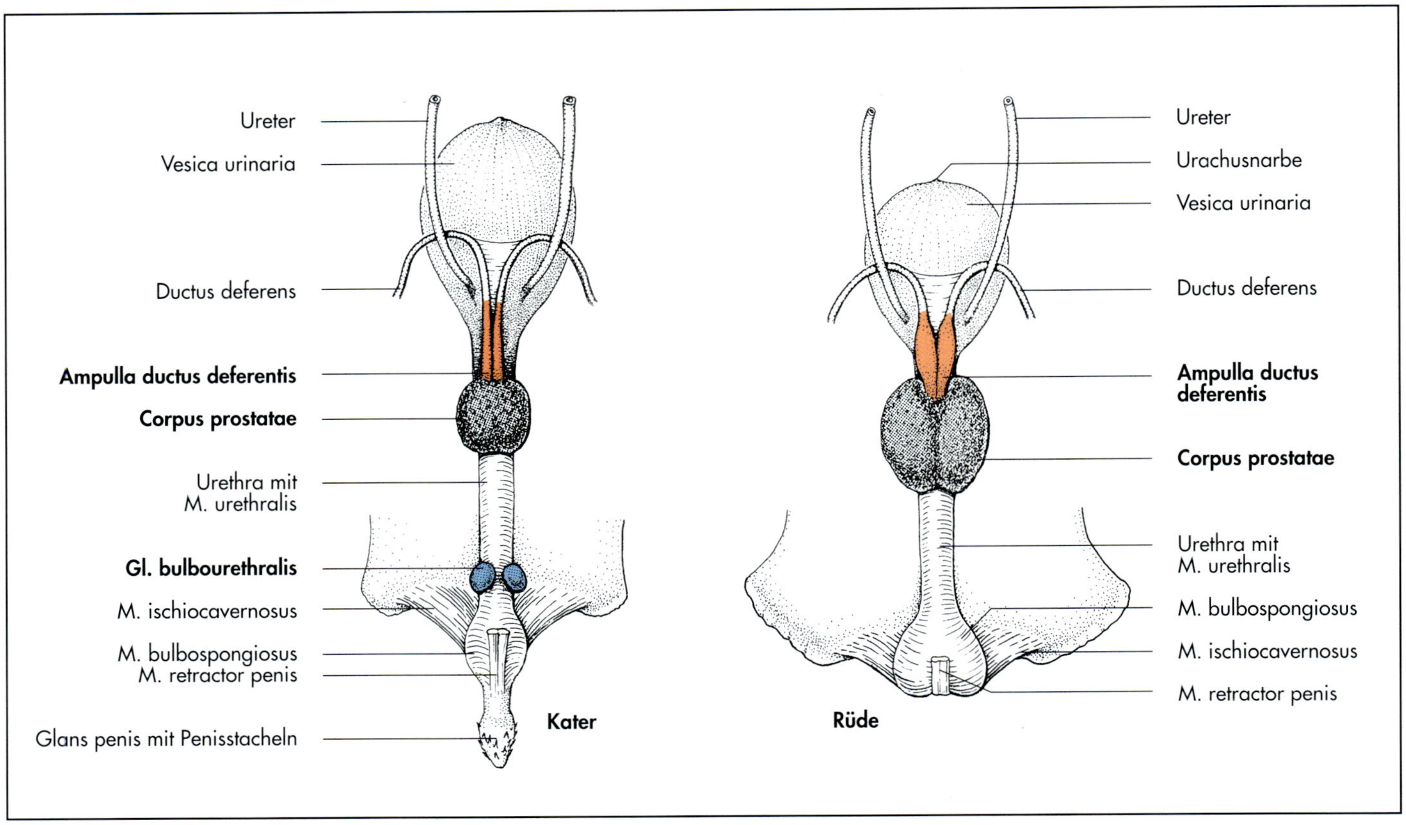

Abb. 10-19. Schematische Darstellung der akzessorischen Geschlechtsdrüsen des Katers und des Rüden.

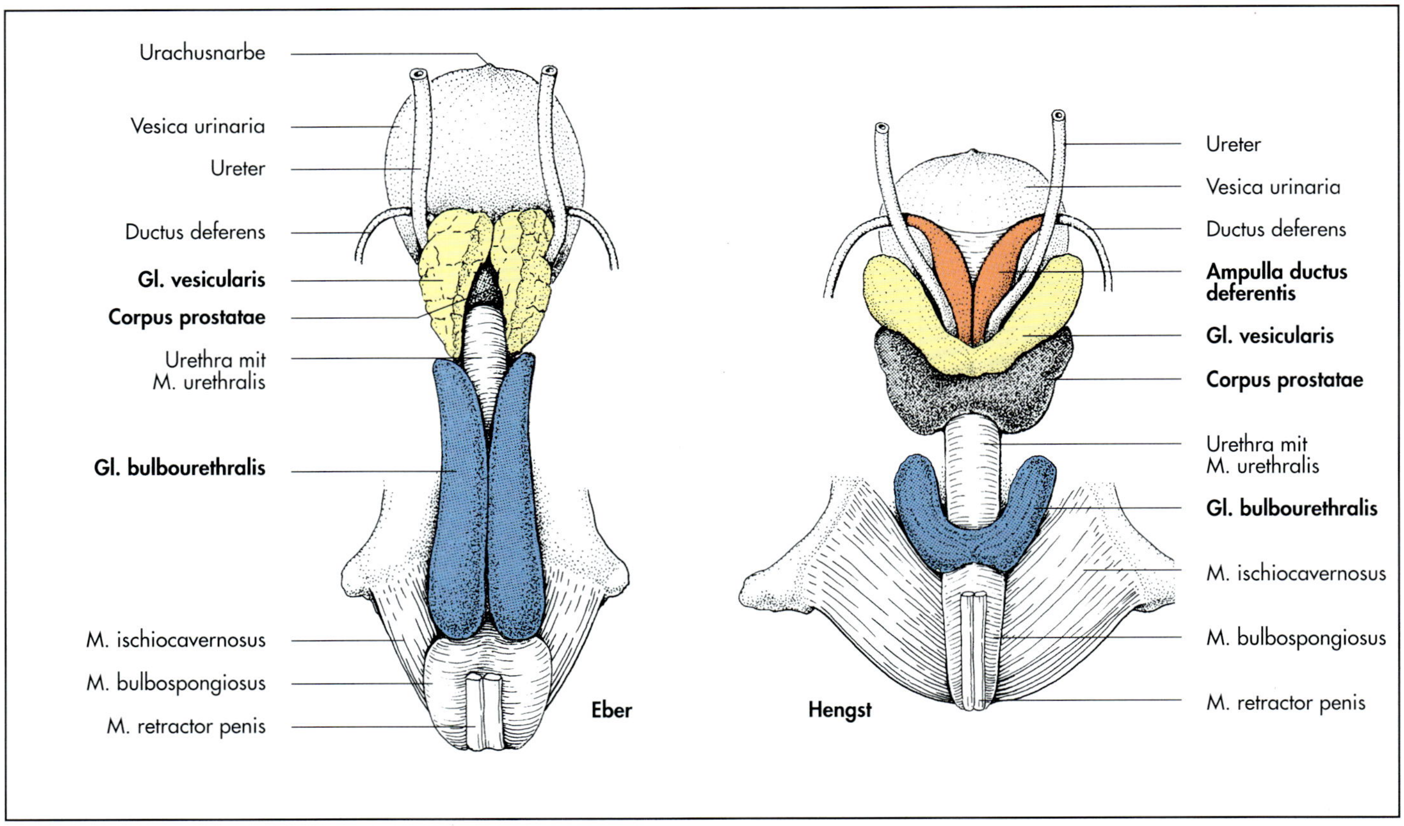

Abb. 10-20. Schematische Darstellung der akzessorischen Geschlechtsdrüsen des Ebers und des Hengstes.

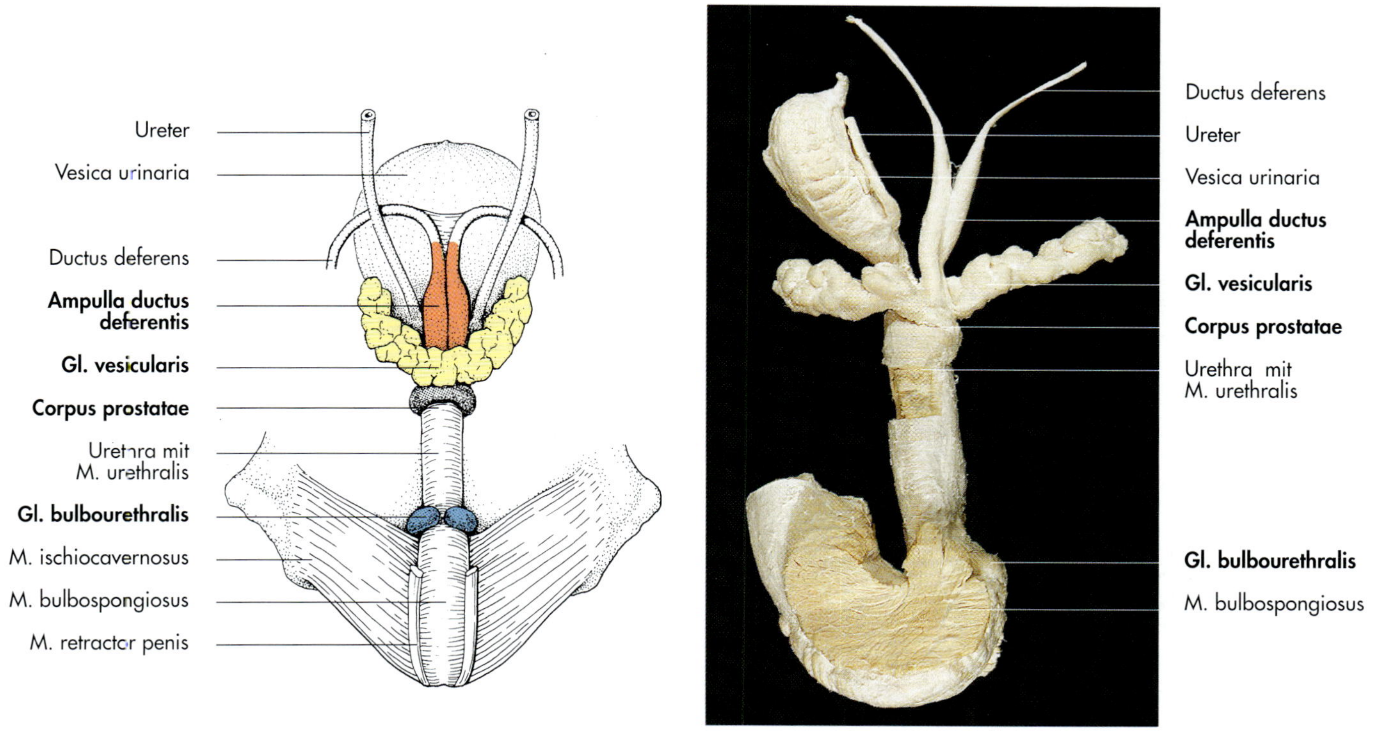

Abb. 10-21. Schematische Darstellung und Präparat der akzessorischen Geschlechtsdrüsen des Bullen.

- Samenblasendrüse (Gl. vesicularis),
- Vorsteherdrüse (Prostata),
- Harnröhrenzwiebeldrüse (Gl. bulbourethralis).

Diese Drüsen sind bei den Haussäugetieren unterschiedlich angelegt (Abb. 10-19ff.). Die **Samenblasendrüse**, die **Vorsteherdrüse** und die **Harnröhrenzwiebeldrüse** sind beim Eber, Bullen und Hengst vorhanden. Der Kater besitzt nur die **Vorsteher-** und die **Harnröhrenzwiebeldrüse,** während beim Rüden allein die **Vorsteherdrüse** vorkommt.

Bei allen Haussäugetieren wird die **Ampulle des Ductus deferens** auch zu den akzessorischen Geschlechtsdrüsen gerechnet. Die darin enthaltenen Glandulae ampullae mischen ihr Sekret der Samenflüssigkeit bei.

Samenblasendrüse (Glandula vesicularis)

Die Samenblasendrüse (Abb. 10-20 u. 21) ist außer beim Rüden und beim Kater bei allen männlichen Haussäugetieren vorhanden und **paarig** ausgebildet. Ihr **Ausführungsgang (Ductus excretorius)** vereinigt sich bei den Wiederkäuern und beim Pferd kurz vor der Mündung mit dem **Ductus deferens** zum **Ductus ejaculatorius.** Beim Eber münden sie in der Regel einzeln neben dem Samenhügel in die Harnröhre. Die Samenblasendrüsen besitzen beim Hengst eine glatte Oberfläche und weisen einen auffällig großen, von einer kräftigen muskulösen Wand umgebenen Hohlraum auf. Bei den anderen Tierarten ist diese akzessorische Geschlechtsdrüse grobhöckerig. Beim Eber sind die Drüsen besonders umfangreich und von ihrer Form her plump dreieckig. Beim Bullen können die Samenblasendrüsen transrektal palpiert werden.

Vorsteherdrüse (Prostata)

Die Vorsteherdrüse (Abb. 10-19ff.) ist bei allen männlichen Haussäugetieren präsent. Sie besteht aus einem Teil, der diffus in der Wand des Beckenteils der Harnröhre liegt, der **Pars disseminata,** und einem zweiten Abschnitt, der der Harnröhre außen aufliegt, dem **Corpus prostatae.** Beim Hengst kommt nur der außen aufliegende kompakte Körper vor. Neben einem kleinen, platten Corpus prostatae kommt beim Bullen die Pars disseminata in der Harnröhrenwand vor, Ziegen- und Schafbock besitzen lediglich den letzteren diffusen Drüsenteil. Beim Rüden und beim Kater ist der Prostatakörper umfangreich. Beim Rüden ist die Prostata, außer der Samenleiterampulle, die einzige akzessorische Geschlechtsdrüse. Beim Kater ist außer der Prostata und der Samenleiterampulle noch die paarige Gl. bulbourethralis zu finden (Abb. 10-19).

Bei Prostatahypertrophie des Rüden drückt das Corpus prostatae von ventral auf das Rectum und kann in extremen Fällen zu Kotverhalten führen.

Harnröhrenzwiebeldrüse (Glandula bulbourethralis)

Die Harnröhrenzwiebeldrüse (Abb. 10-19ff.) ist außer beim Rüden bei allen Haussäugetieren als paariges Gebilde am

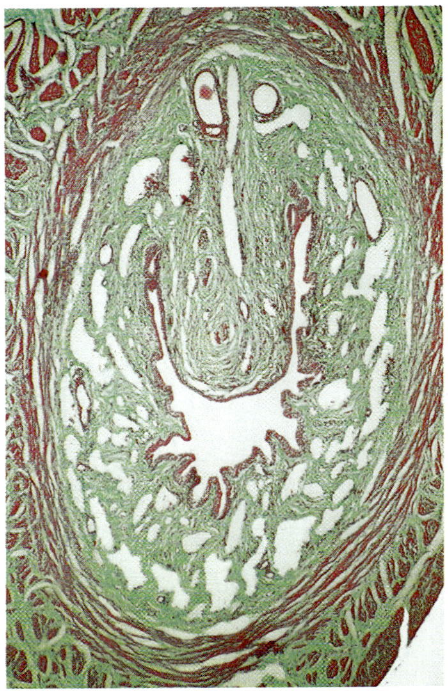

Abb. 10-22. Histologisches Schnittbild durch die Samenleiterampulle eines Bullen.

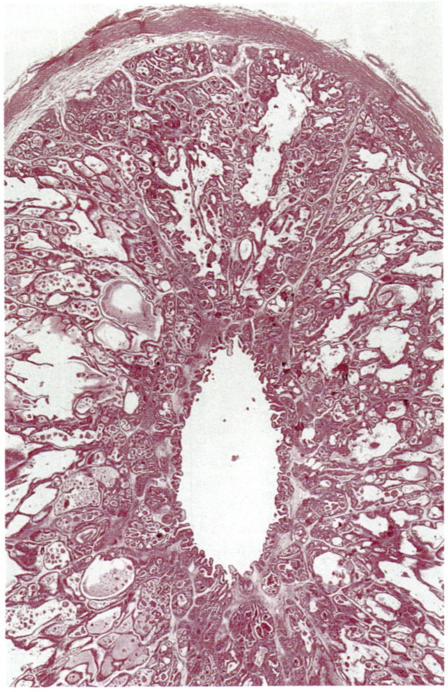

Abb. 10-23. Histologisches Schnittbild durch die Samenblasendrüse eines Bullen.

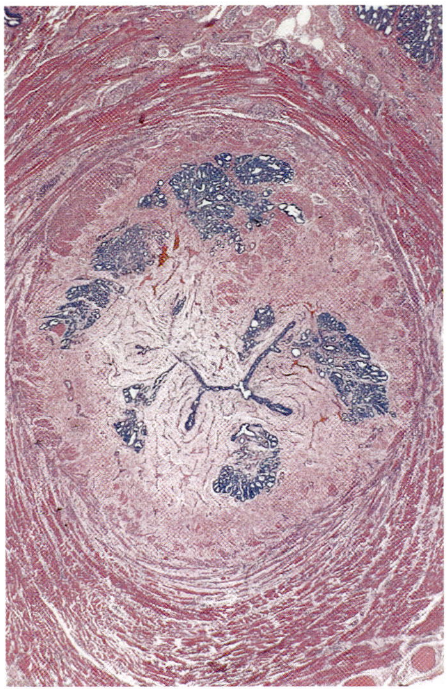

Abb. 10-24. Histologisches Schnittbild durch die Prostata eines Rüden mit zentraler Harnröhre und anliegender Pars disseminata.

kaudalen Ende des Beckenstücks der Harnröhre vorhanden. Beim Hengst ist sie walnußgroß, beim Bullen erreicht sie etwa Haselnußgröße. Beim Kater ist sie klein und rundlich. Beim Eber sind diese Drüsen außergewöhnlich groß, walzenförmig und liegen am Beckenstück der Harnröhre seitlich auf ganzer Länge an. Beim früh kastrierten Tier bleiben die akzessorischen Geschlechtsdrüsen wesentlich kleiner. Dies ist eine Möglichkeit am Schlachttier zu bestimmen, ob die Kastration erst vor kurzem durchgeführt wurde (Eberfleisch!).

Alle akzessorischen Geschlechtsdrüsen besitzen gut **entwickelte bindegewebige Kapseln** und **innere Septen,** die reich an glatter Muskulatur sind. Diese Muskulatur ist vegetativ innerviert, sie preßt während der Ejakulation das Sekret aus den akzessorischen Geschlechtsdrüsen. Die **Sekretbildung** wird vom **Testosteron** positiv beeinflußt. Das Sekret, die sog. **Spermaflüssigkeit,** ist reich an Fruktose und Citrat. Es löst die Bewegungen der Spermien aus, dient ihnen als **Transportmittel,** als **Nährmedium** und gleichzeitig als **Puffersystem** gegen das saure Scheidenmilieu.

Begattungsorgan (Penis)

Der Penis, auch Glied oder Rute genannt, entspringt mit **zwei Schenkeln (Crura penis)** am **Arcus ischiadicus.** Diese vereinigen sich zur **Peniswurzel (Radix penis),** die in den **Peniskörper (Corpus penis)** übergeht, der an seinem Ende die **Eichel (Glans penis)** trägt.

Außer beim Kater, dessen Penis **kaudal** gerichtet ist, verläuft er im **Zwischenschenkelspalt kranial,** legt sich der ventralen Bauchwand an und endet kaudal der Nabelgegend (Abb. 10-1ff. u. 25).

Das Begattungsorgan läßt sich wie nachfolgend aufgeführt gliedern und weist **drei säulenförmige Schwellkörper** auf, nämlich:

- **Radix penis**
  - Crura penis (Corpora cavernosa) (= paarige dorsale Schwellkörper),
  - Bulbus penis (Corpus spongiosum) (= unpaariger Schwellkörper),
- **Corpus penis**
  - Corpora cavernosa,
  - Corpus spongiosum,
- **Glans penis**
  - Penisknochen (modif. Corpus cavernosum),
  - Corpus spongiosum glandis.

Die **paarigen dorsalen Schwellkörper (Corpora cavernosa penis)** bilden im wesentlichen die Schenkel, die Wurzel und den Körper des Penis (Abb. 10-31). Am Körper ist auf dem Schnitt ein mehr oder weniger deutliches **Septum** zwischen den Corpora cavernosa zu erkennen, die aus grobmaschigem Schwellgewebe bestehen und von einer kräftigen **Tunica albuginea** umgeben sind. Dorsal am Corpus penis ist eine seichte Rinne (Sulcus dorsalis penis), ventral eine tiefe Rinne (Sulcus urethralis) ausgebildet.

Der dritte, **unpaarige Schwellkörper (Corpus spongiosum penis),** liegt im **Sulcus urethralis** und umgibt hier auf seiner ganzen Länge die Urethra (Abb. 10-30 u. 31). Der unpaarige Schwellkörper, auch **Harnröhrenschwellkörper** genannt, besteht aus feinmaschigem Schwellgewebe. Er beginnt spärlich bereits am Beckenteil der Harnröhre und verdickt sich am Beckenausgang zum zweigelappten **Bulbus penis,** der sich als Hülle der Urethra fortsetzt. Distal an der

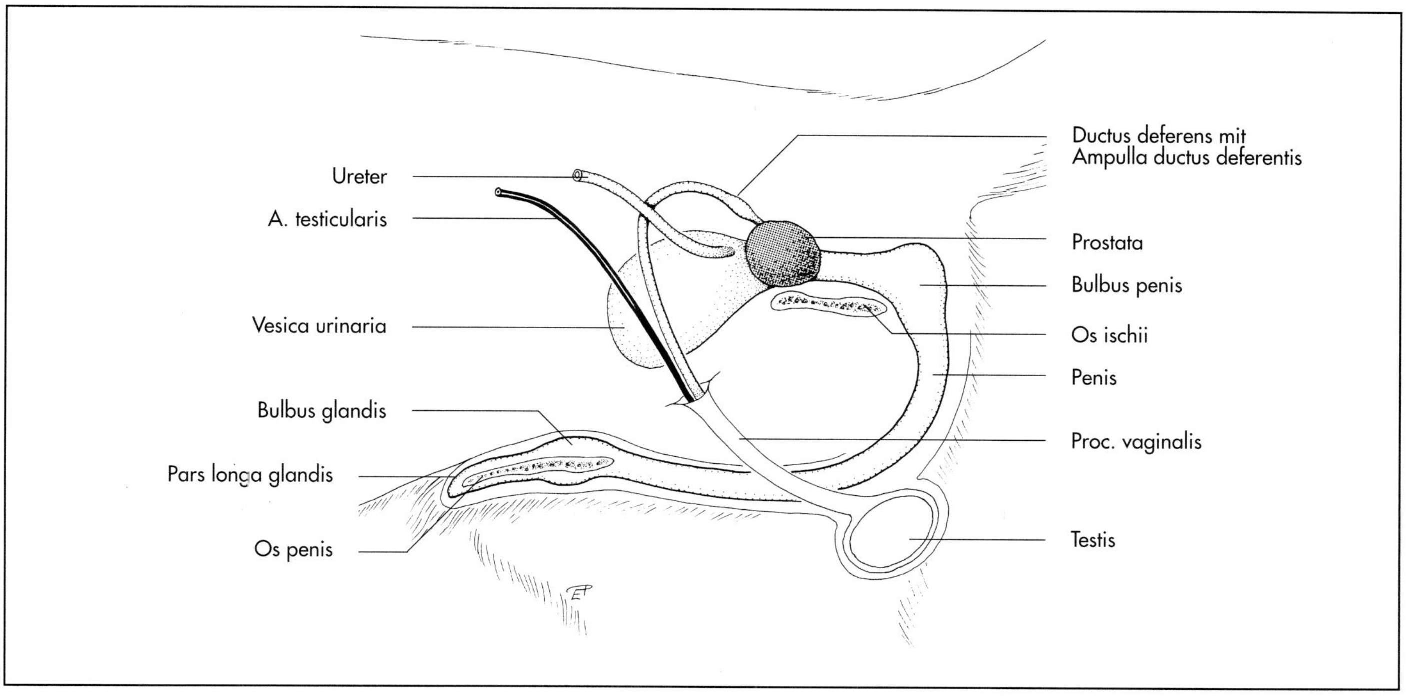

Abb. 10-25. Schematische Darstellung der Geschlechtsorgane und der akzessorischen Geschlechtsdrüsen des Rüden, nach Dyce, Sack u. Wensing, 1991.

Penisspitze bildet der Harnröhrenschwellkörper die **Glans penis,** an der die **Harnröhrenöffnung (Ostium urethrae ext.)** zu erkennen ist. Diese sitzt einem mehr oder weniger über die Penisspitze herausragenden **Processus urethrae** auf.

Nach dem **Aufbau des Corpus cavernosum penis** werden bei den Haussäugetieren **zwei Penistypen** unterschieden. Bei den Tierarten, bei denen vorwiegend fibroelastisches Gewebe kleine Bluträume umgibt, spricht man vom **fibroelastischen Penistyp** (Wiederkäuer und Schwein). Sind größere Bluträume von feineren, muskelhaltigen Septen begrenzt, spricht man vom **muskulokavernösen Penistyp** (Pferd, Hund und Kater). Am entspannten Penis vom fibroelastischen Typ erkennt man eine, zwischen den Oberschenkeln befindliche **S-förmige Flexur (Flexura sigmoidea penis).** Die Tunica albuginea umgibt am fibroelastischen Penis auch die Urethra.

Das Penisende ist **artspezifisch** ausgestattet (Abb. 10-26ff.). Beim **Hengst** ist die **Eichel (Glans penis)** dem in den Spitzen endenden Peniskörper kapuzenartig aufgestülpt. Sie zeigt eine Einschnürung, das **Collum glandis,** eine **Krone (Corona glandis)** und eine Vertiefung, die **Fossa glandis,** in die der **Processus urethrae** hineinragt (Abb. 10-33). In die Fossa glandis kann beim sedierten Tier mit dem Finger eingehakt werden, um den Penis zur tierärztlichen Untersuchung oder zu Behandlungszwecken vorzulagern.

Beim Rüden wird die umfangreiche Eichel, die aus einem langen **Vorderteil (Pars longa glandis)** und einem knolligen **Kaudalteil (Bulbus glandis)** besteht, vom rinnenförmigen, nach unten offenen **Penisknochen (Os penis)** getragen (Abb. 10-25 u. 30). Dieser Organknochen, der keine Verbindung zum Skelett besitzt, entsteht durch die Verknöcherung des Distalendes des Corpus cavernosum penis. Im Os penis verläuft ventral die Harnröhre. Am Kaudalende des Os penis können sich in der Urethra **Konkrementbildungen** stauen.

Die besondere Form, der aus zwei Teilen bestehenden Glans penis des **Rüden** ist für das sog. **»Hängenbleiben«** während der Begattung der beiden Geschlechtspartner verantwortlich. Der Bulbus vestibuli fügt sich der Glans des Rüden formgerecht an. Die gewaltsame Trennung eines »hängenden« Rüden von einer Hündin kann zu erheblichen Verletzungen im Genitalbereich führen.

Beim **Kater** ist die **Glans penis** im nichterigierten Zustand **kaudal** gerichtet (Abb. 10-1). Sie enthält einen 5–8 mm langen Penisknochen, der allerdings keine ventral verlaufende Rinne zeigt. Die Glans penis des Katers trägt am nichterigierten Penis proximal gerichtete **verhornte Papillen,** die sich unter Erektion radiär stellen. Sie bilden sich nach der Kastration weitgehend zurück. Während der Erektion wird der Penis des Katers mit Hilfe eines Bandes (Lig. apicale penis) nach vorne umgelegt. Bei Katern führen angestaute Harnkonkremente oft zu Urethraobstruktionen.

Das Penisende des **Ebers** erscheint leicht **korkenzieherartig** gedreht (Abb. 10-26). Eine kleine Spitzenkappe liegt ihm als Glans penis auf. Trotz eindeutiger Charakteristika, nach denen der Penis des Schweines zum fibroelastischen Typ gehört, wird er heute von manchen Autoren aufgrund histologischer Untersuchungen dem muskulokavernösen Typ zugerechnet. Er erfährt auch eine gewisse Verlängerung während der Erektion. Maßgeblich für die Verlängerung des Penis ist jedoch das Verstreichen der S-förmigen Flexur bei Schwein und Wiederkäuer.

Der Penisspitze des **Bullen**, die eine **leichte Linksdrehung** aufweist, sitzt die Eichel als gering entwickelte Spitzenkappe auf (Abb. 10-29). Eine kleine Erhebung trägt den kurzen Processus urethrae mit seiner schlitzförmigen engen Öffnung (Ostium urethrae ext.).

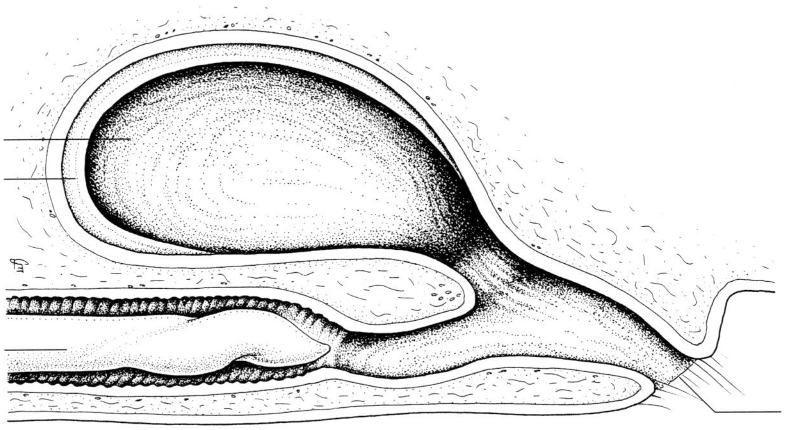

Abb. 10-26. Schematische Darstellung des Praeputium des Ebers mit Glans penis.

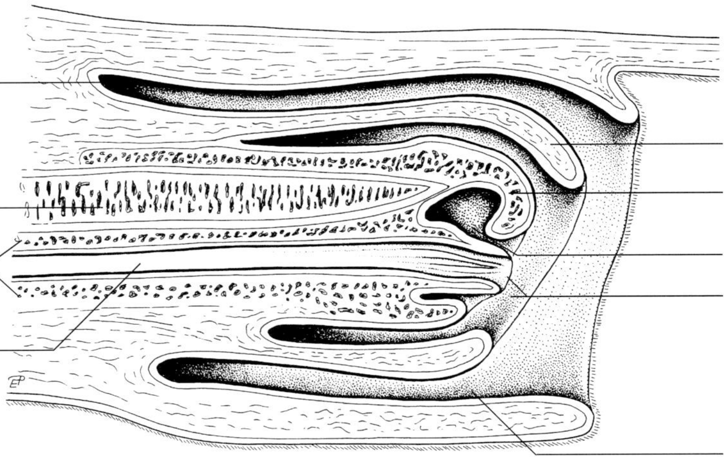

Abb. 10-27. Schematische Darstellung des Praeputium des Hengstes mit Glans penis, nach Schaller, 1992.

Am Penisende des **Schaf-** und **Ziegenbocks** befindet sich eine **knollig verdickte Eichel,** die vom Proc. urethrae extrem weit überragt wird (Schafbock ca. 4 cm, Ziegenbock ca. 2,5 cm) (Abb. 10-28). Der Processus urethrae dieser beiden Spezies enthält erektiles Gewebe.

Vorhaut (Praeputium)

Das Penisende wird im nichterigierten Zustand von der Vorhaut umgeben. Sie stellt eine einfache **Hautduplikatur** dar, die beim Hengst allerdings eine zusätzliche **innere Ringfalte (Plica praeputialis)** besitzt. Am **Ostium praeputiale** geht die äußere Haut, das **Außenblatt,** in den röhrenförmigen Präputialschlauch über, der als **Innenblatt** kaudal verläuft, um sich schließlich umzuschlagen und den Penis als Penisblatt zu überziehen (Abb. 10-27). Hier gelegene modifizierte Talgdrüsen sondern das sogenannte **»Smegma«** ab. Es dient der erleichterten Einführung des erigierten Begattungsorgans in das weibliche Genitale.

Das **Außenblatt der Vorhaut** zeigt in Fortsetzung der Raphe scroti eine undeutlich median verlaufende **Raphe praeputii.** Den Eingang in das Praeputium säumen bei Bullen und Eber lange borstenartige Haare. Beim Rüden, beim Eber und bei Wiederkäuern enthält das Innenblatt des Prae-

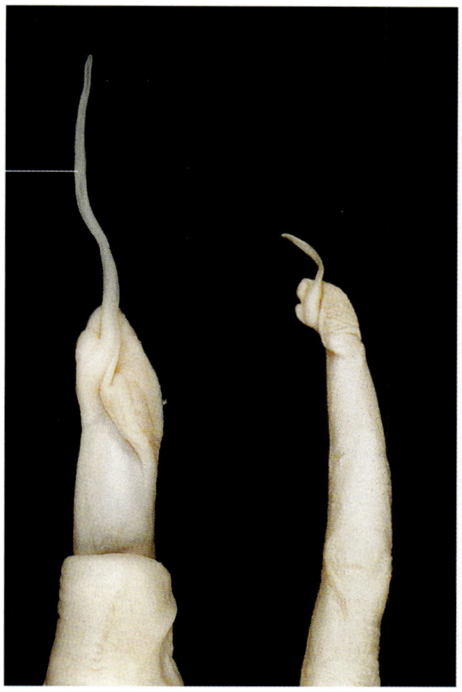

Abb. 10-28. Penisspitze eines Schafbocks (linke Abbildung) und eines Ziegenbocks (rechte Abbildung).

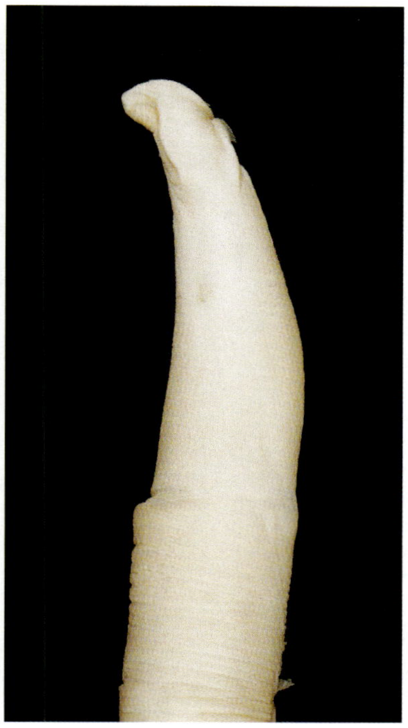

Abb. 10-29. Penisspitze eines Bullen.

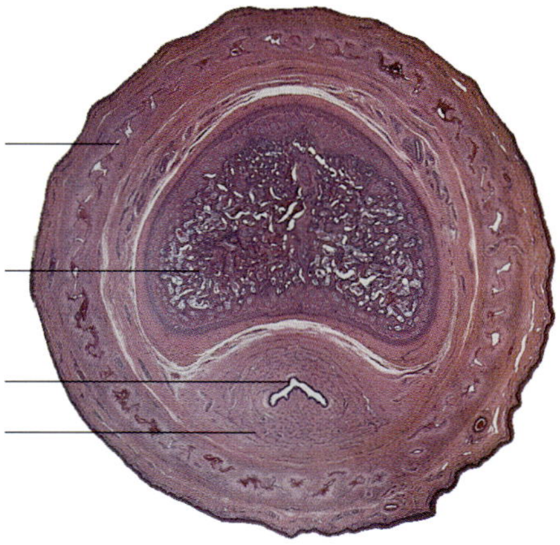

Abb. 10-30. Histologisches Schnittbild durch den Penis eines Rüden.

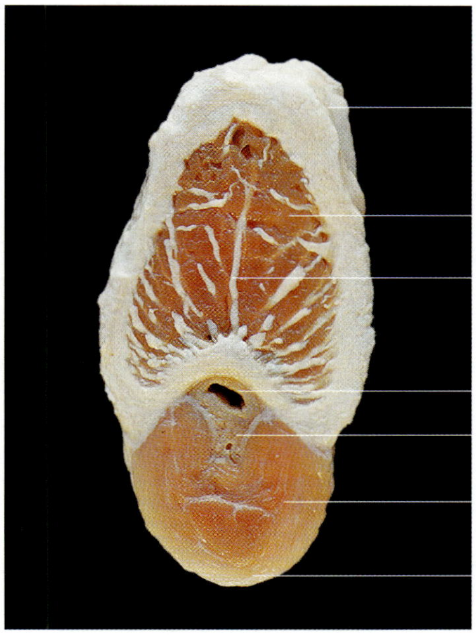

Abb. 10-31. Querschnitt durch den Penis eines Hengstes.

putium auch Lymphknötchen, die beim Rind und Hund auch am Penisblatt zu finden sind. Beim Eber buchtet sich bauchwärts, über dem Ostium praeputiale das **Diverticulum praeputiale** aus, das durch ein median gelegenes Septum in zwei Hälften geteilt wird (Abb. 10-26). Es hat ein Fassungsvermögen von ca. 135 ml, beinhaltet Urinreste sowie abgeschilferte Zellen und verursacht den penetranten Ebergeruch.

Das Praeputium kann durch sogenannte **Präputialmuskeln,** die aus dem Hautmuskel entstehen, bewegt werden. Alle Haussäugetiere, mit Ausnahme des Hengstes, besitzen kraniale, die Wiederkäuer zudem auch kaudale Präputialmuskeln.

Muskeln des Begattungsorgans

Penismuskeln sind **paarig** angelegt (Abb. 10-19, 20 u. 21). Man unterscheidet:

- M. ischiocavernosus,
- M. bulbospongiosus,
- M. retractor penis.

Der kräftige **M. ischiocavernosus** entspringt am Beckenausschnitt und umfaßt die Crura bis zur Radix penis.

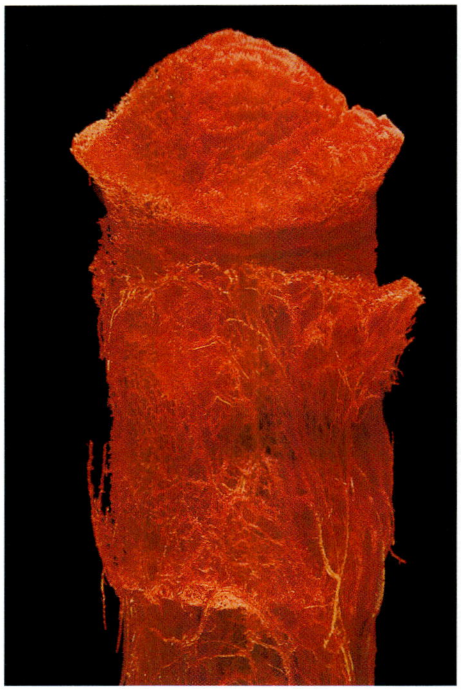

Abb. 10-32. Blutgefäße der Penisspitze eines Hengstes (Korrosionspräparat).

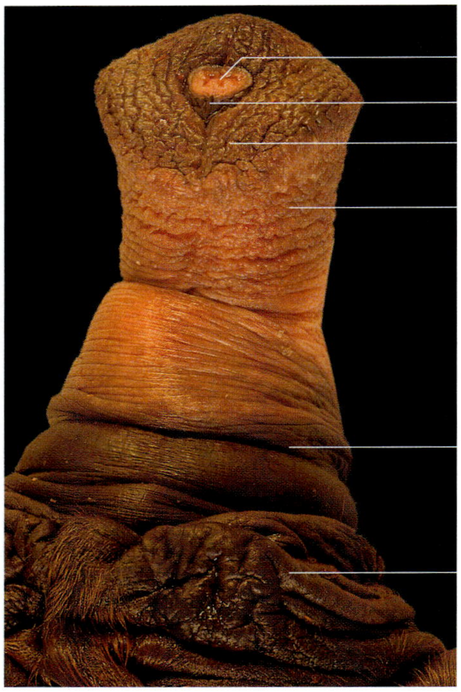

Abb. 10-33. Penisspitze eines Hengstes.

Der **M. bulbospongiosus** gilt als Fortsetzung des quergestreiften **M. urethralis**, der das Beckenstück der Harnröhre umgreift. Er dehnt sich distal auf die Oberfläche des Corpus spongiosum der Urethra aus. Bei Tieren mit fibroelastischem Penistyp ist er auf das proximale Drittel des Penis begrenzt, beim Hengst zieht er bis an die Penisspitze.

Der **M. retractor penis** zieht von den Schwanzwirbeln seitlich um den Anus im Perineum zum Penis. Bei Tieren, die eine S-förmige Schleife (Wiederkäuer und Schwein) aufweisen, setzt er an ihrer kaudal gerichteten Krümmung an. Bei Spezies mit muskulokavernösem Penistyp verläuft er auf dem M. bulbospongiosus bis zur Penisspitze. Dieser Muskel besteht vorwiegend aus glatten Muskelfasern.

Blutgefäße der Harnröhre und des Penis

Die der Harnröhre anliegenden akzessorischen Geschlechtsdrüsen, wie auch die Harnröhre selbst und der Penis, werden von der **A. pudenda interna** versorgt. Für alle in der Beckenhöhle befindlichen Abschnitte der Geschlechtsorgane zweigt von der A. pudenda int. die **A. prostatica** ab. Am Arcus ischiadicus teilt sich die A. pudenda int. in die **A. bulbi penis** (für den Harnröhrenschwellkörper), die **A. profunda penis** (für das Corpus cavernosum penis) und die **A. dorsalis penis,** die bis an die Penisspitze zieht und diese versorgt. Für das freie Ende des Penis kommen noch Äste aus der **A. pudenda externa** hinzu, die mit der A. dors. penis Anastomosen eingehen und auch das Praeputium vaskularisieren. Beim Hengst geht die A. dors. penis zusätzliche Anastomosen mit der **A. obturatoria** ein.

Die **Lymphgefäße** der Beckenhöhlenorgane ziehen in die **Lymphonodi iliaci mediales** und **Lymphonodi sacrales,** die des Penis und des Praeputium zu den **Lymphonodi inguinales superficiales** seu **scrotales.**

Die **Innervation** des Penis ist vom **N. pudendus** abhängig, der zahlreiche parasympathische Fasern führt. Zahlreiche Nervenendkörperchen sind im Bereich des Penisblattes der Vorhaut und der Glans eingelagert.

Erektion und Ejakulation

Die Erektion setzt mit der Versteifung des Corpus cavernosum ein, nachfolgend füllen sich durch Drosselung der Venen die feinen Räume des Corpus spongiosum. Das Zurückgehen der Erektion nach der Ejakulation erfolgt in gleicher Reihenfolge, zuerst wird das Corpus cavernosum entleert, dann die Räume des Corpus spongiosum. Der M. retractor penis unterstützt dabei das Abschwellen des Begattungsorgans und dessen Rückverlagerung in das Praeputium.

Die **peristaltischen Bewegungen** während der Ejakulation sind auf **glatte Muskelzellen** in der Wand des Nebenhodenkanals und des Ductus deferens zurückzuführen. Diese transportieren die Samenzellen in kontinuierlichem Fluß Richtung Samenleiterampulle. Die sekretorische Aktivität der Epithelauskleidung des Nebenhodengangs wird von androgenen Hormonen angeregt.

Für die **Ejakulation** während des Begattungsvorgangs muß die Erektion des Penis vollzogen sein. Die Verlängerung des **fibroelastischen Penis** erfordert wenig zusätzlich gestautes Blut und erfolgt durch das Verstreichen der S-förmigen Flexur. Die vollständige Erektion erfolgt daher in einem kurzen Zeitraum. Bei Tieren mit **muskulokavernösem Penis,** also beim Hengst, beim Rüden und beim Kater, sind zahlreiche geräumigere Kavernen mit Blut zu füllen, so daß die Erektion wesentlich mehr Zeit in Anspruch nimmt.

Klinische Ausdrücke, die von anatomischen Namen abgeleitet werden: Orchitis, Didymitis, Funiculitis, Orchiektomie, Prostatahypertrophie etc.

11 Weibliche Geschlechtsorgane (Organa genitalia feminina)

H. E. König und H.-G. Liebich

Die weiblichen Geschlechtsorgane werden analog zu den männlichen unterteilt in **keimbereitende** und **keimleitende** bzw. **keimbewahrende Abschnitte**. Die Bildung der weiblichen Keimzellen findet in den **Eierstöcken,** den weiblichen Keimdrüsen, statt. Das Ovar fungiert zusätzlich als **inkretorische Drüse.**

Von den Eierstöcken weg führen die **keimleitenden** und **keimbewahrenden Organe (Eileiter und Gebärmutter).** Sie enden im **Begattungsorgan,** das auch als Geburtsweg fungiert. In seinem letzten Abschnitt, der **Scheide**, mündet auch die **Harnröhre** ein (Abb. 11-1).

Eierstock (Ovarium)

Der Eierstock entsteht beidseitig aus den **Urkeimleisten** in der Lendengegend medial der Urniere. Hierher wandern aus dem Dottersack **Urgeschlechtszellen** ein, die nachfolgend sog. **Eiballen** bilden. Aus diesen entwickeln sich unterschiedliche Stadien der **Eizellreifung** und deren **Begleitzellen (Follikelzellen)** bis hin zum sprungreifen **Graaf-Follikel.** (Näheres siehe Lehrbücher der Histologie und der Embryologie.)

Lage

Die Eierstöcke sind paarig angelegt und bleiben bei der Hündin und der Katze **hochdorsal in der Lendengegend** kaudal der Nieren liegen. Bei den übrigen Haussäugetieren findet ein **speziesabhängiger Keimdrüsenabstieg (Descensus ovarii)** statt. Bei der Stute entfernen sich die Ovarien 8–10 cm von der Dorsalwand, beim Schwein steigen sie bis etwa in die Mitte der Bauchhöhle ab, während sie beim Rind

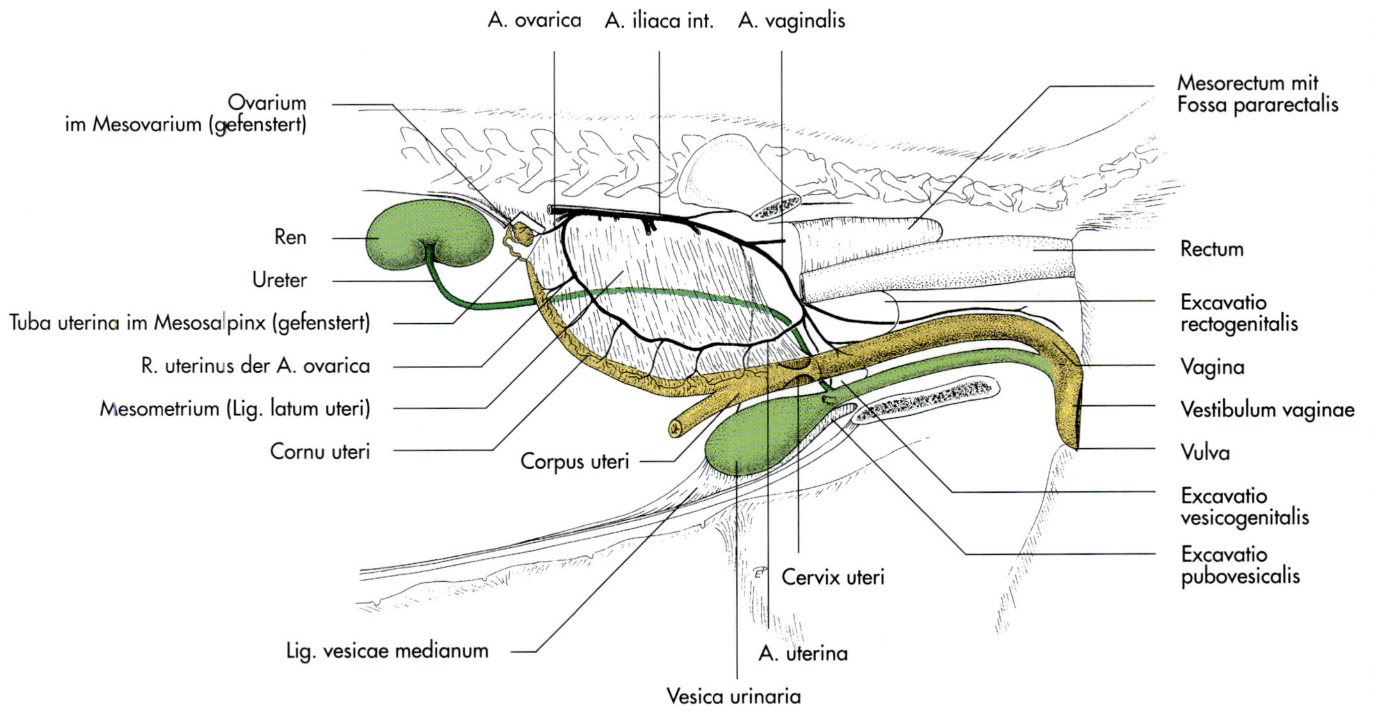

Abb. 11-1. Schematische Darstellung der Geschlechtsorgane der Hündin.

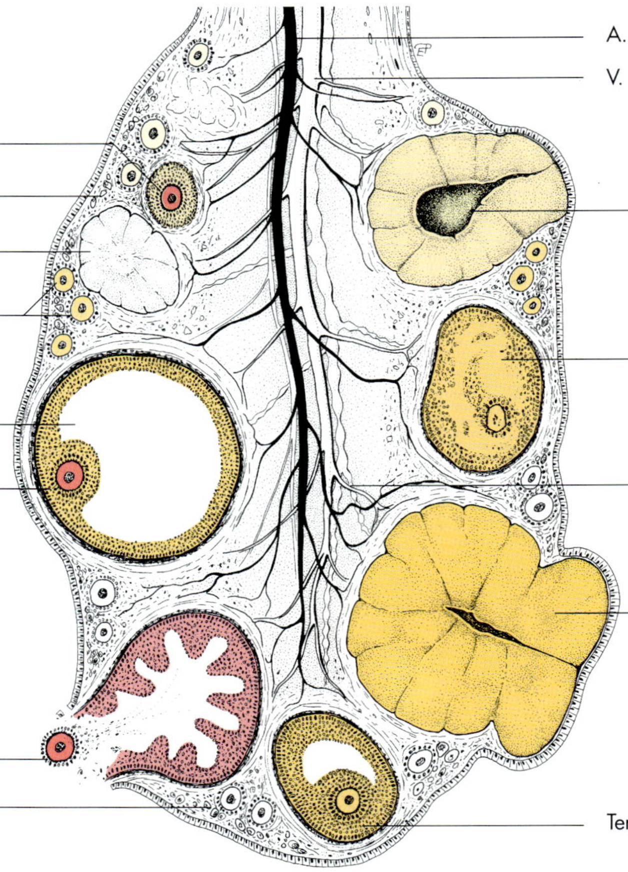

Abb. 11-2. Schematische Darstellung des Ovars vom Rind mit verschiedenen zyklischen Funktionsgebilden, nach Grau u. Walter, 1967.

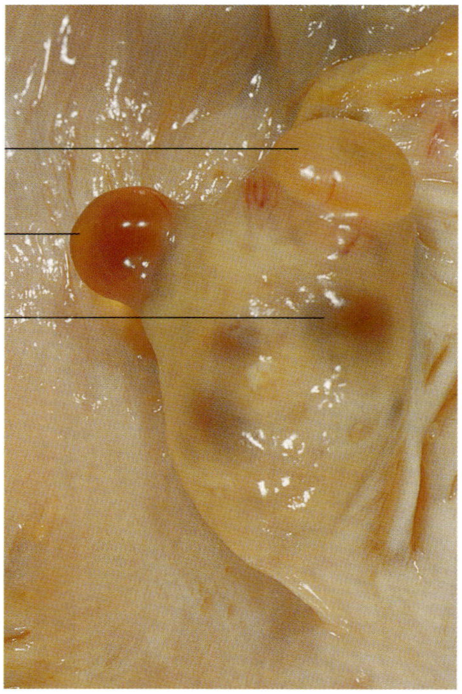

Abb. 11-3. Ovar eines Rindes mit Graaf-Follikel kurz vor der Ovulation (Frischpräparat).

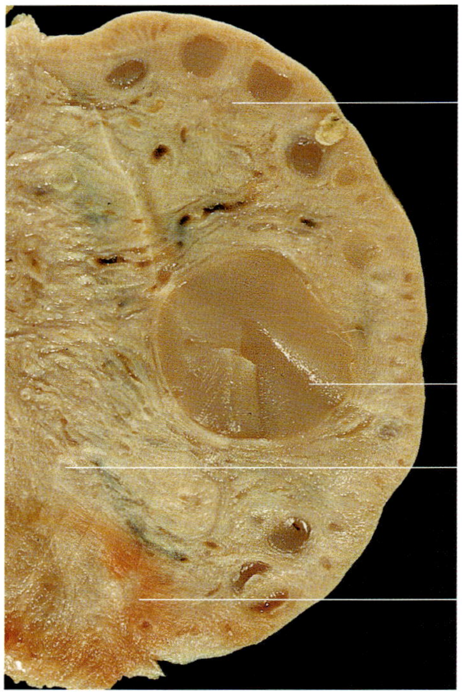

Abb. 11-4. Äquatorialschnitt durch das Ovar eines Rindes (fixiertes Präparat).

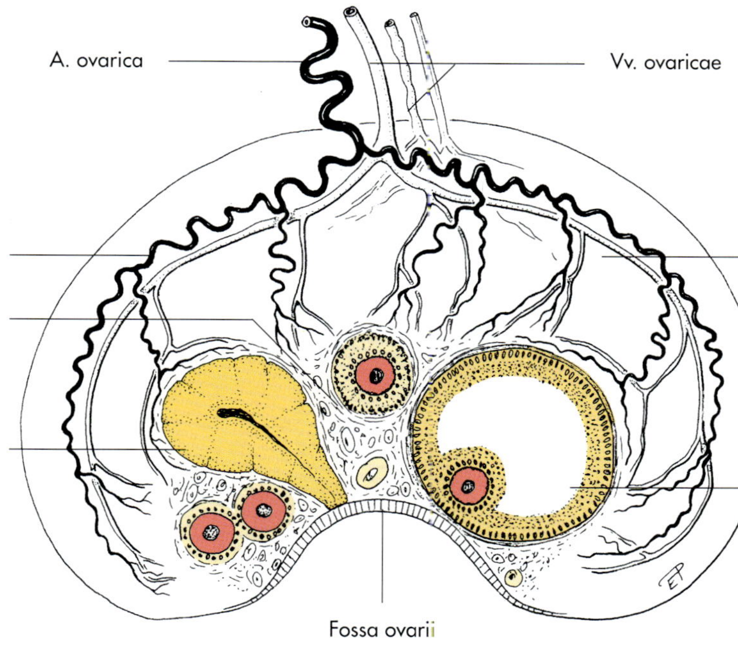

Abb. 11-5. Schematische Darstellung des Ovars der Stute.

bis an die ventrale Bauchwand, kranial vom Pecten ossis pubis wandern.

Die Eierstöcke sind **ellipsen-** bis **nierenförmig**. Ihre Länge beträgt beim Rind ca. 4–6 cm, bei der Stute 8–12 cm, bei Schaf und Ziege 1,5–2 cm, bei der Hündin 1–1,5 cm und bei der Katze 0,8–1 cm.

Bau des Eierstocks

Ein Schnitt durch den Eierstock zeigt im **Inneren** eine **lockere, gefäßreiche Zona medullaris** seu **vasculosa** und eine **dichter gefügte, äußere Zona parenchymatosa** (Abb. 11-2ff.). Die äußere Schicht wird von einer **Tunica albuginea** begrenzt, die oberflächlich von einem einschichtigen Keimdrüsenepithel überzogen ist. Bei der Stute liegen umgekehrte Verhältnisse vor. Bei dieser Tierart umgibt die gefäßreiche Zona vasculosa glockenförmig die Zona parenchymatosa, die lediglich am freien Rand des Ovars in der **Fossa ovarii** die Eierstockoberfläche erreicht (Abb. 11-5). Man spricht bei der Stute im erweiterten Sinn daher von einer **»Ovulationsgrube«.**

In der **Zona parenchymatosa** sind in großer Anzahl die **Funktionsgebilde** des Eierstocks, die **Follikel** und die **Gelbkörper,** anzutreffen.

Ovarialfollikel

Ovarialfollikel entwickeln sich beim geschlechtsreifen Tier in der Zona parenchymatosa, sie unterscheiden sich in der Größe der sie einschließenden Eizellen und in ihrem Differenzierungsgrad (Abb. 11-6 u. 7).

Man unterscheidet:

- Primordialfollikel,
- Primärfollikel,
- Sekundärfollikel,
- Tertiärfollikel und
- Graaf-Follikel.

Die **Primordialfollikel** werden von einschichtig flachen Follikelepithelzellen gebildet, die sich in späteren Stadien der Differenzierung in innere Thekazellen umwandeln. Die **Follikel** schließen die **Eizelle (Ovocytus)** ein. Nach Umformung des abgeplatteten Epithels in ein isoprismatisches spricht man von einem **Primärfollikel.** Durch polare Zellvermehrung der Follikelzellen wächst der Primärfollikel zu einem **Sekundärfollikel** heran, der flüssigkeitsgefüllte Spalträume entstehen läßt. Diese konfluieren und werden zur späteren **Follikelhöhle.** Durch weitere Flüssigkeitsvermehrung und Verdickung der **inneren Follikelwandschichten** entsteht der **Tertiärfollikel.** Dieses Stadium geht in das Endstadium der Follikelreifung, den sprungreifen **Graaf-Follikel** über, der beim Rind mit ca. 2 cm Durchmesser deutlich die Ovaroberfläche überragt. Bei der Stute erreicht dieser Follikel eine Größe von 3–6 cm (Abb. 11-2ff.).

Die Wand des Tertiärfollikels wird von Follikelepithel gebildet, das die Follikelhöhle umschließt. Exzentrisch der Wand angelagert, und durch den **Eihügel (Cumulus oophorus)** mit dieser verbunden, liegt in der Follikelhöhle die Eizelle. Die Eizelle wird von einer feinfibrillären Schicht **(Zona pellucida)** umgeben, der außen mehrere Zellagen des Follikelepithels anliegen, die **Corona radiata** (Abb.11-7).

Nur ein verschwindend kleiner Teil der embryonal angelegten Follikel, und damit der Eizellen, erreichen das

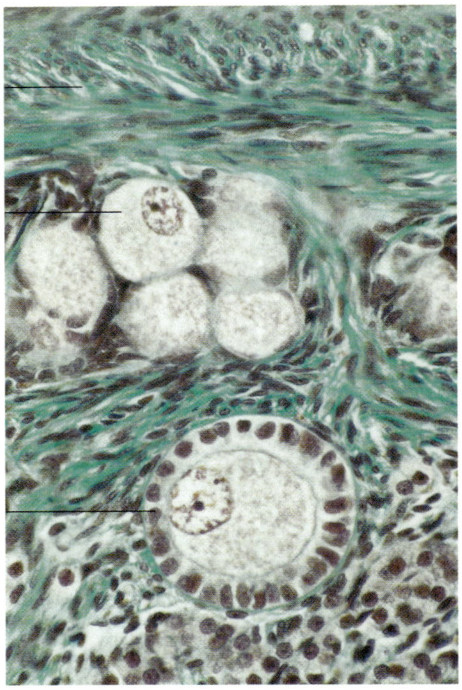

Abb. 11-6. Histologisches Schnittbild durch die Zona corticalis des Ovars eines Rindes.

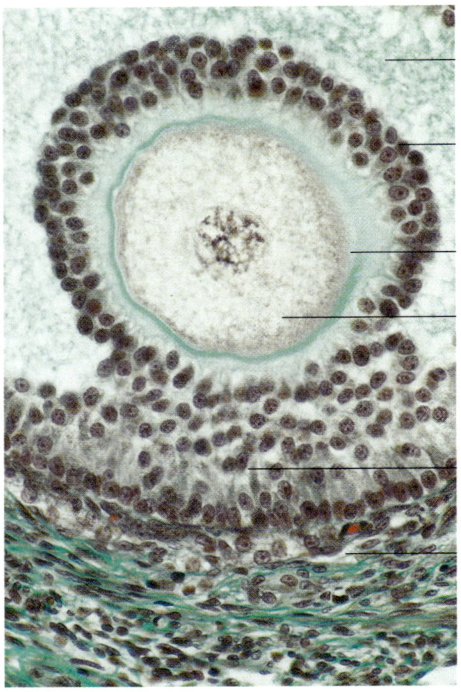

Abb. 11-7. Histologisches Schnittbild eines Tertiärfollikels aus dem Ovar eines Rindes.

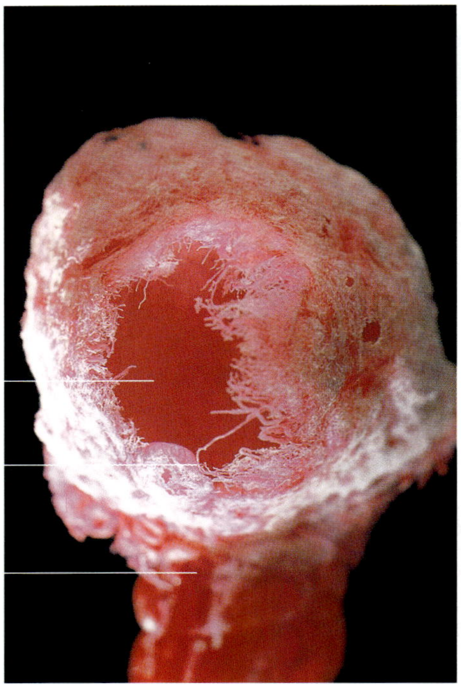

Abb. 11-8. Ovar eines Rindes mit injizierten Gefäßen (Korrosionspräparat).

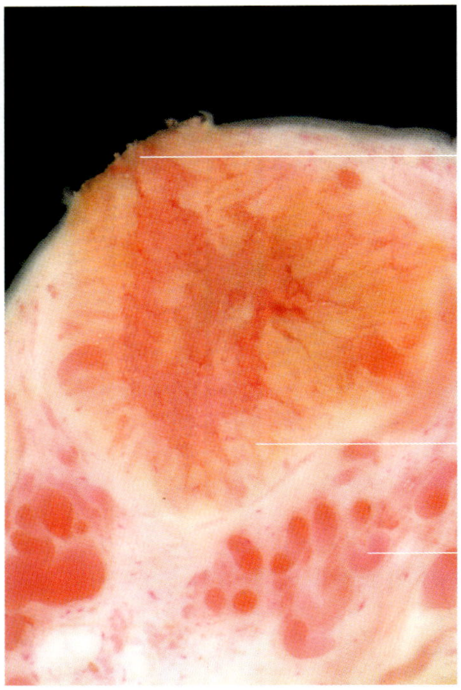

Abb. 11-9. Ovar eines Rindes mit Corpus luteum nach dem Eisprung mit injizierten Gefäßen (Korrosionspräparat).

Stadium eines Graaf-Follikels. Die meisten Follikel unterliegen einer **Rückbildung,** der sog. **Follikelatresie,** und degenerieren. (Näheres siehe Lehrbücher der Histologie.)

Gleichzeitig mit der Differenzierung der Ovarialfollikel verlaufen die **meiotischen Vermehrungs-** und **Reifungsphasen der Eizelle.** Danach vollendet die primäre Ovozyte die **erste meiotische Teilung (Reduktionsteilung)** während der präovulatorischen Reifungsphase, lediglich bei der Stute und der Hündin findet dieser Prozeß erst nach der Ovulation statt. Die **zweite meiotische Teilung (Äquationsteilung)** erfolgt erst nach dem Eindringen des Spermiums in die Ovozyte während der Befruchtung im Eileiter.

Komplizierte vaskuläre und enzymatische Umstrukturierungen führen zur Bildung einer präformierten Stelle auf

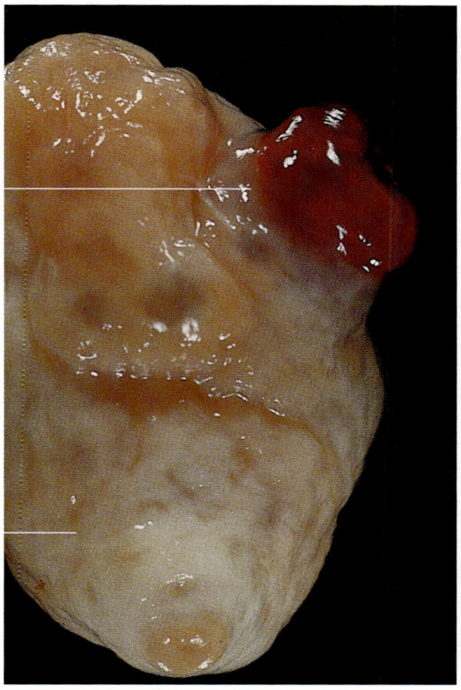

Abb. 11-10. Ovar eines Rindes mit Corpus luteum (zweiter Tag).

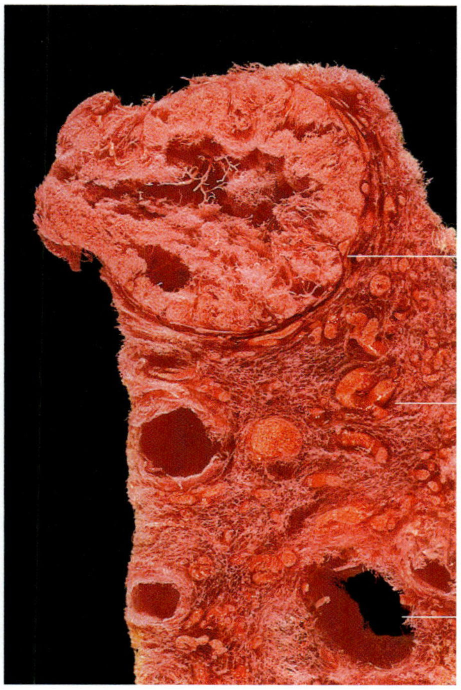

Abb. 11-11. Ovar eines Rindes mit injizierten Gefäßen (Korrosionspräparat, halbiert), aus König, Amselgruber u. Rüsse, 1987.

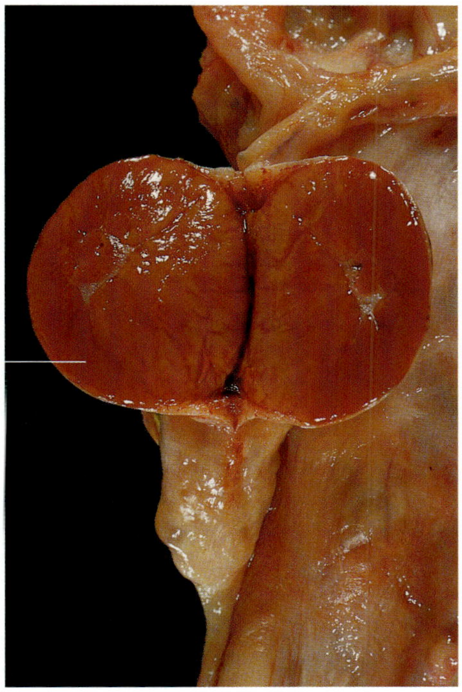

Abb. 11-12. Ovar eines Rindes mit einem Corpus luteum graviditatis (Frischpräparat, halbiert).

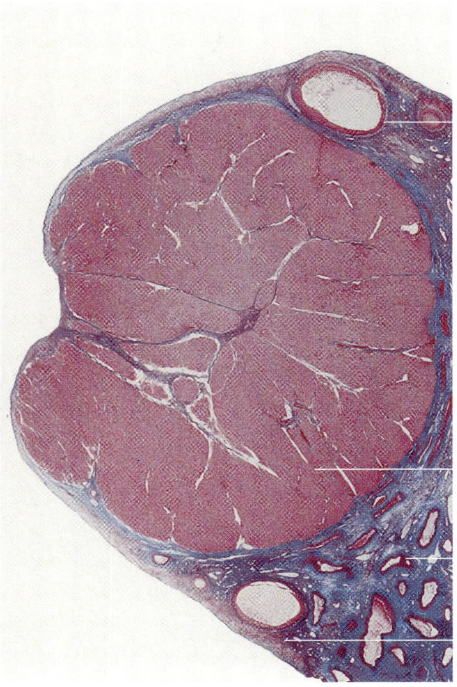

Abb. 11-13. Histologisches Schnittbild durch ein Corpus luteum eines Schafes mit anliegendem, stark vaskularisierten Parenchym.

der Oberfläche des Follikels, dem **Stigma** (Abb. 11-3, 8 u. 9). An dieser Stelle reißt der Follikel unter dem Einfluß des **luteinisierenden Hormons (LH)** der Hypophyse ein, der **Eisprung (Ovulation)** wird eingeleitet. Dabei wird die **Eizelle zusammen mit den sie umhüllenden Follikelzellen** durch die **Follikelflüssigkeit (Liquor folliculi)** aus der Follikelhöhle gespült und gelangt in den **Eileitertrichter.** Bei der Katze erfolgt die Ovulation nicht spontan, sondern wird durch den Begattungsakt induziert.

Gelbkörper (Corpus luteum)

Die Wand der Follikelhöhle faltet sich nach der Ovulation, bedingt durch den Druckabfall, ein. Nachfolgende Abbau- und Proliferationsvorgänge führen unter Einsprossung

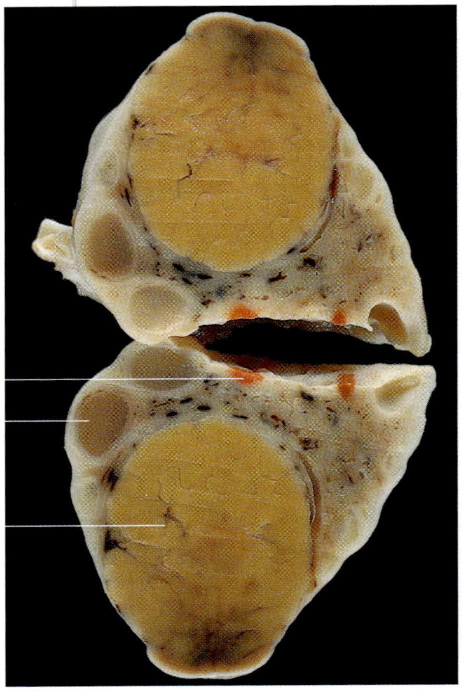

Abb. 11-14. Ovar eines Rindes mit Corpus luteum am Ende der Blütephase (Fixationspräparat, halbiert).

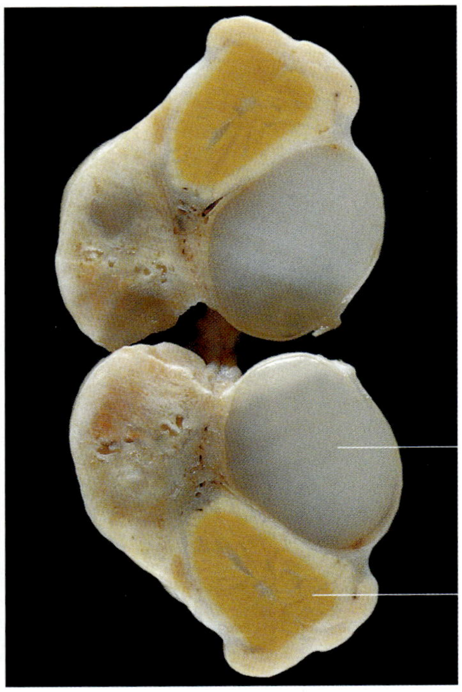

Abb. 11-15. Ovar eines Rindes (Fixationspräparat, halbiert).

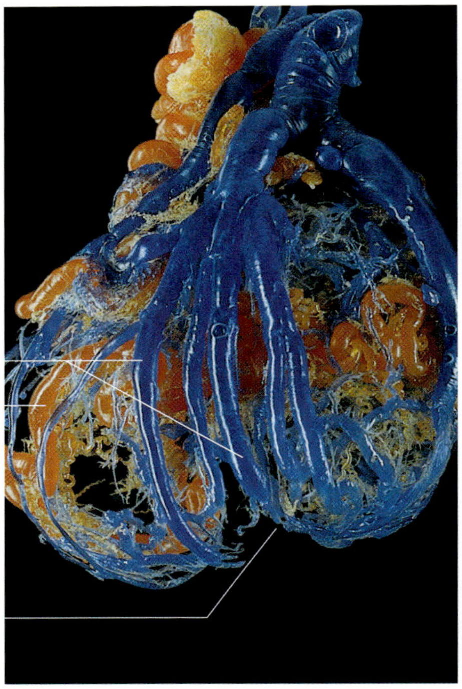

Abb. 11-16. Ovar einer Stute mit injizierten Gefäßen (Korrosionspräparat).

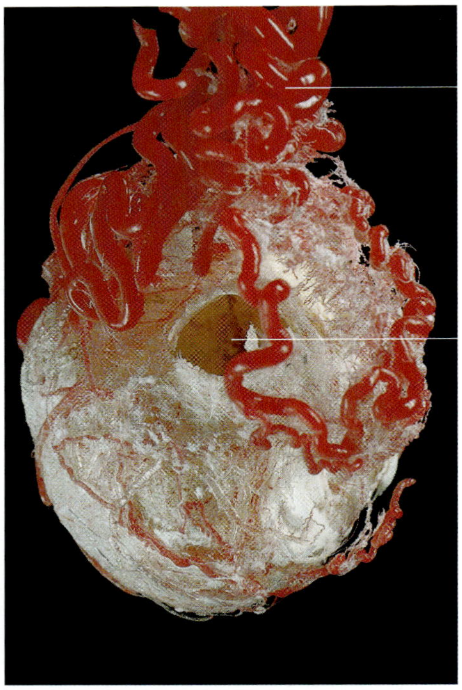

Abb. 11-17. Ovar einer Stute mit injizierten Arterien und Graaf-Follikel mit einem Durchmesser von 6 cm (Korrosionspräparat).

von Gefäßen zur Bildung des Gelbkörpers (Corpus luteum) (Abb. 11-2, 4, 5 u. 10ff.).

Man unterscheidet am Corpus luteum ein frühes und ein spätes Ausbildungsstadium **(Proliferations-** und **Vaskularisationsstadium),** ein Stadium der **Blüte** und ein Stadium der **Rückbildung.** Der Gelbkörper, der diese Stadien während eines Sexualzyklus durchläuft, wird **Corpus luteum cyclicum** genannt.

Bei eintretender Trächtigkeit bleibt der Gelbkörper über längere Zeit aktiv, man spricht von einem **Corpus luteum graviditatis.** Bei Störungen des zyklischen Ablaufs der Sexualvorgänge kann der Gelbkörper sich u. U. nicht mehr zurückbilden **(Corpus luteum persistens)** oder zystös entarten **(Gelbkörperzyste).**

Die **Thekazellen** bilden die **Wandzellen** des **reifen Follikels** und produzieren **Östrogene,** der **Gelbkörper Proge-**

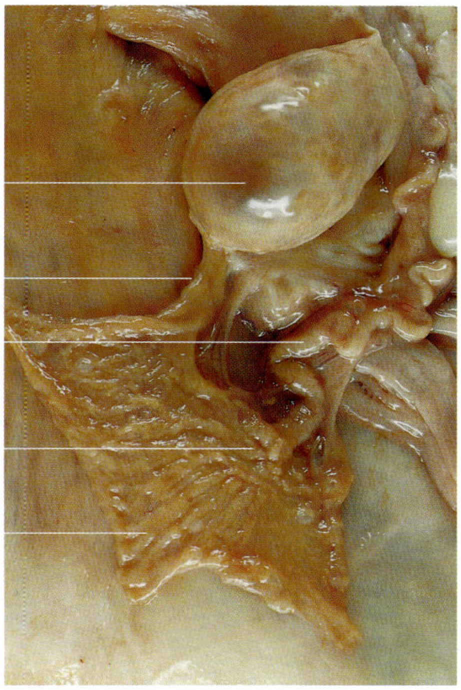

Abb. 11-18. Ovar eines Rindes mit Tuba uterina.

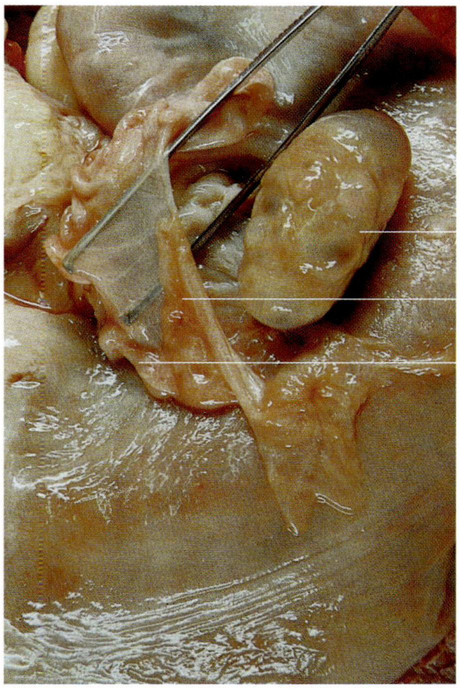

Abb. 11-19. Ovar eines Rindes mit Bursa ovarica (durch eine eingeführte Pinzette erweitert).

steron. Vermehrte Östrogenbildung im Falle des Graaf-Follikels führt zur **Brunst** (Paarungsbereitschaft), während das Progesteron den Uterus für die **Implantation der befruchteten Eizelle** vorbereitet. Die **Rückbildung des Gelbkörpers (Luteolyse)** wird von **Prostaglandinen (PgF2α)** eingeleitet, die im **Uterus** produziert werden und aus der **V. ovarica** direkt in die ihr eng anliegende **A. ovarica (arteriovenöse Koppelung)** übertreten **(transmuraler Transport)**. Durch diese Koppelung erreichen die Prostaglandine auf kürzestem Wege das Corpus luteum. Am Ende des Rückbildungsvorgangs bleibt eine Gelbkörpernarbe **(Corpus albicans).** (Näheres siehe Lehrbücher der Embryologie und der Gynäkologie.)

Form und Dimension dieser Funktionsgebilde sind für praktische Belange beim Rind von Bedeutung. Durch **transrektale Untersuchung** können **Gelbkörper** zu Diagnosezwecken **palpiert** werden. Bei der Stute hingegen sind aufgrund der besonderen anatomischen Verhältnisse an den Ovarien diese Funktionsgebilde transrektal nicht so gut erreichbar. Deshalb setzt man hier Ultraschallgeräte zur Diagnose ein.

Die Funktion der Eierstöcke und ihre Hormonproduktion wird von **Hypophysenhormonen** gesteuert. Dysfunktionen führen z.B. zu Eierstockzysten und persistierenden Gelbkörpern. (Näheres siehe Lehrbücher der Physiologie und der Endokrinologie.)

Eileiter (Tuba uterina seu Salpinx)

Die Eileiter sind paarig und verlaufen englumig und gewunden in einem **Gekröse,** der **Mesosalpinx** (Abb. 11-18 u. 19). Das ovarseitige Ende des Eileiters hat **Trichterform (Infundibulum tubae uterinae)**, es nimmt die ovulierte Eizelle auf. Seine Innenfläche trägt **Schleimhautfalten,** die am Rande als **Fransen (Fimbriae tubae)** teilweise mit der Oberfläche des Eierstocks verkleben **(Fimbriae ovaricae)**. Die Falten des Infundibulum laufen radiär im Trichterzentrum zusammen und begrenzen so das **Ostium abdominale tubae uterinae.** Diese Öffnung stellt eine Verbindung zwischen Peritonealhöhle und Außenwelt her (Abb. 11-23 u. 24).

Nach dem Infundibulum folgt ein geringfügig erweiterter Abschnitt des Eileiters **(Ampulla tubae uterinae)**. In der Ampulle des Eileiters findet die Befruchtung statt.

Die Eizelle bleibt einige Tage in der Ampulle, um dann über den weit längeren, gewundenen und engen Teil des Eileiters **(Isthmus tubae uterinae)** zur Uterushornspitze transportiert zu werden. Die Öffnung zum Uterus **(Ostium uterinum tubae)** liegt bei der Stute und bei der Hündin auf einer **Papille,** die für aufsteigende Infektionen eine Barriere darstellen. Bei den übrigen Haussäugetieren erfolgt der Übergang vom Eileiter in den Uterus allmählich.

Gekröse und Eierstocktasche

Eierstock und Eileiter sind am Vorderrand des **breiten Gebärmutterbandes (Ligamentum latum uteri)** an Gekrösen, dem **Mesovarium** bzw. der **Mesosalpinx** befestigt (Abb. 11-1). In diesen Haltebändern verlaufen die Leitungsbahnen dieser Organe. Bei Hund, Katze und Schwein ist zusätzlich noch ein **kraniales Keimdrüsenband** zu erkennen, das bei der Katze Blutgefäße enthält (cave: bei Ovariektomie). Dieses Band kann vergleichend-anatomisch zum männlichen Tier auch als Lig. suspensorium ovarii bezeichnet werden (s. Tab. 11-1).

Die **Mesosalpinx** zieht über den Eileiter hinaus und bildet einen schleierartigen freien Rand (Abb. 11-19, 20, 21 u. 24). Zwischen der **Extremitas uterina des Eierstocks** und der

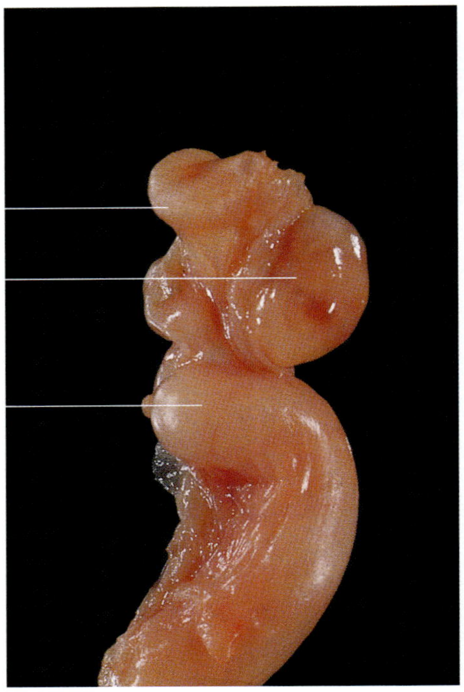

Abb. 11-20. Ovar einer Katze mit Tuba uterina und Cornu uteri.

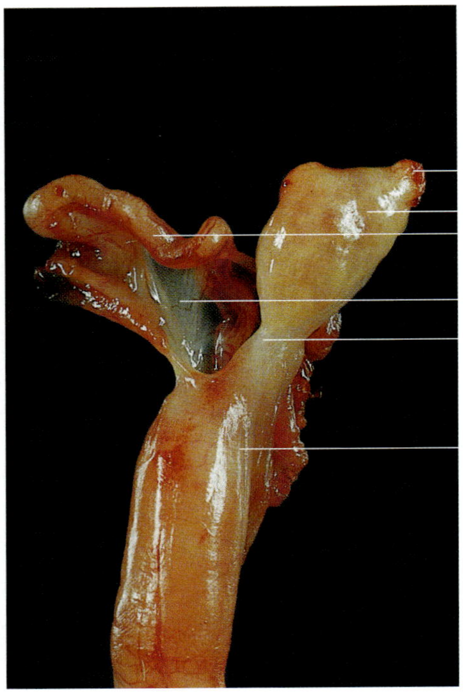

Abb. 11-21. Ovar einer Katze mit Tuba uterina und Cornu uteri.

Uterushornspitze spannt sich der proximale Abschnitt des kaudalen Keimdrüsenbandes, das **Lig. ovarii proprium.** Auch dieses Band kann aus vergleichend-anatomischer Sicht zum männlichen Tier als Lig. inguinale ovarii benannt werden (s. Tab. 11-1, S. 149).

Mesovarium und Mesosalpinx und Lig. ovarii proprium bilden die **Eierstocktasche (Bursa ovarica)** (Abb. 11-19). Bei der Stute kann die Eierstocktasche den Eierstock wegen seiner Größe nicht umfassen. Bei den Wiederkäuern und beim Schwein stülpt sich die Bursa ovarica kapuzenartig über den Eierstock. Bei der Katze umfaßt die Eierstocktasche den Eierstock, ist aber zur Bauchhöhle hin schlitzförmig weit offen. Die mit einem Fettkörper versehene Eierstocktasche der Hündin umfaßt das Ovar vollständig. Sie kommuniziert über ein For. bursae ovaricae mit der Peritonealhöhle.

Gebärmutter (Metra, Hystera, Uterus)

Die **Gebärmutter** (griech. Metra, Hystera, lat. Uterus) bildet sich embryonal wie die Salpinx und die Vagina aus den **Müller-Gängen,** die bei den Haussäugetieren im kranialen Bereich weitgehend unverschmolzen bleiben (Abb. 11-22ff.).

So entsteht der typische **Uterus bicornis,** charakterisiert durch:

- zwei Uterushörner (Cornua uteri),
- einem einheitlichen Uteruskörper (Corpus uteri),
- einem Uterushals (Cervix uteri).

Die beiden bleistiftstarken **Uterushörner (Cornua uteri)** ragen bei den Fleischfressern weit in die Bauchhöhle vor und erreichen bei gestrecktem Verlauf die Eierstocktasche, die sich **kaudal der Nieren** befindet.

Beim Schwein sind die Uterushörner, die ebenfalls in der Bauchhöhle liegen, dünndarmschlingenähnlich, besitzen aber eine wesentlich derbere Konsistenz als dieser Darmabschnitt.

Beim Rind und bei den kleinen Wiederkäuern sind die Cornua uteri **widderhornartig** gewunden, wobei die erste große Windung eine dorsokraniale Konvexität zeigt. Die Uterushornspitzen liegen **vor dem Pecten ossis pubis** in der Bauchhöhle.

Bei der Stute zeigen die beiden Enden der Uterushörner nach dorsal zu den Nieren, während der kaudal gelegene Abschnitt ventral durchhängt und den Darmschlingen anliegt (Abb.11-22).

Den geräumigsten **Uteruskörper (Corpus uteri)** besitzt die Stute. Beim Schwein unterteilt ein **medianes Septum** den kranialen Abschnitt des Uteruskörpers, ein ebensolches Septum zieht beim Rind fast bis an die Cervix. Von außen ist diese Unterteilung nicht sichtbar.

Der **Gebärmutterhals (Cervix uteri)** stellt einen dickwandigen, gut palpierbaren **Verschluß** des Uterus dar, dessen Lumen sich lediglich während der Brunst und bei der Geburt öffnet. Der **Canalis cervicis** beginnt mit dem **inneren Muttermund (Ostium uteri internum),** in der einheitlichen Höhle des Corpus uteri und endet am **äußeren Muttermund (Ostium uteri externum).** Dieser geht in die **Scheide (Vagina)** über (Abb. 11-25).

Den Verschluß des Canalis cervicis bilden **Schleimhautfalten,** die beim Rind quergestellt ringförmig **(Plicae circulares)** und beim Schwein zapfenförmig **(Pulvini cervicales)** ineinandergreifen (Abb. 11-22). Bei der Stute, der Hündin und der Katze sind hier Längsfalten **(Plicae longitudinales)** zu finden. Das Sekret der Zervikaldrüsen bildet einen **Schleimhautpfropfen,** der zum optimalen Verschluß des Zervikalkanals beiträgt.

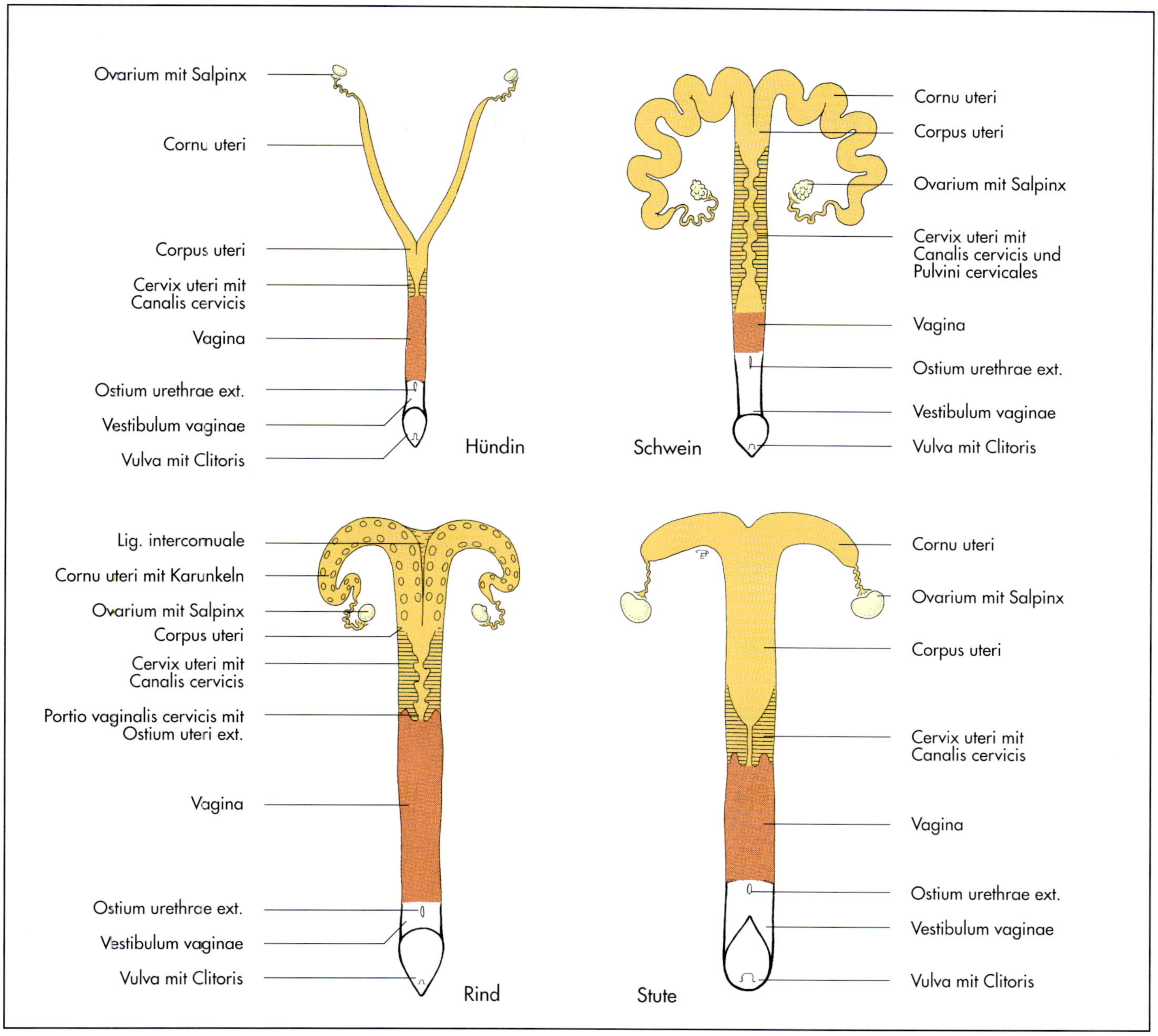

Abb. 11-22. Schematische Darstellung der weiblichen Geschlechtsorgane von Haussäugetieren, nach Najbrt und Kaman, 1982.

Das **Ostium uteri externum** springt bei der Kuh und bei der Stute als **Portio vaginalis** in die Vagina vor und wird hier vom **Fornix vaginae** umgeben. Beim Schwein und bei der Hündin öffnet sich der äußere Muttermund trichterförmig, während bei der Katze hier ein kleiner, knopfförmiger Vorsprung zu finden ist.

Wandbau des Uterus

Auf einem Schnitt durch den Uterus sind drei Schichten erkennbar, deren Bezeichnungen für die Ableitung von klinischen Begriffen wichtig sind:

- Schleimhautschicht (Endometrium),
- Muskelschicht (Myometrium),
- Serosaschicht (Perimetrium).

Die **Schleimhaut (Endometrium)** kleidet die Gebärmutter lumenseitig aus. Ihre Stärke ist vom jeweiligen Zyklusstadium abhängig. An ihrer Oberfläche münden zahlreiche **tubuläre Drüsen (Glandulae uterinae)** (Abb. 11-29). Bei den Wiederkäuern finden sich im Endometrium in vier unregelmäßigen Reihen angeordnete Erhöhungen **(Carunculae)** (Rind 80–120), an denen sich die **Plazenta** während der Trächtigkeit mit Hilfe der **Kotyledonen** fest anheftet. Eine Karunkel und das dazugehörige Kotyledon bilden zusammen ein **Plazentom.** An die Schleimhaut schließt sich eine zweilagige muskuläre Hülle, das **Myometrium,** an (Abb. 11-26, 27 u. 29).

Im **Myometrium** trennt ein bindegewebig durchsetztes, gefäßreiches **Stratum vasculare** die innere **kräftige zirkuläre** von der äußeren **längsgerichteten Muskelschicht.**

Außen wird der Uterus von einer **Tunica serosa (Perimetrium)** bedeckt. An seinem **mesometrialen** Rand

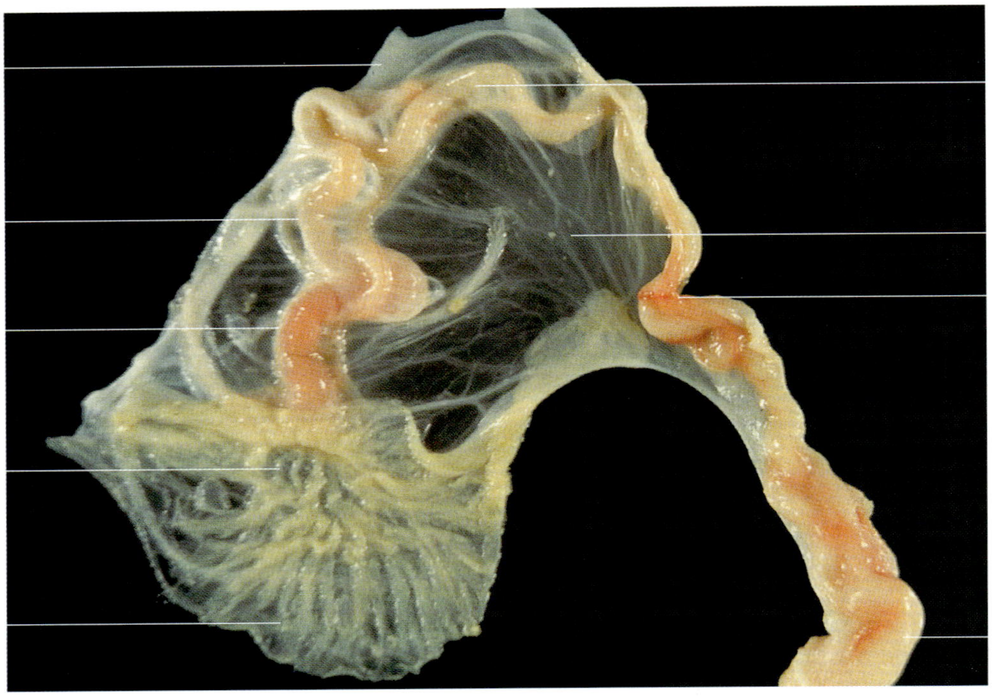

Abb.11-23. Tuba uterina seu Salpinx eines Rindes.

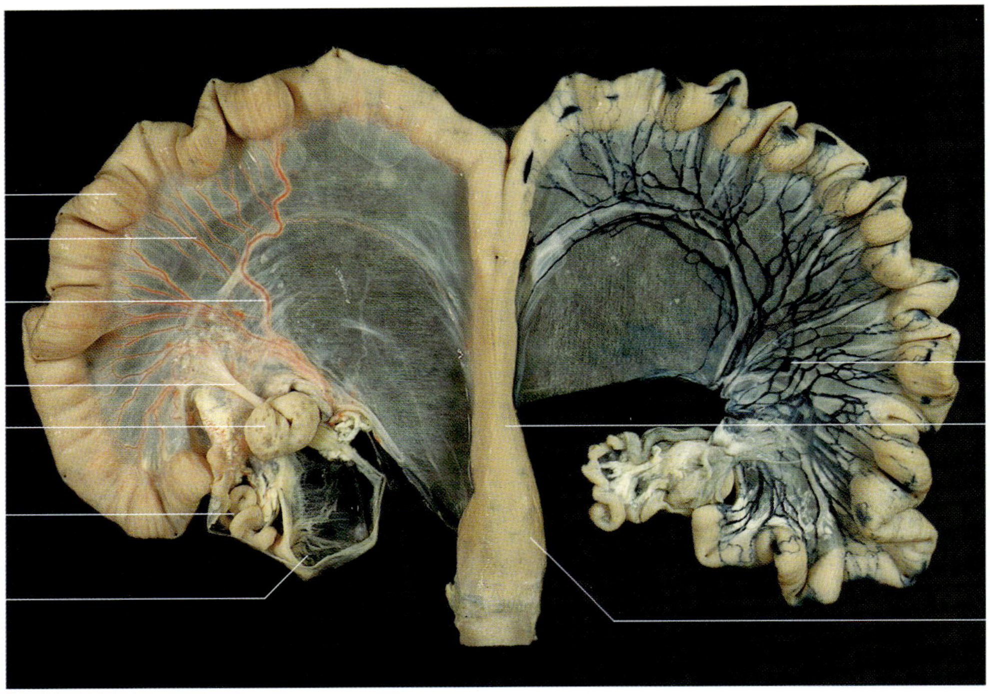

Abb. 11-24. Uterus eines Schweines mit injizierten Arterien (linke Seite) und tuscheinjizierten Lymphgefäßen (rechte Seite), Aufnahme Dr. J. Maierl, München.

weichen die beiden Serosalamellen des **breiten Mutterbandes (Ligamentum latum uteri)** auseinander. Hier finden sich zahlreiche Gefäßaufzweigungen, vegetative Nerven und Muskelfasern. Letztere stammen überwiegend aus der Längsmuskelschicht des Myometrium. Dieser Abschnitt des Uterus wird als **Parametrium** bezeichnet (Abb.11-29).

Scheide (Vagina)

Als Vagina wird der Abschnitt des Begattungsorgans bezeichnet, der vom **äußeren Muttermund** bis zur **Harnröhrenmündung (Ostium urethrae externum)** reicht (Abb. 11-22, 25, 31 u. 33ff.). An dieser kaudalen Grenze findet sich beim Fohlen und jungen weiblichen Schwein eine

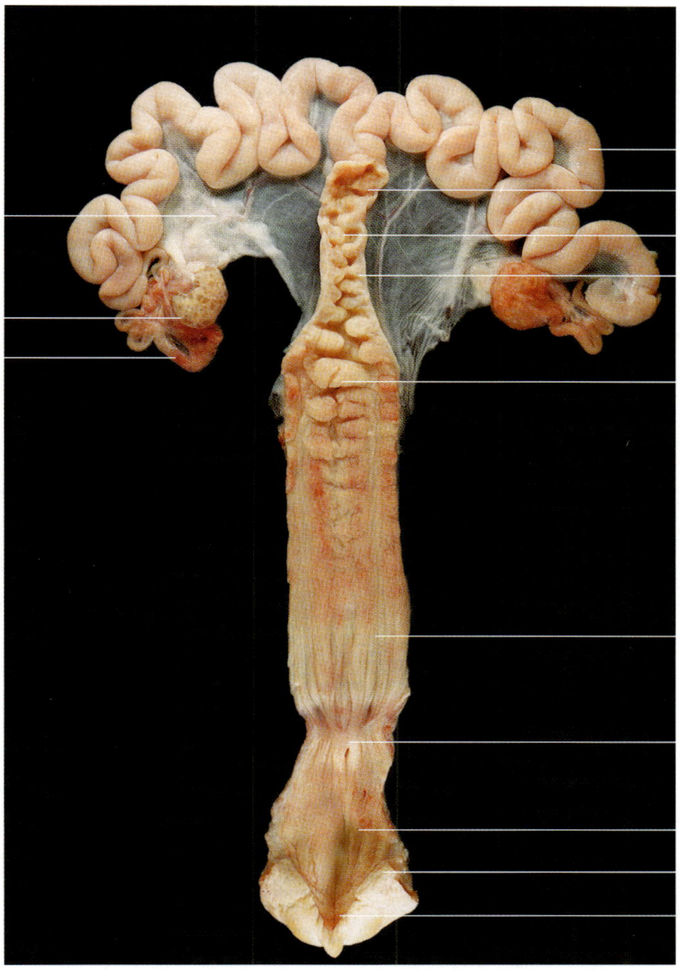

Abb. 11-25. Ovarium, Salpinx, Uterus, Vagina und Vulva eines Schweines (Frischpräparat, teilweise eröffnet), Aufnahme Dr. J. Maierl, München.

Schleimhautfalte, die dem **Jungfernhäutchen (Hymen)** des Menschen entspricht. Äußerst selten können hier auch beim Rind Schleimhautfalten oder Spangen auftreten und zu einer Behinderung der Geburt führen. Die lange dünnwandige Vagina, zwischen Rektum und Harnblase gelegen, ist in ihrem kranialen Abschnitt von Peritoneum überzogen.

In diesem Bereich ist durch einen Schnitt im dorsalen Scheidengewölbe der Zugang zur Peritonealhöhle möglich (z. B. Ovariektomie der Stute). In der Ventralwand verbieten hier eingelagerte umfangreiche Venengeflechte diesen Eingriff.

Beim Rind und beim Pferd wird das Lumen der Vagina im kranialen Abschnitt durch das Vorspringen der Portio vaginalis auf einen **ringförmigen Raum (Fornix vaginae)** reduziert.

Die Deckzellen der Schleimhaut der Vagina verändern sich während des Zyklus hormonabhängig und werden als zuverlässige Indikatoren zur Brunstbestimmung bei der Hündin herangezogen. Im kranialen Abschnitt der Vaginalschleimhaut finden sich Drüsen.

Scheidenvorhof (Vestibulum vaginae)

Der Scheidenvorhof beginnt an der Mündung der Harnröhre (Urethra), die an dieser Stelle beim Schwein und beim Wiederkäuer eine ventrale Aussackung, das **Diverticulum suburethrale** aufweist (cave: beim Katheterisieren!). Bei der Hündin ragt die Harnröhrenöffnung geringfügig über das Niveau des Vorhofbodens hervor. Sie darf nicht mit der weiter kaudal gelegenen Fossa clitoridis verwechselt werden. Seitlich der Harnröhrenöffnung münden beim Rind gelegentlich die Gartner-Gänge. Sie stellen die Reste der Wolff-Gänge dar und können zystös entarten. (Näheres siehe Lehrbücher der Embryologie.)

Das Vestibulum vaginae (Abb. 11-22, 25 u. 36) liegt größtenteils kaudal vom Arcus ischiadicus und ist zu den **Schamlippen (Labia vulvae)** hin ventral geneigt. Dieser Verlauf ist besonders bei der Hündin zu beachten, wenn ein Vaginalspekulum eingeführt wird.

Die **Schleimhaut des Scheidenvorhofs** wird von Drüsen befeuchtet, die den Begattungsakt erleichtern. Während der Brunst wirkt der Geruch ihres Sekretes sexuell stimulierend auf den männlichen Partner. Bei der Hündin öffnen sich kleinere Vorhofdrüsen **(Glandulae vestibulares minores)** am Boden des Vestibulum vaginae in zwei nach vorne divergierenden Reihen. Über solche Drüsen verfügen auch Schwein, Schaf, Rind und Pferd. Beim Rind sind zusätzlich lateral zwei größere Drüsenpakete **(Glandulae vestibulares majores)** mit je einem einzigen Ausführungsgang vorhanden. Das Schaf besitzt sowohl große, als auch kleine Vorhofdrüsen. In

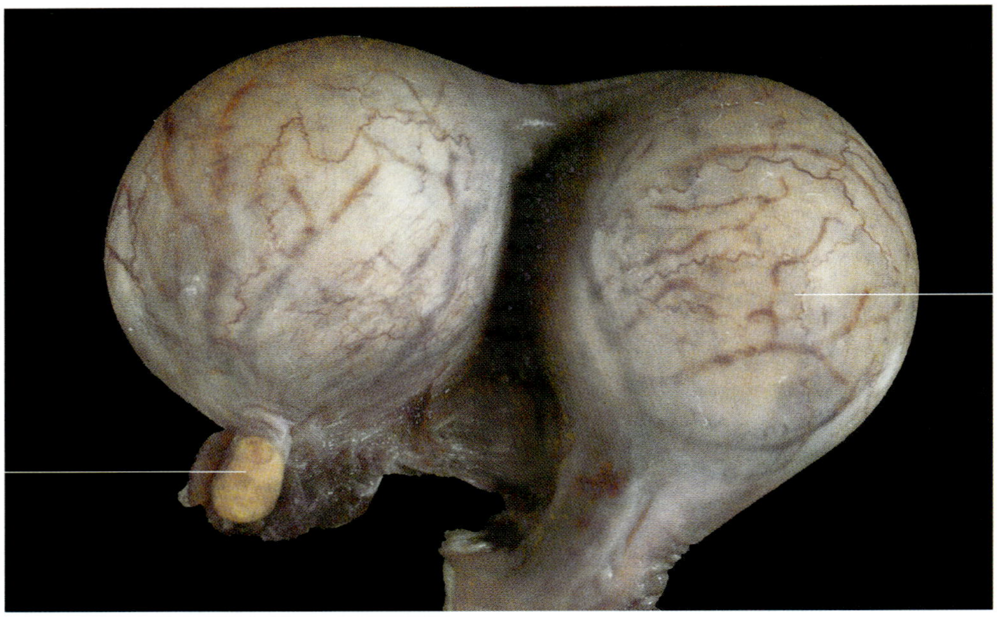

Abb. 11-26. Uterushorn einer trächtigen Katze, Aufnahme Dr. S. Reese, München.

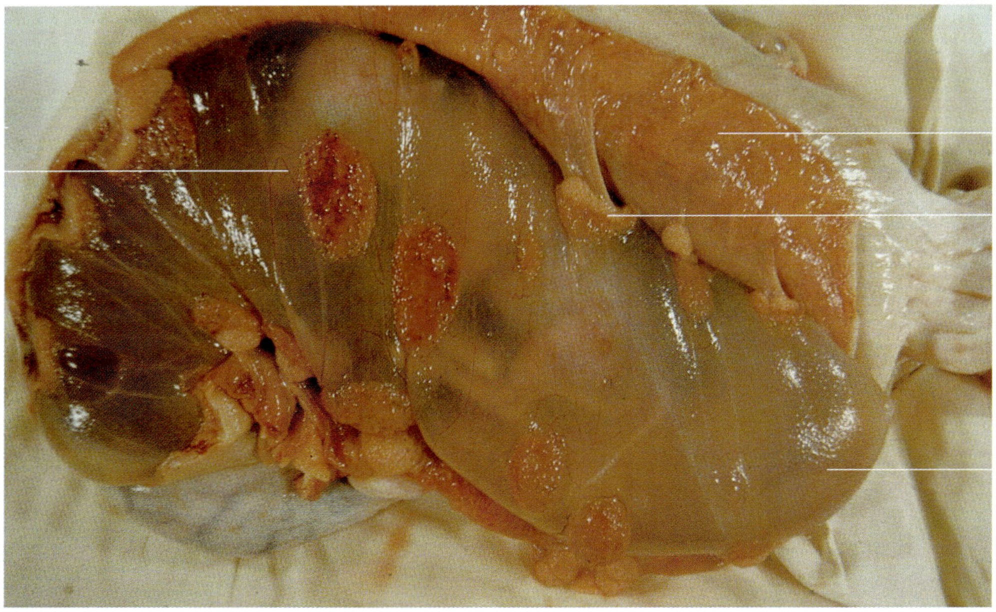

Abb. 11-27. Trächtiger Uterus eines Rindes mit Aufsicht auf den Fetus (3. Monat).

die Lateralwand des Scheidenvorhofes ist bei Hund und Pferd je ein **Schwellkörper (Bulbus vestibuli)** eingelagert.

Scham (Vulva)

Die Scham wird jederseits von einer **Schamlippe (Labium vulvae)** gebildet, die im dorsalen und ventralen Schamwinkel zusammentreffen. Der dorsale Winkel ist abgerundet, der ventrale spitz. Nur bei der Stute ist dies umgekehrt (Abb.11-36 u. 37).

Im Ventralwinkel findet sich der **Kitzler (Clitoris)**. Analog zum Penis setzt auch er sich aus den beiden am Arcus ischiadicus entspringenden **Crura,** dem **Corpus** und der **Glans clitoridis** zusammen. Die Clitoris ist in der **Fossa clitoridis** des Scheidenvorhofs verborgen. Diese Vertiefung, die dem Präputium des männlichen Tieres entspricht, kann bei der Stute die Erreger von Deckseuchen beherbergen.

Ferner kommt bei der Stute der **Sinus clitoridis** vor, der dorsal der Clitoris bis zu drei Buchten mit entsprechenden Zugängen aufweist. Die stets vorkommende mediane Bucht

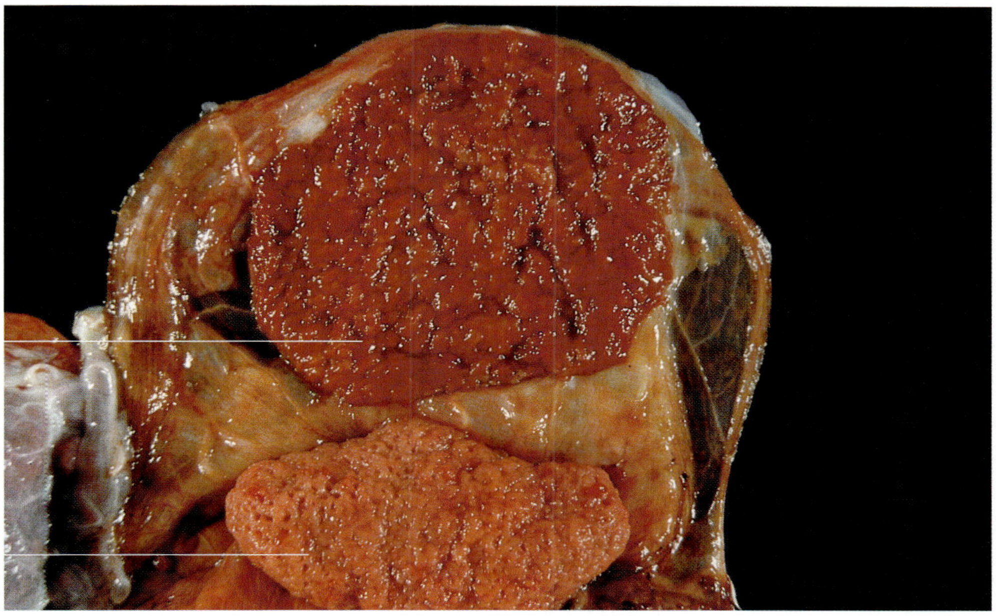

Abb. 11-28. Plazentom eines Rindes, bestehend aus einer fetalen Kotyledone und einer maternalen Karunkel (getrennt).

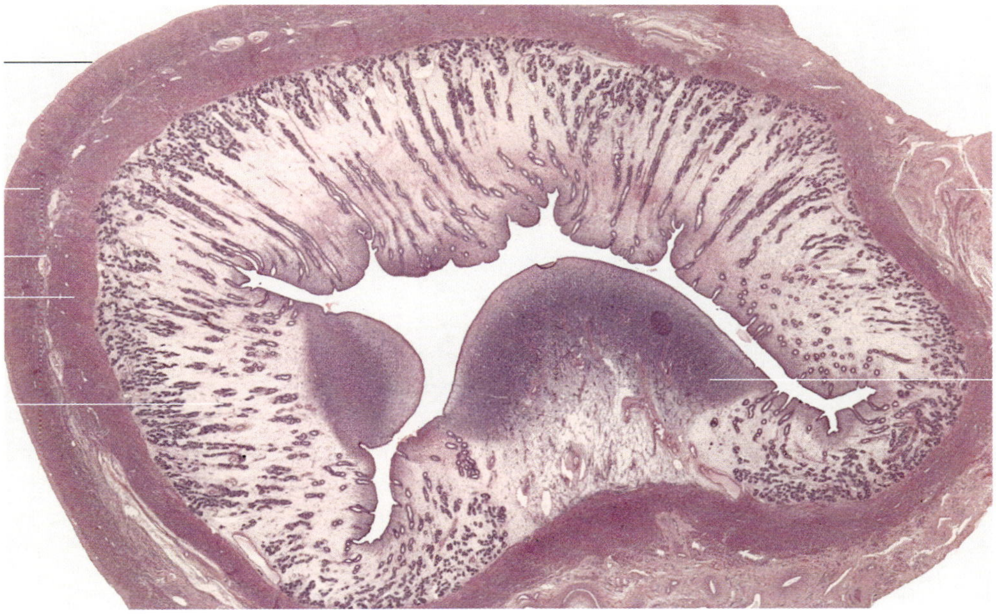

Abb. 11-29. Histologischer Schnitt durch den Uterus eines Schafes, aus Liebich, Funktionelle Histologie, 1999.

ist die größte und wird als Reservoir für den Erreger der kontagiösen Metritis angesehen (CEM 77) (Abb. 11-37).

Gekröse und Bänder des weiblichen Geschlechtsapparates (Adnexa)

Die Gekröseplatte des weiblichen Geschlechtsapparates wird in seiner Gesamtheit als **breites (Gebär)mutterband (Ligamentum latum uteri)** bezeichnet. Es besteht entsprechend den verschiedenen intraperitonäal liegenden weiblichen Geschlechtsorganen von vorne nach hinten aus dem **Mesovarium, Mesosalpinx** und dem **Mesometrium** (Abb. 11-23 u. 24). Das Lig. latum uteri ist insbesondere bei Rind und Pferd durch Einlagerungen glatter Muskulatur, die in das Stratum longitudinale des Myometrium übergeht (Abb. 11-32), verstärkt und besitzt eine aktive Tragefunktion für den Uterus.

Im **Eierstockgekröse (Mesovarium)** ziehen die **Eierstockgefäße (A. u. V. ovarica)** und in seinem kranialen Rand das **kraniale Keimdrüsenband (Ligamentum suspensorium ovarii)** zum Ovar. Bei der Ovariektomie der Hündin kann das Lig. suspensorium ovarii hier bei Zug

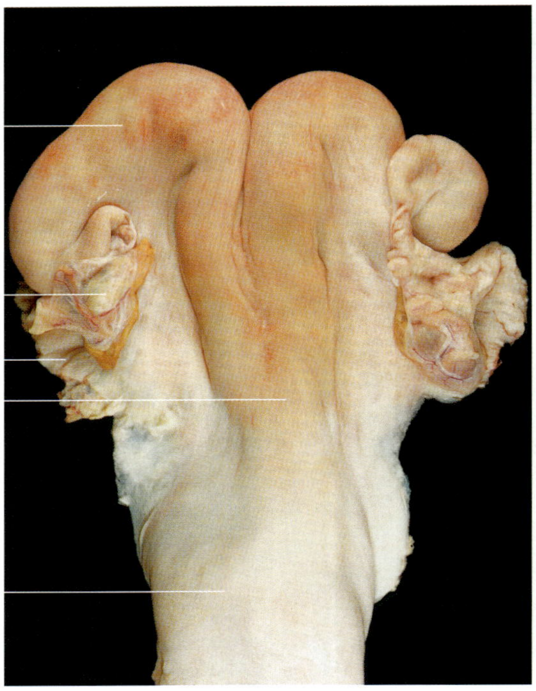

Abb. 11-30. Uterus eines Rindes mit Ovarium und Salpinx (Frischpräparat), Aufnahme Dr. J. Maierl, München.

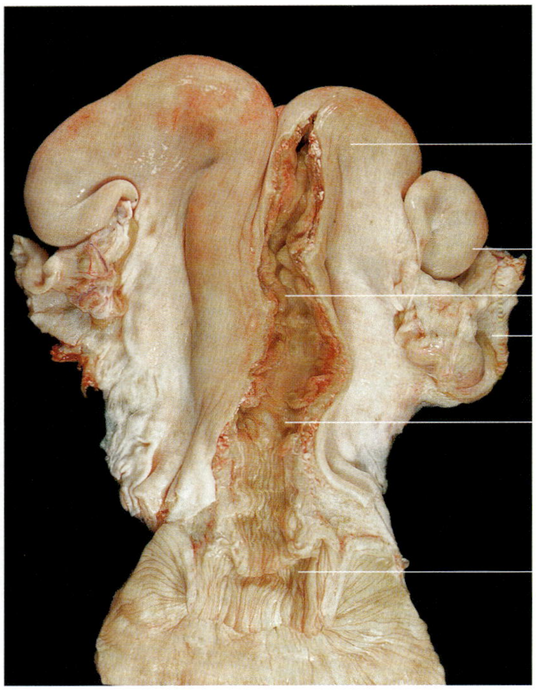

Abb. 11-31. Eröffneter Uterus eines Rindes mit Ovarium und Salpinx. (Frischpräparat), Aufnahme Dr. J. Maierl, München.

am Ovar als straffes nach kranial ziehendes Band ertastet und nachfolgend durchschnitten werden, um die Vorlagerung des Eierstocks zu erleichtern. Das **Eileitergekröse (Mesosalpinx)** hat seinen Ursprung nicht an der dorsalen Bauchwand, sondern spaltet sich eierstocknah lateral aus dem Eierstockgekröse ab und unterteilt dieses in das **Mesovarium proximale** und **distale**. Der tierartlich sehr verschieden weite Raum zwischen dem Mesovarium distale und dem Mesosalpinx bildet die **Eierstocktasche (Bursa ovarica)**, die den Eierstock umgibt.

Am **Gebärmuttergekröse (Mesometrium)** sind die Cornua und das Corpus uteri befestigt. An der Basis der Cornua uteri tritt die Tunica serosa von einem Uterushorn auf das andere über und bildet zwischen den Uterushörnern das **Ligamentum intercornuale**. Beim Rind ist dieses Band doppelt ausgebildet, so daß eine Nische entsteht, in die man bei der transrektalen Untersuchung einhaken kann, um den Uterus etwas kaudal zu verlagern (Abb. 11-32).

An der Cervix uteri und am Kranialabschnitt der Vagina weichen die beiden Serosalamellen auseinander, so daß die Lateralfläche dieser Organteile retroserös liegt.

An Bändern des weiblichen Geschlechtsapparates lassen sich das oben schon erwähnte **kraniale Keimdrüsenband (Ligamentum suspensorium ovarii)** und das **kaudale Keimstockband (Ligamentum inguinale ovarii)** unterscheiden. Das kaudale Keimdrüsenband kreuzt die keimleitenden Organe am Übergang vom Eileiter in die Uterushornspitze und wird hierdurch in das **Ligamentum ovarii proprium** und das **Ligamentum teres uteri** unterteilt. Das Lig. ovarii proprium zieht vom Ovar an die mediale Seite der Uterushornspitze. Von der Lateralfläche des Mesometrium in der Nähe der Uterushornspitze spaltet sich eine Serosafalte ab,

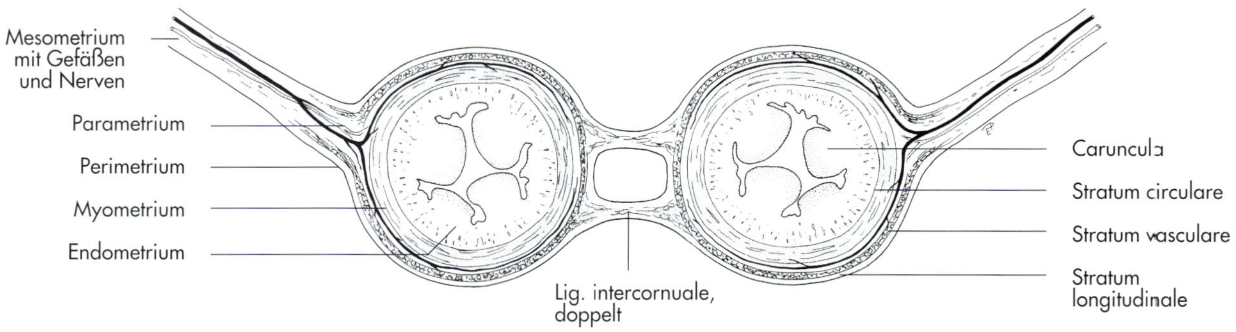

Abb. 11-32. Schematische Darstellung der beiden Uterushörner des Rindes in Höhe des Lig. intercornuale.

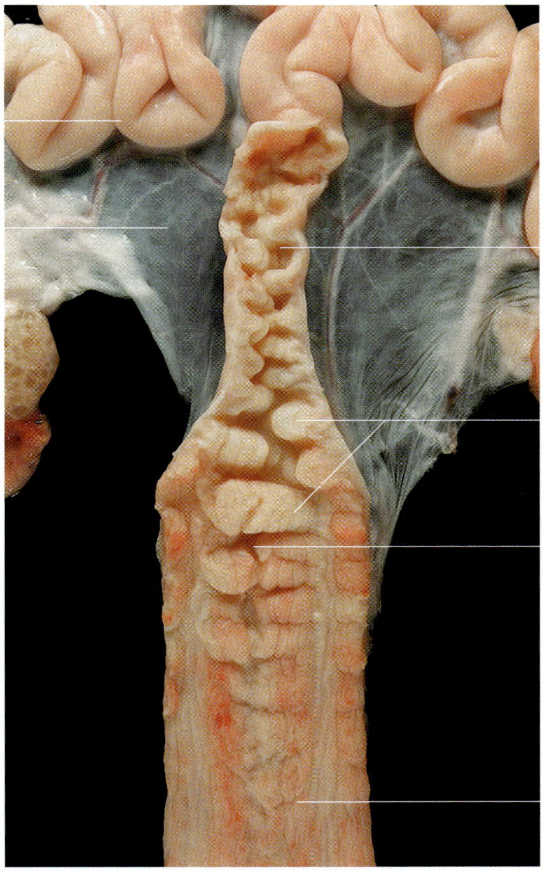

Abb. 11-33. Cervix uteri und Vagina eines Schweines (geöffnet), Aufnahme Dr. J. Maierl, München.

die zum **inneren Leistenring (Anulus inguinalis profundus)** zieht. Sie enthält in ihrem freien Rand das Lig. teres uteri, einen Strang aus fibrösem Gewebe und glatter Muskulatur. Bei der Hündin endet das Lig. teres uteri nicht am inneren Leistenring, sondern zieht durch den Leistenspalt (Canalis inguinalis), umhüllt vom Proc. vaginalis peritonei, der im Vergleich zu anderen weiblichen Haussäugetieren nur bei dieser Spezies ausgebildet ist. Bei älteren Hündinnen ist der Proc. vaginalis aufgrund reichlicher Fetteinlagerungen deutlich palpierbar und darf nicht mit pathologischen Veränderungen verwechselt werden. Die Ausbildung des Proc. vaginalis disponiert die Hündin zum Auftreten eines Leistenbruchs (Hernia inguinalis), eine Erkrankung, die bei den anderen weiblichen Haussäugetieren nur sehr selten auftritt.

Die Gekröse und Bänder des weiblichen Geschlechtsapparates finden ihre Entsprechung beim männlichen Geschlechtsapparat, die in Tab. 11-1 dargestellt sind.

Muskulatur der weiblichen Begattungsorgane

Die Muskulatur des Vorhofausgangs und der Scham besteht aus willkürlich innervierter **Skelettmuskulatur** (M. constrictor vestibuli, M. constrictor vulvae und M. ischiocavernosus). Zusammen mit Faszien und den Muskeln, die am Arcus ischiadicus liegen, bilden sie einen Teil des **Diaphragma pelvis.**

Tab. 11-1. Vergleich analoger Gekröse und Bänder der weiblichen und männlichen Keimdrüse (Ovarium bzw. Testis).

Gekröse		**Bänder**	
weibliches Tier	**männliches Tier**	**weibliches Tier**	**männliches Tier**
Mesovarium prox.	Mesorchium prox.	Lig. suspensorium ovarii	Lig. suspensorium testis
Mesovarium dist.	Mesorchium dist.	kraniales Keimdrüsenband (Lig. inguinale ovarii)	kraniales Keimdrüsenband (Lig. inguinale testis)
Mesosalpinx	Mesepididymidis	Lig. ovarii proprium	Lig. testis proprium
Bursa ovarica	Bursa testicularis	Lig. teres uteri	Lig. caudae epididymidis

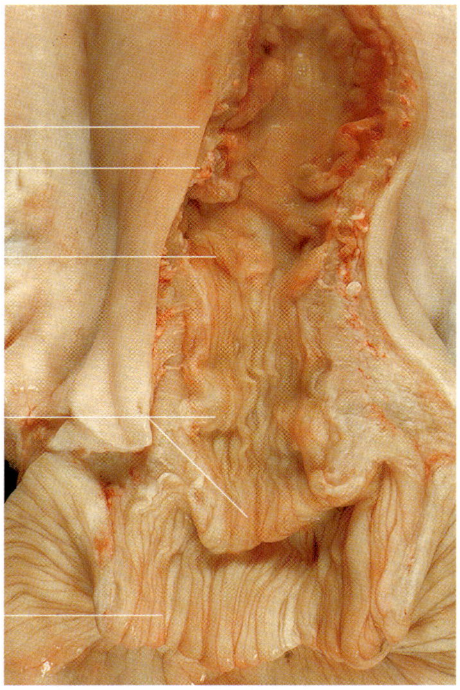

Abb. 11-34. Cervix eines Rindes (dorsal eröffnet).

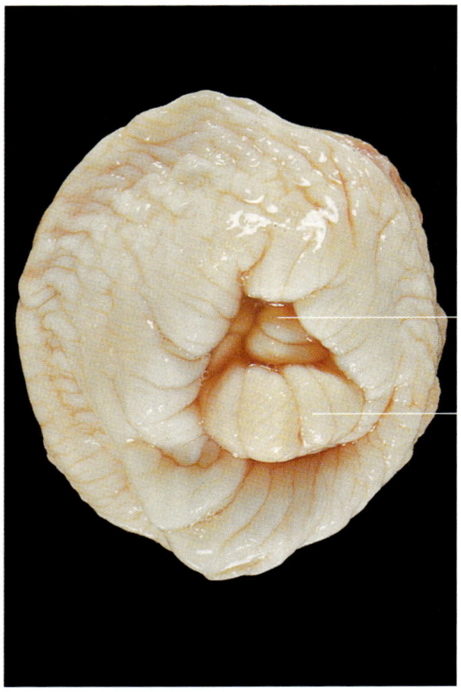

Abb. 11-35. Portio vaginalis eines Rindes.

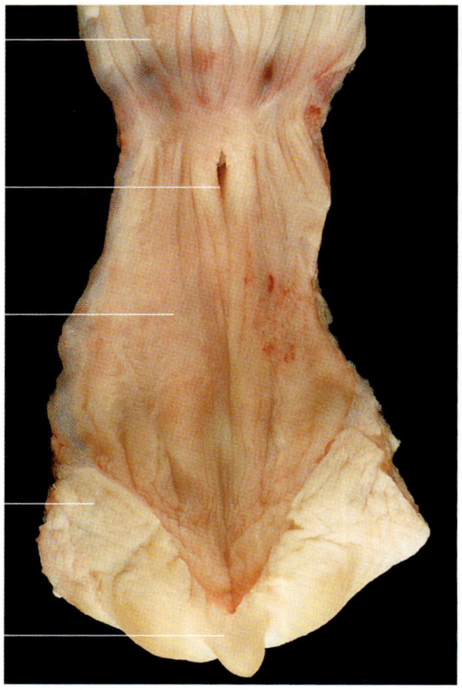

Abb. 11-36. Vagina und Vulva eines Schweines (dorsal eröffnet), Aufnahme Dr. J. Maierl, München.

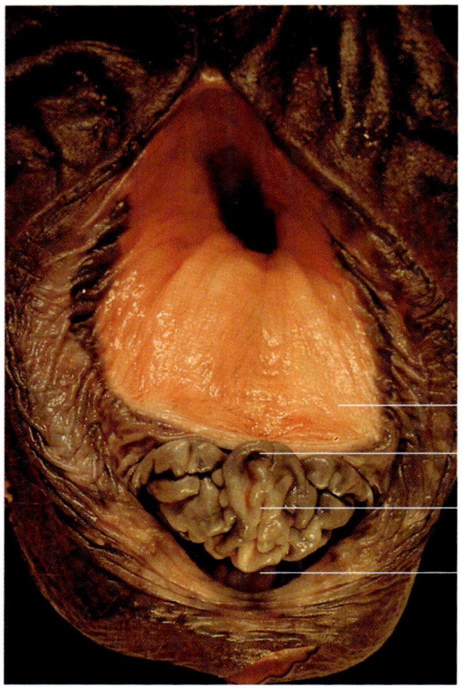

Abb. 11-37. Vulva einer Stute.

Das Gebiet zwischen After und Vulva wird als **Damm (Perineum)** bezeichnet. Bei Schwergeburten kommt es gelegentlich zum Dammriß.

Blutgefäße der weiblichen Geschlechtsorgane

Für die **Vaskularisation** der weiblichen Geschlechtsorgane sind grundsätzlich vier paarige Arterien zuständig, nämlich die:

- A. ovarica,
- A. uterina,
- A. vaginalis und
- A. pudena int.

Die **A. ovarica** entspringt aus der **Aorta abdominalis** und tritt in meanderartigem Verlauf an den Eierstock heran. Sie entläßt in Eierstocknähe den **R. ovaricus,** Äste für die **Tuba**

uterina und einen **R. uterinus.** Letzterer erreicht die Uterushornspitze und anastomosiert mit der A. uterina.

Der Uterus und die nachfolgenden Abschnitte werden von Ästen der **A. pudenda interna** vaskularisiert, wobei die **A. uterina** gemeinsam mit der **A. umbilicalis** entspringt. Bei der Stute ist die A. uterina ein Ast der **A. iliaca externa.** Sie erreicht im Mesometrium den Uterus und gibt hier kranial und kaudal gerichtete Äste ab. Die kranialen anastomosieren mit dem **R. uterinus** der **A. ovarica,** die kaudalen mit Ästen der **A. vaginalis.**

Die **A. uterina** (frühere Bezeichnung A. uterina media) wird beim Rind zur Bestätigung der **Trächtigkeitsdiagnose** herangezogen. Ab dem fünften Monat der Trächtigkeit wird bei der transrektalen Palpation dieser Arterie ein typisches **»Schwirren«** wahrgenommen.

Die **A. vaginalis** entspricht beim männlichen Tier der **A. prostatica.** Sie geht kranial Anastomosen mit der **A. uterina** ein.

Die **A. pudenda interna** gibt, bevor sie als **A. clitoridis** endet, Äste für das Rektum und das Perineum ab.

Bei der Hündin und der Katze sind die Vaskularisationsverhältnisse einfacher, da hier eine selbständig abgehende A. uterina fehlt. Die Blutversorgung des Uterus wird durch den R. uterinus der A. ovarica und besonders durch den R. uterinus der A. vaginalis (A. uterina) sichergestellt. Bei der Katze wird außerdem ein Ramus der A. ovarica beschrieben, der im kranialen Keimdrüsenband meanderartig kranial verläuft und mit der Nebennierenarterie anastomosiert. Dieser Ramus muß bei der Ovariektomie berücksichtigt werden.

Die **Venen** des weiblichen Geschlechtsapparats verlaufen mit den Arterien.

Die **V. ovarica** ist wesentlich umfangreicher als die A. ovarica. Sie vaskularisiert den größten Teil des Uterus. Diese Tatsache hat insoweit große Bedeutung, als die A. und V. ovarica eng aneinander gekoppelt verlaufen **(arteriovenöse Koppelung).** Beide Gefäße sind in einer gemeinsamen Bindegewebsscheide untergebracht. Der einander zugekehrte Wandabschnitt ist erheblich dünner als der übrige und erleichtert den Übertritt von im Uterus produzierten Prostaglandinen aus der Vene in die Arterie. Diese Substanzen leiten die Luteolyse des Gelbkörpers ein.

Die **V. uterina** ist sehr viel dünner als die A. uterina. Die V. vaginalis vaskularisiert umfangreiche Plexus in der Vagina und im Vestibulum vaginae.

Die **Lymphgefäße** ziehen vorwiegend zu den **Lymphonodi iliaci mediales** aber auch zu den **Lymphonodi lumbales aortici.** Bei der Stute kann im Lig. lat. uteri ein Ln. uterinus vorkommen.

Die **Innervation** der weiblichen Geschlechtsorgane ist **vegetativ.** Der Eierstock erhält parasympathische Fasern vom **N. vagus** und vom sakralen Teil des **Parasympathikus.** Sympathische Fasern stammen vom Plexus intermesentericus oder vom Plexus mesentericus caudalis. Der gesamte übrige weibliche Geschlechtsapparat wird von vegetativen Fasern des **Plexus pelvinus** versorgt.

Klinische Ausdrücke, die von anatomischen Namen abgeleitet werden:
Ovarialzysten, Ovariektomie, Hysterektomie, Ovariohysterektomie, Adnexitis, Metritis, Endometritis, Myometritis, Perimetritis, Parametritis, Vaginitis etc.

12 Organe des Herz-Kreislauf-Systems

H. E. König, J. Ruberte und H.-G. Liebich

Zu den Organen des Herz-Kreislauf-Systems (Systema cardiovasculare) gehören **Herz** und **Gefäße.** In den **Blutgefäßen** zirkuliert das **Blut.** Die **Lymphgefäße** sind als ein **Drainagesystem** angelegt und führen die Körperflüssigkeit in Form der **Lymphe** aus dem Interstitium ins Blut zurück.

Die **Aufgabe des Blutes** ist die Versorgung der Gewebe mit Sauerstoff und allen anderen für ihre Funktion notwendigen Substanzen. Gleichzeitig werden Stoffwechselprodukte für den Abbau bzw. zum Zwecke der Ausscheidung in die Leber, die Nieren und die Lunge transportiert. Das Blut zirkuliert in den Blutgefäßen, die ein **geschlossenes Röhrensystem** bilden. Es wird durch die Pumpfunktion des Herzens zeitlebens in Bewegung gehalten. Das Blutvolumen der Haussäugetiere beträgt 6–8% des Körpergewichts. Die einzige Tierart, die hiervon eine Ausnahme macht, ist die Katze, bei der das Blutvolumen lediglich 4% ihres Körpergewichts beträgt. Die Katze ist deshalb anämieanfälliger als andere Spezies.

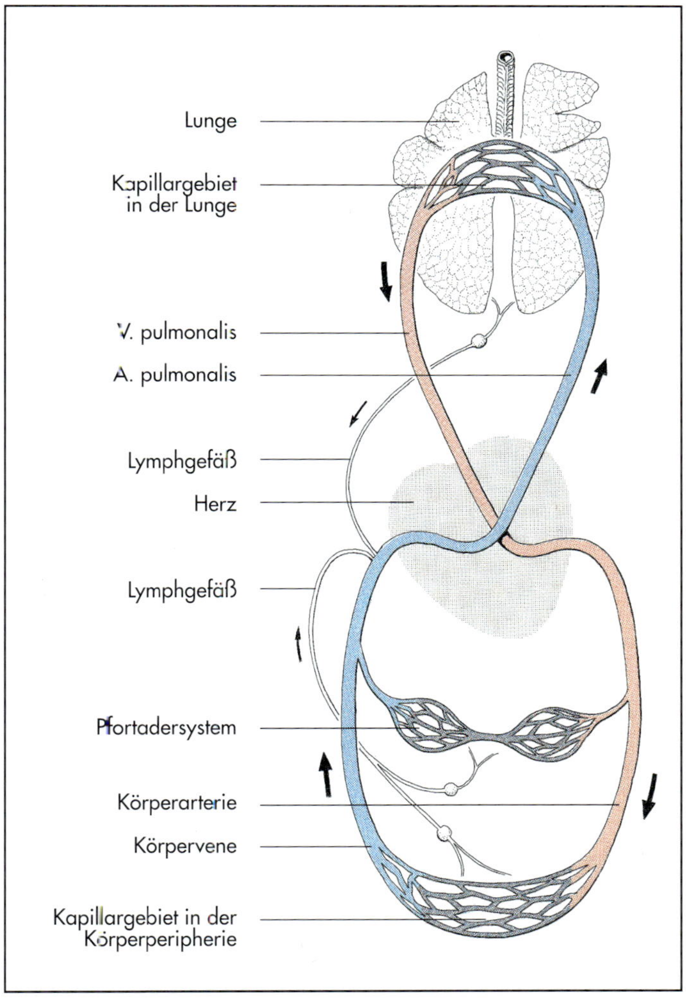

Abb. 12-1. Schematische Darstellung des Kreislaufs, nach Leonhardt, 1991.

Die **Zirkulationszeit,** die ein Blutkörperchen braucht, um im Körper den Weg von einer V. jugularis externa zu der gegenüberliegenden zurückzulegen, beträgt für Großtiere ca. 30 Sekunden, für mittelgroße ca. 15 Sekunden und für die Katze ca. 7 Sekunden.

Der **Weg der Lymphe** beginnt in den von Kapillaren versorgten peripheren **Geweben.** Dort wird die im Zuge der Gewebsernährung aus den Blutgefäßen ausgetretene Gewebsflüssigkeit von **blind endenden Lymphkapillaren** (»Drainagesystem«) aufgenommen. Über kleine und große Lymphgefäße wird die Lymphe wieder dem **venösen Schenkel** des großen Kreislaufs zugeführt. In die Lymphgefäße sind die **Lymphknoten** als Organe der körpereigenen Abwehr eingeschaltet.

Im nachgeburtlichen Kreislauf der Haussäugetiere unterscheidet man den **großen** oder **Körperkreislauf** zur Versorgung aller Organe und den **kleinen** oder **Lungenkreislauf,** der den Gasaustausch bewerkstelligt. Beide sind in der Form einer 8 hintereinander geschaltet, wobei an ihrer Kreuzung das als Saug- und Druckpumpe agierende **Zentralorgan,** das **Herz,** liegt (Abb. 12-1).

Der **Weg des Blutes** beginnt im **großen Kreislauf,** im **linken Vorhof des Herzens**, von wo das Blut in die linke Herzkammer gelangt. Von hier wird es durch die Kontraktion der Herzkammer in die **Körperschlagader (Aorta)** gepreßt und erreicht über die Arterien und Arteriolen des Körpers die **Kapillargebiete der Gewebe und Organe**. Aus den Beckengliedmaßen und der kaudalen Rumpfhälfte fließt das Blut über die **kaudale Hohlvene (V. cava caudalis),** aus dem Kopf, den Vordergliedmaßen und der kranialen Rumpfhälfte über die **vordere Hohlvene (V. cava cranialis)** in den **rechten Vorhof des Herzens** zurück.

Aus der Bauchhöhle wird aus den Kapillargebieten des Darms und den übrigen unpaaren Organen das Blut zunächst

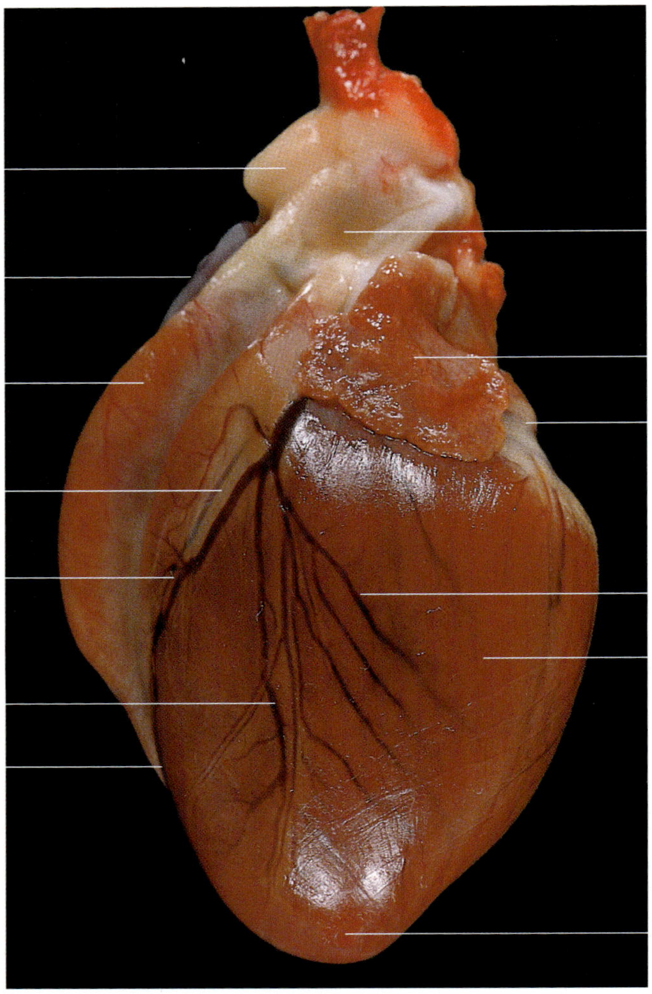

Abb. 12-2. Herz einer Katze (Facies auricularis), aus König, Anatomie der Katze, 1992.

von der **Pfortader (V. portae)** gesammelt, um nach **Passage der Leber** ebenfalls über die **kaudale Hohlvene** in den rechten Vorhof zu gelangen.

Der **kleine Kreislauf** beginnt im **rechten Vorhof,** von wo das Blut in die rechte Herzkammer strömt. Diese preßt es in den **Truncus pulmonalis** und in die **Lungenarterien** bis ins **Kapillargebiet der Lunge**. Die **Lungenvenen (Vv. pulmonales)** leiten das mit **Sauerstoff** angereicherte Blut in den **linken Vorhof** zurück.

Herz (Cor)

Das Herz, das **Zentralorgan des Herz-Kreislauf-Systems, ist ein vierkammeriges Hohlorgan,** das überwiegend aus dem **Herzmuskel (Myocardium)** besteht. Es wird von dem allseits geschlossenen **Herzbeutel (Pericardium)** umhüllt und liegt in der Brusthöhle im **Mittelfellspalt (Mediastinum).**

Herzbeutel (Pericardium)

Der Herzbeutel schmiegt sich eng an das Organ an. Lediglich ein kapillarer Spalt, die **Herzbeutelhöhle (Cavum pericardii),** füllt den dazwischenliegenden Raum aus. Dieser schließt die **Herzbeutelflüssigkeit (Liquor pericardii)** ein, die bei Entzündungen vermehrt sezerniert werden kann.

Bei Ultraschalluntersuchungen wird dann der Raum der Herzbeutelhöhle deutlich als echofreie Zone sichtbar.

Am Herzbeutel (s. Kap. 6, »Körperhöhlen« S. 1) unterscheidet man von innen nach außen ein:

- Pericardium serosum,
  - Lamina visceralis (Epicardium),
  - Lamina parietalis und
- Pericardium fibrosum.

Das **Pericardium serosum** legt sich außen dem Herzen als **Epicardium** in Form der **Lamina visceralis** auf. Es bedeckt den Herzmuskel, die Herzkranzgefäße und das Fett der Herzoberfläche. Die Lamina visceralis geht an der Herzbasis in die **Lamina parietalis** der Serosa des Herzbeutels über. Dabei werden die großen Gefäße von Serosa umscheidet. Zwischen beiden großen Arterien einerseits und den Venen andererseits entsteht während der fetalen Entwicklung in der Herzbeutelhöhle ein Herzbeuteldurchgang (Sinus transversus

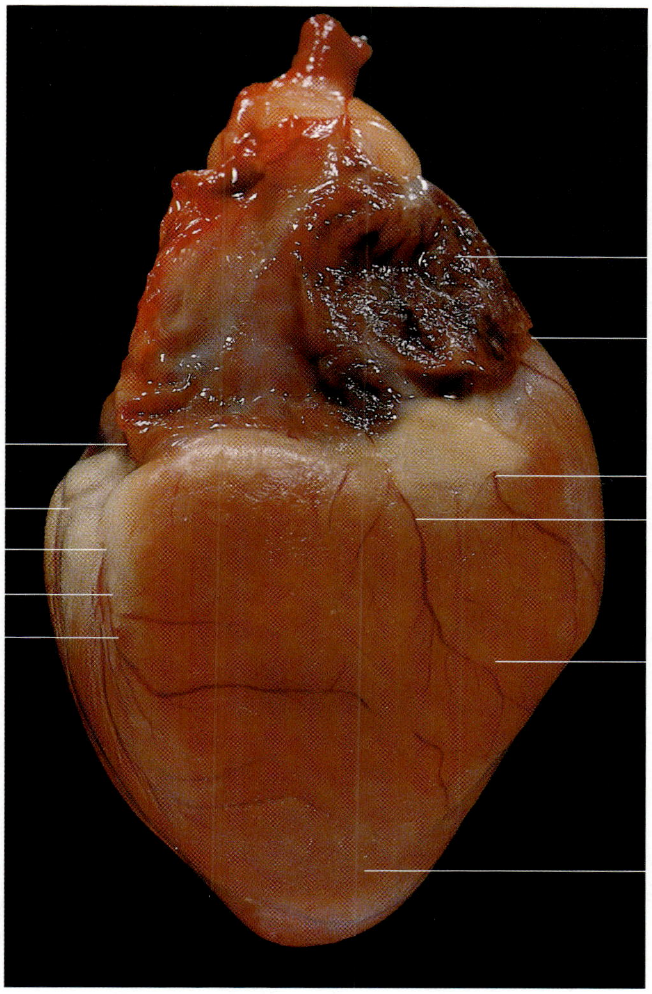

Abb. 12-3. Herz einer Katze (Facies atrialis), aus König, Anatomie der Katze, 1992.

pericardii). Zwischen den Umschlagstellen an den Venen bleibt eine Nische (Sinus obliquus pericardii).

Außerhalb der Lamina parietalis, der Serosa des Herzbeutels, findet sich die **Eigenschicht des Herzbeutels (Pericardium fibrosum),** die aus derben, einander überkreuzenden Kollagenfasern besteht.

Die Eigenschicht des Herzbeutels setzt sich ventral in Form von Bändern fort, man unterscheidet dort das:

- Lig. sternopericardiacum,
- Lig. phrenicopericardiacum.

Das **Ligamentum sternopericardiacum** heftet die faserige Schicht des Herzbeutels an das Brustbein an, beim Hund auch an das Diaphragma **(Ligamentum phrenicopericardiacum).** Das Pericardium fibrosum wird außen von der **Pleura mediastinalis** überzogen, die hier **Pleura pericardiaca** heißt. Zwischen Pleura und Perikard verläuft auf beiden Seiten der N. phrenicus.

Der Herzbeutel ist nur eingeschränkt dehnbar. Eine plötzliche Ansammlung von Flüssigkeit im Herzbeutel führt zur sog. Herzbeuteltamponade. Das Herz wird dabei komprimiert und in seiner Tätigkeit behindert. Der Herzbeutel kann sich aber bei Herzvergrößerung durch anhaltendes Training über lange Zeit sehr wohl vergrößern. Auch bei chronischen Erkrankungen (Pericarditis traumatica des Rindes) kann sich der Herzbeutel beträchtlich erweitern, so daß hier eine größere Menge an Flüssigkeiten ansammeln kann.

Lage des Herzens

Das Herz liegt mit dem Herzbeutel im **mittleren Mediastinum**. Etwa 60% des Herzens sind **links von der Medianebene** gelagert. Es befindet sich zwischen der **dritten und sechsten Rippe,** bei Katze und Hund reicht es bis zur **siebenten.**

Die Form des Herzens ist konisch mit der Basis nach dorsal und der Spitze zum Sternum gerichtet. Beim Hund und bei der Katze ist die Herzachse so gekippt, daß die Basis kraniodorsal und die Spitze mehr kaudoventral zeigt.

Die **Herzbasis** liegt in etwa in **Höhe einer Horizontalebene durch die Thoraxmitte**. Bei Großtieren ist das Herz der klinischen Untersuchung nicht gut zugängig, da das Projektionsfeld des Herzens größtenteils von den Gliedmaßen bedeckt wird. Teile der rechten und der linken Herzfläche sind zusätzlich von den luftgefüllten Lungen umgeben, eine Tatsache, die bei der Katze und beim Hund gut im

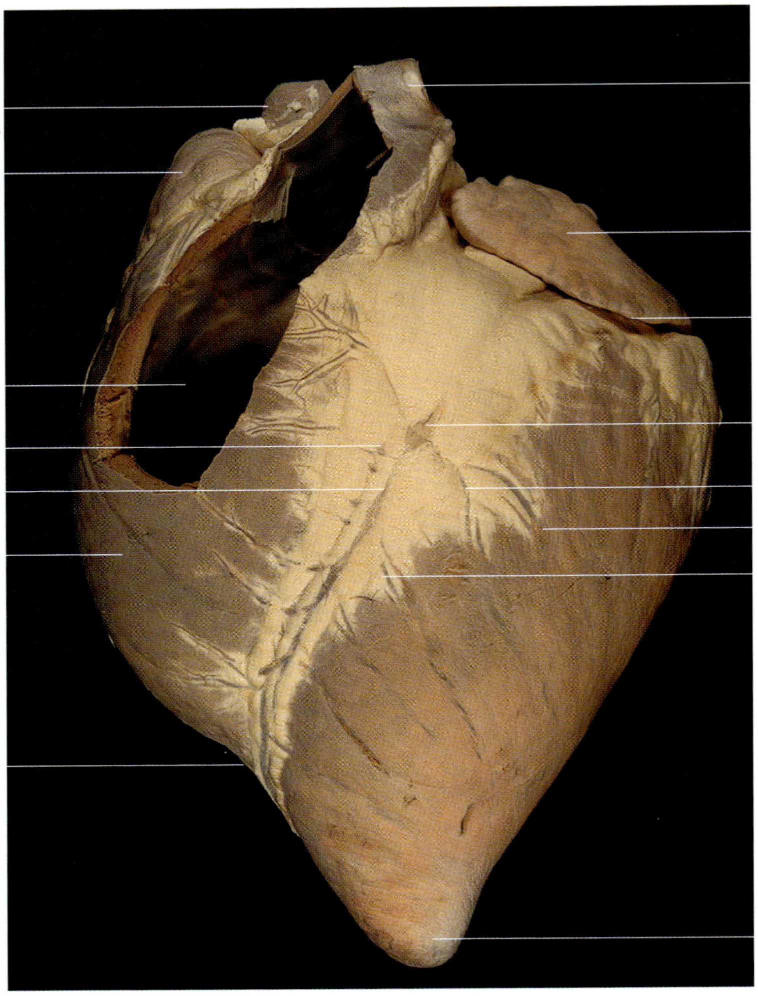

Abb. 12-4. Herz eines Pferdes (Facies auricularis), Aufnahme Dr. J. Maierl, München.

Röntgenbild zu erkennen ist. Das Herz steht seitlich indirekt mit der Thoraxwand in Kontakt, allein getrennt durch Herzbeutel und Pleuralhöhle.

Diese Kontaktfläche ist für die klinische Untersuchung von Bedeutung. Als ein umschriebenes Feld kann hier durch Perkussion die sog. Herzdämpfung festgestellt werden. Beim Hund liegt dieses linksseitig im 4. bis 6. Interkostalraum zwischen Sternum und Rippenfuge, rechtsseitig im 4. bis 5. Interkostalraum. Beim Rind ist das Perkussionsfeld beidseitig im 3. bis 4. Interkostalraum und beim Pferd linksseitig in Höhe des Ellbogengelenks im 3. bis 5. Interkostalraum zu suchen.

Der **Kaudalrand** des Herzens ist dem **Diaphragma** unmittelbar benachbart. Diese Lage kann beim Rind klinische Bedeutung erlangen, da sich dem Zwerchfell kaudal der Netzmagen anlegt. Gelangen mit der Nahrung spitze Fremdkörper in die Haube, können diese u. U. die Wand des Vormagens und das Diaphragma durchbrechen und damit zu einer Verletzung des Herzbeutels und des Herzens führen.

Äußere Form und Einteilung des Herzens

Das Herz besteht aus einer **linken arteriellen** und einer **rechten venösen Hälfte,** die jeweils zwei Kammern, eine **Vorkammer (Atrium cordis)** und eine **Hauptkammer (Ventriculus cordis)** beinhaltet (Abb. 12-2ff.). Rechte und linke Herzhälfte sind durch eine vollständige **Scheidewand (Septum interventriculare)** voneinander getrennt (Abb. 12-6).

Die Vorkammern liegen an der Herzbasis und umgreifen mit ihren nach links gerichteten **Herzohren (Auricula cordis)** den Anfangsteil der **Aorta** und des **Truncus pulmonalis.** Das Herz ist zur **Spitze (Apex cordis)** hin konisch geformt und beidseitig, entsprechend der Thoraxform, abgeplattet. Der **Kranialrand (Margo ventricularis dexter)** ist bei jungen Tieren dem Thymus benachbart. Der **Kaudalrand (Margo ventricularis sinister)** liegt dem Zwerchfell an.

Die **rechte Fläche (Facies atrialis)** zeigt den von der **Herzkranzfurche (Sulcus coronarius)** zur **Herzspitze (Apex cordis)** ziehenden **Sulcus interventricularis dexter** seu **subsinuosus** (Abb. 12-3 u. 5). Auf der **linken Fläche (Facies auricularis)** verläuft vom Sulcus coronarius zum distalen Drittel des Margo cranialis der **Sulcus interventricularis sinister** seu **paraconalis** (Abb. 12-2 u. 4). Auf der linken Seite des Herzens sind die beiden Herzohren sowie der Truncus pulmonalis und die Aorta sichtbar, auf der rechten Seite die beiden großen Körpervenen und die Vorhöfe.

Der Vorderrand des Herzens ist leichter eindrückbar als der Kaudalrand, da die Wand der rechten Hauptkammer

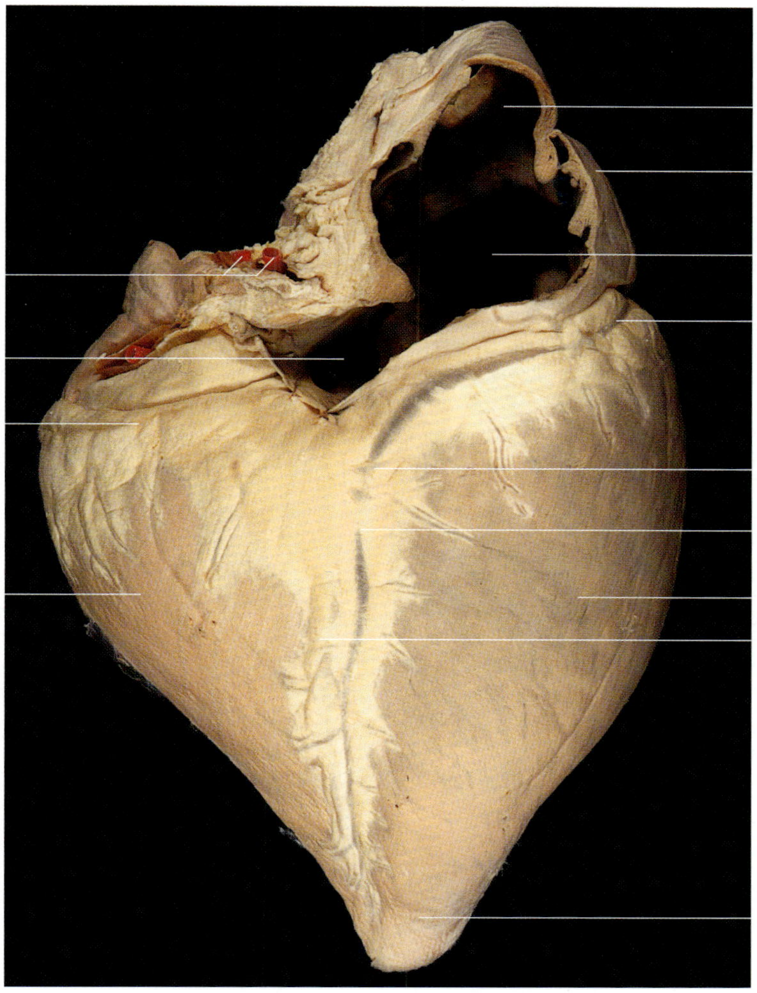

Abb. 12-5. Herz eines Pferdes (Facies atrialis), Aufnahme Dr. J. Maierl, München.

dünner als die der linken ist. Der Sulcus interventricularis paraconalis markiert nach außen die Lage des **Septum interventriculare** (Abb. 12-5 u. 6).

In der Herzkranzfurche und den rechts und links abzweigenden Sulci verlaufen die **Herzkranzgefäße,** teilweise oder ganz von subepikardial gelegenem Baufett umgeben. Der Sulcus coronarius markiert die Lage des **Klappenapparates** des Herzens, eine hier gelegene gedachte Ebene wird **Ventilebene** genannt. In Höhe der Ventilebene werden die Aorta, der Truncus pulmonalis und die beiden Atrioventrikularöffnungen von ringförmig organisierten **Kollagenfaserbündeln (Anuli fibrosi)** umgeben. Sie stellen das Stützgewebe, auch **Herzskelett** genannt, dar.

Im **Anulus fibrosus** der Aorta treten Verknöcherungen auf, die **Ossa cordis.** Sie sind vor allem beim Rind zu finden, kommen aber bei anderen Tierarten ebenfalls als Herzknorpel, die im Alter verknöchern, vor. Bei der Katze bleibt dieser als Knorpel bestehen. Das Herzskelett trennt die Vorhofmuskulatur von derjenigen der Herzkammern. Es ist an einer einzigen Stelle perforiert, um dem Reizleitungssystem Durchtritt zu gewähren. Dadurch wird die Voraussetzung für die reibungslose Koordinierung des Zusammenspiels von atrialer und ventrikulärer Tätigkeit gegeben.

Kammersystem des Herzens

Herzvorhöfe (Atria cordis)

Rechter Vorhof (Atrium dextrum)

Im rechten Vorhof münden die beiden Hohlvenen und der Sinus coronarius (= erweiterte Mündung der Herzvenen). Im Septum atriale findet sich in der Nähe der Mündung der kaudalen Hohlvene die **Fossa ovalis,** Rest des beim Fetus offenen **Foramen ovale.** Zwischen der Mündung der kranialen und der kaudalen Hohlvene ragt ein kammartiger Muskelbalken (Tuberculum intervenosum) in das Innere des Vorhofs. Er leitet den Fluß des aus den Venen einströmenden Blutes zur Atrioventrikularöffnung. Die Innenfläche der **Herzohren (Auriculae cordis)** besitzt nach innen vorspringende **Muskelleisten (Mm. pectinati),** die unregelmäßig angeordnet sind (Abb. 12-6 u. 7).

Linker Vorhof (Atrium sinistrum)

Der linke Vorhof nimmt das sauerstoffreiche Blut auf, das durch die Vv. pulmonales einströmt. Das Herzohr ist dem des rechten Vorhofs ähnlich (Abb. 12-6 u. 7).

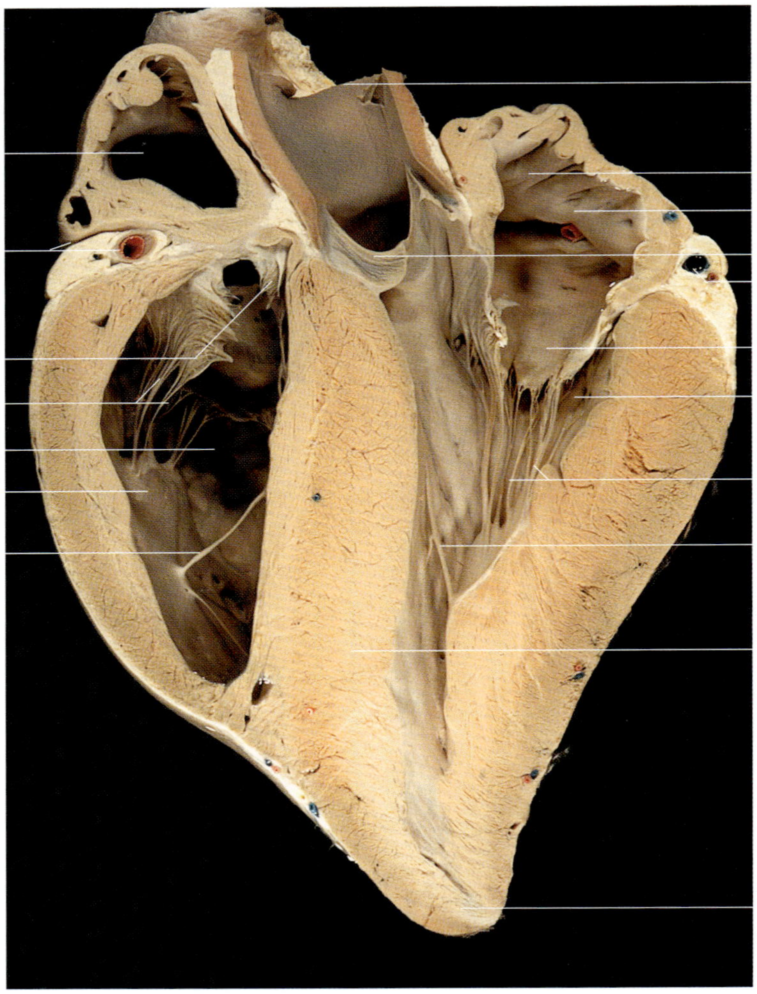

Abb. 12-6. Längsschnitt durch das Herz eines Pferdes, Aufnahme Dr. J. Maierl, München.

Herzkammern (Ventriculi cordis)

Die Herzkammern bilden die Hauptmasse des Herzens. Sie werden äußerlich sichtbar durch den Sulcus coronarius von den Vorhöfen getrennt (Abb. 12-2ff.).

Rechte Herzkammer (Ventriculus cordis dexter)

Die rechte Herzkammer liegt kranial halbmondförmig der linken Kammer an, ohne jedoch die Herzspitze zu erreichen (Abb. 12-6, 7, 8 u. 9). Sie nimmt über die Atrioventrikularöffnung das venöse Blut aus dem rechten Vorhof auf und pumpt es durch die trichterförmige Ausstrombahn, den **Conus arteriosus,** in den Truncus pulmonalis und somit in die Lunge. Der Conus arteriosus liegt links von der Hauptkammer und wird durch die Crista supraventricularis von dieser getrennt.

Diese **Crista supraventricularis** hat die Form eines Muskelbalkens, der im kranialen Bereich vom Dach der rechten Hauptkammer nach ventral vorspringt.

In der **rechten Atrioventrikularöffnung** liegt die **dreizipfelige Atrioventrikularklappe (Valva atrioventricularis dextra** seu **tricuspidalis)** (Abb. 12-6–9). Ihre **Zipfel (Cuspes)** sind am Herzskelett befestigt und am äußeren Rand miteinander verschmolzen. Die Valva tricuspidalis ist des weiteren mit Hilfe von **Sehnenfäden (Chordae tendineae)** an den nach innen vorspringenden **Warzenmuskeln (Mm. papillares)** verankert. Der wandständige der drei Warzenmuskeln ist größer als die beiden anderen, er wird deshalb auch **M. papillaris magnus** genannt.

Die **einzelnen Zipfel der Atrioventrikularklappen** sind derart an den Mm. papillares fixiert, daß die Chordae tendineae eines Warzenmuskels je zur Hälfte zu zwei benachbarten Klappenzipfeln ziehen. Diese Anordnung beugt einem Durchschlagen der Klappe in den Vorhof während der Systole vor.

Die rechte Herzkammer wird von einem oder mehreren vom Septum zur Außenwand verkehrenden **Muskelbalken (Trabecula septomarginalis)** durchquert (Abb. 12-6). Im unteren Teil der Herzkammer ragen eine Vielzahl unregelmäßiger **Muskelbälkchen (Trabeculae carneae)** ins Innere. Sie sollen Turbulenzen im Blutstrom verringern. Die Valva atrioventricularis dext. hat die Funktion eines Rückschlagventils. Sie verhindert während der Systole die Rückkehr des Blutes in die Vorkammer. In der darauffolgenden Diastole wird das Blut durch die dreiteilige **Taschenklappe (Valva trunci pulmonalis)** davon abgehalten in die rechte Kammer zurückzufließen (Abb. 12-8). Diese Taschenklappe liegt am

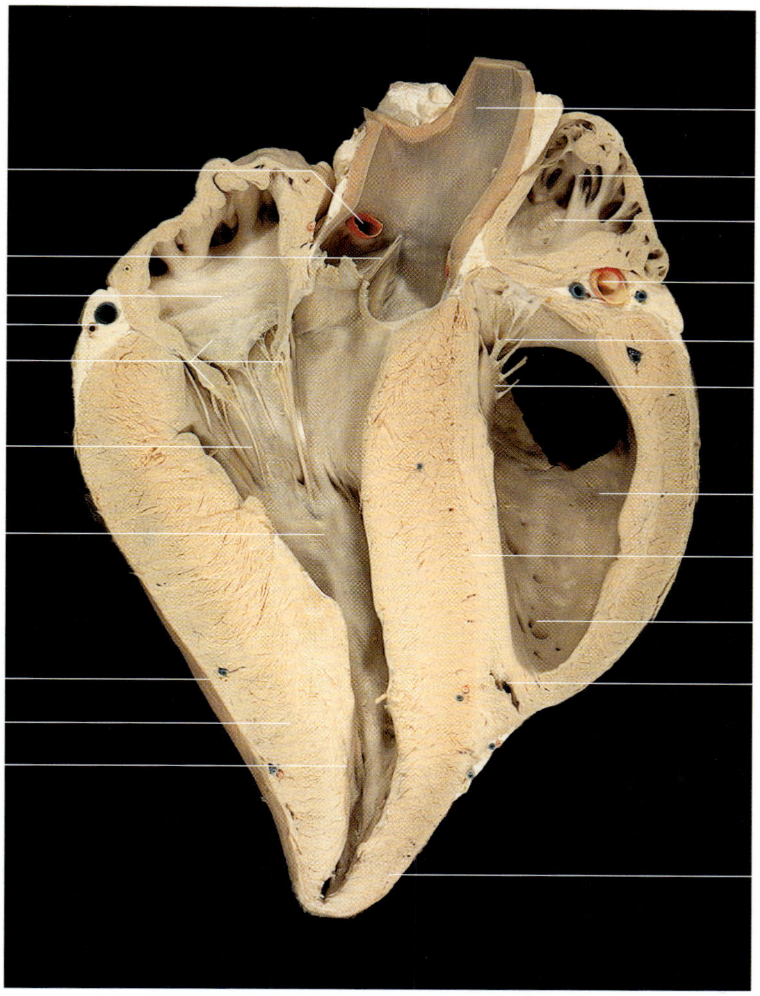

Abb. 12-7. Längsschnitt durch das Herz eines Pferdes, Aufnahme Dr. J. Maierl, München.

Ursprung des Truncus pulmonalis und besteht aus drei halbmondartigen, schwalbennestförmigen **Valvulae semilunares.** Ihr freier Rand ist leicht verdickt und trägt in seiner Mitte je ein kleines **Knötchen (Nodulus valvulae semilunaris).** Dieses dient der raschen Schließung der Klappe.

Linke Herzkammer (Ventriculus cordis sinister)

Die linke Herzkammer kommuniziert über das **Ostium atrioventriculare sinistrum** mit dem linken Vorhof. Sie erstreckt sich bis in die **Herzspitze** (Abb. 12-6, 7 u. 8). Ihre Wand ist wesentlich stärker als die der rechten Kammer, das Volumen beider Kammern ist jedoch gleich. Bei der Katze werden zwei Querbalken, Trabeculae septomarginales, beschrieben, die vom Septum zu den Papillarmuskeln ziehen.

Die **linke Artrioventrikularklappe (Valva atrioventricularis sinistra (Valva bicuspidalis** seu **mitralis)** ist **zweizipfelig** (Abb. 12-8 u. 9). Demnach sind auch lediglich zwei Papillarmuskeln vorhanden, deren Chordae tendineae wie in der rechten Kammer je zur Hälfte zu jeder Klappe ziehen. Die Austreibungsbahn und das Ostium aortae nehmen im Bezug auf das ganze Herz eine zentrale Position ein. Die im Ostium aortae gelegene **Taschenklappe (Valva aortae)** ist ähnlich wie die des Truncus pulmonalis strukturiert (Abb. 12-8 u. 9), die Noduli valvularum treten jedoch deutlicher hervor. Über den Semilunarklappen wölbt sich die Aorta zu drei Sinus aortae aus. Aus dem rechten und linken Sinus entspringen die entsprechenden **Koronararterien.**

Wandbau des Herzens

Die Herzwand besteht aus drei Schichten (Abb. 12-7), nämlich dem:

- Endocardium,
- Myocardium,
- Epicardium.

Das **Endocardium,** eine dünne glatte Schicht, kleidet sämtliche Innenräume des Herzens aus, bedeckt beidseitig die Herzklappen und setzt sich als Intima in die Blutgefäße fort.

Das **Myocardium** bildet die muskulöse Grundlage des Herzens, den Herzmuskel im eigentlichen Sinn. Dieser besteht aus einer Sonderform von quergestreiftem Muskelgewebe. Die Muskelzellen gehen im Herzmuskel End-zu-End-Verbindungen miteinander ein (Verzweigung), so daß ein Raumgitter entsteht. Die Zellgrenzen werden **Glanzstreifen**

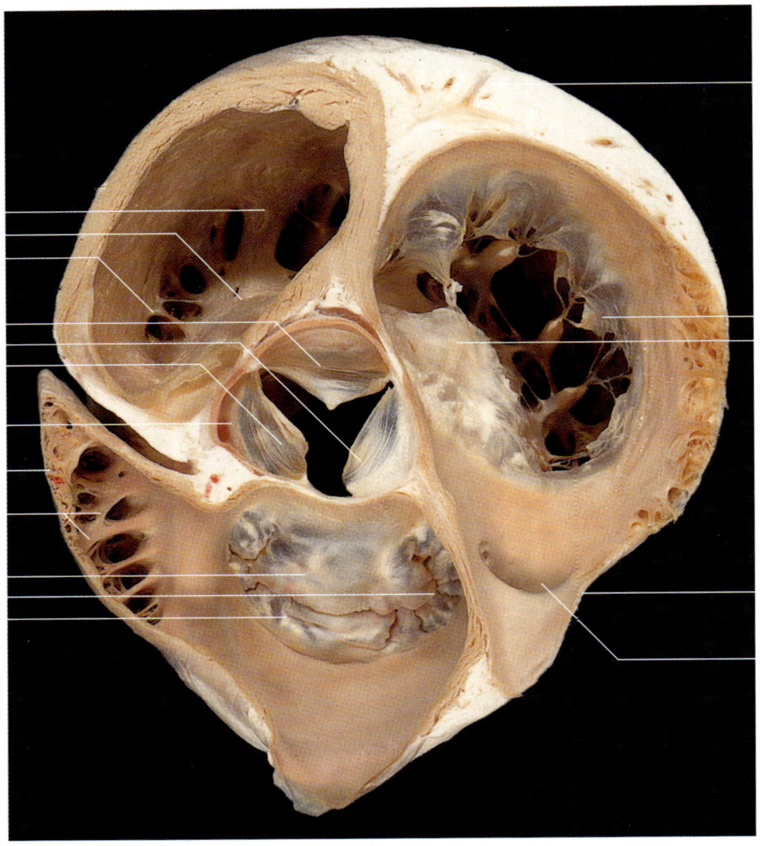

Abb. 12-8. Querschnitt durch das Herz eines Pferdes in Höhe der beiden Vorkammern, Aufnahme Dr. J. Maierl, München.

(Disci intercalares) genannt. Die Zellkerne liegen zentral inmitten der Muskelzelle. Herzmuskelzellen ermüden nicht, diese sind, obwohl quergestreift nicht dem zerebrospinalen, sondern dem autonomen Nervensystem unterworfen. Die Reizantwort der Herzmuskelzellen unterliegt dem Alles-oder-Nichts-Gesetz.

In den **Vorhöfen** verläuft das Myokard bogenförmig, an den Gefäßmündungen sind zirkuläre und schlingenförmige Muskelzüge ausgebildet. Die Fasern setzen am Herzskelett an. Das Myokard der **Herzkammern** besteht ähnlich wie bei anderen Hohlorganen aus einer äußeren Längs-, einer mittleren Ring- und einer inneren Längsmuskelschicht.

Die Muskelzüge der **äußeren Längsschicht** umfassen beide Kammern. Sie verlaufen in nach links gerichteten Schrauben zur Herzspitze und ziehen auf der anderen Seite wieder hoch. Einige Muskelfasern dringen an der Herzspitze nach innen, scheren mit anderen Fasern der Ringmuskelschicht aus und bilden die innerste Längsmuskelschicht. Einige Faserbündel enden an den Papillarmuskeln.

Die **mittlere Ringmuskelschicht** ist vorwiegend im linken Ventrikel und an den Ausstrombahnen vertreten. Sämtliche Muskelfasern des Herzens entspringen und enden am **Herzskelett.** Das Ausmaß der Entwicklung des Herzmuskels in den einzelnen Abschnitten des Herzens stimmt mit deren Beanspruchung überein. Die Wand der Vorhöfe ist muskelschwach, die der rechten Herzkammer (Lungenkreislauf) dünner als die der linken (Körperkreislauf). Bei Stenose oder Insuffizienz einer Herzklappe hypertrophiert und/oder dilatiert die Muskulatur der vorgeschalteten Herzkammer, eine Tatsache, die man klinisch am Röntgenbild und mit Ultraschall nachweisen kann.

Gefäße des Herzens

Das Herz wird sehr gut mit Blut versorgt. Beim Menschen werden dafür 5% des Ausstoßes des linken Ventrikels verwendet. Beim Tier soll der Prozentsatz noch höher sein, dies ist sicherlich vom Trainingszustand abhängig. Die **Herzkranz-** oder **Koronararterien** entspringen aus **zwei der drei Sinus der Aorta**, über den Taschenklappen (Abb. 12-7, 8, 10 u. 11). Man unterscheidet die:

- A. coronaria sin.,
- A. coronaria dext.

Die **A. coronaria sinistra** entspringt aus dem **linken Sinus** des **Bulbus aortae** (Abb. 12-7). Für gewöhnlich ist sie die größere der beiden. Diese Arterie zieht zwischen dem linken Herzohr und dem Truncus pulmonalis hindurch und erreicht den Sulcus coronarius. Hier teilt sie sich in einen absteigenden und einen in der Herzkranzfurche verlaufenden Ast. Der absteigende Zweig, **Ramus interventricularis paraconalis** folgt dem gleichbenannten Sulcus (Abb. 12-9). Er versorgt die linke Herzwand und große Teile vom Septum. Der im Sulcus coronarius weiterlaufende Zweig, **Ramus**

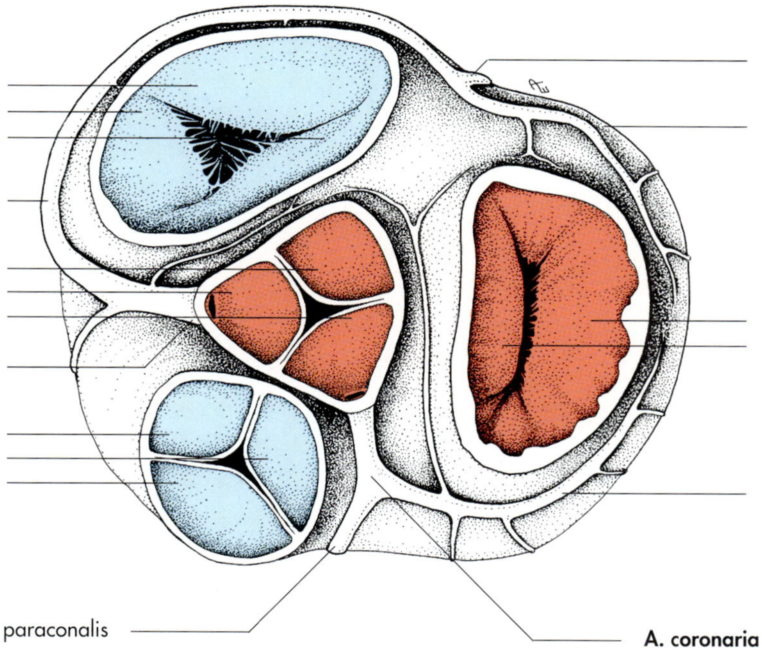

Abb. 12-9. Schematische Darstellung eines Querschnitts durch die Herzbasis des Pferdes in Höhe der beiden Vorkammern mit Ursprung der Herzkranzgefäße.

circumflexus (Abb. 12-9), umrundet kaudal die Herzkranzfurche und endet entweder in der Nähe des Sulcus interventricularis dext. (Pferd und Schwein) oder begleitet diesen noch bis zur Herzspitze (Katze, Hund und Wiederkäuer).

Die **A. coronaria dextra** entspringt aus dem **kranial** gerichteten **Sinus des Bulbus aortae** (Abb. 12-9). Sie zieht zwischen dem rechten Herzohr und dem Truncus pulmonalis hindurch und erreicht die Herzkranzfurche. Die A. coronaria dext. verläuft kranial in der Herzbasis und endet bei Hund und Wiederkäuern in Höhe des Sulcus interventricularis dext. Bei Pferd und Schwein zieht sie in diesem bis an die Herzspitze.

Diese Unterschiede in der Herzversorgung führen dazu, daß man von links-koronarer (Hund und Wiederkäuer) und beidseitig-koronarer (Schwein und Pferd) Herzversorgung spricht. Bei der Katze sind mehrere Varianten der Arterienversorgung des Herzens anzutreffen. Beim Menschen haben diese Arterienvariationen große klinische Bedeutung, bei den Haussäugetieren sind diese Kenntnisse jedoch lediglich von theoretischem Wert.

Die Arterien des Herzens sind **Endarterien,** ihre größeren Äste gehen daher keine Anastomosen ein. Bei Verschluß eines Ramus kommt es zum Herzinfarkt.

Die **Herzvenen** sammeln sich in der **V. cordis magna,** die im wesentlichen mit der A. coronaria sin. verläuft (Abb. 12-8). Kurz vor ihrer Mündung in den Sinus coronarius, der eine Ausbuchtung des rechten Atrium darstellt, nimmt sie die **V. cordis media** auf, die im Sulcus interventricularis dext. aufsteigt. **Vv. cordis minimae** ziehen in größerer Zahl auch direkt in die Hohlräume des Herzens.

Erregungsbildungs- oder Reizleitungssystem

Das Erregungsbildungs- oder Reizleitungssystem besteht aus spezifisch **modifizierten Herzmuskelzellen,** die einen geringfügig größeren Durchmesser als die der Arbeitsmuskulatur besitzen. Sie sind flüssigkeitsreicher, glykogenreicher und fibrillenärmer.

Das **Reizleitungssystem** bildet spontan rhythmisch lokale Erregungen, die auf den übrigen Herzmuskel übergehen und zur Systole führen. Diese im Herzen selbst entstehende Erregung garantiert die sog. **Herzautonomie.** Zum Reizleitungssystem gehören:

- Sinusknoten,
- Atrioventrikularknoten,
- His-Bündel mit Crus dext. und sin. und
- Purkinje-Fasern.

Die Erregung des Herzens kann von sämtlichen Abschnitten des Reizleitungssystems ausgehen (Abb. 12-12 u. 13). Eine herausragende Bedeutung kommt dem **Sinusknoten**

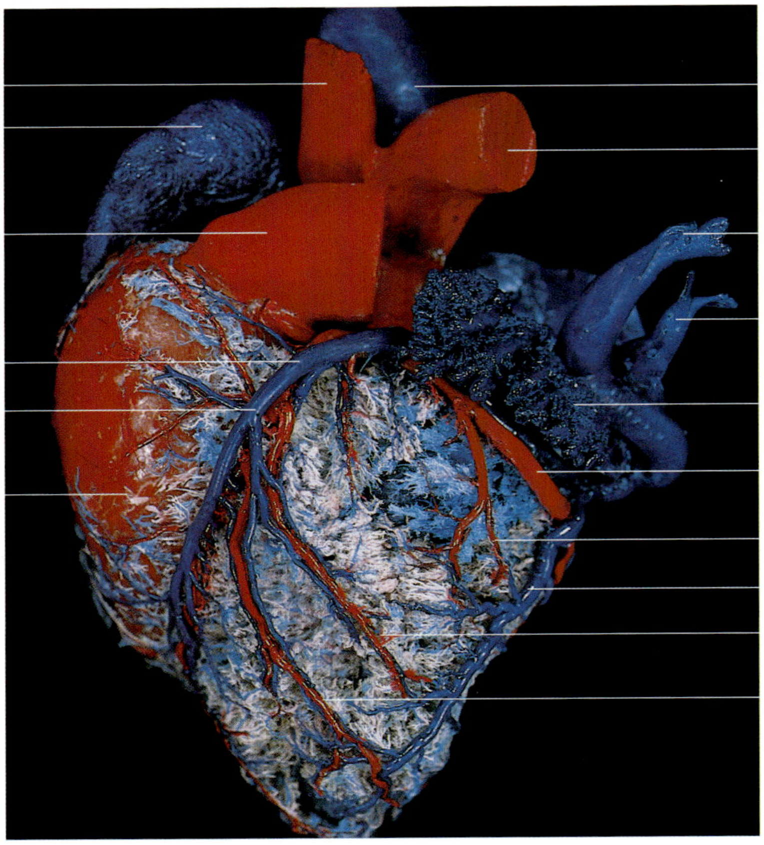

Abb. 12-10. Herz eines Schafes (Ansicht von links) (Korrosionspräparat). Die Farben blau und rot entsprechen nicht dem venösen oder arteriellen Blut, Präparat Prof. Ana Carretero u. A. Oliver, Barcelona.

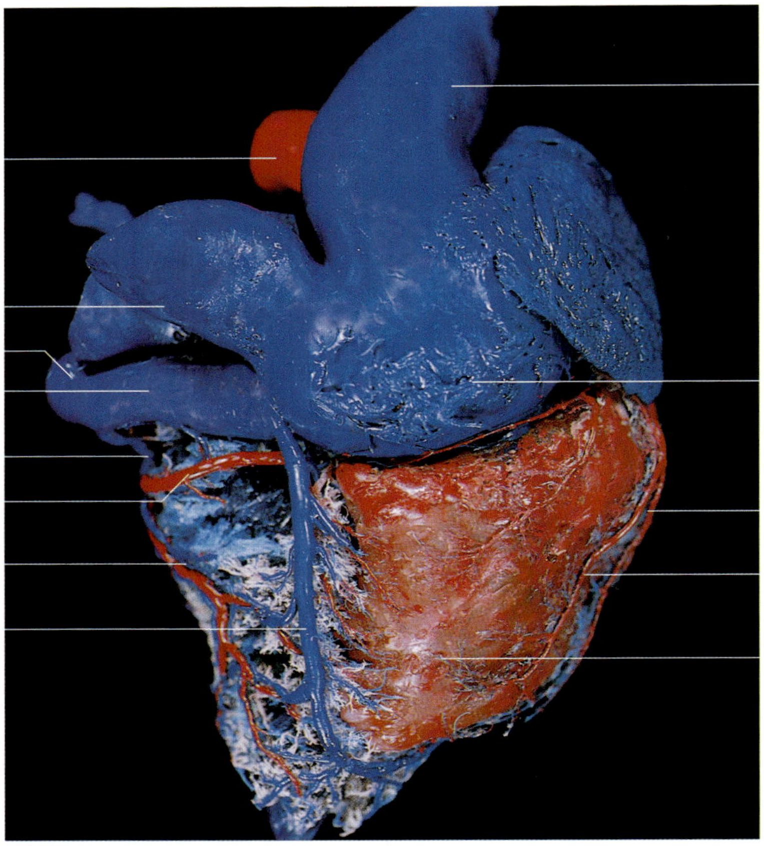

Abb. 12-11. Herz eines Schafes (Ansicht von rechts) (Korrosionspräparat). Die Farben blau und rot entsprechen nicht dem venösen oder arteriellen Blut , Präparat Prof. Ana Carretero u. A. Oliver, Barcelona.

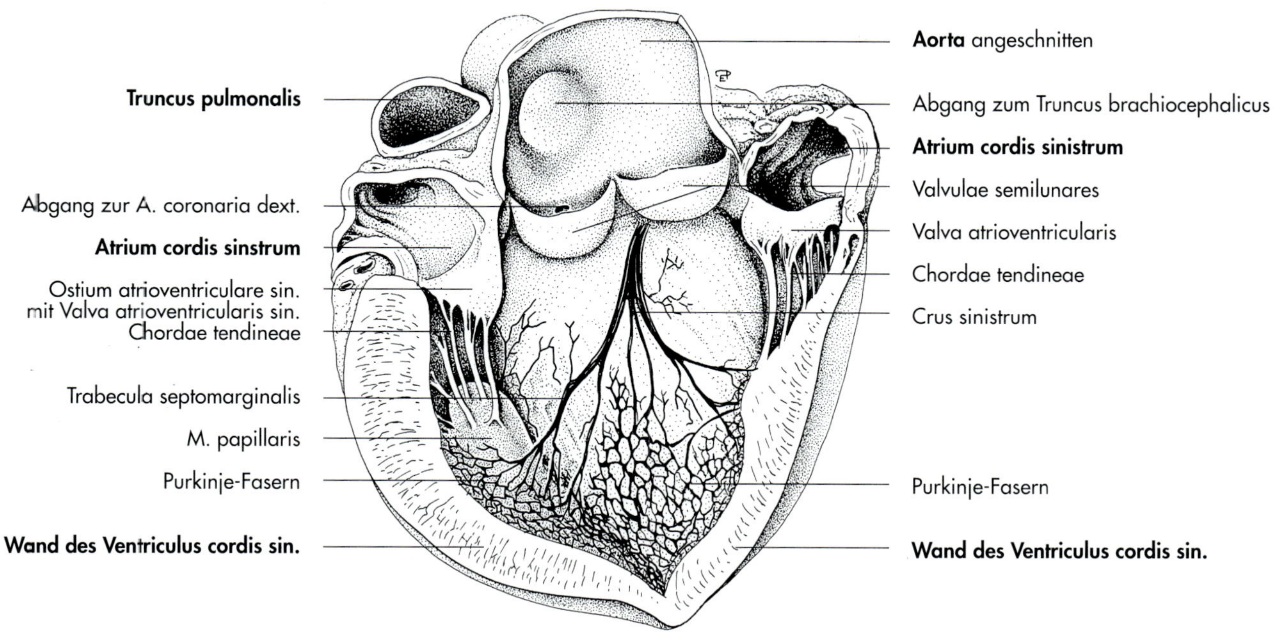

Abb. 12-12. Schematische Darstellung des Reizleitungssystems des linken Vorhofs und der linken Kammer mit Aorta (geöffnet).

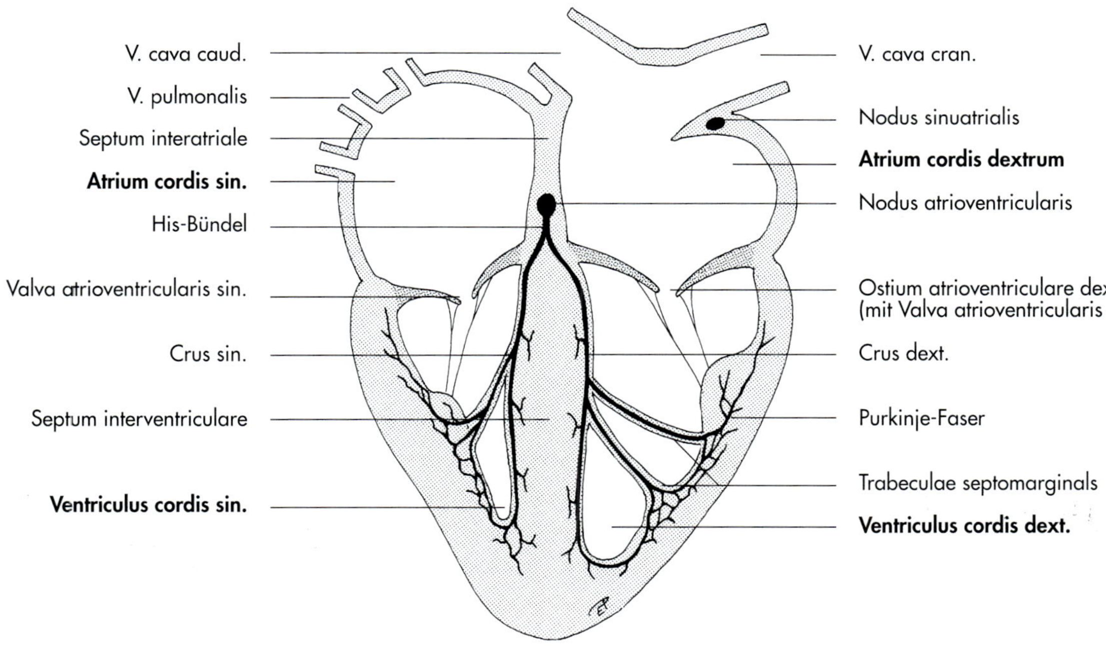

Abb. 12-13. Schematische Darstellung des Reizleitungssystems der linken und der rechten Herzkammer mit Verzweigung der Purkinje-Fasern.

(Nodus sinuatrialis) zu, der die **Herzaktivität koordiniert** (Abb. 12-13). Der Sinusknoten wird deshalb auch der Schrittmacher des Herzens genannt.

Er liegt vom Endokard bedeckt in der Wand des rechten Vorhofs ventral der Mündung der kranialen Hohlvene. Beim Menschen ist er ca. 25 mm lang und 2 mm breit. Der **Atrioventrikularknoten (Nodus atrioventricularis),** auch AV-Knoten genannt, dient ebenfalls der kardialen Erregungsbildung. Dieser Knoten liegt im rechten Vorhof nahe der Mündung des Sinus coronarius. Er setzt sich mit dem Truncus fasciculi atrioventricularis fort, der das Herzskelett durchbricht.

Am Dorsalrand des muskulären Teils des Septum interventriculare spaltet sich dieser Stamm **(His-Bündel)** in zwei Schenkel, das **Crus dextrum** und das **Crus sinistrum,** auf. Diese ziehen, von Endokard bedeckt, beiderseits in der Kammerscheidewand zu den Papillarmuskeln. Der linke Schenkel verbreitert sich flächenhaft, der rechte benützt vorzugsweise die Trabeculae septomarginales. Die Ausläufer der Schenkel des His-Bündels heißen **Purkinje-Fasern.** Sie gehen in die Arbeitsmuskulatur des Myokards über (Abb. 12-13).

Sowohl der Sinusknoten als auch der Atrioventrikularknoten werden reichlich von **vegetativen Nerven** innerviert.

Innervation des Herzens

Die **Innervation** des Herzens erfolgt durch **vegetative Fasern.** Die **sympathischen** Nerven des Herzens, die Nn. cardiaci cervicales und thoracici, ihrer Funktion nach auch **Nn. accelerantes** genannt, entspringen aus dem **Ganglion stellatum** und dem **Ganglion cervicale medium.** Ihre Anzahl variiert speziesabhängig, aber auch individuell. Die **parasympathischen** Äste (N. depressor) entstammen dem **N. vagus** oder dessen Ast, dem **N. laryngeus cranialis.** Sie führen die Benennung **N. depressor.** (Näheres s. Kap. 14, »Nervensystem«, S. 203.)

Sämtliche vegetativen Äste bilden den **Plexus cardiacus.** Die zum Herzen ziehenden afferenten Fasern dienen der **Anpassung der Herzautonomie** an die Bedürfnisse des Körpers. Die sympathischen Nerven fördern Schlagstärke und Schlagfrequenz, die parasympathischen hemmen diese Wirkungen. Die afferenten sympathischen Nn. cardiaci führen meist postganglionäre Fasern, die parasympathischen sind präganglionär. Letztere bilden die Synapsen in kleinen Ganglien, die in der Wand der Vorhöfe unter dem Epikard, vorzugsweise in Nähe der großen Gefäße liegen.

Die **Nervenfasern** ziehen zum **Erregungsleitungssystem** und zu den **Herzkranzgefäßen.** Beide Systeme führen auch efferente Fasern, wobei die des Sympathicus Schmerzen (z.B. bei Angina pectoris), die des Parasympathicus Erregungen aus Dehnungsrezeptoren leiten.

Außer Nerven sind für die Herzaktivität auch **Hormone** (z.B. Adrenalin) verantwortlich. In den Vorhöfen sind außerdem endokrine Herzmuskelzellen enthalten, die in Sekretgranula das **natriuretische Peptidhormon Cardiodilantin** bilden. Dieses inkretorische Produkt dient der Steuerung von Blutdruck und Blutvolumen.

Lymphgefäße des Herzens

Die **Lymphgefäße** des Herzens entstehen aus feinsten Lymphkapillaren, die sich zu größeren Gefäßen unter dem Epikard zusammenfinden. Sie streben der Herzbasis zu und sammeln sich vor allem in der Nähe des Sulcus coronarius, nahe der Abzweigung des Sulcus interventricularis paraconalis. Sie ziehen zu den Lymphknoten am Hilus der Lunge, sowie zu kranialen und mittleren Mediastinallymphknoten. (Näheres s. Kap. 13, »Immunsystem«, S. 189.)

Funktion des Herzens

Durch die Wechselbewegung von Kontraktion und Erschlaffung des Herzmuskels übt das Herz eine **Pumpfunktion** aus, um das Blut in den Blutgefäßen zirkulieren zu lassen.

Die **Kontraktion des Herzmuskels** wird **Systole,** die **Erschlaffung Diastole** genannt. Während der **Systole** kontrahieren sich die Vorhöfe vor den Ventrikeln. Die darauffolgende Kontraktionszeit der Kammern beträgt ca. das Doppelte der der Vorkammern. Die Dauer der Diastole gleicht der der Systole. Bei der Katze beispielsweise beträgt die Herzfrequenz in Ruhestellung ca. 120 pro Minute, damit erfolgen pro Sekunde zwei Herzschläge.

Die Kontraktion der Herzkammerwand erfolgt **simultan.** Dabei kontrahieren sich die **Papillarmuskeln** kurz vor der **übrigen Muskulatur**, wodurch ein Durchschlagen der Atrioventrikularklappen verhindert wird. Die Längsmuskelfasern führen zur **Verkürzung der Herzkammern.** Dabei wird die Ventilebene gegen die Herzspitze gezogen. Im **linken Ventrikel** kontrahiert sich die Ringmuskelschicht radiär in der Art eines Sphinkters, wobei das Septum mit einbezogen wird. Im **rechten Ventrikel** kontrahiert sich lediglich dessen Außenwand, da das Septum gleichzeitig der Kompression des linken Ventrikels dient.

Die **Gesamtmenge des Blutes,** die während einer **Systole** in die beiden Hauptarterien ausgeworfen wird, bezeichnet man als **Schlagvolumen.** Bei einem ca. 20 kg schweren Hund beträgt dieses ca. 11 ml. Pro Tag bewegt das Herz demnach ca. 1,5 Tonnen Blut.

Während der **Diastole,** der Füllungszeit des Herzens, **erschlafft** der Herzmuskel. Die Ventilebene bewegt sich gegen die Herzbasis zurück und trägt damit zur Vergrößerung der Vorhöfe bei, die einen Sog auf das Blut in den Hohlvenen und Lungenvenen ausüben. Das Herz wirkt dabei wie eine **Saugpumpe.** Der Rückstrom des Blutes zum Herzen wird von mehreren Faktoren begünstigt, wie Atmung, Kontraktion des Zwerchfells, arteriovenöse Koppelung und Schwerkraft, deren Wirkungen noch nicht bis ins Letzte geklärt sind.

Zur **Überprüfung der Funktion** des Herzens dienen nicht nur der **Puls** und der **Blutdruck,** sondern auch das **direkte Abhören** der **Herzklappentöne (Auskultation).** Der **erste Ton** wird von der simultanen Schließung der **beiden Atrioventrikularklappen** während der Systole erzeugt. Er ist geringfügig länger und tiefer als der nachfolgende zweite Herzton. Der **zweite Ton** entsteht zu Beginn der Diastole bei der simultanen Schließung der **beiden Taschenklappen** an der Basis der Aorta und des Truncus pulmonalis.

Die **Auskultation** der **einzelnen Klappen (Puncta maxima)** erfolgt beim Pferd wie folgt:

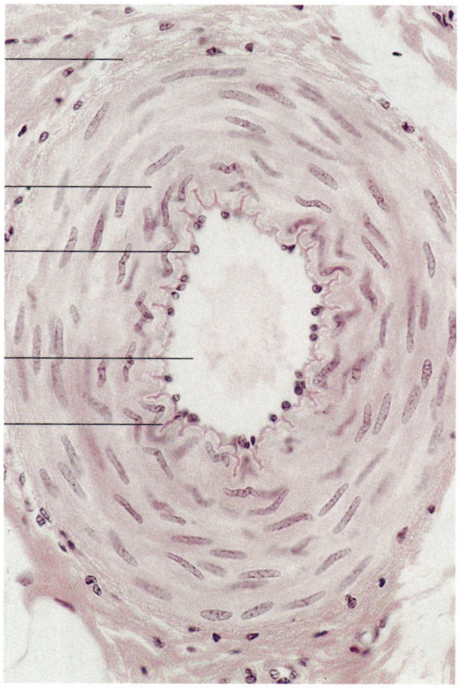

Abb. 12-14. Histologischer Schnitt durch eine Arterie.

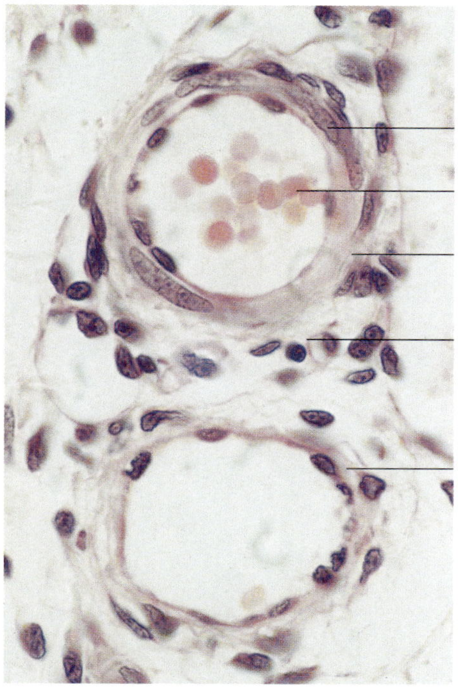

Abb. 12-15. Histologischer Schnitt durch eine Arteriole und eine Venole.

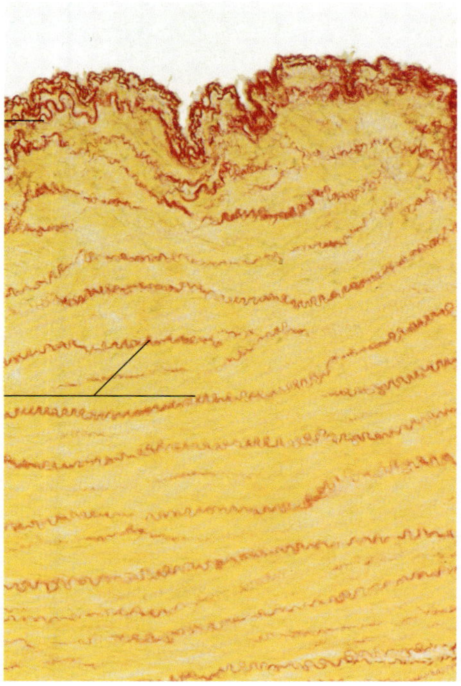

Abb. 12-16. Histologischer Schnitt durch die Wand einer Arterie mit elastischen Fasern.

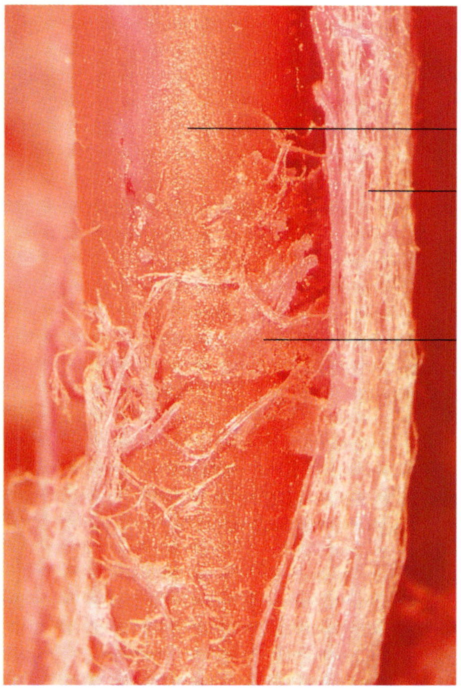

Abb. 12-17. Aufsicht auf den Ausguß eines Gefäßes mit Vasa vasorum, anliegend das Gefäßnetz eines Nerven (Vasa nervorum) (Korrosionspräparat).

- **links** in Höhe der Horizontalen, die durch das Schultergelenk verläuft:
  3. Rippe: Taschenklappe des Truncus pulmonalis,
  4. Rippe: Taschenklappe der Aorta,
  5. Rippe: linke Atrioventrikularklappe (Bicuspidalis),
- **rechts** in Höhe der 4. Rippe rechte Atrioventrikularklappe (Tricuspidalis).

Gefäße (Vasa)

Die **Lehre von den Gefäßen (Angiologia)** kann nur verstanden werden, wenn man grundsätzliche Kenntnisse über den Bau, die Funktion und die klinische Bedeutung der verschiedenen Gefäße sinnvoll verknüpft. Die vergleichend-anatomische Beschreibung des Verlaufs sämtlicher Gefäße bis hin zu den kleinsten Abzweigungen, Ästen (Rami) und deren Endgebiete ist vorzugsweise Aufgabe der Forschung

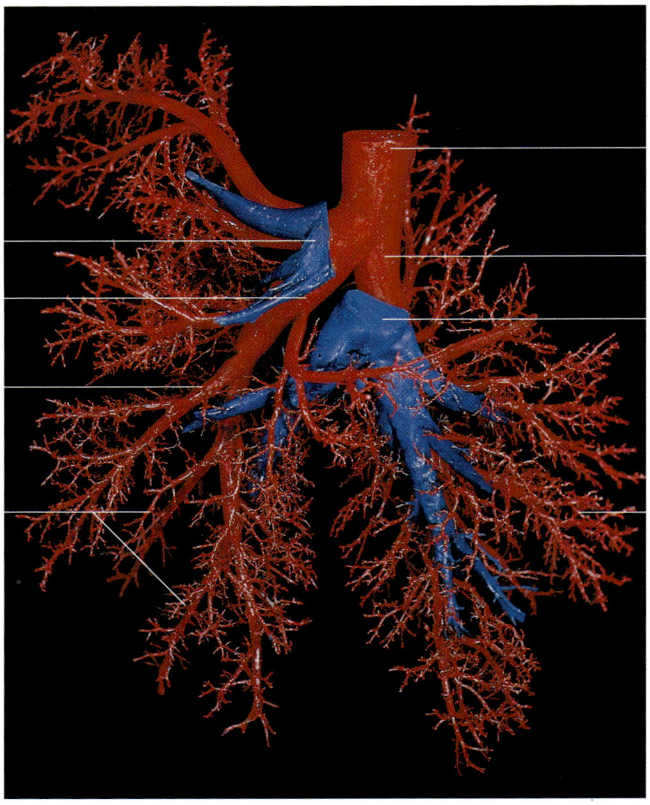

Abb. 12-18. Hauptgefäße der Lunge eines Schafes (Ansicht von ventral) (Korrosionspräparat). Die Farben blau und rot entsprechen nicht dem venösen oder arteriellen Blut, Präparat Prof. M. Navarro u. A. Oliver, Barcelona.

und wird in Handbüchern der Anatomie ausführlich dargestellt. Für Studium und Praxis ist hingegen das Wissen der Hauptbahnen der Blutgefäße von Bedeutung.

Bau der Gefäße

Die Gefäße sind nach einem einheitlichen Strukturprinzip gebaut (Abb. 12-14ff.). Innen werden diese von einer **Tunica intima** ausgekleidet. Diese besteht aus einer Lage von einschichtigen **Endothelzellen (Angiothel)** und einem bindegewebigen **Stratum subendotheliale** mit einer Basalmembran. Sie dient hauptsächlich dem Stoffaustausch, ermöglicht den Übertritt von Blutzellen in das angrenzende Gewebe und fördert die Fließgeschwindigkeit des Blutes bzw. der Lymphe. Nach außen schließt sich die **Tunica media** an, die im wesentlichen aus glatten Muskelzellen und elastischen Netzen gebildet wird. Sie dient vorwiegend der pulsatorischen Kontraktion der Gefäßwand und damit der **Hämodynamik**. Die äußere Schicht **(Tunica adventitia)** enthält vorwiegend lockeres Bindegewebe. Sie dient der Verbindung mit der Umgebung, führt vegetative Nervengeflechte und bei großen Gefäßen die Vasa vasorum für die Ernährung der Gefäßwand. (Näheres siehe Lehrbücher der Histologie.)

Die **Lymphgefäße** sind ähnlich wie die Blutgefäße gebaut, besitzen aber eine sehr viel dünnere Wand. Sie werden im nachfolgenden Kapitel im Zusammenhang mit den Lymphknoten abgehandelt (s. Kap. 13, »Immunsystem«, S. 189).

Blutgefäße (Vasa sanguinea)

Die Blutgefäße bilden ein **geschlossenes Röhrensystem.** Würden sämtliche Blutgefäße eines Menschen aneinandergereiht, entstünde eine Strecke von über 40000 km. Sie verzweigen sich von Arterien in Arteriolen und Kapillaren und finden sich im Rückfluß zu postkapillären Venolen und Venen zusammen.

Arterien (Arteriae)

Die Arterien und Arteriolen leiten das Blut **vom Herzen weg** in die Peripherie. Die **Hauptschlagader (Aorta)** und **herznahe Arterien** schließen in ihrer Gefäßwand vorzugsweise elastische Fasern ein, man spricht von Gefäßen vom **elastischen Typ.** Sie wirken den regelmäßigen Rhythmen des Blutausstoßes aus dem linken Herzventrikel entgegen. In der Diastole geben sie die gespeicherte Energie an das Blut ab, das sie damit passiv fortbewegen. Diese Funktion wird mit der eines **Windkessels** verglichen. Von den **elastischen Arterien** geht die Pulswelle aus.

Herzferne Arterien besitzen in der Tunica media vorwiegend **glatte Muskelzellen,** es sind daher Arterien vom **muskulösen Typ.** Diese und die Arteriolen können durch Änderung ihres Lumens den Blutdruck und die periphere Durchblutung beeinflußen.

Der **Blutdruck** wird bei Haussäugetieren selten gemessen. Dieses kann z.B. beim Rind an der Schwanzbasis, bei Katze und Hund im Oberarmbereich erfolgen.

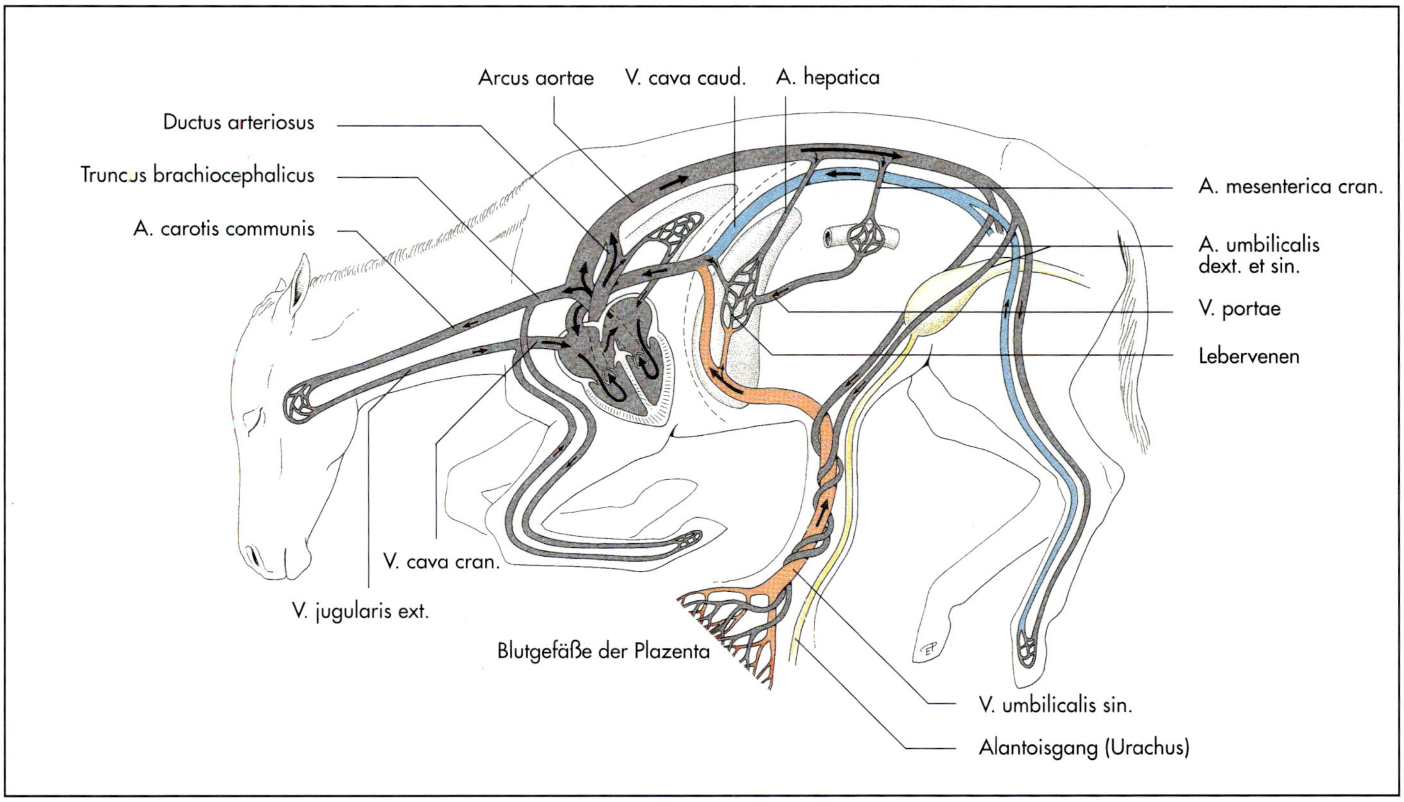

Abb. 12-19. Schematische Darstellung des fetalen Kreislaufs mit Nabelstrang am Beispiel des Fohlens.

Sonderbildungen der Arterien sind die Wundernetze. Ein **Wundernetz (Rete mirabile)** entsteht dadurch, daß eine Arterie sich in eine Vielzahl von kleineren Arterien aufteilt, die anschließend wieder zu einer Arterie zusammenfinden. Sie werden vorwiegend an der Schädelbasis angetroffen. Ihre Funktion ist nicht restlos geklärt. Sicherlich sind sie wegen ihrer engen Koppelung an die Venen als Förderer des venösen Rückflusses tätig **(arteriovenöse Koppelung).** Sie sollen auch zur geringfügigen Absenkung der Temperatur des Blutes, das zum **Gehirn** fließt, beitragen. Wahrscheinlich setzen sie die Pulsation der Gehirnarterien herab. Feine arterielle Wundernetze sind auch in der **Niere** im Bereich der **Kapillarknäuel (Glomerula)** zu finden.

Arterien besitzen eine verstärkte **Tunica media.** Diese besteht, wie oben erwähnt, aus glatten Muskelzellen, ergänzt durch ggf. elastische Fasern. Bei Arterien mit einer dicken Wand wird diese zusätzlich von außen durch **Vasa vasorum** versorgt. Die peripheren Nerven und Ganglien werden entsprechend von **Vasa nervorum** vaskularisiert. Diese bilden äußerst dichte Netze in und um diese Strukturen (Abb. 12-17). Arterien und Arteriolen verbinden sich des öfteren untereinander, man spricht von **Anastomosen.** Endarterien wie z. B. die des Herzens, des Gehirns oder der Nieren bilden keine Anastomosen.

Arterien des Lungenkreislaufs

Das Blut wird aus der rechten Herzkammer über den **Truncus pulmonalis,** einer Arterie vom **elastischen Typ,** ausgetrieben (Abb. 12-18). An seiner Basis liegen die **drei Taschenklappen (Valvulae semilunares)** der **Pulmonalklappe (Valva trunci pulmonalis).** Der Truncus pulmonalis verläuft links von der Aorta. In Höhe des Herzbeutelansatzes ist er über das **Ligamentum arteriosum** mit der Aorta verbunden. Dieses Band ist das Rudiment des **Ductus arteriosus (Botalli),** durch den im **fetalen Kreislauf** das Blut an der **noch nicht funktionellen Lunge** vorbei in die Aorta geleitet wird (Abb. 12-19).

Der Truncus pulmonalis teilt sich ventral der Bifurcatio tracheae in die **A. pulmonalis dextra** und **sinistra,** die sich weiter mit den Bronchien verzweigen und schließlich das Kapillarnetz um die Lungenalveolen speisen. Aus diesem korbartig gestalteten Kapillarnetz schließen sich die **Lungenvenen** zusammen, die in den **linken Vorhof** münden. Im Truncus pulmonalis zirkuliert **venöses,** mit **CO_2 angereichertes Blut,** während in den **Lungenvenen arterielles, sauerstoffreiches Blut** enthalten ist.

Arterien des Körperkreislaufs

Die Arterien des Körperkreislaufs sollen am Beispiel des Pferdes abgehandelt werden (Abb. 12-20). Allerdings wird auch auf wichtige Besonderheiten bei anderen Tierarten an geeigneter Stelle hingewiesen.

Das Blut wird aus der linken Herzkammer in die Aorta ausgetrieben. Die **Aorta** entspringt aus der **linken Herzkammer**. Sie trägt, wie auch der Truncus pulmonalis, an ihrer Basis drei Taschenklappen (Abb. 12-9) und erweitert

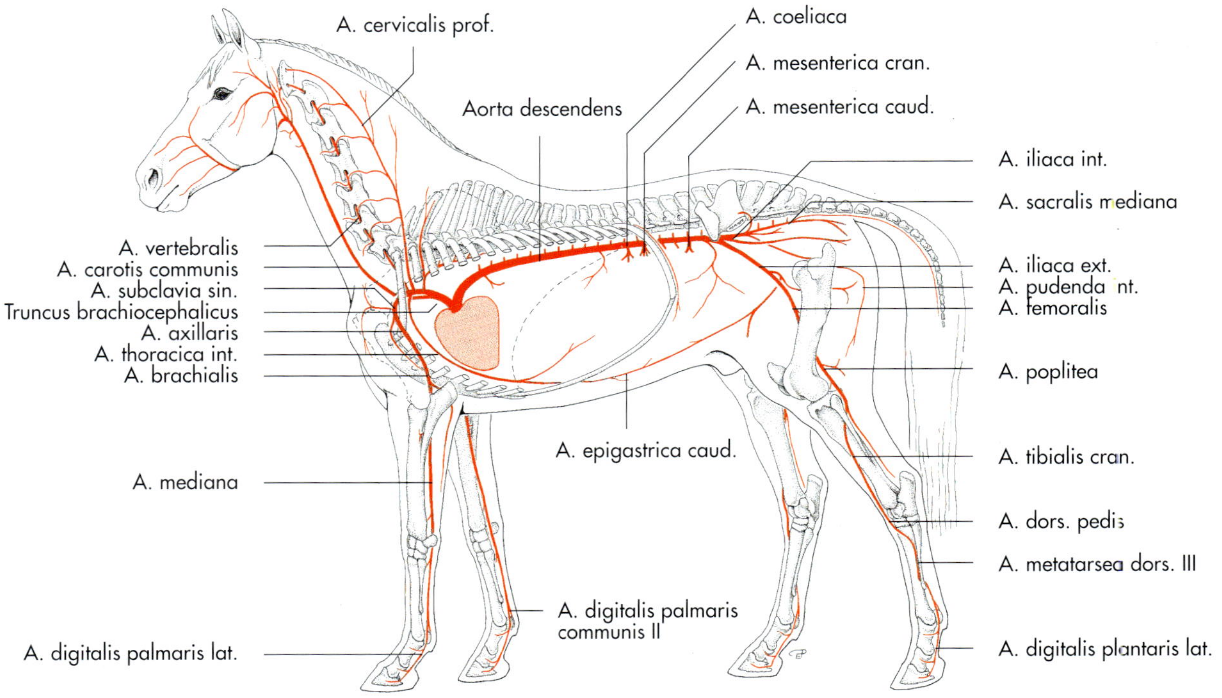

Abb. 12-20. Schematische Darstellung des Verlaufs größerer Arterien bzw. deren Abzweigungen aus der Brust- und Bauchaorta und am Becken des Pferdes (Überblick).

sich zum **Bulbus aortae,** aus dem die Koronararterien entspringen. Sie steigt auf der rechten Seite des Truncus pulmonalis kraniodorsal auf **(Aorta ascendens)** und bildet den **Aortenbogen (Arcus aortae),** an dem sich der Herzbeutel umschlägt. Die Aorta ascendens entsteht embryonal aus der vierten Kiemenbogenarterie, der Truncus pulmonalis aus der sechsten der linken Seite. (Siehe Lehrbücher der Embryologie.)

Am **Aortenbogen** findet sich, wie bereits erwähnt, das **Ligamentum arteriosum,** Rest des fetalen **Ductus arteriosus (Botalli)** (Abb. 12-19). Letzterer verengt sich nach der Geburt, so daß sein Lumen nach ca. einer Woche völlig geschlossen ist. Sofort nach der Geburt, nach Einsetzen der Atmung, kommt es zur Kontraktion der Tunica media des Ductus arteriosus. Anschließend finden Umbauvorgänge in der Tunica intima dieses Gefäßes statt, die das Lumen völlig schließen. Ein persistierendes Lumen im Ductus arteriosus führt zu Kreislaufstörungen, beim Auskultieren kann dabei ein sog. »Lokomotiv-« oder »Maschinengeräusch« wahrgenommen werden.

Bei Deutschen Schäferhunden kommt gelegentlich eine **fetale Fehlentwicklung** vor, wonach die Aorta aus der vierten Kiemenbogenarterie der rechten Seite entsteht. In diesem Fall überquert das Lig. arteriosum dorsal die Speiseröhre und führt zu einer Teilobstruktion und zu einer Divertikelbildung vor dem Hindernis. Die Nahrungsaufnahme der betroffenen Tiere wird stark behindert. Durch operatives Eingreifen im vierten linken Interkostalraum muß der Ductus arteriosus ligiert und durchtrennt werden, um eine Heilung herbeizuführen.

Die **Aorta ascendens** erreicht in ihrem weiteren Verlauf die **Wirbelsäule** in Höhe des **sechsten Brustwirbels,** etwas links der Medianebene, im Mediastinum medium und setzt sich als **Aorta descendens** kaudal fort (Abb. 12-20). In der Brusthöhle wird sie **Aorta thoracica,** in der Bauchhöhle **Aorta abdominalis** genannt. Durch eine Öffnung im Zwerchfell, den **Hiatus aorticus,** tritt sie in die Bauchhöhle über. Ihre **Endaufteilung** erfolgt in Höhe der **letzten Lendenwirbel.**

Kraniale Äste des Arcus aortae

Truncus brachiocephalicus

Der Truncus brachiocephalicus entspringt aus dem Arcus aortae und zieht kranial (Abb. 12-20ff.). Er dient der Versorgung der Gliedmaßen, des Halses und des Kopfes sowie ventraler Bereiche des Thorax. Er entläßt:

- A. subclavia sin.,
- A. subclavia dext.,
- Truncus bicaroticus.

Beim Hund, bei der Katze und beim Schwein entspringt die A. subclavia sin. nach dem Truncus brachiocephalicus aus dem Arcus aortae.

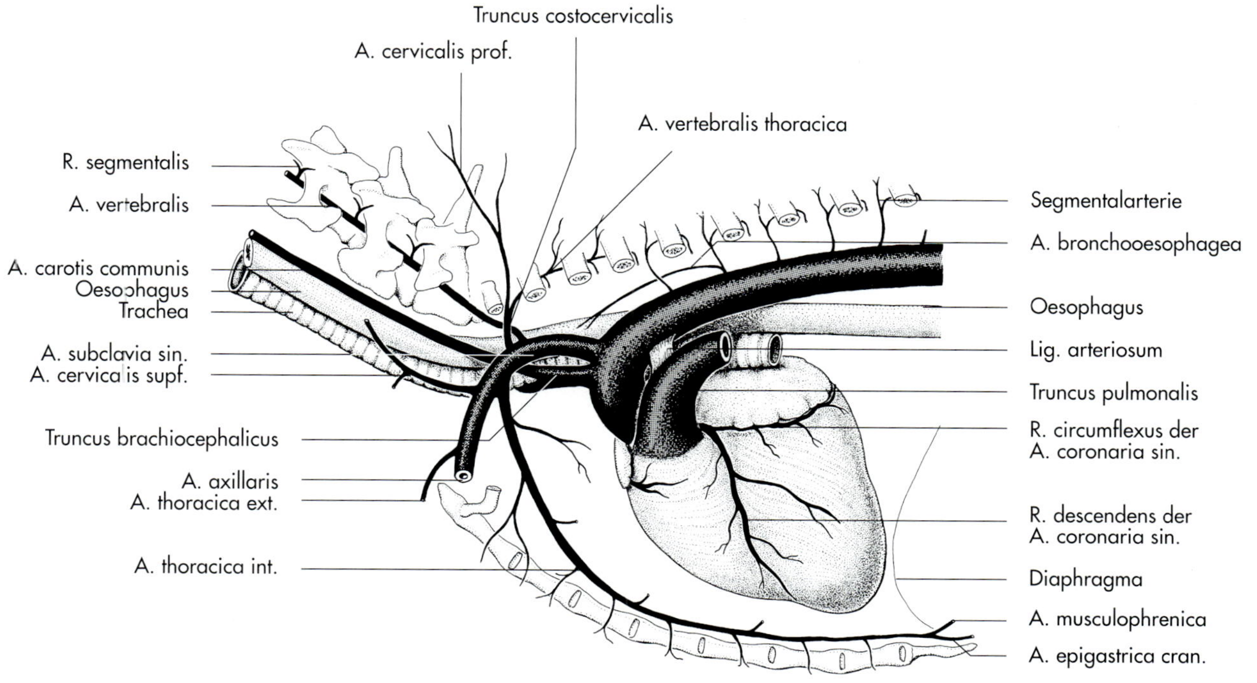

Abb. 12-21. Schematische Darstellung der Arterien an der Herzbasis und im kranialen Mediastinum beim Hund (Ansicht von links), nach Ellenberger u. Baum, 1943.

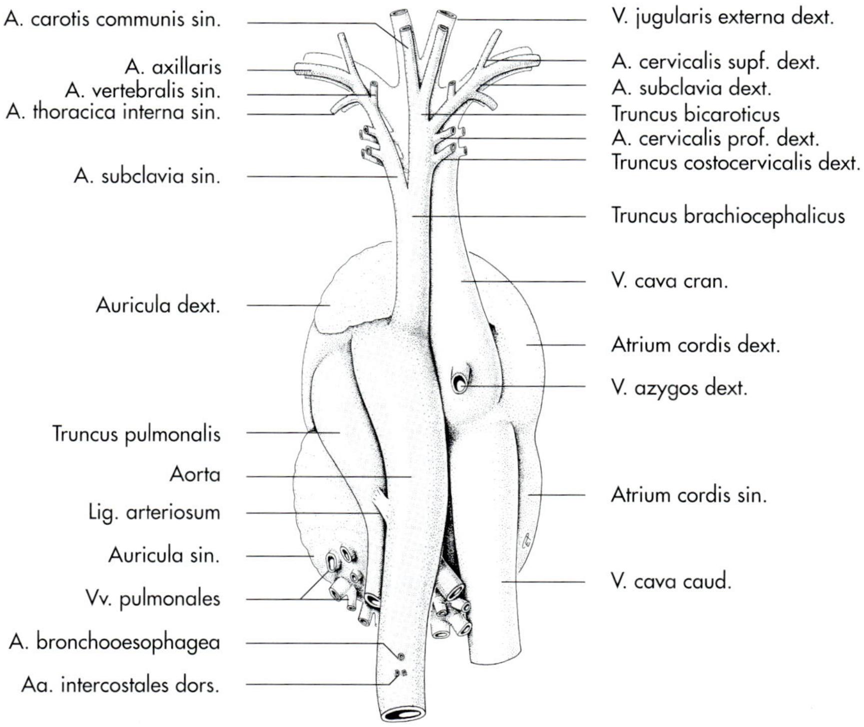

Abb. 12-22. Schematische Darstellung der Gefäße an der Herzbasis des Pferdes (Dorsalansicht), nach Ghetie, 1967.

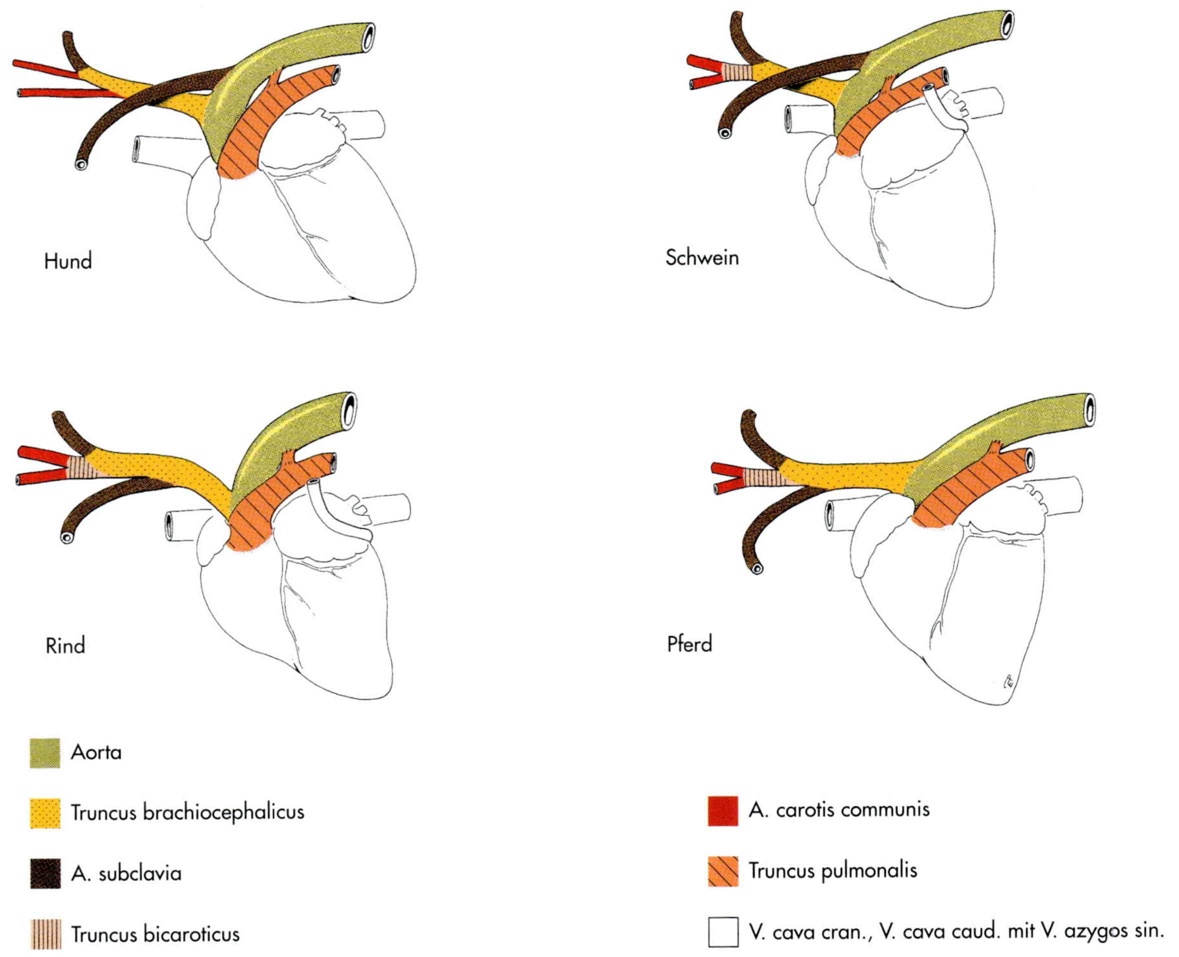

Abb. 12-23. Vergleichend-schematische Darstellung der Verzweigung der großen Gefäße an der Herzbasis, nach Ghetie, 1967.

Arteria subclavia

Von den Ästen der A. subclavia erlangt die **A. vertebralis** besondere Bedeutung, da sie beim Rind einen kaudal gelegenen Abschnitt des Gehirns vaskularisiert. Diese Tatsache könnte beim Verschluß einer Halsschlagader zum Überleben des Tieres führen, vor allem wenn ein langsam fortschreitender Prozeß zur Obliteration führt.

Dieser Aspekt muß andererseits auch bei rituellen Schlachtungen bedacht werden. Durch die Versorgung des Gehirns über die A. vertebralis nach Durchtrennung der beiden Halsschlagadern ist bei den betroffenen Schlachttieren eine längere EEG-Normalaktivität vorhanden als bei solchen, die durch Bolzenschuß betäubt wurden.

Das Verzweigungsgebiet der A. subclavia sind der Hals, die Vordergliedmaße sowie kraniale und ventrale Abschnitte des Thorax.

Der **Truncus costocervicalis** entläßt die **A. scapularis dorsalis,** die sich an der Halsbasis und im Widerristbereich aufzweigt und die **A. intercostalis suprema** (beim Hund A. vertebralis thoracica), die die ersten Interkostalräume vaskularisiert. Die **A. cervicalis profunda,** eine umfangreiche Arterie, versorgt die obere Halsmuskulatur bis in den Nackenbereich.

Verzweigungsmuster der A. subclavia (Abb. 12-21ff., 24):

- Truncus costocervicalis,
  - A. intercostalis suprema,
  - A. scapularis dors.,
- A. cervicalis prof.,
- A. vertebralis,
- A. cervicalis supf.,
- A. thoracica int.,
  - A. musculophrenica,
  - A. epigastrica cran. und
- A. axillaris (Fortsetzung der A. subclavia).

Die **A. vertebralis** verläuft durch den Canalis transversarius der Halswirbel kranial und gibt Segmentaläste für die tiefe Halsmuskulatur und in den Wirbelkanal ab. Die **A. cervicalis superficialis** versorgt den ventralen Abschnitt der Halsbasis.

Die **A. thoracica interna** verläuft über dem Brustbein kaudal. Sie gibt Segmentaläste in die Zwischenrippenräume ab. In Höhe des Zwerchfells teilt sie sich in die **A. musculophrenica,** die das Zwerchfell versorgt und in die **A. epigastrica cranialis,** die in der Rektusscheide kaudal verläuft und mit der **A. epigastrica caudalis** anastomosiert.

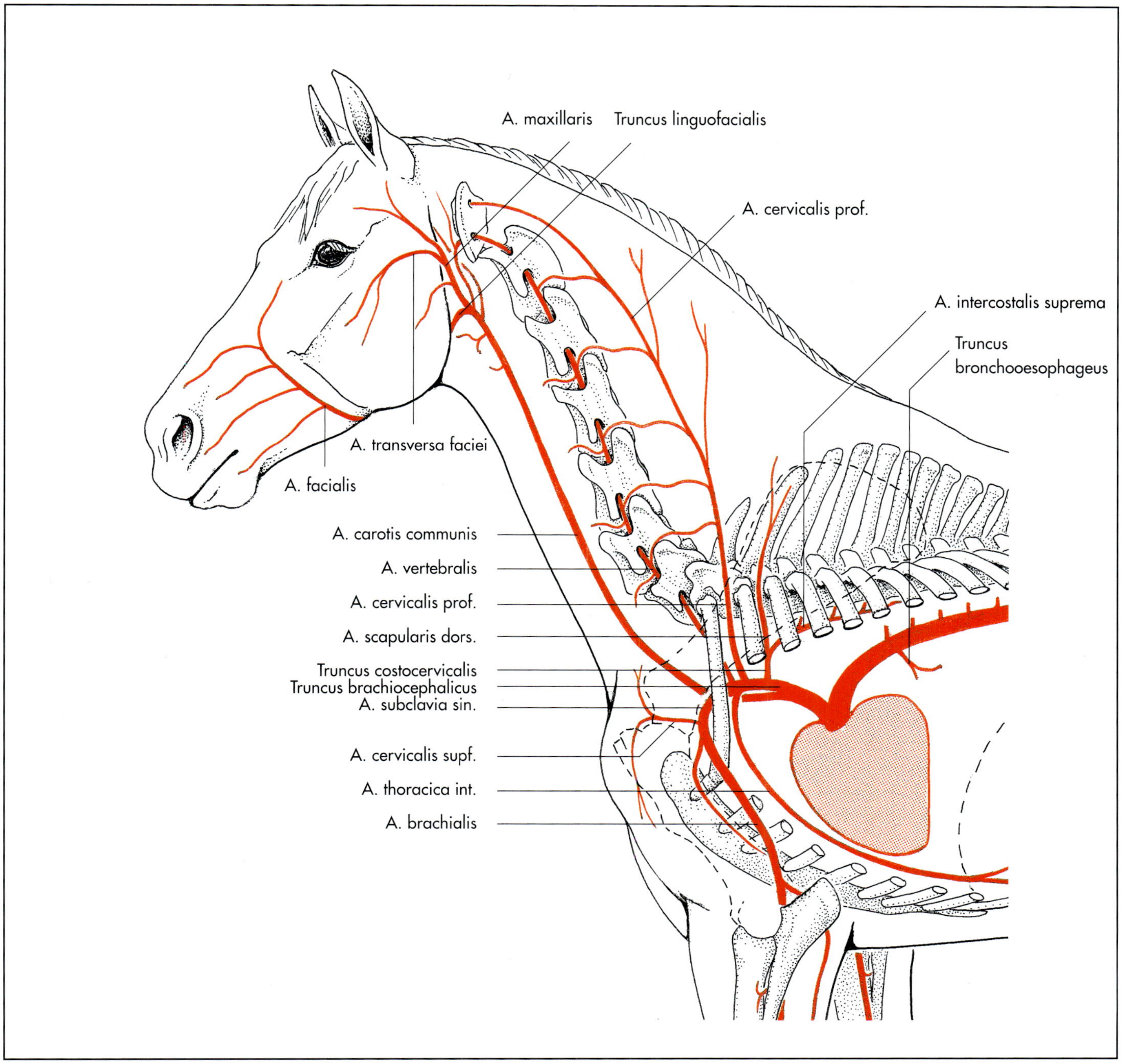

Abb. 12-24. Schematische Darstellung des Verlaufs größerer Arterien bzw. deren Abzweigung aus dem Truncus brachiocephalicus und der Aorta thoracica des Pferdes.

Zahlreiche **Anastomosen**, also direkte Verbindungen zwischen zwei größeren Blutgefäßen, bestehen zwischen der A. cervicalis prof. und der A. vertebralis, ferner zwischen der A. vertebralis und der A. occipitalis, der A. condylaris und der A. spinalis ventr. und, wie eben erwähnt, zwischen der A. epigastrica cran. und der A. epigastrica caud.

Die **A. axillaris** versorgt als Fortsetzung der A. subclavia, die Vordergliedmaße (Abb. 12-25, 26 u. 27). Ihr Anfangsabschnitt ist topographisch eng mit dem **Plexus brachialis** verbunden. Sie verläuft bis in Höhe der **Lymphonodi axillares proprii,** wo sie die A. subscapularis abgibt und ihren Namen in A. brachialis ändert.

Die **A. brachialis** verläuft parallel mit den **Nn. medianus, musculocutaneus** und **ulnaris.** Sie ist die Hauptarterie der **Regio brachialis** und der **Regio cubiti.** Im distalen Bereich des Humerusschaftes zieht sie bei der Katze zusammen mit dem N. medianus durch das For. supratrochleare. Die Begleitvene verläuft dabei außerhalb dieses Durchtritts. Bei den anderen Haussäugetieren wird sie hier medial vom M. pronator teres bedeckt. Beim Hund entläßt die A. brachialis in Höhe des distalen Drittels des Oberarms die A. brachialis supf., die auf der kranialen Seite des Unterarms, des Karpus und der Metakarpalknochen bis zu den Zehen zieht. Sie verzweigt sich in dorsale Zehenarterien.

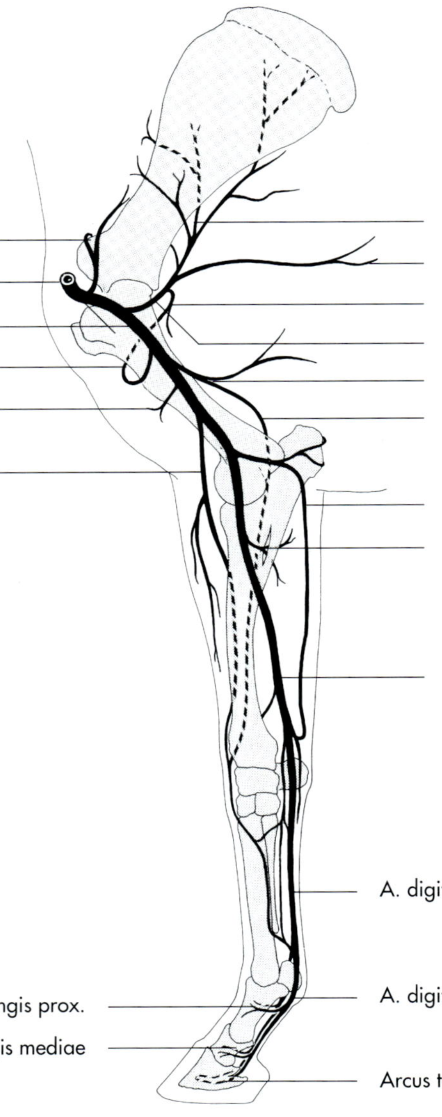

Abb. 12-25. Schematische Darstellung wesentlicher Arterien an der rechten Vordergliedmaße eines Pferdes (Medialansicht), nach Ellenberger u. Baum, 1943.

Die A. brachialis ändert ihren Namen in A. mediana in Höhe des proximalen Teiles des Spatium interosseum antebrachii, nach Abzweigung der A. interossea communis.

Die **A. mediana** verläuft kaudomedial am Radius und wird hier vom M. flexor carpi radialis bedeckt. In Höhe des Karpalgelenks gibt sie Äste an das Rete carpi palmare ab und setzt sich als **Hauptmittelfußarterie (A. digitalis palmaris communis II)** fort. An dieser kann bei Hufrehe, einer Entzündung der Huflederhaut, eine verstärkte Pulsation festgestellt werden.

Über dem Fesselgelenk teilt sich die Hauptmittelfußarterie in die **beiden palmaren Zehenarterien (A. digitalis palmaris medialis** bzw. **lateralis)** auf. Im Bereich der Gliedmaßen wird die enge arteriovenöse Koppelung wirksam, dabei fördert die Pulsation der Arterien den Rückstrom des venösen Blutes. Die beiden Zehenarterien anastomosieren im Hufbein und bilden den Arcus terminalis.

Verzweigungsmuster und Versorgungsgebiet der A. axillaris (Abb 12-25, 26 u. 27):

A. axillaris
- A. suprascapularis,
- A. subscapularis,
  - A. circumflexa humeri caud.,
  - A. circumflexa scapulae,
- A. thoracodorsalis,

A. brachialis,
- A. circumflexa humeri cran.,
- A. profunda brachii,
  - A. collateralis radialis,

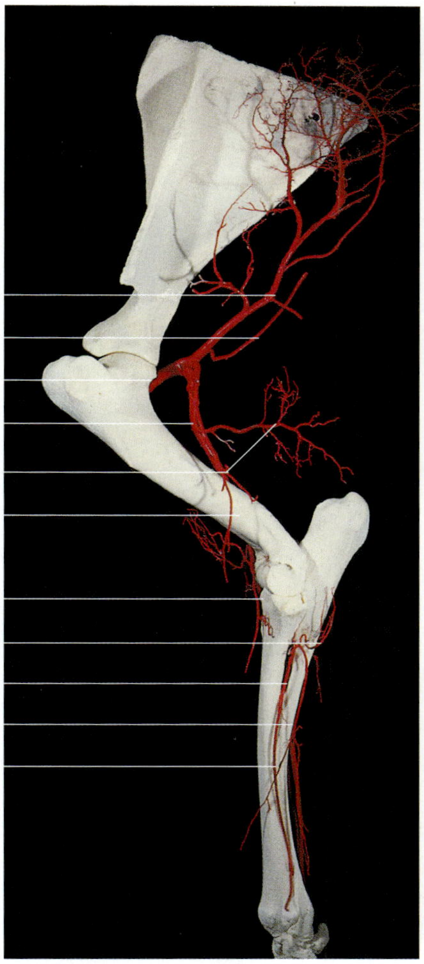

Abb. 12-26. Arterien an der Vordergliedmaße eines Schafes (Lateralansicht) (Korrosionspräparat), Prof. M. Navarro u. A. Oliver, Barcelona.

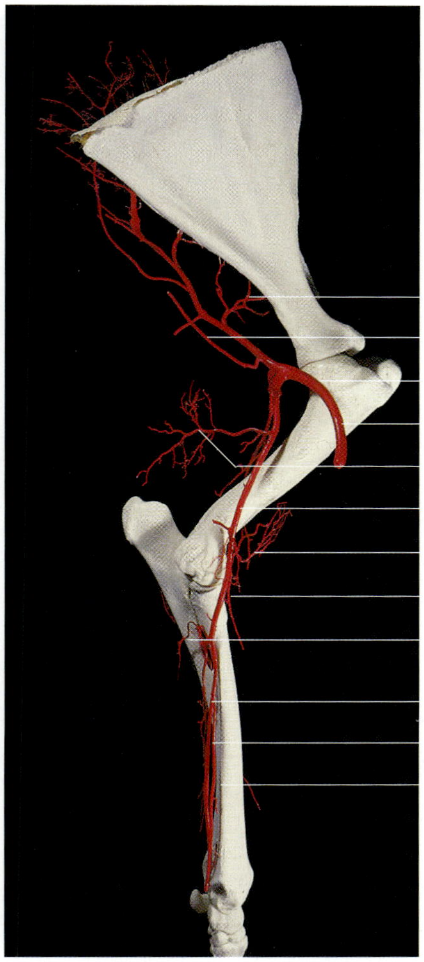

Abb. 12-27. Arterien an der Vordergliedmaße eines Schafes (Medialansicht) (Korrosionspräparat), Prof. M. Navarro u. A. Oliver, Barcelona.

- A. transversa cubiti,
- A. collateralis ulnaris,
- A. interossea communis,

A. mediana,
- A. radialis (Karpalgelenk),
- Rete carpi palmare,
- Rete carpi dors.,

A. digitalis palmaris communis II (Hauptmittelfußarterie),
- A. digitalis palmaris med. und lat.

Anastomosen und angewandte Anatomie der Arteria axillaris

- Eine **Arterienpunktionsstelle** besteht an der Umschlagstelle um die 1. Rippe.

Zahlreiche **Anastomosen** sind zwischen der A. subscapularis und der A. prof. brachii, ferner zwischen der A. circumflexa humeri cran. und der A. circumflexa humeri caud., sowie zur Bildung des Rete carpi palmare und des Rete carpi dors. ausgebildet. Man spricht dann entsprechend ihrer Lage von der
- A. collateralis radialis,
- A. collateralis ulnaris,
- A. transversa cubiti,
- A. interossea communis,
- A. radialis.

- **Pulsfühlstellen** sind:
- **A. brachialis** medial vom Ellbogengelenk,
- **Hauptmittelfußarterie** (beispielsweise bei Hufrehe), medial des Beugesehnenpakets, kaudal des medialen Griffelbeins.

Truncus bicaroticus

Der Truncus brachiocephalicus entläßt kranial den Truncus bicaroticus, der sich in die beiden Halsschlagadern aufteilt (Abb. 12-22 u. 23). Bei Hund und Katze entspringt in der Regel die linke Halsschlagader vor der rechten, so daß kein gemeinsamer Stamm zu finden ist.

Die **Halsschlagader (A. carotis communis)** durchzieht die **Regio colli ventralis** rechts und links der Trachea (Abb. 12-20, 21, 23, 24 u. 31) ohne nennenswerte Zweige abzugeben. Ausnahmen sind einige kleinere Äste für die Speiseröhre, die Luftröhre und die anliegenden Muskeln. Die A. carotis communis wird vom **Truncus vagosympathicus**

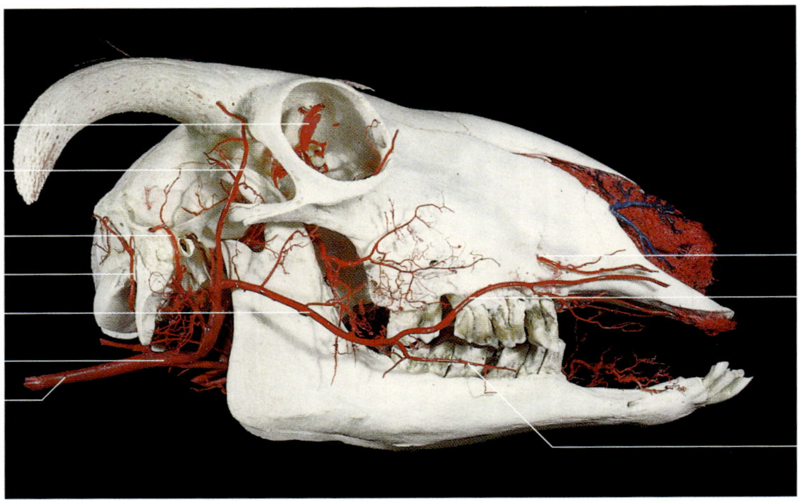

Abb. 12-28. Oberflächliche Arterien am Kopf eines Schafes (Korrosionspräparat), Prof. Ana Carretero u. A. Oliver, Barcelona.

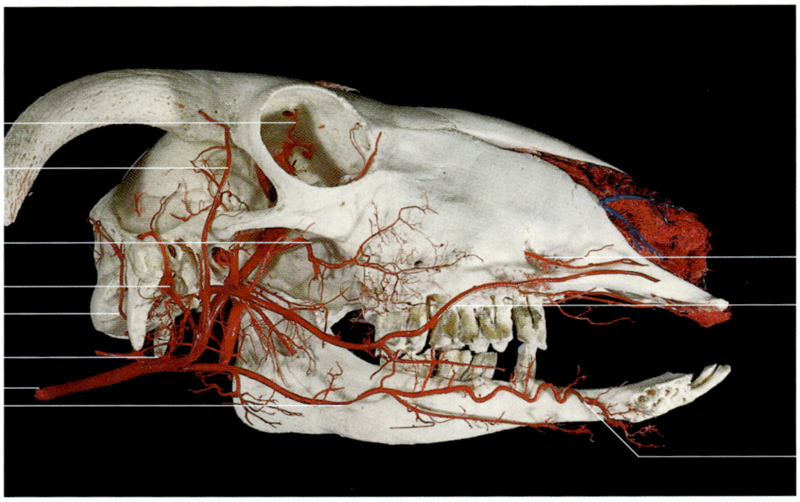

Abb. 12-29. Tiefe Arterien am Kopf eines Schafes, die rechte Mandibula wurde entfernt (Korrosionspräparat), Prof. Ana Carretero u. A. Oliver, Barcelona.

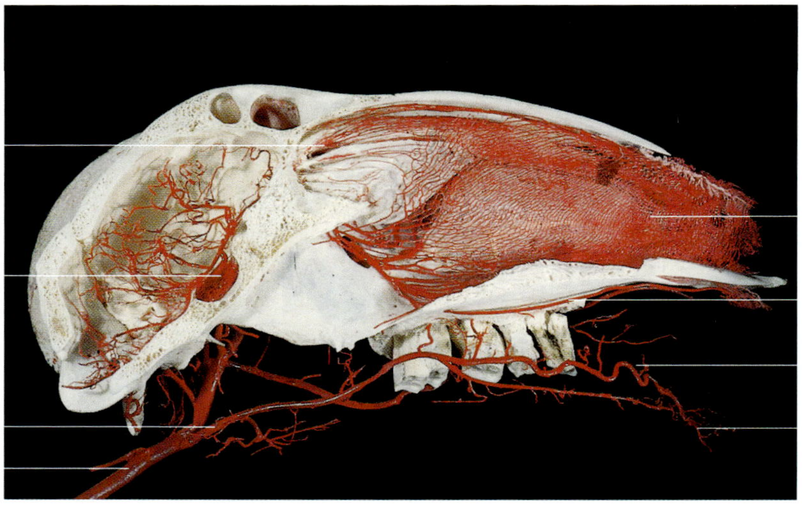

Abb. 12-30. Arterien in der Schädelhöhle und der Nasenhöhle eines Schafes (Medianschnitt) (Korrosionspräparat), Prof. Ana Carretero u. A. Oliver, Barcelona.

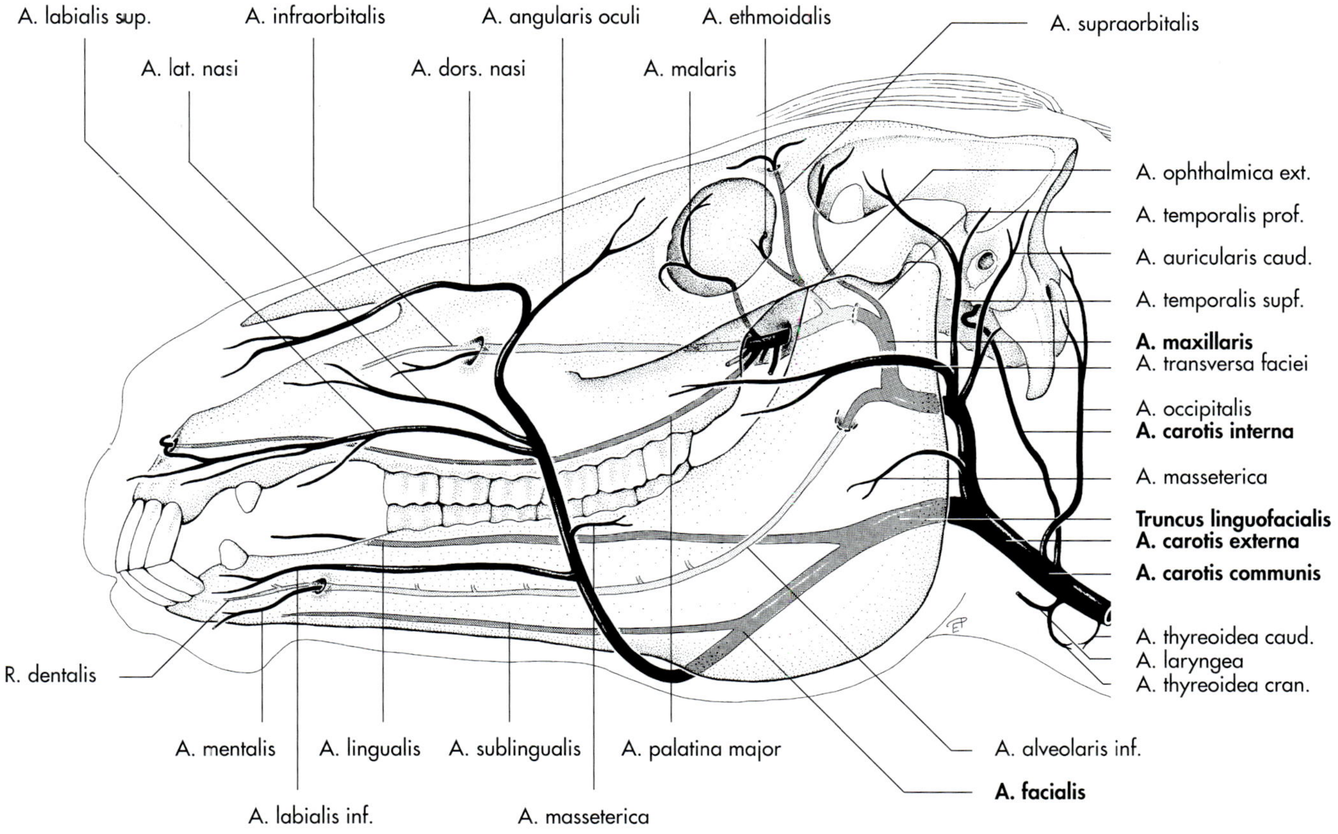

Abb. 12-31. Schematische Darstellung der wichtigsten Arterien des Kopfes des Pferdes, nach Dyce, Sack u. Wensing, 1991.

und dem **N. laryngeus caudalis** seu **recurrens** begleitet. An ihrem kranialen Ende gibt sie die **A. thyreoidea caudalis** und die **A. thyreoidea cranialis** ab (Abb. 12-31). Beide Arterien versorgen die Schilddrüse. Die A. thyreoidea cran. versorgt zudem den Kehlkopf (A. laryngea cran.) und den Pharynx (A. pharyngea ascendens).

Nachfolgend teilt sich die A. carotis communis beim Pferd in die **A. occipitalis,** die **A. carotis interna** und den weiterführenden Ast, die **A. carotis externa,** auf. In der Nähe dieser Aufteilung findet sich das **Glomus caroticum,** ein Organ, das den Blutdruck und die Zusammensetzung des Blutes kontrolliert (Abb.12-31).

Die **A. occipitalis** ist insoweit von Bedeutung, als diese nicht nur die Nackenmuskulatur und kaudale Bereiche der Hirnhäute vaskularisiert, sondern auch **Anastomosen** mit der **A. vertebralis** und der **A. spinalis mediana** eingeht. Sie trägt demnach auch zur Versorgung des ZNS bei.

Die **A. carotis interna** bildet beim Pferd und beim Hund an der Schädelbasis eine charakteristische **S-förmige Schleife.** Beim Pferd verläuft die A. carotis int. in einer Falte der **medialen Luftsackbucht,** zusammen mit dem N. vagus, dem Truncus sympathicus und dem Ganglion cervicale cran. Die **A. carotis interna** vaskularisiert beim Pferd und beim Hund das Gehirn. Bei den übrigen Haussäugetieren wird sie durch Äste der **A. maxillaris** ersetzt, die **Wundernetze** an der Gehirnbasis bilden, aus denen sich durch Zusammenschluß die **A. carotis cerebralis** bildet. Dieses Gefäß versorgt seinerseits das Gehirn (siehe Kap. 14, »Nervensystem«, S. 203).

Ein Wundernetz entsteht, indem eine Arterie sich in mehrere kleinere Arterien aufteilt und diese sich wieder zu einer Arterie zusammenschließen.

Sowohl diese **Wundernetze (Rete mirabile epidurale)** als auch das Endstück der A. carotis int. (Pferd, Hund) sind an der Schädelbasis mit dem **venösen Sinus cavernosus** gekoppelt und tragen so zum Rückfluß des venösen Blutes aus der Schädelhöhle bei.

Die **A. carotis externa** und ihre Fortsetzung, die **A. maxillaris,** versorgen sämtliche Organe, Muskeln und Knochen am Kopf, außer das Gehirn (Abb. 12-28ff. u. 31).

Verzweigungsmuster und Versorgungsgebiet der A. carotis communis:

A. thyreoidea caudalis (Schilddrüse),
A. thyreoidea cranialis,
(Schilddrüse, Kehlkopf und Schlundkopf),
– A. laryngea cranialis (Kehlkopf),
A. occipitalis (Nackenmuskulatur),
– A. meningea caud. (Gehirnhäute),
A. carotis interna (Gehirn),
A. carotis externa (Kopf außer Gehirn),
A. linguofacialis,
– A. palatina ascendens (Schlundkopf),
– A. lingualis (Zunge),
– A. sublingualis (Zunge),
A. facialis,
– A. labialis inf. (Gesicht, Unterlippe),
– A. labialis sup. (Gesicht, Oberlippe),
– A. lat. nasi (Gesicht, Nase),
– A. dors. nasi (Gesicht, Nase),
– A. angularis oculi (Gesicht, Augenlider),
– A. masseterica (M. masseter),
  – A. transversa faciei (M. masseter),
  – A. auricularis caud. (Ohrmuschel),
  – A. auricularis rostralis (Ohrmuschel),
  – A. temporalis supf. (M. temporalis).

Verzweigungsmuster und Versorgungsgebiet der A. maxillaris:

A. alveolaris inferior,
– Rr. alveolares (Zähne des Unterkiefers),
– A. mentalis (Kinn),
A. temporalis profunda caudalis (M. temporalis),
A. temporalis profunda rostralis (M. temporalis),
A. meningea media (Gehirnhäute),
A. malaris (Orbita),
A. sphenopalatina (pterygopalatina) (Nasenhöhle),
A. palatina major (harter Gaumen),
A. palatina minor (Gaumensegel),
A. infraorbitalis (Zähne, Oberkiefer und Nase),
A. ophthalmica externa,
  – A. supraorbitalis (Stirngegend),
  – A. ethmoidalis (Orbita, Nasengrund),
  – A. lacrimalis (Gl. lacrimalis),
  – A. meningea rostralis (Gehirnhäute),
  – A. ophthalmica int. (Netzhaut).

Um die große Vielfalt der Verzweigungen der Arterien im Kopfbereich zu veranschaulichen, werden Korrosionspräparate der Arterien am Beispiel des Schafes gezeigt (Abb. 12-28–30). Die Arterien des Gesichts entstehen bei dieser Spezies aus der A. transversa faciei und der A. infraorbitalis. Aus der A. maxillaris entwickelt sich an der Schädelbasis ein umfangreiches Wundernetz.

Anastomosen und angewandte Anatomie

Die A. occipitalis **anastomisiert** mit der A. vertebralis und der A. spinalis mediana.

- **Pulsfühlstelle**: beim Pferd die A. facialis an der Incisura vasorum facialium.

Aorta thoracica und Aorta abdominalis

Die Aorta thoracica und abdominalis entlassen Segmentalarterien, die im **thorakalen Teil Aa. intercostales dorsales** (Abb. 12-32) und im Lendenbereich **Aa. lumbales** genannt werden. Diese versorgen neben der Wand der Brust- und Bauchhöhle auch das Rückenmark. Für letzteres zweigen **Spinalarterien (Rami spinales)** ab, die jeweils durch das entsprechende **Foramen intervertebrale** in den Wirbelkanal eindringen (s. Kap. 14, »Nervensystem«, S. 203). Sie versorgen die Spinalganglien, die Meningen und enden in der **A. spinalis ventralis,** die in der Fissura mediana ventr. entlang des gesamten Rückenmarks verläuft.

Im Halsbereich erhält die A. spinalis ventr. von den Ästen der A. vertebralis und von der A. occipitalis Zuflüsse. Im Bereich des Kreuzbeins und des Schwanzes wird die Vaskularisation des Conus medullaris bzw. der letzten Spinalganglien von der **A. sacralis mediana** und der **A. coccygea** übernommen (siehe Kap. 14, »Nervensystem«, S. 206).

Bei einer **Blockade der Aorta,** die bei der Katze vorkommen soll, ist die A. spinalis ventr. einer der Umgehungswege für den Blutfluß. Andere Wege sind die arkadenförmigen Anastomosen entlang des Darms oder die Anastomose zwischen der A. epigastrica cran. und der A. epigastrica caud.

Verzweigungsmuster und Versorgungsgebiet der Aorta thoracica (Abb. 12-32):
Aa. intercostales dorsales (Brust- und Bauchwand),
A. bronchooesophagea,
– Rr. bronchales (Bronchialbaum),
– Rr. oesophagei (Ösophagus),
A. costoabdominalis (Bauchwand),
A. phrenica cranialis (nur beim Pferd).

Verzweigungsmuster und Versorgungsgebiet der Aorta abdominalis (Abb. 12-33 – 36):
A. phrenica caudalis (Zwerchfell) (alle Hsgt., excl. Pfd.),
– Aa. lumbales,
A. coeliaca (siehe Organe),
– A. gastrica sin.,
– A. hepatica,
  – A. gastrica dext.,
  – A. gastroepiploica dext.,
– A. lienalis,
  – A. gastroepiploica sin.,
A. mesenterica cranialis (siehe Organe),
– A. pancreaticoduodenalis caud.,
– Aa. jejunales,
– A. ileocolica,
  – Aa. caecales,
  – A. ilei,
  – R. colicus (prox. Colon ascendens),
– A. colica dext. (dist. Colon ascendens),
– A. colica media (Colon transversum),
Aa. renales,
Aa. testiculares bzw. **(ovaricae)**,
A. mesenterica caudalis,
– A. colica sin.,
– A. rectalis cranialis.

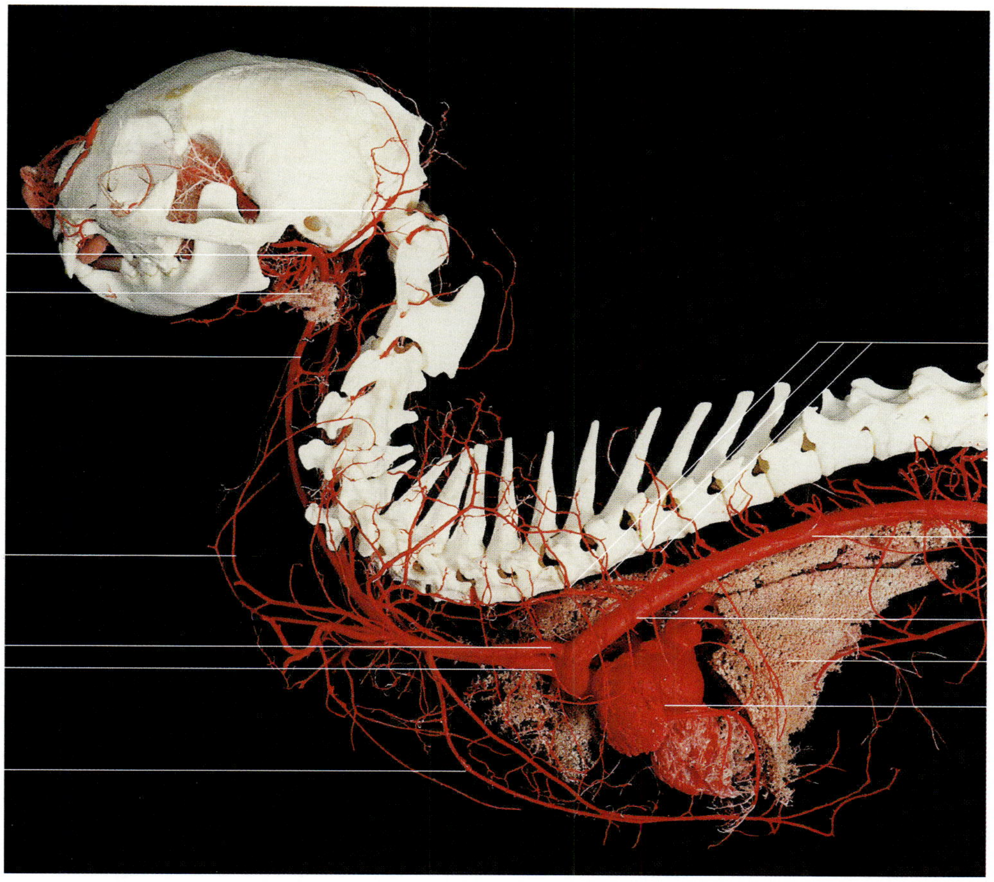

Abb. 12-32. Arterien in der Brusthöhle und der Halsregion einer Katze (Korrosionspräparat), Prof. M. Navarro u. A. Oliver, Barcelona.

Die Aorta endet in Höhe des letzten Lendenwirbels, sie verzweigt sich in die:

A. iliaca externa (dextra bzw. **sinistra),**
A. iliaca interna (dextra bzw. **sinistra),**
– A. sacralis mediana.

A. iliaca externa

Die A. iliaca ext. ist die **Hauptarterie** zur Versorgung der **Beckengliedmaße.** Sie verläuft parallel mit der gleichnamigen Vene und dem N. genitofemoralis entlang der Darmbeinsäule. Sie entläßt, außer bei der Stute, keine Äste für Organe der Beckenhöhle.

Die **A. iliaca externa** gibt in ihrem proximalen Abschnitt die **A. circumflexa ilium profunda** ab, die bei der Katze und beim Hund in der Regel aus der Aorta hervorgeht. Vor dem Eingang in den Schenkelspalt entläßt die A. iliaca ext. die umfangreiche **A. profunda femoris,** die in die Oberschenkelmuskulatur eindringt. Ab hier ändert die A. iliaca ext. ihren Namen in A. femoralis.

Die **A. femoralis** durchläuft den Schenkelspalt zusammen mit der V. femoralis und dem N. saphenus, zieht durch die Mm. adductores hindurch in die Kniekehle, und heißt jetzt A. poplitea. Der **Schenkelspalt (Canalis femoralis)** wird kranial vom M. sartorius, kaudal vom M. gracilis und M. pectineus begrenzt (siehe Bd. I, Abb. 2-16, S. 128).

Die **A. poplitea** teilt sich im proximalen Abschnitt des Unterschenkels, im Spatium interosseum cruris, in die weiterführende **A. tibialis cranialis** und die weniger umfangreiche **A. tibialis caudalis.** Die A. tibialis cranialis verläuft unmittelbar kraniolateral an der Tibia. In der Tarsalbeuge wird sie **A. dorsalis pedis** genannt. Diese setzt sich als **Hauptmittelfußarterie (A. metatarsea dorsalis III)** fort, welche dorsolateral zwischen dem Röhrbein und dem lateralen Griffelbein verläuft. Die A. metatarsea dors. III zieht plantar und teilt sich proximal des Fesselgelenks in die beiden Zehenarterien auf.

Verzweigungsmuster und Versorgungsgebiet der A. iliaca ext. (Abb. 12-36 u. 37):

A. iliaca ext.
- A. circumflexa ilium prof.,
- A. uterina (nur bei der Stute [?]),
- A. prof. femoris (Oberschenkelmuskulatur),
  - Truncus pudendoepigastricus,
  - A. pudenda ext. (Milchdrüse, Hodenhüllen),
  - A. epigastrica caudalis (Bauchmuskulatur),
  - A. circumflexa femoris med. (Fortsetzung bzw. Abzweigung der A. prof. femoris, Oberschenkelmuskulatur),

A. femoralis,
- A. circumflexa femoris lat. (Oberschenkelmuskulatur),
- A. saphena (Haut, Ober- und Unterschenkel, Zehen),
- Aa. caudd. femoris (Oberschenkelmuskulatur),

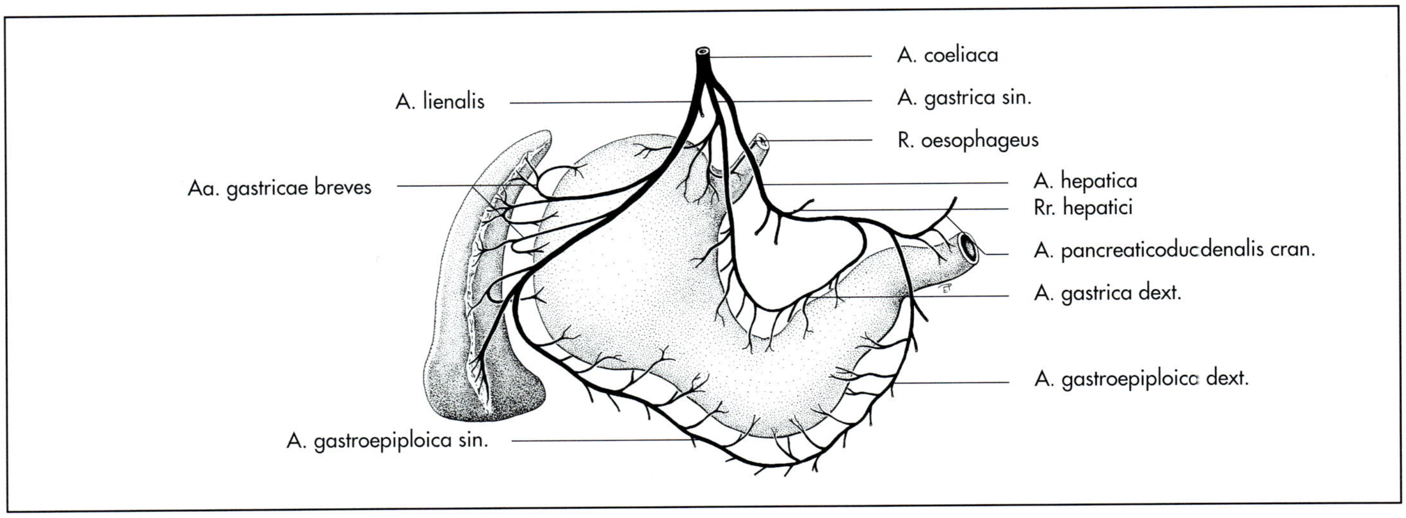

Abb. 12-33. Schematische Darstellung der Verzweigung der A. coeliaca des Hundes.

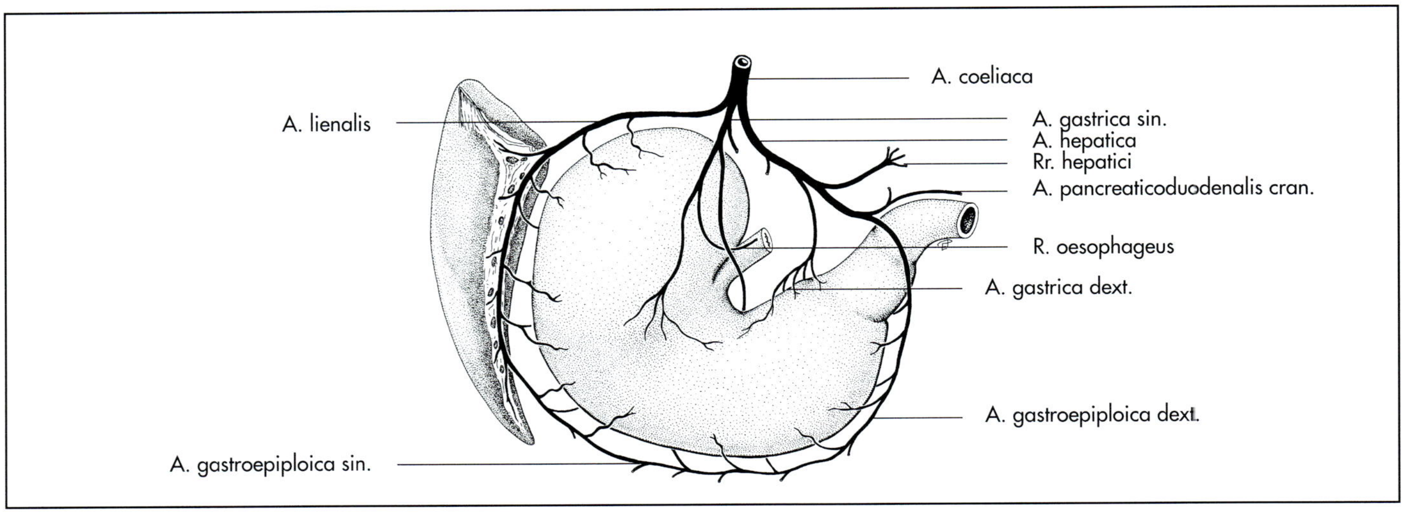

Abb. 12-34. Schematische Darstellung der Verzweigung der A. coeliaca des Pferdes.

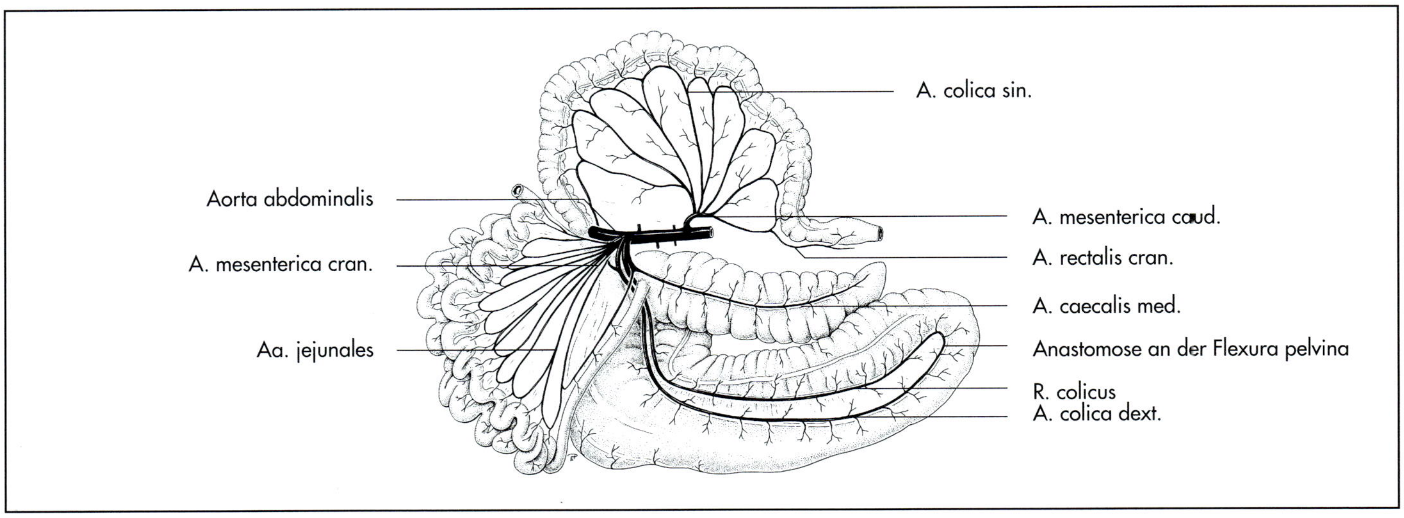

Abb. 12-35. Schematische Darstellung der Verzweigung der A. mesenterica cran. und A. mesenterica caud. des Pferdes, nach Ghetie, 1955.

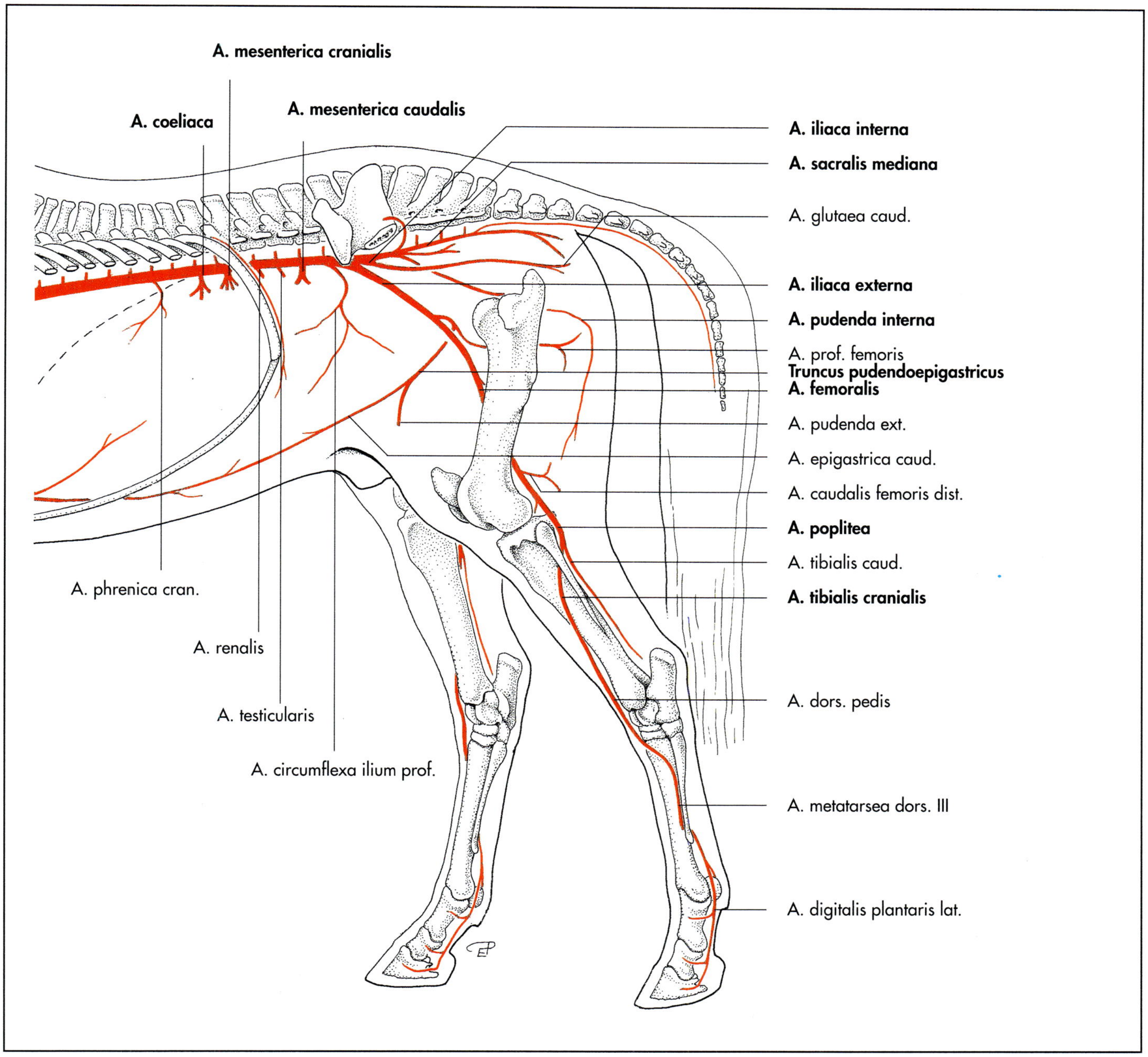

Abb. 12-36. Schematische Darstellung des Verlaufs größerer Arterien bzw. deren Abzweigungen aus der Bauchaorta und des Beckens des Pferdes.

A. poplitea,
- A. genus (Kniegelenk kaudal),
- A. genus media (Kniegelenk, innere Anteile),
- A. tibialis caud. (Muskeln kaudal am Unterschenkel),

A. tibialis cranialis (Muskeln kraniolateral am Unterschenkel),
A. dorsalis pedis (Tarsalgelenk),
- A. tarsea perforans,

A. metatarsea dorsalis III (Hauptmittelfußarterie),
- A. digitalis plantaris lat. und med. (Zehe).

Anastomosen und angewandte Anatomie

Anastomosen bestehen zwischen der A. epigastrica caud. und der A. epigastrica cran., der A. prof. femoris und der A. caud. femoris dist., der A. circumflexa femoris lat. und der A. circumflexa femoris med. sowie der A. genus descendens (siehe Abb. 12-37) und der A. genus media.

- **Pulsfühlstelle** bei Hund und Katze: A. femoralis. Die A. femoralis verläuft im Canalis femoralis oberflächlich, die Vene in der Tiefe.

A. iliaca interna

Die A. iliaca int. versorgt, im Gegensatz zur A. iliaca ext., die **Organe in der Beckenhöhle** und die **Wand der Beckenhöhle.** In ihrem Anfangsabschnitt gibt die rechte oder die linke A. iliaca int. beim Pferd die **A. sacralis mediana** ab, von der **Segmentalarterien** abzweigen (Abb. 12-36). Für Muskeln der Kruppe und innere Lendenmuskeln gehen ebenfalls in ihrem Anfangsteil Zweige weg.

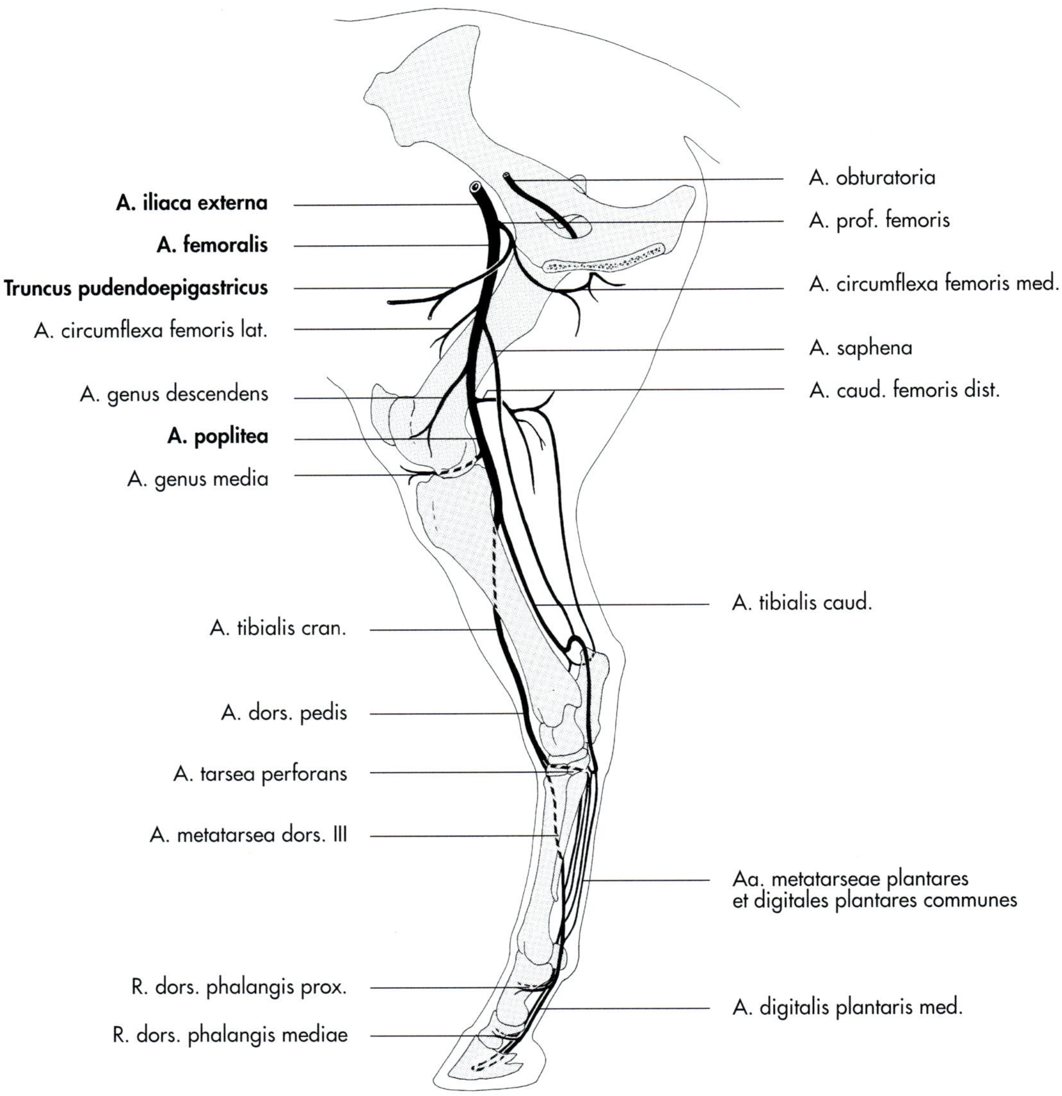

Abb. 12-37. Schematische Darstellung der Arterien der Beckengliedmaße des Pferdes, nach Dyce, Sack u. Wensing, 1991.

Die an die A. iliaca int. anschließende **A. pudenda interna** (Abb. 12-36 u. 38) ist ausschließlich für die **Beckenorgane** zuständig. Bei allen Tieren versorgt sie die Harnblase, die Ureteren, die akzessorischen Geschlechtsdrüsen, den Uterus mit der A. uterina, die Vagina, das Vestibulum vaginae bzw. den Penis. Bei der Katze und der Hündin zweigt die A. uterina von der **A. vaginalis** ab. Die A. uterina der Stute soll medial und ventral gerichtet aus dem Anfangsabschnitt der A. iliaca ext. hervorgehen. Diese Situation konnte an Präparaten nicht bestätigt werden. Beim Hengst sind auch Äste der **A. obturatoria** an der Blutversorgung des Penis beteiligt.

Verzweigungsmodus und Versorgungsgebiet der A. iliaca int.:

A. iliaca int.,
- A. sacralis mediana,
- A. glutaea caud.,
  - A. obturatoria,
  - A. glutaea cran. (Kruppenmuskulatur),
  - A. iliolumbalis (innere Lendenmuskulatur),

A. pudenda interna,
- A. umbilicalis (A. uterina, außer Pferd [?], Harnblase, Ductus deferens, Uterus),
- A. prostatica bzw. A. vaginalis (Prostata, Harnblase, Urethra, bzw. Vagina),
  - A. rectalis media,
- A. rectalis caud.,
- A. perinealis ventr. (Perineum),

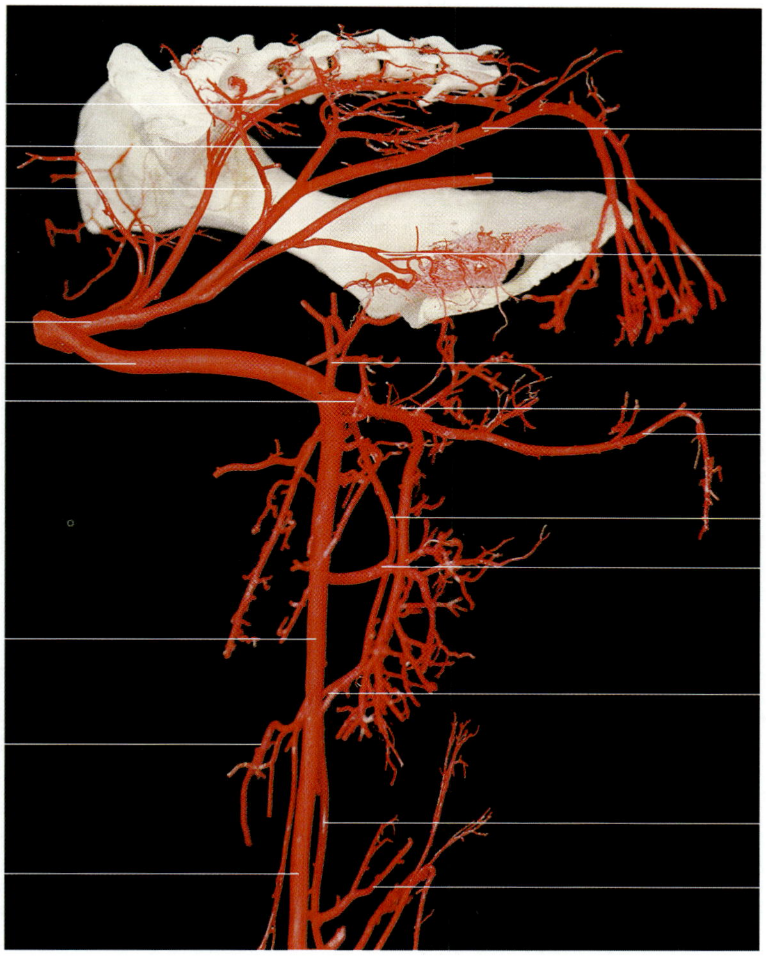

Abb. 12-38. Arterien in der Beckenhöhle und im Bereich des Oberschenkels eines Hundes (Korrosionspräparat), Prof. M. Navarro und A. Oliver, Barcelona.

- A. vestibularis (Vestibulum),
- A. dors. penis bzw. A. bulbi vestibuli.

Kapillaren

Die Kapillaren dienen dem **Stoff- und Gasaustausch** zwischen Blut und Gewebe. Damit dieser optimal erfolgen kann, verlangsamt sich die **Fließgeschwindigkeit** des Blutes von ca. 320 mm/s in der Aorta auf ca. 0,3 mm/s in den Kapillaren, der **Blutdruck** nimmt ebenfalls erheblich ab. Ihr Lumen beträgt 5–15 µm. Sie entstehen durch **Aufteilung der Arteriolen,** bilden dreidimensionale Netze und finden sich zu Venolen wieder zusammen. Kapillaren fehlen u. a. in der Cornea, der Linse, im Knorpel und im Zahnschmelz.

Die **Kapillarwand** besteht aus einer **Endothelzellschicht** und der außen liegenden **Basalmembran** (Abb. 12-39 u. 40). Die Endothelzellschicht ist im allgemeinen lückenlos. Es gibt aber Kapillaren, bei denen mehr oder weniger große Poren zwischen den Endothelzellen vorhanden sind. Ähnliche Verhältnisse können auch an der Basalmembran gefunden werden. So sind in der Leber, im roten Knochenmark und in der Milz sog. **Sinuskapillaren** enthalten, die ein sehr viel weiteres Lumen (ca. 40 µm), interzelluläre Lücken und eine diskontinuierliche Basalmembran zeigen.

Am **Übergang** von den **Arterien** zum **Kapillarnetz** sorgen sog. **präkapilläre Sphinkteren** dafür, daß der Blutfluß zum Kapillarnetz verringert wird. Venen sind zuweilen ebenfalls mit starken Sphinkteren ausgestattet und können den Blutfluß durch das vorgeschaltete Kapillargebiet steuern. Sie werden **Drosselvenen** genannt und kommen u. a. in den Genitalorganen vor.

Im präkapillären Bereich ermöglichen bisweilen kurzgeschaltete arteriovenöse Koppelungen **(Anastomosen)** die Umgehung des Kapillargebietes, um beispielsweise den Abbau eines Stoffwechselproduktes zu vermeiden.

Kapillargebiete, die von anastomosierenden Arterien versorgt werden, sind bei Verschluß einer kleineren zuführenden Arterie weniger gefährdet, als solche, denen das Blut von einer einzigen **Endarterie** zugeführt wird, da bei einem Verschluß dieses Gefäßes das betroffene Gewebe zugrunde gehen muß, es wird **nekrotisch.** Man spricht von einem **Infarkt.** Solche Endarterien sind u. a. typisch für Herz, Gehirn, Netzhaut und Nieren.

Die **Kapillardichte** ist in manchen Organen sehr hoch, beispielsweise im Herzmuskel, in der grauen Substanz des ZNS und in endokrinen Drüsen. In anderen Organen, z. B. in den Funktionsgebilden des Eierstocks, kommt es periodisch zur Bildung und Rückbildung von äußerst dichten Kapillarnetzen.

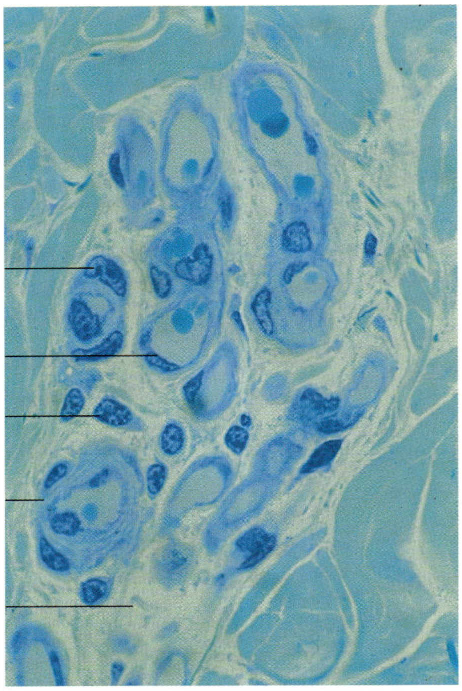

Abb. 12-39. Histologischer Schnitt durch ein Kapillarknäuel mit umgebendem Bindegewebe.

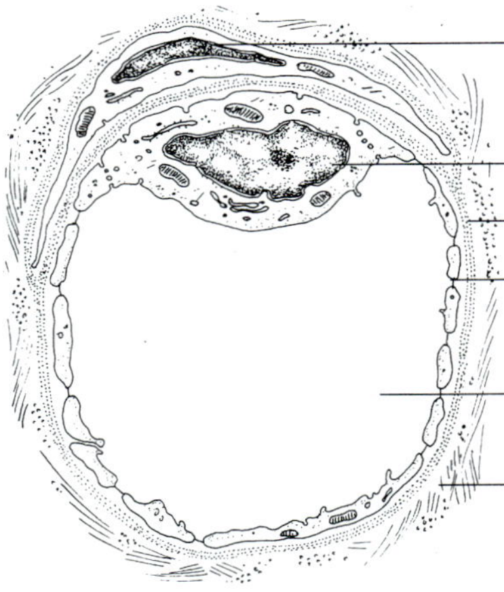

Abb. 12-40. Schematische Darstellung einer Kapillare im ultrastrukturellen Bild, aus Liebich, Funktionelle Histologie, 1999.

Venen (Venae)

Die Venen (griech. Phleb, lat. Vena) leiten Blut von unterschiedlicher Beschaffenheit im allgemeinen zum Herzen, während die Arterien das Blut vom Herzen weg zu den Organen bringen. Es gibt aber auch Organe wie Leber und Hypophyse, die außer von Arterien auch von Venen versorgt werden. Der Ausdruck **Entsorgung** eines Gebietes durch Venen, der oft auch in Lehrbüchern gebraucht wird, ist deshalb falsch. Unter Entsorgung würde man nur den Abtransport von Abfallprodukten aus den Geweben verstehen. Venen tragen aber genauso wie Arterien zur **Versorgung** des Organismus bei.

Veraltete Beschreibungen der Venen **»entgegen des Blutflusses«** (= retrograd) führen ebenfalls zu Mißverständnissen. Venen haben **Wurzelgebiete,** schließen sich zu **größeren Venen** zusammen und münden schließlich in den **rechten Vorhof des Herzens.** Bei retrograder Beschreibung der Venen können die Wirkung einer intravenösen Injektion, der Blutfluß, die arteriovenöse Koppelung und die Orientierung der Venenklappen nicht verstanden werden.

Die Venen des **Lungenkreislaufs,** die sauerstoffreiches Blut führen, öffnen sich in den **linken Vorhof.**

Die meisten Venen begleiten die Arterien und führen auch die gleichen Namen.

Die **Beschaffenheit des venösen Blutes** hängt wesentlich vom **Wurzelgebiet** der Vene ab. Venöses Blut aus dem Darm kann mit energiereichen Stoffen, aus der Milz mit weißen Blutkörperchen, aus inkretorischen Drüsen mit Hormonen angereichert sein. Das Blut der Nierenvenen ist arm an Stoffwechselprodukten. Venen transportieren mitunter Gewebshormone, z.B. Prostaglandine, die im Falle der weiblichen Geschlechtsorgane im Uterus gebildet werden. Sie übergeben diese transmural, an Stellen enger arteriovenöser Koppelung, an die A. ovarica, so daß sie auf kürzestem Wege die Luteolyse des Gelbkörpers einleiten können. Venen der Muskeln und der Leber transportieren erwärmtes Blut und leisten ihren Beitrag zum Erhalt der Körpertemperatur.

Die Venen sind zwar im Prinzip ähnlich wie die Arterien gebaut, ihre Tunica media ist allerdings wesentlich dünner (Abb. 12-15). Die Tunica intima besitzt **herzwärts gerichtete Klappen,** lediglich die Venen in der Schädelhöhle und im Wirbelkanal sind **klappenlos.** Sie werden **Blutleiter (Sinus)** genannt. Manche Venen in der Schädelhöhle besitzen keine eigene Wand, sondern verlaufen in Duplikaturen der Dura mater, die lediglich von Endothel ausgekleidet sind (s. S. 187).

Im Gliedmaßenbereich verlaufen des öfteren zwei Venen mit einer Arterie gemeinsam in einer Bindegewebsscheide, so daß die Pulsation der Arterie zusätzlich zur Muskelkontraktion das Blut zum Herzen treibt. Die distalen Gliedmaßenvenen besitzen eine verhältnismäßig starke Tunica media.

Venenkreisläufe, bei denen das Blut bereits ein Kapillarnetz passiert hat, zu größeren Venen zusammenfließt und sich wiederum in ein zweites Kapillarnetz auflöst, um anschließend wieder in eine größere Vene zu münden, werden **Pfortaderkreisläufe** genannt (z.B. in der Leber und in der Hypophyse).

Kraniale Hohlvene (V. cava cranialis) und ihre Zuflüsse

Die kraniale Hohlvene sammelt das Blut aus den Bereichen Kopf, Hals, Vordergliedmaße und Thorax (Abb. 12-41 u. 43). Sie entsteht in Höhe der Apertura thoracis cran. aus dem Zusammenfluß der **beiden Drosselvenen.** In die kraniale

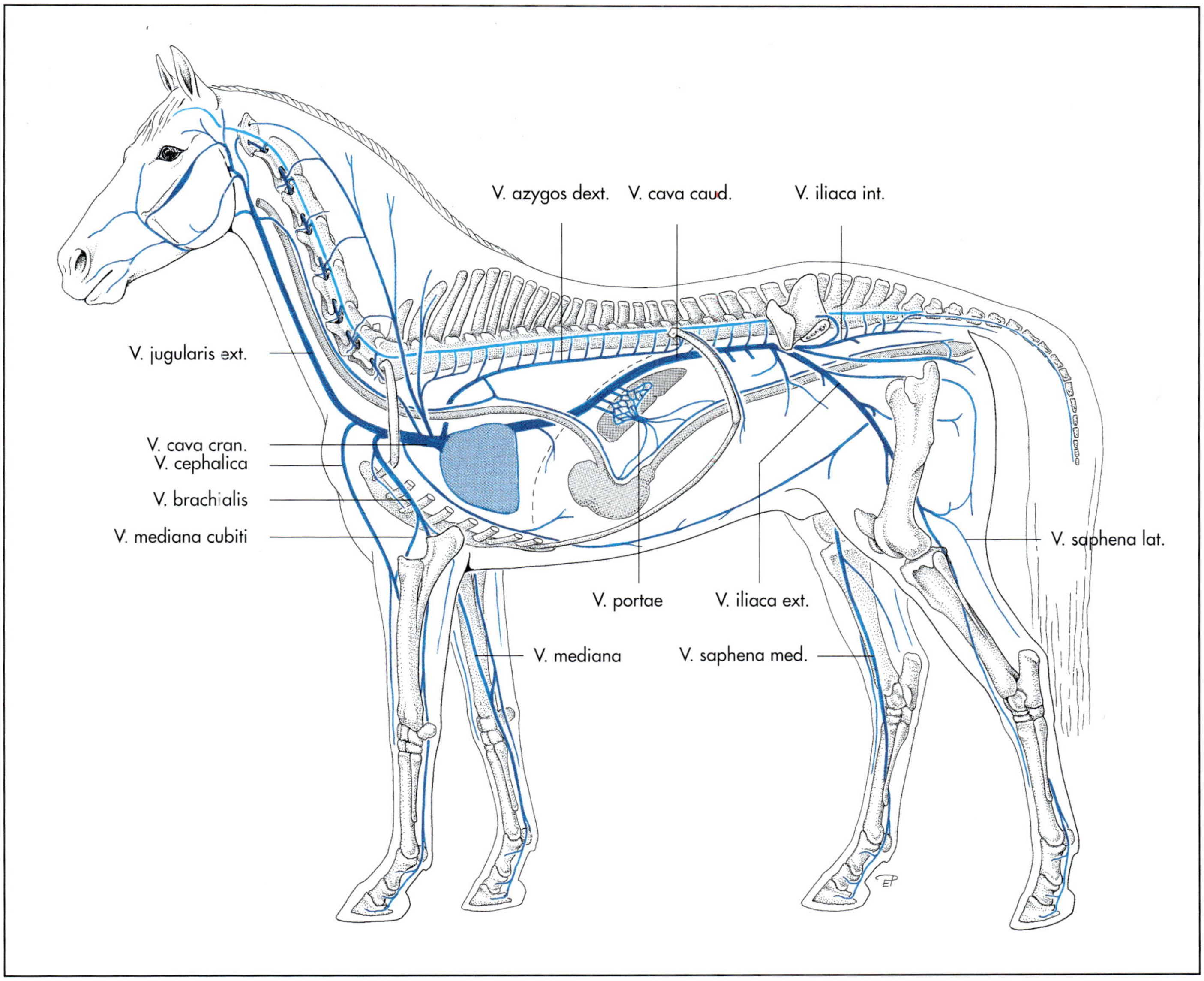

Abb. 12-41. Schematische Darstellung des Verlaufs größerer Venen des Pferdes.

Hohlvene mündet jederseits die **V. subclavia,** deren Zuflüsse mit den entsprechenden Arterien verlaufen, sowie beim Pferd, bei der Katze und oft auch beim Hund die **V. azygos dextra.** Außerdem fließt in die V. cava cran. auch die **V. bronchooesophagea.**

In den Anfangsbereich der kranialen Hohlvene mündet der Ductus thoracicus, der die Lymphflüssigkeit des Körpers wieder dem Blutkreislauf zuführt.

Die kraniale Hohlvene verläuft im **kranialen Mediastinum** rechts des Truncus brachiocephalicus und mündet in den **rechten Vorhof.**

Venen des Kopfes

Die Venen des Kopfes werden in Venen, die innerhalb und solche, die außerhalb der Schädelhöhle verlaufen, eingeteilt. Auf die klappenlosen Venen innerhalb der Schädelhöhle wird bei der Besprechnung des ZNS eingegangen (s. Kap. 14, »Nervensystem«, S. 203). Die außerhalb der Schädelhöhle befindlichen Venen verlaufen allgemein mit den Arterien. Einige große Venen, die u. U. auch Erweiterungen (Sinus) zeigen (V. prof. faciei, V. buccalis und V. transversa faciei) liegen in Höhe der Kaumuskeln. Sie fördern bei Kaubewegungen den herzwärts gerichteten Blutfluß (bei gesenktem Kopf).

Aus der **Vereinigung der V. maxillaris** und der **V. linguofacialis** entsteht die **Drosselvene (V. jugularis externa)** (Abb. 12-43). Kurz vor der Vereinigung mit der V. maxillaris bildet die V. linguofacialis beim Pferd den ventralen Schenkel des **Viborg-Dreiecks,** den chirurgischen Zugang zum Luftsack.

Die V. jugularis ext. verläuft subkutan in der **Drosselrinne (Sulcus jugularis),** die zwischen dem **M. sternocephalicus** und dem **M. brachiocephalicus** ausgebildet ist.

- Im vorderen und mittleren Halsdrittel liegt die Drosselvene, außer bei der Katze und beim Hund, dem **M. omohyoideus** auf. In diesem Bereich wird sie bei Pferd, Rind, Schaf und Ziege zu **therapeutischen** oder **diagnostischen** Zwecken punktiert. Bei der Katze und beim Hund kann die V. jugularis ext. auch punktiert werden. Dabei sollte

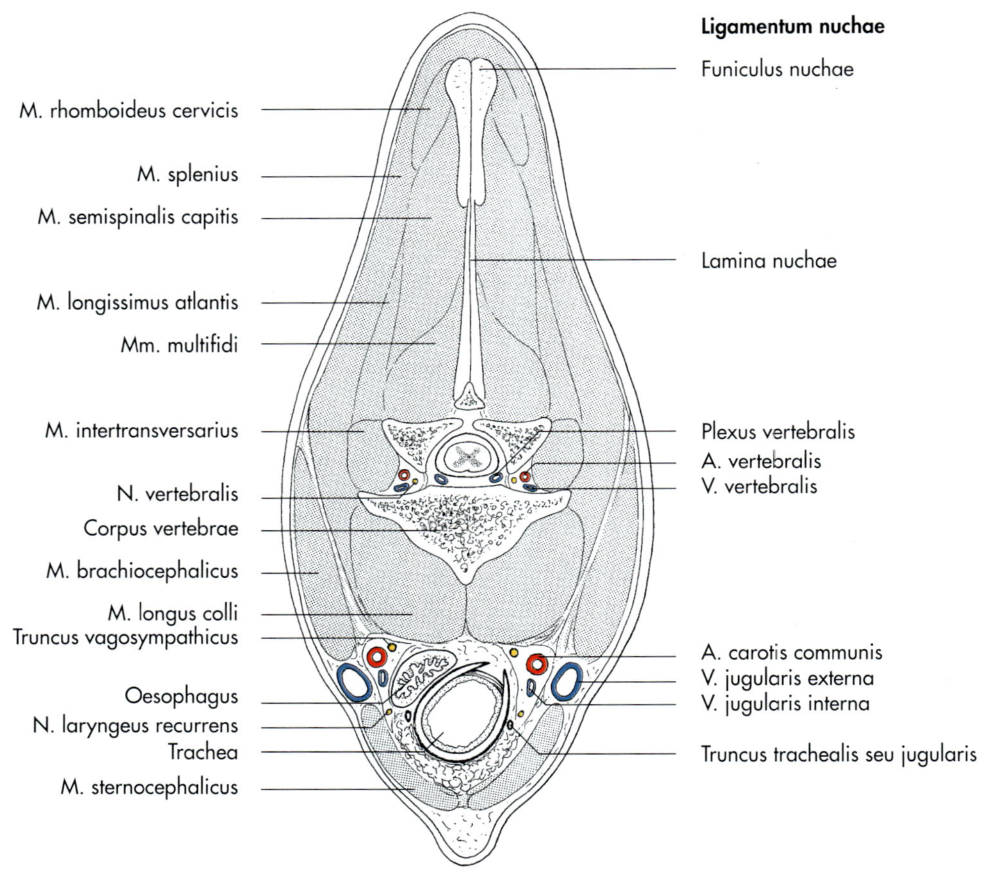

Abb. 12-42. Schematische Darstellung eines Querschnitts durch den Hals des Rindes (Ansicht von kaudal).

berücksichtigt werden, daß beide Venen im kranialen Bereich mit Hilfe des unter dem Kehlkopf quer verlaufenden Arcus hyoideus miteinander in Verbindung stehen (V. lingualis – Arcus hyoideus supf. und prof.).

Bei Fleischfressern, beim Schwein, beim Schaf und Rind ist außer der V. jugularis ext. noch eine **V. jugularis interna** ausgebildet. Sie fehlt der Ziege und dem Pferd. Die V. jugularis int. verläuft zwischen Luftröhre und Halsschlagader. Die Stelle, an der sich die oberflächliche und tiefe Drosselvene im kaudalen Halsbereich vereinigen, wird **Venenwinkel** genannt. Im linken Venenwinkel mündet der **Ductus thoracicus,** der größte Lymphgang des Körpers. Bei Tieren, die keine tiefe Drosselvene besitzen, wird als Venenwinkel die **Mündungsstelle der V. subclavia** bezeichnet.

V. azygos

Die **V. azygos** beginnt am Zusammenfluß der **beiden ersten Lumbalvenen.** Bei der Katze, beim Hund und beim Pferd ist lediglich die **rechte V. azygos** vorhanden (Abb. 12-41 u. 43), beim Schwein die **linke,** während bei den Wiederkäuern entweder **nur die linke oder beide** ausgebildet sind. Die V. azygos erhält Zuflüsse der kaudalen und mittleren Interkostalvenen und steht damit auch mit den Wirbelblutleitern in Verbindung. Die rechte V. azygos fließt in die **kraniale Hohlvene,** nahe ihrer Mündung in den **rechten Vorhof.** Die linke öffnet sich direkt in den **Sinus coronarius.**

Venen der Vordergliedmaße

Die Venen der Vordergliedmaße beginnen als terminale Venennetze im Zehenendorgan (Arcus terminalis), in der Lederhaut und an den Hufknorpeln. Von dort sammeln sie sich wie folgt:

- Vv. digitale palmare med. bzw. lat.,
- Vv. metacarpeae,
- V. mediana,
  - V. cephalica accessoria,
  - V. cephalica,
- V. brachialis,
- V. mediana cubiti,
- V. axillaris,
- V. jugularis ext. und
- V. cava cran.

Die meisten Venen der Vordergliedmaße verlaufen mit den Arterien, sie führen deshalb auch die gleichen Namen. Sie beginnen in **Venennetzen am Zehenendorgan.** Im distalen Bereich der Gliedmaßen zeigen diese Venen eine sehr

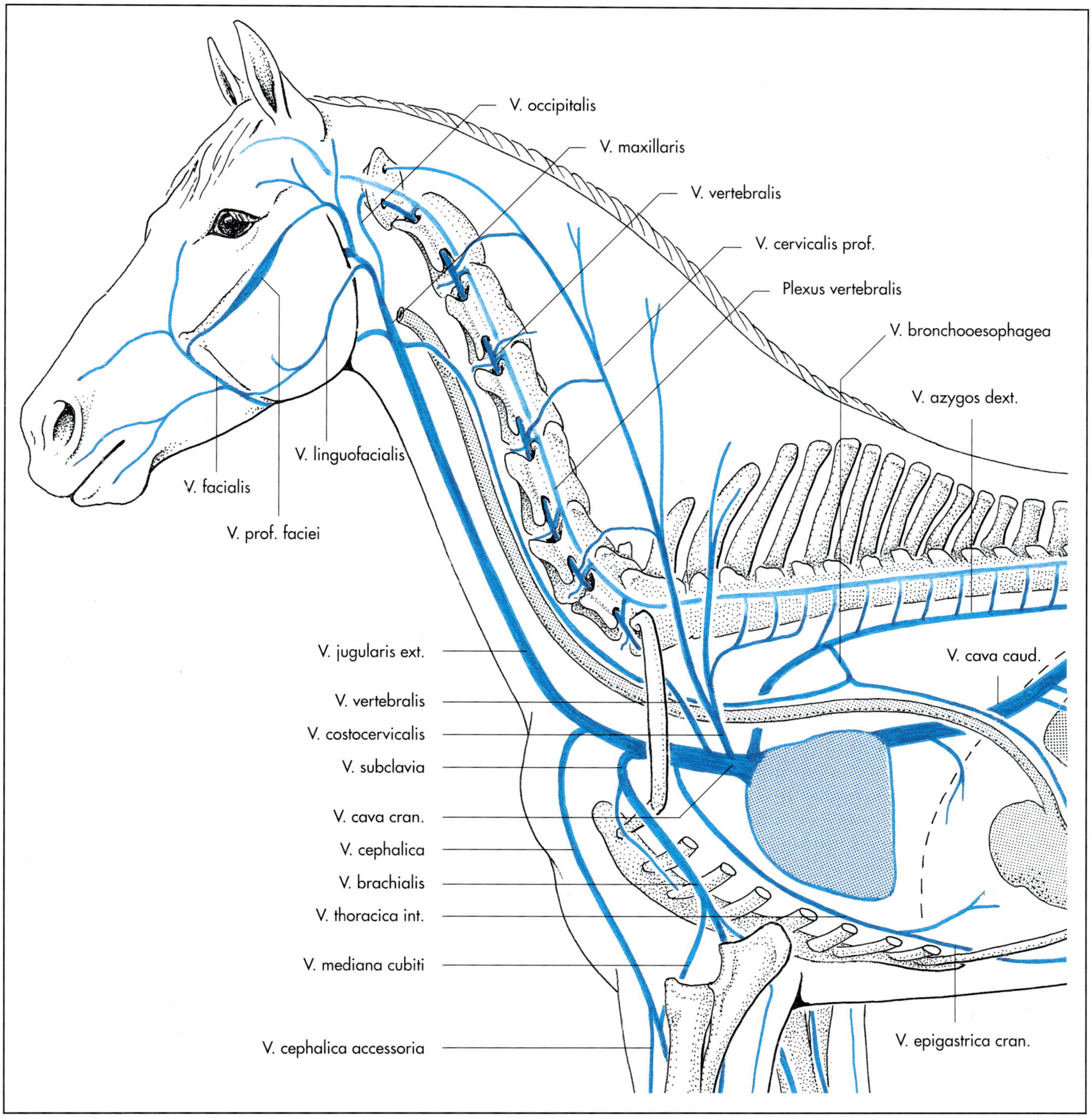

Abb. 12-43. Schematische Darstellung des Verlaufs größerer Venen der Vordergliedmaße, des Halses und des Kopfes bzw. deren Zuläufe zur V. cava cran. des Pferdes. Am Kopf wurde nur die V. prof. faciei mit ihrem Sinus dargestellt, die V. buccalis und die V. transversa faciei wurden nicht eingezeichnet.

viel stärkere Tunica media als andere Körpervenen. Sie sind mit den Arterien zur Erleichterung des Blutflusses gekoppelt. Im metapodialen Abschnitt der Gliedmaßen sind mehrere oberflächliche und tiefe Venen ausgebildet, deren Namen bei Bedarf Nomenklaturlisten zu entnehmen sind.

Zusätzlich zum tiefen, arterienbegleitenden Venensystem der Vordergliedmaße ist die subkutan verlaufende **V. cephalica** zu erwähnen. Diese entsteht medial am Karpalgelenk aus tiefen Metakarpalvenen. Sie vereinigt sich im mittleren Drittel des Antebrachium mit der **V. cephalica accessoria,** die sich aus einem Netz dorsal am Karpalgelenk bildet. Die V. cephalica wird üblicherweise in diesem Bereich bei Hund und Katze für die Blutentnahme verwendet. Die V. cephalica verläuft am Antebrachium proximal und in der seitlichen Brustfurche hoch bis zur **V. jugularis externa.** In Höhe des Ellbogen- und Schultergelenks anastomosiert sie mit dem **tiefen Venensystem (V. mediana cubiti,** medial am Ellbogengelenk).

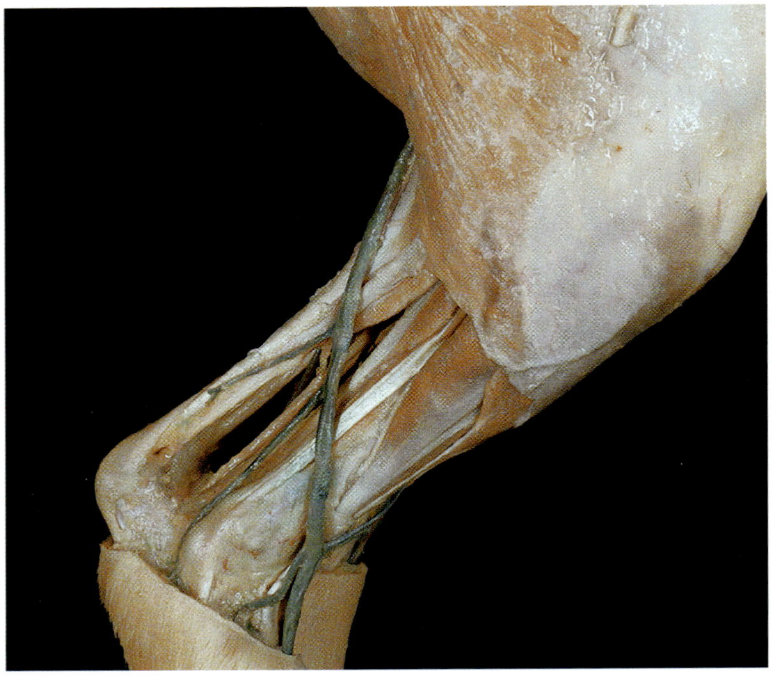

Abb. 12-44. Verlauf der V. saphena lat. am rechten Unterschenkel eines Hundes (Lateralansicht).

Venen der Beckengliedmaße

Die Venen der Hintergliedmaße (Abb. 12-45) gehen, vergleichbar den Verhältnissen an der Vordergliedmaße, aus Venennetzen im Zehenendorgan (Arcus terminalis) hervor. Auch diese setzen sich Richtung Herz, wie folgt, fort:

- Vv. digitales plantares med. bzw. lat.,
- Vv. metatarseae,
- V. dors. pedis,
- V. tibialis cran.,
  - V. saphena med.,
  - V. saphena lat.,
- V. poplitea,
- V. femoralis,
- V. iliaca ext.,
- V. iliaca int. und
- V. cava caud.

Wie an der Vordergliedmaße beginnen auch an der Beckengliedmaße die Venen als Netze in Höhe des **Zehenendorgans.** Sie verlaufen mit den Arterien gekoppelt proximal. Auch an der Beckengliedmaße wird **ein oberflächliches, subkutan gelegenes Venensystem** ausgebildet, das aus der **V. saphena medialis** und der **V. saphena lateralis** besteht (Abb. 12-44 u. 45).

Die von den Verhältnissen beim Pferd abgeleiteten Namen **V. saphena magna** für die **V. saphena medialis** bzw. **parva** für die **laterale** werden heute nicht mehr verwendet.

Sowohl die **V. saphena lateralis** als auch die **V. saphena medialis** entstehen aus je einem **Ramus cranialis und caudalis** am Sprunggelenk. Hier haben sie Verbindung zu den tiefen metatarsalen Venen. Die beiden Äste vereinigen sich ungefähr in Höhe des mittleren Drittels des Unterschenkels jeweils lateral oder medial.

Die **V. saphena medialis** begleitet die **A. saphena.** Sie mündet im Schenkelspalt in die **V. femoralis.** Die V. saphena lat. verläuft lateral am Unterschenkel bis zu dessen proximalem Drittel. Hier erreicht sie den N. cutaneus surae caud., begleitet diesen in die Tiefe der Regio poplitea und fließt in die **V. profunda femoris.** Bei der Katze verbindet sie sich subkutan mit einem Ast der **V. glutaea caudalis.**

- Bei Großtieren ist die **V. saphena medialis** voluminöser als die laterale. Beim Hund ist die V. saphena lat. die größere und kann in der **Mitte des Unterschenkels punktiert** werden. Bei der Katze ist wieder die V. saphena med. kräftiger, sie ist deshalb ebenfalls für die **intravenöse Applikation** von Pharmaka, vor allem bei narkotisierten Tieren, geeignet.

Kaudale Hohlvene (V. cava caudalis)

Die kaudale Hohlvene entsteht in Höhe der letzten Lendenwirbel durch die Vereinigung der **Vv. iliacae communes,** die ihrerseits jeweils durch den Zusammenfluß der **V. iliaca externa** und **interna** zustande gekommen sind. Die **V. sacralis mediana** mündet ebenfalls hier (Abb. 12-45).

Die **V. iliaca externa** sammelt das Blut aus der Beckengliedmaße.

Von den Venen der Keimdrüsen und der Nebennieren wird das Hohlvenenblut mit Hormonen angereichert, die unter Umgehung der Leber, an ihren Wirkungsort gelangen. In die kaudale Hohlvene münden zudem die **Vv. renales,** die **Lendensegmentalvenen** und die **Venen des Zwerchfells.**

Die **V. iliaca interna** sammelt das Blut aus der Wand und aus den meisten Organen der Beckenhöhle. Sie steht durch die **V. sacralis mediana** mit den Blutleitern der Wirbelsäule **(Plexus vertebralis)** und mit dem Venensystem des Darmrohres in Verbindung.

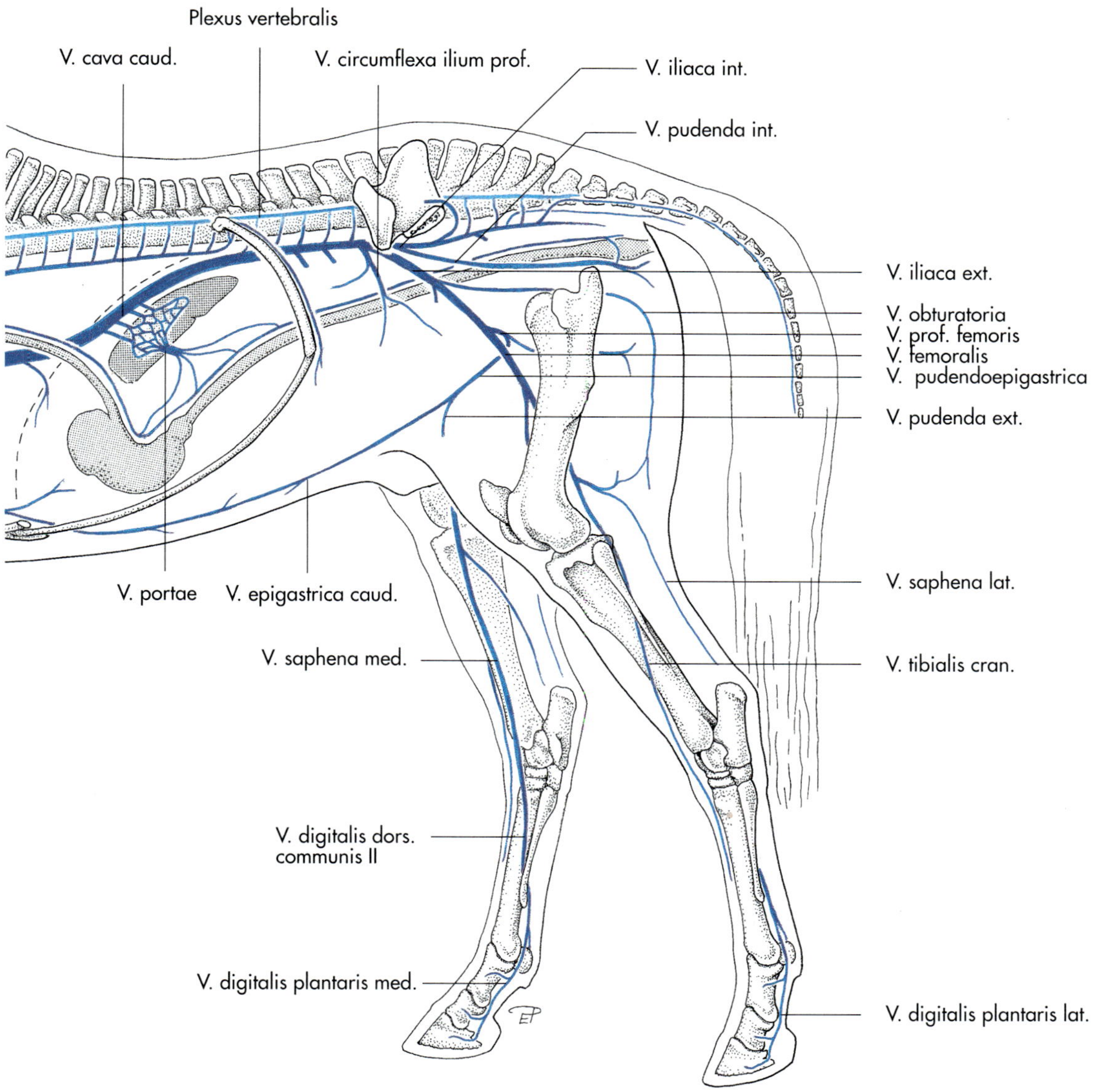

Abb. 12-45. Schematische Darstellung des Verlaufs größerer Venen der Beckengliedmaße bzw. deren Zuläufe zur V. cava caud. des Pferdes.

Die kaudale Hohlvene verläuft ventral der Wirbelsäule rechts der Aorta. Sie orientiert sich zwischen Leber und Zwerchfell ventral, nimmt die **Vv. hepaticae** auf und erreicht das Centrum tendineum des Zwerchfells. Die hintere Hohlvene tritt durch das For. venae cavae in die Brusthöhle über. Sie verläuft im eigenen Gekröse rechts vom kaudalen Mediastinum parallel mit dem rechten N. phrenicus zum rechten Vorhof des Herzens.

Im **Venensystem** kann es vor allem bei tumorösen, raumfordernden Prozessen zu Stauungen kommen. Das System reagiert darauf durch Benutzung vorgegebener **Umgehungswege.** Einer dieser Wege ist das **klappenlose Blutleitersystem der Wirbelsäule**. Einerseits steht es in Verbindung mit Venen des Kopfes und des Halses und somit mit der kranialen Hohlvene. Andererseits ist die kaudale Hohlvene über ihre Segmentaläste ebenfalls damit verbunden. Bei Stauungen im Halsbereich oder in der kaudalen Hohlvene können aber auch Wege beschritten werden, die die Venen entlang des Darmrohres benützen.

Kaudale Äste der V. cava caudalis versorgen das Rektum, sie gehen **Anastomosen mit Ästen der Pfortader, diese** wiederum mit solchen der **V. oesophagea** ein. Diese Venen werden auch bei Lebererkrankungen, z.B. im Falle von Leberzirrhose, Ösophagusvarizen als Umgehungsweg benützt.

Ein **dritter Venenkreis** schließt sich ventral durch die **Anastomose der Vv. epigastricae** zwischen kranialer und kaudaler Hohlvene.

Pfortader der Leber (V. portae)

Die Pfortader sammelt als funktionelles Blutgefäß der Leber (s. S. 69) das venöse Blut von sämtlichen **unpaarig angelegten Organen** der Bauchhöhle (Abb. 12-46). Das

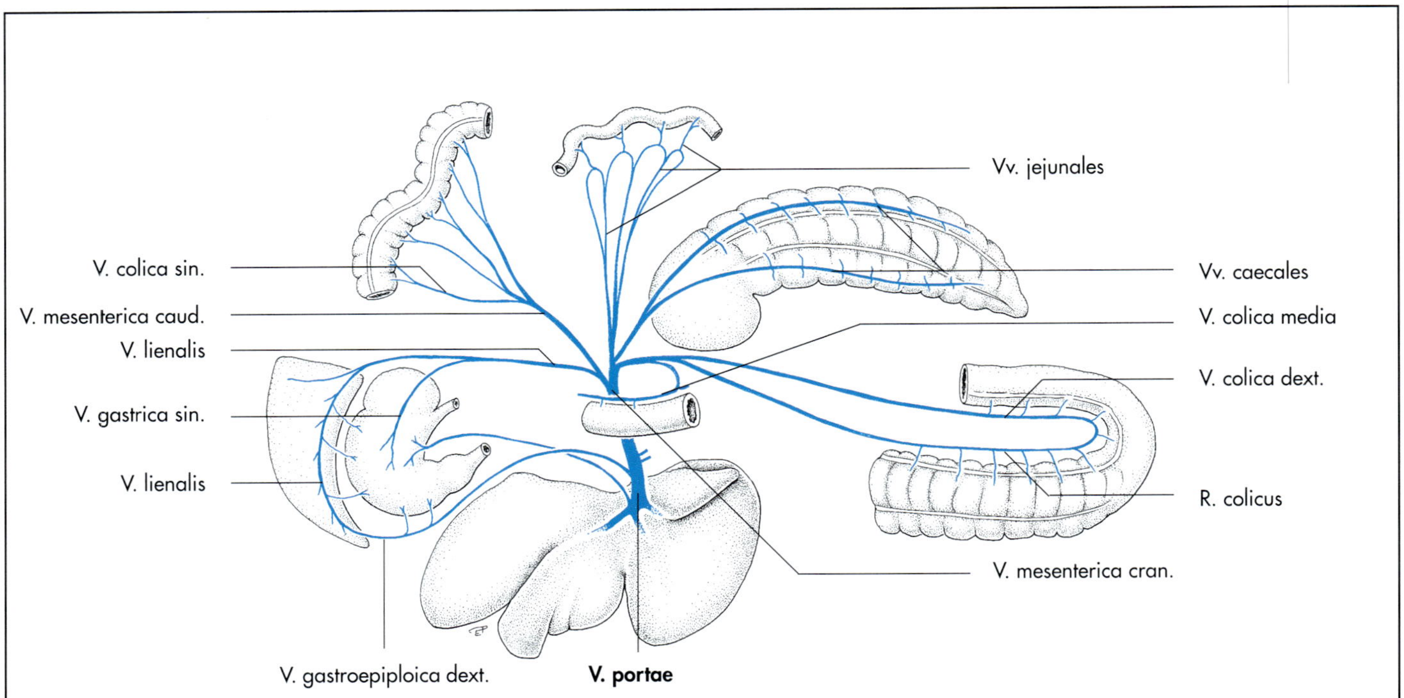

Abb. 12-46. Schematische Darstellung des Einzugsgebietes der V. portae des Pferdes, nach Ghetie, 1955.

venöse Blut des Pankreas enthält die Hormone Insulin und Glucagon. Aus dem **Darm** gelangt mit energiereichen Stoffen beladenes Blut in die Pfortader. In der **Leber** finden Umbau- und Speicherungsprozesse statt. Hierfür teilt sich die Pfortader in immer kleinere Zweige auf und tritt innerhalb der Leberläppchen in Sinuskapillaren über. Diese durchziehen von außen nach innen die Leberläppchen, nehmen intralobulär mit den Leberzellen Kontakt auf und sammeln sich zu Zentralvenen. Zentralvenen schließen sich zu Vv. sublobulares zusammen, die in den Venae hepaticae zusammenfließen. Diese münden in die V. cava caud., die in der rechten Vorkammer des Herzens endet.

Äste der Pfortader und die Vv. hepaticae sind auf Ultraschallbildern gut zu sehen. Im Röntgenbild sind sie nach intravenöser Applikation von Kontrastmitteln sichtbar.

Zusätzliche Verbindungen zwischen Pfortader und kaudaler Hohlvene, sog. **portokavale Shunts,** sind oft Reste des fetalen Kreislaufs (bei dem die Leber umgangen wird) und wirken sich nachteilig auf die Gesundheit der Tiere aus. Sie werden bei Katzen und Hunden beschrieben.

Die Kapillaren der **A. hepatica** münden in die **Sinuskapillaren** des Leberläppchens.

Venen und Arterien an der Gliedmaßenspitze

An den **Zehen** teilt sich die **Hauptmittelfußarterie** in Zehenarterien auf, deren Anzahl der der Zehen entspricht. Die Zehenarterien verlaufen an der Vorder- und an der Beckengliedmaße in gleicher Weise jeweils palmar (bzw. plantar), medial und lateral an den jeweiligen Zehen entlang. Beim Hund und bei der Katze sind die Zehen auch mit dorsalen Arterien versehen. In Höhe der Phalanx dist. vereinigen sich die palmaren (plantaren) Zehenarterien in diesem Knochen im Arcus terminalis. In der Mitte jedes Zehenknochens geben die Zehenarterien Äste ab, die diesen ringförmig umgeben. Die Venen verlaufen parallel mit den Arterien, es gibt aber auch Venen an der Dorsalseite der Zehe. (Näheres s. Kap. 18, »Haut«, S. 325.)

Klinische Ausdrücke, die von anatomischen Namen abgeleitet werden: Arteriitis, Arteriographie, Angiographie, Phlebographie, Ductus arteriosus persistens, Thrombophlebitis, Angiopathie, Pericarditis, Endocarditis, Arteriosklerose, Vaskulitis, Angiitis, Venenbypass, Venenentzündung (= Phlebitis), Koronarinfarkt, Koronarangiographie etc.

13 Immunsystem und lymphatische Organe (Organa lymphopoetica

H. E. König und H.-G. Liebich

Das Immunsystem dient im wesentlichen der Erhaltung der Unversehrtheit des Körpers. Es wirkt als **unspezifischer** und als **spezifischer Abwehrapparat**. Diese vielfältigen Aufgaben werden von den Immunzellen des lymphatischen Systems übernommen, die in Geweben als **Einzelzellen (diffuses lymphatisches Gewebe)**, in **aggregierter Form (Mandeln)** oder in **lymphatischen Organen (Thymus, Lymphknoten** und **Milz)** auftreten.

Hierbei kommt dem Thymus als übergeordnetes Immunorgan für die Entwicklung der zellulären Immunität besondere Bedeutung zu, indem er aktive Immunisierungsvorgänge steuert und das Wachstum der lymphatischen Organe während der körperlichen Entwicklung beeinflußt.

Von den Immunzellen sind an der Immunabwehr des Organismus entscheidend die **Lymphozyten** (T- und B-Lymphozyten) beteiligt. Sie werden im Knochenmark und in den lymphatischen Organen gebildet und gelangen mit der Lymphe über die Lymphgefäße in das Blut. Mit Hilfe von Oberflächenrezeptoren erkennen sie körperfremde Stoffe und lösen über eine **spezifische Reaktionskette eine Immunantwort** aus.

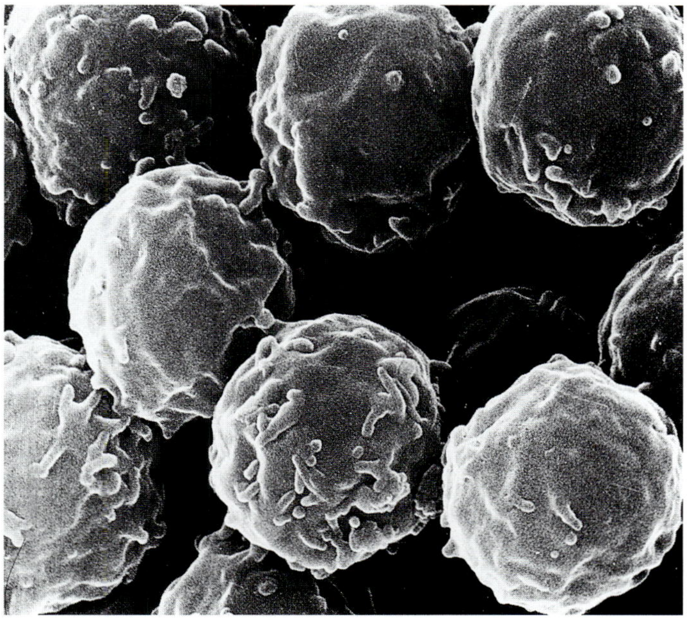

Abb. 13-1. Rasterelektronenmikroskopische Ansicht von Lymphozyten.

Die Lymphozyten werden in ihren Aufgaben von den unspezifisch arbeitenden **Makrophagen** unterstützt. Diese besitzen die Fähigkeit, Antigene zu inkorporieren, intrazellulär histokompatibel umzubauen (Histokompatibilitätskomplex) und an ihrer Oberfläche zu präsentieren (Antigenpräsentation). (Näheres siehe Lehrbücher der Physiologie und der Immunologie.)

Diese unspezifisch wirkenden Zellen gehören dem im Organismus weit verbreiteten »**M**ononukleären **P**hagozytose **S**ystem« **(MPS),** frühere Bezeichnung »**R**etikulo**e**ndothelialen **S**ystem« (RES), an. Dieses umfaßt beispielsweise die Gewebsmakrophagen, das Endothel der Leber-, Milz- und Knochenmarksinusoide, die Alveolarmakrophagen der Lunge, die Langerhans-Zellen der Haut sowie die Mesoglia.

Lymphgefäße (Vasa lymphatica)

Mit dem Stoffaustausch zwischen Blut und Gewebe tritt auch Flüssigkeit aus den Blutkapillaren. Sie wird von den blindsackartig beginnenden Lymphkapillaren aufgenommen, die sich zu Lymphgefäßen vereinigen. In letztere sind Stationen von Lymphknoten eingeschaltet, die einerseits als biologische Filter fungieren und andererseits Lymphozyten produzieren. Im ZNS sind keine Lymphgefäße zu finden.

Die **Lymphkapillaren** sind von einer kontinuierlichen Endothelzellage ausgekleidet. Zwischen den Endothelzellen treten je nach Bedarf vorübergehend Öffnungen auf, durch die Gewebsflüssigkeit oder kleinste Fetttröpfchen, z.B. während der Verdauung im Darmbereich, eindringen können. Die Lymphkapillaren besitzen eine diskontinuierliche Basalmembran, aber keine Gefäßklappen. Sie öffnen sich zu netzartig untereinander verbundenen **Leitgefäßen.** Diese besitzen Taschenklappen, aber noch keine muskuläre Tunica media. Die nachfolgenden, geringfügig größeren **Transportgefäße** zeigen eine dünne muskuläre Tunica media, die durch Kontraktionen den Lymphfluß bewirkt. Ihre hintereinander geschalteten Taschenklappen verleihen den Transportgefäßen ein perlschnurartiges Aussehen, das nach Kontrastfüllung im Röntgenbild deutlich wird. Je nach Flußrichtung zum oder vom Lymphknoten weg werden **afferente** und **efferente Lymphgefäße** unterschieden. Gefäße, die die Lymphe zu größeren Venen leiten, werden als **Lymphsammelgänge** bezeichnet.

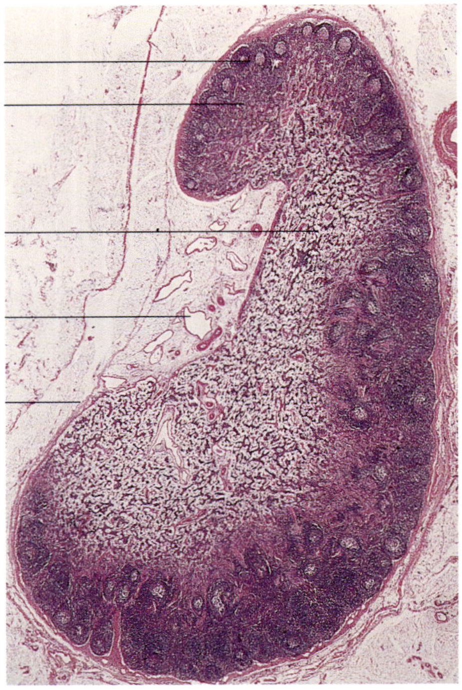

Abb. 13-2. Histologisches Schnittbild durch den Lymphknoten eines Schafes.

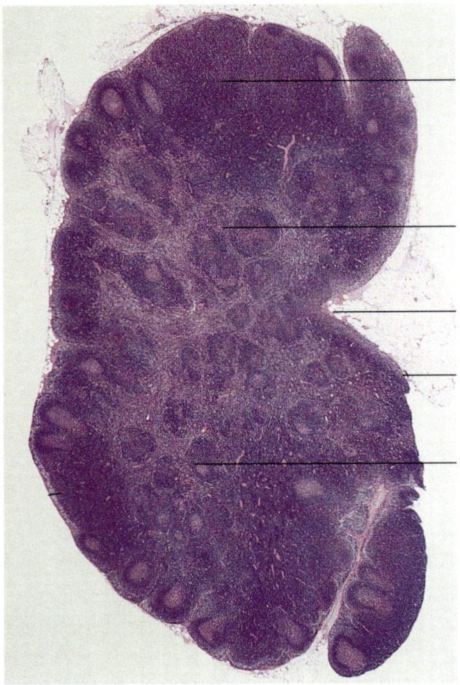

Abb. 13-3. Histologisches Schnittbild durch den Lymphknoten eines Schweines.

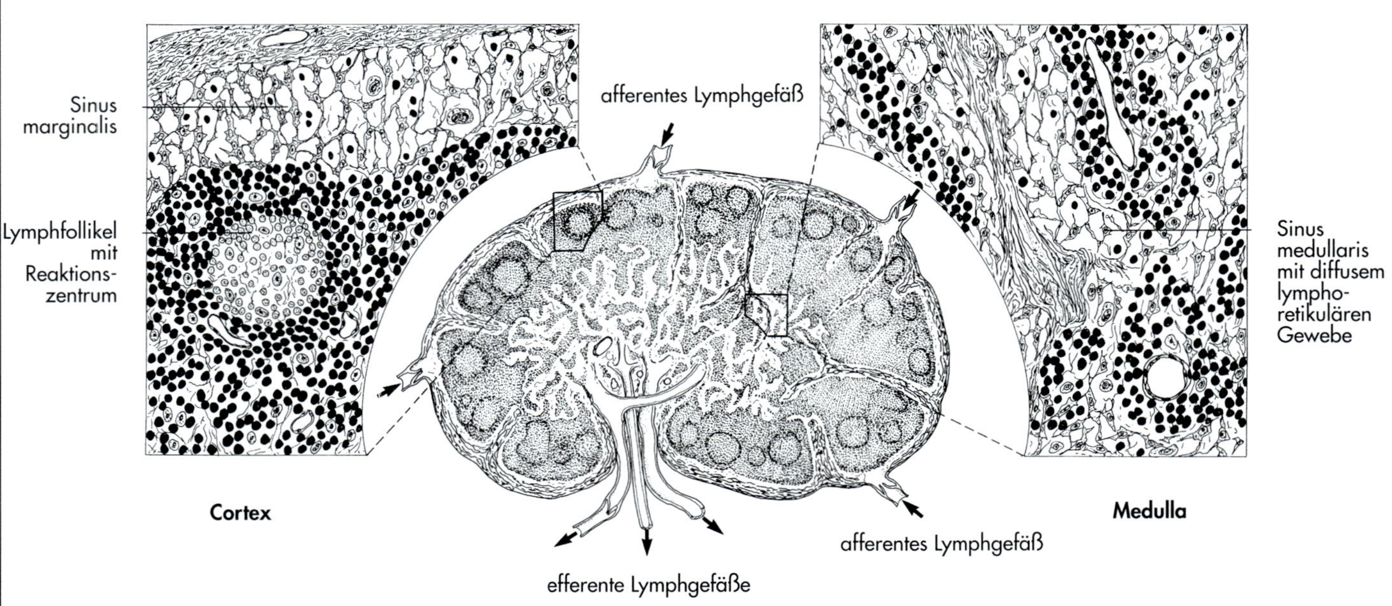

Abb. 13-4. Schematische Darstellung eines Lymphknotens mit Rinden- und Markzone, aus Liebich, Funktionelle Histologie, 1999.

Lymphknoten (Lymphonodus, Nodus lymphaticus)

Der Lymphknoten ist von einer **Bindegewebskapsel** umgeben, von der **bindegewebige Trabekel** ins Innere ziehen (Abb. 13-2ff.). Afferente Lymphgefäße treten an die Peripherie des Lymphknotens heran, efferente verlassen diesen am Hilus. Beim Schwein ist dies umgekehrt.

Der unmittelbar unter der Kapsel gelegene **Randsinus (Sinus marginalis)** wird von Lymphe durchströmt, die sich in dem weiter innen gelegenen **Intermediärsinus** ausbreitet

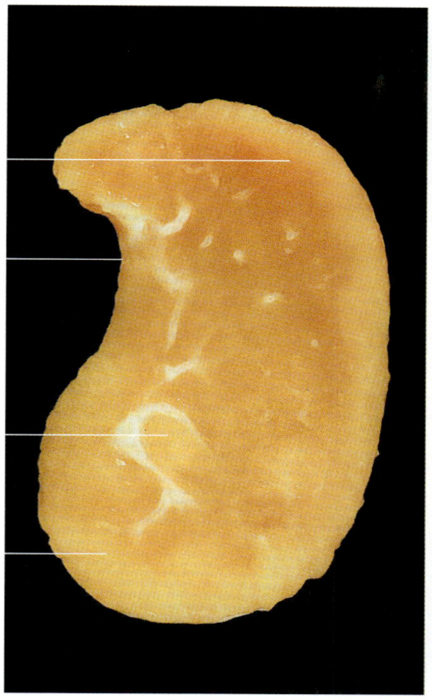

Abb. 13-5. Transversalschnitt durch den Lymphknoten eines Schweines, Aufnahme Dr. S. Reese, München.

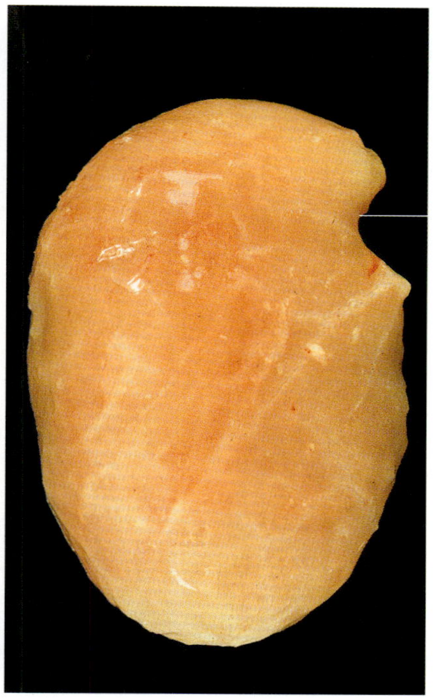

Abb. 13-6. Aufsicht auf den Lymphknoten eines Hundes, Aufnahme Dr. S. Reese, München.

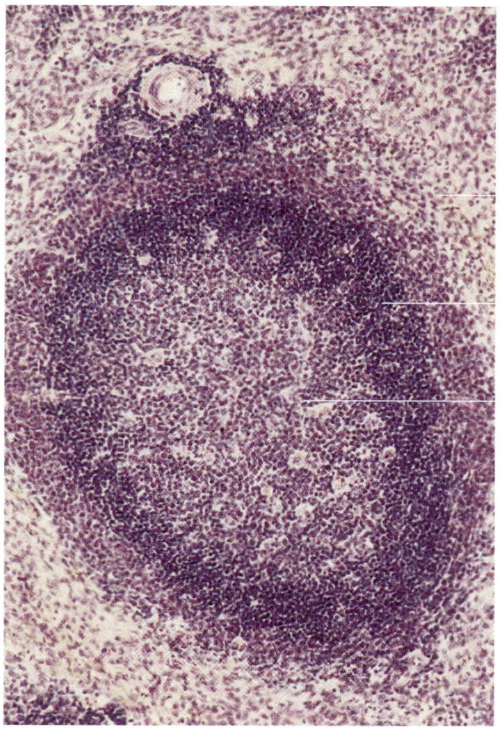

Abb. 13-7. Histologisches Schnittbild durch einen Lymphfollikel mit »hellem« Reaktionszentrum (»Sekundärfollikel«).

und sich wieder im zentral situierten **Marksinus (Sinus medullaris)** sammelt. Die **Rinde (Cortex)** enthält **Lymphfollikel,** während das **Mark (Medulla)** aus **Marksträngen** besteht und keine Lymphfollikel enthält (Abb. 13-4). Lymphknoten sind die wichtigsten postfetalen Stätten für die Bildung von Lymphozyten.

Die **afferenten Lymphgefäße** führen nahezu **zellfreie** Lymphflüssigkeit, während die **efferenten zellreiche** ableiten. Am Hilus des Lymphknotens ziehen Blutgefäße ins Innere, die vor allem die Rindenfollikel stark vaskularisieren. Das äußerst dichte Netz von Blutgefäßen soll einen erheblichen Beitrag zur Rückresorption von Lymphflüssigkeit leisten.

Ein Lymphknoten besitzt ein **tributäres Gebiet** (lat. tribuere = zuteilen). **Mehrere Lymphknoten,** die für **benachbarte Regionen** zuständig sind und nicht weit voneinander liegen, werden in der Veterinärmedizin, aus didaktischen Gründen, zu **Lymphzentren (Lymphocentrum = Lc.)** zusammengefaßt.

Das Lymphknotengewebe kommt zeitlebens aufgrund seiner Einbindung in das Drainagesystem der Lymphgefäße mit Krankheitserregern oder anderen Fremdkörpern, aber auch in besonderen Fällen mit Krebszellen in Berührung. Diese können im Krankheitsfall zu **Schwellungen der Lymphknoten** durch entzündliche Vorgänge oder etwa durch Metastasen führen.

Lymphknoten sind für die **Beurteilung von Fleisch** und **Organen** äußerst wichtig. Das Fleischhygienegesetz schreibt vor, die Lymphknoten nach dem Schlachten zu untersuchen. Bei krankhaften Veränderungen muß eine bakteriologische Untersuchung des Fleisches vorgenommen werden. Darüber hinaus sind für die klinische Untersuchung Kenntnisse über Größe und Lage der palpierbaren Lymphknoten von Bedeutung.

Lymphknoten des Kopfes

Die Lymphknoten des Kopfes (Abb. 13-8 u. 9) werden in folgende Lymphzentren zusammengefaßt:

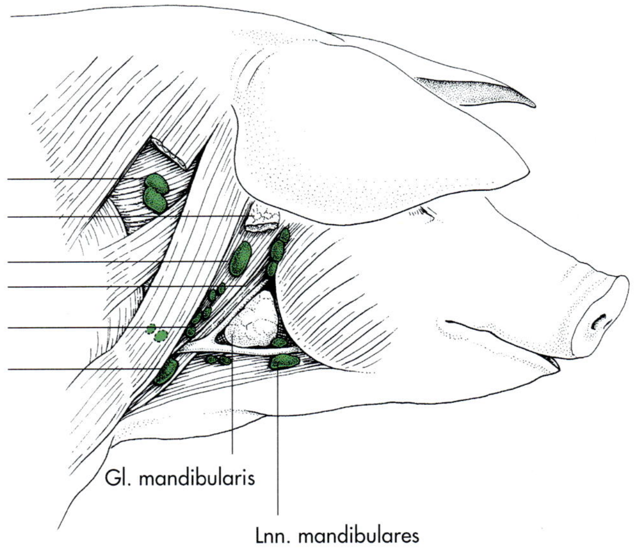

Abb. 13-8. Schematische Darstellung der Lymphknoten am Kopf und am vorderen Teil des Halses des Schweines, nach Najbrt, 1982.

- Lc. parotideum,
- Lc. mandibulare,
- Lc. retropharyngeum.

Lymphocentrum parotideum

Das Lc. parotideum besteht aus einem oder mehreren Lymphknoten. Sie liegen, von der Ohrspeicheldrüse bedeckt, nahe des Kiefergelenks, auf dem M. masseter. Sein **tributäres Gebiet** umfaßt die obere Kopfhälfte, die Orbita und die Kaumuskulatur (Abb. 13-8 u. 12).

Lymphocentrum mandibulare

Das Lc. mandibulare beinhaltet eine im Kehlgang liegende, gut palpierbare Gruppe von Lymphknoten. Sie sind der Glandula sublingualis major und der Glandula mandibularis benachbart. Beim Pferd sind sie pfeilspitzenförmig mit der Spitze nach vorne gelagert. Beim Rind ist der Ln. mandibularis dem Rostralende der Gl. mandibularis angelagert.

Sein **tributäres Gebiet** umfaßt die Mundhöhle, die Zunge, die Speicheldrüsen, das Spatium intermandibulare und die Kaumuskeln (Abb. 13-8, 9 u. 12).

Lymphocentrum retropharyngeum

Das Lc. retropharyngeum besteht aus zwei Gruppen, den **Lnn. retropharyngei mediales** und den **Lnn. retropharyngei laterales.** Das tributäre Gebiet schließt tiefer gelegene Abschnitte des Kopfes, wie Pharynx, Larynx, Anfangsteil der Trachea und des Ösophagus ein (Abb. 13-8, 9 u. 12). Die Lnn. retropharyngei latt. liegen beim Pferd am Luftsack und werden auch Luftsacklymphknoten genannt.

Die Lnn. retropharyngei medd. sammeln die Lymphe von allen bisher erwähnten Lymphknoten des Kopfes und leiten sie in den hier beginnenden **Halslymphgang,** den **Truncus trachealis** seu **jugularis,** ab.

Lymphknoten des Halses

In der Regio colli finden sich zwei Lymphzentren:

- Lc. cervicale supf.,
- Lc. cervicale prof.

Lymphocentrum cervicale superficiale

Das Lc. cervicale supf. liegt kranial des Schultergelenks. Diese, als **Buglymphknoten** bezeichnete umfangreiche Gruppe, wird vom M. brachiocephalicus und dem M. omotransversarius bedeckt. Unterteilungen in dorsale, mittlere und ventrale Lymphknoten sind tierartlich verschieden.

Das **tributäre Gebiet** dieser Lymphknotengruppe ist ausgedehnt und umfaßt die Haut und darunterliegende oberflächliche Strukturen der Regio colli, ebensolche des Thorax und den proximalen Abschnitt der Vordergliedmaße (Abb. 13-8 u. 12). Der Abfluß der Lymphe erfolgt in die kaudalen tiefen Halslymphknoten.

Lymphocentrum cervicale profundum

Das Lc. cervicale prof. besteht aus mehreren Gruppen **tiefer Halslymphknoten (Lnn. cervicales profundi),** die entlang der Trachea liegen (Abb. 13-9 u. 12). Sie werden in kraniale, mittlere und kaudale eingeteilt. Gelegentlich können die

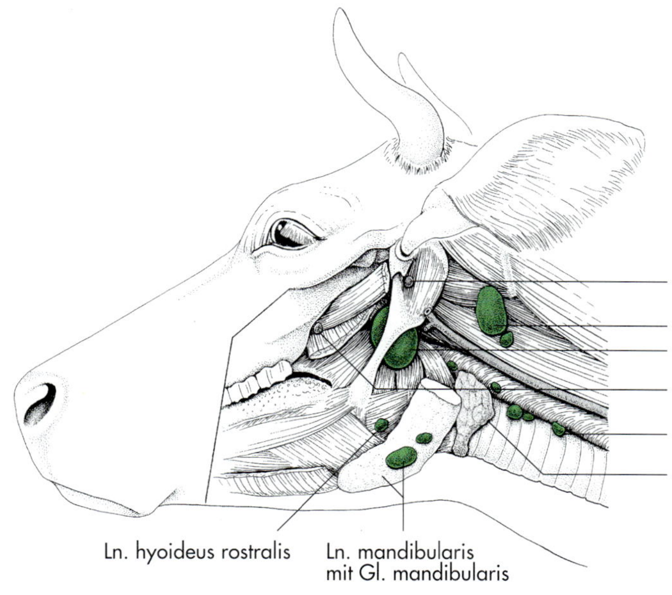

Abb. 13-9. Schematische Darstellung der tiefen Lymphknoten am Kopf und am vorderen Hals des Rindes, nach Najbrt, 1982.

mittleren fehlen. Ihre Verteilung zeigt oft Unregelmäßigkeiten.

Das **tributäre Gebiet** der tiefen Halslymphknoten umfaßt die Organe der Regio colli, Schilddrüse, Trachea, Ösophagus und Thymus, sowie alle anderen tiefen Strukturen der Region.

Die Lnn. cervicales proff. geben die Lymphe an den **Truncus trachealis** ab, der neben der Trachea, parallel mit der A. carotis communis kaudal zieht und in den **Venenwinkel** mündet. Der linke vereinigt sich gelegentlich mit dem **Ductus thoracicus.**

Lymphknoten der Vordergliedmaße

Die Lymphe der Vordergliedmaße wird aus den oberflächlichen und proximalen Bereichen in die Buglymphknoten, im übrigen aber in die Lymphknoten des **Lc. axillare** abgeleitet (Abb. 13-12).

Lymphocentrum axillare

Das Lc. axillare liegt in Höhe der Achselhöhle medial des Schultergelenks an der Aufzweigung der A. axillaris in die A. subscapularis und die A. brachialis. Außer dem hier gelegenen **Ln. axillaris proprius** kann kranial davon ein **Ln. axillaris primae costae** und kaudal davon ein **Ln. axillaris accessorius** vorkommen. Beim Pferd und gelegentlich beim Schaf gibt es weiter distal, medial des Ellbogengelenks, noch die **Lnn. cubiti.**

Das **tributäre Gebiet des Lc. axillare** erstreckt sich lateroventral entlang des Thorax, wobei auch hier gelegene Mammarkomplexe dazu gehören. Dieser Umstand muß bei chirurgischem Vorgehen im Falle von Mammatumoren berücksichtigt werden. In das Lc. axillare ziehen außerdem, wie bereits erwähnt, Lymphgefäße der tiefen Strukturen proximaler Abschnitte der Vordergliedmaße sowie die der distalen Teile.

Die abführenden Lymphgefäße des Lc. axillare ziehen jeweils in den entsprechenden Endabschnitt des **Truncus trachealis** oder direkt in die **Venen am Thoraxeingang.**

Lymphknoten der Brusthöhle und ihrer Eingeweide

Für die Brusthöhlenwand sind zuständig das
- Lc. thoracicum dors. und
- Lc. thoracicum ventr.,

für die Organe der Brusthöhle das
- Lc. mediastinale und
- Lc. bronchale.

Lymphocentrum thoracicum dorsale

Das Lc. thoracicum dors. besteht aus zwei Lymphknotengruppen, den **Lnn. intercostales** und den **Lnn. thoracici aortici** (Abb. 13-10 u. 12). Zwischen den beiden Gruppen verläuft der Grenzstrang. Ihre Anzahl ist inkonstant. Bei den Wiederkäuern sind hier oft **Hämallymphknoten (Lnn. haemales)** anzutreffen. Hämallymphknoten sind nicht an die Lymph- sondern an die Blutbahn angeschlossen, so daß in ihrem Sinussystem rote Blutkörperchen zirkulieren. Sie sind aber ähnlich gebaut wie andere Lymphknoten.

Das **tributäre Gebiet** ist die dorsale Wand der Brusthöhle. Aus dem Lc. thoracicum dors. zieht die Lymphe in den Ductus thoracicus.

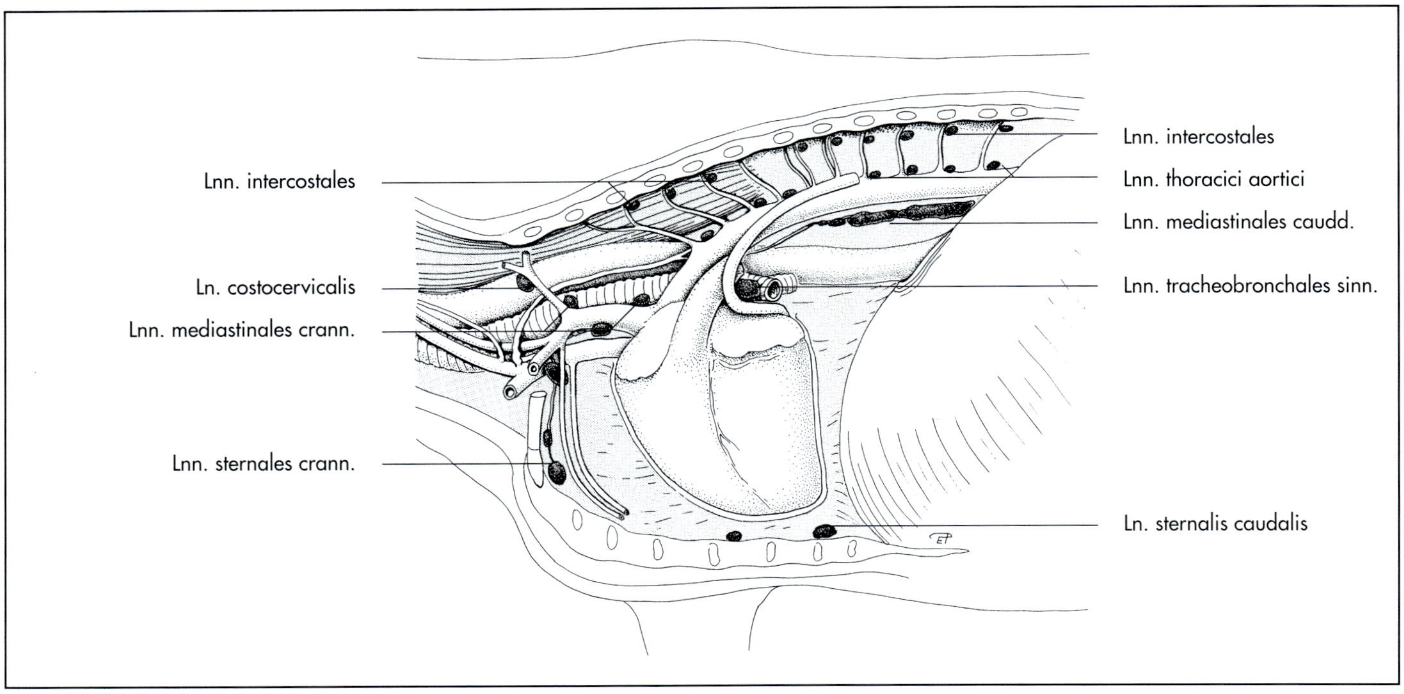

Abb. 13-10. Schematische Darstellung der Lymphknoten in der Brusthöhle des Rindes, nach Najbrt, 1982.

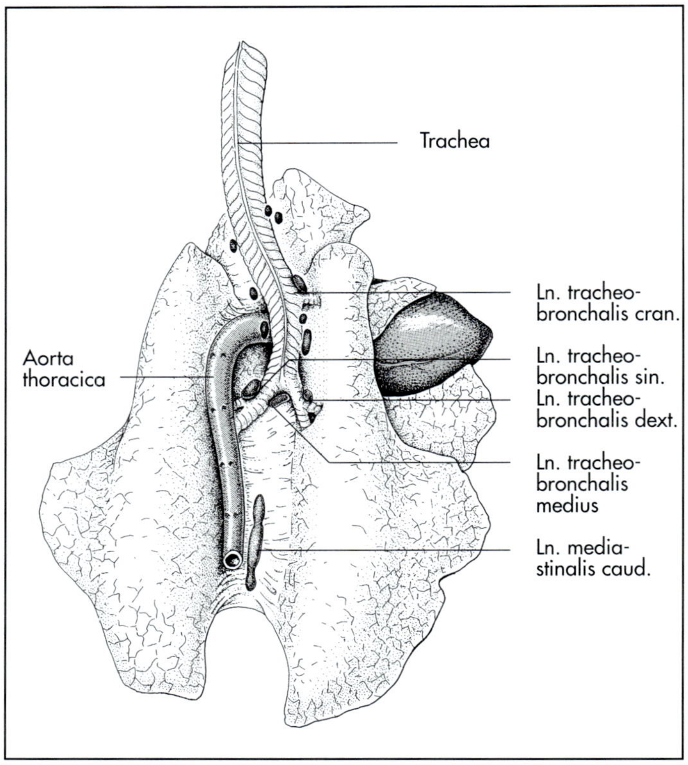

Abb. 13-11. Schematische Darstellung der Lymphknoten an der Lunge des Rindes (Dorsalansicht), nach Najbrt, 1982.

Lymphocentrum thoracicum ventrale

Das Lc. thoracicum ventr. besteht aus Lymphknoten, die dorsal des Brustbeins und lateral des M. transversus thoracis liegen. Grundsätzlich sind hier **Lnn. sternales craniales** und **Lnn. sternales caudales** zu unterscheiden (Abb. 13-10 u. 12). Die kranialen Brustbeinlymphknoten sind konstant, während die kaudalen bei Wiederkäuern immer, bei der Katze dagegen nur in einem Viertel der Fälle vorkommen.

Das **tributäre Gebiet** liegt in tiefen Abschnitten der ventralen Brustwand. Der Abfluß erfolgt entweder über die Mediastinallymphknoten oder direkt in den Ductus thoracicus.

Lymphocentrum mediastinale

Das Lc. mediastinale besteht aus **Lnn. mediastinales craniales, medii** bzw. **caudales.** Sie sind im entsprechenden Abschnitt des **Mittelfellspaltes** eingelagert. Die Lnn. mediastinales caudales fehlen bei Hund und Katze, wobei bei 25% der Katzen ein **Ln. phrenicus** in der Nähe des For. venae cavae vorkommt. Bei Wiederkäuern sind die Lnn. mediastinales caudales zu einem großen Paket vereinigt, das dorsal des Ösophagus liegt (Abb. 13-10ff.). Bei pathologischer Umfangsvermehrung engt dieser Lymphknoten (auch Ln. longissimus genannt) das Lumen der Speiseröhre ein und führt zu Schluckbeschwerden.

Das **tributäre Gebiet** der Mediastinallymphknoten sind die Organe des Mediastinum, wie Trachea, Ösophagus, Thymus und Herz. Sie erhalten zusätzlich Zufluß von den anderen in der Brusthöhle befindlichen Lymphknoten, vom Zwerchfell und auch von Organen der Bauchhöhle, die unmittelbar kaudal des Zwerchfells liegen.

Lymphocentrum bronchale

Das Lc. bronchale setzt sich aus den **Lnn. tracheobronchales** seu **bifurcationes** zusammen (Abb. 13-10ff.). Es gibt davon eine rechte, eine mittlere und eine linke Gruppe.

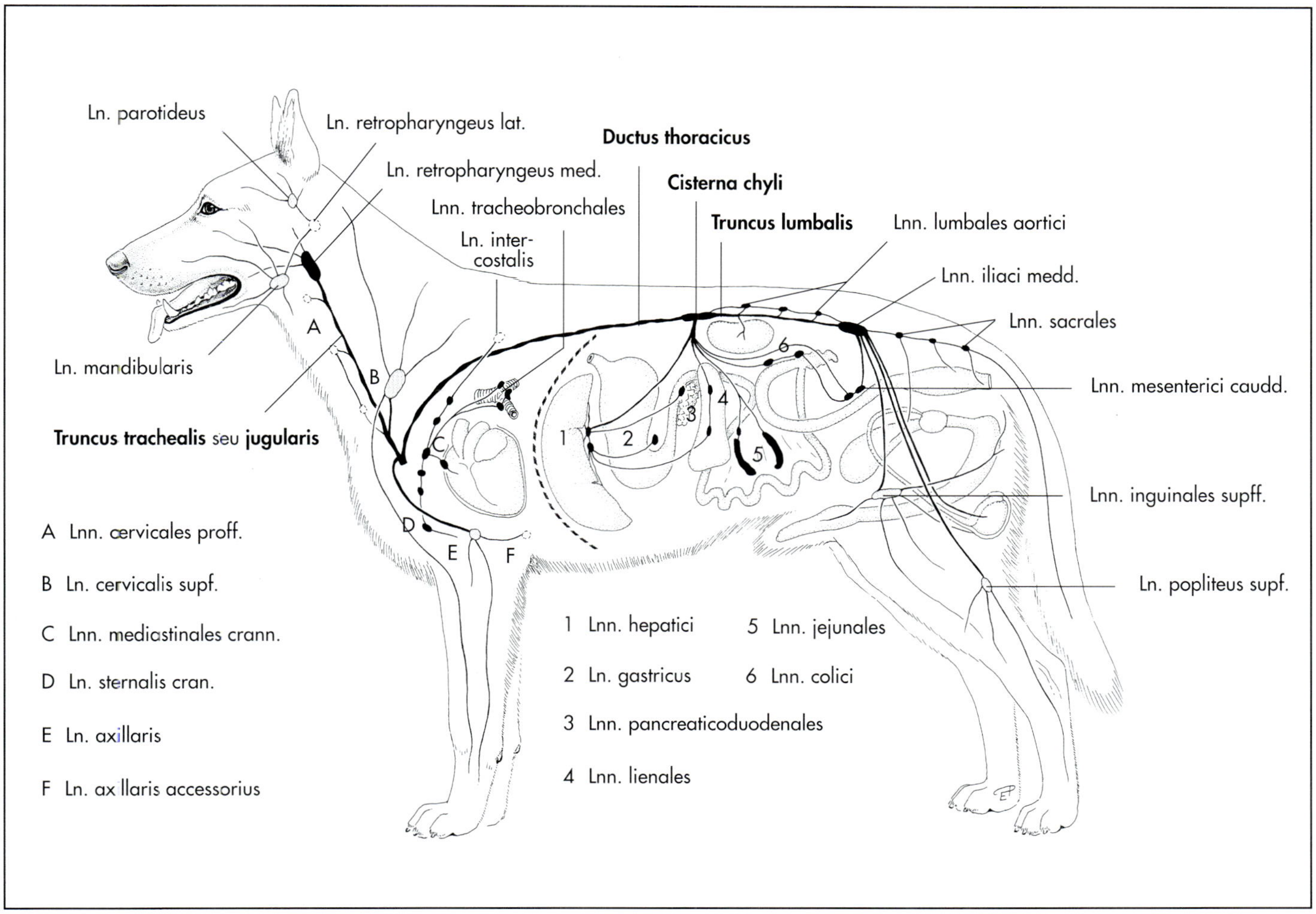

Abb. 13-12. Schematische Darstellung des lymphatischen Systems eines Hundes (Übersicht), nach Budras, Fricke und Richter, 1996.

Bei Wiederkäuern und Schwein, die einen Bronchus trachealis besitzen, sind zusätzlich **Lnn. tracheobronchales craniales** vorhanden. Im Lungengewebe, entlang der Hauptbronchien können **Lnn. pulmonales** vorkommen (Siehe auch Abb. 8-26ff.).

Der rechte Bifurkationslymphknoten wurde früher auch »Polizeilymphknoten« genannt, da er im Zuge der Schlachttierkörperuntersuchung von der »Veterinärpolizei« wegen seines geringen Umfangs schwer zu finden war. Das **tributäre Gebiet** dieser Lymphknoten ist die Lunge. Sie leiten die Lymphe entweder in **Lnn. mediastinales** oder direkt in den **Ductus thoracicus.**

Beim Pferd erlangen die Lnn. bifurcationes für den Tierarzt praktische Bedeutung, da sie in der Nähe des **linken N. laryngeus caudalis** seu **recurrens** liegen. Bei Entzündung und Umfangsvermehrung könnten einerseits Toxine, andererseits mechanischer Druck den Nerv lähmen, was zum Symptom **»Kehlkopfpfeifen«** führt.

Lymphknoten der Bauchhöhle und ihrer Eingeweide

Die für die Bauchwand und die Organe der Bauchhöhle zuständigen Lymphknoten liegen hauptsächlich in der Lendengegend und um den Ursprung der Eingeweidearterien in der Nähe der Aorta. Die an den Organen selbst liegenden Lymphknoten wurden mit den Organen beschrieben.

Lymphocentrum lumbale

Das Lc. lumbale umfaßt mehrere **Lnn. lumbales aortici,** die zu beiden Seiten der Aorta oder zwischen Querfortsätzen der Lendenwirbelsäule liegen (Abb. 13-12). Bei den Wiederkäuern können auch hier Hämallymphknoten eingestreut sein. In der Nähe der Nieren sind zu dieser Gruppe gehörende **Lnn. renales** zu finden.

Ihr **tributäres Gebiet** ist die Lendengegend, die Nieren, die Nebennieren und bei weiblichen Tieren auch die Geschlechtsorgane. Sie geben die Lymphe in die **Lendenzisterne (Cisterna chyli)** ab.

Lymphocentrum coeliacum

Das Lc. coeliacum beinhaltet Lymphknoten, die in etwa für das Vaskularisationsgebiet der A. coeliaca zuständig sind. Es sind dies die **Lnn. coeliaci, Lnn. gastrici, Lnn. lienales, Lnn. pancreaticoduodenales** und **Lnn. hepatici** seu **portales** (Abb. 13-12ff.). Entsprechend der Magenabschnitte der Wiederkäuer treten bei diesen Tierarten **Lnn. ruminales, Lnn. reticulares, Lnn. omasici** und **Lnn. abomasici** auf.

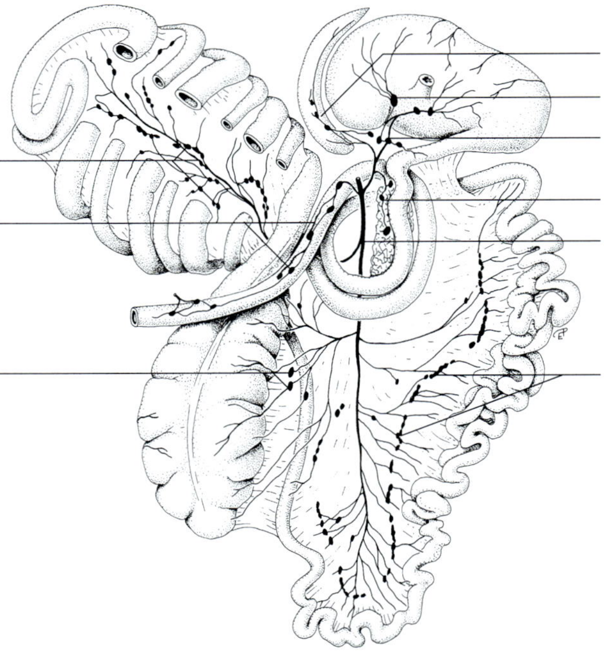

Abb. 13-13. Lymphknoten am Darm des Schweines mit anliegenden Lymphknoten des Magens, der Milz, der Leber und der Bauchspeicheldrüse und deren Lymphsammelgefäße, nach Najbrt, 1982.

Ihr **tributäres Gebiet** entspricht dem der gleich benannten Organe. Die Lymphgefäße schließen sich zum **Truncus lymphaceus coeliacus** zusammen, der in die **Cisterna chyli** einfließt (Abb. 13-12).

Lymphocentrum mesentericum craniale

Das Lc. mesentericum cran. umfaßt **Lnn. mesenterici craniales, Lnn. jejunales, Lnn. caecales** und **Lnn. colici.** Sie sind tierartlich, was ihre Form, Lage und Anzahl betrifft, unterschiedlich gestaltet (Abb. 13-12 u.13).

Ihr **tributäres Gebiet** sind Dünn- und Dickdarm bis zum Colon transversum. Die Lymphgefäße vereinigen sich zum **Truncus mesentericus cranialis,** der in die Cisterna chyli einmündet. Wenn er sich mit dem **Truncus mesentericus caudalis** vereinigt, wird er **Truncus intestinalis** genannt (Abb. 13-13).

Lymphocentrum mesentericum caudale

Das Lc. mesentericum caud. enthält die **Lnn. mesenterici caudales** (Abb. 13-12). Ihr **tributäres Gebiet** ist das Colon descendens. Die Lymphe wird über den **Truncus mesentericus caudalis** in die **Cisterna chyli** abgeführt.

Lymphknoten der Beckenhöhle und der Beckengliedmaße

Die Einzugsgebiete dieser Lymphknoten überlappen sich des öfteren mit solchen an der Bauchwand (Abb. 13-14), vor allem auch mit denen an den Milchdrüsenkomplexen. Letzteres erlangt praktische Bedeutung (Mammatumoren der Hündin).

Lymphocentrum iliosacrale

Das Lc. iliosacrale beinhaltet:

- Lnn. iliaci medd.,
- Lnn. iliaci latt.,
- Lnn. hypogastrici,
- Lnn. sacrales und
- Lnn. anorectales.

Die **Lnn. iliaci mediales** bilden die Hauptgruppe dieses Zentrums, die in Höhe der Aortenaufteilung liegen (Abb. 13-14). In diese gelangt, direkt oder indirekt, die Lymphe sämtlicher anderer Lymphknoten der Beckenhöhle, der Beckengliedmaße und der Organe der Beckenhöhle. Äußerst wichtig wird diese Tatsache bei Erkrankungen der Hoden, deren Lymphgefäße ohne Zwischenstation in die medialen Darmbeinlymphknoten einmünden (Hodenkrebs).

Aus den **Lnn. iliaci mediales** wird die Lymphe über die Trunci lumbales zur Cisterna chyli weitertransportiert. Die **Lnn. iliaci laterales** sind inkonstant. Sie liegen an der Gabelung der A. circumflexa ilium prof. Sie fehlen bei der Katze und beim Hund.

Ihr **tributäres Gebiet** ist die Bauch- und Beckenwand. An der A. iliaca int. gelegene Lymphknoten werden **Lnn. hypogastrici** genannt, die ventral des Kreuzbeins **Lnn. sacrales**, die seitlich des Mastdarms **Lnn. anorectales**. Alle

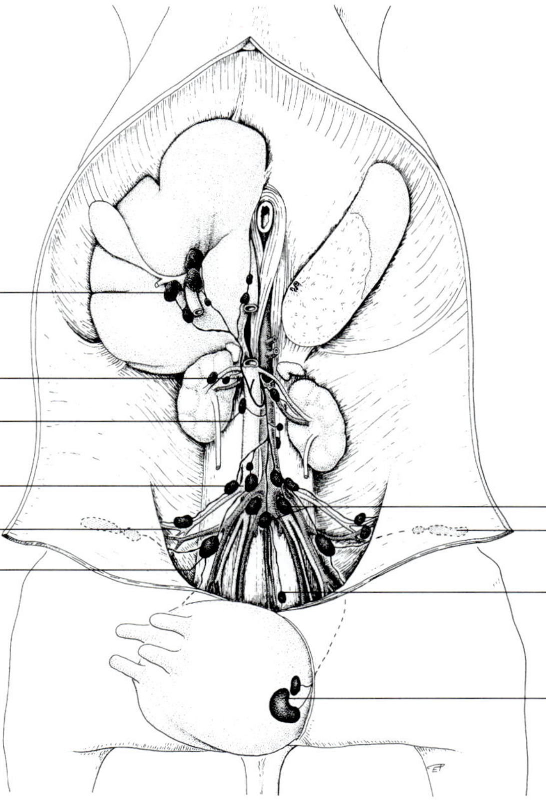

Abb. 13-14. Lymphknoten der Bauchhöhle und der Beckenhöhle des Rindes (Teilansicht) mit Lymphsammelgefäßen, nach Baum, 1912.

diese letztgenannten Lymphknoten geben die Lymphe in die **Lnn. iliaci mediales** ab.

Lymphocentrum inguinale profundum seu iliofemorale

Das Lc. inguinale prof. enthält Lymphknoten, die entlang der A. iliaca ext. oder im Schenkelspalt (Katze und Pferd) an der A. femoralis liegen (Abb. 13-14).

Ihr **tributäres Gebiet** ist die benachbarte Bauchwand und der Oberschenkel. Sie werden von Lymphe der ihnen vorgeschalteten **Lnn. inguinales superficiales** bei der Katze und beim Pferd auch der **Lnn. poplitei** durchzogen. Ihr Abfluß geschieht in die **Lnn. iliaci mediales.**

Lymphocentrum inguinale superficiale

Das Lc. inguinale supf. besteht aus den **Lnn. inguinales supff.** und dem **Kniefaltenlymphknoten, Ln. subiliacus** (fehlt beim Hund, ist bei der Katze selten). Der **Ln. coxalis,** der **Ln. fossae paralumbalis** und die **Lnn. epigastrici** gehören ebenfalls zu dieser Gruppe.

Das **tributäre Gebiet** dieser Lymphknoten ist die Flanke, die kaudoventrale Bauchwand, das Skrotum **(Lnn. scrotales)** und die Milchdrüse **(Lnn. mammarii)** (Abb. 13-14).

Die oberflächlichen Leistenlymphknoten sind bei der operativen Therapie von Mammatumoren bei der Hündin zu berücksichtigen und eventuell zu entfernen. Aus dem Lc. inguinale supf. zieht die Lymphe in die **medialen Darmbeinlymphknoten.**

Lymphocentrum ischiadicum

Das Lc. ischiadicum enthält den **Ln. ischiadicus,** der in der Nähe des Tuber ischiadicum lateral vom Lig. sacrotuberale liegt. Beim Hund fehlt er.

Sein **tributäres Gebiet** ist kaudal am Oberschenkel. Bei der Katze ist er Durchflußgebiet für den Ln. popliteus. Die efferenten Lymphgefäße ziehen zum Lc. iliosacrale.

Lymphocentrum popliteum

Das Lc. popliteum besteht aus den **Lnn. poplitei,** von denen es oberflächliche und tiefe gibt (Abb. 13-12). Sie liegen kaudal des Kniegelenks in der Regio poplitea. Da sie für keine Organe zuständig sind, gelten sie als sog. »Fleischlymphknoten«. Beim Schwein sind sie nicht in allen Fällen zu finden. Bei der Katze und beim Hund ist der **Ln. popliteus superficialis** vorhanden, der subkutan palpiert werden kann.

Das **tributäre Gebiet** ist der Unterschenkel und der Fuß. Er gibt die Lymphe an die Lnn. iliaci medd. ab.

Lymphsammelgänge

Der größte Lymphsammelgang des Körpers ist der **Ductus thoracicus**. Er wird auch **Milchbrustgang** genannt, da er nach fettreicher Futteraufnahme den milchfarbenen **Chylus,** mit Fettkügelchen angereicherte Lymphe, transportiert. Er setzt die zwischen den Zwerchfellpfeilern liegende **Lenden-**

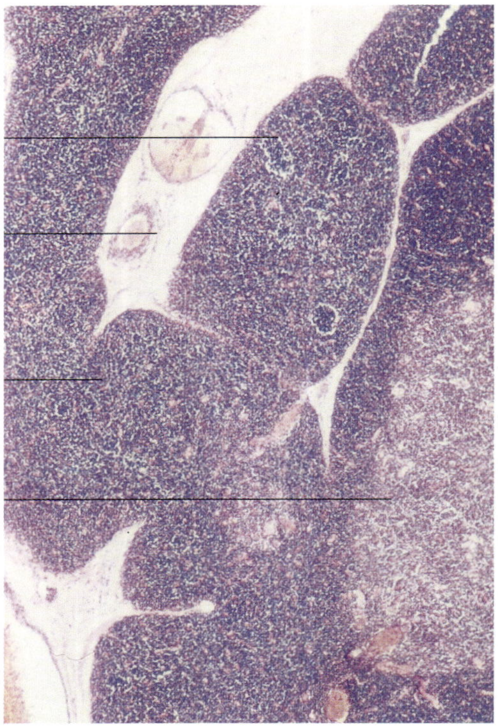

Abb. 13-15. Histologisches Schnittbild durch den Thymus einer Katze.

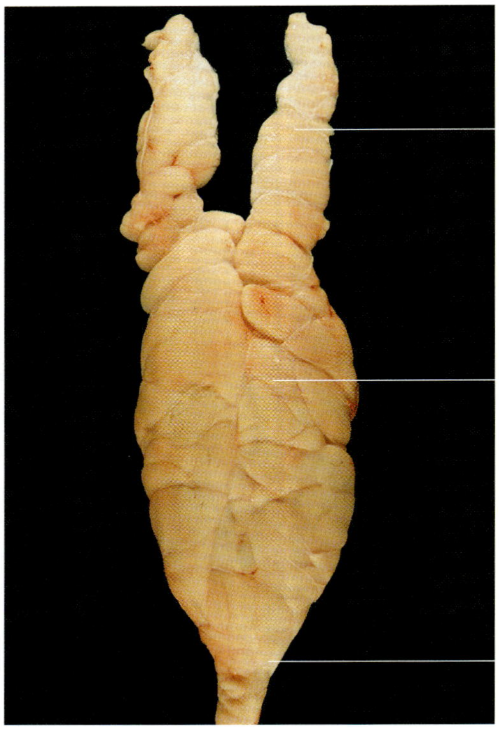

Abb. 13-16. Thymus eines Kalbes (Dorsalansicht), Aufnahme Dr. S. Reese, München.

zisterne (Cisterna chyli) kranial fort und bildet dorsal der Aorta ein strickleiterförmiges Kanalsystem, durch dessen Zwischenräume Interkostalarterien hindurchziehen. Im kranialen Mittelfellspalt tritt er auf die linke Seite der Aorta und bildet hier ein einheitliches Rohr. Vor der Öffnung in den Venenwinkel löst er sich des öfteren flußdeltaartig wieder in mehrere Arme auf (Abb. 13-12).

Unter dem Begriff **Venenwinkel** (Angulus venosus sin. bzw. dext.) versteht man den Zusammenfluß der V. jugularis ext. mit der V. jugularis int. Fehlt letztere, dann liegt der Winkel an der Verbindung mit der V. subclavia der jeweiligen Körperseite (Näheres s. Kapitel 12, »Kreislaufsystem«).

In den Ductus thoracicus oder in seiner unmittelbaren Nähe münden am genannten Venenwinkel der **Truncus trachealis** seu **jugularis sinister** und der **Lymphsammelgang der linken Vordergliedmaße,** der aus den efferenten Lymphgefäßen der Lnn. axillares und den Lnn. cervicales supff. entsteht. Der **rechte Truncus trachealis** seu **jugularis** vereinigt sich mit dem Lymphgang der rechten Vordergliedmaße zum **Ductus lymphaticus dexter** und mündet in den **rechten Venenwinkel.**

Die beiden Trunci tracheales entstehen aus den **Lnn. retropharyngei** und verlaufen neben der Trachea bis zur Mündung in den Venenwinkel.

Die **Lendenzisterne (Cisterna chyli)** hat Spindel- bis Sackform. Sie liegt zwischen den Zwerchfellpfeilern und reicht bis zu den Nierenarterien dorsal der Aorta abdominalis (Abb. 13-12). Der Lymphfluß wird durch Atmungsbewegungen der Zwerchfellpfeiler und den Aortenpuls in Gang gehalten. In die Lendenzisterne münden von kaudal zwei oder mehrere **Trunci lumbales,** die aus den Darmbeinlymphknoten kranial ziehen. Von ventral nimmt die Cisterna chyli zudem die Lymphe aus den Bauchorganen auf, die über den **Truncus visceralis** zugeführt wird. Letzterer entsteht aus der Vereinigung des Truncus lymphaticus coeliacus, Truncus lymphaticus mesentericus cran. und caud.

Bei individueller Mündung der jeweiligen Trunci fehlt der Truncus visceralis. Die Trunci mesentericus cran. und caud. können sich auch zu einem **Truncus intestinalis** vereinigen.

Thymus

Der Thymus ist ein übergeordnetes lymphatisches Organ (Abb. 13-15ff.). Er entfaltet seine Aktivität beim jugendlichen Organismus. Seine Bedeutung liegt vor allem in der Differenzierung der aus dem Knochenmark eingewanderten **unreifen T-Vorläuferzellen (Thymozyten)** zu **T-Lymphozyten** (T-Zellen, Thymus-Lymphozyten). Diese T-Lymphozyten werden in der **Thymusrinde** mit Rezeptoren versehen, die körpereigene Proteine erkennen. Beim Eindringen von fremden Zellen (Antigene) aktivieren sie die Abwehrzellen, z. B. die B-Lymphozyten.

Bei Fehlentwicklungen in diesem Prozeß kann die Situation auftreten, daß T-Lymphozyten fälschlicherweise körpereigene Zellen nicht erkennen. In diesem Falle kommt es zu selbstzerstörerischen **Autoimmunkrankheiten** wie multiple Sklerose, rheumatoide Arthritis u. a.

Der Thymus entwickelt sich **paarig** aus der dritten Schlundtasche (siehe Lehrbücher der Embryologie) entlang der Trachea nach kaudal, bis zum Herzbeutel. Diese **Evolution** des Thymus setzt sich postnatal beim Hund bis zur 3., beim Rind bis zur 8. Lebenswoche fort. Beim Schwein ist die

Entwicklung bis zum 9. Lebensmonat, beim Pferd bis zum Ende des 1. Lebensjahres verlängert. Unmittelbar nach Abschluß der Evolution bildet sich der Thymus wieder in tierartlich unterschiedlicher Weise, in etwa zeitgleich mit dem Erreichen der Pubertät, zurück **(Involution des Thymus).** Diese kontinuierliche Rückbildung setzt in den vorderen, zervikalen Abschnitten des Thymus ein, so daß in den unteren, thorakalen Bereichen dieses Organ länger erhalten bleibt. Fleischfresser und Pferd bilden allein einen thorakalen Thymusanteil aus.

Man unterscheidet makroskopisch einen unpaarigen **Brustteil (Lobus thoracicus thymi)** und einen paarigen, rechten bzw. linken **Halsteil (Lobus cervicalis thymi).** Letzterer ist ausgeprägt bei Schwein und Wiederkäuer (Abb. 13-16 u. 17), fakultativ, und dann nur rudimentär bei Fleischfressern und Pferd. Beide Anteile stehen in der Brustapertur durch einen **Lobus intermedius** in Verbindung.

Auf dem Höhepunkt seiner Entwicklung besteht der Thymus aus **Läppchen (Lobuli),** an denen man mikroskopisch-anatomisch eine **Rinden-** und eine **Markzone** unterscheidet (Abb. 13-15). Das interstitielle Grundgewebe besteht aus einem weitmaschigen bindegewebigen Retikulum. In der **Rinde (Cortex)** vermehren sich die aus dem Knochenmark eingewanderten lymphopoetischen Zellen, so daß diese nach ihrer Differenzierung von einer dichten T-Lymphozytenpopulation besiedelt erscheint. Zahlreiche dieser T-Lymphozyten, die den Rezeptor zur Erkennung körpereigener Zellen nicht entwickelt haben, gehen hier bereits zugrunde. Die anderen gelangen ins Blut. Im **Mark (Medulla)** sind die Thymozyten weniger dicht. Die Zellen des Grundgewebes lagern sich stellenweise zu **Hassall-**Körperchen zusammen. Bei der Geburt und bei jugendlichen Tieren ist ihre Zahl am höchsten (ca. 1 Million). Ihre Bedeutung ist nicht eindeutig geklärt. (Näheres siehe Lehrbücher der Histologie.)

Beim Hund ist der Brustteil in einen größeren Lobus dext. und einen kleineren Lobus sin. zweigeteilt. Er liegt im präkardialen Mediastinum, ventral dem Sternum aufliegend, und erreicht mit seiner kaudalen Begrenzung kranial den Herzbeutel.

Beim Schwein ist neben einem gespaltenen Brustteil über einem Lobus intermedius meist ein paariger Halsteil entwickelt. Dieser erreicht eine Länge von bis zu 20 cm, der im kranialen Bereich beim Ferkel eine Verlängerung bis unter die Schädelbasis findet. Der Halsteil liegt ventral der Trachea, im vorderen Abschnitt seitlich von dieser.

Beim Wiederkäuer ist der Thymus des Kalbes extrem in einen unpaaren Lobus thoracicus und einen paarigen Halsteil mit einem Körper und zwei kranialen Schenkeln unterteilt (Abb. 13-16 u. 17). Der Lobus thoracicus thymi liegt auf der linken Körperseite und dorsal im präkardialem Mediastinum. Über einen schmalen, unpaaren Lobus intermedius setzt dieser sich mit einem ausgeprägten Körper kranial, als Halsteil der Trachea seitlich anliegend, fort.

Beim Pferd wird embryonal meist nur ein Brustteil angelegt, seltener ein zusätzlicher Halsabschnitt. Der Lobus thoracicus liegt im präkardialen Gekröse dem Sternum auf und reicht bis zur 4.–5. Rippe. Sein größerer linker Lappen reicht dorsal bis an den linken Lungenlappen und an den Truncus brachiocephalicus. Der Brustthymus eines einjährigen Fohlens kann sich bis zu einer Länge von 15 cm und einer Höhe von 12 cm ausdehnen.

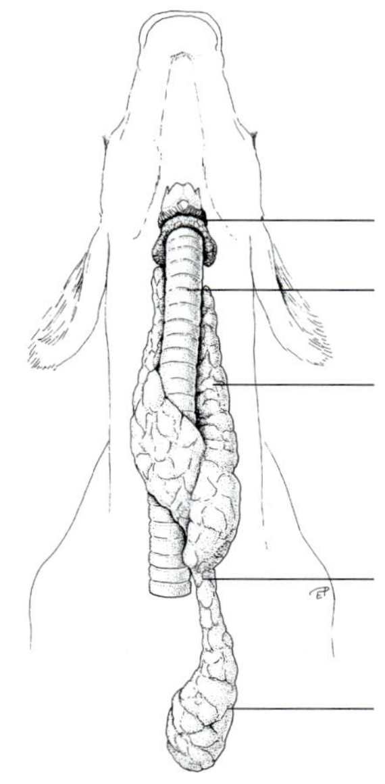

Abb. 13-17. Schematische Darstellung der Lage des Thymus eines Kalbes.

Die Funktion des Thymus hängt einerseits mit seiner zentralen Rolle in der Prägung immunkompetenter Zellen zusammen, andererseits wird im Thymus der sog. »Thymusfaktor« gebildet. Thymektomierte neugeborene Mäuse zeigen Kümmerwuchs. Die Entwicklung sämtlicher lymphatischer Organe bleibt zurück, sie sterben innerhalb von zwei Wochen. Der Thymusfaktor stimuliert die Ausdifferenzierung der peripheren lymphatischen Organe.

Milz (Lien, Splen)

Die Milz ist ein in den **Blutkreislauf** eingeschaltetes lymphatisches Organ von dunkelroter Farbe. Sie liegt kaudal des Zwerchfells links in Höhe des Rippenbogens. Außer beim Wiederkäuer ist sie völlig intraperitoneal gelagert. Bei den Wiederkäuern wird sie zur Hälfte von Peritoneum bedeckt, zur Hälfte ragt sie in die bindegewebige Verklebungszone zwischen Zwerchfell und dorsalem Pansensack. Sie ist durch das **Lig. gastrolienale** am Magen befestigt. Beim Pferd ist sie zudem durch das **Milznierenband (Lig. lienorenale)** an die linke Niere angeheftet und es entsteht der **Milznierenraum.** In diesen können sich Jejunumschlingen verlagern und eingeklemmt werden (Kolik).

Die Form der Milz ist tierartlich unterschiedlich (Abb. 13-18ff.). Beim Pferd hat sie die Form eines Sensenblattes, beim Rind die eines breiten Riemens, bei den kleinen Wiederkäuern die eines Blattes, beim Hund und bei der Katze die eines Stiefels und beim Schwein die einer Zunge (Abb. 13-22 u. 23).

An der Milz kann eine **Facies diaphragmatica** und eine **Facies visceralis** unterschieden werden. Der **Hilus** der Milz ist außer bei den Wiederkäuern durchgehend auf der Facies visceralis zu sehen.

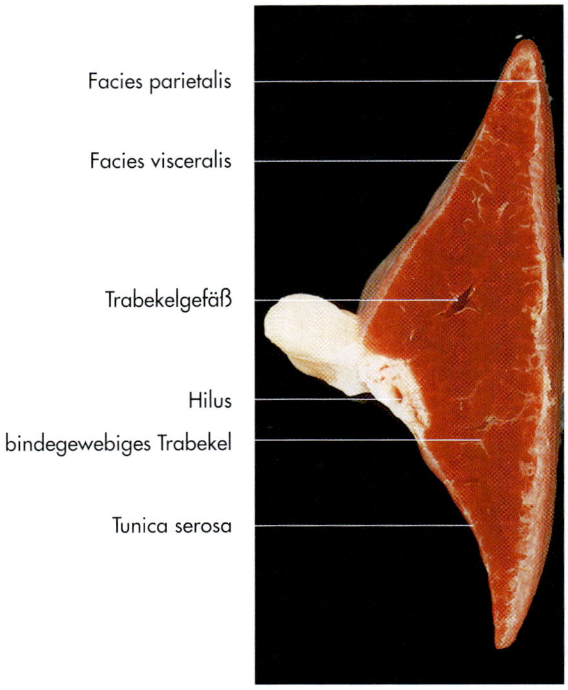

Abb. 13-18. Querschnittbild durch die Milz eines Schweines, Aufnahme Dr. J. Maierl, München.

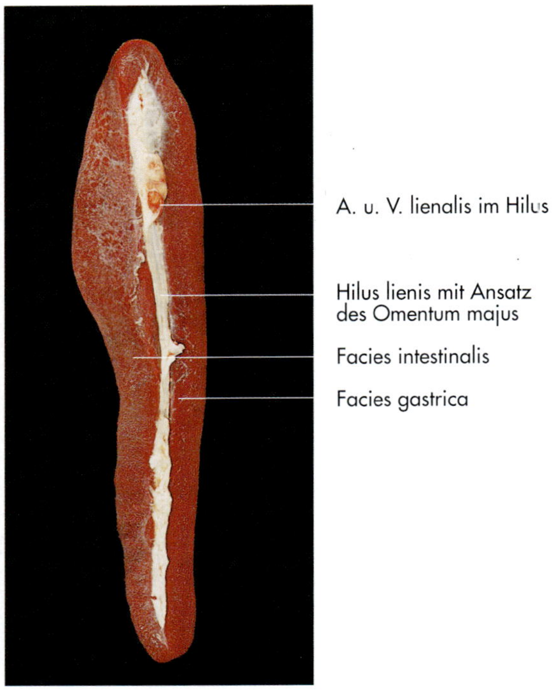

Abb. 13-19. Aufsicht auf die Facies visceralis der Milz eines Schweines, Aufnahme Dr. J. Maierl, München.

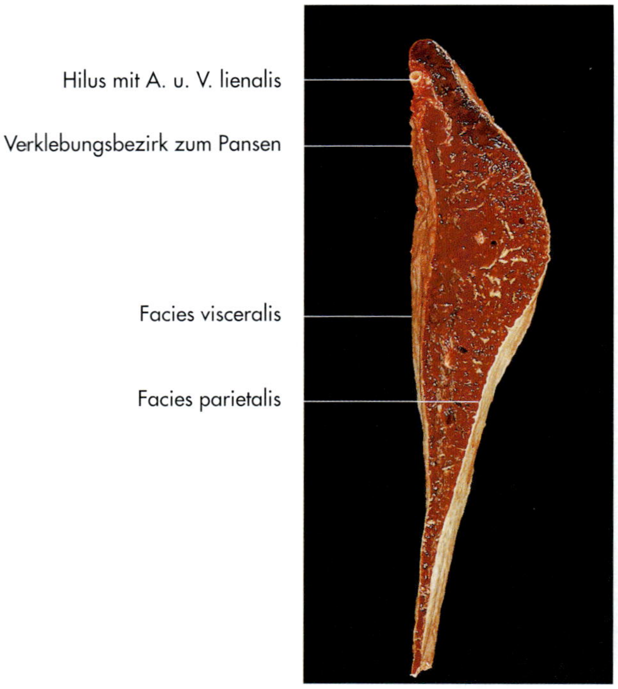

Abb. 13-20. Querschnittbild durch die Milz eines Rindes, proximales Ende, Aufnahme Dr. S. Reese, München.

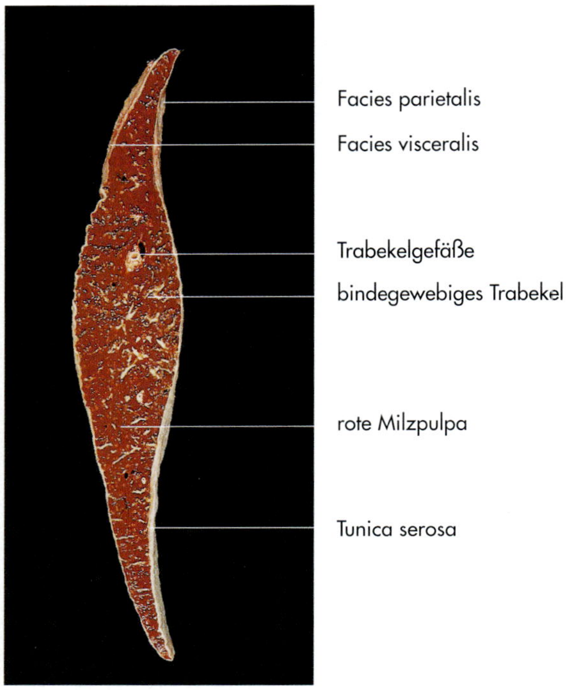

Abb. 13-21. Querschnittbild durch die Milz eines Rindes, distales Ende, Aufnahme Dr. S. Reese, München.

Nebenmilzen entstehen aus versprengten Milzanlagen. Sie kommen einzeln oder in der Mehrzahl vor. Meist liegen sie in der Nähe des Hilus oder im großen Netz.

Die Milz wird von einer an **glatten Muskelzellen** reichen **Bindegewebskapsel** umgeben, die **Trabekel** ins Innere abgibt, deren Zwischenräume von **roter** und **weißer Pulpa** ausgefüllt werden (Abb. 13-24 u. 25). Die rote Pulpa besteht aus **Milzsinus,** die mit Endothel ausgekleidet sind, die weiße Pulpa aus **Lymphfollikeln** und **Lymphsträngen (periarterioläre Scheiden).** Letztere macht ungefähr $\frac{1}{5}$ des Milzvolumens aus. (Näheres siehe Lehrbücher der Histologie.)

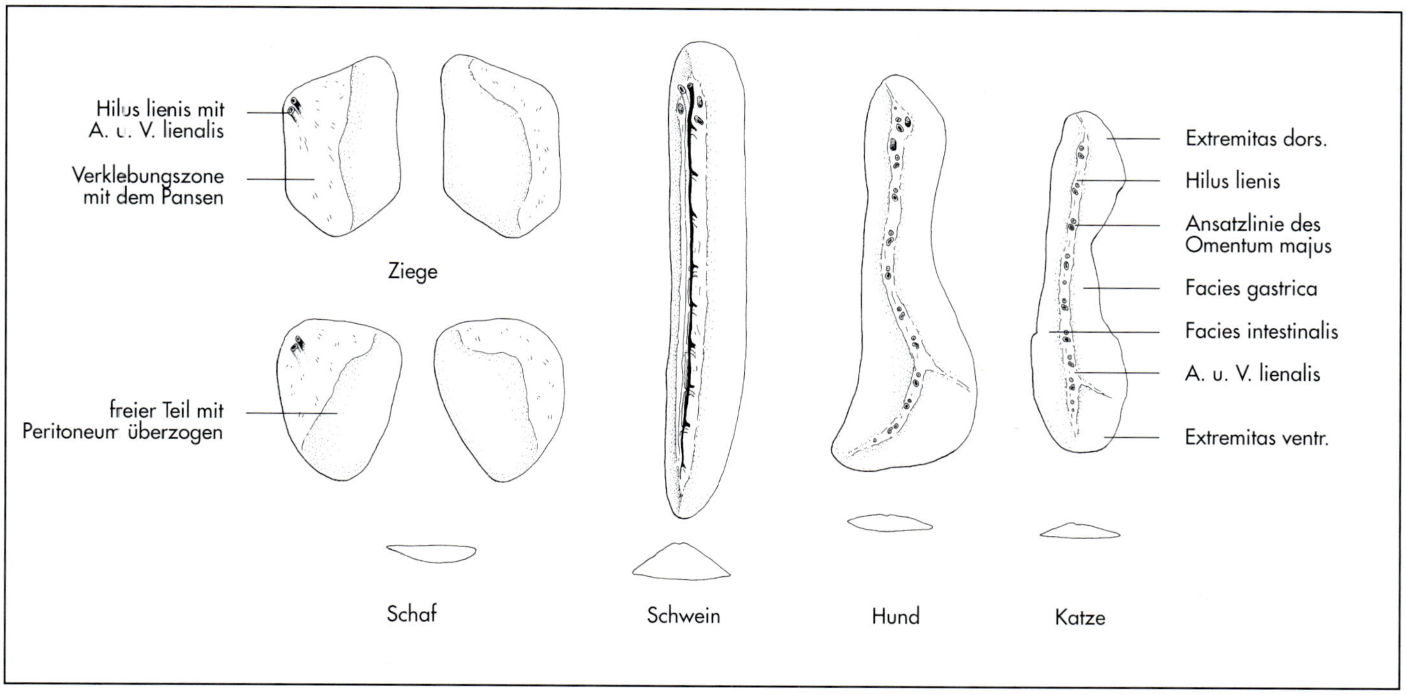

Abb. 13-22. Schematische Darstellung der Milz von kleinen Wiederkäuern, Schwein, Hund und Katze (Medialansicht und Querschnitte).

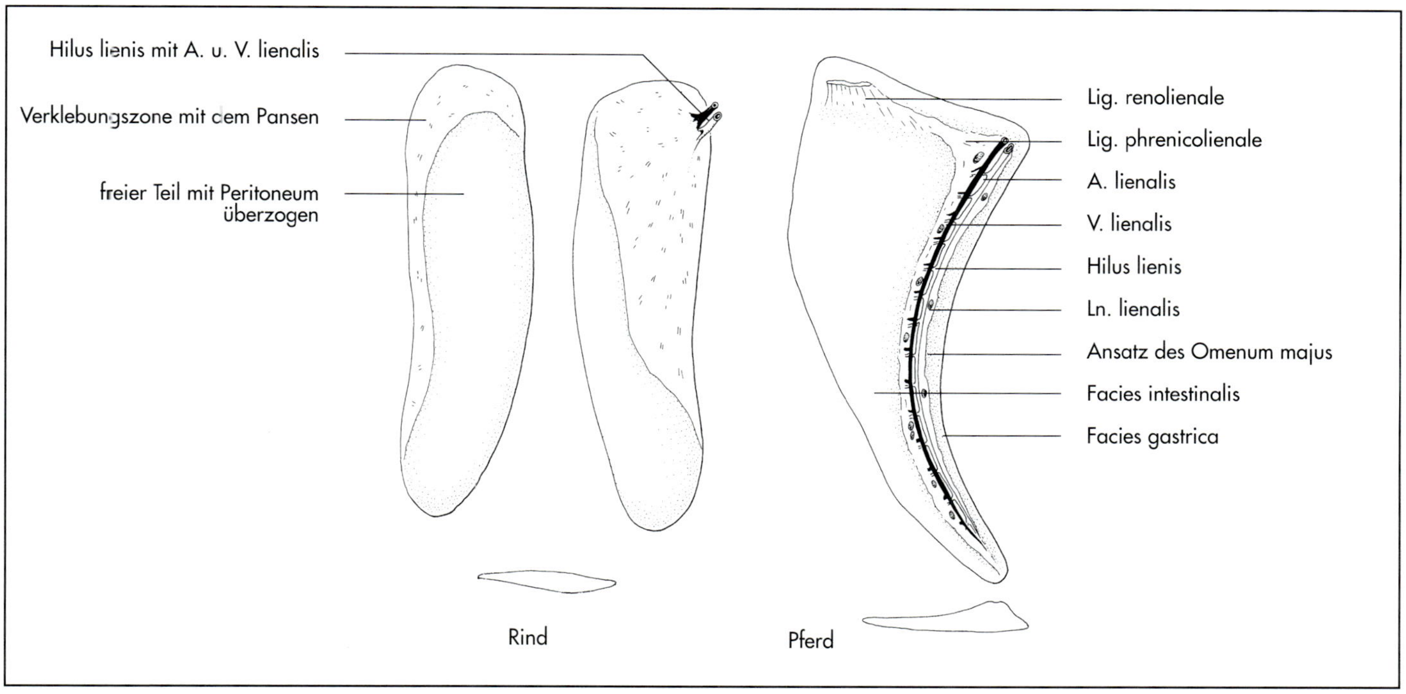

Abb. 13-23. Schematische Darstellung der Milz von Rind und Pferd (Medialansicht vom Pferd und Lateral- und Medialansicht vom Rind, Querschnitte).

Blutgefäße

Die Milz wird von der **A. lienalis,** die aus der **A. coeliaca** entspringt und der **V. lienalis,** die in die Pfortader mündet, vaskularisiert. Die größeren Arterienäste sind **Endarterien** (Milzinfarkt, z.B. bei Schweinepest). Sie verlaufen mit den entsprechenden Venen in den Trabekeln (Abb. 13-24). Ihre Verzweigungen, die **Zentralarterien,** sind von Lymphsträngen bzw. Lymphfollikeln scheidenartig umgeben. Die Zentralarterie teilt sich schließlich in ein **pinselartiges Endbäumchen** von ca. 50 Arteriolen, die sich in der roten Pulpa in Kapillaren aufteilen und das Blut zu den **Sinus** bringen.

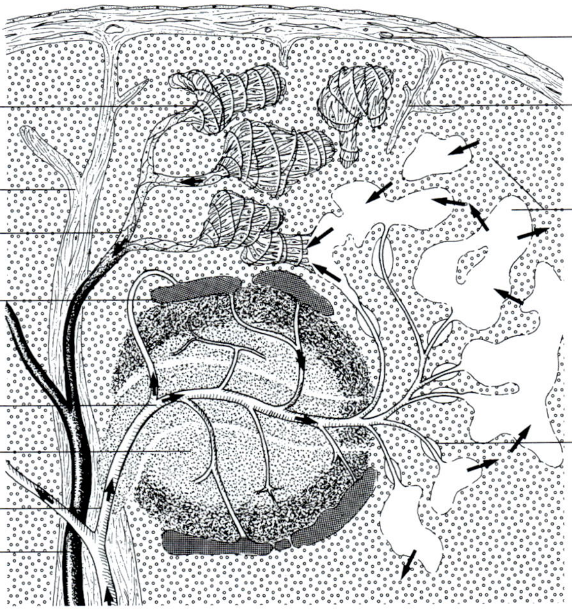

Abb. 13-24. Schematische Darstellung der Mikrovaskularisation der Milz mit weißer und roter Milzpulpa, aus Liebich, Funktionelle Histologie, 1999.

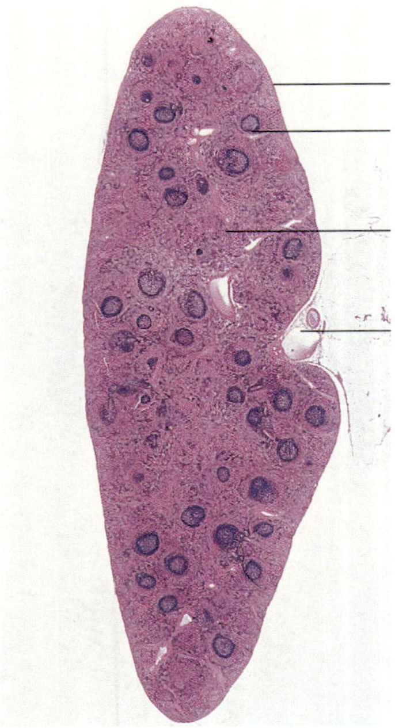

Abb. 13-25. Histologisches Schnittbild durch die Milz einer Katze, aus Liebich, Funktionelle Histologie, 1999.

Die Wand, der untereinander kommunizierenden **Milzsinus,** besteht aus Endothelzellen, einer unvollständigen Basalmembran und Retikulumzellen. Die Sinus münden in die Venen, die sich zur V. lienalis zusammenschließen. (Näheres siehe Lehrbücher der Histologie.)

Die Milz wird von vegetativen parasympathischen und sympathischen Fasern innerviert, die dem Plexus solaris entstammen.

Die **Lymphgefäße** der Milz münden am Hilus in die **Lnn. lienales**, von hier gelangt die Lymphe in den **Truncus coeliacus** und in die **Lendenzisterne.**

Funktion

Als **größtes zusammenhängendes Immunorgan** des Körpers nimmt die Milz an immunologischen Vorgängen teil. Bei Knochenmarkinsuffizienz kann die Milz, wie im Fetalzustand, wieder zur Blutbildung beitragen. Sie kann auch eine nicht unerhebliche Blutspeicherfunktion übernehmen.

Die Milz übernimmt auch im Stoffwechselgeschehen des Körpers eine Vielzahl von Funktionen (z.B. Abbau von Erythrozyten, Thermoregulation). In der Milz wird primär das aus dem Abbau der Erythrozyten resultierende Eisen gespeichert. Die Haussäugetiere können ohne Milz, nach Splenektomie, weitgehend beschwerdefrei leben. Bei sportlich genutzten Leistungshunden nimmt allerdings die Belastungsgrenze ab.

Klinische Fachausdrücke, die von anatomischen Namen abgeleitet werden:
Lymphektasie, Lymphangitis, Lymphadenitis, Lymphangiographie, Lymphknotenhyperplasie, Thymektomie, Thymopathie, Thymushyperplasie, Lienitis, Splenitis, Splenomegalie, Splenopexie, Splenektomie etc.

14 Nervensystem (Systema nervosum)

H. E. König, H.-G. Liebich und C. Cerveny

Das Nervensystem steuert gemeinsam mit den inkretorischen Drüsen, dem Immunsystem und den Sinnesorganen das Zusammenspiel von Reiz und Reaktion. Es dient der Nachrichtenübermittlung. Bei einfachsten Lebewesen wird diese Funktion von Sinneszellen übernommen. Sie werden von der Umwelt erregt und leiten die Erregung zu einer Muskelzelle weiter. Sinneszellen mit Fortsätzen, die der Erregungsleitung dienen, findet man bei den Haussäugetieren beispielsweise noch im Riechepithel. In den übrigen Körperbereichen ist zwischen der Sinneszelle und z.B. der Muskelzelle die **Nervenzelle** eingeschaltet. Die Nervenzelle kann in diesem Fall nachfolgend die Erregung auf zahlreiche Muskelzellen oder auf andere Nervenzellen übertragen.

Der Organismus wird von einem **Nervennetz** durchzogen, das einerseits die Eingeweide, die Blutgefäße und die Drüsen **unwillkürlich innerviert** und so als **vegetatives Nervensystem** das innere Milieu des Organismus konstant erhält. Andererseits dient dieses nervale Netz als **animalisches Nervensystem** der **bewußten Wahrnehmung,** der willkürlichen Bewegung und der Nachrichtenverarbeitung. Jede Einteilung des Nervensystems hat nur didaktischen Wert, faktisch bildet es **ein untrennbares Ganzes.**

Bauprinzip

Um das Nervensystem in seinem Bauprinzip zu verstehen, müssen einige grundlegende Begriffe erläutert werden. Weitergehende Einzelheiten sollten Lehrbüchern der Histologie, der Neurophysiologie oder der neuroanatomischen Speziallíteratur vorbehalten bleiben.

Die **Nervenzelle (Ganglienzelle, Neurozyt, Neuron)** ist die kleinste funktionelle Einheit des Nervensystems. Ihr **Zelleib (Neuroplasma)** besitzt eine wechselnde Anzahl von **Fortsätzen (Dendriten** und **Neuriten)** verschiedener Länge und unterschiedlicher Verzweigungen. **Dendriten** leiten die Erregung zum Zellkörper (zentripetal), das **Axon (Neurit)** von diesem in die Peripherie (zentrifugal) (Abb. 14-1 u. 2).

Die Nervenzelle benötigt zur Aufrechterhaltung des eigenen Stoffwechsels Ammen- und Stützzellen. Diese Aufgaben übernehmen **Gliazellen (Gliozyten, Neuroglia). Nervenzellen** und **Gliazellen** bilden zusammengesetzt das **Nervengewebe (Textus nervosus).**

Eine **Nervenfaser** ist ein Axon in seiner **Axon-** bzw. **Markscheide,** die von Gliazellen gebildet wird. Ihrer Funktion nach werden **motorische, sensible** und **vegetative Nervenfasern** unterschieden.

Gliazellen (Neuroglia) übernehmen im Zentralnervensystem trophische Funktionen (Abb. 14-3). Sie stehen zwischen Kapillare und Nervenzelle. Im Gehirn dienen **Mikro-** und **Makrogliazellen** der Ernährung und dem Stoffaustausch von Nervenzellen, sie unterstützen die Erregungsleitung und übernehmen als Sonderbildungen Aufgaben des unspezifischen zellulären Abwehrsystems. Gliazellen bilden die Blut-Hirn-Schranke. Im Rückenmark bilden **Gliazellen (Oligodendroglia)** außerdem die Axonscheide der weißen Substanz. Als **Ependymzellschicht** kleiden Gliazellen die Binnenräume (Ventrikel) des Gehirns und den Zentralkanal (Canalis centralis) des Rückenmarks aus.

Im peripheren Nervensystem (s. unten) übernehmen **Schwann-Zellen** und **Mantelzellen** die Funktionen von Gliazellen und bilden die Axonscheiden peripherer Nervenfasern.

Als **Nerv** bezeichnet man eine Gruppe von Nervenfasern in einer gemeinsamen bindegewebigen Hülle. Hierbei leitet eine Nervenfaser die Erregung immer nur **in eine Richtung.** Ein Nerv kann mit einem Telefonkabel verglichen werden, in dem die jeweiligen Drähte isoliert voneinander verlaufen, wobei jeder einzelne dieser Drähte nur das »Telefonieren« in einer Richtung erlaubt. Die Antwort wird immer über einen anderen »Draht«, sprich eine andere Nervenfaser, vermittelt. Erfolgt die Erregungsleitung von der Peripherie zum Zentralnervensystem (ZNS), so spricht man von **afferenten Nervenfasern.** Die in umgekehrter Richtung zur Peripherie leitenden Nervenfasern werden im Gegensatz dazu als **efferente** bezeichnet.

Nervenbahnen oder **-stränge** sind Bündel von Nervenfasern im Gehirn oder Rückenmark, die zu Kerngebieten oder Nervenzellgruppen mit ähnlichen Funktionen gehören. Sie bilden die **weiße Substanz (Substantia alba).** Die **graue Substanz (Substantia grisea)** des Zentralnervensystems besteht vorwiegend aus **Zelleibern der Nervenzellen** und der sie umgebenden **Gliazellen.**

Ein **Kern (Nucleus)** ist eine Ansammlung von Nervenzelleibern im Zentralnervensystem in Form von nervalen Kerngebieten, die eine ähnliche Funktion haben.

Als **Ganglion** bezeichnet man eine Gruppe von Nervenzellen, die außerhalb des Zentralnervensystems liegt. Sie sind stets von einer Bindegewebshülle und einem dichten Gefäßnetz umgeben.

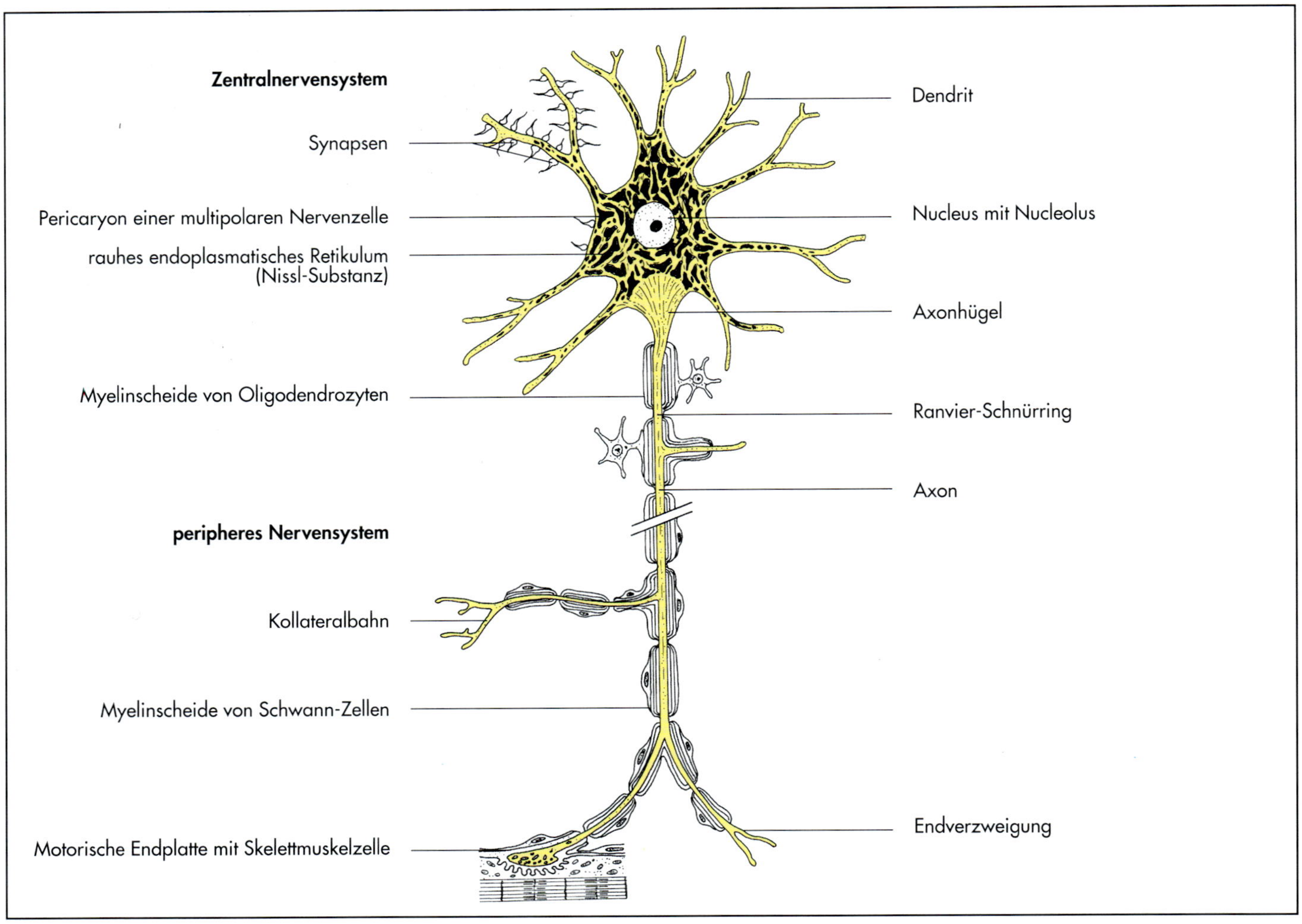

Abb. 14-1. Schematische Darstellung eines motorischen Neurons nach Nissl-Färbung mit zentralem Perikaryon und peripherer Nervenfaser mit motorischer Endplatte an einer Skelettmuskelzelle, aus Liebich, Funktionelle Histologie, 1999.

Unter dem Begriff **Plexus** versteht man die netzförmige Verbindung von Nerven.

Synapsen sind Kontaktstellen zwischen Nervenzellen, an denen die Erregung übernommen bzw. weitergegeben wird. Die Übertragung erfolgt durch Herabsetzung des Membranwiderstands über Neurotransmitter auf chemischem oder auf elektrischem Weg. Außer den **erregenden (exzitatorischen) Synapsen,** die an Dendriten lokalisiert sind, sind auch **hemmende (inhibitorische)** entwickelt, die am Zelleib oder am Austritt des Axons wirksam werden.

Gliederung

Das Nervensystem untergliedert man in das **Zentralnervensystem (Systema nervosum centrale, ZNS),** das das Gehirn und das Rückenmark einschließt, und in das außerhalb des Gehirns und des Rückenmarks liegende **periphere Nervensystem (Systema nervosum periphericum).**

Das Zentralnervensystem (ZNS) liegt in der Schädelhöhle und im Wirbelkanal. Von dort treten die Nerven auf den Kopf, den Rumpf und die Extremitäten über. Sie stellen in ihrer Gesamtheit das periphere Nervensystem dar. Diejenigen Nerven, die die Eingeweide, Blutgefäße und Drüsen innervieren, werden zum **vegetativen** (auch **viszeralen** oder **autonomen) Nervensystem** zusammengefaßt. Letzteres umfaßt den **Sympathicus** und den **Parasympathicus.**

Funktionen

Die Funktionen des Nervensystems können wie folgt eingeteilt werden:

- **sensible Funktionen,**
  - exterozeptive Sensibilität,
  - propriozeptive Sensibilität,
  - vegetative Sensibilität,
- **motorische Funktionen,**
  - Somatomotorik = Körpermotorik,
  - Viszeromotorik = Eingeweidemotorik.

Die **sensiblen Funktionen** des Nervensystems bestehen darin, Empfindungen unterschiedlicher Art wahrzunehmen und darauf zu reagieren. Stammen diese Empfindungen aus der Umwelt und werden diese über die Haut bzw. die Schleimhaut oder die Sinnesorgane aufgenommen und weitergeleitet, so spricht man von der **exterozeptiven Sensibilität.** Die Lage und Haltung des Körpers wird hingegen über

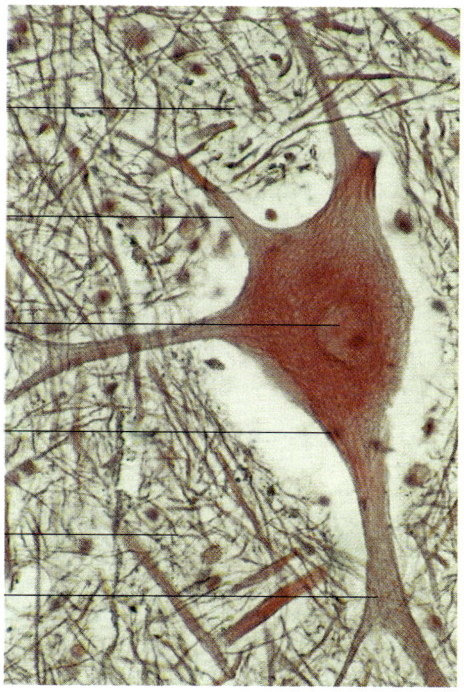

Abb. 14-2. Histologisches Schnittbild durch eine multipolare Nervenzelle aus dem Rückenmark mit Darstellung neurofibrillärer Einschlüsse (Neurotubuli und Neurofilamente).

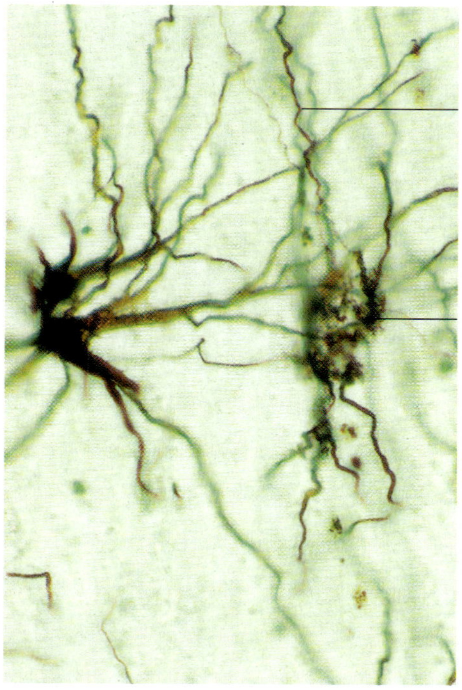

Abb. 14-3. Histologisches Schnittbild durch die Makroglia aus dem Rückenmark (Astrozyten, Langstrahler), aus Liebich, Funktionelle Histologie, 1999.

die **propriozeptive Sensibilität** gesteuert. Die hierfür notwendigen Rezeptoren liegen in Form von **Dehnungsrezeptoren** in Sehnen und Muskeln. Reizort und Erfolgsorgan sind in diesem Fall identisch. (Beispiel: Mechanismus der Muskelspindeldehnung.)

Werden Reize aus Rezeptoren des Blutgefäßsystems oder der Eingeweide an vegetative Zentren weitergeleitet, spricht man von der **vegetativen (viszeralen) Sensibilität.**

Die **motorischen Funktionen** des Nervensystems bestehen darin, Bewegungsabläufe zu koordinieren. Unter der **Somatomotorik** versteht man die umweltbezogenen, **willkürlich beeinflußbaren Bewegungsvorgänge** der quergestreiften Muskulatur. Dagegen handelt es sich bei der **Viszeromotorik** um die vom **Willen nicht beeinflußbaren Bewegungsvorgänge** der glatten Muskulatur.

Diese **Funktionen** des Nervensystems sind aufs engste miteinander verknüpft. So werden beispielsweise Reize aus der Umwelt (exterozeptive Reize) über **sensible afferente Nervenfasern** zum Zentralnervensystem (ZNS) geleitet und dort in zentralen Kerngebieten koordiniert. Nervale Impulse beantworten diese Reize und erregen ihrerseits in der Peripherie über **motorisch efferente Fasern** die Muskulatur. Zur Kontrolle und Regulation der muskulären Reaktion erfolgt von Sinneszellen in der Muskulatur eine **Rückmeldung (propriozeptiver Reiz)** über sensible Fasern zum ZNS.

Das Individuum reagiert aber nicht nur auf die Umwelt, sondern geht auch spontan auf diese ein. Die über efferente Nerven vom ZNS ausgelöste Aktion wird durch Sinnesorgane registriert, die Informationen über den Erfolg der Aktion an das ZNS zurückgegeben. Diese **Rückmeldung** nennt man **Referenz.** Je nachdem, ob das Resultat dem gewünschten Ziel entspricht oder nicht, werden vom ZNS **weitere Impulse** zur Förderung oder Hemmung der Aktion abgegeben. Eine Vielzahl solcher Erregungskreise bildet die Grundlage des nervösen Geschehens.

Zentralnervensystem (Systema nervosum centrale)

Das Zentralnervensystem besteht aus dem **Gehirn** und dem **Rückenmark.** Das Gehirn liegt in der Schädelhöhle und ist von einer knöchernen Kapsel umgeben. Das Rückenmark wird von der Wirbelsäule umschlossen. Beide sind von schichtartig übereinander liegenden **Hüllen** umgeben, die einen mit Flüssigkeit gefüllten Raum begrenzen. Das ZNS ist damit allseitig durch knöcherne Wände und die Polsterwirkung des Liquor cerebrospinalis geschützt.

Zwischen Os occipitale und dem ersten Halswirbel geht das Gehirn ohne deutliche Grenze in das Rückenmark über. Als **konventionelle Grenze** gilt eine Querebene zwischen dem letzten Gehirnnervenpaar und dem ersten Paar Halsnerven.

Rückenmark (Medulla spinalis)

Form und Lage

Das Rückenmark ist ein **zylindrischer Strang** von weißlicher Farbe, der abschnittsweise dorsoventral leicht abgeplattet ist. Am Übergang von der Halswirbelsäule zur Brustwirbelsäule sowie im Lendenabschnitt tritt je eine

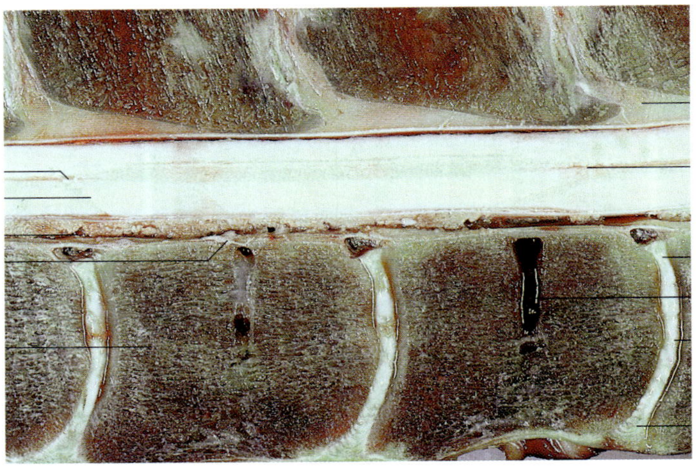

Abb. 14-4. Medianschnitt durch die Wirbelsäule eines Pferdes mit Rückenmark.

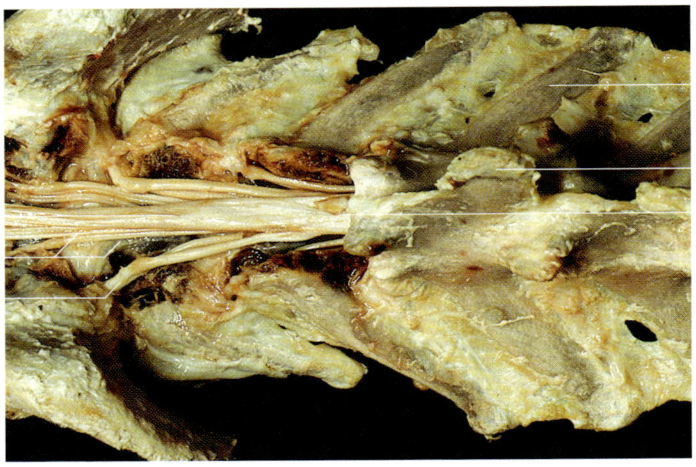

Abb. 14-5. Cauda equina eines Hundes (Dorsalansicht), Präparat Dr. R. Macher, Wien.

spindelförmige **Verdickung (Intumescentia cervicalis** bzw. **lumbalis)** auf. Hier nehmen die Nerven für die Gliedmaßenpaare ihren Ursprung. Am **kaudalen Ende** verjüngt sich das Rückenmark zum **Conus medullaris** und endet als dünner **Strang (Filum terminale)** (Abb. 14-5 u. 6).

Das Rückenmark wird median durch eine auf der Dorsalseite verlaufende **Längsrinne (Sulcus medianus dorsalis)** und eine ventrale **Fissura mediana ventralis** in zwei symmetrische Hälften geteilt. Zu beiden Seiten des Rückenmarks treten **Nervenwurzeln dorsolateral** ein und **ventrolateral** aus **(Radices dorsales** und **Radices ventrales)** (Abb. 14-6 u. 7). Je eine Radix dorsalis und ventralis schließt sich in Höhe des **Foramen intervertebrale** zum **Segmentalnerven (N. spinalis)** zusammen.

In den **Dorsalwurzeln** befinden sich die **Spinalganglien,** die die **sensiblen** Wurzelzellen enthalten. Die Radix dors. des ersten Halsnerven besitzt kein oder lediglich ein rudimentäres Spinalganglion. Jedes Spinalnervenpaar versorgt **ein Körpersegment**. Das Rückenmark selbst ist **nicht segmentiert**. Erst durch die Bündelung der Nervenfasern in Höhe der Foramina intervertebralia entsteht eine **scheinbare Segmentierung.**

Den verschiedenen Abschnitten der Wirbelsäule folgend wird das Rückenmark eingeteilt in das:

- Halsmark (Pars cervicalis),
- Brustmark (Pars thoracica),
- Lendenmark (Pars lumbalis),
- Kreuzmark (Pars sacralis) und
- Schwanzmark (Pars coccygea).

Rückenmark und Wirbelsäule haben beim Fetus zunächst die **gleiche Länge,** so daß jeder Spinalnerv durch das in gleicher Höhe befindliche Foramen intervertebrale austreten kann. Während der Entwicklung nimmt die **Wirbelsäule** jedoch mehr **an Länge zu** als das Rückenmark. Danach verlagert sich dessen kaudales Ende im Verhältnis zu den umgebenden Wirbeln scheinbar weiter kranial. Die **Spinalnerven** können daher **nicht mehr in gleicher Höhe** aus dem Wirbelkanal austreten, ihre Wurzeln verlaufen vielmehr eine Strecke im Canalis vertebralis kaudal bis zu ihrer entsprechenden Austrittsöffnung. Die Höhe der Spinalnervenaustritte deckt sich damit **nicht** mit der entsprechenden Rückenmarkshöhe.

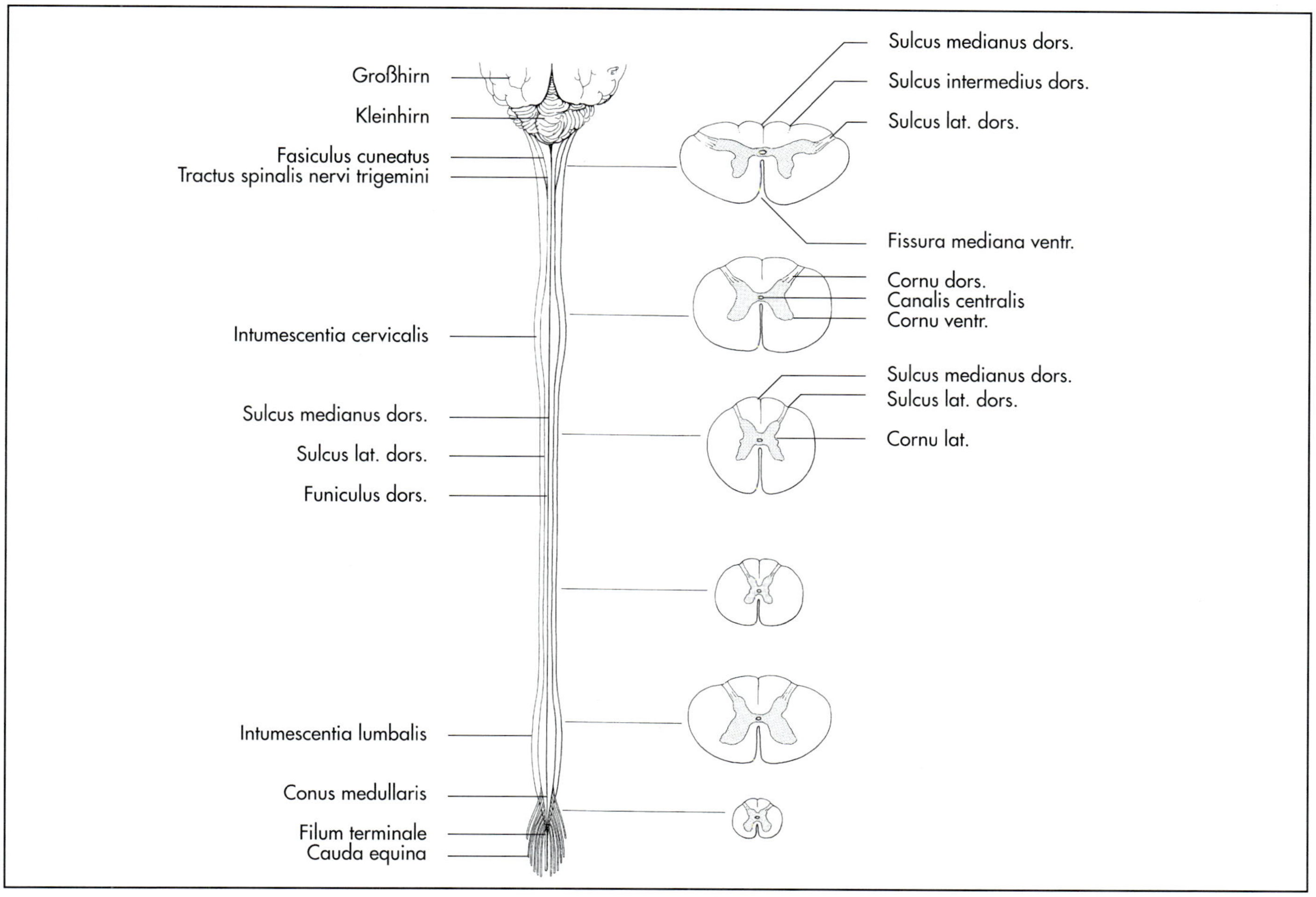

Abb. 14-6. Schematische Darstellung des Rückenmarks mit Querschnitten, nach Najbrt, 1982.

Vom **Conus medullaris** an enthält der Wirbelkanal nur noch eine dichte Masse von kaudal verlaufenden Spinalnervenwurzeln, die wegen ihrer Ähnlichkeit mit einem Pferdeschweif als **Cauda equina** bezeichnet werden (Abb. 14-6).

Auf einem Querschnitt durch das Rückenmark ist innen die **graue Substanz (Substantia grisea)** zu erkennen, die im Zentrum den **Zentralkanal (Canalis centralis)** ausfüllt. Dieser im Inneren des Rückenmarks verlaufende, langgestreckte Kanal stellt die kaudale Fortsetzung der **Binnenräume** des Gehirns (Ventrikel) dar. Er ist von besonders differenzierten Gliazellen, sog. **Ependymzellen,** ausgekleidet und mit **Liquor cerebrospinalis** gefüllt. Außen liegt der grauen Substanz mantelartig die weiße **Substanz (Substantia alba)** an.

Sämtliche Anteile des Rückenmarks werden zusätzlich von einem dichten **Kapillarnetz** durchzogen. Dem Rückenmark liegen außen geschichtete, **bindegewebige Hüllen (Meninges)** an.

Im Wirbelkanal sind außerhalb der Rückenmarkshüllen fettreiches Bindegewebe und große Venen gelagert. Das außen anliegende Bindegewebe und die Zerebrospinalflüssigkeit schützen das Rückenmark vor Druckeinwirkungen, die bei Bewegungen der Wirbelsäule entstehen.

Innerer Aufbau des Rückenmarks

Das Rückenmark ist bilateral symmetrisch aufgebaut und wird durch unterschiedlich tiefe Einziehungen gegliedert (Abb. 14-7). Man unterscheidet dorsal einen **flachen Sulcus medianus dorsalis** und dessen Verlängerung in die Tiefe, das **mittlere Septum (Septum medianum dorsale).** Ventral kerbt sich eine **tiefe Furche (Fissura mediana ventralis)** ein. Dorsolateral ist an den Eintrittstellen der **dorsalen Nervenwurzeln (Radices dorsales)** beidseitig ein Sulcus lat. dors. entwickelt. Die Austrittstellen der **ventralen Nervenwurzeln (Radices ventrales)** sind nur mit einer flachen Rinne ausgestattet.

Graue Substanz (Substantia grisea)

Die graue Substanz des Rückenmarks erscheint im **Querschnitt H- oder schmetterlingsförmig** (Abb. 14-7–9). Diese charakteristische Grundform ist auf ein bilateral spiegelbildlich angelegtes schwach entwickeltes **Dorsalhorn (Cornu dorsale)** und ein meist ausgeprägtes **Ventralhorn (Cornu ventrale)** zurückzuführen. Die beiden Hörner werden durch einen **seitlichen Zwischenteil (Pars intermedia lateralis)** und ein im thorakolumbalen Segment auftretendes **seitliches Horn (Cornu laterale)** verbunden. Zusätzlich ist im Halsbereich eine Formatio reticularis als zelluläres Nervennetz ausgebildet. Die graue Substanz schließt zahlreiche **Kerngebiete** ein.

Räumlich gesehen formen die Dorsal-, Ventral- und Seitenhörner **säulenartig angeordnete Stränge (Columnae),**

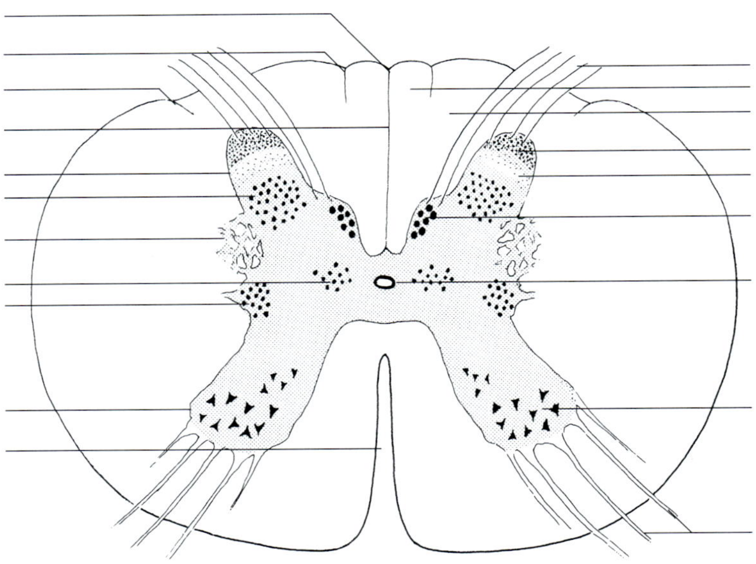

Abb. 14-7. Schematische Darstellung eines Querschnitts durch das Halsmark, grau = Substantia grisea, weiß = Substantia alba.

die entsprechend ihrer Lage bezeichnet werden. Man unterscheidet eine:

- Columna dors. (Cornu dors.),
- Columna lat. (Cornu lat.),
- Columna ventr. (Cornu ventr.).

In der **dorsal** gelegenen **grauen Säule (Columna dorsalis)** liegen vorzugsweise **somatische** und **viszerale afferente Neurone,** die sich zu **Kerngebieten,** wie z.B. dem Nucleus proprius cornu dors., zusammenfinden. Diese Nervenzellen stehen mit den **sensiblen Wurzelzellen** der in den Dorsalwurzeln gelegenen Spinalganglien in Verbindung.

Im **thorakolumbalen Abschnitt** des **Lateralhorns (Cornu laterale)** sind die Neurone der **Viszeromotorik** lokalisiert. In der **Pars intermedia** liegen die Kerngebiete des **Nucleus sympathicus (Nucleus intermediolateralis).** Im sakralen Abschnitt des Lateralhorns häufen sich Nerven-

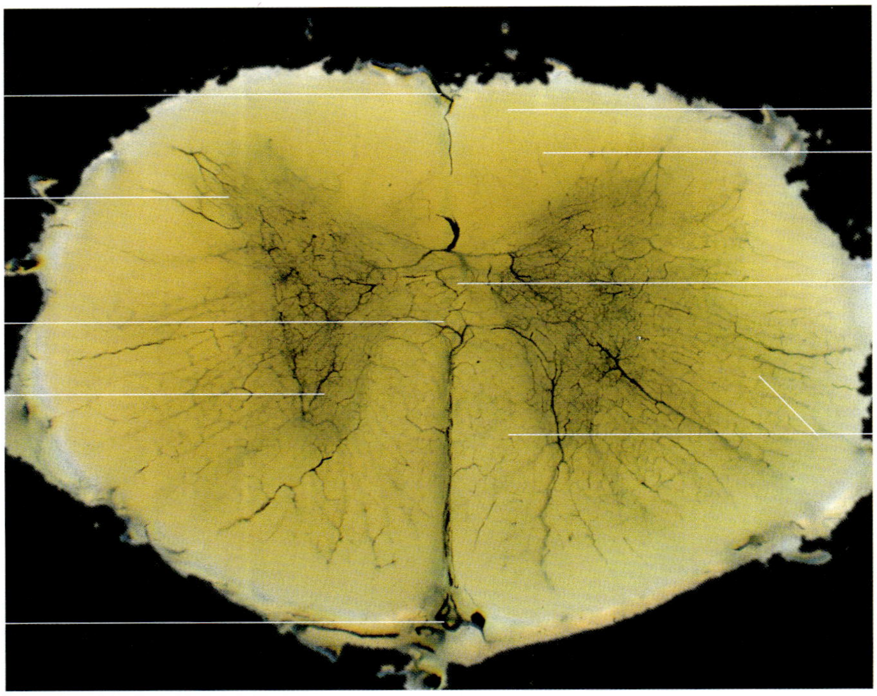

Abb. 14-8. Rückenmark eines Schafes mit tuscheinjizierten Gefäßen.

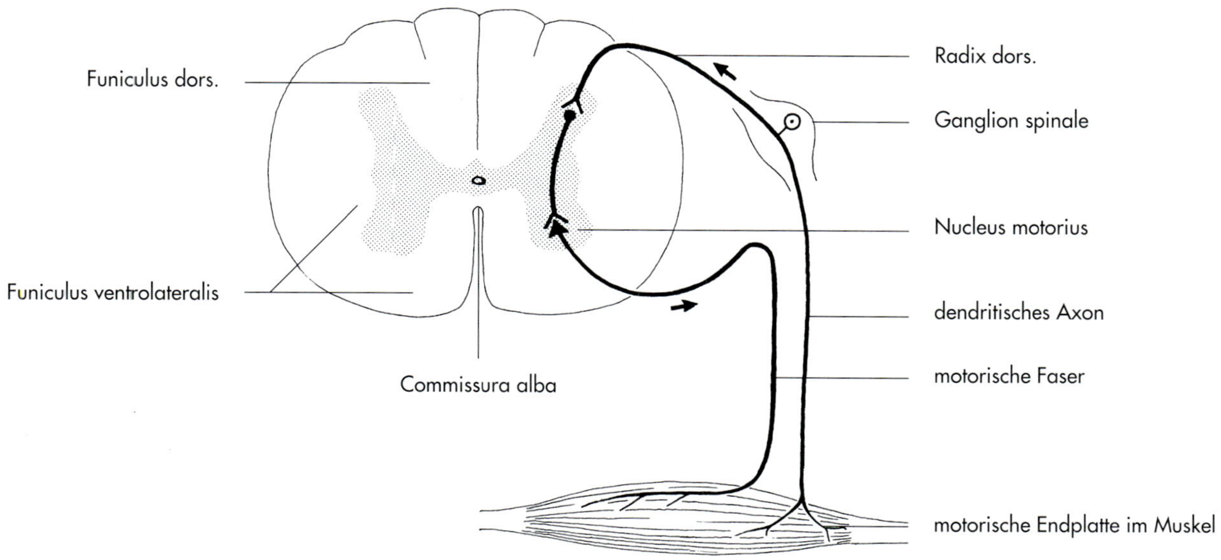

Abb. 14-9. Schematische Darstellung eines Querschnitts durch das Rückenmark mit Reflexbogen.

zellen, die sich zum **Nucleus parasympathicus (Nucleus intermediomedialis)** zusammenlegen und in Verbindung zum Ventralhorn stehen.

Die **ventrale graue Säule (Columna ventralis)** enthält im wesentlichen die Neurone der **Körpermotorik,** die sich auf dem histologischen Querschnitt als **Nucleus motorius** darstellen **(motorische Ventralhornzellen).**

Innerhalb der grauen Substanz werden die Nervenzellen im Hinblick auf ihre unterschiedlichen Funktionen untergliedert in **Wurzelzellen** und **Binnenzellen.**

Die Fortsätze der **Wurzelzellen** treten über das Ventralhorn als **Fila radicularia** aus dem Rückenmark aus und schließen sich zur **Radix ventralis** zusammen. Diese Nervenfasern sind Fortsätze motorischer Ventralhornzellen, sowie autonomer vegetativer sympathischer und parasympathischer Ganglienzellen.

Binnenzellen dienen der **Koordination** innerhalb der grauen Substanz. Diese können direkt Nervenzellen **einer Seite (Schaltzellen)** oder über Kommissuren solche der **gegenüberliegenden Seite** miteinander verbinden (**Kommissurenzellen).** Ihre Neuriten treten zum Teil auch in die weiße Substanz aus, um Kontakte zwischen **unterschiedlichen Rückenmarkabschnitten** oder über weite Strecken bis zum Gehirn herzustellen. Man unterscheidet dabei **Assoziationszellen,** die in auf- und absteigenden Ästen wirken sowie **Strangzellen,** die nervale Impulse bis in das Gehirn vermitteln.

Weiße Substanz (Substantia alba)

Die weiße Substanz legt sich der grauen Substanz **außen** an. Diese besteht überwiegend aus längsverlaufenden auf- und absteigenden **markhaltigen Nervenfasern** (Abb. 14-7). Die **Markscheiden** dieser Nervenfasern werden im Rückenmark von **Gliazellen (Oligodendroglia)** gebildet, die in ihrer Gesamtheit dieser äußeren Substanz des Rückenmarks das **weiße Aussehen** verleihen.

Die weiße Substanz wird in **Stränge** untergliedert, die sich in ihrer Lage und in ihren Funktionen unterscheiden. Diese schließen in tierartlich unterschiedlicher Weise verschiedene **Nervenbahnen (Fasciculi, Tractus)** ein. Stränge können unterteilt werden in einen:

- Dorsalstrang (Funiculus dorsalis),
- Ventrolateralstrang (Funiculus ventrolateralis).

Der **Dorsalstrang** wird vom **Sulcus medianus dorsalis,** der sich in einem Gliaseptum bis zur grauen Substanz fortsetzt, und der Ursprungslinie der dorsalen Wurzeln der Spinalnerven begrenzt. Der **Ventrolateralstrang** liegt zwischen den dorsalen und ventralen Spinalnervenwurzeln und setzt sich über die Ventralwurzeln bis zur Fissura mediana ventr. fort. Zwischen beiden Rückenmarkhälften liegt ventral die **Commissura alba.**

Im **Dorsalstrang** steigen vorzugsweise Bahnen auf, die Oberflächen- und Tiefensensibilität zum Gehirn leiten. Der **Ventrolateralstrang** führt sowohl aufsteigende (sensible) als auch absteigende (motorische) Bahnen. Darüber hinaus findet sich in unmittelbarer Nähe der grauen Substanz des Rückenmarks dessen **Eigenapparat**. Seine Fasern stellen Verbindungen zwischen verschiedenen medullären Abschnitten her.

Auf- und **absteigende Bahnen** können im Rückenmark weder mikroskopisch noch makroskopisch anatomisch gesehen werden. Ihre Lage wurde anhand von pathologischen Befunden oder nach experimentellen Eingriffen bei Tieren festgelegt.

Für den Kliniker ist es von Bedeutung zu wissen, daß im **Dorsalstrang** nur **sensible, aufsteigende Bahnen** verlaufen, während im **lateralen** und **ventralen Strang** sowohl **aufstei-**

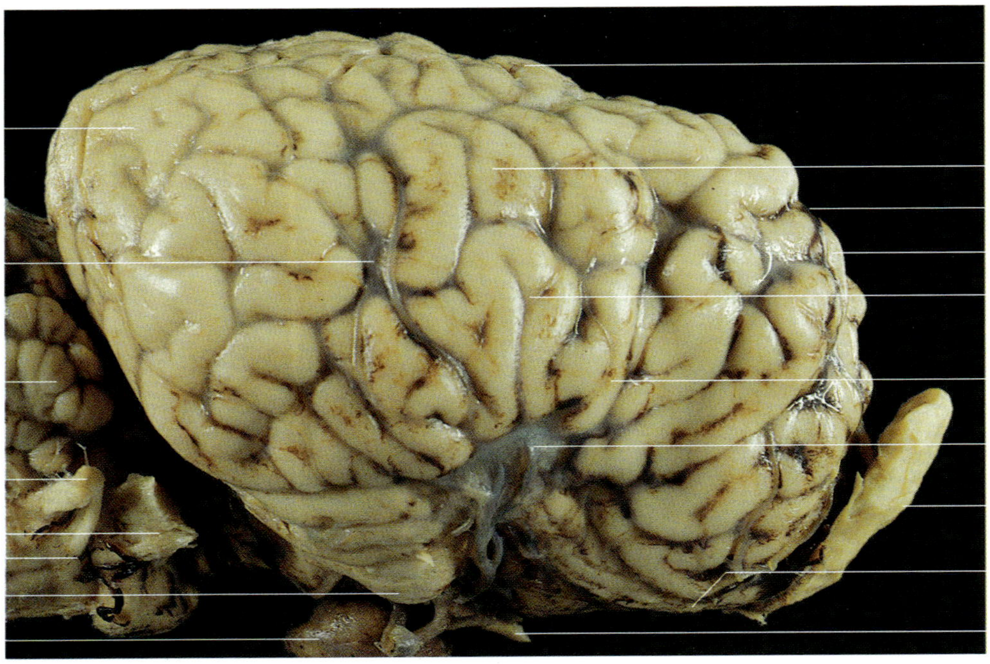

Abb. 14-10. Gehirn eines Pferdes (Lateralansicht).

gende als auch **absteigende motorische** Bahnen lokalisiert sind. Diese Tatsache ist für die Interpretation von Folgeerscheinungen nach **Rückenmarksläsionen** wichtig. Liegt eine Schädigung der Dorsalstränge vor, kann mit **Sensibilitätsstörungen** gerechnet werden. Bei einer ventralen Läsion, z. B. nach einem Bandscheibenvorfall **(Vorfall des Nucleus pulposus)** sind sowohl Lähmungen der Muskulatur als auch Sensibilitätsstörungen und vegetative Ausfälle zu erwarten. Dementsprechend sind je nach Lage des geschädigten Rückenmarkabschnittes z. B. lediglich die Beckengliedmaßen oder auch die Vordergliedmaßen sowie unter Umständen auch vegetativ innervierte Organe der Beckenhöhle betroffen.

Reflexbögen des Rückenmarks

Das Rückenmark ist erste Anlaufstelle für die Entstehung von Reflexen (Abb. 14-9). Über die **afferenten Fasern der Dorsalwurzel,** die von den Nervenzellen des Spinalganglions ihren Ursprung nehmen, wird die **sensible Erregung** den Dorsalhornzellen des Rückenmarks übermittelt und von diesen zum Gehirn weitergeleitet. Die afferenten Fasern können aber auch **direkt zu den Ventralhornzellen** verlaufen und die Erregung auf sie übertragen. Die so ausgelöste Muskelreaktion bezeichnet man als Reflex.

Für die klinische Untersuchung sind der Eigenreflex (Dehnungsreflex) und der Fremdreflex (Fluchtreflex) von Bedeutung. Beim **Eigenreflex** wird ein Muskel durch einen Schlag auf seine Sehne kurz gedehnt. Danach kommt es durch die Reizung der **Muskelrezeptoren** als Gegenreaktion zu einer sofortigen Kontraktion des Muskels. Dieser Reflex läuft **in einer Rückenmarkebene** über wenige Nervenzellen ab. Der Kniescheibenreflex ist z. B. ein Eigenreflex.

Im Falle des **Fremdreflexes** werden **Hautrezeptoren** schmerzhaft gereizt und es kommt durch koordinierte Aktion mehrerer Muskelgruppen zu einer Fluchtreaktion. Dabei breitet sich die Erregung über **verschiedene Etagen des Rückenmarks** unter Einschaltung zahlreicher Zwischenneurone aus.

Gehirn (Encephalon)

Gehirn als Ganzes

Das **Gehirn als Ganzes** spielt im nervösen Geschehen als übergeordnetes Integrations-, Koordinations- und Regulationsorgan eine große Rolle. Seine Leistungsfähigkeit steht in unmittelbarem Zusammenhang mit seinem morphologischen Aufbau.

Heute stellt man sich die **elementare Funktionseinheit** des Neocortex als vertikale durch alle Rindenschichten hindurch reichende **Zellsäule** vor. Diese Säule besitzt einen Durchmesser von 200–300 μm. Physiologische Untersuchungen haben gezeigt, daß in den kortikalen Projektionsfeldern jede Zellkolumne mit einem umschriebenen peripheren Bezirk von Sinneszellen verbunden ist. Wenn das periphere Feld gereizt wird, antwortet **immer die ganze Zellsäule.**

Beim Menschen schätzt man, daß der Neocortex aus ca. **4 Millionen Zellsäulen** aufgebaut ist. Man stellt sich die vertikale Kolumne als ein **Modul** vor, in dem eine Gruppe von Zellen eine funktionelle Einheit bildet. Die **Pyramidenzellen** stellen dabei die **efferenten Elemente** der Zellsäule dar. Man schätzt, daß in einer Kolumne ca. 2500 Nervenzellen vorhanden sind, davon etwa 100 Pyramidenzellen. Die Zellsäule ist allerdings keine histologisch abgrenzbare Einheit, sondern ist als solche nur im **funktionellen Sinn** zu verstehen.

Das Gehirn kann aus der Sicht der Ontogenese und Phylogenese in **fünf Hauptabschnitte** unterteilt werden. Danach

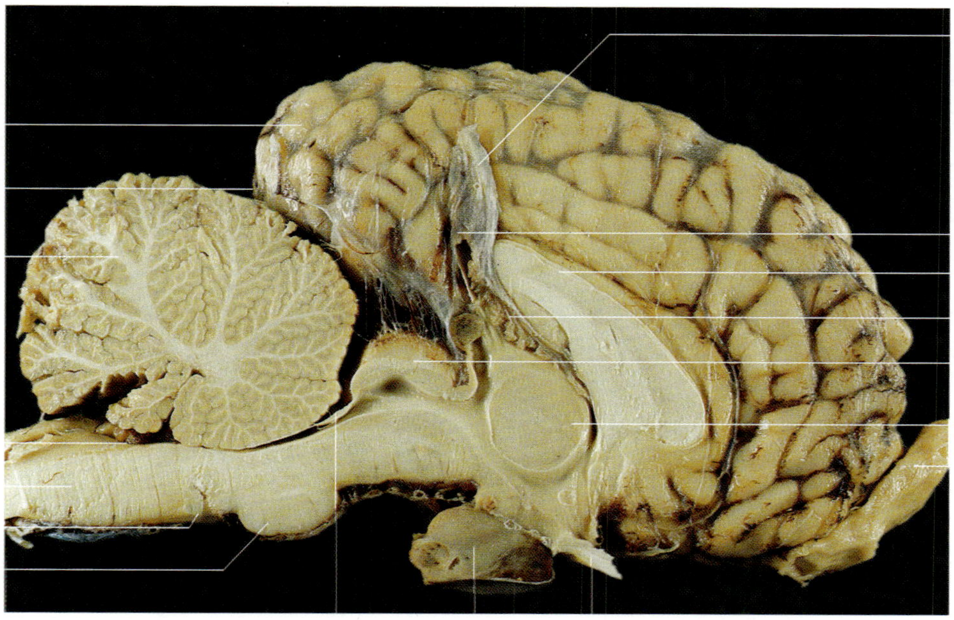

Abb. 14-11. Medianschnitt durch das Gehirn eines Pferdes, Präparat Dr. Sabine Breit, Wien.

bilden sich während der fetalen Entwicklung kranial des Rückenmarks folgende Abschnitte, nämlich das:

- **Rautenhirn (Rhombencephalon)** mit dem
  - **Nachhirn (Myelencephalon)** und dem
  - **Hinterhirn (Metencephalon),**
- **Mittelhirn (Mesencephalon)** und
- **Vorderhirn (Prosencephalon)** mit dem
  - **Zwischenhirn (Diencephalon)** und dem
  - **Endhirn (Telencephalon).**

Diese weitergehende Gliederung soll nachfolgend für die Beschreibung der einzelnen Abschnitte des Gehirns beibehalten bleiben. Abgesehen von der aufgezeigten Einteilung nach embryologischen Gesichtspunkten läßt sich das Gehirn vereinfacht auch gliedern in:

- **Großhirn (Cerebrum),**
- **Kleinhirn (Cerebellum)** und
- **Hirnstamm (Truncus encephali).**
  - **verlängertes Mark (Medulla oblongata),**
  - **Brücke (Pons)** und
  - **Mittelhirn (Mesencephalon).**

Das Gehirn liegt in der **Schädelhöhle**. Diese wird vom **Kleinhirnzelt (Tentorium cerebelli)** in eine rostrale, große Schädelhöhle für das Großhirn und eine kaudal gelegene, kleine für das Kleinhirn unterteilt. Im Verhältnis zum ganzen Kopf nimmt das Gehirn der Haussäugetiere einen relativ kleinen Raum ein. Dieser liegt zwischen einer rostral gelegten Querebene in Höhe des Kaudalrandes des Augenbogens und einer kaudalen Querebene in Höhe des äußeren Gehörgangs.

Das **Kleinhirn (Cerebellum)** unterlagert bei allen Haussäugetieren die **Pars squamosa des Os occipitale.** Beim Rind und beim Schwein wird das Schädeldach von einem Teil des stark gekammerten Sinus frontalis pneumatisiert, wodurch das Großhirn tiefer und weiter von der Lamina ext. der Schädeldecke entfernt zu liegen kommt. Bei kurzköpfigen Hunden, bei der Katze und bei nicht horntragenden kleinen Wiederkäuern liegen die Großhirnhemisphären im frontalen und parietalen Abschnitt nahe der Kopfoberfläche.

Rautenhirn (Rhombencephalon)

Nachhirn (Myelencephalon)

Das Nachhirn schließt das **verlängerte Mark (Medulla oblongata)** (Abb. 14-11), das den kaudalen Teil des vierten Hirnventrikels enthält, und das sie dorsal bedeckende **hintere Marksegel (Velum medullare caudale)** ein.

Verlängertes Mark (Medulla oblongata)

Das verlängerte Mark, auch Bulbus genannt, stellt die rostrale Verlängerung des Rückenmarks dar. Lebenswichtige **Kernbezirke** häufen sich im verlängerten Mark, so daß es hier zu einer makroskopisch sichtbaren Massenzunahme und einer Verbreiterung des Nervengewebes kommt. Der Bulbus liegt über dem **Basioccipitale** in der **Fossa medullae oblongatae.** Als Grenze zum Rückenmark gilt eine gedachte Querebene vor der Austrittsstelle der Wurzeln der ersten Halsnerven.

Das verlängerte Mark schließt eine große Zahl an **Kerngebieten** ein, deren Lage aus der **Nähe zum Rückenmark** abgeleitet werden kann. So führt die rostrale Ausweitung des Canalis centralis des Rückenmarks zum vierten Ventrikel und die Kreuzung von motorischen Bahnen dazu, daß die ursprünglich übereinander gelagerten Säulen der grauen Substanz des Rückenmarks **seitwärts verdrängt** und in

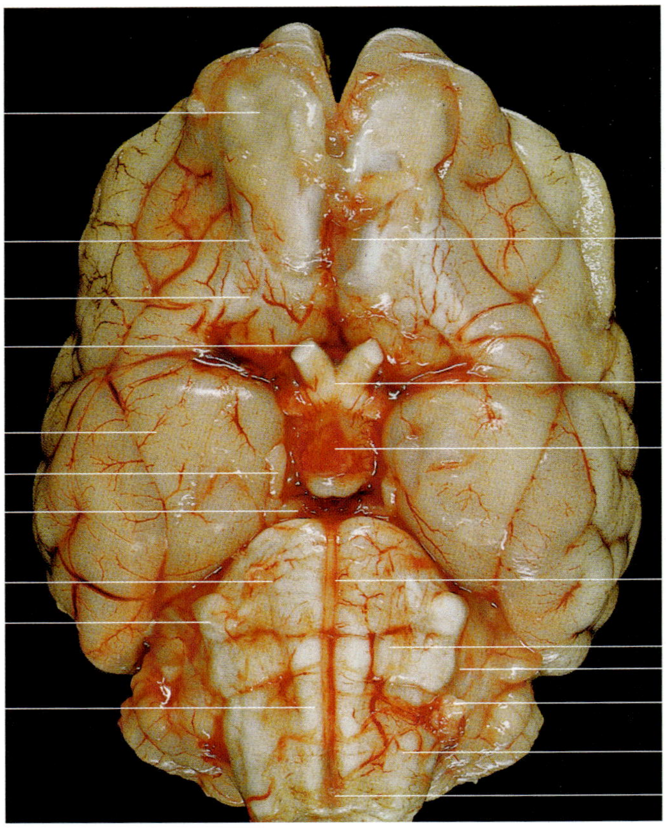

Abb. 14-12. Gehirn eines Hundes (Ventralansicht).

rundliche bis zigarrenförmige Einzelkerne zergliedert werden. Dabei gelangen die **sensiblen** bzw. **sensorischen Zellen (somatisch afferent)** am weitesten, die **vegetativ parasymphatischen Wurzelzellen (viszeral afferent, viszeral efferent)** weniger und die **motorischen (somatisch efferent)** gar nicht seitwärts. Auf diese Art entstehen u.a. die **Kerngebiete der Gehirnnerven.**

In der Medulla oblongata liegen die **Kerne** folgender **Nerven** (Abb. 14-10, 12, 14 u. 16):

- sechster bis zwölfter Gehirnnerv (VI–XII),
- sowie die dazugehörigen parasympathischen Nuclei,
- und der kaudale Teil des großen, sensiblen Trigeminuskernes (V).

Ferner liegen hier **Kerne lebenswichtiger Zentren,** wie des Atem- und des Kreislaufzentrums, in unmittelbarer Nähe des vierten Ventrikels, dem sog. **zentralen Höhlengrau (Formatio reticularis).**

Die **Ventralfläche des verlängerten Marks** wird durch eine mediane Rinne, der Fortsetzung der Fissura mediana ventr., in **zwei Hälften** geteilt. Beidseits dieser Rinne erheben sich die wulstartigen, länglichen **Pyramiden (Pyramides)** (Abb. 14-12 u. 14) (s. S. 222 »Leitungsbahnen«). Sie stellen die Vorwölbung der Faserbündel der Pyramidenbahn dar. Ihre teilweise Kreuzung ergibt die **Decussatio pyramidum.**

Am rostralen Ende der Pyramiden, lateral gelegen, ist als flaches Querband der entwicklungsgeschichtlich zur Brücke gehörende **trapezförmige Körper (Corpus trapezoideum)** ausgebildet (Abb. 14-12). Kaudal der Brücke, im lateralen Winkel zwischen dieser und den Pyramiden, tritt der **N. abducens (VI)** aus. Lateral, am Kaudalende der Pyramiden, wird der **N. hypoglossus (XII)** sichtbar. Kaudal des Corpus trapezoideum zeichnet sich eine leichte Vorwölbung des **Nucleus motorius des N. facialis (VII)** ab. Beiderseits der Pyramiden ist weiter kaudal der wenig auffallende **Olivenkern** als **Eminentia olivaris** zu erkennen. Diese ist dorsolateral vom Pyramidenstrang gelegen und erscheint im histologischen Schnitt als gefaltete Nervenzellschicht. Er ist eine wichtige Stelle zur **Kontrolle der Motorik**. Seitlich am trapezförmigen Körper entspringen die Wurzeln des **N. intermediofacialis (VII)** und des **N. vestibulocochlearis (VIII).**

Es folgen weiter kaudal, ebenfalls seitlich an der Medulla oblongata, die Nervenaustritte der **Vagusgruppe,** bestehend aus dem **N. glossopharyngeus (IX), N. vagus (X)** und **N. accessorius (XI)** (Abb. 14-14 u. 16).

Zum **N. accessorius (XI)** tritt die aus dem Halsmark stammende Radix spinalis. Sie verläuft im Wirbelkanal zwischen den Wurzeln der Halsnerven kranial und vereinigt sich mit den aus der Medulla oblongata stammenden Wurzelfasern des elften Gehirnnerven (Abb. 14-16).

Außer der Pyramidenbahn wird die Medulla oblongata vom **aufsteigenden Lemniscus med.** durchzogen. Er verbindet sich über die Pedunculi cerebellares caudales mit dem Kleinhirn.

Funktionen der Medulla oblongata

Das verlängerte Mark **koordiniert** in Abhängigkeit von höheren Zentren die **Atmung** und den **Kreislauf.** Läsionen der Medulla oblongata äußern sich durch Ausfalls- oder

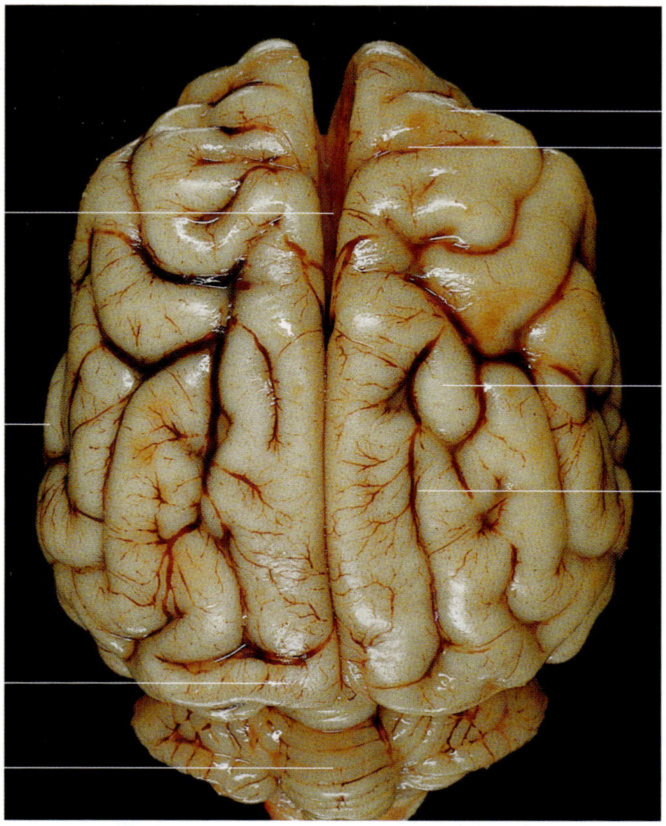

Abb. 14-13. Gehirn eines Hundes (Dorsalansicht).

Reizerscheinungen im Innervationsgebiet der hier entspringenden Gehirnnerven oder/und durch schwere Allgemeinstörungen vegetativer Art, die zum Tode des Tieres führen können.

Des weiteren liegt die Bedeutung der Medulla oblongata darin, daß sie die **Kerne der Schutzreflexe** für das Auge **(Lidschlußreflex und Tränensekretion),** für die oberen Luftwege **(Nies- und Hustenreflex)** und für die Nahrungsaufnahme **(Saug- und Schluckreflex)** beinhaltet. Durch einen **nervalen Eigenapparat** zwischen den verschiedenen Kerngebieten werden in der Medulla oblongata **zentral koordinierte Umschaltungen** von Nervenbahnen ermöglicht, die die Grundlage für das **reflexartige Reagieren** auf eindringende Reize bilden.

Hinterhirn (Metencephalon)

Das Hinterhirn bildet den **rostralen Teil des Rautenhirns.** Es besteht aus:

- der querliegenden Brücke (Pons),
- dem Kleinhirn (Cerebellum),
- der Hinterhirnhaube (Tegmentum metencephali) und
- dem Velum medullare rostrale.

Brücke (Pons)

Die Brücke besteht aus einem **dorsalen Teil (Tegmentum pontis)** und dem **ventralen Abschnitt.** Letzterer bildet einen querliegenden, sich ventral vorwölbenden Wulst aus überwiegend transversal verlaufenden Nervenfasern, die von Kerngebieten durchsetzt sind (Abb. 14-11, 12, 16 u. 23).

Die Brücke ist ventral am Hirnstamm sowohl rostral als auch kaudal scharf begrenzt. Lateral entläßt die Brücke den umfangreichen **N. trigeminus (V),** dessen **motorischer Kern** zum Pons gehört (Abb. 14-14). Die übrigen Kerngebiete innerhalb der Brücke sind für die **Kontrolle der Motorik** zuständig. Auch im Pons ist die Formatio reticularis mit Nuclei und Fasersträngen präsent. Sie nimmt, wie in der Medulla oblongata, bis zur Hälfte der Querschnittsfläche ein. Der Pons wird, wie auch die Medulla oblongata, von großen **auf- und absteigenden Bahnen** durchzogen. Er verbindet sich über die **mittleren Kleinhirnstiele (Pedunculi cerebellares medii)** mit dem **Kleinhirn.**

Kleinhirn (Cerebellum)

Das Kleinhirn, der zweite große Abschnitt des Hinterhirns, liegt **über dem vierten Ventrikel.** Von außen betrachtet fallen an dem kugeligen Gebilde die blattartig geschichteten **Windungen (Folia cerebelli)** aus grauer Substanz auf. Die **graue Rindenschicht (Cortex cerebelli)** liegt in äußeren Schichten des Kleinhirns und wird innen von der **weißen Substanz,** dem **Kleinhirnmark (Corpus medullare)** unterlagert. Die weiße Substanz erscheint auf dem Längsschnitt **baumartig** verzweigt und ist als **Lebensbaum (Arbor vitae)** bekannt. Im Kleinhirnmark sind sog. **Basalkerne** eingebettet (Abb. 14-11).

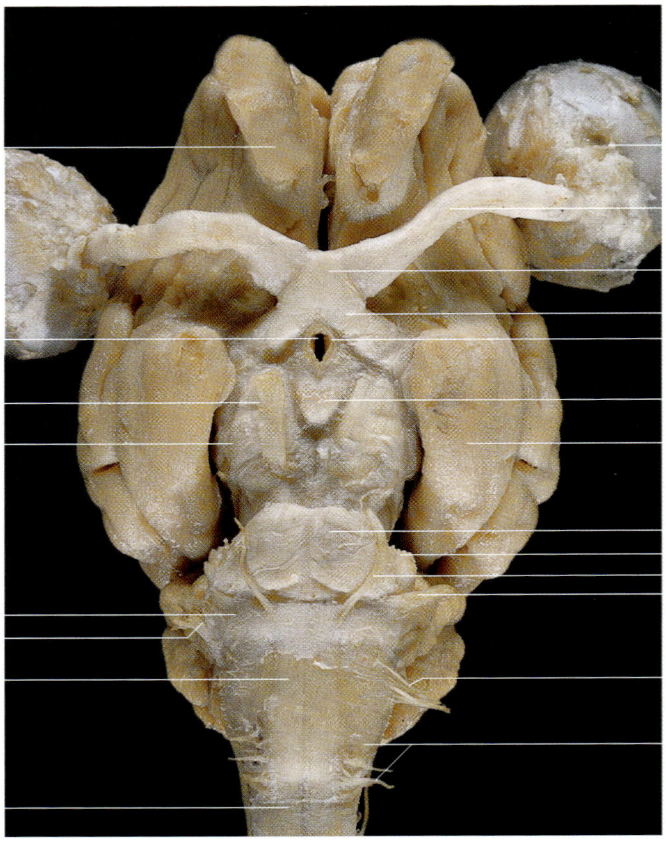

Abb. 14-14. Gehirns einer Ziege (Ventralansicht), Präparat Dr. E. Schabel, München, 1984.

Das Cerebellum (Abb. 14-10, 11, 13 u. 15) gliedert sich in:

- medianen Sagittalwulst (Wurm, Vermis),
- Kleinhirnhemisphären (Hemispheria cerebelli).

Das Kleinhirn verbindet sich rostral über die **Pedunculi cerebellares rostrales** (Abb. 14-11) und das **vordere Marksegel** mit der Mittelhirnhaube. Ventrolateral ist es über die **Pedunculi cerebellares medii** an die Brücke fixiert. Kaudal steht es schließlich über die **Pedunculi cerebellares caudales** und das **hintere Marksegel** mit der Medulla oblongata in Verbindung.

Am **Wurm** (Vermis) (Abb. 14-15) unterscheidet man nach phylogenetischen Gesichtspunkten den Lobus rostralis (Archicerebellum), den Lobus caud. (Neocerebellum) und den kaudoventral gelegenen Lobus flocculonodularis (Palaeocerebellum). Kleinere Fissuren unterteilen die Lobi in Lobuli, die ihrerseits, wie oben erwähnt, aus Folia bestehen. Insgesamt werden **neun Lobuli** bezeichnet. Ihre Benennung spiegelt keine funktionelle Bedeutung wider, sondern dient lediglich der Orientierung.

Die **Funktionen** des Kleinhirns können aus seinen **Verbindungen** zu anderen Anteilen des Gehirns abgeleitet werden. Die **Pedunculi cerebellares caudales** bestehen weitgehend aus **efferenten Fasern,** die vom Rückenmark, den Vestibulariskernen, der Olive und der Formatio reticularis an das Cerebellum herantreten. Die **Pedunculi cerebellares medii** enthalten ebenfalls efferente Fasern, die von den Brückenkernen kommen. Die **Pedunculi cerebellares rostrales** enthalten sowohl efferente als auch afferente Fasern. Sie verbinden das Kleinhirn mit dem Mesencephalon. Während die **efferenten Fasern** der Pedunculi cerebellares rostrales zum roten Kern des Mittelhirns, zur Formatio reticularis und zum Thalamus ziehen, erreichen deren **afferente Fasern** vom Rückenmark kommend, über dieselben Strukturen das Cerebellum.

Dem Kleinhirn obliegt die **Erhaltung des Gleichgewichts** und die Koordination der der Skelettmuskulatur zufließenden Impulse, somit die **Regelung der Gesamtmotorik.** Der Gleichgewichtssinn ist im Lobus flocculonodularis lokalisiert. Der Lobus caud. ist für die Kontrolle der motorischen Funktionen zuständig. **Zielgerichtete Bewegungen** werden vom Kleinhirn gesteuert. Der Ausfall des Kleinhirns äußert sich als sog. »zerebellare Ataxie« in Gleichgewichtsstörungen, unkoordinierten Bewegungen und solchen, die über das Ziel hinausgehen.

Marksegel (Vela medullaria) und Rautengrube (Fossa rhomboidea)

Die Vela medullaria (Velum medullare rostrale und Velum medullare caudale), dünne markhaltige Membranen, sind zwischen der Rautengrube und dem Kleinhirn zeltartig ausgespannt (Abb. 14-11). Zusammen mit dem Cerebellum decken sie den **vierten Ventrikel** ab. Mit dem kaudalen Marksegel ist die gefäßhaltige **Tela choroidea** des vierten Ventrikels eng verbunden.

Den **Boden des vierten Ventrikels** bildet die **Rautengrube (Fossa rhomboidea)** (Abb. 14-21). Um sie zu betrachten, müssen Kleinhirn und Marksegel abgetragen wer-

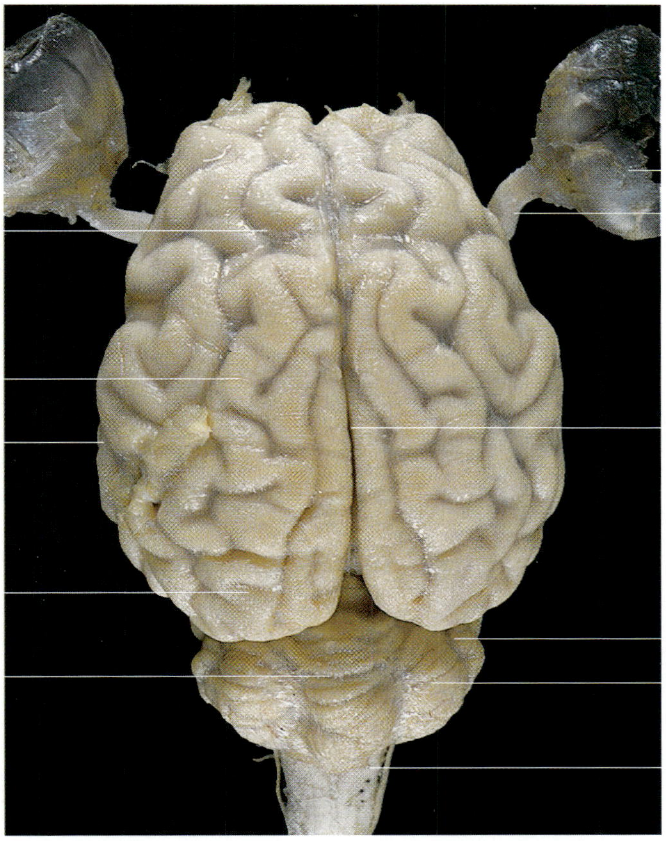

Abb. 14-15. Gehirn einer Ziege (Dorsalansicht), Präparat Dr. E. Schabel, München, 1984.

den. Ihr rostraler Abschnitt gehört zum Metencephalon, der kaudale zum Myelencephalon. Die Rautengrube wird von einer medianen Rinne (Sulcus medianus) durchzogen. Jederseits davon verläuft der Sulcus limitans, der im rostralen Teil in einer kleinen Vertiefung, dem Locus caeruleus endet. Unter dieser Vertiefung liegt der **motorische Kern des N. trigeminus.**

Seitlich des Sulcus limitans, in halber Höhe der Rautengrube, stellt sich die **Area acustica** als Vorwölbung der in der Tiefe gelegenen Kerne des **achten Gehirnnerven** dar. Eine weitere Erhebung **(Eminentia medialis)** ist im kaudalen Bereich der Rautengrube, zwischen der medianen Rinne und dem Sulcus limitans zu erkennen. Darunter befinden sich die **Kerngebiete** des **neunten, zehnten** und **zwölften Gehirnnervs.**

Mittelhirn (Mesencephalon)

Das Mittelhirn (Abb. 14-20) setzt sich zusammen aus:

- dorsal das Mittelhirndach (Vierhügelplatte, Lamina quadrigemina oder Tectum mesencephali),
- darunter die Haube (Tegmentum mesencephali),
- ventral die Hirnschenkel (Crura cerebri seu Pedunculi cerebri) (Abb. 14-12, 14, 22 u. 23).

Zwischen letzteren liegt die Fossa interpeduncularis, in der Teile des Hypothalamus in Erscheinung treten.

Die **Vierhügelplatte** bedeckt den **Aquaeductus mesencephali,** der den **dritten mit dem vierten Hirnventrikel** verbindet (Abb. 14- 20 u. 22). Die **zwei vorderen Hügel (Colliculi rostrales)** stellen die Schaltstelle im **optischen System** für die Entstehung von **Augenreflexen** dar. Sie haben mit dem **Corpus geniculatum laterale** Kontakt. Die **hinteren Hügel (Colliculi caudales)** sind durch eine Kommissur verbunden (Abb. 14-18). Als Schaltstelle der **Gehörbahn** ermöglichen sie die Entstehung **akustischer Reflexe.** Sie stehen mit dem Corpus geniculatum mediale in Verbindung.

Die **Haube** befindet sich zwischen der Lamina quadrigemina und den Hirnschenkeln. Sie beinhaltet den **motorischen** und **parasympathischen Kern** des **N. oculomotorius (III)** (Abb. 14-14), den des **N. trochlearis (IV)** sowie den **roten Haubenkern (Nucleus ruber).** Letzterer wird von einem weiteren Kerngebiet, der in Schichten geordneten sog. Substantia nigra unterlagert. In die Haube erstreckt sich der **Kern des N. trigeminus (V)** (Abb. 14-14). Das **zentrale Höhlengrau (Formatio reticularis)** nimmt auch im Tegmentum einen beachtlichen Raum ein (Abb. 14-19).

Die **Hirnschenkel** treten kaudal des Tractus opticus an der Gehirnbasis in Erscheinung. Lateral werden sie jederseits vom **Lobus piriformis** und kaudal vom **Pons** begrenzt (Abb. 14-14 u. 16). Zwischen ihnen, in der Fossa interpeduncularis, finden sich das **Corpus mamillare,** das **Tuber cinereum,** der **Hypophysenstiel** und die **Hypophyse.** Ventromedial der Crura cerebri tritt der **N. oculomotorius (III)** aus. Der **vierte Gehirnnerv** verläßt das Mesencephalon dorsal, unmittelbar kaudal der Lamina quadrigemina. Die Hirnschenkel enthalten hauptsächlich **absteigende Großhirnbahnen.**

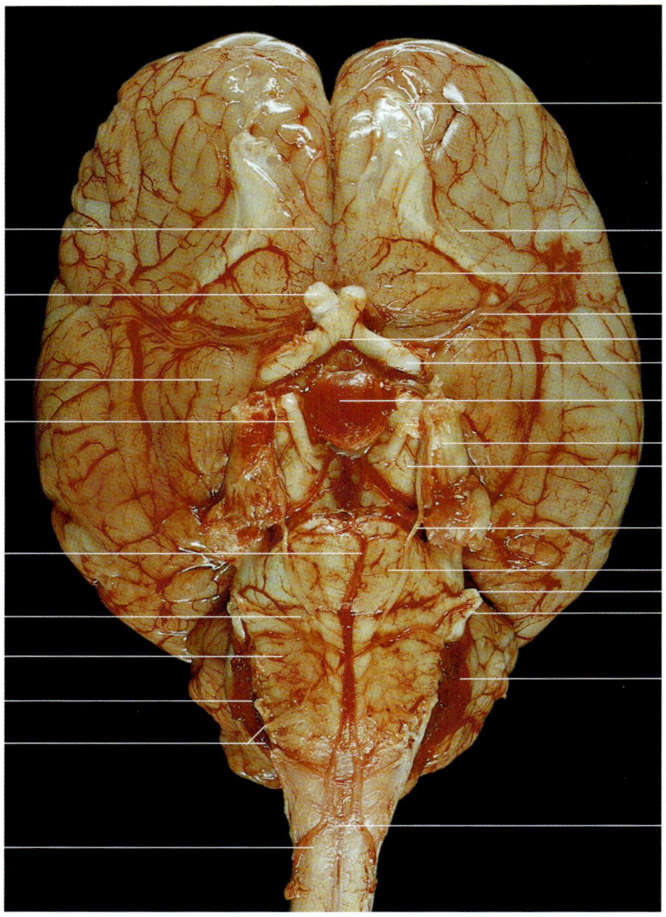

Abb. 14-16. Gehirn eines Pferdes (Ventralansicht).

Die **Funktionen** des Mittelhirns sind durch die Kerne des **dritten** und **vierten Gehirnnerven** einerseits sowie andererseits durch seine Lage als Schaltstelle zwischen Rautenhirn und Vorderhirn mit auf- und absteigenden Bahnen sowie als wirksames **Koordinationsorgan der Motorik** gegeben. Letzteres wird von übergeordneten Zentren gesteuert. Der **Nucleus ruber** ist **Schalt- und Kontrollstelle für motorische Impulse,** die Bedeutung für **Muskeltonus, Körperhaltung** und **Fortbewegung** haben. Die **Substantia nigra** soll für den raschen Bewegungsbeginn, die sog. Starterfunktion, wichtig sein.

Vorderhirn (Prosencephalon)

Zwischenhirn (Diencephalon)

Das Zwischenhirn ist von dorsal am Gehirn nicht zu sehen. Teile davon erscheinen ventral zwischen den Pedunculi cerebri. In manchen Lehrbüchern wird das Zwischenhirn zum Gehirnstamm gezählt. Es ist in **übereinander gelagerten Etagen** eingeteilt. Man unterscheidet:

- Epithalamus,
- Thalamus,
- Metathalamus und
- Hypothalamus.

Der **Epithalamus** enthält die **Zirbeldrüse (Epiphyse)** (Abb. 14-23), die auch **Corpus pineale** genannt wird und die **Habenulae.** Letztere sind Schaltstelle für **olfaktorische Zentren,** die die Epiphyse mit dem Hirnstamm verbinden. In der Nähe der Epiphyse sind die Habenulae über die **Commissura habenularum** untereinander verbunden. Ventrokaudal der Epiphyse verläuft die **Commissura caudalis** als Verbindungsstelle der Großhirnhemisphären.

Der **Thalamus,** aus Thalamus dors. und Subthalamus zusammengesetzt, enthält zahlreiche Kerngebiete (Abb. 14-18 u. 19). Im **Thalamus dorsalis** enden die sensiblen und sensorischen Bahnen der Körperoberfläche, des Geschmacksinnes, der optischen sowie der akustischen und vestibularen Bahnen. Ferner stellen efferente Fasern die Verbindung zur Großhirnrinde her.

Der **ventral gelegene Subthalamus** ist die rostrale Fortsetzung des Tegmentum mesencephali und enthält Kerne des extrapyramidal motorischen Systems. Einer der subthalamischen Kerne, der Globus pallidus, wird während der Gehirnentwicklung durch das Einwachsen der Capsula int. vom Zwischenhirn getrennt und gelangt ins Endhirn. Dort gesellt er sich dem Corpus striatum hinzu. Um die mediane Verschmelzung des Thalamus beider Seiten, der Adhaesio interthalamica, befindet sich reifenartig der **dritte Gehirnventrikel** (Abb. 14-21).

Der **Hypothalamus** (Abb. 14-22) bildet den **Boden des Zwischenhirns** und besteht aus dem **Chiasma opticum,**

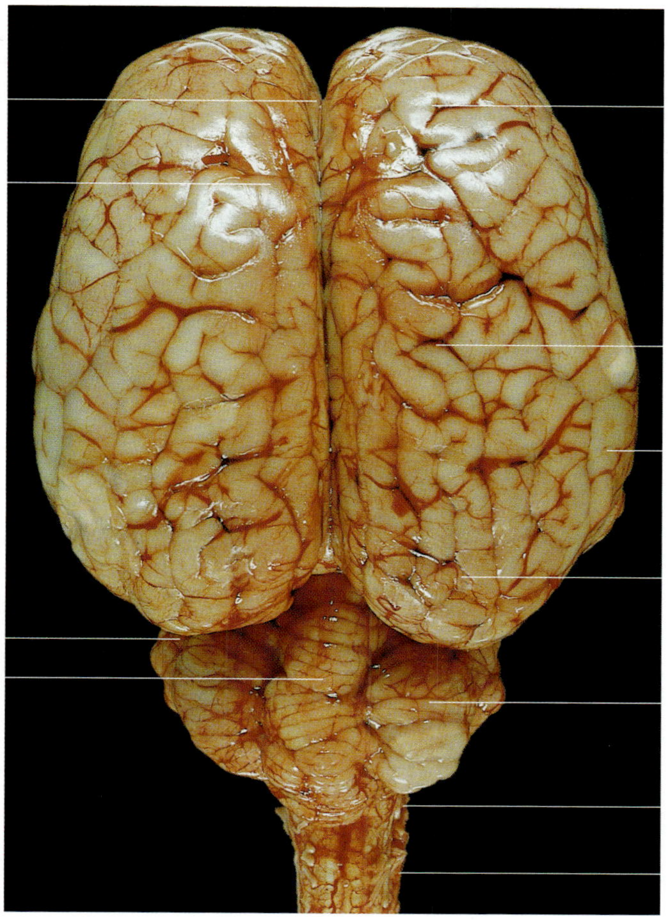

Abb. 14-17. Gehirn eines Pferdes (Dorsalansicht).

dem **Tuber cinereum,** welches trichterförmig in den **Hypophysenstiel (Infundibulum)** übergeht, und dem **Corpus mamillare** (Abb. 14-14). Am Hypophysenstiel ist die **Neurohypophyse,** eine Ausstülpung des Hypothalamus, befestigt. Ihr schließt sich rostral die **Adenohypophyse** an.

Als **Metathalamus** werden die bereits beschriebenen **Kniehöcker (Corpora geniculata)** (siehe Mesencephalon) bezeichnet. Im Kern des Corpus geniculatum lat. enden gekreuzte und ungekreuzte **Optikusfasern**. Die Nervenzellen des lateralen Kniehöckers schicken ihre Fortsätze zur Sehrinde. Das **Corpus geniculatum mediale** ist die dienzephale Schaltstelle der **Hörbahn.** Seine Fasern ziehen zur **Hörrinde des Temporallappens.**

Funktionen

Die **Epiphyse** wirkt als eine **inkretorische Drüse** und übt Einfluß auf die **Geschlechtsorgane** aus. Sie hemmt die Ausreifung der Gonaden bis zur Pubertät. Sie steuert die zeitlichen Abläufe von Stoffwechselvorgängen im Tag-Nacht-Rhythmus, dem sog. **zirkadianen Rhythmus.** Zudem beeinflußt sie auch die Gonadenaktivität im Jahresablauf, deshalb wird sie auch als »biologische Uhr« bezeichnet.

Im **Thalamus** enden die Bahnen sämtlicher **Sinnesorgane** und **peripherer Empfindungen,** außer denen des Geruchsorgans. Sie werden an die **Großhirnrinde** weitergeleitet. Der Thalamus heißt daher auch treffend das »Tor zum Bewußtsein«, soweit man auch bei Tieren von Bewußtsein sprechen kann.

Der **Hypothalamus** ist das **übergeordnete Zentrum des vegetativen Nervensystems** und der **inkretorischen Drüsen.** Er besitzt enge Verbindungen zur Hypophyse.

Endhirn (Telencephalon)

Das Endhirn, auch Großhirn genannt, besteht aus zwei Hälften, den **Hemisphären.** Die **graue Substanz** liegt, wie im Kleinhirn, als **Großhirnrinde** wie ein **Mantel (Pallium) außen.** Daneben existieren in der Tiefe der Hemisphären **Kerngebiete,** die als **Streifenkörper (Corpus striatum)** oder **Basalganglien** bekannt sind (Abb. 14-21).

Die **weiße Substanz,** das **Großhirnmark,** besteht aus afferenten und efferenten Fasern sowie Assoziations- und Kommissuralfasern. Das **Pallium** wird nach phylogenetischen Gesichtspunkten in **Palaeo-, Archi-** und **Neopallium** unterteilt. Der älteste Abschnitt der Hemisphäre, das **Palaeopallium,** bildet ihre Ventralfläche. Funktionell gesehen stellt das **Palaeopallium** das **Riechorgan** dar.

Dorsal davon bilden sich die Kerne des **Corpus striatum,** die entwicklungsgeschichtlich der Hemisphärenwand angehören, sich aber nach innen verlagern. Der mediale, der Fissura longitudinalis cerebri zugewandte Teil der Hirnrinde, das **Archipallium,** rollt sich teilweise zum **Ammonshorn (Hippocampus)** in das Innere der Hemisphäre ein (Abb. 14-20,

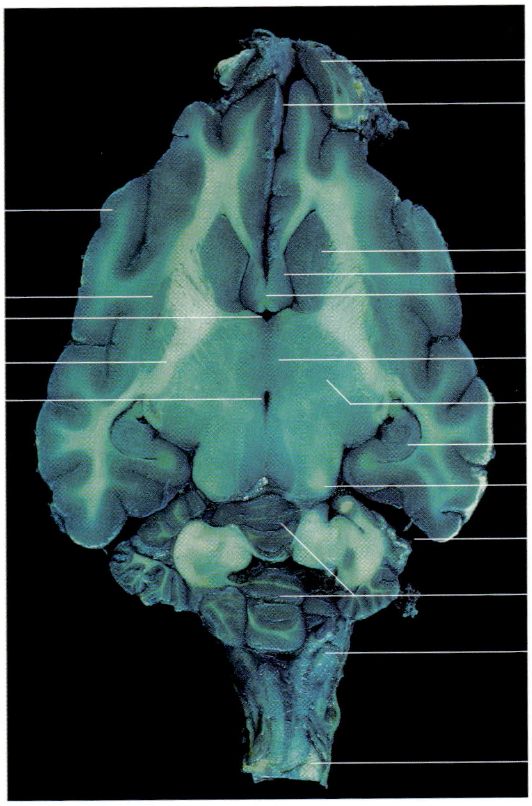

Abb. 14-18. Horizontalschnitt durch das Gehirn eines Hundes in Höhe des For. interventriculare.

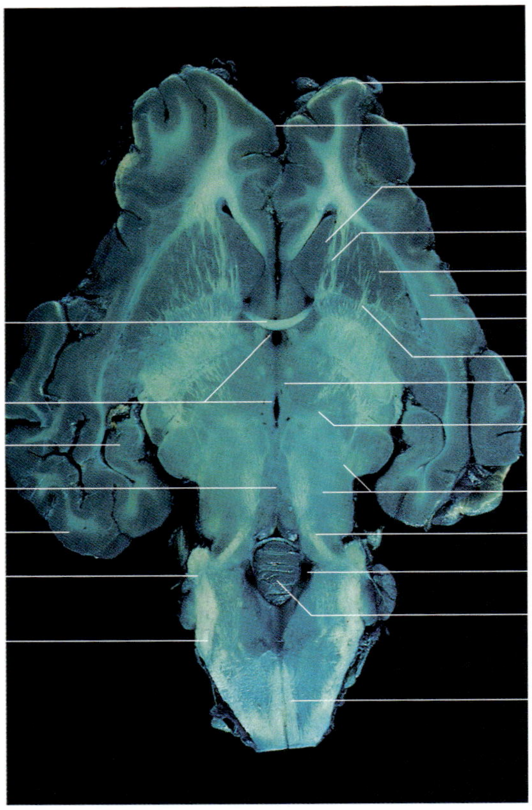

Abb. 14-19. Horizontalschnitt durch das Gehirn eines Hundes in Höhe der Commissura rostralis.

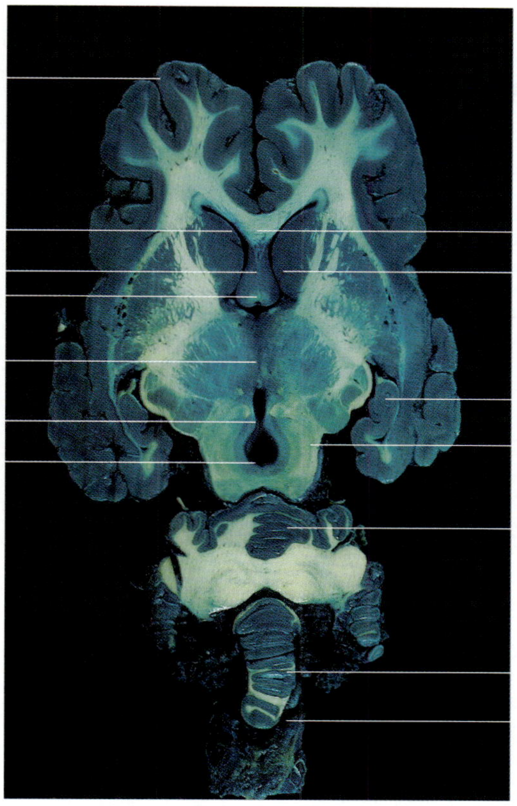

Abb. 14-20. Horizontalschnitt durch das Gehirn eines Pferdes in Höhe der Adhaesio interthalamica (Massa intermedia).

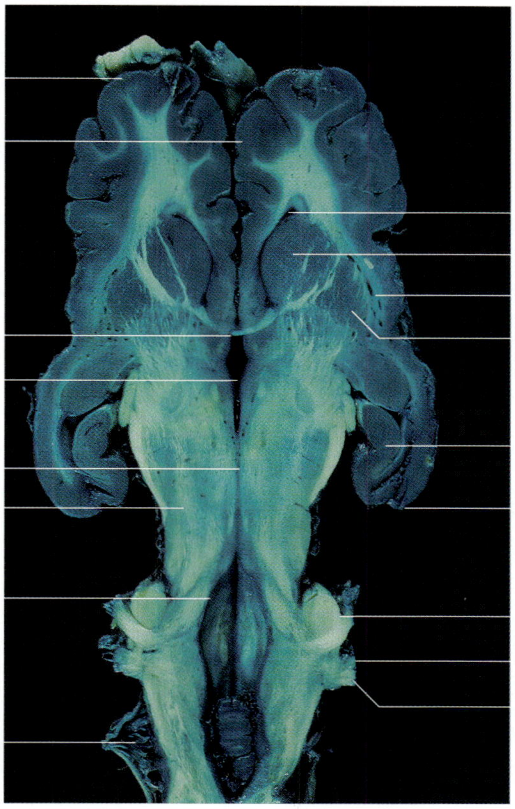

Abb. 14-21. Horizontalschnitt durch das Gehirn eines Pferdes in Höhe des Aquaeductus mesencephali.

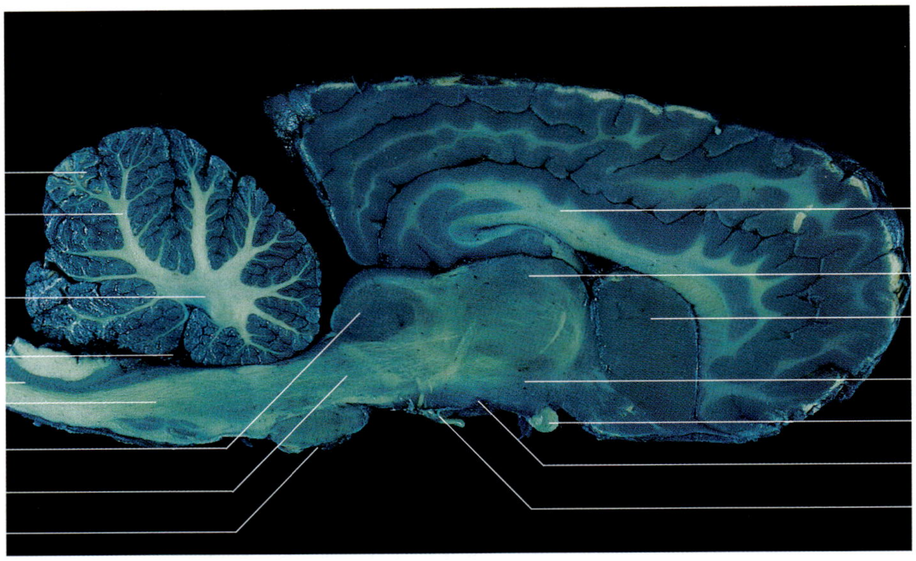

Abb. 14-22. Paramedianschnitt durch das Gehirn eines Pferdes.

21 u. 24). Den größten Teil der Hemisphäre nimmt die entwicklungsgeschichtlich **neue Hirnrinde (Neopallium)** ein. Ventrolateral geht das Neopallium in Höhe der Insel in das **Palaeopallium** über.

Riechhirn

Das Riechhirn beginnt jederseits mit dem **Riechlappen (Lobus olfactorius),** der rostral den in der Siebbeingrube liegenden **Riechkolben (Bulbus olfactorius)** zeigt (Abb. 14-14, 16 u. 21). Den Riechkolben erreichen die **Riechfäden (Fila olfactoria)** des **Riechnerven, N. olfactorius (I)** durch die Löcher der **Siebbeinplatte** (Abb. 14-25). An den Bulbus olfactorius schließt sich kaudal der **Riechstiel (Pedunculus olfactorius)** an. Er gabelt sich in die schwächere mediale und stärkere laterale Riechwindung, Gyrus (Tractus) olfactorius med. und lat. Diese flankieren das **Riechfeld (Trigonum olfactorium).** Daran schließt sich kaudal die von Gefäßlöchern durchbrochene Substantia perforata rostralis an. Trigonum olfactorium und Substantia perforata rostralis werden zur **Area olfactoria** zusammengefaßt.

Der umfangreichere **Gyrus olfactorius lateralis** geht kaudal in den mächtigen, **birnenförmigen Lappen (Lobus piriformis)** über (Abb. 14-21). Medial setzt sich dieser wie auch der Gyrus olfactorius med. mit der Pars limbica rhinencephali fort. Über dem Lobus piriformis liegt der **mandelförmige Körper (Corpus amygdaloideum),** der von vielen Autoren zum Corpus striatum gerechnet wird (Abb. 14-21 u. 24). Der Lobus piriformis setzt sich medial und innen mit dem Hippocampus in den Seitenventrikel fort.

Limbisches System

In enger topographischer und funktioneller Beziehung zum Riechhirn steht das limbische System. Es besteht aus **kortikalen** und **subkortikalen** Abschnitten (Abb. 14-24).

Die **kortikalen Teile** liegen an der medialen und basalen Oberfläche der Hemisphäre. Es sind dieses im wesentlichen der Gyrus cinguli, der Gyrus supracallosus, der Lobus piriformis und der Hippocampus.

Zu den **subkortikalen Teilen** zählen der Hypothalamus, das Septum pellucidum, Thalamuskerngebiete, der Nucleus caudatus, das Corpus amygdaloideum und dorsale Teile der Haube.

Das limbische System wird über den Lobus piriformis durch **olfaktorische Impulse** beeinflußt und löst vorzugsweise viszeral motorische Aktivitäten aus. Diese sind mit emotionalem Verhalten gekoppelt, z.B. Furcht, Wut und Freude. Aber auch Hunger- und Durstgefühl sowie das Sexualverhalten stehen mit dem limbischen System in Zusammenhang. Das limbische System ist eng mit der Formatio reticularis des Hirnstammes verbunden.

Neopallium und Hemisphären

Das Neopallium nimmt dorsolaterale und z.T. auch mediale Gebiete der Hemisphäre ein. Es ist zwischen das ventrale Palaeopallium und das mediale Archipallium eingeschoben. Furchen und Windungen der Hirnrinde dienen der Orientierung am Gehirn. Die beiden Hemisphären werden durch die tiefe **Fissura cerebri mediana** geteilt. Beiderseits wird sie von den Sulcus marginalis und suprasylvius flankiert (Abb. 14-17).

Auf der **lateralen Fläche der Hemisphäre** steigt die mittlere Gehirnarterie in der Fissura pseudosylvia auf. Rostral und kaudal davon verlaufen der Sulcus ectosylvius rostralis bzw. caud. Im rostralen Drittel der Hemisphäre, von der Fissura cerebri mediana ausgehend, liegt quer der Sulcus cruciatus (Abb. 14-17).

Auf der **medialen Hemisphärenfläche** verläuft unmittelbar am Corpus callosum der Sulcus corporis callosi (Abb. 14-20, 22 u. 23). Rostral vom Genu corporis callosi tritt der Sulcus genualis, kaudal vom Splenium corporis callosi der Sulcus splenialis in Erscheinung. Kaudodorsal vom Sulcus splenialis wird der Sulcus ectosplenialis sichtbar. Der

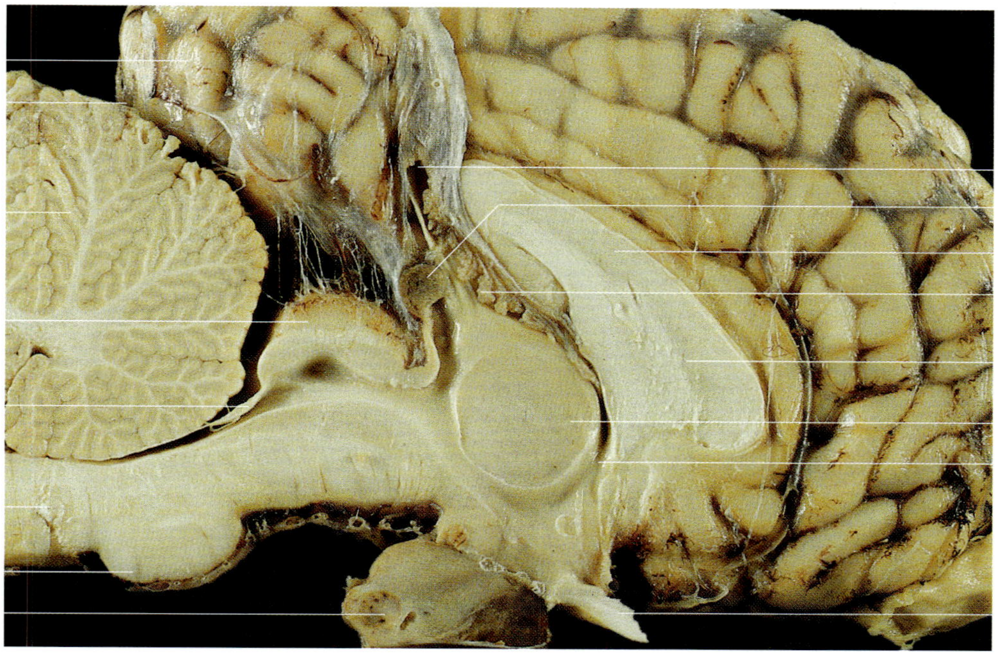

Abb. 14-23. Medianschnitt durch das Gehirn eines Pferdes, Präparat Dr. Sabine Breit, Wien.

Gyrus olfactorius lat. wird lateral durch den Sulcus rhinalis lat. vom Neopallium abgegrenzt.

Das **Neopallium** wird analog der angrenzenden Schädelknochen in **vier Lappen** eingeteilt, die ebenfalls zur **Orientierung** dienen. Man unterscheidet dabei den Lobus frontalis, den Lobus parietalis, den Lobus temporalis und den Lobus occipitalis (Abb. 14-13, 15 u. 17).

Im **Lobus frontalis** sind überwiegend motorische Areale lokalisiert, die den Ursprung für die Pyramidenbahnen bilden. Im **Lobus parietalis** sind vor allem somatosensorische Rindengebiete zu finden. Der **Lobus temporalis** enthält die Hörrinde, der **Lobus occipitalis** die Sehrinde.

Innerer Bau der Hemisphären (Corpus striatum)

Im **Inneren der Hemisphären** lagern in der weißen Substanz große Kernbezirke, die zum **Corpus striatum** zusammengefaßt werden (frühere Bezeichnung Basal- oder Stammganglien) (Abb. 14-19, 21, 24 u. 26).

Im Corpus striatum sind enthalten:

- Nucleus caudatus,
- Putamen, Claustrum,
- Corpus amygdaloideum.

Der **geschweifte Kern (Nucleus caudatus)** wölbt sich rostral am Boden des Seitenventrikels empor (Abb. 14-19, 20, 21 u. 22). Lateroventral des Nucleus caudatus liegt das **Putamen,** zwischen beide schieben sich die Fasern der **Capsula interna.** An der lateralen Fläche des Putamen lagert ein schmaler schalenartiger Streifen grauer Substanz, das **Claustrum** (Abb. 14-19 u. 26). Zwischen diesem und dem Putamens verlaufen die Fasern der **Capsula externa**. Das Claustrum wird seinerseits durch die Capsula extrema von der Inselrinde getrennt.

Der ventral gelegene **Mandelkörper (Corpus amygdaloideum)** reicht an die Rinde des Temporallappens (Abb. 14-24 u. 25). Er wird trotz seines Kerncharakters zum Palaeocortex gerechnet.

Die **weiße Substanz des Großhirns,** das **Großhirnmark (Corpus medullare cerebri)** besteht aus ab- und aufsteigenden Projektions-, Assoziations- und Kommissuralfasern.

Die **Projektionsfasern** bilden zum Großteil die Capsula interna.

Die **Assoziationsfasern** verbinden vorwiegend Rindenbezirke einer Hemisphäre untereinander. Kurze U-förmige Assoziationsfasern verbinden benachbarte Windungen miteinander, die langen Fasern verbinden weiter voneinander entfernte Bezirke.

Die **Kommissuralfasern** stellen Verbindungen zwischen Rindenbezirken beider Hemisphären her. Die Commissura rostralis verbindet die beiden Riechlappen und das Corpus amygdaloideum. Die kaudal gelegene Commissura fornicis seu hippocampi liegt ventral des Splenium corporis callosi. Die größte Masse von Kommissuralfasern bildet den **Hirnbalken (Corpus callosum)** (Abb. 14-20, 22 u. 23). Auf dem Medianschnitt wird erkenntlich, daß das Corpus callosum rostral als **Balkenknie (Genu corporis callosi)** und kaudal als **Splenium** bogenförmig abbiegt.

Zwischen dem Corpus callosum und dem ventral davon befindlichen **Gewölbe (Fornix)** ist eine dünne Membran, das **Septum pellucidum,** ausgespannt. Dieses trennt median die beiden Seitenventrikel voneinander (Abb. 14-23).

Funktionen des Großhirns

Die Großhirnrinde läßt sich in motorische und sensible bzw. sensorische Projektionsfelder und diese verbindende Binnen-

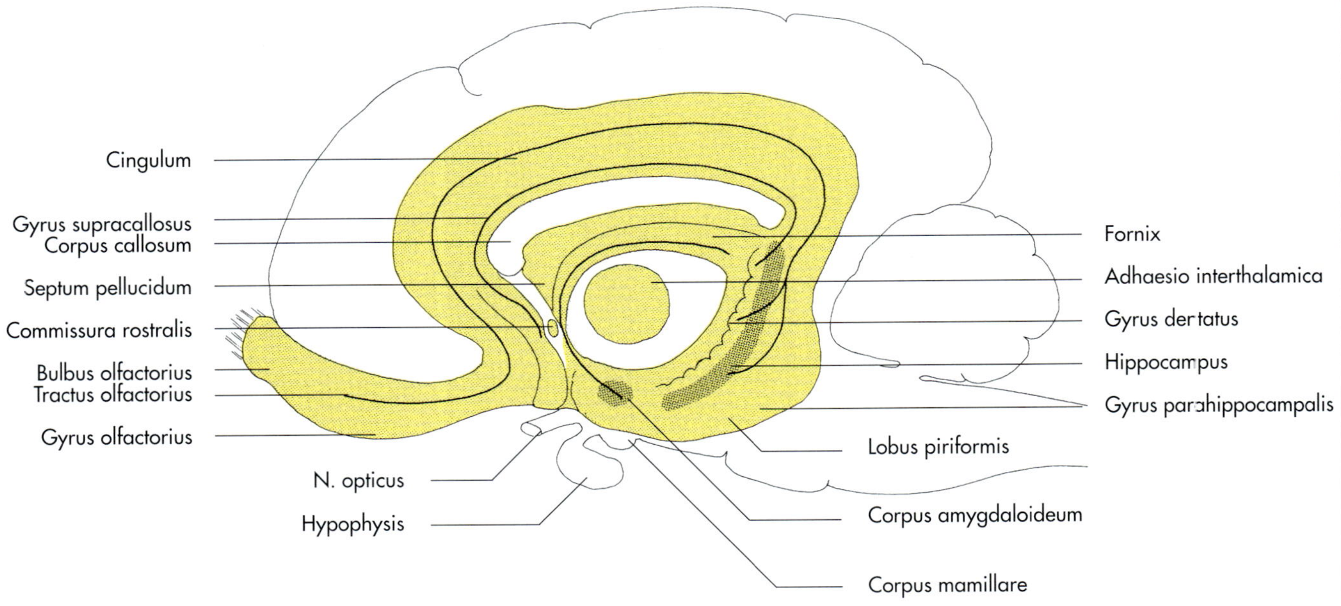

Abb. 14-24. Schematische Darstellung des limbischen Systems.

oder Assoziationsfelder einteilen. Die **sensibel-sensorischen Projektionsfelder** empfangen Reize von der gesamten Haut, von tieferen somatischen Geweben und von den Sinnesorganen. Von den **motorischen Rindenfeldern** gehen Impulse an die Skelettmuskulatur aus, lösen also **willkürliche Bewegungen** aus.

Das **sensible Rindenfeld (Area sensorica)** nimmt die kaudale Hälfte des Gyrus postcruciatus und den Gyrus suprasylvius rostralis ein. Man unterscheidet Areale, die Impulse der gegenüberliegenden Körperseite empfangen, Area sensorica contralateralis, und solche, die von beiden Seiten stimuliert werden können, Area sensorica bilateralis. Letztere findet sich im vorderen Schenkel des Gyrus ectosylvius. In den sensiblen Rindenfeldern sind hauptsächlich die Körnerschichten vertreten. (Näheres siehe Lehrbücher der Histologie.)

Das **motorische Rindenfeld (Area motorica)** liegt rostral des sensiblen Rindenfeldes. Es nimmt ca. die Hälfte des Gyrus postcruciatus und coronalis sowie den ventrolateralen Abschnitt des Gyrus praecruciatus bis zum Sulcus praesylvius ein.

Im motorischen Rindenfeld erfahren die Pyramidenschichten eine Verbreiterung. In bestimmten Bezirken sind sog. Betz-Riesenpyramidenzellen enthalten. (Näheres siehe Lehrbücher der Histologie.) Diese besitzen die stärksten und längsten Axone, die beim Menschen bis in das Sakralmark reichen. Vom motorischen Rindenfeld erhalten die Muskelgruppen der Gegenseite über die gekreuzten Pyramidenbahnen die Impulse zur Ausführung willkürlicher Bewegungen.

Die **Sehsphäre (Area optica)** erstreckt sich über die mediale, teilweise auch über die dorsolaterale Fläche des Lobus occipitalis.

Die **Hörsphäre (Area acustica)** ist im Lobus temporalis, die **Riech**- und **Geschmacksphäre** in der Area olfactoria und im Lobus piriformis lokalisiert.

Das **Riechhirn** dient als Teil des **limbischen Systems** nicht nur der Geruchswahrnehmung, sondern es verkörpert ein wichtiges Integrations- und Koordinationszentrum, von dem sensorische, motorische und vegetative Vorgänge gesteuert werden.

Der **Hippocampus** empfängt optische, akustische, taktile und viszerale Impulse und nur in geringem Maße solche olfaktorischen Ursprungs. Er ist ein **Integrationszentrum,** das über seine Verbindungen mit dem Hypothalamus, dem Septum pellucidum und dem Gyrus cinguli das endokrine, viszerale und emotionale Geschehen beeinflußt. Beim Menschen spielt der Hippocampus in Verbindung mit dem Mandelkörper eine große Rolle in bezug auf die Lernfähigkeit und das Gedächnis.

In den **Nervenzellen des Hippocampus** werden bei Tollwut immer typische Einschlußkörperchen (Negri-Körperchen) gefunden.

Leitungsbahnen im Zentralnervensystem

Auf- und absteigende Bahnen können am ZNS **nicht gesehen** werden. Ihren Verlauf hat man vielmehr anhand von Erkrankungen oder nach experimentellen Eingriffen rekonstruiert. Zum Verständnis der Funktion des ZNS, vor allem des

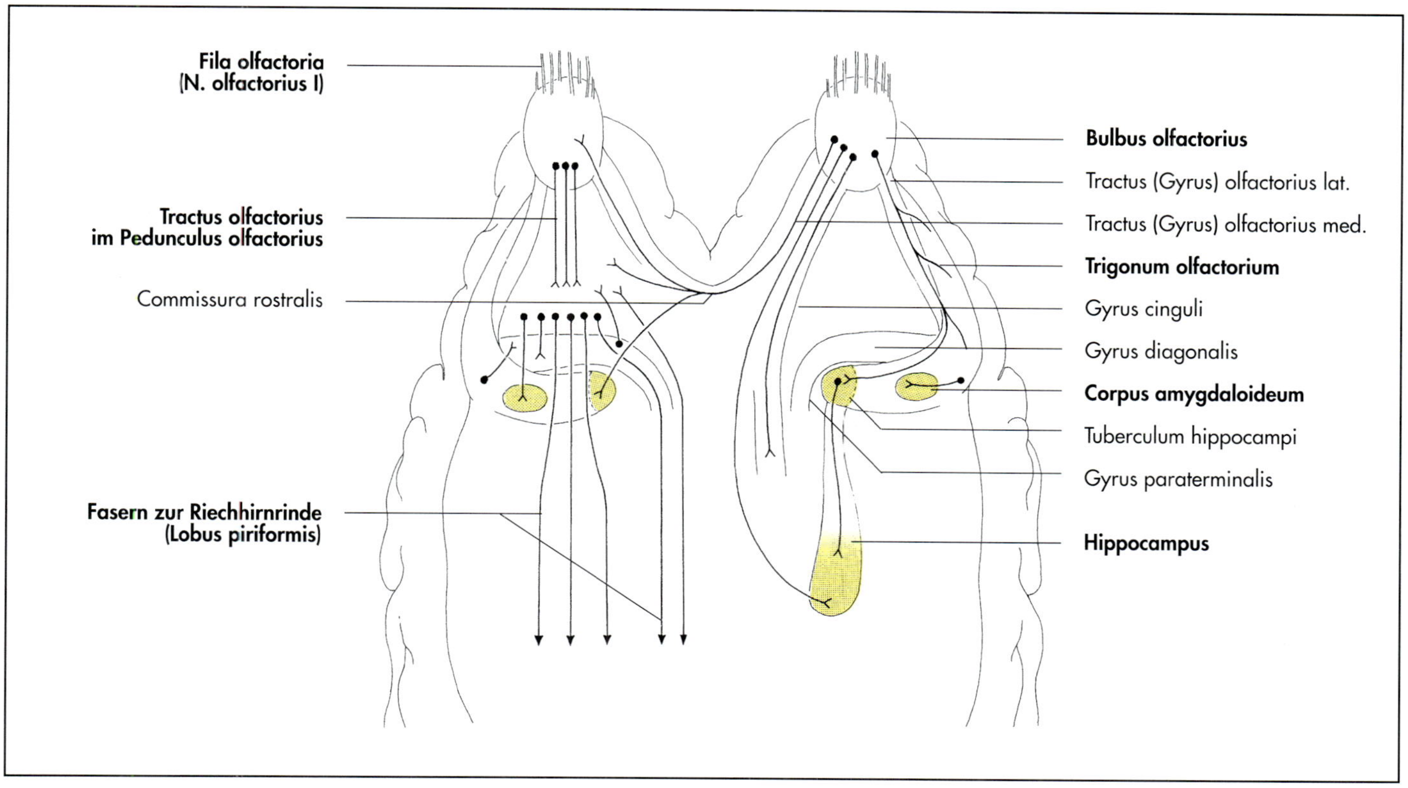

Abb. 14-25. Schematische Darstellung der Riechbahnen, nach Najbrt, 1982.

Gehirns, sollen nachfolgend nur einige wichtige Bahnen genannt werden. Weitergehende Kenntnisse sind Bestandteile angrenzender Fachgebiete (z. B. der Neurophysiologie oder der Neuropathologie) und sollten dort ergänzt werden.

Aufsteigende Bahnen

In aufsteigenden Bahnen werden **sensible Wahrnehmungen** wie Berührung, Druck, Wärme, Schmerz, Vibrationsempfindungen und Bewegungswahrnehmungen aus Gelenken und Muskeln zum Gehirn geleitet. Die **Wurzelzellen** dieser Bahnen liegen in den **Spinalganglien der Dorsalwurzeln** der

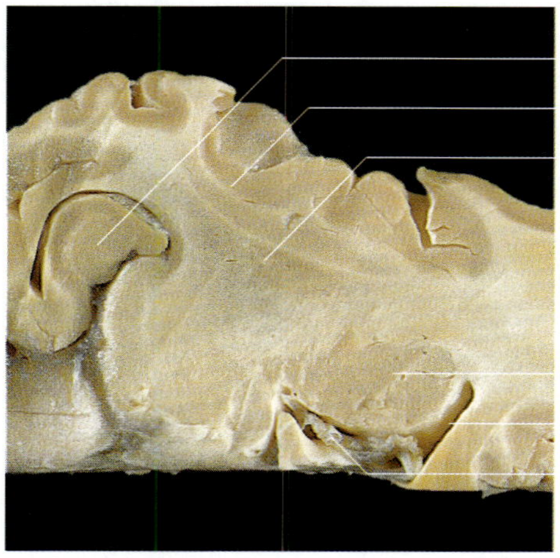

Abb. 14-26. Horizontalschnitt durch das Gehirn einer Ziege (linke Hälfte).

Segmentalnerven oder im **Ggl. nervi trigemini (V).** Es werden in dieser Gruppe zwei Systeme unterschieden:

- mediale Schleifenbahn (Lemniscus med.),
- extralemniskales System.

Die **mediale Schleifenbahn (Lemniscus medialis)** umfaßt die wichtigsten aufsteigenden Bahnen (Abb. 14-28). Sie wird unterteilt in den Lemniscus spinalis, für Rumpf und Gliedmaßen, und den Lemniscus trigeminalis, für die sensiblen Fasern des Gesichts.

Die Fasern des **Lemniscus spinalis** verlaufen in den **Dorsalsträngen des Rückenmarks.** Dabei liegen die vom Plexus lumbosacralis und von kaudalen Abschnitten des Rumpfes kommenden Fasern mehr medial **(Fasciculus gracilis),** die von kranialen Teilen des Rumpfes und vom Plexus brachialis stammenden Fasern hingegen mehr lateral **(Fasciculus cuneatus).** Die Fasern enden jeweils im Nucleus gracilis bzw. Nucleus cuneatus der **Medulla oblongata.**

Nach der Bildung von Synapsen kreuzen sich die Fasern der Zweitneurone und ziehen als **mediale Schleifenbahn** zu Kerngebieten im **Thalamus,** wo sie nach erneuter Umschaltung in die **somatosensiblen Areale des Cortex** einstrahlen. Zum Lemniscus med. gesellen sich auch die sensiblen **Trigeminusfasern** des Nucleus nervi trigemini, die sich im Pons kreuzen.

Die **laterale Schleifenbahn (Lemniscus lateralis)** gehört zur **Hörbahn.** Von den Kochleariskernen kreuzt sich ein Teil der Fasern und verläuft auf der Gegenseite zu den Colliculi caudales und weiter zur Hörrinde des Lobus temporalis.

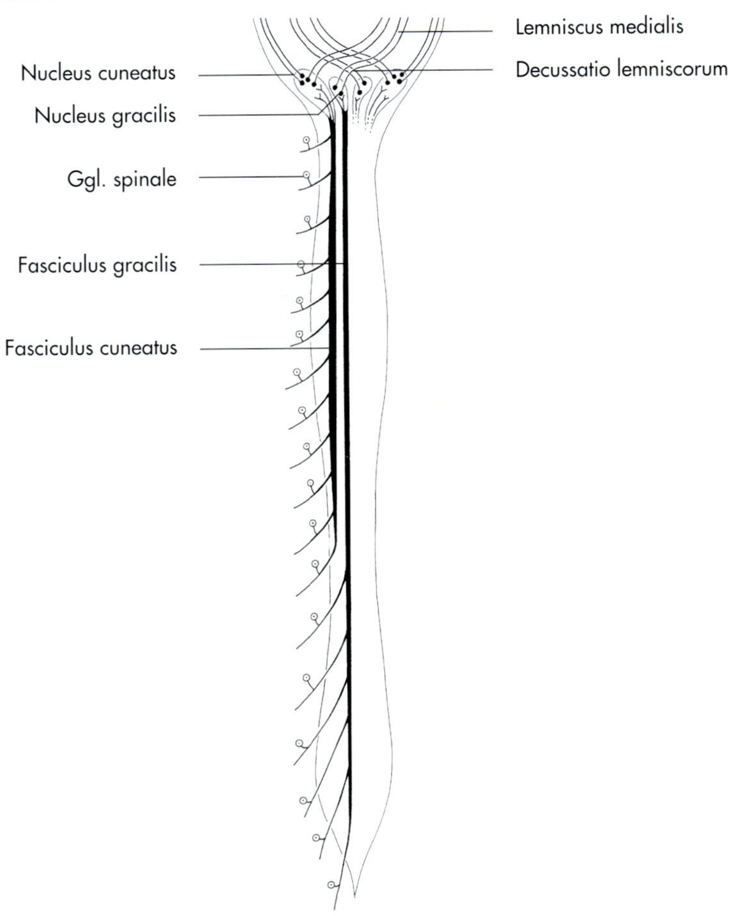

Abb. 14-27. Schematische Darstellung der aufsteigenden Bahnen, nach Najbrt, 1982.

Die **Bahnen des extralemniskalen Systems** verlaufen in den ventrolateralen Strängen der weißen Substanz des Rückenmarks. Von den Wurzelzellen des Spinalganglions gelangen die Impulse in das **Dorsalhorn des Rückenmarks,** wo sie über mehrere Zwischenneurone umgeschaltet schließlich die weiße Substanz erreichen. Sie enden im **Thalamus,** von wo sie sich auf die Großhirnrinde projizieren, wobei sie eine langsamere Erregungsleitung und eine weniger präzise Lokalisation der Schmerzwahrnehmung im Vergleich zu denen des Lemniscus med. zeigen.

Die Informationen **propriozeptiver Leitungsbahnen** werden **nicht bewußt wahrgenommen** und stammen von Muskeln und Sehnenspindeln. Sie werden dem **Kleinhirn** zugeleitet. Von Neuronen des Dorsalhornes verlaufen sie im Tractus spinocerebellaris dors. und ventr.

Leitungsbahnen der Sinnesorgane

Optische Leitungsbahnen

Visuelle Informationen entstehen in der **Netzhaut** (Abb. 14-29). Sie werden vom **N. opticus** seu **Fasciculus opticus** weitergeleitet. Im Chiasma opticum kommt es zur **teilweisen Kreuzung** der Fasern. Der Grad der Überkreuzung ist umgekehrt proportional zur binokularen Sehfähigkeit. Bei den meisten Vögeln, die monokular sehen, ist die Überkreuzung vollständig. Bei Hund und Katze, die ein besseres binokulares Sehen besitzen, kreuzen sich ca. 75%, während sich bei Primaten, die ein gutes binokulares Sehen kennzeichnet, nur noch 50% der Fasern kreuzen.

Vom **Chiasma opticum** gelangen die Nervenfasern in den **Tractus opticus.** Einige enden im **Corpus geniculatum laterale,** die meisten aber im **Thalamus opticus.** Von hier projizieren sich Fasern der Zweitneurone über die Capsula int. als Radiatio optica auf die **Großhirnrinde des Lobus occipitalis.** Eine geringere Anzahl von Fasern endet auch in den Colliculi rostrales des Mittelhirns, in Kernen des zentralen Höhlengraus und im Nucleus caudatus. Hier entstehen **optische Reflexe** für Augenfolgebewegungen, Akkomodation und Pupille.

Leitungsbahnen von Gehör- und Gleichgewicht

Informationen zum Gehör und **Gleichgewicht** entstehen im **Corti-Organ,** den **Bogengängen** und im **Utriculus** bzw. **Sacculus des Innenohres.** Die dazugehörigen Wurzelzellen liegen im **Ganglion spirale** der Schnecke und im **Ganglion vestibulare dorsale** und **ventrale** im Meatus acusticus int. (Abb. 14-30).

Im **VIII. Gehirnnerv,** dem **N. vestibulocochlearis,** erreichen die Fasern beider Sinnesorgane gemeinsam das Corpus trapezoideum und damit den **Hirnstamm.** Fasern des Gleichgewichtsnerven enden an den Vestibulariskernen. Nachdem sie hier Synapsen eingegangen sind, ziehen sie weiter zum Kleinhirn. Andere ziehen an den Vestibulariskernen vorbei

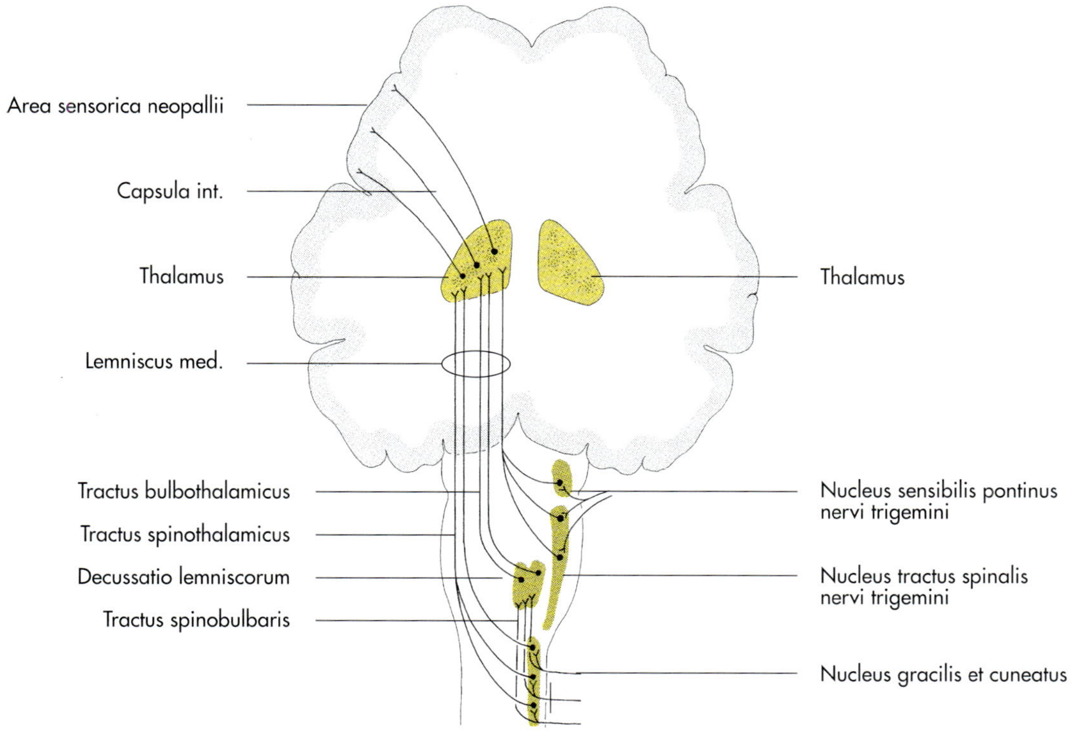

Abb. 14-28. Schematische Darstellung der medialen Schleifenbahn (Lemniscus medialis), nach Najbrt, 1982.

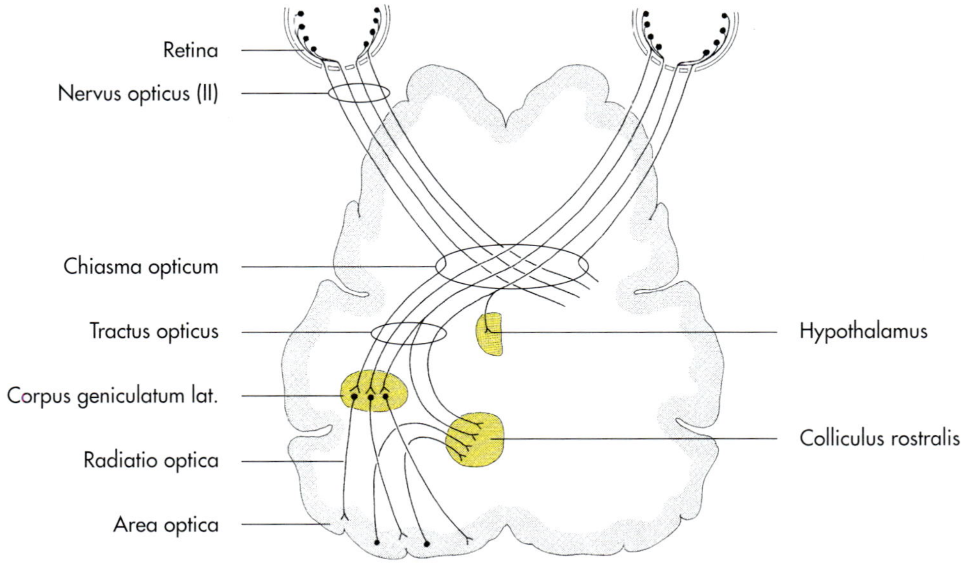

Abb. 14-29. Schematische Darstellung der Sehbahn, nach Najbrt, 1982.

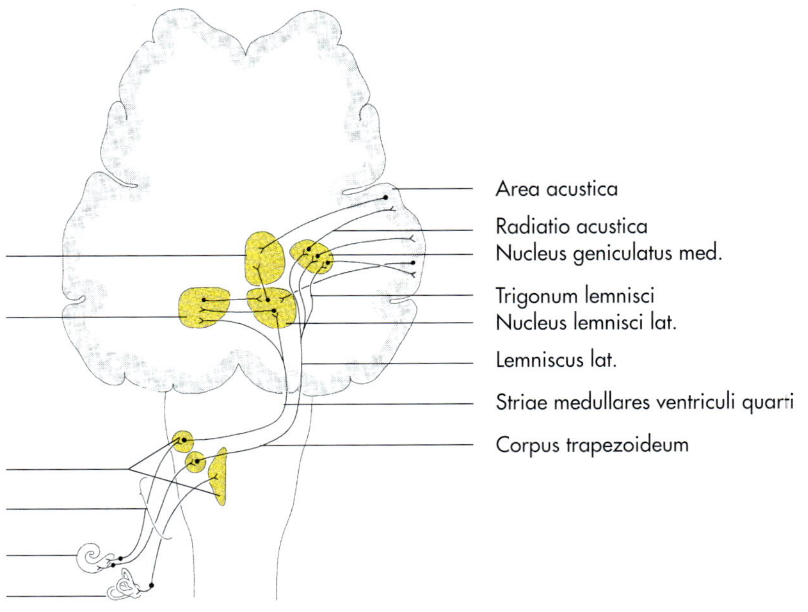

Abb. 14-30. Schematische Darstellung der Gehör- und Gleichgewichtsbahnen, nach Najbrt, 1982.

direkt zum **Cerebellum.** Beide Arten von Fasern erreichen das Kleinhirn über die **Pedunculi cerebellares caudales.**

Von den **Vestibulariskernen** gehen jedoch auch absteigende Fasern zu den motorischen Wurzelzellen des **Ventralhorns des Rückenmarks** und andere zu Kernen der Gehirnnerven **III, IV, VI**, die die **äußeren Augenmuskeln** versorgen. Zur bewußten Wahrnehmung des Gleichgewichts verlaufen allerdings Vestibularisfasern auch zum Thalamus. Von hier projizieren sie sich auf den Cortex des Lobus temporalis.

Die Fasern des **N. cochlearis** verlaufen ebenfalls durch das **Corpus trapezoideum zum Hirnstamm.** Hier erreichen sie den **Nucleus cochlearis dorsalis** und **ventralis.** Ein Teil der postsynaptischen Fasern aus dem Nucleus cochlearis ventr. gelangt zu den Colliculi caudales des **Mesencephalon,** andere ziehen zur **lateralen Schleifenbahn (Lemniscus lat.).** Eine letzte Gruppe erreicht den Nucleus geniculatus med., um von hier in die **Hörrinde des Lobus temporalis** einzustrahlen.

Die **postsynaptischen Fasern** der Nervenzellen des Nucleus cochlearis dors. vereinigen sich mit dem Lemniscus lat., um anschließend wie die Fasern des Nucleus cochlearis ventr. zu verlaufen.

Absteigende, somatomotorische Leitungsbahnen

Die Kontraktion der **quergestreiften, willkürlichen Muskulatur** wird durch zwei im ZNS unterschiedlich lokalisierte Neuronenpopulationen geregelt:

- untere motorische Neurone,
- obere motorische Neurone.

Als **untere motorische Neurone** wird die Gesamtheit der motorischen Wurzelzellen der **Ventralsäule (Ventralhorn)** der grauen Substanz des Rückenmarks und die der motorischen Gehirnnervenkerne bezeichnet. Sie können einfache Reflexe auslösen, werden aber meistens von oberen Neuronen in ihrer Aktivität beeinflußt.

Die **oberen motorischen Neurone** liegen vorwiegend in der **motorischen Zone des Neopallium,** aber auch im Nucleus ruber des Mesencephalon und in der Formatio reticularis. Die motorischen Leitungsbahnen verlaufen in **zwei absteigenden Systemen,** dem **pyramidalen** und dem **extrapyramidalen.** Obwohl beide eng miteinander verknüpft sind, kann das pyramidale System für fein koordinierte Bewegungen, das extrapyramidale für die Kontrolle von gröberen Bewegungen und für stereotype lokomotorische Bewegungsabläufe verantwortlich gemacht werden.

Pyramidales System

Das pyramidale System ist bei höher entwickelten Tieren besser ausgebildet als bei niederen. Wird bei einem Menschen das pyramidale System schwer geschädigt, folgt eine dauernde Lähmung der willkürlichen Muskulatur der Gegenseite. Bei einem Haustier wäre lediglich eine Störung der kontralateralen Haltungsreaktion die Folge. Das Tier würde sich relativ schnell wieder zumindest teilweise erholen.

Die **Fasern der Pyramidenbahn** haben ihren Ursprung an den riesigen **Betz-Pyramidenzellen** des motorischen Rindenfeldes am **Neopallium.** Sie verlaufen in der Capsula int., lateral am Thalamus und erreichen ventral die Großhirnschenkel und kaudal davon den Pons. Sie erscheinen ventral an der Medulla oblongata als Pyramiden.

Im **Pyramidensystem** verlaufen **drei Fasergruppen:** Die eben schon erwähnten **kortikospinalen Fasern,** die längsten des ZNS, verlaufen von der Hirnrinde zum Rückenmark. Die

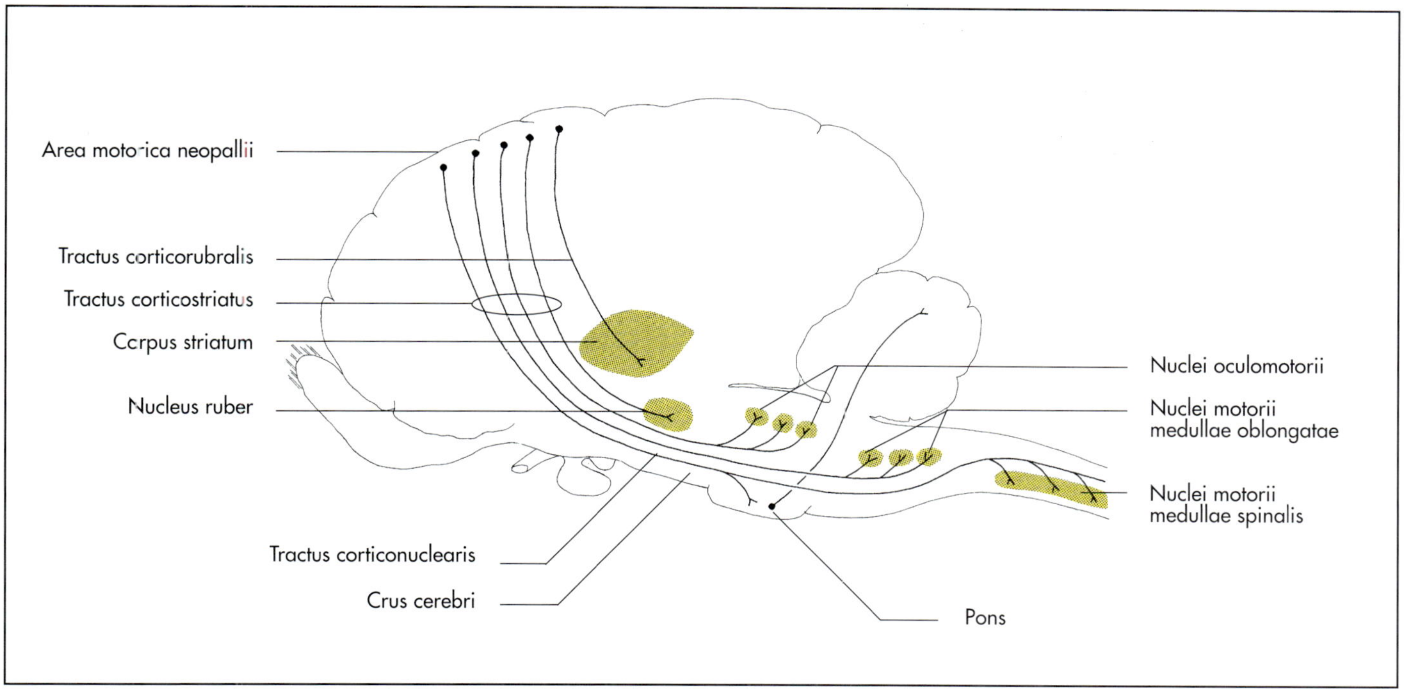

Abb. 14-31. Schematische Darstellung der Pyramidenbahn, nach Najbrt, 1982.

kortikobulbären Fasern ziehen zu den Gehirnnervenkernen der gegenüberliegenden Seite und die **kortikopontinen** zu den Kernen der Brücke.

Von den **kortikospinalen Fasern** kreuzen einige in der Medulla oblongata auf die andere Seite, der Rest zieht erst kurz vor ihrem Endziel auf die gegenüberliegende Seite.

Die **Pyramidenbahn der Haussäugetiere** ist tierartlich unterschiedlich gestaltet. Bei Katzen und Hunden erreicht sie sämtliche Ebenen des Rückenmarks. Beim Pferd hingegen scheint die Pyramidenbahn bereits in Höhe des Plexus brachialis zu enden. Der Anteil der sich in der Medulla oblongata überkreuzenden Fasern variiert ebenfalls. Bei der Katze und beim Hund überkreuzen sich fast alle, während es beim Pferd nur 50% sind.

Extrapyramidales System

Die Motorik wird außer von den bereits beschriebenen Pyramidenbahnen noch von zahlreichen anderen Bezirken des Cortex und von subkortikalen Bereichen beeinflußt.

Im Gegensatz zur Pyramidenbahn ist das extrapyramidale System aus **multisynaptischen Neuronenketten** zusammengesetzt (Abb. 14-31). **Kerngebiete** des extrapyramidalen Systems sind das Corpus striatum, der Globus pallidus, der Nucleus subthalamicus, der Nucleus ruber und die Substantia nigra. Mit diesen Kernen stehen weitere motorische Integrationszentren in Verbindung, wie das Kleinhirn, die Thalamuskerne, die Formatio reticularis und die Vestibulariskerne.

Das extrapyramidal motorische System unterstützt die willkürlichen Bewegungen, indem es Gleichgewicht und Körperhaltung durch unbewußte Muskelaktionen beeinflußt. Ohne diese wäre eine geordnete Bewegung nicht möglich. Zahlreiche Rückkoppelungsvorgänge des extrapyramidalen Systems bedingen das Gleichgewicht zwischen anregenden und hemmenden Einflüssen.

Sämtliche Abläufe im extrapyramidalen System stehen unter der **Kontrolle des Kleinhirns.** Afferente Bahnen erreichen das System über das Kleinhirn. Kleinhirnbahnen enden im Nucleus ruber und in Thalamuskernen. Vom Cortex ziehen Fasern zum Corpus striatum, zum Nucleus ruber und zur Substantia nigra.

Zentrales vegetatives Nervensystem

Das vegetative, viszerale oder autonome Nervensystem (auch idiotrop genannt) sorgt im Dienste der Lebenserhaltung für das harmonische Zusammenspiel der **inneren Organe.** Es regelt die Atmung, den Blutkreislauf, die Verdauung, den Stoffwechsel, die Sekretion, den Wasserhaushalt, die Körpertemperatur, die Fortpflanzung usw. Viele dieser Lebensvorgänge laufen auch bei abgeschaltenem Bewußtsein, im Schlaf und in tiefer Narkose ab, deshalb die Bezeichnung »autonom«.

Das autonome Geschehen wird vom **Hypothalamus** als **zentrales Integrationszentrum** gesteuert. Er regelt die Körperaktivitäten sowohl durch **nervöse** als auch durch **inkretorische Mechanismen**. Vom Hypothalamus ziehen Leitungsbahnen zu vegetativen Kernen im Hirnstamm und zur Medulla spinalis. Sie verlaufen entweder direkt oder über multisynaptische Leitungsbahnen in der **Formatio reticularis.**

Der Hypothalamus erhält **Informationen** über **somatische Aktivitäten** von fast allen Gebieten des Nervensystems. Informationen über die Organfunktion kommen von Kernen des Mesencephalon, von der Formatio reticularis und von telencephalen Abschnitten des limbischen Systems.

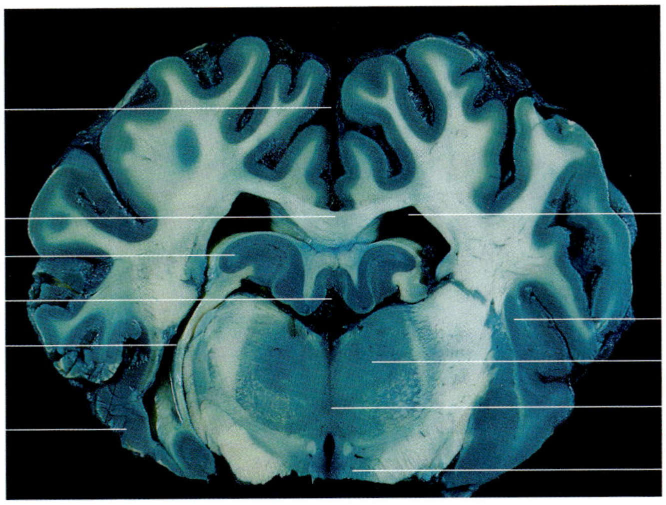

Abb. 14-32. Querschnitt durch das Gehirn eines Pferdes in Höhe der Adhaesio interthalamica.

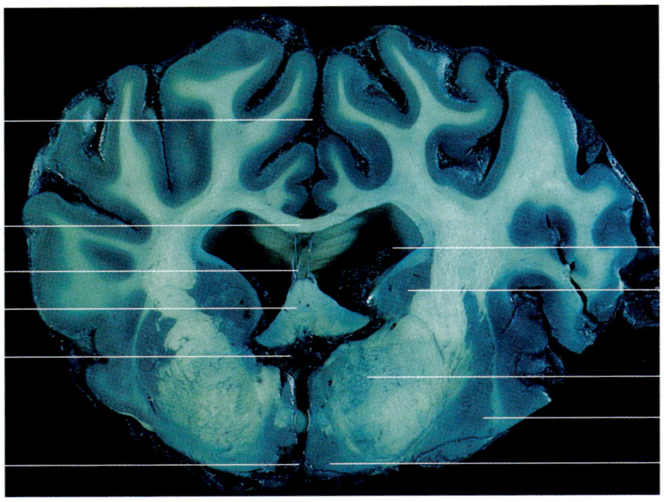

Abb. 14-33. Querschnitt durch das Gehirn eines Rindes in Höhe des rostralen Teils des Diencephalon.

Mit dem Hypothalamus ist die **Hypophyse** verbunden. Ihr kaudaler Teil, die **Neurohypophyse,** wird von **Hypothalamuskernen** (Abb. 14-33) (z.B. Nucleus supraopticus und Nucleus paraventricularis) direkt über Neurosekrete beeinflußt, während der rostrale Abschnitt, die **Adenohypophyse,** die Hormone über das **venöse Pfortadersystem** bekommt. Das Zusammenspiel zwischen Hypothalamus und Hypophyse wird über **Rückkoppelungsmechanismen (»Feedback«)** geregelt (Näheres siehe Kap. 15, »Endokrine Organe« S. 276).

Viszerale Leitungsbahnen

Die viszeralen Leitungsbahnen werden in afferente und efferente, letztere wiederum in sympathische und parasympathische unterteilt.

Die **afferenten Leitungsbahnen** stammen entweder aus Wurzelzellen, die in den **Spinalganglien** der Segmentalnerven gelegen sind oder aus äquivalenten Ganglien der als Kiemenbogennerven zusammengesetzten Gehirnnerven. Aufsteigende vegetative Leitungsbahnen verlaufen mit dem Schleifenbahnsystem und dem extralemniskalen System.

Sie gelangen zum **Thalamus,** wobei sich wenige auch auf die Großhirnrinde projizieren und »bewußt« werden (Hungergefühl, Völlegefühl, Kotanschoppung im Mastdarm, überfüllte Harnblase usw.) (Abb. 14-32 u. 33). Schmerzen von Erkrankungen innerer Organe gelangen infolge des Informationsaustausches zwischen viszeralen-afferenten und kutanen-somatischen Leitungsbahnen auch an die Körperoberfläche.

Neurone, die diesen Informationsaustausch bewerkstelligen, tragen dazu bei, daß auf der Körperoberfläche die sog. Head-Zonen zu finden sind. Jedes Organ hat seine eigene Head-Zone auf der Haut.

Durch Einwirkung auf **Head-Zonen** (Massage) oder Stimulierung von Punkten in der Haut (Akupunktur und Akupressur) kann aufgrund der Verquickung von diesen mit allen Leitungssystemen auf Schmerzzustände im Organbereich lindernd eingewirkt werden. Ähnliche Punkte gibt es

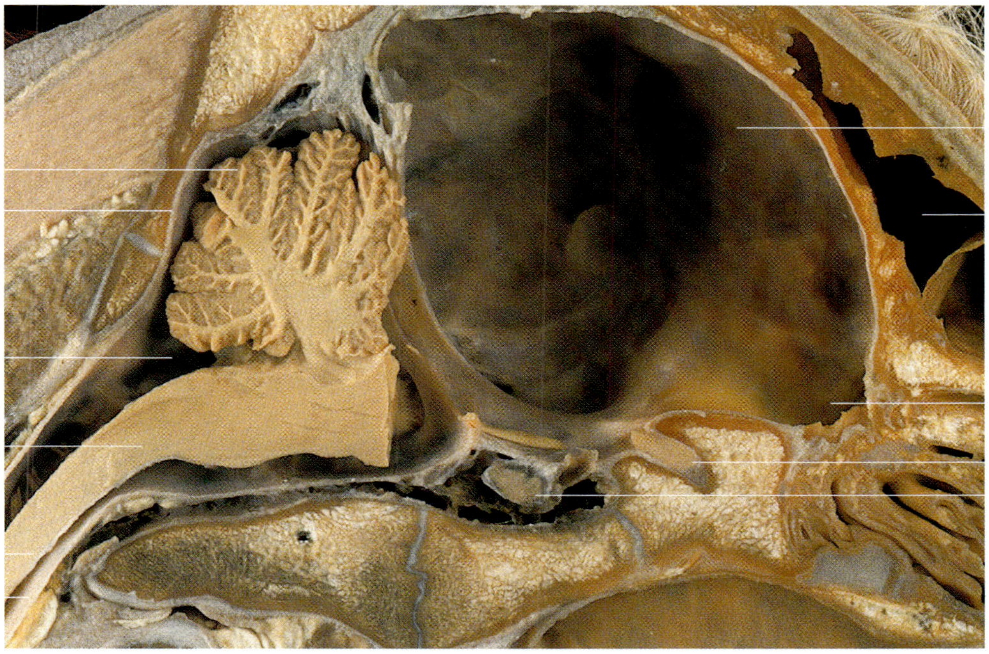

Abb. 14-34. Paramedianschnitt durch den Kopf eines Pferdes mit Gehirnhäuten, vordere Abschnitte des Gehirns entfernt, Aufnahme Dr. J. Maierl, München.

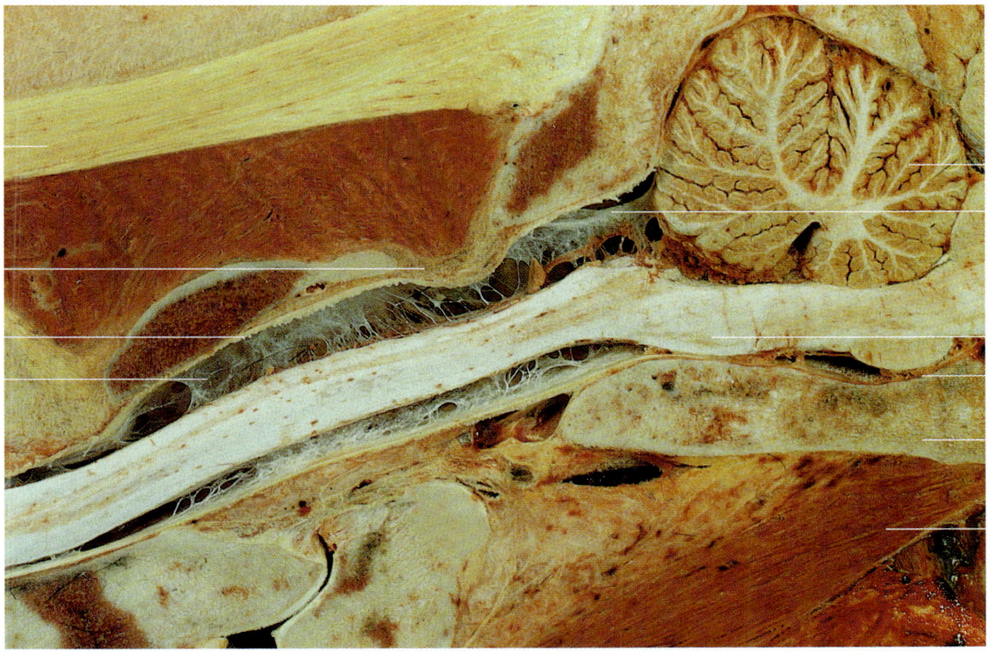

Abb. 14-35. Paramedianschnitt durch die Medulla spinalis und den Gehirnstamm eines Pferdes, Präparat Dr. Gollob-Kammerer, Wien.

auch für Schmerzzustände im somatischen Bereich (Gelenke, Wirbelsäule etc.).

Bei den **viszeral efferenten Bahnen** unterscheidet man sympathische und parasympathische. Ihre zentrale Kontrolle wird von Neuronen im **Hypothalamus** ausgeübt (Abb. 14-33). Der rostrale Teil des Hypothalamus ist für den parasympathischen Abschnitt, der kaudale für den sympathischen verantwortlich. Die **Wurzelzellen des sympathischen Anteils** liegen im Cornu lat. des Rückenmarks zwischen den ersten Thorakal- und den mittleren Lumbalsegmenten. Ihre präganglionären Fasern schalten sich in paravertebralen Ganglien des Grenzstranges oder prävertebralen Ganglien an der Aorta auf postganglionäre Neurone um. Beide Ganglien-gruppen liegen in der Nähe der Wirbelsäule.

Die Wirkung des **Sympathicus** äußert sich in der Erhöhung des Blutdrucks, der Beschleunigung des Herzschlages und der Atemfrequenz, einer Erweiterung der Pupillen, durch Sträuben der Haare und vermehrter Schweißabsonderung. Die Motilität des Darmtrakts und der intestinalen Drüsen wird gleichzeitig gedämpft.

Die **parasympathischen Wurzelzellen** liegen in den entsprechenden Kernen des N. oculomotorius (III), des N. inter-

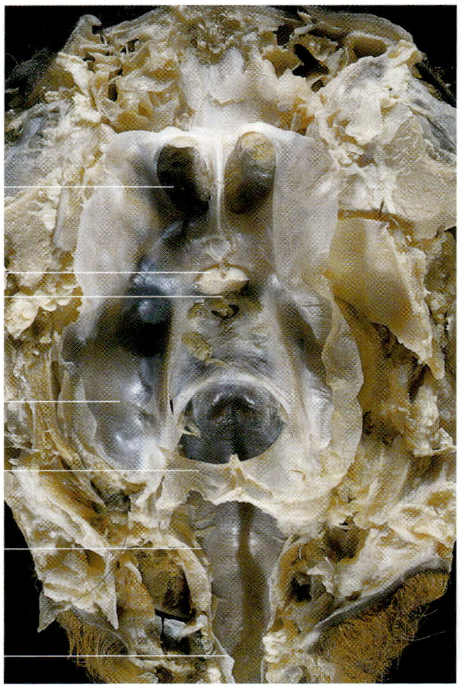

Abb. 14-36. Dorsalansicht der Dura mater der Schädelbasis einer Ziege, Präparat Dr. Schabel, München, 1984.

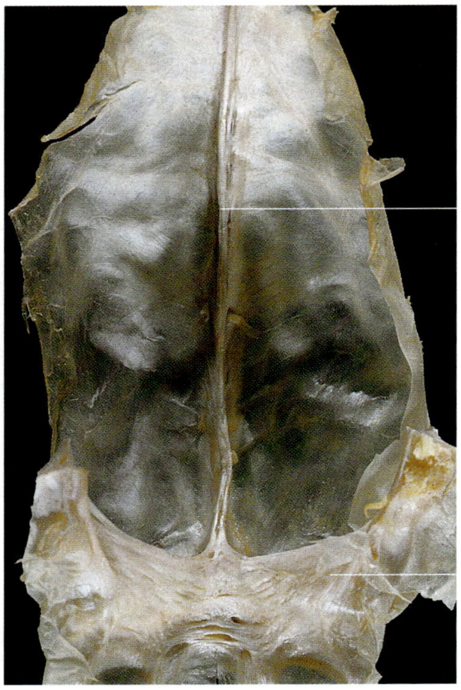

Abb. 14-37. Ventralansicht der Dura mater des Gehirns einer Ziege, angrenzend an die Schädeldecke, Präparat Dr. Schabel, München, 1984.

mediofacialis (VII), des N. glossopharyngeus (IX) und des N. vagus (X) im Gehirnstamm. Zudem liegen parasympathische Wurzelzellen in der lateralen Zellsäule des Sakralteiles des Rückenmarks. Die Synapsen für die Umschaltung auf postganglionäre Neurone befinden sich in kleinen Ganglien, die in der Wand der Erfolgsorgane (intramural) gelegen sind. Im Kopfbereich liegen die Synapsen in benannten Ganglien (Ggl. ciliare, Ggl. pterygopalatinum, Ggl. linguale und Ggl. oticum).

Bei Erregung des **Parasympathicus** werden die Peristaltik und die intestinale Sekretion angeregt, Defäkation und Miktion werden gefördert, Herz- und Atemfrequenz verlangsamt und die Pupillen verengt.

Die **Einteilung der vegetativen Fasern** in sympathische und parasympathische bezieht sich nur auf motorische und sekretorische Fasern (efferent). Bei den afferenten (sensiblen viszeralen) Fasern ist diese Unterscheidung nicht möglich.

Hüllen des Zentralnervensystems

Das gesamte Zentralnervensystem wird von drei übereinanderliegenden **bindegewebigen Hüllen (Meninges)** umgeben:

- harte Rückenmark- und Hirnhaut (Pachymeninx oder Dura mater),
- weiche Hirnhaut (Leptomeninx), bestehend aus
  - Spinnwebenhaut des Gehirns und des Rückenmarks (Arachnoidea encephali et spinalis) und
  - zarte Hirn- und Rückenmarkhaut (Pia mater encephali et spinalis).

Die **harte Hirnhaut** liegt außen. Ihr folgt in der Tiefe unmittelbar die **Arachnoidea,** darunter die **Pia mater.** Arachnoidea und Pia mater werden zur **weichen Gehirnhaut** zusammengefaßt. Nachdem sich diese Hüllen im Gehirnbereich von denen des Rückenmarks unterscheiden, werden sie gesondert abgehandelt (Abb. 14-34ff.).

Die **Hüllen des Zentralnervensystems** sind gut innerviert, daher **schmerzempfindlich,** während die darunter liegende Nervensubstanz größtenteils **schmerzunempfindlich** ist (Hirntumore sind nicht schmerzhaft).

Harte Rückenmarkhaut (Dura mater spinalis)

Die harte Rückenmarkhaut wird von der periostartigen Auskleidung des Wirbelkanals, der **Endorrhachis,** durch einen **Zwischenraum (Cavum epidurale)** getrennt (Abb. 14-38). Dieser Epiduralraum ist von Fettgewebe ausgefüllt. Darin verlaufen kräftige, venöse Blutleiter.

In den **Epiduralraum** können im Bereich des **Spatium lumbosacrale** bzw. zwischen dem letzten Kreuzwirbel und dem des ersten Schwanzwirbels anästhetisierende Substanzen injiziert werden **(Epiduralanästhesie).** Je nach Menge der eingebrachten Substanz werden mehr oder weniger Spinalnervenpaare in die Betäubung miteinbezogen.

Der **Durasack** endet kaudal blind und setzt sich als **Filum terminale durae matris** fort. Dieser Faserstrang verschmilzt dorsal mit den Wirbelkörpern der Schwanzwirbel. Die Dura mater begleitet die Segmentalnerven bis zu ihrem Austritt aus den Forr. intervertebralia, wo sie mit dem Rand dieser Öffnungen verschmilzt.

Harte Hirnhaut (Dura mater encephali)

Die harte Hirnhaut verschmilzt nach außen mit dem Periost der Innenfläche der Schädelknochen (Abb. 14-38). Nach

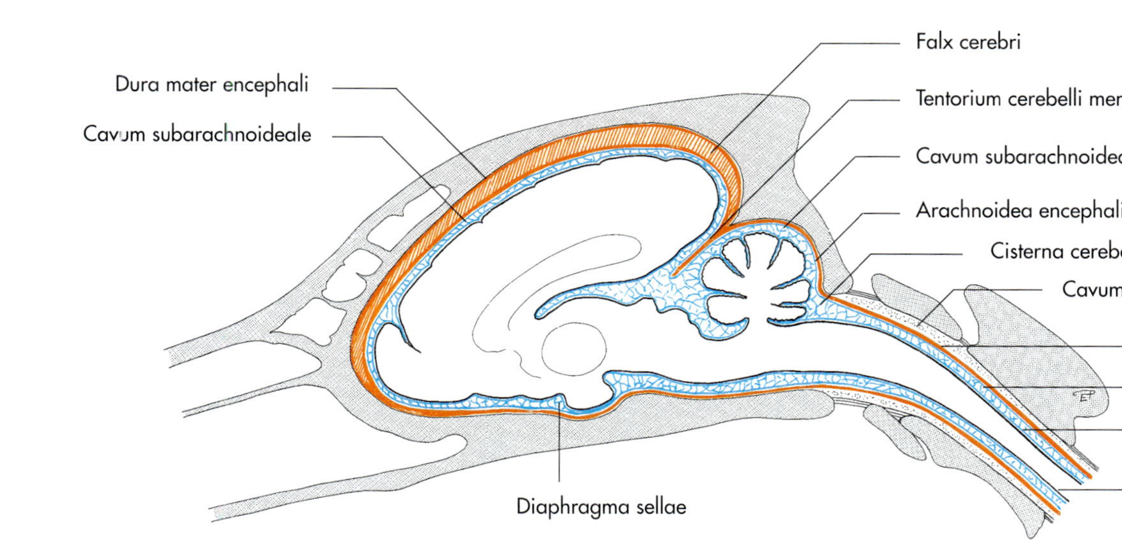

Abb. 14-38. Schematische Darstellung der häutigen Hüllen (Meninges) des Gehirns und des kranialen Halsmarks des Hundes. Rot = Pachymeninx, grün = Leptomeninx.

innen springen kräftige Falten vor. Zwischen den beiden Großhirnhemisphären ragt die **Großhirnsichel (Falx cerebri)** vor. Sie beginnt rostral an der **Crista galli** und zieht kaudal bis zur **Protuberantia occipitalis interna.** Hier geht sie in das quer nach beiden Seiten ausgespannte membranöse **Kleinhirnzelt (Tentorium cerebelli membranaceum)** über (Abb. 14-37).

Das Kleinhirnzelt setzt sich meist seitlich am Petrosum bis ventral der Schädelhöhle fort. Sein freier Rand ragt in die Schädelhöhle vor und läßt eine weite Öffnung gemeinsam mit der Schädelbasis für den Durchtritt des Hirnstammes frei. In Höhe der Sella turcica geht das Kleinhirnzelt in das **Diaphragma sellae** über, das in Form einer **Ringfalte** den **Hypophysenstiel** umfaßt (Abb. 14-36).

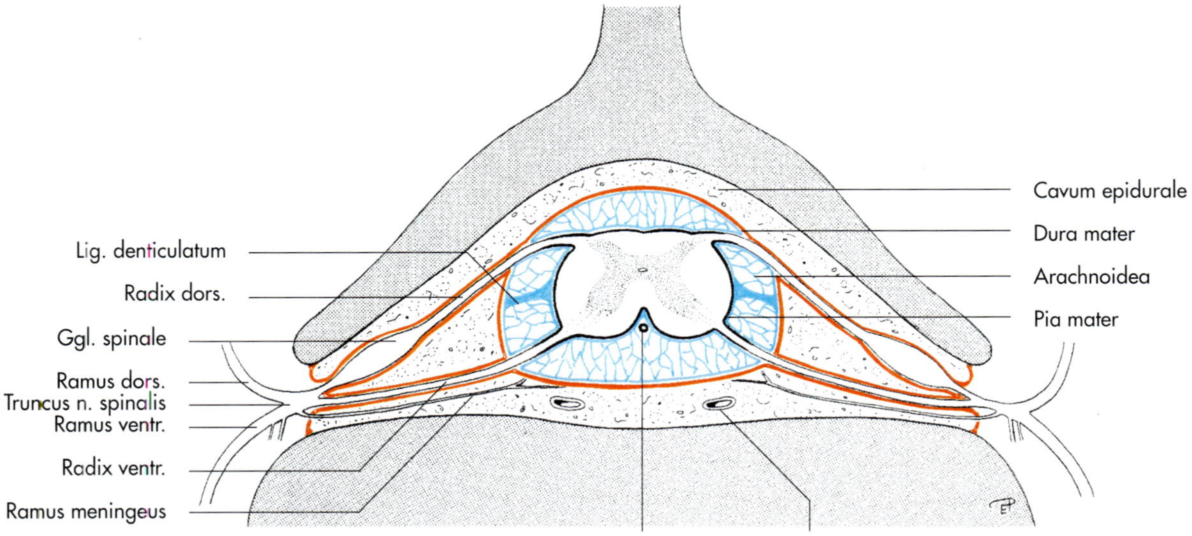

Abb. 14-39. Schematische Darstellung der häutigen Hüllen (Meninges) des Rückenmarks des Hundes. Rot = Pachymeninx, grün = Leptomeninx.

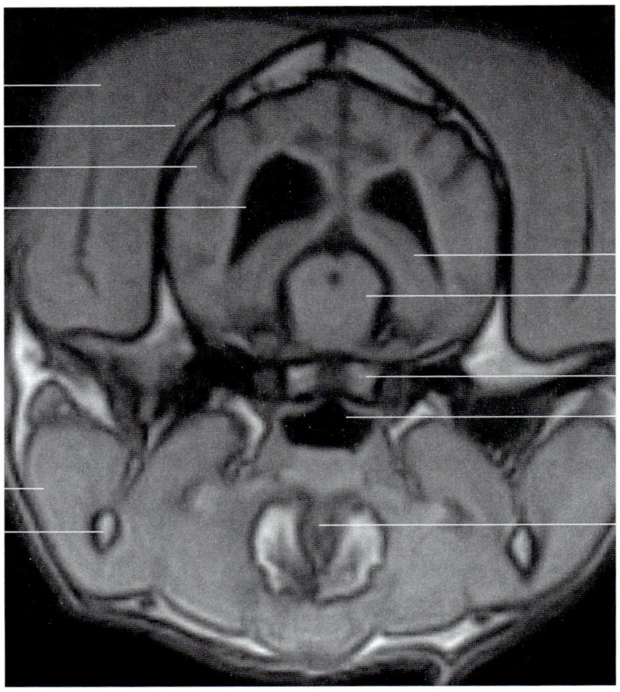

Abb. 14-40. Magnetresonanztomogramm des Kopfes eines Hundes (Transversalschnitt rostral der Kiefergelenke, Kaudalansicht), Aufnahme Dr. Sibylle Kneissl, Wien.

In die Falx cerebri, das Tentorium cerebelli membranaceum und das Diaphragma sellae sind große, **venöse Blutleiter (Sinus durae matris)** eingebaut (Abb. 14-36 u. 38).

Die Dura mater wird von **Segmentalarterien** im spinalen Bereich und von den **Meningealarterien** im Kopfbereich vaskularisiert. Wie auch die Segmentalnerven werden die Gehirnnerven bis zu ihrer Austrittsöffnung von einer Durascheide umgeben, die sich dort am Knochen anheftet. Es entstehen, wie auch im Bereich der Segmentalnerven, in Verbindung mit der Leptomeninx sog. **Meningealmanschetten,** die von **Liquor cerebrospinalis** umflossen werden.

Von hier kann eine kleine Menge Zerebrospinalflüssigkeit in die **perineuralen Lymphgefäße** gelangen, umgekehrt können auch Erkrankungen aus dem Lymphsystem auf die Meningen und das Nervengewebe übertragen werden.

Spinnwebenhaut (Arachnoidea)

Die Spinnwebenhaut liegt der **Innenfläche der Dura mater** dicht an (Abb. 14-38). Ihr äußerer Zellbelag bildet eine fortlaufende Membran. Zwischen Dura mater und Arachnoidea wird von manchen Autoren ein **Spatium subdurale** beschrieben, andere wieder sind der Meinung, daß dieser Raum nur in pathologischen Situationen oder gar als Artefakt nach Eintritt des Todes aufgrund von Anwendung histologischer Techniken auftritt.

Eine **zweite lückenlose Membran** der Arachnoidea schmiegt sich der **Pia mater** an. Zwischen beiden Membranen spannen sich feine Trabekel und Septen aus, die ein Maschenwerk kommunizierender Kammern entstehen lassen, nämlich das mit **Liquor cerebrospinalis** gefüllte **Cavum subarachnoideale** (Abb. 14-38).

Aus der Arachnoidea stülpen sich in die großen venösen **Blutleiter pilzförmige Granulationes arachnoideales** vor, die als **Pacchioni-Granulationen** bekannt sind. Im Bereich dieser Granulationen soll Liquor cerebrospinalis ins Blut übertreten. Dem Schaf fehlen sie. Sind Vertiefungen an der Gehirnoberfläche vorhanden, ist das Cavum subarachnoideale zu sog. **Cisternae arachnoideales** erweitert.

Eine derartige, für die Praxis wichtige Erweiterung, die **Cisterna cerebellomedullaris** (Abb. 14-34), kann über das **Foramen magnum** erreicht werden und dient zur **Liquorentnahme** zu diagnostischen Zwecken. Im spinalen Bereich kann das Cavum subarachnoideale zum gleichen Zweck im **Spatium lumbosacrale** bzw. zwischen Os sacrum und 1. Schwanzwirbel punktiert werden.

Zarte Hirn- und Rückenmarkhaut (Pia mater encephali et spinalis)

Die zarte Hirn- und Rückenmarkhaut bedeckt unmittelbar die **marginale Gliaschicht des ZNS** (Abb. 14-38 u. 39). Sie bildet die mesodermale Seite der **Pia-Glia-Grenze.** Die Pia mater ist gut innerviert, in ihr verlaufen auch **zahlreiche Blutgefäße,** die von hier in das Nervengewebe eindringen.

Die **Pia mater spinalis** entläßt an beiden Seiten des Rückenmarks eine zackenförmige Bindegewebsplatte, das **Ligamentum denticulatum.** Seine Zacken verbinden sich mit der Dura mater. Es hält das allseits von Liquor umgebene Rückenmark in seiner Position fest. Im **Gehirnbereich** werden die Gefäße von der Pia mater noch ein Stück in die Tiefe begleitet, so daß **»Piatrichter«** entstehen. Hier soll es größtenteils zum Übertritt des Liquor cerebrospinalis in die Venen kommen.

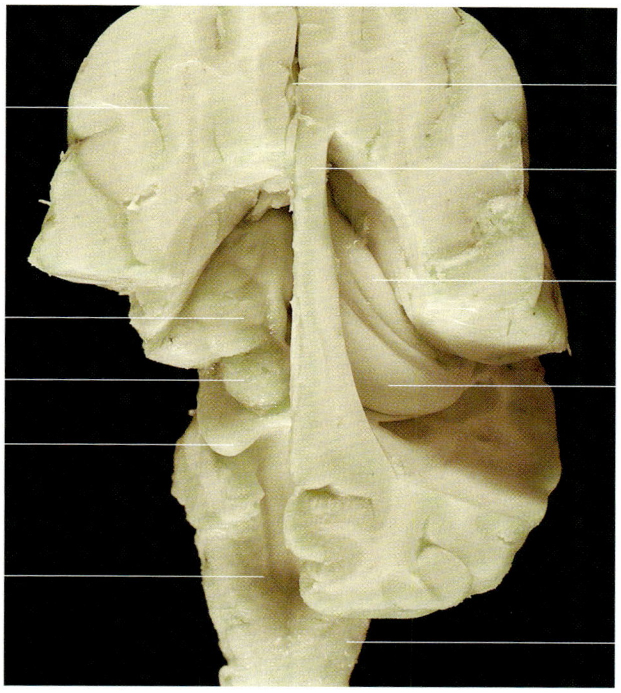

Abb. 14-41. Binnenräume des Gehirns eines Hundes (Dorsalansicht), Präparat Ass.-Prof. Dr. W. Künzel, Wien.

Binnenräume des ZNS und Liquor cerebrospinalis

In die Binnenräume des Gehirns wird der Liquor cerebrospinalis von den **Plexus choroidei** abgegeben. Diese Plexus bestehen aus einer **Epithelschicht** und dem darunterliegenden gefäßhaltigen **Bindegewebe,** der Pia mater. Die Plexus choroidei werden mit Hilfe einer **Piaduplikatur** an der Wand der Binnenräume befestigt. Die Ansatzlinie der Piaduplikatur wird als **Taenia choroidea** bezeichnet.

Die Plexus choroidei ragen vom **dritten Gehirnventrikel** in die Seitenventrikel hinein. Ebensolche ragen vom Dach des Rautenhirns in den vierten Ventrikel (Abb. 14-41ff.). Die Plexus choroidei werden hauptsächlich vom N. trigeminus, vom N. vagus und von vegetativen Fasern innerviert.

Der **vierte Gehirnventrikel** stellt die **Erweiterung** des **Canalis centralis** des Rückenmarks im Bereich des Rhombencephalon dar (Abb. 14-43). Er setzt sich rostral mit dem **Aquaeductus mesencephali** fort, der sich im Diencephalon zum dritten Ventrikel erweitert. Dieser umgibt wie ein Fahrradschlauch die Adhaesio interthalamica. Rostral kommuniziert der dritte Ventrikel über das **Foramen interventriculare** mit den beiden Seitenventrikeln (I und II), die in den Hemisphären des Telencephalon liegen.

Der in die Binnenräume abgegebene **Liquor cerebrospinalis** verläßt diese im Bereich des vierten Ventrikels durch zwei seitlich angelegte **Öffnungen (Foramina Luschkae)** und die beim Menschen und den Fleischfressern in diesem Ventrikel vorhandene Apertura mediana. Die Zerebrospinalflüssigkeit gelangt auf diese Weise in das **Cavum subarachnoideale** und umgibt damit das gesamte ZNS (Abb. 14-38). Die zerebrospinale Flüssigkeit stellt einen mechanischen Schutz für das ZNS dar und **ersetzt die fehlende Lymphflüssigkeit.**

Die **Wände des Ventrikelsystems** werden ähnlich wie der Zentralkanal des Rückenmarks von einer einschichtigen Zellage, dem **Ependym,** ausgekleidet.

Blutgefäße des ZNS

Gefäße des Rückenmarks

Das Rückenmark wird im Halsbereich von **Segmentalarterien** aus den **Aa. vertebrales,** weiter kaudal von solchen der **Aa. intercostales** und der **Aa. lumbales** versorgt. Die Gefäße treten durch die **Foramina intervertebralia** in den Wirbelkanal ein und teilen sich in einen **dorsalen** und einen **ventralen Ast.** Diese Rami erreichen mit den Wurzeln der Spinalnerven das Rückenmark. Dort verbinden sie sich durch **Anastomosen**, so daß **drei längsgerichtete Arterien** entstehen.

Die größte, die **A. spinalis ventralis,** verläuft nahe der Fissura mediana ventr., während die beiden dünneren im Sulcus dors. lat. entlang der Dorsalwurzelaustritte zu liegen kommen (Abb. 14-39 u. 44). An der Oberfläche des Rückenmarks entstehen **Gefäßnetze,** aus denen die **tiefen Anteile** versorgt werden. Die **graue Substanz** wird erheblich **stärker** als die weiße vaskularisiert.

Die **spinalen Venen** bilden ein ähnliches Netzwerk wie die Arterien. Auch die abführenden Venen verlaufen mit den Spinalwurzeln. Sie münden in das **epidurale Blutleitersystem.** Diese epidural gelegenen Venenplexus verlaufen beiderseits auf den Wirbelkörpern und stehen segmental jeweils miteinander in Verbindung, so daß das Bild einer **Strickleiter** entsteht. Sie sind dünnwandig und **klappenlos,**

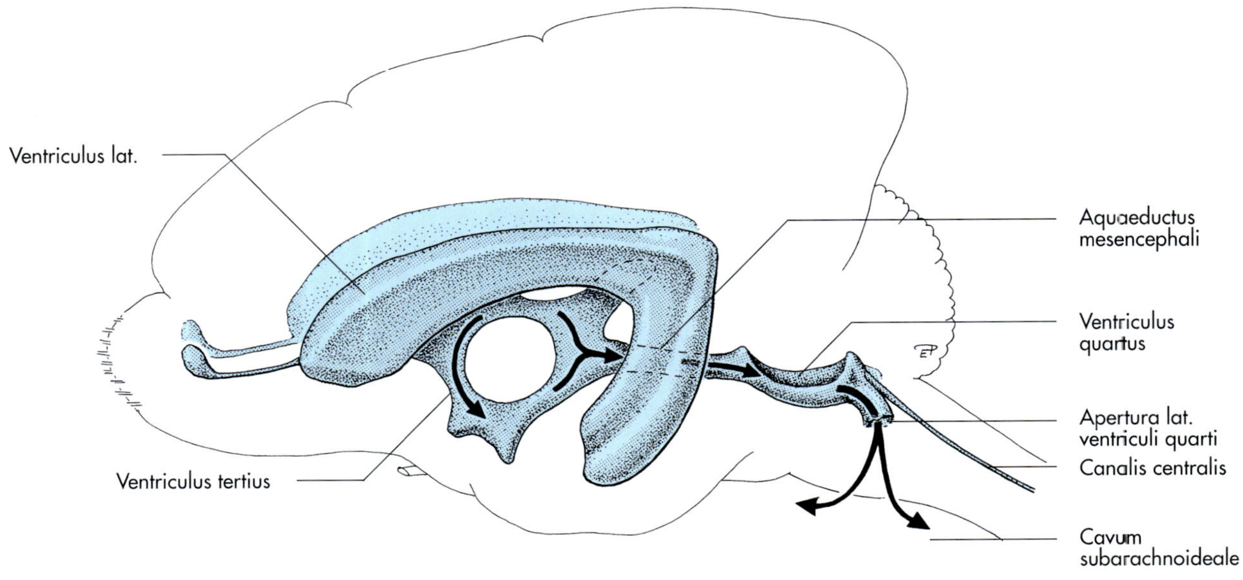

Abb. 14-42. Binnenräume des Gehirns des Hundes mit Zirkulation des Liquor cerebrospinalis (Pfeile) (Lateralansicht), nach Anderson u. Anderson, 1994.

so daß das Blut in jede Richtung zirkulieren kann. Sie stehen mit den außerhalb der Wirbelsäule gelegenen **Venenplexus** in Verbindung, die **klappentragend** sind und jeweils in die **V. vertebralis,** die **V. cava cranialis,** die **V. azygos** und die **V. cava caudalis** einmünden.

Stauungen, die beispielsweise tumorbedingt im Bereich der erwähnten Venen auftreten, führen dazu, daß das Blut auf seinem Weg zum Herzen die Umleitung über die klappenlosen **Wirbelblutleiter** (Plexus vertebralis) nimmt. In diesen Blutleitern fließt das Blut sehr langsam, zeitweise sistiert der Blutfluß sogar. Diese Tatsache macht verständlich, weshalb sich etwaige im Blut vorhandene pathogene Keime oder Tumorzellen in diesem Bereich leichter als anderswo im Körper ansiedeln können.

Auch bei **operativen Eingriffen** im Bereich der Wirbelsäule **(Laminektomie),** erlangen die Wirbelblutleiter **klinische Bedeutung.** Ihre Verletzung führt zu Blutungen, deren Stillung aufwendig sein kann.

Gefäße des Gehirns

Das Gehirn wird **arteriell** bei Pferd und Hund hauptsächlich von der **A. carotis interna** versorgt. Bei den Wiederkäuern und bei der Katze, bei denen die A. carotis int. nach der Ge-

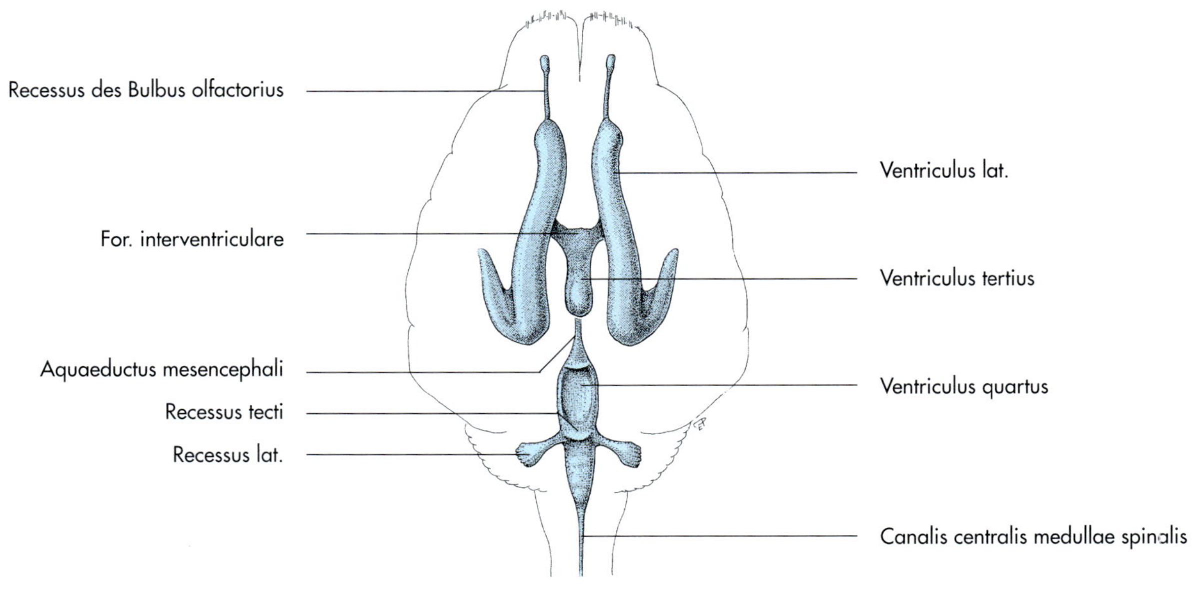

Abb. 14-43. Binnenräume des Gehirns des Hundes (Dorsalansicht), nach Anderson u. Anderson, 1994.

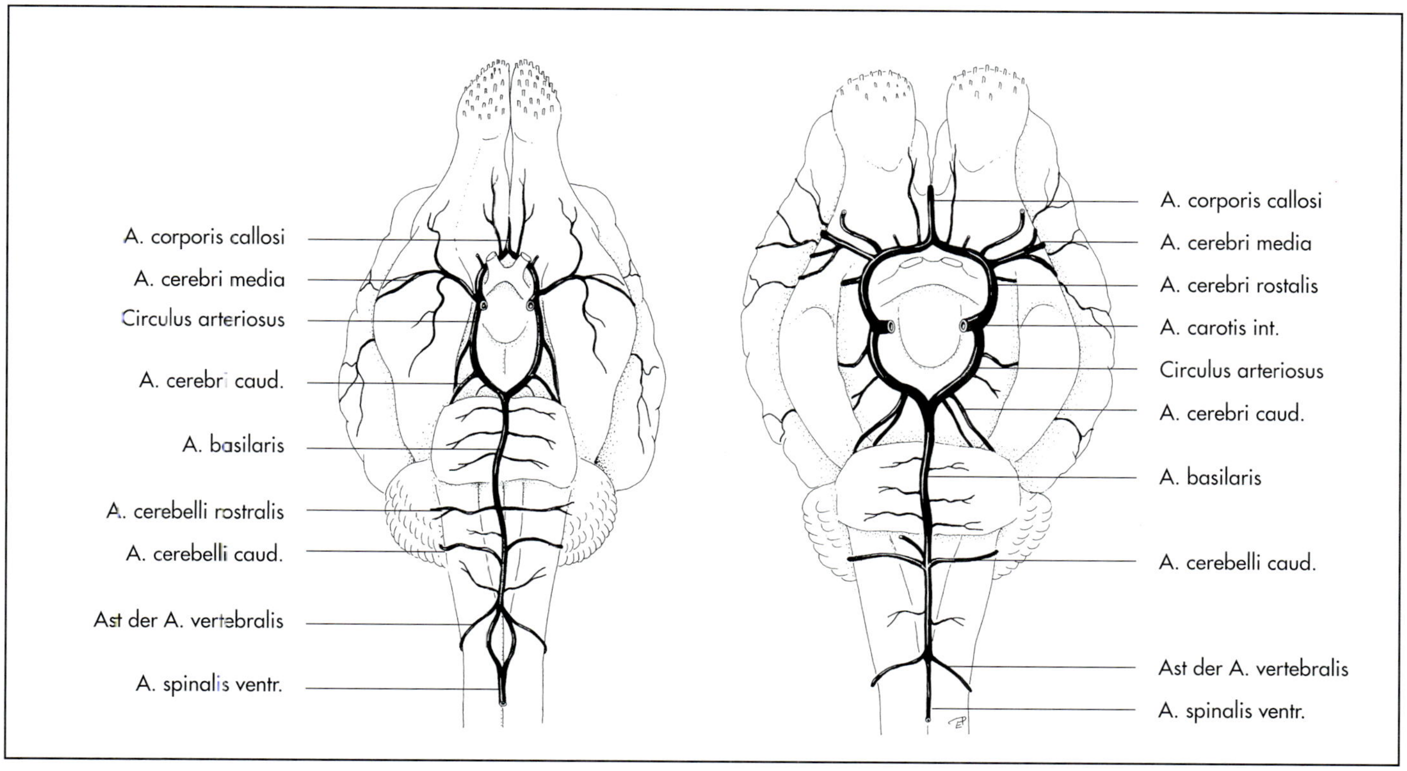

Abb. 14-44. Schematische Darstellung der Arterien an der Basis eines Gehirns des Hundes (Ventralansicht) (linke Abbildung, nach Budras, 1996) und des Pferdes (rechte Abbildung, nach Dr. Claudia Rösslein, München, 1987).

burt obliteriert, übernehmen Äste der **A. maxillaris** die Blutzufuhr zum Gehirn. Diese Äste bilden an der Gehirnbasis ein **kompliziertes Arteriennetz,** das **Rete mirabile epidurale rostrale** und **caudale.** Unter dem Begriff Rete mirabile versteht man die Aufteilung einer Arterie in mehrere Äste, die wiederum zu einer Arterie zusammenfließen. Beim Schwein, bei dem die A. carotis int. vorhanden ist, teilt sich diese in das Rete mirabile epidurale rostrale auf. Diese arteriellen Wundernetze schließen sich wiederum jederseits zur **A. carotis cerebralis** zusammen.

Die **A. carotis interna** von Pferd und Hund oder die **A. carotis cerebralis** der übrigen Haussäugetiere durchbricht die Dura mater im Bereich des Diaphragma sellae und bildet um den Hypophysenstiel an der Gehirnbasis den **Circulus arteriosus cerebri** (Abb. 14-44 u. 45). Dieser, nach Willis benannte **Arterienring,** ist nur beim Hund geschlossen. Bei den übrigen Tierarten ist er spangenartig und rostral meistens offen.

Der **Circulus arteriosus** wird von kaudal auch über die **A. basilaris** und über die **A. vertebralis** gespeist. Beim Rind ist die Blutzufuhr über die A. vertebralis zum Gehirn erheblich. Aus dem Circulus arteriosus und der A. basilaris entspringen sämtliche Arterien des Gehirns (Abb. 14-44 – 46).

Hauptäste:

- A. cerebri rostralis,
- A. cerebri media,
- A. cerebri caud.,
- A. cerebelli rostralis und
- A. cerebelli caud.

Die **großen** zerebralen **Arterien** liegen ausnahmslos an der **Oberfläche** des Gehirns. Von diesen dringen kleine Arterien und Arteriolen senkrecht in die Gehirnsubstanz ein, um sich dort zu verzweigen. Das **Kapillarnetz** ist in der **grauen Substanz** besonders **dicht**, in der **weißen Substanz** sehr **viel weitmaschiger** (Abb. 14-47 u. 48).

Die Durchlässigkeit zwischen Nervengewebe und den Blutgefäßen wird durch die sog. **Blut-Hirn-Schranke** vermindert. Sie wird vom Endothel der Gehirnkapillaren einerseits und den umgebenden Gliazellen andererseits gebildet.

Die **Arterien des Gehirns** gehen **untereinander kaum Anastomosen** ein. Beim plötzlichen Verschluß einer Arterie durch Blutgerinnsel, Gasbläschen oder Fetttröpfchen (Embolie) geht das Nervengewebe im Versorgungsbereich der entsprechenden Arterie zugrunde. Besonders betroffen sind beim **Menschen** die **A. cerebri media** und ihre Äste.

Die **Venen des Gehirns** werden in **dorsale, basale** und **innere** eingeteilt. Sie verlaufen nicht parallel mit den Arterien und besitzen **keine Klappen.** Sie münden in die ebenfalls **klappenlosen Sinus durae matris** (Abb. 14-47 u. 48).

Die **Vv. cerebri dorsales** münden in den **Sinus sagittalis dorsalis.** An seinem kaudalen Ende mündet auch **die V. cerebri magna,** deren proximales Ende zum **Sinus rectus** wird. Sie sammelt das Blut aus den **inneren Bereichen des Gehirns.** Die ventral verlaufenden Venen ziehen entweder in den **Sinus cavernosus** oder in den **Sinus petrosus ventralis.** Hier ist vor allem die **V. rhinalis** zu nennen.

Die **Sinus durae matris** in der Schädelhöhle gehören entweder einem **dorsalen** oder einem **ventralen System**

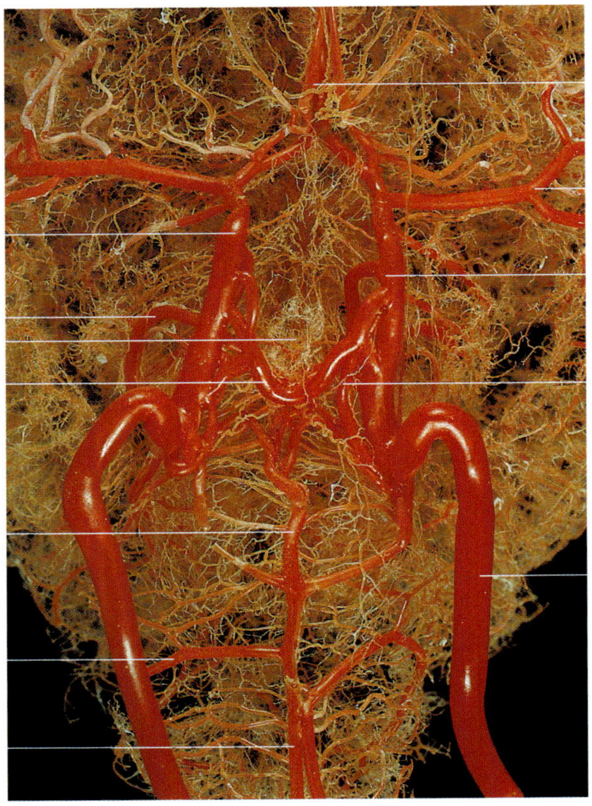

Abb. 14-45. Arterien an der Basis des Gehirns eines Pferdes (Korrosionspräparat), Präparat Dr. Claudia Rösslein, München, 1987.

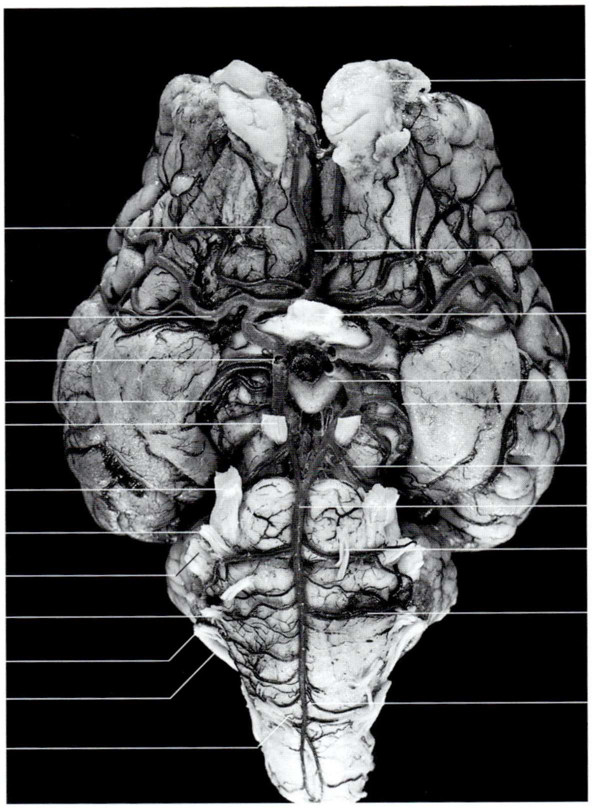

Abb. 14-46. Blutgefäße an der Basis des Gehirns eines Rindes, nach König, 1979.

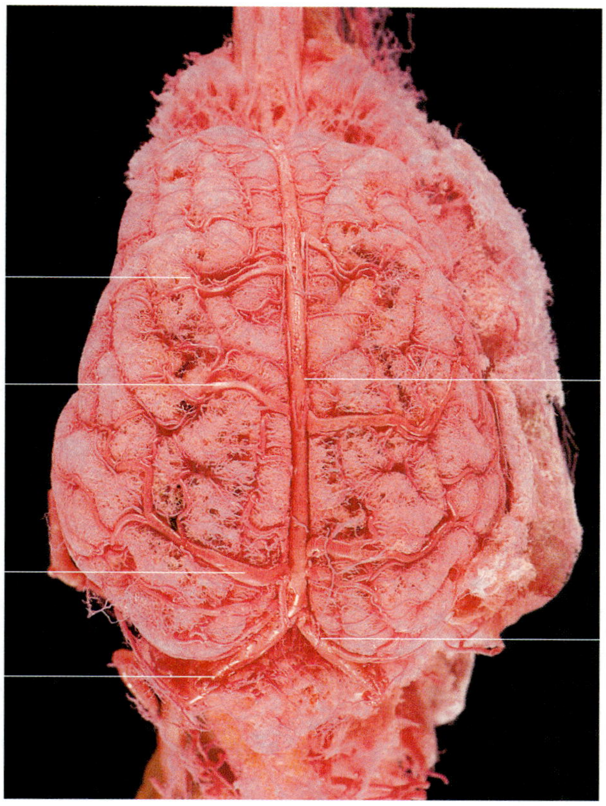

Abb. 14-47. Dorsale Venen des Gehirns eines jungen Schweines (Korrosionspräparat).

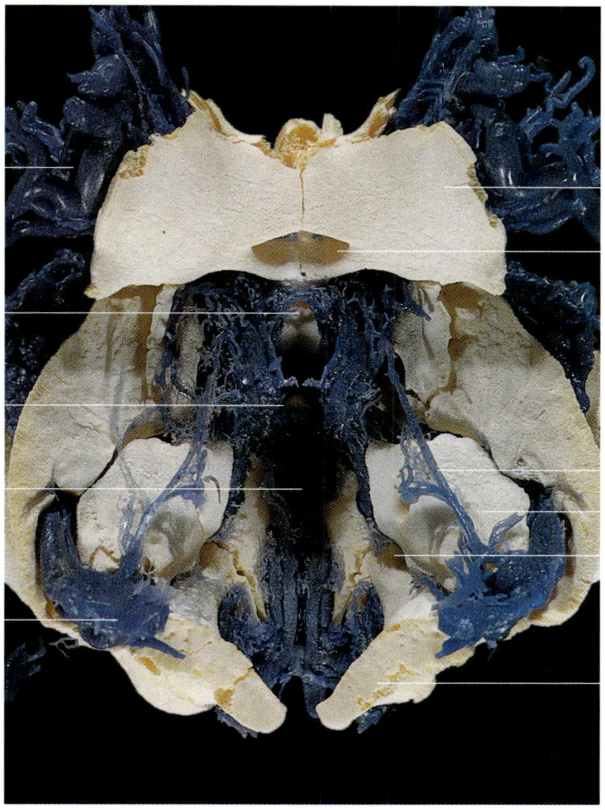

Abb. 14-48. Basale Venen (Sinussystem) in der Schädelhöhle eines Rindes (Korrosionspräparat), nach König, 1979.

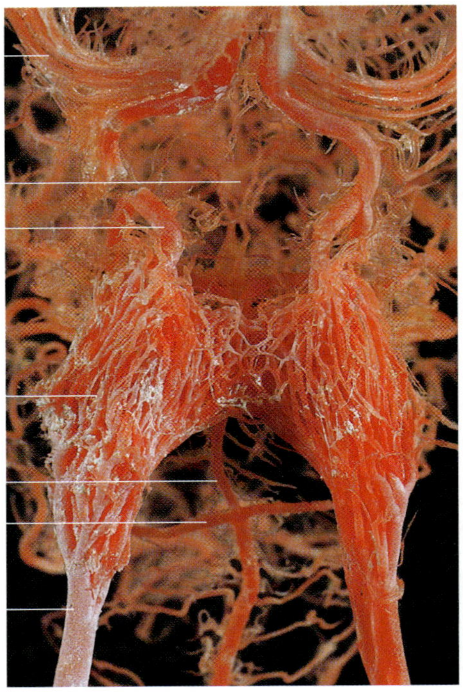

Abb. 14-49. Arterien an der Schädelbasis eines Schweines, (Korrosionspräparat), nach Dr. Ingrid Egelkraut, München, 1987.

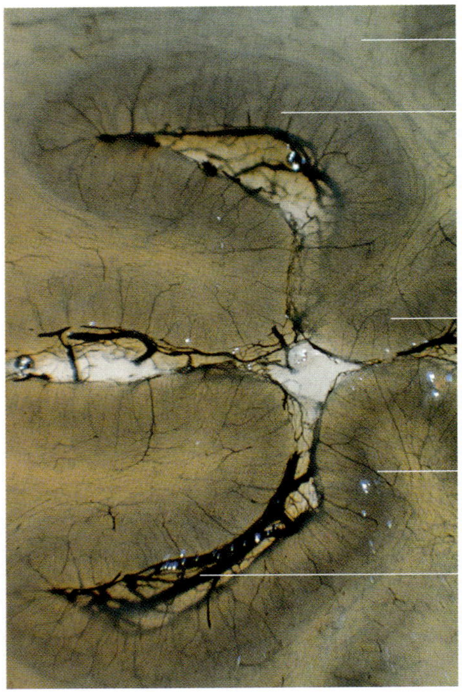

Abb. 14-50. Mikrovaskularisation der Großhirnrinde (Tuscheinjektionspräparat), nach König, 1979.

an. Zum dorsalen System gehört der **Sinus sagittalis dorsalis,** der in der Falx cerebri verläuft. Er sammelt das Blut von den dorsalen Abschnitten der Großhirnhemisphären und den Knochen des Schädeldachs. Sein kaudales Ende nimmt den **Sinus rectus** auf und teilt sich dann in die **Sinus transversi,** die quer im **Tentorium cerebelli membranaceum** verlaufen. In den **Sinus transversus** münden die Kleinhirnvenen. Er verbindet sich mit dem **Sinus temporalis,** der sich über das For. retroarticulare öffnet und geht außer beim Pferd Verbindungen mit dem ventralen Sinussystem ein.

Das **ventrale Sinussystem** ist im wesentlichen durch den **Sinus cavernosus** repräsentiert. Er befindet sich rings um die **Hypophyse** und ist mit dem distalen S-förmigen Ende der A. carotis int., dem sog. **Karotissyphon** bzw. dem **Rete mirabile epidurale** gekoppelt. In das ventrale Sinussystem fließt die **V. profunda faciei,** die das Blut aus einem Teil des Gesichtsbereichs, aus der Orbita und der Nasenhöhle sammelt. Dadurch wird das zum Gehirn strömende Blut geringfügig gekühlt.

Periphere Nerven und Ganglien (Systema nervosum periphericum)

Sämtliche periphere Nerven und Ganglien stehen mit dem ZNS in Verbindung. Sie stellen damit **keine selbständige Einheit** dar und sind **ohne das ZNS nicht funktionsfähig.** Sie lassen sich nach morphologischen und funktionellen Kriterien in **zwei große Gruppen** einteilen:

Zerebrospinale (oikotrope) Nerven und **Ganglien,** die das ZNS mit den Sinnesorganen und der quergestreiften Muskulatur in Verbindung bringen und damit der Auseinandersetzung mit der Umwelt dienen.

Autonome (idiotrope) Nerven und **Ganglien,** die zum **vegetativen Nervensystem** gehören. Sie setzen das ZNS mit den Eingeweiden und dem Kreislaufsystem in Beziehung und sorgen für das harmonische Zusammenspiel der inneren Organe. Je nach Funktion unterscheidet man dabei einen **sympathischen** und einen **parasympathischen Anteil.**

Zerebrospinale Nerven und Ganglien

Die zerebrospinalen Nerven werden eingeteilt in:

- Gehirnnerven (Nn. craniales),
- Rückenmarknerven bzw. Spinalnerven (Nn. spinales).

Die zerebrospinalen Nerven bestehen aus **Neuriten** von **Nervenzellen,** die ihren Sitz entweder in Kerngebieten des ZNS oder in unmittelbar neben dem ZNS gelegenen Ganglien haben und, ohne Synapsen, direkte Verbindung zwischen dem Erfolgsorgan und dem Zentralorgan bzw. umgekehrt herstellen.

Die **Rückenmarknerven** besitzen bezüglich ihres **Fasergehaltes gemischten Charakter.** Sie beinhalten **motorische** und **sensible Fasern,** denen sich meistens auch **vegetative** hinzugesellen (Abb. 14-51 u. 52).

Bei den **Gehirnnerven** finden sich hingegen neben **gemischten** auch **rein sensorische** und **rein motorische Nerven.** Einige Gehirnnerven besitzen auch **vegetative Fasern,** die oft eigenwillige Wege benützen.

Gehirnnerven (Nn. craniales)

Der klassischen Anatomie folgend unterscheidet man **12 Gehirnnervenpaare (Nn. craniales I-XII),** obwohl die **beiden**

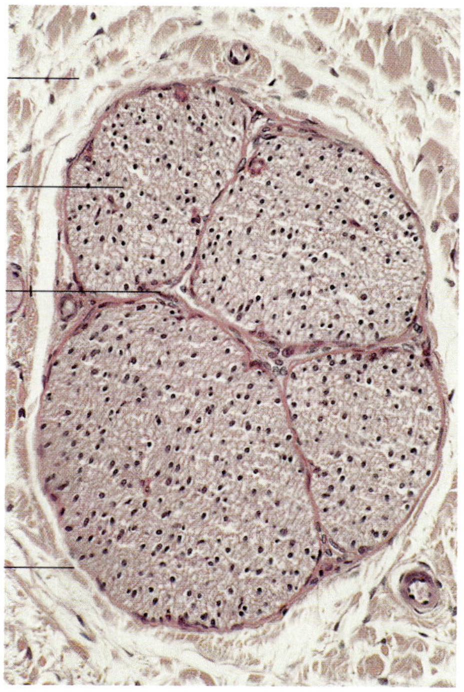

Abb. 14-51. Histologisches Schnittbild durch einen gemischten Nerv mit bindegewebigen Hüllen.

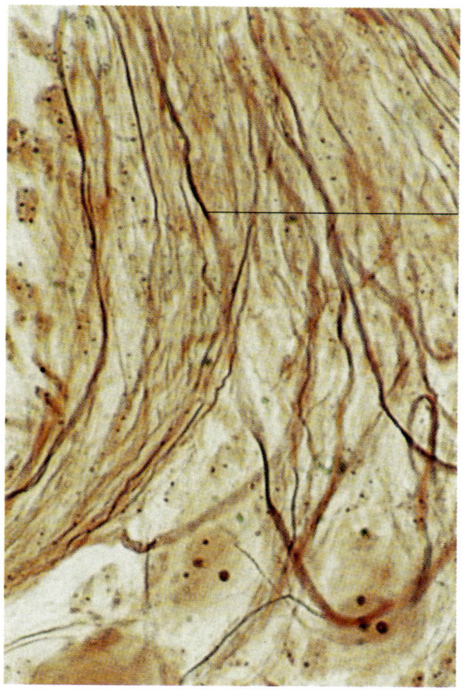

Abb. 14-52. Histologisches Schnittbild durch vegetativ, autonome Nervenfaserbündel.

ersten Paare keine peripheren Nerven sind. Die Gehirnnerven unterscheiden sich von den Spinalnerven durch mehrere Charakteristika, nämlich:
- eine segmentale Anlage,
- das metamere Gliederungsprinzip ist nicht gegeben und
- sie besitzen keine voneinander getrennten sensiblen und motorischen Wurzeln.

Die **Gehirnnervenpaare** werden in Gruppen zusammengefaßt:

- Die Paare I, II und VIII sind reine **Sinnesnerven,**
  - N. olfactorius (I),
  - N. opticus (II),
  - N. vestibulocochlearis (VIII).
- Die Paare III, IV und VI sind **Augenmuskelnerven,**
  - N. oculomotorius (III),
  - N. trochlearis (IV),
  - N. abducens (VI).
- Die Paare V, VII, IX, X und XI werden als **Kiemenbogennerven** bezeichnet, da sie Organe und Körperteile innervieren, die sich aus dem Kiemenapparat entwickelt haben. In dieser Gruppe unterscheidet man den:
  - N. trigeminus (V),
  - N. intermediofacialis (VII),
  - N. glossopharyngeus (IX),
  - N. vagus (X),
  - N. accessorius (XI).
- Das letzte Paar, der XII. Gehirnnerv (N. hypoglossus), entspricht entwicklungsgeschichtlich dem **Rest eines Halsnerven.**

Nervus olfactorius (I)

Der N. olfactorius (I) ist im engeren Sinn kein peripherer Nerv. Er besteht aus den Fortsätzen der **Sinneszellen des Riechepithels,** die in den **Bulbus olfactorius** eintreten. Sie sind **marklos** und durchziehen die Löcher der **Siebbeinplatte** des Os ethmoidale. Ein äußerst dünner Ast, der **N. terminalis,** endet im Organum vomeronasale. Er entspringt rostral am Rhinencephalon (Abb. 14-25 u. Tab.14-1).

Nervus opticus (II) (Fasciculus opticus)

Der N. opticus (II), auch Fasciculus opticus genannt, ist ebenfalls kein peripherer Nerv, sondern eine **Leitungsbahn des Gehirns.** Das Ursprungsgebiet der Optikusfasern, die **Retina,** ist zusammen mit dem Pigmentepithel des Bulbus oculi eine **Ausstülpung des Diencephalon.** Er verläßt den kaudalen Pol des Bulbus oculi, zieht leicht S-förmig, von einer Durascheide bedeckt durch die Orbita und erreicht die Schädelhöhle durch den **Canalis opticus** (Abb. 14-29, 53 u. Tab. 14-1).

Von der **Sehnervenkreuzung (Chiasma opticum)** verlaufen seine Fasern weiter im **Tractus opticus** an der Basis des Gehirns. Sie gehen Synapsen im **Corpus geniculatum laterale,** in den **Colliculi rostrales,** der **Vierhügelplatte** sowie in **Thalamuskernen** ein und strahlen schließlich über die **Radiatio optica** in die **Sehrinde des Okzipitallappens des Gehirns** ein.

Nervus oculomotorius (III)

Der N. oculomotorius (III), ein **somatomotorischer Nerv,** bezieht seine Fasern aus dem **Nucleus motorius** und dem

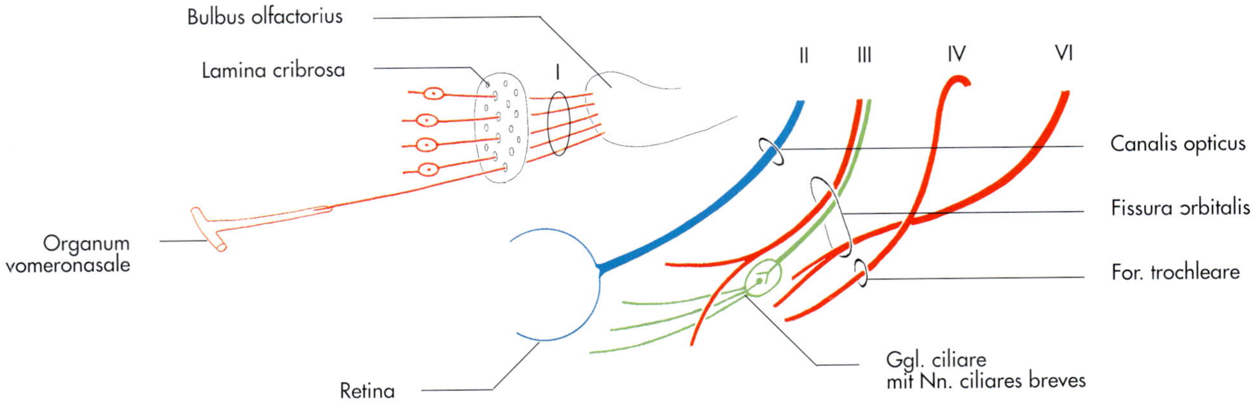

Abb. 14-53. Schematische Darstellung des N. olfactorius (I) (hellrot), des N. opticus (II) (dunkelblau), des N. oculomotorius (III), des N. trochlearis (IV) und des N. abducens (VI) (rot), parasympathische Fasern (hellgrün), nach Budras u. Röck, 1997.

Nucleus parasympathicus des **N. oculomotorius.** Beide Kerne liegen eng benachbart im **Tegmentum mesencephali.** Er innerviert die **Muskeln des Bulbus oculi** mit Ausnahme des M. obliquus dors. bulbi, des M. rectus lat. bulbi sowie des lateralen Abschnittes des M. retractor bulbi. Zusätzlich innerviert er den **M. levator palpebrae superioris** (Abb. 14-53 u. Tab. 14-1).

Die **parasympathischen Fasern** des N. oculomotorius erreichen das **Ganglion ciliare.** Die postganglionären Neuriten innervieren den **M. sphincter pupillae (Pupillenverengung)** und den **M. ciliaris**. Den parasympathischen Fasern gesellen sich **sympathische** hinzu, die dem **Ganglion cervicale craniale** entstammen **(Pupillenerweiterung).**

Der N. oculomotorius verläßt den Gehirnstamm an **der Ventralseite der Pedunculi cerebri.** Zusammen mit dem N. ophthalmicus und dem N. abducens zieht er in einer **gemeinsamen Durascheide** rostral, verläßt die Schädelhöhle durch das **Foramen rotundum** bzw. **orbitorotundum** und gelangt in die **Orbita.**

In der Orbita teilt er sich in einen dorsalen und einen ventralen Ast. Der **Ramus dorsalis** gibt einen Zweig an den M. levator palpebrae sup. ab und endet im M. rectus dors. bulbi. Mit dem **Ramus ventralis** verlaufen außer den motorischen Fasern für die bereits erwähnten Muskeln auch die **parasympathischen.**

Das **Ganglion ciliare** liegt an der **Abzweigungsstelle** des Astes für den **M. obliquus ventralis bulbi.** Der N. oculomotorius besitzt zudem eine geringe Anzahl **sensibler Fasern,** die in den N. ophthalmicus übertreten und zum **Ganglion trigeminale** gelangen.

Nervus trochlearis (IV)

Der N. trochlearis (IV), ein ebenfalls **somatomotorischer Nerv,** tritt an der **Dorsalfläche des Mittelhirns** aus und zieht um die Pedunculi cerebri zur **Basalfläche.** Sein Kern liegt ebenfalls im **Tegmentum mesencephali.** Vor seinem Austritt am Kaudalrand der Lamina tecti kreuzen sich seine Fasern in der Decussatio nervorum trochlearium (Abb. 14-53 u. Tab. 14-1).

Der N. trochlearis durchbohrt die Dura mater im Bereich der **ventralen Falte des Tentorium cerebelli membranaceum** und verläuft lateral des **N. maxillaris** rostral. Durch das **Foramen rotundum** (beim Pfd. For. trochleare) gelangt er in die **Orbita** und innerviert den **M. obliquus dorsalis bulbi.** Auch im N. trochlearis wurden **sensible** Fasern nachgewiesen.

Nervus trigeminus (V)

Der N. trigeminus (V) ist ein **gemischter Nerv** von großer Komplexität. Er ist der **umfangreichste sensible Nerv** des Kopfes. Er führt sensible Fasern für die Haut und Schleimhäute im Kopfbereich sowie **motorische Fasern** für die Kaumuskulatur, für den M. mylohyoideus, für den rostralen Teil des M. digastricus und wahrscheinlich auch für den M. tensor veli palatini und den M. tensor tympani (Abb. 14-46, 54ff., 57 u. Tab. 14-1).

Der **motorische Kern** des Trigeminus **(Nucleus motorius n. trigemini)** findet sich im **metencephalen Teil** des Gehirnstammes, in der Tiefe unter dem Locus caeruleus der Rautengrube. Die **sensiblen Fasern** entstammen den pseudounipolaren Zellen des **Ganglion trigeminale,** deren zentrale Fortsätze in den **sensiblen Trigeminuskernen (Nucleus sensibilis pontinus n. trigemini, Nucleus tractus spinalis n. trigemini)** enden.

Der **Nucleus tractus mesencephali n. trigemini** besteht aus pseudounipolaren Nervenzellen, deren Fasern ohne Unterbrechung durch das **Ganglion trigeminale** hindurchziehen. Es sind dieses die **einzigen sensiblen Fasern,** deren Ursprungszellen **nicht** in einem Ganglion außerhalb des ZNS, sondern in einem **Nucleus des Gehirnstammes** liegen. Der Nucleus tractus mesencephalici n. trigemini stellt demnach ein im Gehirn verbliebenes **sensibles Ganglion** dar.

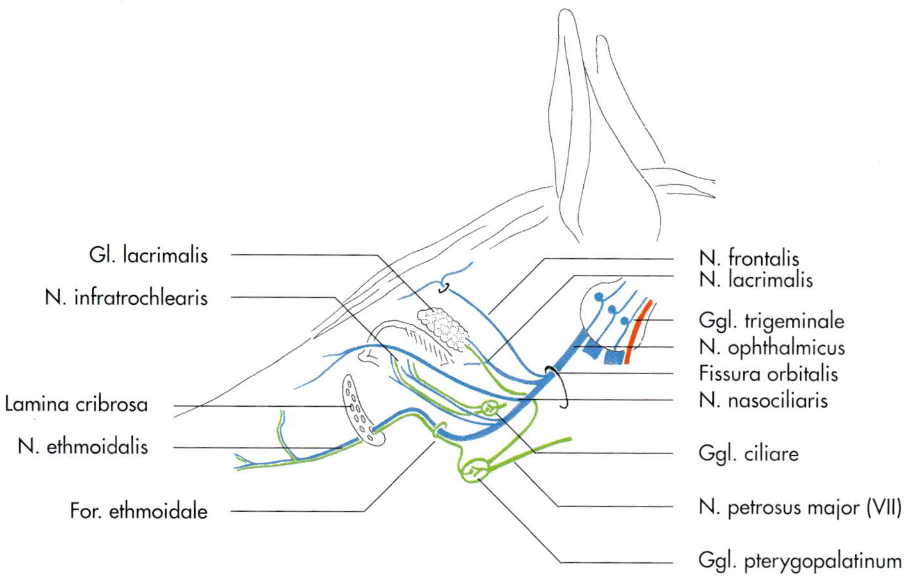

Abb. 14-54. Schematische Darstellung der Hauptverzweigung des N. ophthalmicus (V_1) des Pferdes, blau = sensible, rot = motorische und grün = parasympathische Fasern.

Der **N. trigeminus** tritt **lateral des Pons** mit einer **Radix sensoria** und **einer Radix motoria** aus. Das **Ganglion trigeminale** liegt in einer **Duratasche am Felsenbein.**

Vom Ggl. trigeminale teilt sich der N. trigeminus in die Haupttäste:

- N. ophthalmicus (V_1),
- N. maxillaris (V_2),
- N. mandibularis (V_3).

Nervus ophthalmicus (V_1)

Der N. ophthalmicus (V_1) zieht zunächst in einer gemeinsamen Durascheide mit dem N. maxillaris, dem N. oculomotorius, dem N. trochlearis und dem N. abducens lateral an der Hypophyse vorbei zum **Foramen rotundum** bzw. **orbitorotundum** der **Fissura orbitalis,** durch die er aus der Schädelhöhle in die **Orbita** austritt (Abb. 14-54 u. Tab. 14-1).

Der N. ophthalmicus besitzt, zusammen mit den Begleitnerven, engen Kontakt zum **Sinus cavernosus** bzw. bei Wiederkäuern, Schwein und Katze auch zum **Rete mirabile epidurale.** Er teilt sich in der Orbita in den:

- N. lacrimalis,
- N. frontalis,
- N. nasociliaris,
  - N. ethmoidalis,
  - N. infratrochlearis.

Der **N. lacrimalis** zieht, von der derben Periorbita bedeckt, lateral der Augenmuskelpyramide zur **Glandula lacrimalis** und zum **temporalen Augenwinkel.** Er innerviert die Haut und die Bindehaut im Bereich des temporalen Augenwinkels. Beim Rind steuert er den größten Faseranteil zusammen mit dem **N. zygomaticus** zur Bildung des **Ramus cornualis** bei.

Die **sekretorischen Fasern** zur Innervation der Tränendrüse stammen vom Intermediusanteil des **N. intermediofacialis (VII).** Sie bilden Synapsen im **Ganglion pterygopalatinum,** verlaufen dann mit dem N. maxillaris und dem N. zygomaticus, um schließlich auf den N. lacrimalis überzutreten.

Der **N. frontalis** zieht ebenfalls unter der Periorbita über die dorsomediale Fläche der Augenmuskelpyramide und gelangt zum **dorsalen Rand der Orbita.** Hier durchbohrt er die Periorbita und schlägt sich um den Orbitarand herum. Beim Pferd durchzieht er das **Foramen supraorbitale.** Er innerviert die Haut und die Bindehaut des oberen Augenlides, des nasalen Augenwinkels und die Stirnhaut. Er gibt einen Ast an den Sinus frontalis ab.

Der **N. nasociliaris** ist der **umfangreichste Ast** des N. ophthalmicus. Anfangs verläuft er lateral des N. opticus, tritt dann aber über diesen hinweg zur medialen Wand der Orbita.

Der **N. nasociliaris** teilt sich in den N. ethmoidalis und den N. infratrochlearis. An seiner Aufzweigungsstelle entläßt er feine Äste, die das Ggl. ciliare durchziehen und als **Nn. ciliares breves** zusammen mit den **Nn. ciliares longi** in den Bulbus oculi eintreten. Die **Nn. ciliares** verlaufen zwischen Sklera und Choroidea bis zur Iris. Sie verzweigen sich in der Regenbogenhaut, dem M. ciliaris und in der Cornea.

Der **N. ethmoidalis** zieht zum **Foramen ethmoidale,** durch das er wieder in die Schädelhöhle eintritt. Hier verläuft er außerhalb der Dura mater bis zum medialen Rand der **Siebbeinplatte,** durchzieht diese und gelangt in die **Nasen-**

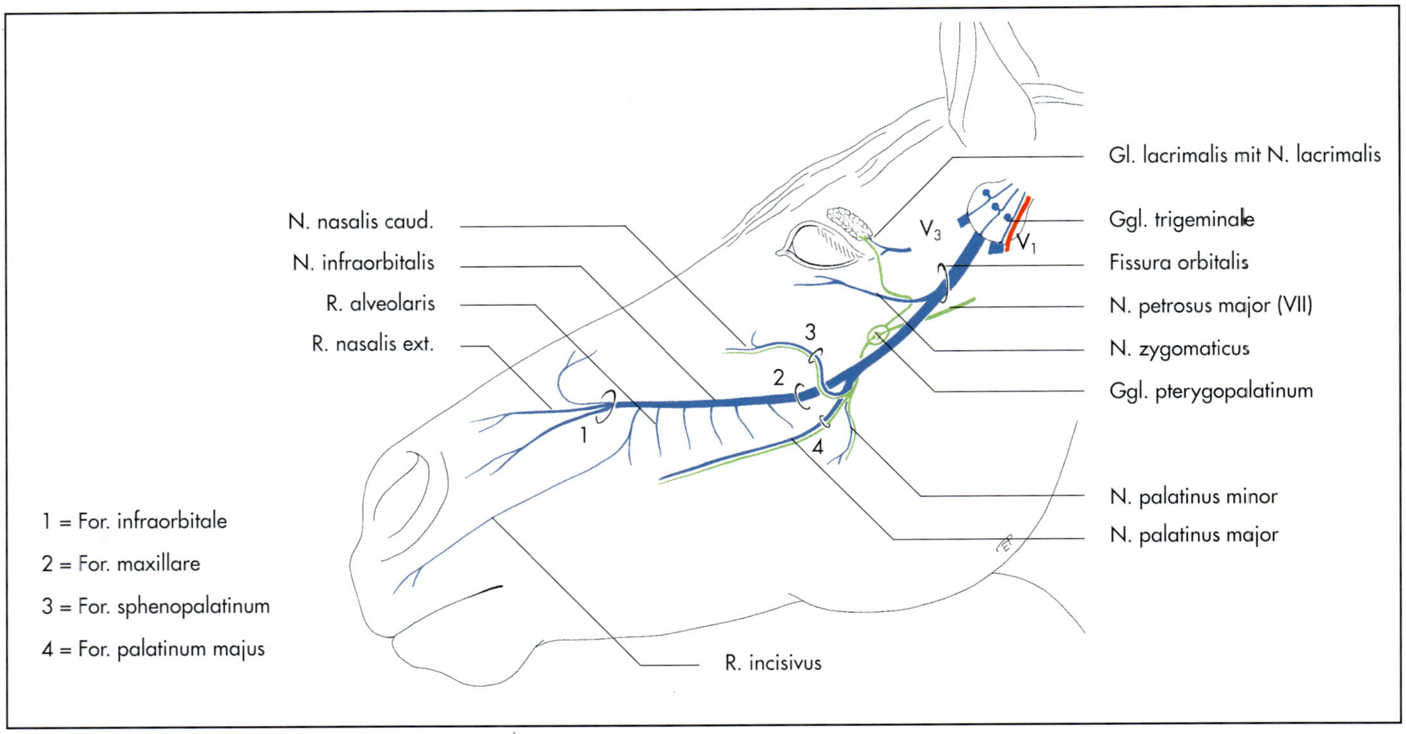

Abb. 14-55. Schematische Darstellung der Hauptverzweigungen des N. maxillaris (V_2) des Pferdes, blau = sensible, rot = motorische und grün = parasympathische Fasern.

höhle. Er innerviert die **Riechschleimhaut** mit **sensiblen Fasern,** gibt Äste an die Stirnhöhle und an die Haut des Nasenhöhlendaches bis zur Nasenspitze ab.

Der **N. infratrochlearis** zieht an der medialen Wand der Orbita zum **nasalen Augenwinkel.** Er innerviert die Bindehaut, die Tränenkarunkel und die Nickhaut.

Nervus maxillaris (V_2)

Der N. maxillaris (V_2) ist wesentlich stärker als der N. ophthalmicus. In der Schädelhöhle entläßt er einen **Ramus meningeus** für basale Bereiche der Dura mater. Er verläßt die Schädelhöhle durch das **Foramen rotundum** bzw. **orbitorotundum** und zieht zur Fossa pterygopalatina (Abb. 14- 55 u. Tab. 14-1). Er teilt sich auf in den:

- N. zygomaticus,
- N. pterygopalatinus,
- N. infraorbitalis.

Mit dem N. maxillaris verbunden liegt auf dessen medialer Seite das **parasympathische Ganglion pterygopalatinum.**

Der **N. zygomaticus** verläuft an der lateralen Wand der Orbita. Er innerviert zusammen mit dem N. lacrimalis, dem N. frontalis und dem N. auriculopalpebralis die Haut in der Scheitel- und Schläfengegend. Bei horntragenden Wiederkäuern trägt er zur Bildung des **Ramus cornualis** bei. Der N. zygomaticus führt dem N. lacrimalis **parasympathische Fasern** vom **Ganglion pterygopalatinum** zu. Der Katze fehlt der N. zygomaticus.

Der **N. pterygopalatinus** verläßt den N. maxillaris an seinem Ventralrand. Er verläuft rostral und teilt sich in den:

- N. nasalis caud.,
- N. palatinus major,
- N. palatinus minor.

Der **N. nasalis caudalis** tritt durch das **Foramen sphenopalatinum** in die Nasenhöhle und verzweigt sich in einen R. med. und einen R. lat. Er innerviert **sensibel** ventrale Bezirke der Nasenscheidewand, die Schleimhaut der ventralen Nasenmuschel und die des mittleren und ventralen Nasenganges.

Der **N. palatinus major** erreicht das **Foramen palatinum caudale,** durchzieht den Canalis palatinus und innerviert die Schleimhaut des harten Gaumens. Der dünne **N. palatinus minor** ist für die **sensible Innervation** des Gaumensegels zuständig.

Der **N. infraorbitalis** ist die Fortsetzung des N. maxillaris. Er erreicht das **Foramen maxillare,** durchzieht den Canalis infraorbitalis und verläßt diesen am **Foramen infraorbitale.** Er entläßt **Rami alveolares** an sämtliche Zähne des Oberkiefers, innerviert die Haut des Nasenrückens, die Haut und Schleimhaut der Nasenlöcher und die Oberlippe (Nasenbremse beim Pferd). Mit den Ästen des N. maxillaris verlaufen **sekretorisch-parasympathische Fasern** vom **Ganglion pterygopalatinum** zur Tränendrüse und zu Drüsen der Nase und des Gaumens.

Nervus mandibularis (V_3)

Der N. mandibularis (V_3) ist ebenso stark wie der N. maxillaris (Abb. 14-56 u. Tab. 14-1). Er enthält als einziger Ast des N. trigeminus auch **motorische Fasern.** Nach Abgabe eines **Ramus meningeus** verläßt er die Schädelhöhle durch das

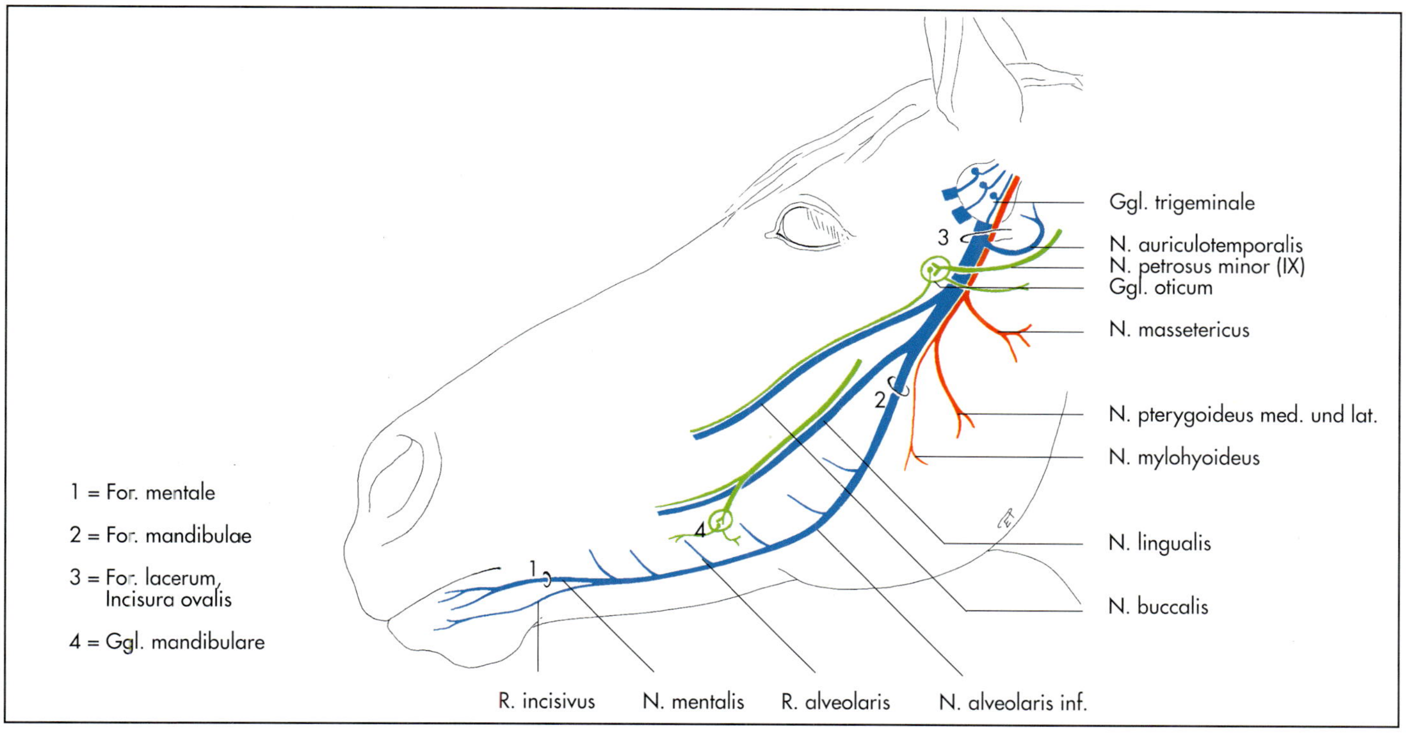

Abb. 14-56. Schematische Darstellung der Hauptverzweigungen des N. mandibularis (V_3) des Pferdes, die Nn. temporales proff. sind nicht dargestellt, blau = sensible, rot = motorische und grün = parasympathische Fasern.

Foramen ovale (Incisura ovalis, Pferd). Er teilt sich erneut auf in den:

- N. masticatorius,
- N. buccalis,
- N. auriculotemporalis (frühere Benennung N. temporalis supf.),
- N. lingualis,
- N. alveolaris inf.

Der **N. masticatorius** verläßt den N. mandibularis kurz nach seinem Durchtritt durch das **Foramen ovale.** Er teilt sich in den **N. massetericus** und die **Nn. temporales profundi.**

Der **N. massetericus** überquert die Incisura mandibulae und tritt seitwärts in den M. masseter ein. Die **Nervi temporales profundi** innervieren den M. temporalis. Ventromedial entläßt der N. mandibularis den **N. pterygoideus medialis** und den **N. pterygoideus lateralis** für die Innervation der gleichnamigen Kaumuskeln.

In der Nähe des Ursprungs der Kaumuskelnerven liegt am N. mandibularis das **Ganglion oticum. Motorische Fasern** für den M. tensor tympani und für den M. tensor veli palatini verlassen den N. mandibularis in Höhe des Ggl. oticum, um von hier zu den genannten Muskeln zu ziehen.

Der **N. buccalis** verläuft zwischen dem M. pterygoideus lat. und dem M. temporalis rostral zur Backengegend. Er innerviert die Backenschleimhaut **sensibel** und führt den Backendrüsen **sekretorische Fasern** vom Ggl. oticum zu.

Der **N. auriculotemporalis** verläßt den N. mandibularis an seinem Kaudalrand. Anfangs wird er von der **Gl. parotis** bedeckt. Er teilt sich in einen **R. auricularis** und einen **R. temporalis**. Der **R. auricularis** zieht am Vorderrand des äußeren Gehörgangs zur Ohrmuschel und versorgt zusammen mit dem **N. auricularis rostralis** des **N. intermediofacialis** die Haut an der Muschelbasis und an ihrer rostralen Innenfläche. Der **R. temporalis** gibt Äste an den äußeren Gehörgang, die Ohrspeicheldrüse und die Haut in der Backengegend ab.

Der N. mandibularis teilt sich schließlich in den **N. alveolaris inferior** und den **N. lingualis.**

Der **N. alveolaris inferior** verläuft zwischen dem M. pterygoideus lat. und dem M. pterygoideus med. zum **Foramen mandibulae.** Bevor er in den Unterkieferkanal eintritt gibt er seinen letzten motorischen Ast, den **N. mylohyoideus** ab. Dieser innerviert den M. mylohyoideus und den rostralen Bauch des M. digastricus. Im **Canalis mandibulae** entläßt der **N. alveolaris inferior Rami alveolares** für die Zähne des Unterkiefers. Er verläßt den Unterkieferkanal durch das **Foramen mentale (Foramina mentalia)** als **N. mentalis** und innerviert Haut und Schleimhaut an der Unterlippe und am Kinn.

Der **N. lingualis** verläuft vorerst lateral vom Stylohyoid, dann medial am M. mylohyoideus zur Zunge, wo er sich in einen oberflächlichen und einen tiefen Ast gabelt. Er versorgt die Schleimhaut der vorderen zwei Drittel der Zunge und die des Mundhöhlenbodens. Am Ursprung des N. lingualis vereinigt er sich mit der **Paukensaite (Chorda tympani) des N. intermediofacialis.** Sie bringt dem N. lingualis **sensorische** und **parasympathische Fasern.** Die parasympathischen Fasern gehen im **Ganglion mandibulare,** das dem N. lingualis anliegt, Synapsen mit postganglionären Neuronen ein. Sie innervieren die Unterzungendrüsen und die Unterkieferdrüse sekretorisch.

Die **Trigeminuslähmung,** auch mastikatorische Gesichtslähmung genannt, tritt vor allem beim Hund auf. Sie ruft den

Ausfall der Kaumuskulatur hervor. Als Symptom wird das Herabhängen des Unterkiefers beobachtet. Da die Störung auch mit einer Lähmung des N. hypoglossus assoziiert sein kann, hängt die Zunge aus der Mundhöhle. Die Erkrankung tritt vor allem bei Tollwut, Abszessen und Gehirnblutungen auf.

Nervus abducens (VI)

Der N. abducens (VI), ein **somatomotorischer Nerv,** hat seinen Ursprungskern, den **Nucleus motorius n. abducentis** im dorsalen Brückenbereich. Dieser wird von den **motorischen Fasern** des N. intermediofacialis schleifenartig umgeben **(inneres Fazialisknie)** (Abb. 14-14, 16, 46 u. Tab. 14-1).

Der **N. abducens** entspringt am rostralen Ende des Sulcus ventr. lat. der **Medulla oblongata,** dort wo dieser am Sulcus pontobulbaris endet. Er verläßt gemeinsam mit dem N. ophthalmicus, dem N. maxillaris, dem N. oculomotorius und dem N. trochlearis die Schädelhöhle durch das For. rotundum bzw. orbitorotundum und innerviert den M. rectus lat. bulbi und das laterale Viertel des M. retractor bulbi.

N. intermediofacialis (VII)

Der N. intermediofacialis (VII) bezieht seine Fasern aus **zwei Kernen der Medulla oblongata** (Abb. 14-14, 16, 46, 58, 59 u. Tab. 14-1). Der **motorische Kern** liegt ventral am **Übergang des Pons** zur Medulla oblongata. Seine Fasern verlaufen im Gehirnstamm vorerst dorsal, umgeben als **»inneres Fazialisknie«** den Kern des N. abducens, um dann wieder ventral zu ziehen. Der **parasympathische Kern** des N. intermediofacialis liegt kaudal des **Nucleus motorius n. abducentis.** Seine Fasern ziehen auf direktem Weg zur Fazialiswurzel. Hinzu kommen noch **sensibel-sensorische Fasern,** deren Wurzelzellen sich im Ggl. geniculi befinden. Der sensibel-sensorische und parasympathische Abschnitt wird auch als **Intermedius-Anteil** bezeichnet.

Der N. intermediofacialis entspringt lateral am **Corpus trapezoideum** aus der Medulla oblongata. Er verläuft zusammen mit dem **N. vestibulocochlearis** zum **Meatus acusticus internus,** wo er in den Fazialiskanal eintritt. In diesem gebogenen Kanal des Felsenbeins liegt das **»periphere Fazialisknie«,** an dessen Scheitel sich als Verdickung das **Ganglion geniculi** befindet.

Im Felsenbein ist der Fazialiskanal streckenweise zum **Cavum tympani** schlitzförmig offen, so daß der Nerv nur durch Paukenhöhlenschleimhaut vom Mittelohr getrennt verläuft (Mittelohrerkrankungen können eine Fazialislähmung bedingen). Innerhalb des Canalis facialis entläßt er den N. petrosus major, den N. stapedius und die Chorda tympani.

Der **N. petrosus major** enthält hauptsächlich **parasympathische Fasern,** die zum **Ganglion pterygopalatinum** ziehen, hier Synapsen eingehen und postganglionär die Tränendrüse, Nasendrüsen und Gaumendrüsen innervieren.

Der **N. stapedius** innerviert den gleichnamigen Muskel im Cavum tympani. Die **Chorda tympani,** auch Paukensaite genannt, vereinigt sich mit dem N. lingualis des N. trigeminus, bringt diesem Geschmacksfasern für die rostralen zwei Drittel der Zunge und parasympathische Fasern für die Unterzungendrüsen und die Unterkieferdrüse. Der N. intermediofacialis wird nach Abgabe der Intermediusanteile (N. petrosus major und Chorda tympani) im weiteren Verlaluf als N. facialis benannt.

Der **N. facialis** verläßt das Felsenbein durch das For. stylomastoideum und führt dann fast ausschließlich **motorische Fasern.** Er versorgt die gesamte mimische Muskulatur, den kaudalen Teil des M. digastricus und zum Teil die Hautmuskeln der Halsregion. Der **erste Ast des N. facialis,** der **Ramus auricularis internus,** innerviert kleine Muskeln am Rücken der Ohrmuschel. Er versorgt anschließend gemeinsam mit einem Zweig des N. vagus den größten Teil der Haut auf der dem Gehörgang zugekehrten Innenfläche der Ohrmuschel.

Der nächste, umfangreichere Ast des N. facialis, der **N. auricularis caudalis,** umgibt den Ohrmuschelgrund kaudal, innerviert die hier gelegenen Ohrmuschelmuskeln und gemeinsam mit dem ersten und zweiten Halsnerv die Haut des Ohrmuschelrückens mit **sensiblen Fasern.** Vom N. auricularis caud. zweigen beim Hund und bei der Katze auch **motorische Fasern** für das Platysma ab.

Vom N. facialis zweigen schließlich Äste an den kaudalen Bauch des M. digastricus und den M. stylohyoideus ab. Bei den Equiden versorgt der N. facialis auch die kaudale Abspaltung des M. digastricus, den M. occipitomandibularis. Der Gesichtsnerv versorgt demnach die Öffner der Mundspalte.

An der Ohrmuschelbasis zweigt aus dem N. facialis rostral der **N. auriculopalpebralis** ab. Er zieht von der Ohrspeicheldrüse bedeckt über den Jochbogen und entläßt Rr. auriculares rostrales für die Ohrmuschelmuskeln und den R. zygomaticus. Diese Äste des N. auriculopalpebralis vereinigen sich mit Zweigen des N. trigeminus (N. auriculotemporalis, N. lacrimalis und N. frontalis) zum **Plexus auricularis rostralis.** Motorische Fasern erreichen die Muskeln der Augenlider.

Aus dem N. facialis ziehen schließlich Äste in die Ohrspeicheldrüse, zum M. parotidoauricularis und zum M. cutaneus colli. Der zum Halshautmuskel ziehende Ast verläßt den N. facialis an dessen Ventralrand. Er fehlt dem Rind und dem Schaf. Dieser R. colli verbindet sich mit Fasern der Ventraläste des ersten Halsnervs.

Der **Stamm des N. facialis** gelangt schließlich am Vorderrand der Ohrspeicheldrüse auf den M. masseter in subkutaner Lage. Hier teilt er sich in **Rami buccales** auf, die sowohl tierartlich, oft auch individuell verschieden untereinander **plexusartig** kommunizieren. Die Benennung **Plexus buccalis** ist daher zweckmäßig. Aus diesem Plexus gelangen **motorische Fasern** zu sämtlichen Muskeln der Backen, der Lippen und der Nasenöffnung. Den motorischen Fasern des N. facialis gesellen sich im Gesichtsbereich **sensible** hinzu, die aus dem N. trigeminus stammen. Es sind solche des N. auriculotemporalis und des N. infraorbitalis.

Die **Schädigung des N. facialis,** die **sog. Fazialislähmung,** kann an verschiedenen Stellen erfolgen. Erkrankungen im Bereich des Gehirnstammes führen zur **»zentralen Fazialislähmung«.** Dabei sind auf beiden Seiten sämtliche Ohr-, Lid-, Nasen- und Lippenmuskeln betroffen. Die **»periphere Fazialislähmung«,** deren Ursache im Bereich des Mittelohres (Otitis media) oder im außerhalb des Schä-

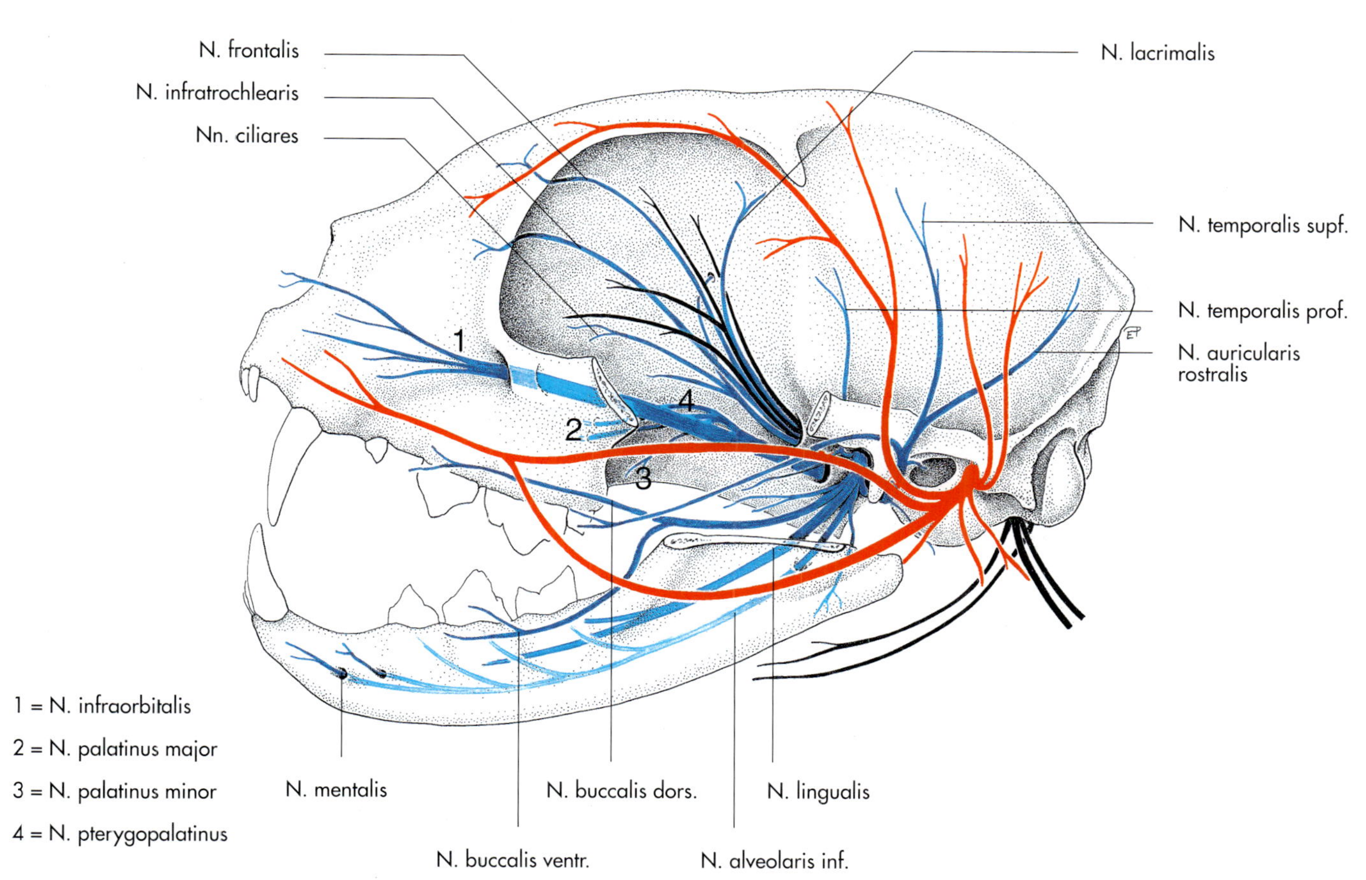

Abb. 14-57. Schematische Darstellung der Hauptverzweigungen des N. trigeminus (V) der Katze, blau = sensible Nervenfasern, rote und schwarze Nervenfasern siehe Abb. 14-59, nach Dr. Dagmar Schleip, 1992.

dels gelegenen Teil des N. facialis zu suchen ist, betrifft die mimische Muskulatur einer Seite. Die schlaffe Lähmung der Muskeln der betroffenen Gesichtshälfte führt dazu, daß die Mundpartie herabhängt und die Augenlider nicht mehr geschlossen werden können. Beim Menschen tritt erhöhte Schallempfindlichkeit (Hyperakusis) auf. Beim Pferd kann der N. facialis in seinem subkutanen Verlauf über dem M. masseter, durch extremen Druck vom Halfter, verletzt werden. In diesem Fall sind nur Muskeln der Mundpartie und der Nasenöffnung einer Seite betroffen.

N. vestibulocochlearis (VIII)

Der N. vestibulocochlearis (VIII), ein **rein sensorischer Nerv,** setzt sich aus zwei von ihrer Funktion her verschiedenen Komponenten zusammen: dem **Gleichgewichts- und dem Gehörnerv** (Abb. 14-30, 46 u. Tab. 14-1).

Der **N. vestibularis** ist für das **Gleichgewichtsorgan,** den sog. **Vestibularapparat** zuständig. Seine bipolaren Nervenzellen liegen im Ggl. vestibulare. Es liegt im Fundus des **Meatus acusticus internus** und besteht aus einer **Pars superior** und einer **Pars inferior.** Die peripheren Zellfortsätze enden an den Sinneszellen der **Cristae ampullares** sowie **der Maculae utriculi** und **sacculi.**

Die **afferenten Wurzelfasern** der Pars vestibularis treten als **Radix vestibularis** in das Corpus trapezoideum ein und gelangen zu den in der **Area vestibularis** der Medulla oblongata gelegenen **Endkernen (Nucleus vestibularis rostralis, spinalis, medialis und lateralis).** Ein Teil der Fasern erreicht direkt das **Kleinhirn.**

Der **N. cochlearis** ist für das **Gehörorgan** zuständig. Die **bipolaren Nervenzellen** liegen im **Ganglion spirale.** Die peripheren Fortsätze enden an den **Haarzellen** des **Corti-Organs.** Das **Ganglion spirale cochleae** liegt als Zellband am Ansatz der Spirallamelle an der Schneckenspindel.

Die **zentralen Fasern** bilden Bündel, die durch die Löcher der Area cochleae des **Meatus acusticus internus** als **Radix cochlearis** zusammen mit der **Radix vestibularis** zum **Corpus trapezoideum** ziehen, wo sie im **Nucleus cochlearis ventralis** und **Nucleus cochlearis dorsalis** enden. In diesen beiden Kernen beginnt die **zentrale Hörbahn.**

Nach Überkreuzen der Fasern führt sie zum **Corpus geniculatum mediale** und zu den **Colliculi caudales der Vierhügelplatte.** Im Lemniscus lat. steigen die Fasern der Hörbahn zur **Gehirnrinde.** Sie projizieren sich über die sog. **Hörstrahlung** zur **Area acustica im Temporallappen** der Großhirnrinde.

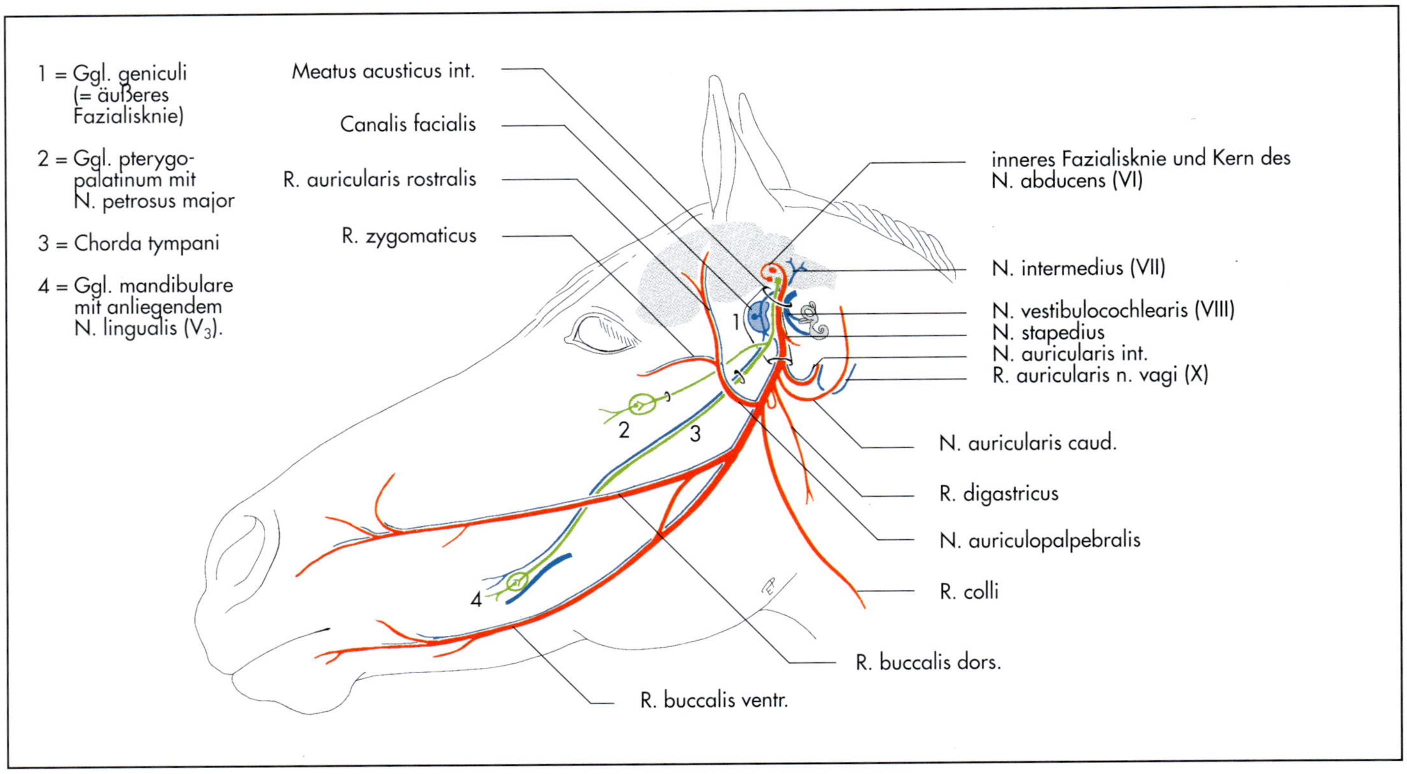

Abb. 14-58. Schematische Darstellung der Hauptverzweigungen des N. intermediofacialis (VII), blau = sensible, rot = motorische und grün = parasympathische Fasern.

- Zu **diagnostischen Zwecken** können am Präparat beide Teile des Ggl. vestibulare mit einem scharfen Löffel aus dem Meatus acusticus int. entnommen werden. Das Ggl. cochleare kann mit Hilfe eines Schnittes am Präparat, der in einem tierartspezifischen nach vorne stumpfen Winkel (Katze 50°) zur Schädelbasis, in Höhe des Meatus int. ausgeführt wird, angeschnitten werden.

Nervus glossopharyngeus (IX)

Der N. glossopharyngeus (IX), ein **maximal gemischter Nerv,** wird zusammen mit dem N. vagus und dem N. accessorius zur **»Vagusgruppe«** zusammengefaßt. Seine **motorischen Fasern** entspringen im rostralen Abschnitt des **Nucleus ambiguus** in der Medulla oblongata. Der Nucleus ambiguus stellt damit einen gemeinsamen Kern für den IX. und X. Gehirnnerv dar. Die **vegetativ-parasympathischen Fasern** haben ihren Ursprung im **Nucleus parasympathicus n. glossopharyngei (Nucleus salivatorius caudalis)** (Abb. 14-46, 60 u. Tab. 14-1).

Die **sensiblen Wurzelzellen** liegen im **Ganglion petrosum**, an dem ein proximaler, noch intrakranial gelegener, und ein distaler Abschnitt unterschieden werden. Er versorgt **sensibel** das Mittelohr, das kaudale Drittel der Zunge und zusammen mit dem N. vagus den Pharynx. **Motorisch** wird von ihm der Schlundkopferweiterer (M. stylopharyngeus caud.) innerviert. Wahrscheinlich innerviert er auch Muskeln des Gaumensegels.

In Höhe des **Ganglion distale** zweigt der **N. petrosus minor** ab. Er gibt im Cavum tympani feine Äste an den Plexus tympanicus und die Tuba auditiva ab, verläßt dann die Paukenhöhle und endet im **Ganglion oticum.** Postganglionäre Fasern des Ggl. oticum innervieren sekretorisch die Gl. parotis und die Backendrüsen.

Im **N. glossopharyngeus,** vor allem im R. lingualis sind verstreute, mikroskopisch kleine **parasympathische Ganglien** eingelagert. Der N. glossopharyngeus bekommt vom **Ganglion cervicale craniale** auch **sympathische Fasern.**

Vor seiner Aufzweigung in den **Ramus pharyngeus** und den **Ramus lingualis** gibt der N. glossopharyngeus einen Ast an den **Sinus caroticus** ab. Dieser R. sinus carotici leitet Informationen über Blutdruck und CO_2-Gehalt des Blutes zu den **Vasomotorenzentren** des verlängerten Marks.

Beim Pferd verläuft der N. glossopharyngeus parallel mit dem N. hypoglossus in einer Falte der **medialen Luftsackbucht** rostral. Der **Ramus pharyngeus** (es können auch mehrere Rr. pharyngei sein) verzweigt sich zusammen mit dem R. pharyngeus des N. vagus im submukös gelegenen **Plexus pharyngeus.** Der **Ramus lingualis** versorgt **sensibel, sensorisch** und **parasympathisch** die Schleimhaut des kaudalen Drittels der Zunge.

Nervus vagus (X)

Der N. vagus (X) versorgt nicht nur wie die übrigen Gehirnnerven Bezirke im **Kopfbereich,** sondern er zieht in den **Thorakal-** und **Abdominalraum** kaudal, wo er sich in den Eingeweiden plexusartig aufzweigt. Er ist der **stärkste parasympathische Nerv des autonomen Nervensystems** (Abb. 14-46, 60 u. 61 u. Tab. 14-1).

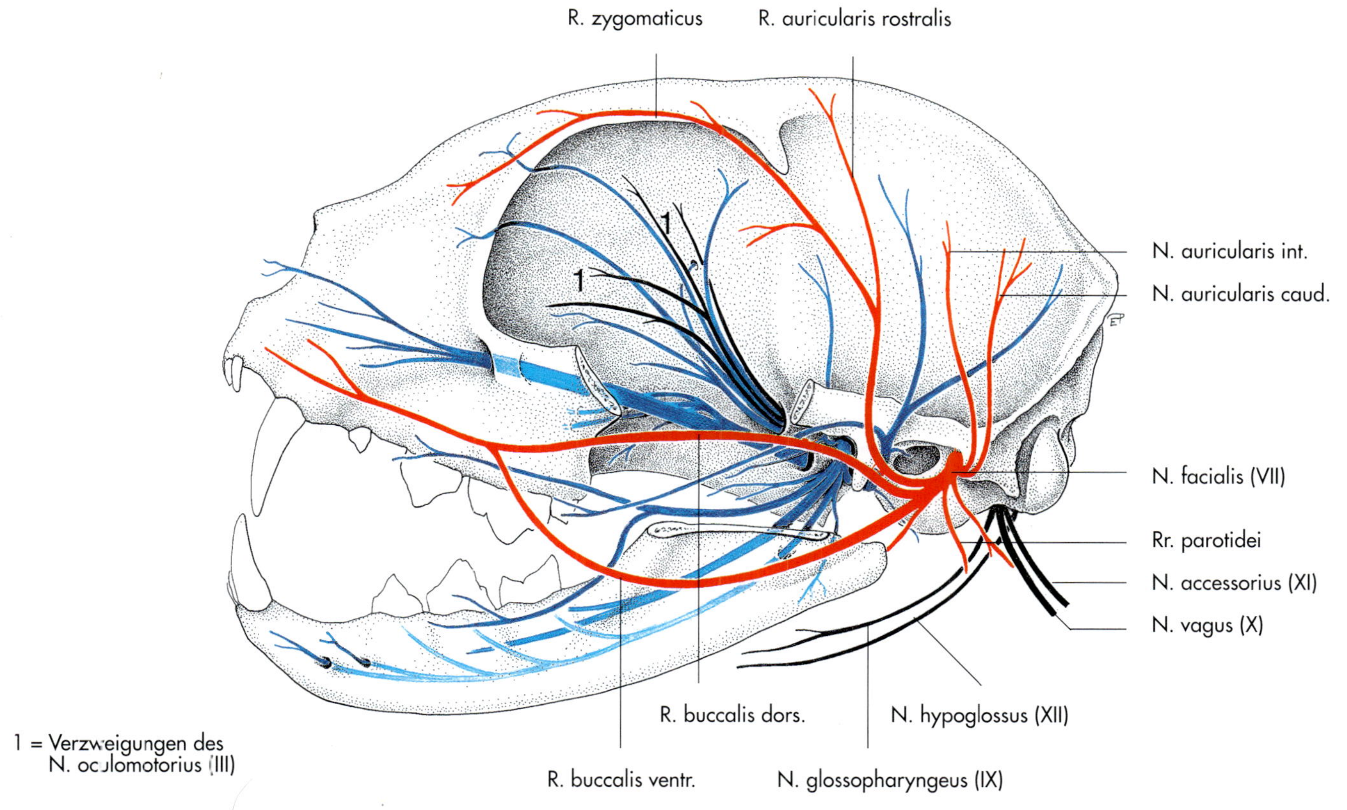

Abb. 14-59. Schematische Darstellung der Hauptverzweigungen des N. intemediofacialis (VII), rot = motorische Nervenfasern, schwarz = Nervenfasern der Vagusgruppe (IX, X und XI) sowie des N. hypoglossus (XII), blau = sensible Nervenfasern siehe Abb. 14-57, nach Dr. Dagmar Schleip, 1992.

Der N. vagus ist anfangs **maximal gemischt.** Seine **motorischen** Wurzelzellen liegen im kaudalen Abschnitt des **Nucleus ambiguus** in der Medulla oblongata. Motorische Fasern übernimmt er aber auch vom N. accessorius.

Die **pseudounipolaren, sensiblen Wurzelzellen** liegen im **Ganglion jugulare.** Sie senden ihre afferenten Fasern an sensible Kerne der Medulla oblongata. Die **parasympathischen Wurzelzellen** liegen im **Nucleus parasympathicus n. vagi,** der unmittelbar kaudal an den des N. glossopharyngeus im **verlängerten Mark** anschließt. Die langen, präganglionären parasympathischen Fasern des N. vagus enden in **intramuralen Ganglien der Brust- und Baucheingeweide.** Für die parasympathisch vom Vagus innervierten Kopfgebiete liegen die Synapsen im **Ganglion nodosum seu distale.** Dieses befindet sich in Höhe der Abzweigung des N. laryngeus cran.

Der N. vagus entspringt ventrolateral an der **Medulla oblongata** zwischen dem N. glossopharyngeus und dem N. accessorius. Er verläßt die Schädelhöhle mit den beiden Begleitnerven durch das **Foramen jugulare.** Hier liegt das **sensible Ganglion jugulare.** In der Nähe des For. jugulare entläßt er einen feinen **Ramus meningeus** und den **Ramus auricularis,** der zusammen mit einem Ast des N. facialis die Haut an der Innenfläche der Ohrmuschel innerviert.

Der **Ramus auricularis** ist der einzige Vagusast, der ein Hautgebiet innerviert. Die Lokalisation von Aurikuloakupunkturpunkten in diesem Hautareal wird u.a. mit dem Vorhandensein dieses Vagusastes begründet.

Als **Kopfteil des Vagus** wird sein Abschnitt bis zur Abzweigung des **N. laryngeus cranialis** bezeichnet. Außer dem R. auricularis zweigt ein kräftiger **Ramus pharyngeus** und schließlich der **N. laryngeus cranialis** ab.

Der **Ramus pharyngeus** verzweigt sich zusammen mit dem des N. glossopharyngeus im **Plexus pharyngeus.** Der Plexus pharyngeus bildet an der Außenfläche der Muskulatur und in der Tela submukosa des Pharynx ein feines Geflecht mit eingestreuten Nervenzellgruppen. Die Vagusfasern versorgen **sensibel** die Schleimhaut der Trachea, der Epiglottis und des Ösophagus. Äste des Vagus innervieren die Schlundkopfschnürer und erreichen auch die Radix linguae.

Der **N. laryngeus cranialis** verläßt den Vagus distal des **Ganglion nodosum.** Er innerviert die kaudal gelegenen Schlundkopfschnürer und teilt sich in einen R. ext. und einen R. int.

Der **Ramus externus** endet im M. cricothyreoideus, während der **Ramus internus** den Kehlkopf **sensibel** innerviert. Vor seiner Aufzweigung gibt der N. laryngeus cran. den **N. depressor** ab, der entweder isoliert oder zusammen mit dem Truncus vagosympathicus zum **Plexus cardiacus** zieht. Seine Wirkung **verlangsamt den Herzschlag.**

Der **N. vagus** erhält vom **Ganglion cervicale craniale** auch **sympathische Fasern.** Das **Ganglion nodosum seu**

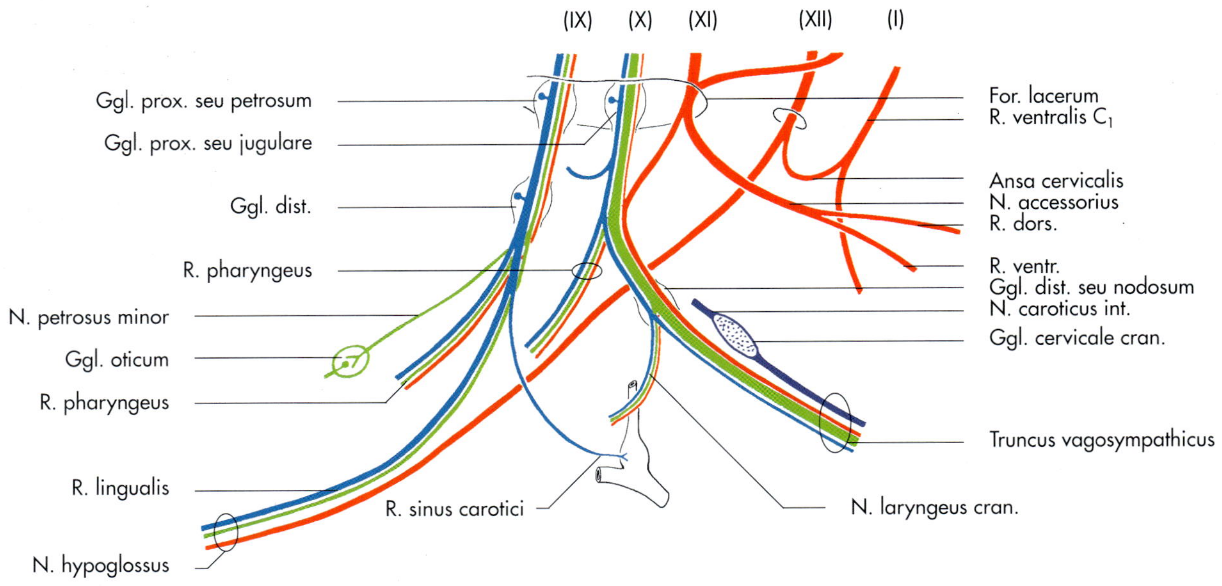

Abb. 14-60. Schematische Darstellung der Anfangsabschnitte der Nerven der Vagusgruppe [N. glossopharyngeus (IX), N. vagus (X), N. accessorius (XI)] und des N. hypoglossus (XII) sowie wichtiger Ganglien, nach Budras u. Röck, 1997.

distale n. vagi ist beim Hund, bei der Katze und beim Schwein makroskopisch sichtbar. Beim Pferd, Rind und Schaf besteht es aus diffus eingestreuten Nervenzellen die nur histologisch nachweisbar sind. Bei der Ziege ist sowohl die eine als auch die andere Situation anzutreffen.

Der **Halsteil des N. vagus** beginnt an der Abzweigung des **N. laryngeus cranialis.** Er vereinigt sich mit dem Sympathicus zum **Truncus vagosympathicus,** der dorsolateral der A. carotis communis brustwärts zieht. Vor dem Brusteingang trennt er sich vom Truncus sympathicus und entläßt, in den Fällen, in denen sich ihm der N. depressor hinzugesellt hat, diesen an die Herzbasis.

Der **Brustteil des Vagus** trennt sich vom Sympathicus bereits **vor dem Ganglion cervicale medium.** Anschließend verläuft er ventral der A. subclavia und tritt in das Mediastinum ein. Aus dem Vagus zweigen hier im allgemeinen wieder **Rami cardiaci** ab, die zusammen mit sympathischen Fasern aus dem Ggl. cervicale medium und dem Ggl. stellatum zum Plexus cardiacus verlaufen.

Ein weiterer Ast aus dem **Brustteil des N. vagus** ist der **N. laryngeus caudalis seu recurrens.** Auf der **rechten Körperseite** zweigt er in Höhe des **arteriellen Truncus costocervicalis,** auf der **linken** in Höhe des **Lig. arteriosum** ab.

Der **linke rückläufige Kehlkopfnerv,** dessen Axone zu den längsten des Körpers zählen, schlägt sich um die **Aorta,** und kommt hier mit den **Lymphonodi bifurcationes** in Kontakt. Beide **Nn. recurrentes** geben von ihrem Anfangsteil einen Ramus an den Plexus cardiacus ab. Die beiden rückläufigen Nerven gelangen entlang der Trachea, medial der A. carotis communis zum Kehlkopf und innervieren mit Ausnahme des M. cricothyreoideus sämtliche Kehlkopfmuskeln und sensibel einen kaudalen Abschnitt der Schleimhaut des Larynx. Im Halsbereich entlassen die Nn. recurrentes feine Äste für die Trachea und den Ösophagus.

Beim Pferd führt die **Lähmung des linken N. laryngeus recurrens** zu der als **»Kehlkopfpfeifen«** bekannten Erkrankung.

Der **fortlaufende Vagusstamm** teilt sich jederseits in Höhe der Lungenwurzel in einen **Ramus dorsalis** und einen **Ramus ventralis.** Diese entsenden **Rami bronchales,** treten dann auf den Ösophagus über und vereinigen sich jeweils mit dem der Gegenseite zum **Truncus vagalis dorsalis** und **Truncus vagalis ventralis.** Nach ihrem Durchtritt durch den Hiatus oesophageus des Zwerchfells werden sie als **Bauchteil des N. vagus** bezeichnet. In der Bauchhöhle verzweigt sich der Vagus plexusartig **»vage«.** Er vermischt sich mit **sympathischen Fasern,** um sämtliche Organe des Bauchraumes zu innervieren.

Nervus accessorius (XI)

Der N. accessorius (XI) gehört ebenfalls zur **Vagusgruppe.** An seinem Ursprung ist er rein **motorisch,** bekommt aber dann vom **Ganglion cervicale craniale** auch **sympathische Fasern.** Sein Kern, **Nucleus spinalis n. accessorii,** liegt im zervikalen Teil des Rückenmarks. Die Nervenfasern treten aus der Seitenfläche des Zervikalmarks zwischen Dorsal- und Ventralwurzel aus und vereinigen sich zu einem Strang, der neben dem Rückenmark durch das For. magnum als **Radix spinalis** in die Schädelhöhle gelangt. Dieser schließen sich als **Radix cranialis** Faserbündel an. Aus dem kaudalen Teil des Nucleus ambiguus erhält der N. accessorius Fasern, die er an den N. vagus weitergibt (Abb. 14-46, 60 u. 62 u. Tab. 14-1).

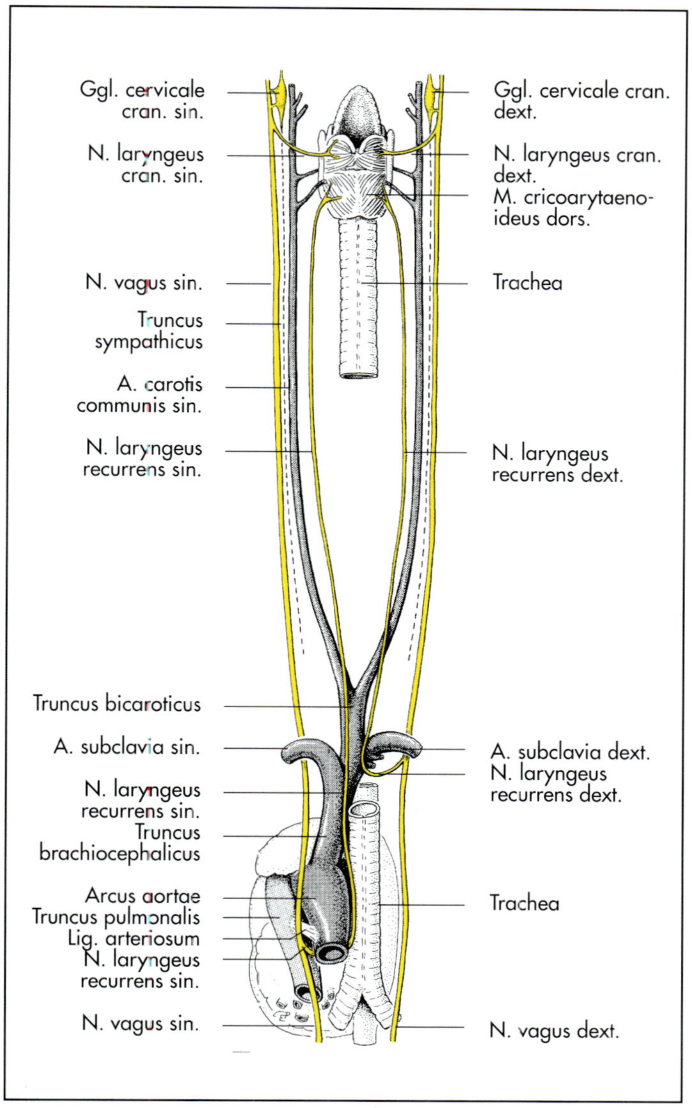

Abb. 14-61. Schematische Darstellung der Nn. laryngei recurrentes eines Pferdes, nach Grau, 1974.

Der N. accessorius verläßt zusammen mit dem IX. und X. Gehirnnerven die Schädelhöhle durch das **Foramen jugulare.** Ventral des Atlasflügels teilt er sich in einen **Ramus dorsalis** und einen **Ramus ventralis.** Der **dorsale Ast** verläuft zwischen dem M. brachiocephalicus und dem M. splenius kaudodorsal. Er innerviert den M. brachiocephalicus (mit Ausnahme des M. cleidobrachialis), den M. omotransversarius und endet im M. trapezius. Der **Ramus ventralis** innerviert den M. sternocephalicus.

Nervus hypoglossus (XII)

Der N. hypoglossus (XII), der Unterzungennerv, bezieht seine Fasern aus dem kaudal in der **Medulla oblongata** gelegenen **Nucleus motorius n. hypoglossi.** Seine Wurzelfasern treten seitlich der Pyramide aus und durchziehen die Dura mater. Sie vereinigen sich zu einem Stamm und verlassen die Schädelhöhle durch den **Canalis n. hypoglossi** (Abb. 14-46, 59 u. 60 u. Tab. 14-1).

Der N. hypoglossus verläuft zwischen dem N. vagus und dem N. accessorius rostral. Beim Pferd verläuft er zusammen mit dem N. glossopharyngeus in einer Schleimhautfalte der medialen Luftsackbucht. Er überkreuzt lateral die A. carotis ext. und zieht beim Pferd parallel mit dem Truncus linguofacialis zur Zungenwurzel. Er spaltet sich in einen tiefen und einen oberflächlichen Ast auf und innerviert sämtliche Muskeln der Zunge. Er erhält **sympathische Fasern** vom **Ganglion cervicale craniale.**

- Beim Pferd können **Luftsackerkrankungen** und damit verbundene unsachgemäße Manipulationen zu Schädigungen des N. hypoglossus und des N. glossopharyngeus führen. Sie äußern sich in Lähmungen der Zungenmuskulatur.

Rückenmarksnerven seu Spinalnerven (Nervi spinales)

Die Anzahl der Spinalnerven ist an die **Anzahl der Wirbel** gebunden. Eine Ausnahme von dieser Regel machen die Halsnerven und die Schwanznerven. Im Halsbereich zieht der erste Zervikalnerv durch das **Foramen vertebrale laterale** des Atlas, die nächstfolgenden sechs treten vor dem **gleichzähligen Wirbel** aus. Der letzte Halsnerv kommt zwischen dem letzten Hals- und dem ersten Thorakalwirbel hervor, so daß es **8 Halsnerven** bei nur **7 Halswirbeln** gibt. Im Schwanzbereich kommen weniger Nervenpaare als Wirbel vor (Abb. 14-63 u. Tab. 14-1).

Die Rückenmarksnerven entspringen mit einer **Dorsal-** und einer **Ventralwurzel** aus dem **Rückenmark.** Beide vereinigen sich noch im Wirbelkanal zum **Spinalnerven (N. spinalis),** der durch das **Foramen intervertebrale** den Wirbelkanal verläßt. Auf der Dorsalwurzel bzw. an der Vereinigungsstelle beider Wurzeln wölbt sich das spindelförmige **Spinalganglion** vor, Sitz der **sensiblen, pseudounipolaren Wurzelzellen** (Abb. 14-64 u. Tab. 14-1).

Die **Dorsalwurzel** führt **afferent-sensible,** die **Ventralwurzel motorische** und **vegetative Fasern.** Der gemeinsame, von der Faserqualität maximal gemischte Stamm jedes Spinalnerven teilt sich nach seinem Austritt aus dem For. intervertebrale in einen **Ramus dorsalis** und einen **Ramus ventralis** auf.

Jeder **Dorsalast** versorgt mit einem **Ramus medialis** Muskeln, die dorsal von den Wirbelquerfortsätzen gelegen sind und mit einem **Ramus lateralis** die Haut am Rücken. Die so innervierten Hautgebiete dehnen sich in den kaudalen Körperpartien weiter ventral aus als in den kranialen.

Hautinnervationsgebiete, sog. **Dermatome,** erhalten auch **vegetative Fasern,** die Verknüpfungen mit denjenigen der inneren Organe aufweisen und als Head-Zonen bei Organerkrankungen erhöhte Sensibilität aufweisen.

Der **Ventralast** innerviert die ventral der Querfortsätze gelegenen Muskeln des Stammes. Jeder Ventralast entläßt grundsätzlich **zwei Hautäste,** einen der ca. in der Mitte der Seitenfläche des Rumpfes entspringt und einen zweitem der nahe der Linea alba, ventral an die Haut tritt.

Die **Ventraläste** der letzten drei Zervikal- und der ersten beiden Thorakalnerven sowie die Ventraläste der drei letzten Lumbal- und der ersten beiden Sakralnerven **tauschen**

Tab. 14-1. Zusammenfassung der Innervationsgebiete der Gehirnnerven.

Nerv	Innervation motorisch	sensibel/sensorisch	parasympathisch
N. olfactorius (I)		Geruchsinn	
N. opticus (II)		Sehen	
N. oculomotorius (III)	M. levator palpebrae sup. und alle Muskeln des Augapfels außer dem M. obliquus dors. bulbi und dem M. rectus lat. bulbi		M. ciliaris und M. sphincter pupillae
N. trochlearis (IV)	M. obliquus dors. bulbi		
N. trigeminus (V) **– N. ophthalmicus (V_1)** – N. frontalis – N. lacrimalis – N. nasociliaris		Bulbus oculi, Bindehaut, Haut der Augengegend, Riechschleimhaut, Teile der Stirnhöhle	vom N. intermediofacialis für die Tränendrüse
– N. maxillaris (V_2) – N. zygomaticus		Haut der Schläfen- und Scheitelgegend, unteres Augenlid	
– N. pterygopalatinus – N. nasalis caudalis – N. palatinus major – N. palatinus minor		Schleimhaut der Nasenhöhle, Kieferhöhle, harter und weicher Gaumen	Fasern vom N. intermediofacialis für die Tränendrüse
– N. infraorbitalis		Zähne im Oberkiefer, Haut der Nase und Oberlippe	
– N. mandibularis (V_3) – N. masticatorius – N. pterygoideus lat. und med.	M. masseter M. temporalis M. pterygoideus lat. und med. M. tensor tympani		
– N. buccalis		Backenschleimhaut	Fasern vom N.glossopharyngeus für die Backendrüsen, Gl. parotis
– N. auriculotemporalis		Haut im Gesichtsbereich	
– N. alveolaris inf.	M. mylohyoideus und rostraler Bauch des M. digastricus	Zähne im Unterkiefer Unterlippe	
– N. lingualis		vordere zwei Drittel der Zungenschleimhaut	Fasern vom N. intermedio facialis (Chorda tympani) für Gll. sublinguales und Gl. mandibularis
N. abducens (VI)	M. rectus lat. bulbi, laterales Viertel des M. retractor bulbi		

Tab. 14-1. (Fortsetzung)

Nerv	Innervation motorisch	sensibel/sensorisch	parasympathisch
N. intermediofacialis (VII)			
– N. stapedius	M. stapedius		
– N. auricularis caudalis	Ohrmuschelmuskeln	Haut der Ohrmuschel	
– N. auriculopalpebralis	Muskeln der Augenlider		
– R. colli	Halshautmuskel		
– R. digastricus	kaudaler Teil des M. digastricus		
– Rr. buccales	Gesichtsmuskeln (Mimik)		
– N. intermedius (Chorda tympani und N. petrosus major)		Zungenschleimhaut	Tränendrüse, Drüsen der Nasen- und Gaumenschleimhaut Gll. sublinguales und Gl. mandibularis
N. vestibulocochlearis (VIII)		Gleichgewicht und Gehör	
N. glossopharyngeus (IX)		Glomus caroticum	Gl. parotis und Gll. buccales
– R. pharyngeus	M. stylopharyngeus caud. Pharynx		
– R. lingualis	M. levator und M. tensor veli palatini	kaudales Drittel der Zunge	
N. vagus (X)			
Kopfteil			
– R. auricularis		Hautinnenfläche der Ohrmuschel	
– N. laryngeus cran.	M. cricothyreoideus Larynx		
– N. depressor			Plexus cardiacus
Halsteil mit Truncus sympathicus verbunden			
Brustteil			
– N. laryngeus caud. dexter um Truncus costocervicalis sin. um Aorta	Alle Kehlkopfmuskeln außer M. cricothyreoideus		Organe in der Brusthöhle
– Truncus vagalis dors.			
– Truncus vagalis ventr.			
Bauchteil			Organe in der Bauchhöhle
N. accessorius (XI)			
– R. dors.	M. brachiocephalicus M. trapezius M. omotransversarius		
– R. ventr.	M. sternocephalicus		
N. hypoglossus (XII)	Zungenmuskulatur		

Die sympathische Innervation sämtlicher Kopforgane erfolgt über das Ggl. cervicale cran.

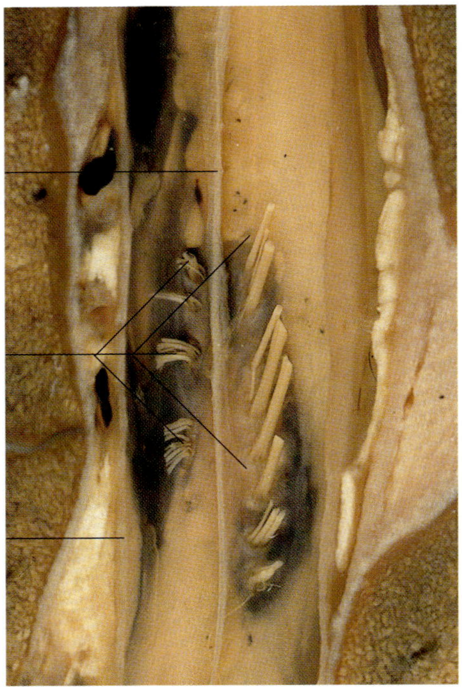

Abb. 14-62. Radix spinalis des N. accessorius (XI) eines Rindes, Aufnahme Dr. J. Maierl, München.

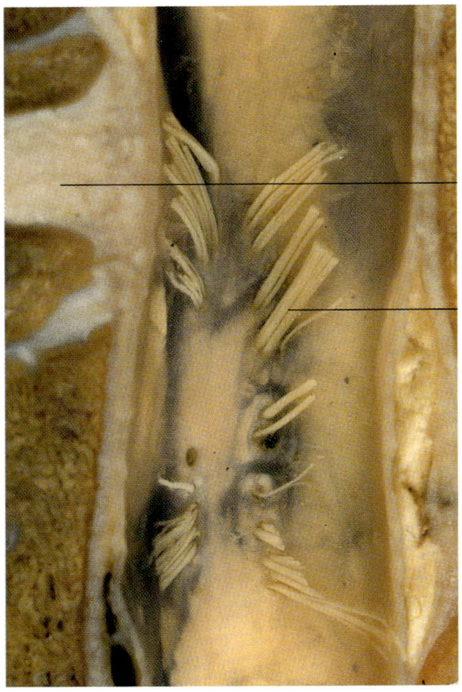

Abb. 14-63. Wurzeln eines Halssegmentalnervs eines Rindes, Aufnahme Dr. J. Maierl, München.

Fasern untereinander aus und bilden so den **Plexus brachialis** bzw. entsprechend den **Plexus lumbosacralis.**

Halsnerven (Nervi cervicales)

Die Dorsaläste der Halsnerven (Nervi cervicales) verbinden sich untereinander zum **Plexus cervicalis dorsalis,** die **ventralen** zum **Plexus cervicalis ventralis.** Außerdem werden auch besonders benannte Nerven entlassen (Abb. 14-64):

Der **Ramus ventralis** des **ersten Halsnerven** geht eine Verbindung mit dem letzten Kopfnerven, dem N. hypoglossus, ein, so daß die sog. **Ansa cervicalis** entsteht. Ein Ast des **Ramus ventralis** von **C_1** innerviert die langen Zungenbeinmuskeln: den M. sternohyoideus, den M. sternothyreoideus und den M. omohyoideus.

Aus dem **Ramus ventralis** des **zweiten Zervikalnerven** wird der **N. auricularis magnus** entlassen, der zusammen mit dem N. auricularis caud. des N. facialis den kaudalen Teil der Ohrmuschel und die hier gelegenen Ohrmuschelmuskeln innerviert.

Aus der **Verbindung von Fasern der Ventraläste** der **Zervikalnerven 5, 6 und 7** (bei der Katze auch 4) wird der **N. phrenicus** gebildet, der in der Brusthöhle im Mediastinum zum **Zwerchfell** läuft. Ebenfalls aus Ventralästen entstehen die Nn. supraclaviculares, die die Haut vor dem Schultergelenk innervieren.

Armgeflecht (Plexus brachialis) und Nerven der Vordergliedmaße

Zum Armgeflecht verbindet sich der größte Teil der **Ventraläste der letzten drei Hals-** und der **ersten beiden Thorakalnerven.** Der plattenartige Anfangsteil des Plexus brachialis zieht durch den M. scalenus an die Medialseite der Schultergliedmaße. Er innerviert die Muskeln der Schultergliedmaße sowie Hautbereiche und Teile der Schultergürtelmuskulatur und der seitlichen Rumpfwand (Abb. 14-65ff. u. Tab. 14-2ff.).

Vom Armgeflecht werden nicht innerviert: der M. brachiocephalicus, der M. omotransversarius, der M. trapezius und der M. rhomboideus. Die Innervation der Haut im oberen Schulterbereich ist ebenfalls nicht vom Plexus brachialis abhängig. Deren Innervation erfolgt durch Rami dorsales bzw. ventrales der Hals- bzw. Thorakalnerven. Die Äste des Armgeflechts weisen im allgemeinen **gemischte Faserqualitäten** auf, da sie neben **zerebrospinalen Fasern** aus dem Rückenmark auch **vegetative** aus dem **Ganglion stellatum** erhalten (s. S. 272).

Der **Plexus brachialis** liegt kranial der 1. Rippe zwischen dem M. longus colli und den Mm. scaleni. Die **Wurzeln des Armgeflechts (Radices plexus brachialis)** treten zwischen dem M. scalenus medius und dem M. scalenus ventralis an die mediale Fläche der Schulter (Tab. 14-2ff.). Allein bei Fleischfressern erfolgt der Übertritt ventral des M. scalenus medius.

Einige Äste des Plexus brachialis sind klinisch wenig bedeutsam und besitzen an der seitlichen Brustwand ein nur begrenztes Verzweigungsareal. Sie sollen deshalb lediglich kurze Erwähnung finden.

Man kann in dieser Gruppe nachfolgende Nerven zusammenfassen (Abb. 14-64 u. 65 u. Tab. 14-3):

- N. thoracicus longus,
- N. thoracodors.,
- N. thoracicus lat.,
- Nn. pectorales cran. et caud. (N. thoracoventr.,) und
- Nn. subscapulares.

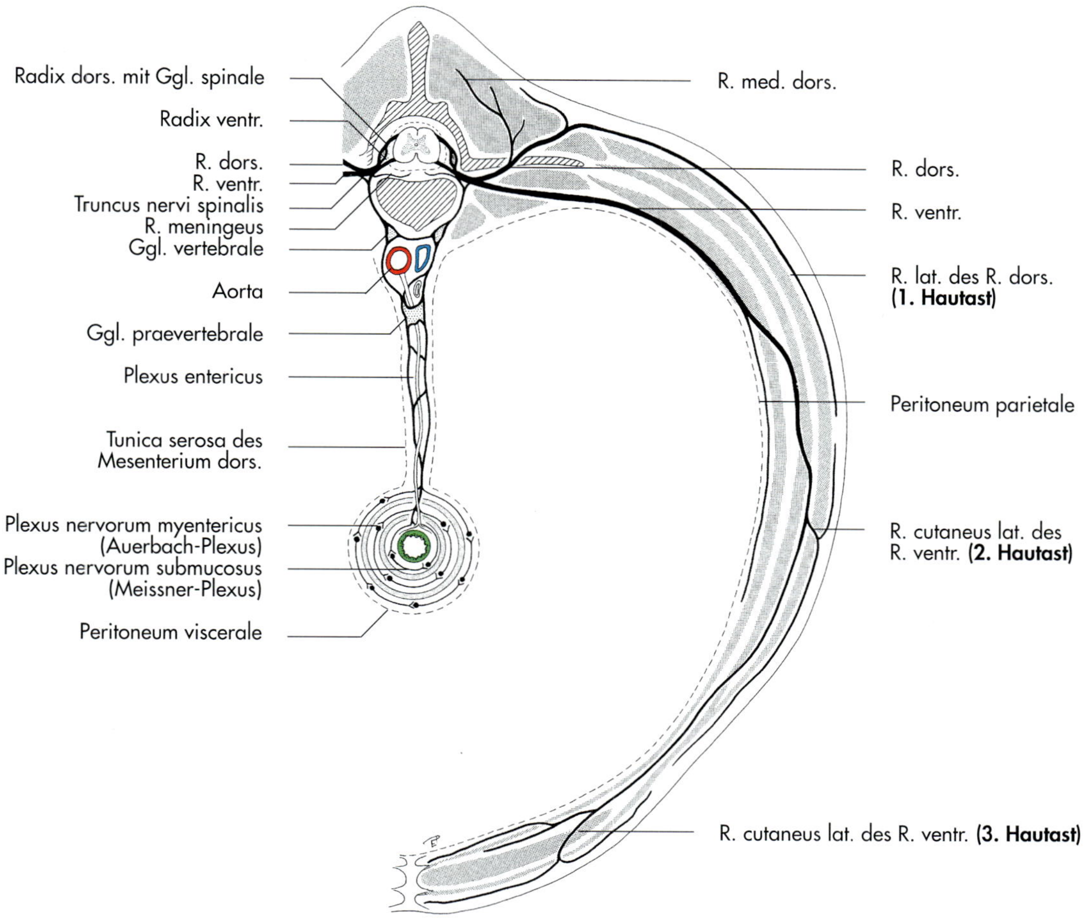

Abb. 14-64. Schematische Darstellung eines Rückenmarknervs im Bauchbereich des Pferdes, nach Grau, 1974.

Der **N. thoracicus longus** verläuft als breiter Nervenstrang horizontal auf der Lateralfläche der Pars thoracica des M. serratus ventr. kaudal und innerviert diesen Muskel. Die Pars cervicalis dieses Muskels wird von Halssegmentalnerven innerviert.

Der **N. thoracodorsalis** entspringt aus dem letzten Halssegmentalnerven (C_8), verläuft kaudal, kreuzt den M. teres major und verzweigt sich auf der Medialfläche des M. latissimus dorsi.

Der **N. thoracicus lateralis** entspringt kaudalen Abschnitten des Plexus (C_8 und Th_1), verläuft entlang des M. latissimus dorsi und verzweigt sich im M. cutaneus trunci. Er gibt auch Äste ab, die sich mit nahe gelegenen Interkostalnerven zum **N. intercostobrachialis** vereinigen. Letzterer versorgt mit feinsten Geflechten ein Hautgebiet kaudal des M. triceps brachii und ventrale Anteile der Brust- und Bauchhaut. Sensible Fasern entspringen dabei den Interkostalnerven.

Die **Nn. pectorales craniales** und **caudales** entspringen vorderen Abschnitten des Armgeflechts und innervieren die Mm. pectorales. Die kranialen Äste versorgen den M. pectoralis supf. und bei Ungulaten den M. subclavius. Die Nn. pectorales caud. ziehen kaudoventral zum tiefen Brustmuskel. Die frühere Bezeichnung **N. thoracoventralis** drückt den Verlauf dieses Nervs besser aus.

Die **Nn. subscapulares** gehen einzeln oder als Geflecht mehrerer feiner Äste aus kranialen Anteilen des Plexus brachialis hervor und innervieren den kranialen und mittleren Abschnitt des M. subscapularis.

Die drei nachfolgend angeführten Nerven des Armgeflechts erreichen die Gliedmaßenspitze **nicht,** sind aber für die Funktion der Schultergliedmaße von großer Bedeutung (Abb. 14-65 u. 66 u. Tab. 14-2ff.):

- N. suprascapularis,
- N. musculocutaneus,
- N. axillaris.

Nervus suprascapularis

Der N. suprascapularis verläuft zwischen dem M. subscapularis und dem M. supraspinatus von medial seitwärts. Dabei

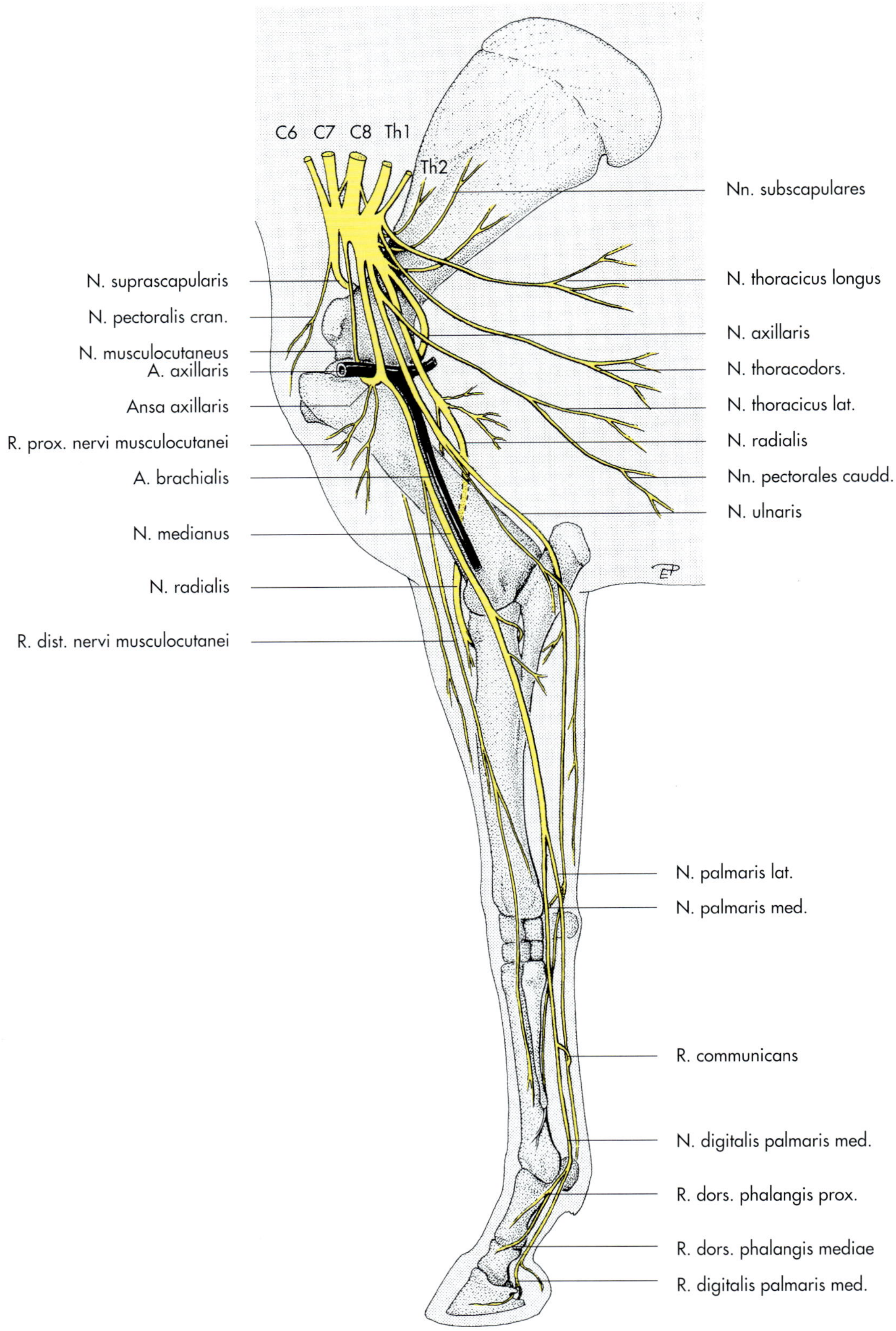

Abb. 14-65. Lagebeziehung des Plexus brachialis und seiner Äste an der rechten Vordergliedmaße des Pferdes (Medialansicht), nach Ellenberger u. Baum, 1943.

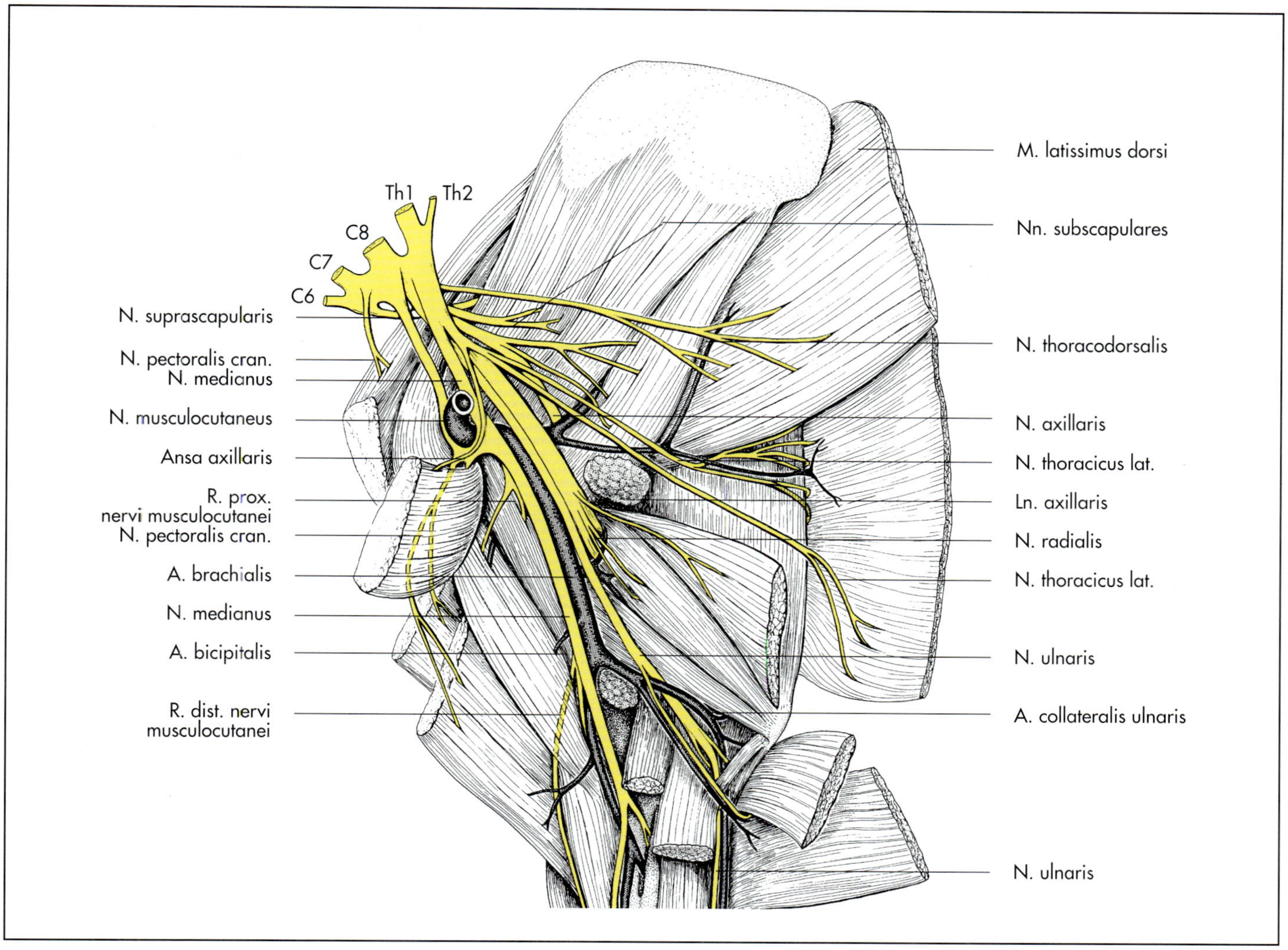

Abb. 14-66. Topographie des Plexus brachialis der rechten Vordergliedmaße des Pferdes (Medialansicht).

umrundet er den kranialen Rand des Collum scapulae und innerviert die beiden lateral am Schulterblatt gelegenen Muskeln, den M. supraspinatus und den M. infraspinatus.

Wegen seines Verlaufs in Knochennähe kann es bei **Verletzungen** zur **Supraskapularislähmung** kommen. Es folgt die Lähmung und Atrophie der beiden von ihm innervierten Muskeln. In stehender Position erscheint das Schultergelenk lateral verlagert, was als »Abblatten« bekannt ist. Während der Vorwärtsbewegung kommt es zum Schulterschleifen. Im englischen Sprachraum wird die Atrophie der Mm. supraspinatus und infraspinatus als »sweeny« bezeichnet. Die Ursache der Supraskapularislähmung kann ein Trauma (Umkippen nach Ausrutschen auf dem Eis) oder eine Überdehnung des Nervs bei gewaltsamer Kaudalverlagerung der Schulter (Zusammenstoß) sein. Die Erkrankung kommt vor allem beim Pferd vor.

Tab. 14-2. Zusammensetzung der wichtigsten Nerven des Plexus brachialis, nach Habel, 1978.

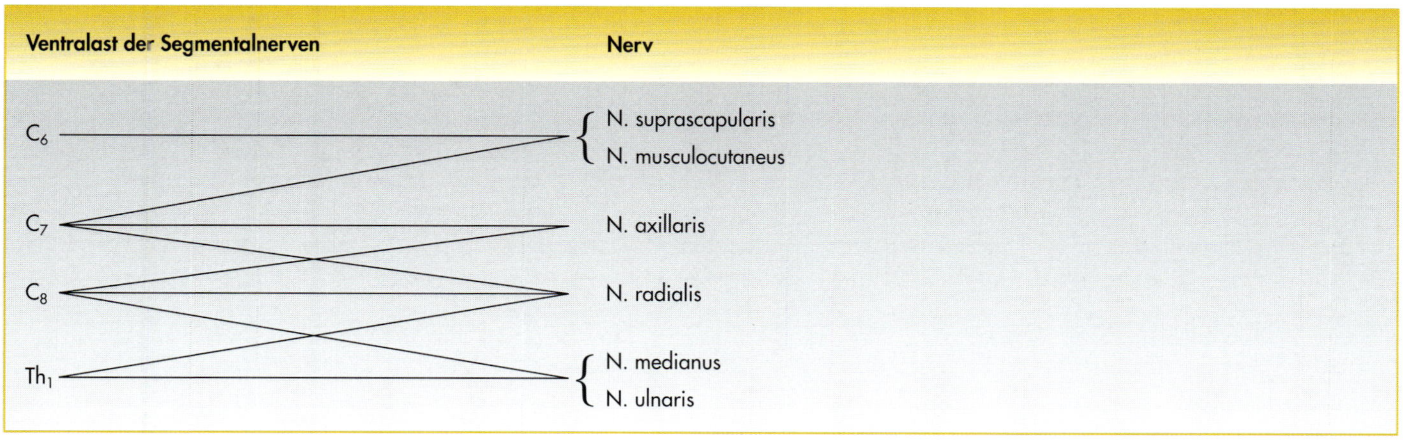

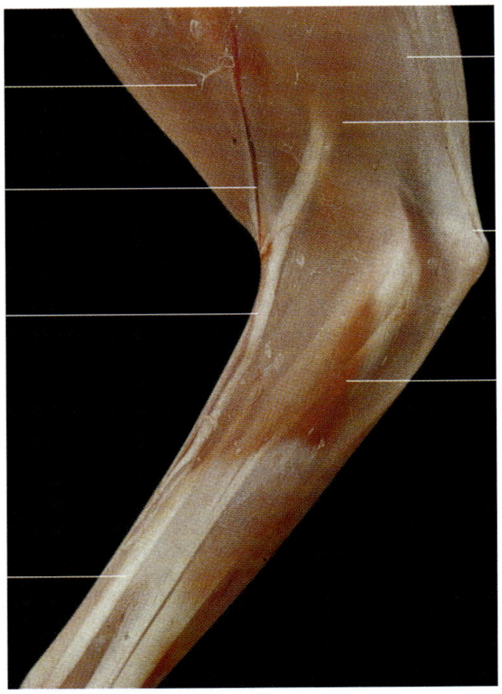

Abb. 14-67. Linke Vordergliedmaße einer Katze mit präpariertem N. radialis (Lateralansicht).

Nervus musculocutaneus

Der **N. musculocutaneus** entspringt kaudal des N. suprascapularis und verläuft parallel zum N. medianus. Er tauscht bei Wiederkäuern und Pferd Fasern mit dem **N. medianus** aus, die um die **A. axillaris** verlaufen und als **Ansa axillaris** bekannt sind.

Im **proximalen Abschnitt** des Humerus entläßt er den **R. muscularis proximalis,** der zwischen Humerus und dem M. coracobrachialis kranial zieht. Dieser Ast innerviert den M. coracobrachialis und den M. biceps brachii. Im distalen Drittel des Oberarms trennt sich der fortlaufende Abschnitt des N. musculocutaneus vom N. medianus. Er versorgt den M. brachialis und ein mediales Hautfeld am Unterarm.

Selten können **Läsionen** des N. musculocutaneus zu **Lähmungen** führen. Nachdem aber der M. brachialis zum Teil auch vom N. radialis versorgt wird, können Beugebewegungen des Ellenbogengelenks trotz Lähmung des N. musculocutaneus ausgeglichen werden. Die Diagnose kann durch den Sensibilitätsausfall eines Hautfeldes medial am Unterarm erhärtet werden.

Nervus axillaris

Der N. axillaris verläuft in der Schultergelenksbeuge von medial seitwärts. Auf der medialen Seite innerviert er den M. teres major und das kaudale Drittel des M. subscapularis. Weiterhin versorgt er den M. capsularis des Schultergelenks, den M. teres minor, verzweigt sich dann im M. deltoideus

Tab. 14-3. Zusammenfassung der Innervationsgebiete der Nerven des Plexus brachialis, die die seitliche Brustwand versorgen.

Nerv	motorisch	sensibel
Nn. pectorales cran.	M. pectoralis supf.	
	M. subclavius	
Nn. pectorales caud.	M. pectoralis prof.	
N. thoracicus longus	M. serratus ventr. thoracis	
N. thoracodors.	M. latissimus dorsi	
N. thoracicus lat. N. intercostobrachialis	Hautmuskel	Haut seitlich am Thorax und über dem M. triceps brachii

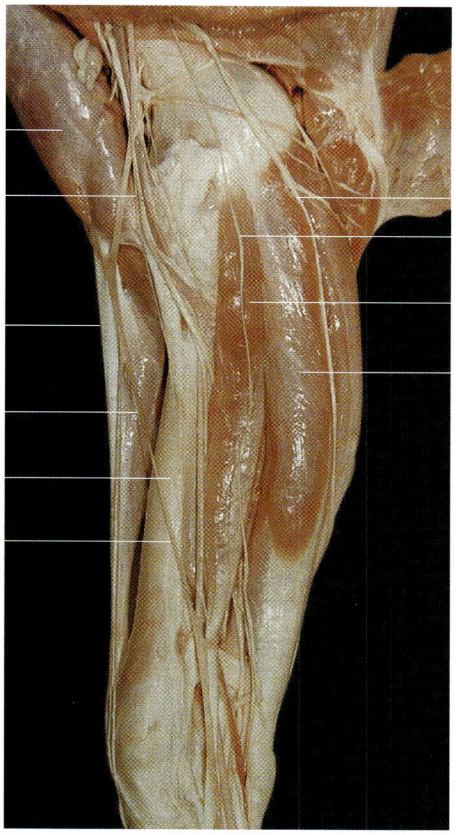

Abb. 14-68. Hautnerven am Unterarm der rechten Vordergliedmaße eines Pferdes (Medialansicht), Präparat Dr. R. Macher, Wien.

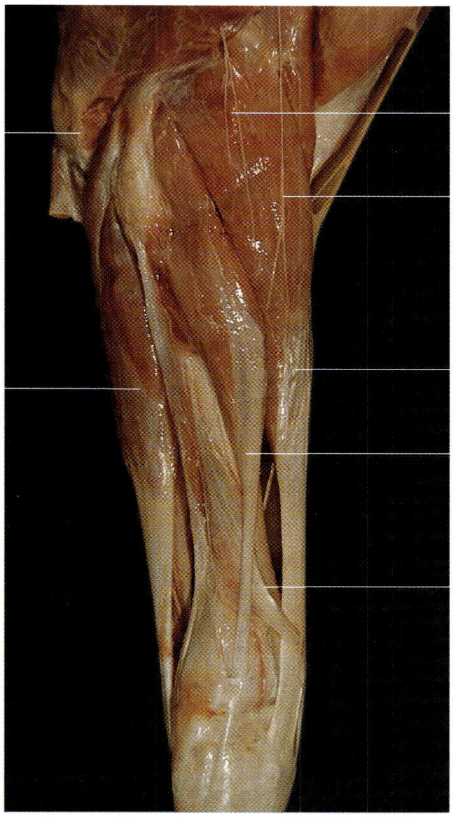

Abb. 14-69. Hautnerven am Unterarm der rechten Vordergliedmaße eines Pferdes (Lateralansicht), Präparat Dr. R. Macher, Wien.

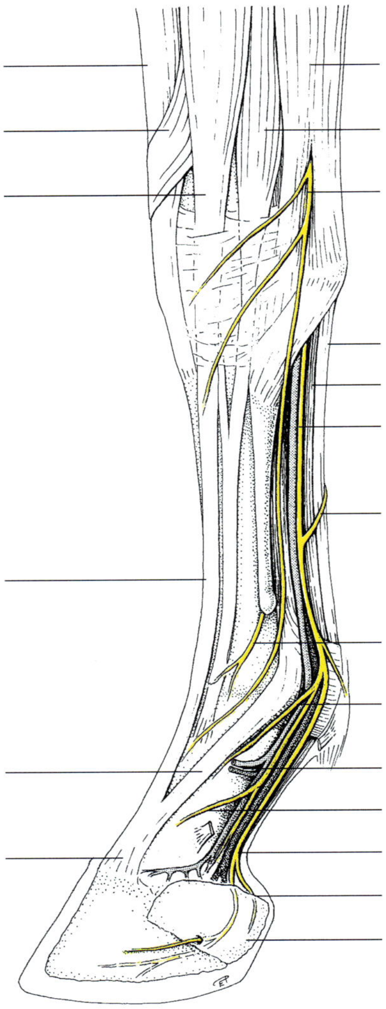

Abb. 14-70. Nerven der Zehe an der linken Vordergliedmaße des Pferdes (Lateralansicht).

und gibt einen Ast an den M. cleidobrachialis ab. Sein Hautast gelangt am Ventralrand des M. deltoideus in subkutane Lage und innerviert ein Gebiet kranial am Ober- und Unterarm (Abb. 14-69).

Die letzten drei Nerven des Armgeflechts **erreichen die Gliedmaßenspitze** (Abb. 14-65 u. 66 u. Tab. 14-2ff.) Es sind dies der:

- N. radialis,
- N. medianus,
- N. ulnaris.

Nervus radialis

Der N. radialis erhält seine Fasern zum größten Teil aus C_8. Er ist der **umfangreichste Ast des Plexus brachialis** und besitzt dementsprechend auch das **größte Verzweigungsgebiet.** Er innerviert sämtliche **Strecker der Vordergliedmaße,** mit Ausnahme derer des Schultergelenks **(Streckernerv).** Außerdem versorgt er ein Hautgebiet lateral am Antebrachium, das sich tierartlich unterschiedlich bis distal des Carpus (Pferd) oder bis zur Zehenspitze (andere Haussäugetiere) ausdehnt (Abb. 14-65, 66, 67 u. 69).

Der N. radialis verläuft zunächst parallel und kaudal der A. brachialis. Im proximalen Drittel vom Oberarm zieht er zwischen dem Caput longum und dem Caput mediale des M. triceps brachii lateral, wobei er auf dem M. brachialis zu liegen kommt. Im Oberarmbereich zweigen Äste an die Strecker des Ellenbogengelenks (M. triceps brachii, M. tensor fasciae antebrachii und M. anconaeus) ab. Fasern vom N. radialis erreichen auch den M. brachialis. Im distalen Drittel des Oberarms zieht er seitlich über den Humerus. An dieser Stelle kann er durch Gewalteinwirkung geschädigt werden. In diesem Bereich entläßt der N. radialis seinen Hautast **(N. cutaneus antebrachii lat.** seu **R. supf.),** der die Haut seitlich am Unterarm versorgt.

Die Ursache der **Radialislähmung** kann an verschiedenen Stellen zu finden sein. Bei einem **Schleudertrauma** in Höhe von $\mathbf{C_8}$, beispielsweise nach einem Verkehrsunfall, kann es zu einem Abriß der Wurzeln des N. radialis aus dem Rückenmark kommen. In diesem Fall sind für gewöhnlich auch andere Äste des Plexus brachialis betroffen, die Nerven können sich nicht mehr regenerieren.

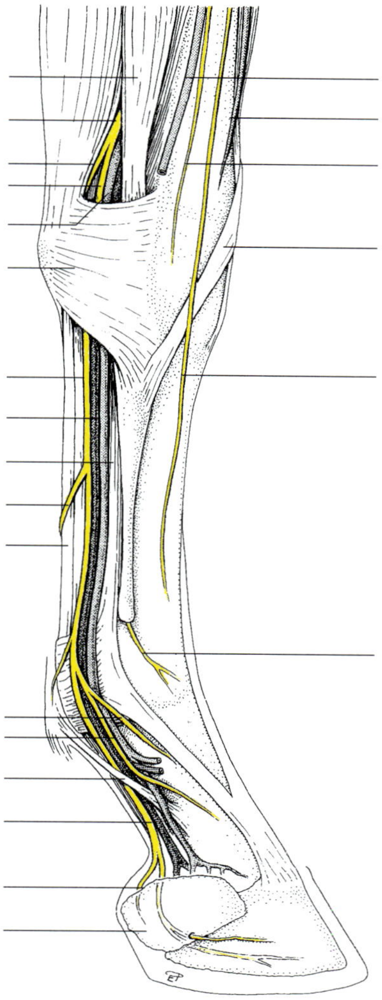

Abb. 14-71. Nerven der Zehen an der linken Vordergliedmaße des Pferdes (Medialansicht).

Tab. 14-4. Zusammenfassung der Innervationsgebiete der Nerven des Plexus brachialis, die die proximalen Muskeln der Schultergliedmaße versorgen.

Nerv	motorisch	sensibel
N. suprascapularis	M. supraspinatus M. infraspinatus	
N. axillaris	Beuger des Schultergelenks: M. deltoideus M. teres major M. teres minor M. cleidobrachialis	Haut an der Vorderfläche des Unterarms
Nn. subscapulares	M. subscapularis	
N. musculocutaneus	M. coracobrachialis M. biceps brachii M. brachialis, zum Teil	Haut medial am Unterarm

Tab. 14-5. Zusammenfassung der Innervationsgebiete der Nerven, die die Gliedmaßenspitze erreichen.

Nerv	motorisch	sensibel
N. radialis	Alle Strecker der Vordergliedmaße mit Ausnahme derer des Schultergelenks M. triceps brachii M. anconaeus M. tensor fasciae antebrachii M. brachialis (zum Teil) M. extensor capi radialis M. extensor digitorum communis M. extensor digitorum lat. M. extensor carpi ulnaris (Beuger) M. abductor pollicis longus M. brachioradialis M. supinator	Haut lateral am Ober- und Unterarm
N. medianus	M. flexor carpi radialis M. pronator teres M. pronator quadratus M. flexor digitorum prof. (zum Teil) M. flexor digitorum supf. (zum Teil)	Haut palmar am Mittelfuß und an den Zehen (mit N. ulnaris)
N. ulnaris	M. flexor carpi ulnaris M. flexor digitorum prof. (zum Teil) M. flexor digitorum supf. (zum Teil) Mm. interossei	Haut kaudal am Unterarm, dorsolateral am Mittel-fuß und der Zehe

Anmerkung: Die Nerven des Plexus brachialis sind maximal gemischt. Sie enthalten sowohl motorische, sensible als auch vegetative Fasern.

Wird der N. radialis in Höhe seines Eintritts in den **M. triceps brachii** geschädigt, fällt die Streckbewegung des Ellbogengelenks, aber auch die des Karpalgelenks und der Zehengelenke aus. Der betroffene Patient kann das Ellbogengelenk nicht mehr belasten, das Tier bricht in diesem Gelenk zusammen und schleift die Vordergliedmaße nach.

Bei einer Verletzung des N. radialis in Höhe des **distalen Humerusdrittels** entfällt die Wirkung der Karpal- und der Zehenstrecker (M. extensor carpi radialis, M. extensor carpi ulnaris und M. abductor pollicis longus sowie des M. extensor digitorum communis und des M. extensor digitorum lateralis). Das Tier überkötet, es stützt sich auf die Dorsalfläche der Zehe.

Tab. 14-6. Innervation der Gelenke an der Vordergliedmaße.

Schultergelenk	N. axillaris N. suprascapularis
Ellbogengelenk und Karpalgelenk	N. medianus N. ulnaris
Fesselgelenk und Zehengelenke	Nn. palmares Nn. digitales

Nervus medianus

Der N. medianus verläuft anfangs zusammen mit dem N. ulnaris medial am Oberarm. In Höhe des Ellbogengelenks zieht er zwischen dem M. pronator teres und dem medialen Kollateralband, bei der Katze durch das For. supracondylare. Der N. medianus innerviert den M. flexor carpi radialis und beteiligt sich, zusammen mit dem N. ulnaris, an der Innervation des M. flexor digitorum prof. und des M. flexor digitorum supf. Zusammen mit dem N. ulnaris innerviert er die Zehen. Er teilt sich über dem Karpalgelenk in zwei Palmarnerven **(N. palmaris med. und lat.).**

Nervus ulnaris

Der N. ulnaris verläuft gemeinsam mit dem **N. medianus** kaudal der A. brachialis auf der medialen Seite des Oberarms. In Höhe des Ellbogengelenks zieht er kaudal. Bedeckt vom Caput ulnare des M. flexor carpi ulnaris gelangt er in die Ulnarisrinne kaudal am Unterarm.

In seinem **proximalen Verlaufsabschnitt** entläßt der **N. ulnaris** einen Hautast, der die Haut kaudal am Antebrachium innerviert. Proximal am Antebrachium entläßt er Äste für den M. flexor carpi ulnaris und, zur gemeinsamen Innervation mit dem N. medianus, Zweige für den M. flexor digitorum prof. und den M. flexor digitorum supf.

Proximal vom Os carpi accessorium spaltet sich der **Ramus dorsalis** vom N. ulnaris ab, der dorsal an die lateral gelegene Zehe zieht (Wiederkäuer) und die Haut innerviert. Der fortlaufende Stamm des N. ulnaris verläuft durch den Karpaltunnel und verbindet sich mit dem **N. palmaris lateralis des N. medianus.** Er innerviert den M. interossus medius (R. prof.) und gemeinsam mit dem N. medianus die Zehen (Abb. 14-70 u. 71).

Nerven an den Vorderzehen

An jeder Zehe ist, außer beim Pferd, dorsal je ein **N. digitalis dorsalis axialis** und **abaxialis** ausgebildet. Für die am weitesten lateral gelegene Zehe stammt der N. digitalis dors. proprius abaxialis vom N. ulnaris, alle anderen dorsalen Zehennerven sind Endäste des R. supf. des N. radialis (Abb. 14-70 u. 71).

Die palmare Seite jeder Zehe wird von einem **N. digitalis palmaris axialis** und **abaxialis** innerviert. Dabei gelangen zur vierten und fünften Zehe lateral gelegene Endäste des N. ulnaris. Für die Innervation der ersten, zweiten und dritten Zehe verzweigt sich der N. medianus.

Für praktische Belange ist wichtig zu wissen, daß im Prinzip jede Zehe von vier Zehennerven innerviert wird: zwei dorsale und zwei palmare. (Näheres s. Kap. 18, »Allgemeine Körperdecke«, Abschn. »Zehenendorgan«, S. 347).

Zehennerven des Pferdes

Proximal des Karpalgelenks teilt sich der N. medianus in den **N. palmaris medialis** und den **N. palmaris lateralis.** Zum **N. palmaris lateralis** gesellt sich der R. palmaris des N. ulnaris hinzu. In Höhe des Karpalgelenks entläßt der N. palmaris lat. den **Ramus profundus** zur Innervation des M. interosseus medius (Abb. 14-70 u. 71).

Die Palmarnerven verlaufen medial und lateral zwischen dem M. interosseus medius und den Zehenbeugern. Vom N. palmaris med. zweigt in der Mitte des Metakarpus der R. communicans zum N. palmaris lat. ab. Er ist oftmals tastbar.

Am Fesselgelenk setzt sich der jederseitige N. palmaris mit dem entsprechenden **Ramus palmaris** fort. Dieser verläuft in der Fesselbeuge kaudal der A. digitalis palmaris, oberflächlich der vierzipfeligen Fesselplatte und in der Tiefe der Sehne des Sporns. Im allgemeinen zweigt von jedem N. digitalis palmaris in Höhe des Fesselbeins und in Höhe des Kronbeins je ein Dorsalast ab. Verzweigungsvarianten sind üblich.

- Im Falle einer medizinischen Indikation, beispielsweise bei chronischen Entzündungen der Bursa podotrochlearis, werden die Rr. palmares neurektomiert. (Näheres siehe Lehrbücher der Chirurgie des Pferdes und der Anästhesie zur Diagnostik bei Lahmheiten.)

Rami ventrales der Nervi thoracici

Die ersten beiden Ventraläste der Thorakalnerven (Abb. 14-64) sind an der Bildung des **Plexus brachialis** beteiligt. Diese Nerven geben aber auch **Nn. intercostales** ab, die wie alle übrigen Interkostalnerven am Kaudalrand der jeweiligen Rippe im Sulcus costae ventral ziehen. Sie innervieren die Mm. intercostales, den M. transversus thoracis und den M. rectus thoracis. Die letzten 5 bis 10 Interkostalnerven innervieren die Bauchmuskeln. Der Ventralast des letzten Brustnerven wird **N. costoabdominalis** genannt.

Von den jeweiligen **Rr. cutanei** der Ventraläste zweigen Äste zu den Mammarkomplexen weiblicher Tiere ab.

Lendennerven (Nn. lumbales)

Je nach Spezies und Zahl der Lendenwirbel sind **sechs** (Pferd, Wiederkäuer und Schwein) oder **sieben** (Katze und Hund) Lendennerven vorhanden. Sie verzweigen sich ähnlich wie die Brustnerven, nach ihrem Austritt aus dem jeweiligen For. intervertebrale, in einen dorsalen und einen ventralen Ast.

Die **Dorsaläste** innervieren mit den **Rami mediales** die dorsal der Wirbelsäule gelegenen Rückenmuskeln. Die lateralen Zweige verästeln sich in der Haut der Lenden- und vorderen Kruppengegend. Sie führen hier den Namen **Nervi clunium craniales** (clunis = Hinterbacke, clunes = Gesäß).

Die **Ventraläste** der Lendennerven verbinden sich zum **Lendengeflecht (Plexus lumbalis)** wobei die ersten drei oder vier untereinander wenig Fasern austauschen. Sie führen Eigennamen. Als Lendengeflecht im engeren Sinn werden die untereinander verbundenen Ventraläste der letzten drei Lendennerven bezeichnet (Abb. 14-72ff. u. Tab. 14-7ff.).

Für Operationen in der Flankengegend können die Ventraläste der Lumbalnerven anästhesiert werden. Dafür werden die Querfortsätze der Lendenwirbel palpiert. Die Rr. ventr. verlaufen nahe deren Spitzen zwischen dem inneren schiefen und dem Querbauchmuskel, so daß die Injektion hier erfolgt.

Am Plexus lumbalis können folgende Nerven unterschieden werden (Abb. 14-72ff. u. Tab. 14-ff.):

- N. iliohypogastricus,
- N. ilioinguinalis,
- N. genitofemoralis,
- N. cutaneus femoris lat.,
- N. femoralis und
- N. obturatorius.

Nervus iliohypogastricus

Der N. iliohypogastricus ist der Ventralast des **ersten Lumbalnerven,** er erreicht zwischen den ersten beiden Lendenwirbelquerfortsätzen an deren Spitze eine subperitoneale Lage. Bei der Katze und beim Hund werden aufgrund der Existenz von 7 Lendenwirbeln die Ventraläste der ersten beiden Lendennerven als **N. iliohypogastricus cranialis** und **caudalis** bezeichnet.

Ventral der Querfortsätze teilt sich der N. iliohypogastricus in einen **Ramus medialis** und einen **Ramus lateralis.** Der **mediale Ast** verläuft, von innen gesehen, lediglich vom Bauchfell bedeckt zur Regio inguinalis. Der **Ramus lateralis**

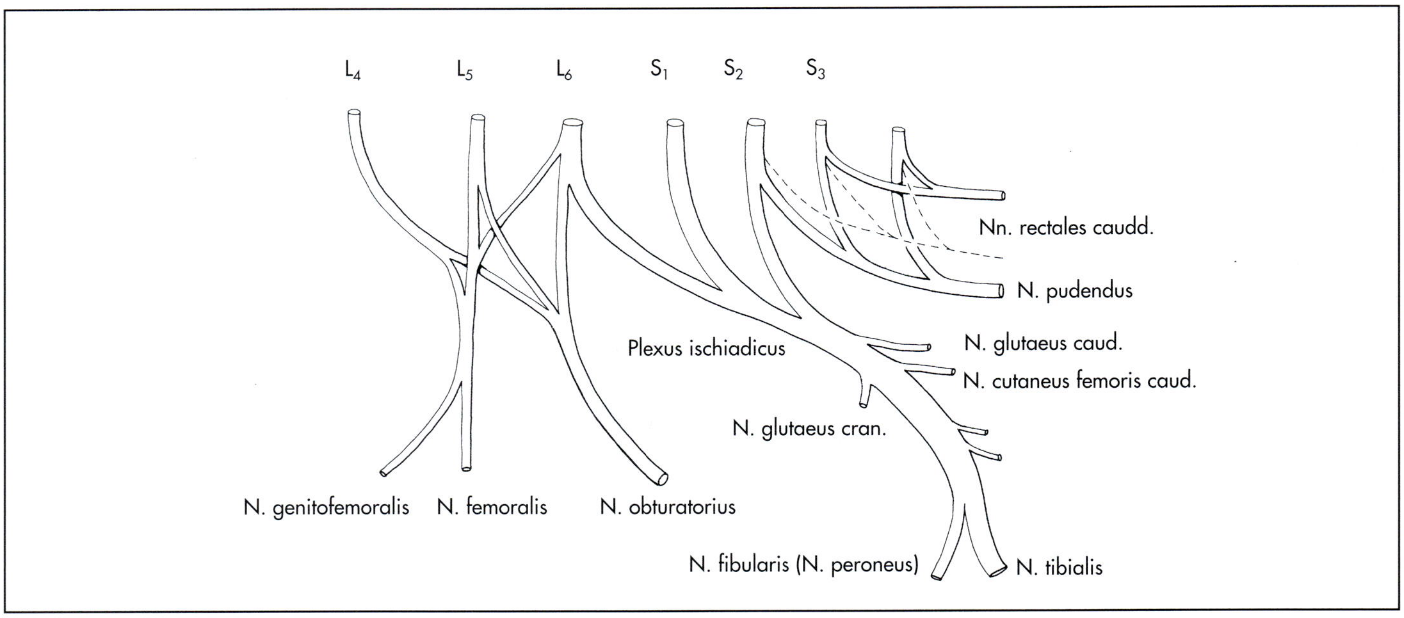

Abb. 14-72. Schematische Darstellung der Verflechtung der letzten Ventraläste der Lendennerven mit den ersten drei Sakralnerven zum Plexus lumbosacralis.

tritt zwischen die Bauchmuskeln, die er innerviert. Er entläßt zwei Hautäste. Der **Ramus cutaneus lateralis** innerviert ein schmales Hautfeld in der Flankengegend. Der **Ramus cutaneus medialis** innerviert, nachdem er Äste an den geraden Bauchmuskel abgegeben hat, die Haut ventral am Bauch, die inguinalen Mammarkomplexe bzw. das Euter, sowie ein Mischgebiet an der Haut medial am Oberschenkel. Diese Innervation erfolgt zusammen mit dem Ventralast des zweiten Lumbalnerven, dem N. ilioinguinalis.

Nervus ilioinguinalis

Der N. ilioinguinalis ist der Ventralast des **zweiten Lumbalnerven,** er verzweigt sich ähnlich wie der erste. Das Hautinnervationsgebiet des **Ramus cutaneus lateralis** schließt in der Flankengegend kaudal an das des N. iliohypogastricus an. Das Hautinnervationsgebiet vermischt sich mit dem des N. iliohypogastricus.

Nervus genitofemoralis

Der N. genitofemoralis ist der Ventralast des folgenden **Lendennerven,** er erhält seine Neuriten vorwiegend aus dem Ventralast des L_3. Dieser Nerv verläuft kaudal, durchzieht die innere Lendenmuskulatur und zieht eng mit der Tunica adventitia der A. iliaca ext. verbunden bis in die Nähe des **inneren Leistenrings.** Er verläuft gemeinsam mit der A. und V. pudenda ext. durch den **Leistenspalt,** nachdem er einen Ramus an den inneren schiefen Bauchmuskel abgegeben hat.

Der N. genitofemoralis innerviert die Haut in der Leistengegend und medial am Oberschenkel. Bei männlichen Tieren versorgt er die Hodenhüllen und das Präputium. Bei weiblichen Tieren innerviert er die kaudal gelegenen Mammarkomplexe bzw. bei der Kuh das Euter, bei der Hündin und bei der Kätzin zudem die Haut bis zur Vulva. Der N. genitofemoralis enthält **vegetative Fasern,** über die der Milchfluß während des Saugaktes geregelt wird.

Tab. 14-7. Zusammensetzung der wichtigsten Nerven an der Beckengliedmaße, nach Habel (1978).

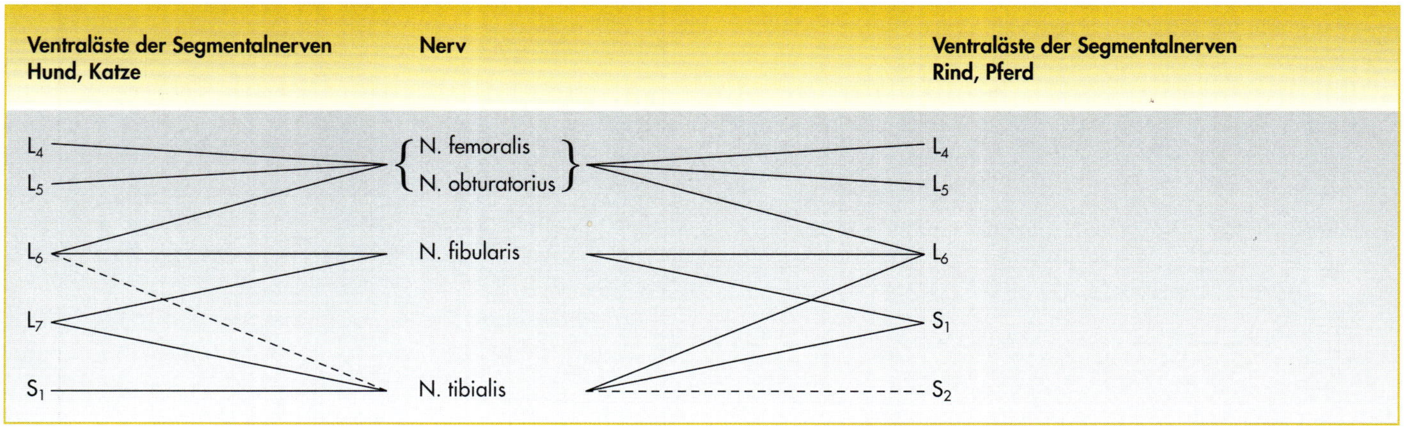

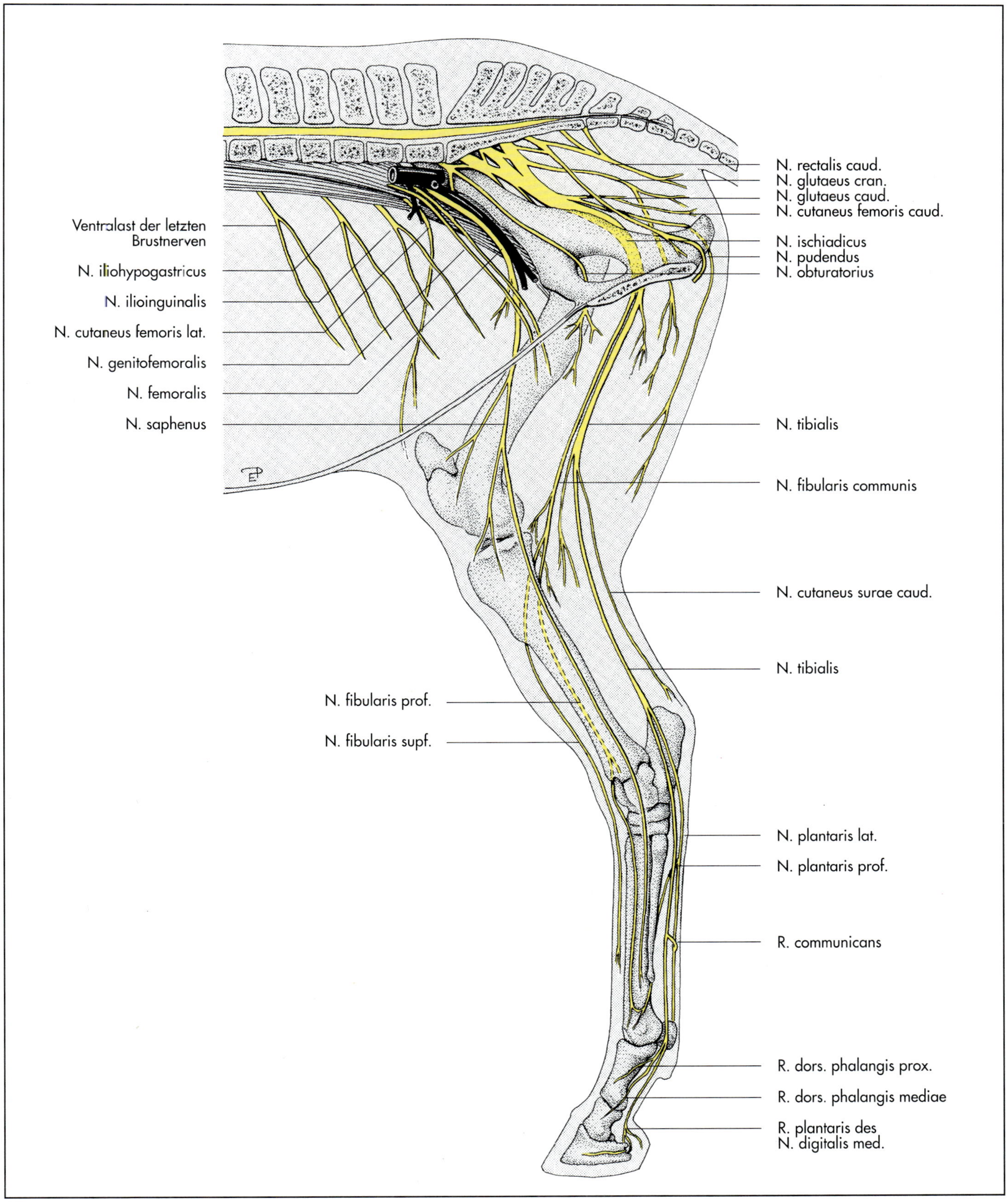

Abb. 14-73. Lagebeziehung des Plexus lumbosacralis und seiner Äste an der rechten Beckengliedmaße des Pferdes (Medialansicht), nach Ellenberger u. Baum, 1943.

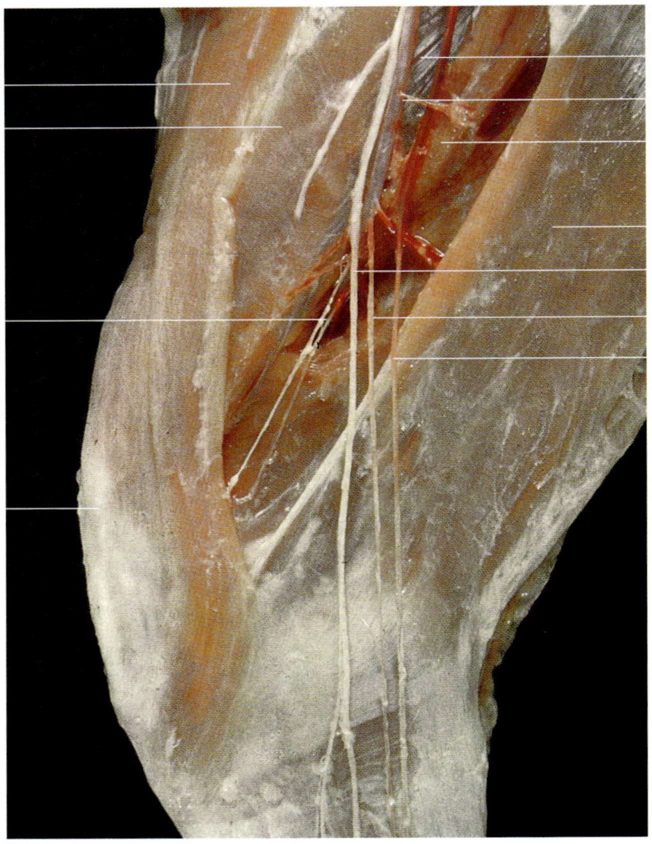

Abb. 14-74. Topographie der Nerven und Gefäße im Schenkelspalt und medial am Oberschenkel einer Katze, Präparat Dr. R. Macher, Wien.

Nervus cutaneus femoris lat.

Der N. cutaneus femoris lat. bezieht seine Fasern hauptsächlich aus dem Ventralast des **vierten Lendennerven.** Er gibt Zweige an die innere Lendenmuskulatur ab und verläuft mit dem Kaudalast der A. circumflexa ilium prof. durch die Bauchwand. Er innerviert die Haut lateral und distal am Oberschenkel und am Kniegelenk.

Nervus femoralis

Der N. femoralis ist ein äußerst kräftiger Nerv, der in seinem proximalen Abschnitt Äste an die innere Lendenmuskulatur entläßt. Mit dem M. iliacus und dem M. psoas major, bei Katze und Hund mit dem M. iliopsoas, erreicht er die Lacuna musculorum. Hier entläßt er den N. saphenus, der in den Canalis femoralis eintritt. Der N. femoralis innerviert den M. quadriceps femoris. In Höhe der Muskelpforte ist er dem Schambeinkamm benachbart, dies kann bei mechanischen Insulten zur Lähmung des Nerven führen.

Die **Femoralislähmung (Quadrizepslähmung)** führt zum Ausfall des M. quadriceps femoris. Die Stützfunktion im Kniegelenk ist gestört, das Tier bricht im Kniegelenk zusammen. Beim Pferd kann unsachgemäße Fesselung des Tieres zum Zwecke der Ablegung zu heftigen Abwehrbewegungen und zur Überstreckung des M. quadriceps femoris und somit zur Femoralislähmung führen. Beckenfrakturen können ebenfalls Grund für die Quadrizepslähmung sein.

Der **N. saphenus** entläßt an seinem Ursprung Äste für den M. sartorius, den M. pectineus und für den M. gracilis. Er verläuft im Schenkelspalt am Vorderrand der A. femoralis. In der Mitte des Oberschenkels gelangt er in subkutane Lage. In Höhe des Kniegelenks gibt er Äste zu dessen Innervation ab, die dieses zusammen mit der A. genus descendens erreichen. Der **N. saphenus** verläuft parallel zur A. saphena und der V. saphena med. und innerviert ein ausgedehntes Gebiet medial am Oberschenkel und am Unterschenkel bis distal des Sprunggelenks (Abb. 14-74).

Nervus obturatorius

Der N. obturatorius verläuft medial der Darmbeinsäule in Richtung For. obturatum. Er innerviert Muskeln, die bei ihrer Kontraktion die Adduktion der Gliedmaße bewirken. Es sind dies die Mm. pectineus, gracilis, obturatorius ext. und die Adduktorengruppe.

Die **Obturatoriuslähmung** wird durch Gewalteinwirkung im Beckenbereich ausgelöst. Beckenfrakturen und unsachgemäß ausgeführte Zughilfe mit zu hoher Kraftanwendung bei Schwergeburten sind beim Rind oft Ursache der Erkrankung.

Lenden- und Kreuzgeflecht (Plexus lumbosacralis)

Das Lendengeflecht (Plexus lumbalis) verbindet sich mit dem Geflecht der ersten Sakralnerven (Plexus sacralis) zu

Tab. 14-8. Zusammenfassung der Innervationsgebiete des Plexus lumbalis.

Nerv	motorisch	sensibel
Lendengeflecht		
N. iliohypogastricus	Bauchmuskeln	Haut ventral in der Bauchgegend und medial am Oberschenkel
N. ilioinguinalis	Bauchmuskeln	Haut ventral in der Bauchgegend und medial am Oberschenkel
N. genitofemoralis	M. obliquus int. abdominis M. cremaster	Hodenhüllen, Euter Praeputium, Haut medial am Oberschenkel
N. cutaneus femoris lat.	M. psoas major	Haut kraniomedial am Oberschenkel und am Kniegelenk
N. femoralis	Innere Lendenmuskulatur M. quadriceps femoris	
N. saphenus	M. sartorius, zum Teil M. pectineus, zum Teil M. gracilis, zum Teil	Haut medial am Kniegelenk und medial am Unterschenkel
N. obturatorius	M. pectineus, zum Teil M. gracilis, zum Teil Adduktoren M. obturatorius ext. Wdk. u. Schw. M. obturatorius int.	

dem Lenden- und Kreuzgeflecht (Plexus lumbosacralis). In manchen Lehrbüchern werden auch die ersten vier Ventraläste der Lendennerven zum Plexus lumbalis gezählt, obwohl diese lediglich über feinste Fasern untereinander in Verbindung stehen (Abb. 14-72ff. u. Tab. 14-7ff.).

Das Lenden- und Kreuzgeflecht besteht demnach aus:

- **Lendengeflecht (Plexus lumbalis)** und
- **Kreuzgeflecht (Plexus sacralis).**

Aus dem **vorderen Teil** des Plexus lumbosacralis, dem **Plexus lumbalis,** entspringen die oben genannten Nerven. Der **Kaudalteil**, der **Plexus sacralis** setzt sich distal als **Plexus ischiadicus** in der Seitenwand der Beckenhöhle fort. Letzterer entläßt folgende Nerven:

- N. glutaeus cran.,
- N. glutaeus caud.,
- N. cutaneus femoris caud.,
- N. pudendus und
- Nn. rectales caudales.

Nach Abgabe dieser Äste setzt sich der Plexus ischiadicus als **N. ischiadicus** fort.

Nervus glutaeus cranialis

Der N. glutaeus cran. verläuft gemeinsam mit der A. und V. glutaea cran. über die Incisura ischiadica major. Seine Zweige innervieren den M. glutaeus medius, den M. piriformis, den M. glutaeus prof. und den M. tensor fasciae latae.

Nervus glutaeus caudalis

Der N. glutaeus caud. zweigt kaudal aus dem Plexus ischiadicus ab, verläuft kaudal zum M. biceps femoris bzw. glutaeobiceps. Er innerviert zudem speziesabhängig den M. glutaeus supf., den M. abductor cruris caud. und die Wirbelköpfe der Muskeln der Hinterbacke.

Nervus cutaneus femoris caudalis

Der N. cutaneus femoris caud. zieht kaudal in Richtung Tuber ischiadicum. Nachdem er motorische Äste an den M. semitendinosus abgegeben hat, gelangt er in subkutane Lage. Seine Hautäste, bekannt als **Nn. clunium caudales,** innervieren ein ausgedehntes Gebiet um das Tuber ischiadicum und kaudal am Oberschenkel. Er tauscht Fasern mit dem **N. pudendus** aus. Bei den Wiederkäuern, bei denen der **N. cutaneus femoris caud.** recht dünn ist, wird das entsprechende Gebiet der Nn. clunium caudales vor allem von Ästen des **N. pudendus** innerviert (Abb. 14-76).

Nervus pudendus

Der N. pudendus besteht hauptsächlich aus Anteilen des Ventralastes des dritten Sakralnerven. Anfangs führt er viele

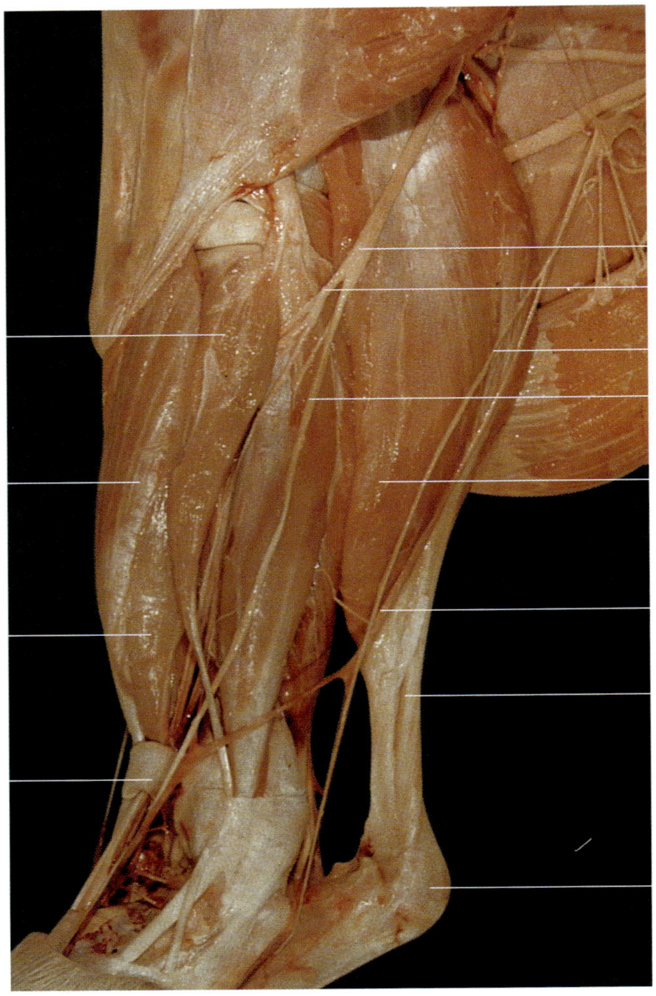

Abb. 14-75. Topographie der oberflächlichen Nerven am Unterschenkel eines Rindes.

parasympathische Fasern. Durch **Rami communicantes** ist er mit dem **N. cutaneus femoris caudalis** verbunden. Er innerviert die Begattungsorgane sowie Muskeln der Anal- und Mittelfleischgegend. Außerdem entläßt er sensible Äste an die Haut des Afters, in die Regio perinealis und in das Innervationsgebiet der **Nn. clunium caudales. Motorisch** innerviert er den M. ischiocavernosus, den M. bulbospongiosus, den M. retractor penis, den M. urethralis, den M. constrictor vulvae, den M. coccygeus, den M. levator ani und den M. sphincter ani ext. Beim männlichen Tier verläuft der **N. pudendus** als **N. dorsalis penis** bis zur Penisspitze, wo er sich in der Glans verzweigt. An den feinsten Ästen finden sich sensible Endkörperchen. Bei weiblichen Tieren endet er entsprechend in der Klitoris.

Die **parasympathischen Axone,** die aus dem Lumbosakralmark stammen, trennen sich vom N. pudendus in seinem proximalen Abschnitt und verlaufen außerhalb des Bauchfells als **Nn. pelvini** zum retroserös gelegenen **Plexus pelvinus.** Sie vermischen sich hier mit **sympathischen Fasern** der **Nn. hypogastrici** und **Nn. splanchnici sacrales** und gelangen zu den Organen der Beckenhöhle. Dort bilden sie nach den jeweiligen Organen benannte Plexus. Die Synapsen der parasympathischen Axone liegen in intramural eingelagerten kleinen Ganglien.

Die **Nn. rectales caudales** sind kaudalste Äste des Kreuzgeflechts, die u.a. aus dem N. pudendus abzweigen. Sie versorgen kaudale Teile vom Rectum, den M. sphincter ani ext. und die Haut im Bereich des Anus.

Nervus ischiadicus

Der N. ischiadicus ist der **stärkste Nerv des Körpers.** Er ist die Fortsetzung des **Plexus ischiadicus** auf die Gliedmaße. Durch die Incisura ischiadica major bzw. durch das For. ischiadicum majus verläßt er die Beckenhöhle und gelangt bei Schwein, Rind und Pferd außen auf das Lig. sacrotuberale latum, und verläuft über den M. glutaeus prof. und das Hüftgelenk auf die Kaudalseite des Os femoris (Abb. 14-76 u. Tab. 14-9).

Bei **operativen Eingriffen am Hüftgelenk** kleiner Haussäugetiere ist der Verlauf des N. ischiadicus über das Hüftgelenk zu berücksichtigen. Der N. ischiadicus innerviert den M. glutaeus prof., den M. obturatorius int., die Mm. gemelli und den M. quadratus femoris. **Sensible** Äste zweigen an die Gelenkkapsel des Hüftgelenks ab. Im oberen Drittel oder in der Mitte des Os femoris teilt er sich in den **N. tibialis** und den **N. fibularis communis** auf (Abb. 14-77 u. 78 u. Tab. 14-9).

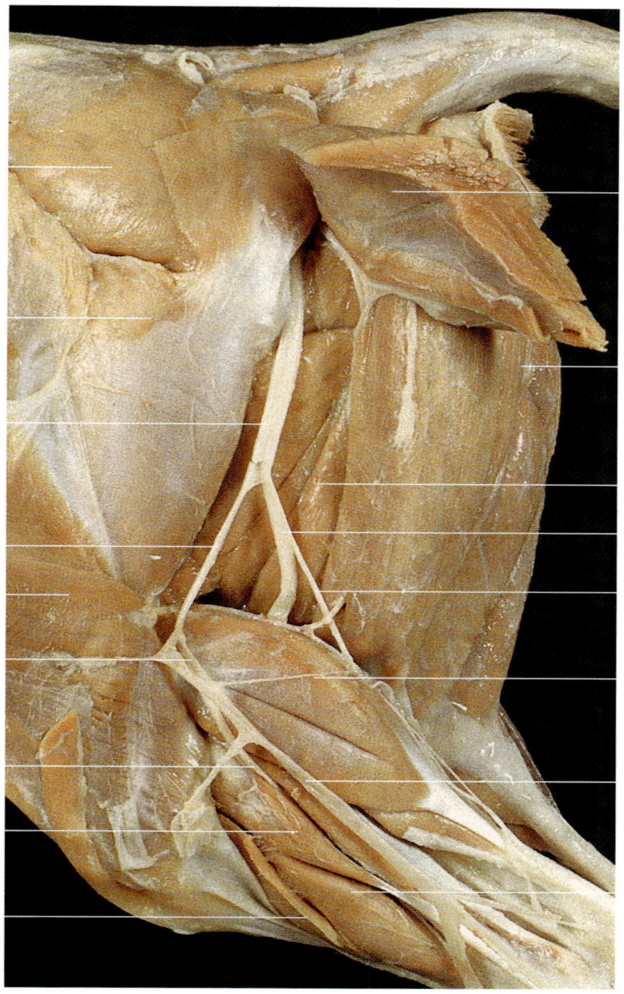

Abb. 14-76. Topographie der Nerven am Ober- und Unterschenkel eines Hundes (Lateralansicht) (plastiniertes Präparat).

Distale Äste des N. ischiadicus

Der N. ischiadicus teilt sich, etwa in Oberschenkelmitte, in die **zwei wichtigsten Äste** zur Versorgung der Beckengliedmaße auf, nämlich in den mehr medial verlaufenden **N. tibialis** und in den lateral gelegenen **N. fibularis communis (peronaeus)** (Abb. 14-73, 75 u. 76 u. Tab. 14-7ff.).

Am Unterschenkel werden sämtliche Muskeln, die dorsal oder lateral von Tibia und Fibula liegen, vom N. fibularis communis, die kaudal liegenden, vom N. tibialis innerviert.

Nervus fibularis communis

Der N. fibularis communis läuft über den lateralen Kopf des M. gastrocnemius hinweg zum Proximalende der Fibula, wo er, lediglich unter der Haut und der Fascia cruris gelegen, tastbar ist. Hier teilt er sich in den N. fibularis supf. und den N. fibularis prof. Vor seiner Teilung entläßt er einen feinen Hautast, den N. cutaneus surae lat., der die Haut lateral am Kniegelenk und proximal am Unterschenkel innerviert.

Der **N. fibularis supf.** zieht entlang des lateralen Randes des M. extensor digitorum longus distal. Äste gibt er an den M. extensor digitorum lat. ab. Weiterhin versorgt er die Haut dorsal am Unterschenkel. In der Tarsalbeuge verzweigt er sich in einen **Ramus medialis** und einen **Ramus lateralis,** die sich beide in dorsal verlaufende Zehennerven aufteilen.

Der **N. fibularis profundus** verläuft in der Tiefe des Unterschenkels zusammen mit der A. tibialis cran. Im proximalen Drittel des Unterschenkels gibt er Äste an die Beuger des Tarsalgelenks und die der Zehengelenke ab (M. tibialis cran., M. fibularis longus, M. fibularis tertius, M. fibularis brevis sowie M. extensor digitorum longus, M. extensor digitorum lat., M. extensor hallucis longus). Wie auch der vorherige teilt er sich in der Tarsalbeuge in einen **lateralen** und einen **medialen Ast** auf. Der laterale Ramus gibt einen Zweig an den M. extensor digitorum brevis ab.

Beide Äste vereinigen sich in Höhe der Zehengrundgelenke mit denen des **N. fibularis superficialis,** um dorsal die Zehen zu versorgen. Beim Pferd kann der **N. fibularis profundus dorsal** bis an das Zehenendorgan gelangen.

Nervus tibialis

Der N. tibialis ist **stärker** als der **N. fibularis communis.** Er gibt an seinem proximalen Ende, in Höhe des oberen Drittels des Os femoris, mehrere starke **Rami musculares proximales** ab, die die Beckenköpfe der Hinterbackenmuskeln

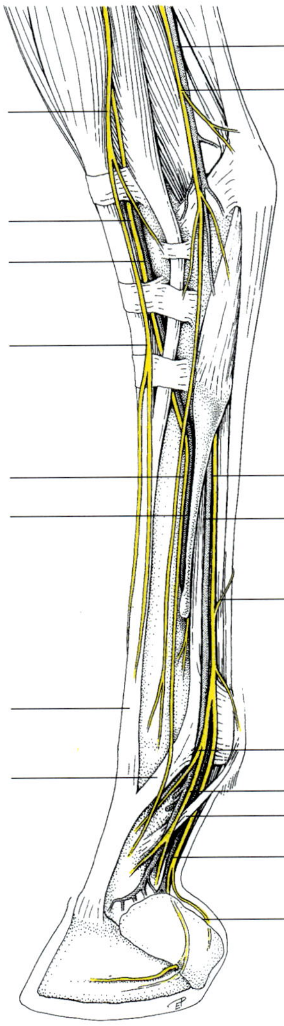

Abb. 14-77. Nerven der Zehe an der linken Beckengliedmaße des Pferdes (Lateralansicht).

Tab. 14-9. Zusammenfassung der Innervationsgebiete des Plexus sacralis.

Nerv	motorisch	sensibel
N. glutaeus cran.	M. glutaeus medius M. piriformis M. glutaeus prof. M. tensor fasciae latae	
N. glutaeus caud.	kranialer Abschnitt des M. biceps femoris (M. glutaeobiceps) Wirbelköpfe des M. semitendinosus und des M. semimembranosus	
N. cutaneus femoris caud.	M. semitendinosus, zum Teil	Haut der Hinterbackengegend
N. pudendus	M. ischiocavernosus M. bulbospongiosus M. urethralis M. retractor penis u. a.	Haut, After, Perineum Klitoris, Penis
Nn. rectales caud.	M. sphincter ani ext. M. coccygeus M. levator ani	Haut der Aftergegend kaudaler Teil des Rektums

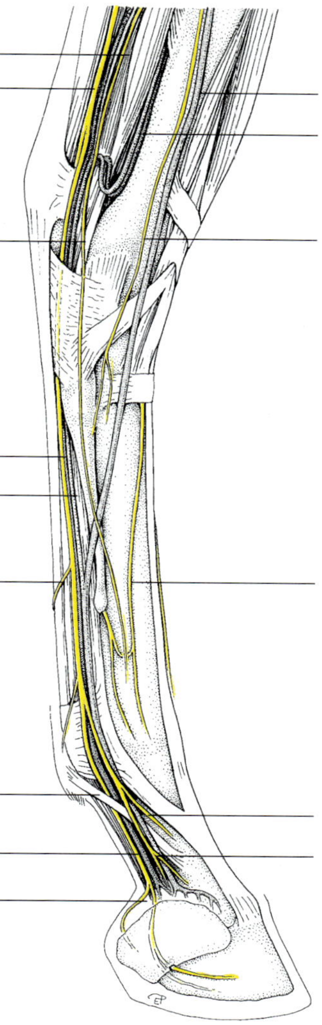

Abb. 14-78. Nerven der Zehe an der linken Beckengliedmaße des Pferdes (Medialansicht).

(M. biceps femoris, M. semitendinosus, M. semimembranosus) innervieren.

In der Mitte des Oberschenkels entläßt er den **N. cutaneus surae caudalis.** Dieser tritt mit der V. saphena lat. kaudal am Unterschenkel unter die Haut, um sie dort zu innervieren.

In der Regio poplitea tritt der **N. tibialis** zwischen die beiden Köpfe des M. gastrocnemius. Hier gibt er **Rami musculares distales** ab, die den M. gastrocnemius, die drei Köpfe des M. flexor digitorum prof., den M. flexor digitorum supf. und den M. popliteus innervieren.

Der N. tibialis gelangt schließlich an die mediale Seite des Unterschenkels. Er zieht zwischen dem Fersensehnenstrang und den Köpfen des tiefen Zehenbeugers zum Tarsalgelenk. Bei Großtieren ist er hier palpierbar. Am Tarsalgelenk teilt sich der N. tibialis in die **Nn. plantares** (Abb. 14-77 u. 78).

Der **N. plantaris medialis** und der **N. plantaris lateralis** spalten sich in Höhe der Zehengrundgelenke in die plantaren Zehennerven auf, die ähnlich wie an der Vordergliedmaße verlaufen.

Die als **Ischiadikuslähmung** bezeichnete Erkrankung betrifft die beiden Hauptäste dieses Nerven, den N. tibialis und den N. fibularis communis. Sie kann die Folge einer falsch ausgeführten intramuskulären Injektion sein, aber auch nach Femurhalsfrakturen oder nach Operationen am Hüftgelenk auftreten.

Tab. 14-10. Innervation der Gelenke der Beckengliedmaße.

Gelenke	Nerven
Hüftgelenk	N. ischiadicus
Kniegelenk	N. tibialis und N. saphenus
Sprunggelenk	N. tibialis N. fibularis prof. und supf.
Zehengelenke	Nn. plantares des N. tibialis Zehennerven

Tab. 14-11. Zusammenfassung der Innervationsgebiete des N. ischiadicus.

Nerv	motorisch	sensibel
N. ischiadicus	kleine Beckengesellschaft	
– N. tibialis	alle Muskeln, die kaudal dem Os femoris und der Tibia und Fibula anliegen: Beckenköpfe des M. biceps femoris M. semitendinosus M. semimembranosus M. gastrocnemius M. soleus M. popliteus M. flexor digitorum supf. M. flexor digitorum prof.	
– N. cutaneus surae caud.		Haut an der Kaudalseite des Unterschenkels
– Nn. plantares	Mm. interossei	Haut am Autopodium
N. fibularis communis		
– N. cutaneus surae lat.		Haut lateral am Kniegelenk
– N. fibularis supf.	M. extensor digit. lat.	Haut dorsolateral am Unterschenkel und am Fuß
– N. fibularis prof.	alle Muskeln, die kraniolateral am Unterschenkel liegen: M. tibialis cran. M. extensor digitorum longus M. extensor digitorum lat. M. fibularis longus M. fibularis brevis M. fibularis tertius M. extensor digitorum brevis	

Anmerkung: Die Nerven des Plexus lumbosacralis sind ausnahmslos maximal gemischt. Sie enthalten motorische, sensible und auch vegetative Fasern.

Der **Ausfall** der vom N. tibialis und N. fibularis communis innervierten Muskeln führt zu **hochgradigen Lahmheiten,** die bis zur Bewegungsunfähigkeit des Sprunggelenks und der Zehengelenke reichen sowie nachfolgend zu einer rapiden Atrophie der betroffenen Muskeln führen können.

Nervi sacrales

Die Ventraläste der Kreuznerven verbinden sich zu dem oben abgehandelten **Kreuzgeflecht.**

Die R. dorsales verlassen den Rückenmarkskanal über die Forr. sacralia dorss. und verhalten sich wie die der Lendennerven. Ihre Hautäste bilden die Nn. clunium medii, die ein Hautgebiet versorgen, das in etwa dem Projektionsgebiet des Beckenkopfes des M. biceps femoris entspricht.

Autonomes oder vegetatives Nervensystem (Systema nervosum autonomicum)

Das autonome oder vegetative Nervensystem stellt den idiotropen Teil des peripheren Nervensystems dar und ist eng über Gehirn- und Rückenmarksnerven mit dem Zentralnervensystem verbunden. Es setzt sich aus einer Vielzahl feinster Nerven, aus Nervengeflechten und kleinen bzw. kleinsten Ganglien zusammen, deren funktionelle Wirkung vorzugsweise in der nervalen Steuerung von Organen und Organsystemen liegt.

Das vegetative Nervensystem dient dem funktionellen Zusammenwirken einzelner Organabschnitte in Hinblick auf die Erhaltung des Ganzen. So dient dieser Teil des Nervensystems z.B. der Steuerung der Atmung, des Kreislaufs, der Verdauung, der Sekretion oder der Fortpflanzung. Seine Wirkungsweise vollzieht sich weitgehend **ohne Beeinflussung** durch das Bewußtsein, es ist in weiten Grenzen selbständig und damit **autonom.**

Diese autonome Wirkungsweise ist eingeschränkt durch die Wechselbeziehungen zum animalischen Nervensystem. So beeinflussen beispielsweise optische Erregungen, aggressive Motivationen oder depressive Stimmungen stimulierend oder hemmend vorzugsweise die Atmung, den Herzrhythmus oder die Magen-Darm-Motilität.

Das vegetative Nervensystem dient weitgehend der **autonomen Innervation** der **glatten Muskulatur** in Organen und Gefäßen sowie der **Steuerung exokriner** und **endokri-**

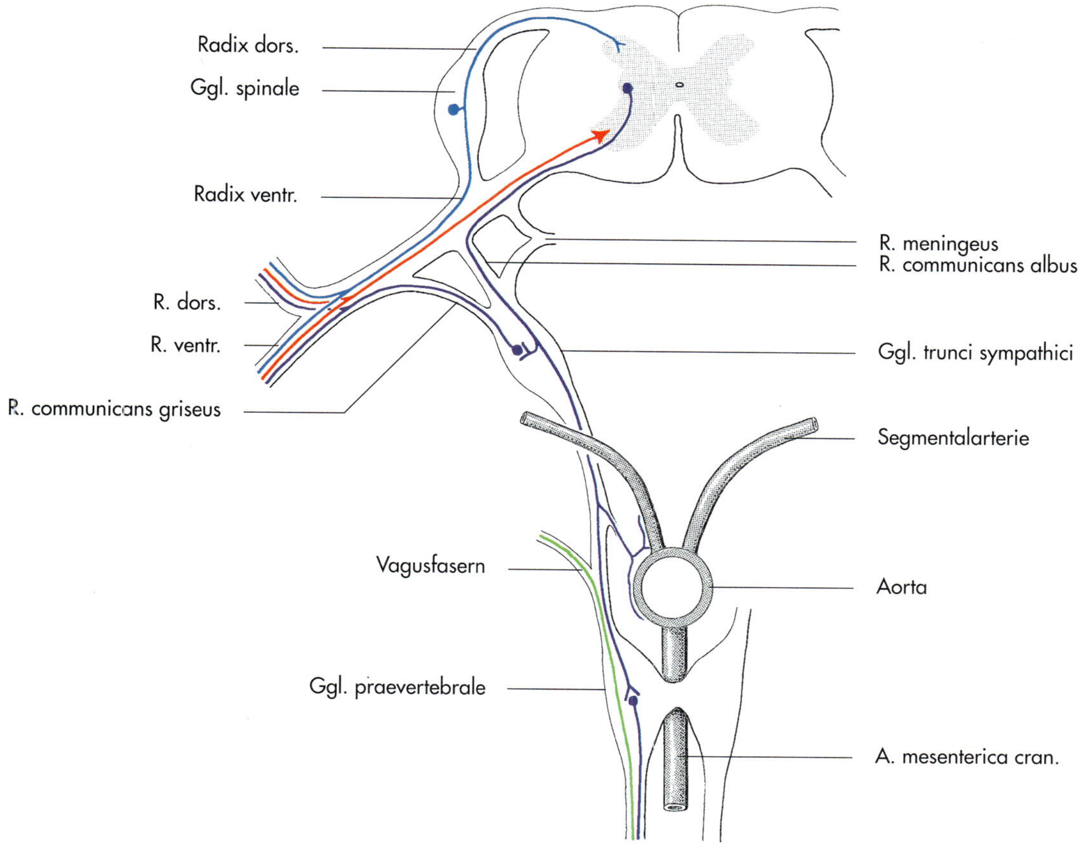

Abb. 14-79. Schematische Darstellung viszeraler Anteile des autonomen Nervensystems, rot = motorische Nervenfasern mit motorischen Nervenzellen, blau = sensible Nervenfasern mit sensiblen Spinalganglienzellen, violett = sympathische Nervenfasern mit prä- und postganglionären Fasern, grün = parasympathische Fasern des N. vagus, nach Ellenberger u. Baum, 1943.

ner Drüsen. Von besonderer Bedeutung ist die Wechselbeziehung zwischen dem Nervensystem, den inkretorischen Drüsen und dem Immunsystem, deren endogen aktive Wirkstoffe (Transmitter) sich gegenseitig beeinflussen und paraneurokrin wirken. (Näheres siehe Lehrbücher der Neurophysiologie und der Immunologie.)

Bau des vegetativen Nervensystems

Dieser Teil des Nervensystems entspricht in seinen Grundzügen der Struktur des allgemeinen Bauplans von Nervengewebe. Danach werden multipolare Nervenzellen in vegetativen Ganglien von Mantelzellen als Gliazellen umgeben. In den knotenartig verdickten Ganglien werden die vegetativen Nervenfasern umgeschaltet und synaptisch mit anderen Fasern verknüpft. Die **präganglionären Nervenfasern** besitzen eine deutliche **Myelinscheide** und erscheinen **weiß.** Die **postsynaptischen, postganglionären Fasern** werden hingegen nur von einer dünnen Myelinscheide umhüllt. Diese Abschnitte erscheinen dichter, und damit **grau** (Abb. 14-79).

Im vegetativen Nervensystem unterscheidet man einen **sympathischen Teil (Pars sympathica)** und einen **parasympathischen Teil (Pars parasympathica).**

Die **Kerngebiete (Wurzelzellen) beider vegetativen Anteile** liegen ausnahmslos im **Zentralnervensystem.** Diese sind für den Parasympathicus im Gehirnstamm und im sakralen Abschnitt des Rückenmarks, für den Sympathicus im thorakalen und lumbalen Teil des Rückenmarks situiert. Die von den multipolaren Wurzelzellen ausgehenden Axone können an den Erfolgsorganen (z.B. den inneren Organen oder den Blutgefäßen) nicht unmittelbar wirksam werden. Sie müssen vor Erreichen des Zielorgans in einem peripher gelegenen Ganglion eine **Synapse** mit einer hier gelegenen **Nervenzelle** eingehen, deren **Axone** sekundär das Innervationsgebiet erreichen.

Sympathicus und **Parasympathicus** wirken immer **zeitgleich,** wobei eines der Systeme je nach Aktivität des Organs stärker oder schwächer agiert. Die Systeme unterscheiden sich allerdings in Bezug auf ihre **Transmitter. Adrenalin** und **Noradrenalin** sind **Neurotransmitter** des **Sympathicus,** während **Azetylcholin** für den **Parasympathicus** steht. Allgemein sorgt der **Sympathicus** für höheren Energieverbrauch und steigert die körperliche Leistung, während der **Parasympathicus** zu einer Regeneration der Körperreserven führt. (Näheres siehe Lehrbücher der Neurophysiologie.)

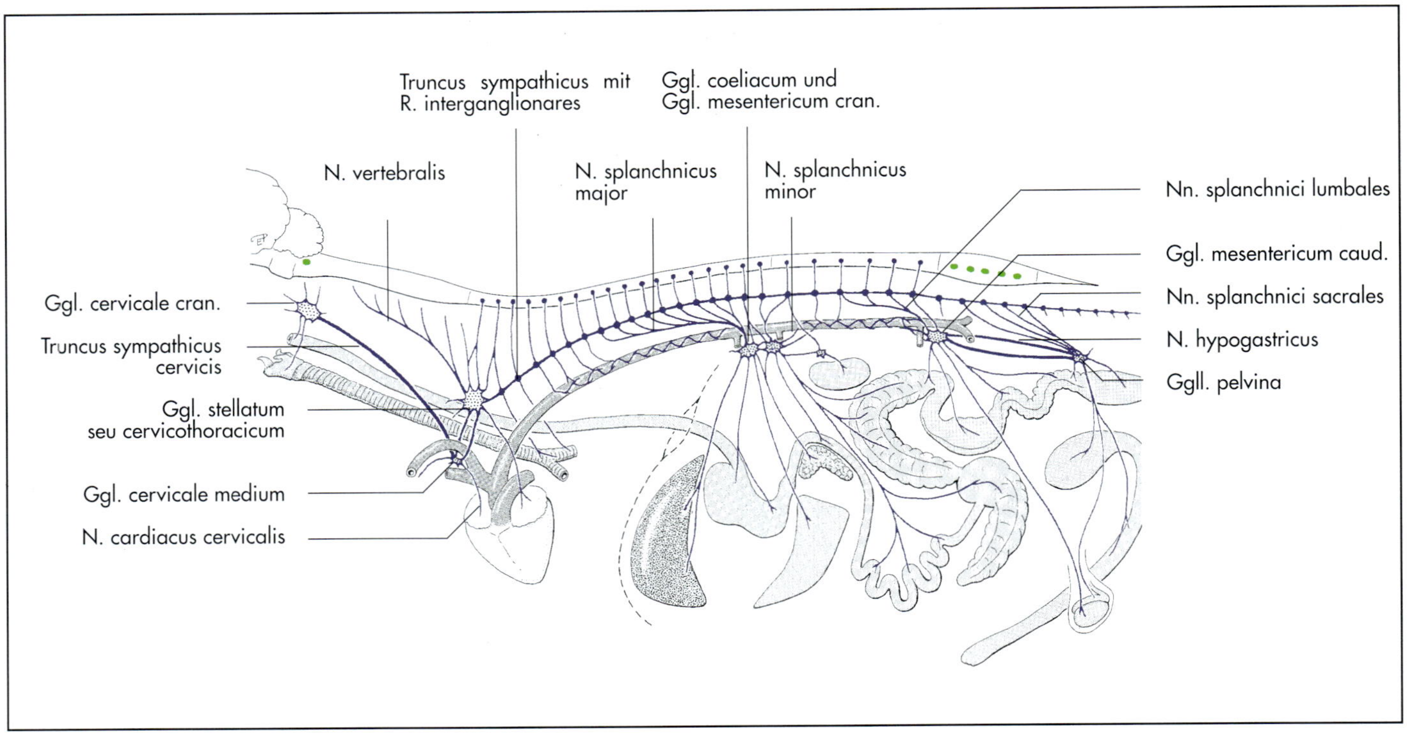

Abb. 14-80. Schematische Darstellung der sympathischen Nerven und Ganglien des Pferdes.

Sympathisches System

Die sympathischen Wurzelzellen liegen in den Ursprungskernen des **Seitenhorns des Rückenmarks zwischen Th_1 und L_3.** Die Axone dieser Zellen ziehen in den **Ventralwurzeln zum Spinalnerven.** Von hier verlaufen sie als **Rami communicantes albi** zu den **Ganglia vertebralia** des **Grenzstranges** (Abb. 14-79 u. 80).

Einige dieser Axone gehen **Synapsen** mit den hier gelegenen Nervenzellen ein, verlassen das Ggl. über **Rami communicantes grisei,** um dann mit den Segmentalnerven vor allem zu Blutgefäßen der Haut zu verlaufen. Die meisten Axone der Wurzelzellen durchziehen die **Ganglia vertebralia**, ohne hier Synapsen einzugehen. Die Synapsenbildung erfolgt für diese Neuriten in einem peripher gelegenen **Ganglion praevertebrale.** Sie sind diejenigen, die dann **innere Organe** innervieren und als **Nn. splanchnici** bezeichnet werden.

Grenzstrang (Truncus sympathicus)

Der Grenzstrang besteht aus einer Kette von **Ganglia vertebralia,** die untereinander verbunden sind. Er ist **paarig** und es bestehen auch Querverbindungen in der Art einer **Strickleiter.** Er besteht aus mehreren Abschnitten:

- Kopf- und Halsteil (Pars cephalica et cervicalis),
- Brustteil (Pars thoracica),
- Bauchteil (Pars abdominalis),
- Kreuz- und Schwanzteil (Pars sacralis et coccygea).

Kopf- und Halsteil des Grenzstranges

Der Kopf- und Halsteil (Pars cephalica et cervicalis) des Grenzstranges ist die kraniale Verlängerung der Pars thoracica ohne Kontakt zur Wirbelsäule zu besitzen. Im Halsbereich lagert sich der Sympathicus an den Vagus, so daß der **Truncus vagosympathicus** gebildet wird. Dieser liegt der A. carotis communis dorsal in der sog. **Karotisscheide** auf (Abb. 14-80 u. 81).

Der Halsteil beginnt am **Ganglion cervicothoracicum (Ganglion stellatum).** Dieses sternförmige Gebilde verbindet sich über die **Ansa subclavia** mit dem kranioventral von ihm gelegenen **Ganglion cervicale medium,** von dem der Halsteil des Truncus sympathicus kranial zieht. An der Halsbasis ist dieser noch nicht mit dem N. vagus verbunden. Bis zum Atlas verlaufen beide Strukturen, wie oben beschrieben, in der **Karotisscheide.**

Am Kopf-Hals-Übergang trennt sich der **Sympathicus** wieder vom **N. vagus** und verläuft nun beim Pferd parallel mit der A. carotis int. in einer kaudal gelegenen Falte der medialen Luftsackbucht schädelbasiswärts. Er endet im großen (beim Pferd ca. 20 mm langen und 5 mm dicken) **Ganglion cervicale craniale.** Aus diesem Ganglion, das für die **sympathische Versorgung des gesamten Kopfbereichs** zuständig ist, werden **postganglionäre Fasern** an die letzten vier Gehirnnerven abgegeben, außerdem in die Tunica adventitia sämtlicher Kopfarterien.

Aus der schädelhöhlenwärts gelegenen Spitze des **Ganglion cervicale craniale** zieht der umfangreiche **N. caroticus internus** in die Schädelhöhle. Dieser wird von der A. carotis int., die weiter am Luftsack entlang zum For. lacerum ver-

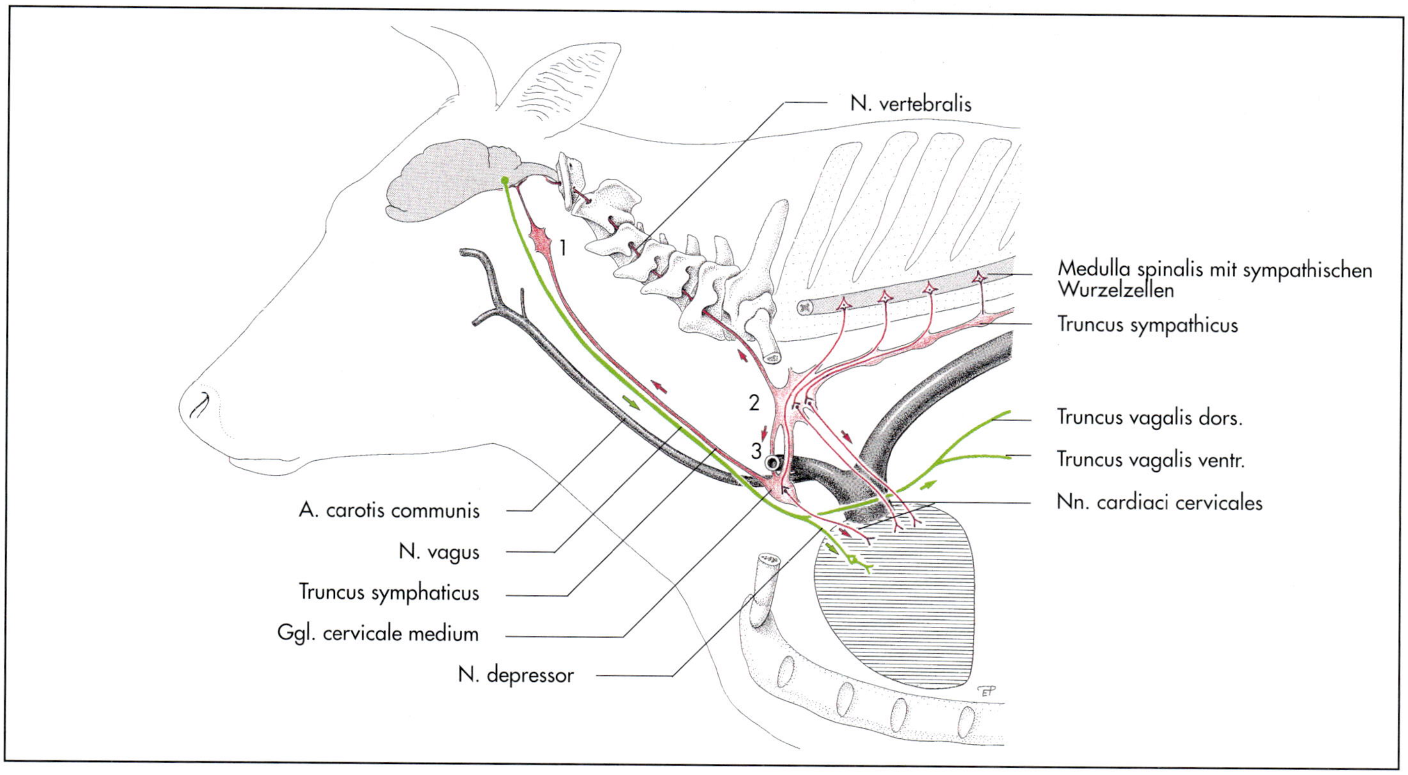

Abb. 14-81. Schematische Darstellung der sympathischen und parasympathischen Nerven im Hals-Brust-Bereich des Rindes. 1 = Ggl. cervicale cran., 2 = Ggl. cervicothoracicum (Ggl. stellatum), 3 = Ansa subclavia.

läuft, begleitet. Dieser Nerv innerviert die Blutgefäße in der Schädelhöhle, gibt Fasern an den N. trigeminus und andere Kopfnerven ab. Alle Fasern, die das **Ganglion cervicale craniale** verlassen, sind ausnahmslos **postganglionär.**

Das **Ganglion cervicale medium** steht über zwei Stränge der **Ansa subclavia** mit dem **Ganglion cervicothoracicum** seu **stellatum** in Verbindung. Vom Ggl. cervicale medium werden vor allem Äste an den **Plexus cardiacus** entlassen.

Das **Ganglion cervicothoracicum (Ganglion stellatum)** liegt medial der ersten Rippe. Es stellt einerseits das kraniale Ende des thorakalen Teils des Grenzstranges, andererseits das kaudale Ende (oder den Beginn) des Kopf-und Halsteils des Truncus sympathicus dar. Der Name **Ganglion cervicothoracicum** zeigt, daß es aus der Verschmelzung des Ggl. cervicale caudale mit einem oder mehreren Thorakalvertebralganglien entstanden ist. **Äste des Ganglion stellatum** sind:

- **Rami communicantes** zu den ersten zwei Nn. thoracici (Brustsegmentalnerven),
- **N. vertebralis,** dieser verläuft durch den Canalis transversarius, mit der A. und V. vertebralis und gibt sympathische Fasern an die Nn. cervicales,
- einen (oder mehrere) **Nn. cardiaci cervicales,** die in den Plexus cardiacus einstrahlen,
- **perivaskuläre Rami** an die A. subclavia und die
- **kaudodorsale Fortsetzung** als Pars thoracica des Grenzstranges.

Brustteil des Grenzstranges

Der Brustteil des Grenzstranges (Pars thoracica) setzt sich aus einer Anzahl von **Ganglia vertebralia** zusammen, die in etwa der der Brustwirbel entspricht. Die ersten verschmelzen, wie bereits erwähnt, zum **Ganglion stellatum.** Von den kranial gelegenen Ganglien gehen Äste an den **Plexus cardiacus,** den **Plexus oesophageus** und den **Plexus trachealis ab** (Abb. 14-80). Etwa ab dem **sechsten Ganglion vertebrale** zweigen präganglionäre Äste an den **N. splanchnicus major** ab. Dieser **Eingeweidenerv** verläuft, kaudal stärker werdend, parallel mit dem Grenzstrang zum Zwerchfell, wo er zwischen dem jeweiligen Zwerchfellpfeiler und dem M. psoas minor in die Bauchhöhle eintritt.

In ähnlicher Weise gehen von den letzten zwei bis drei **Ganglia vertebralia thoracica** Äste ab, die zum **N. splanchnicus minor** zusammenfinden und gemeinsam mit dem **N. splanchnicus major** in die **Bauchhöhle** gelangen.

Die beiden **Nn. splanchnici** erreichen jederseits in der Nähe der A. coeliaca und der A. mesenterica cran. das **Ganglion coeliacum** und das **Ganglion mesentericum craniale,** beides paarige Bildungen, die aber auch untereinander und individuell unterschiedlich verschmelzen können.

Bauchteil des Grenzstranges

Der Bauchteil (Pars abdominalis) des Grenzstranges liegt den Lendenwirbeln an. Von den entsprechenden Ganglien ziehen **Nn. splanchnici lumbales** zum **Plexus coeliacus** und zum **Plexus mesentericus cranialis** (Abb. 14-80). Um die **prävertebralen Ganglien** (s.u.), die an der A. coeliaca und der A. mesenterica cran. liegen, sind zahlreiche vegetative Nervenfasern zu finden, die insgesamt das **Sonnengeflecht (Plexus solaris)** bilden. Als periarterielle Geflechte versorgen sie alle die nach Organen benannten vegetativen

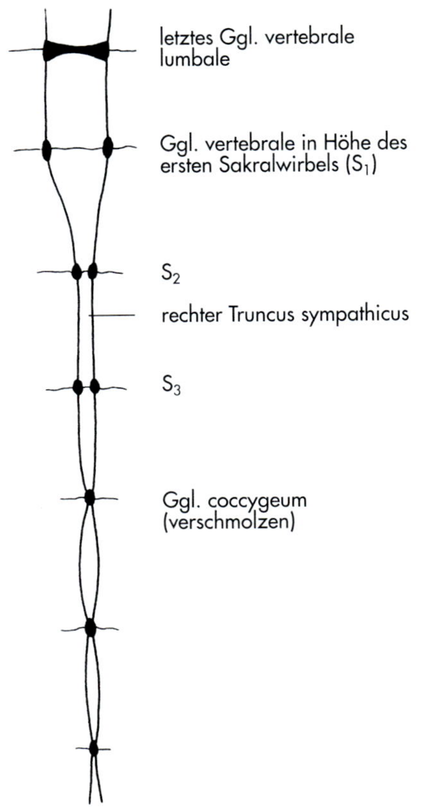

Abb. 14-82. Sakral- und Kokzygealteil des Truncus sympathicus der Katze, nach Dr. Isabel Corpancho, 1986.

Geflechte in der Bauchhöhle (z. B. Plexus entericus, Plexus hepaticus etc.).

An der A. mesenterica caud. ist ähnlich wie an der A. mesenterica cran. ebenfalls ein **sympathisches prävertebrales Ganglion** vorhanden. Dieses **Ganglion mesentericum caudale** ist unpaarig, da in der Regel die Ganglien beider Seiten zu einem Gebilde verschmelzen.

Die **Ganglien,** die an den Eingeweideästen der Aorta abdominalis liegen, werden **prävertebrale Ganglien** genannt. Sie stehen nicht nur über den Grenzstrang und Nn. splanchnici miteinander in Verbindung, sondern auch über den an der Aorta gelegenen **Plexus aorticus abdominalis.** In die um die Ggll. praevertebralia gelegenen Nervengeflechte strahlen zusätzlich noch **parasympathische Fasern** des N. vagus ein.

Kreuz- und Schwanzteil

Der Kreuz- und Schwanzteil (Pars sacralis et coccygea) des Grenzstranges ist die Fortsetzung des Bauchteils. Er verläuft entlang der Kreuz- und Schwanzwirbel. Von den **Ganglia sacralia** zweigen **Nn. splanchnici pelvini** ab, die in den retroserös gelegenen **Plexus pelvinus** einziehen. In dieses Geflecht gelangen auch die **Nn. hypogastrici,** zwei Nervenstränge, die vom Ggl. mesentericum caudale retroserös in die Beckenhöhle ziehen. In den Plexus pelvinus gelangen auch **parasympathische Fasern (Nn. pelvini)** (Abb. 14-82).

Parasympathisches System

Auch für den **Parasympathicus** liegen die Wurzelzellen im Zentralnervensystem. Sie sind in großer Zahl im Gehirnstamm als Kerne nahe der Kerne von Kopfnerven und im

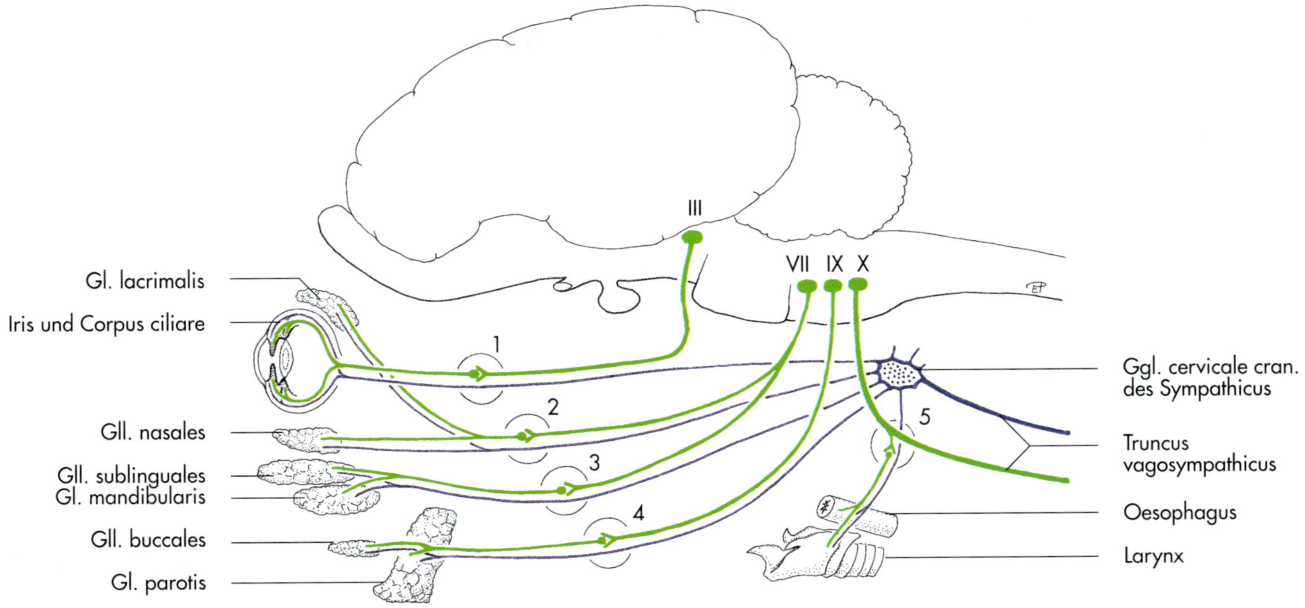

Abb. 14-83. Schematische Darstellung der sympathischen (violett) und parasympathischen (grün) Nerven im Kopfbereich. 1 = Ggl. ciliare, 2 = Ggl. pterygopalatinum, 3 = Ggl. mandibulare, 4 = Ggl. oticum, 5 = Ggl. dist. nervi vagi. Parasympathische Kerngebiete der Gehirnnerven: N. oculomotorius (III), N. intermediofacialis (VII), N. glossopharyngeus (IX) und N. vagus (X), nach Dyce, Sack u. Wensing, 1991.

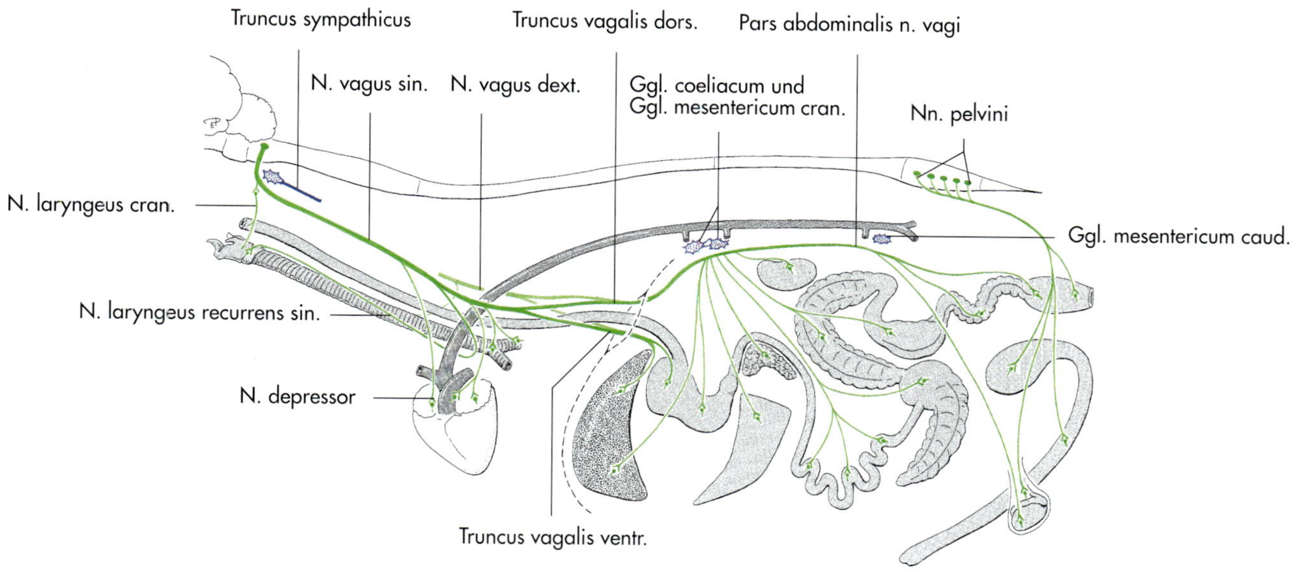

Abb. 14-84. Schematische Darstellung der parasympathischen Nerven des Pferdes im Hals-, Brust-, Bauch- und Beckenbereich.

Kreuzteil des Rückenmarks eingelagert. Aufgrund dieser Lage wird das System als **kraniosakraler Parasympathicus** bezeichnet.

Die den **Gehirnnervenkernen benachbarten parasympathischen Nuclei** sind (Abb. 14-83):

- Nucleus parasympathicus nervi oculomotorii,
- Nucleus parasympathicus nervi faciali,
- Nucleus parasympathicus nervi glossopharyngei,
- Nucleus parasympathicus nervi vagi.

Die parasympathischen Fasern des **N. oculomotorius** bilden Synapsen im **Ganglion ciliare.** Sie innervieren den M. ciliaris und den M. sphincter pupillae. Die parasympathischen Anteile des **N. facialis** verlaufen mit der **Chorda tympani** zum N. lingualis und mit dem **N. petrosus major** zum N. maxillaris. Die obligaten Synapsen gehen sie im **Ganglion mandibulare** und im **Ganglion pterygopalatinum** ein. Erstere versorgen die Unterkiefer- und die Unterzungendrüse, die des Ggl. pterygopalatinum die Tränendrüse, Nasen- und Gaumendrüsen.

Der **parasympathische Teil** des N. glossopharyngeus zieht mit dem N. petrosus minor zum **Ganglion oticum,** das dem N. mandibularis anliegt. Die postganglionären Fasern versorgen die Backendrüsen und die Glandula parotis.

Der **größte parasympathische Kern,** der des **N. vagus,** sendet die Axone über den X. Gehirnnerven zu den **Organen der Brust-** und **Bauchhöhle.** Sie vermischen sich mit sympathischen Fasern. Die obligaten Synapsen gehen sie in intramuralen Ganglien der entsprechenden Organe ein (Abb. 14-84).

Die **Wurzelzellen des Kreuzteils** des parasympathischen Systems liegen in der **lateralen Säule** der Pars sacralis der Medulla spinalis. Ihre Axone ziehen vor allem mit dem **N. pudendus** aus dem Wirbelkanal heraus, verlassen diesen aber bald und führen den Namen **Nn. pelvini.** Diese vermischen sich mit den sympathischen Fasern im **Plexus pelvinus** und innervieren sämtliche Organe der Beckenhöhle. Sie bilden nach Organen benannte Plexus.

Intramurales System

Das **intramurale System** umfaßt die **Gesamtheit** der in der **Organwand** gelegenen **Nervennetze** und **Ganglien.** Sie garantieren den Funktionsabläufen der Organe eine gewisse **Autonomie.** Nach Durchtrennung von vegetativen Nerven bleibt die Peristaltik beispielsweise noch für eine gewisse Zeit erhalten. An Hohlorganen besteht das intramurale System aus **drei übereinanderliegenden Netzen:**

- Plexus nervorum subserosus,
- Plexus nervorum myentericus (Auerbach-Plexus),
- Plexus nervorum submucosus (Meissner-Plexus).

Diese nervalen Netze sind sowohl horizontal als auch vertikal untereinander verbunden. Das intramurale System umfaßt auch nervöse Strukturen in parenchymatösen Organen. (Näheres siehe Lehrbücher der Histologie.)

Klinische Ausdrücke, die sich von anatomischen Namen ableiten: Neuritis, Enzephalitis, Meningitis, Menigoenzephalitis, Neurom, Neuralgie, Radikulitis etc.

15 Endokrine Drüsen (Glandulae endocrinae)

H. E. König und H.-G. Liebich

Endokrine Drüsen (auch Glandulae sine ductibus genannt) produzieren **Hormone,** die **direkt in die Blutbahn** abgegeben werden und damit entfernte Körperstellen beeinflussen. Nur eine geringe Anzahl an Hormonen wirkt hingegen unmittelbar am Ursprung ihrer Entstehung auf andere Körperzellen (beispielsweise die einzeln lokalisierten Zellen des gastroenteropankreatischen Systems, s. unten).

Die meisten Drüsen mit einer endokrinen Sekretion sind über **postkapilläre Venolen** an **Venen** angeschlossen, die **nicht in die Pfortader** münden. Damit ist sichergestellt, daß diese Hormone die Leber und damit primär ihren schnellen Ab- oder Umbau umgehen. Über den Blutkreislauf werden die Hormone im ganzen Organismus verteilt. Dort, wo sie auf spezifische Rezeptoren treffen, greifen sie fördernd oder hemmend in Stoffwechselvorgänge ein. Da sie oft mit dem vegetativen Nervensystem agieren, spricht man vom sog. **neurohormonalen System.**

Außer den makroskopisch, als kompakte Organe ausgebildeten inkretorischen Drüsen, kommen in einigen Organen endokrine Zellgruppen (Langerhans-Inseln in der Bauchspeicheldrüse, Leydig-Zwischenzellen im Hoden, Theca folliculi und Corpus luteum im Eierstock) vor. Endokrine Einzelzellen (u.a. G-, D-, S- und EC-Zellen im Epithel des Magen-Darm-Kanals, sowie Zellen in der Schleimhaut der Bronchien und der Urethra, aber auch in den Nieren und im Herzmuskelgewebe) üben vorwiegend einen lokal begrenzten Einfluß aus. Die Funktion der endokrinen Drüsen wird über einfache oder komplexe Rückkoppelungsmechanismen (feedback) reguliert. (Näheres siehe Lehrbücher der Endokrinologie und der Physiologie.)

Hypophyse (Hypophysis seu Glandula pituitaria)

Die Hypophyse (Hirnanhangsdrüse) besteht aus zwei embryologisch unterschiedlichen Anteilen, der Neurohypophyse und der Adenohypophyse (Abb. 15-1 u. 2ff.). Sie liegt als unpaares, kleines Organ in der **Fossa interpeduncularis** zwischen Sehnervenkreuzung (Chiasma opticum) und Corpus mamillare ventral am Diencephalon.

Die **Neurohypophyse** liegt kaudal der Adenohypophyse an und ist eine neurale Ausstülpung des **Hypothalamus.** Sie

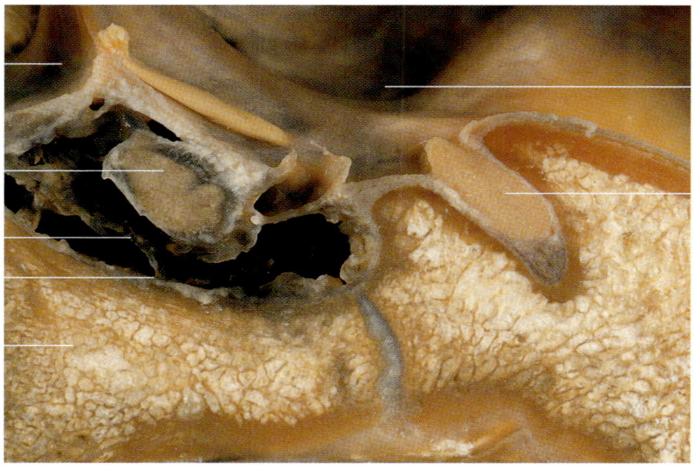

Abb. 15-1. Paramedianschnitt durch die Hypophyse eines Pferdes mit angrenzenden Strukturen, Aufnahme Dr. J. Maierl, München.

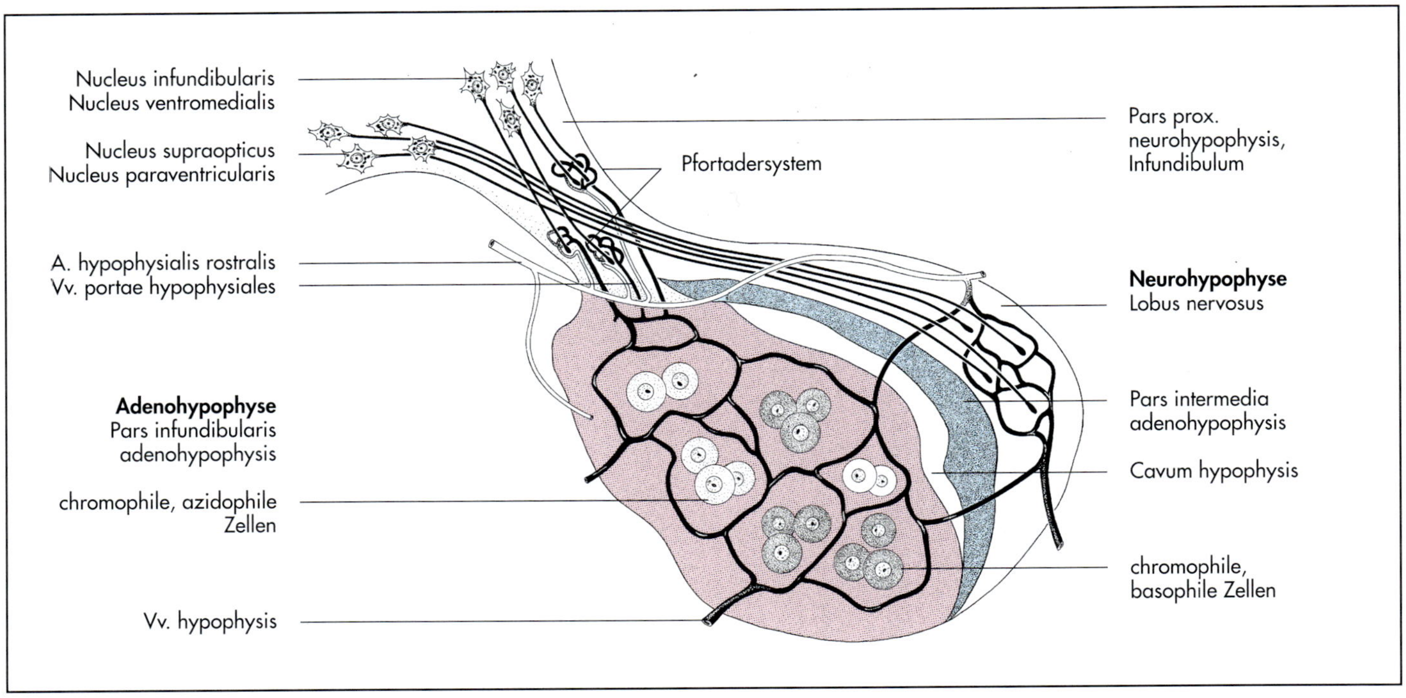

Abb. 15-2. Schematische Darstellung des Hypothalamus-Hypophysen-Systems, aus Liebich, Funktionelle Histologie, 1999.

besteht aus dem **Hypophysenstiel (Infundibulum** seu **Pars proximalis neurohypophysis)** und dem **Hinterlappen (Lobus nervosus = Pars distalis neurohypophysis)**. Mit dem Hypophysenstiel ist sie am Tuber cinereum des Hypothalamus befestigt. Durch das Infundibulum stülpt sich der dritte Hirnventrikel als Recessus infundibuli in den Lobus nervosus ein.

Die **Adenohypophyse** entsteht embryologisch aus dem Epithel des dorsalen Rachendachs (Rathke-Tasche) und wird zum **Vorderlappen** der Hypophyse. Sie liegt größtenteils rostral der Neurohypophyse, der Pars dist. neurohypophysis, an und setzt sich auf dem Infundibulum als **Pars infundibularis adenohypophysis** fort. Der zur Adenohypophyse gehörige **Zwischenlappen (Pars intermedia adenohypophysis)** schiebt sich zwischen Vorder- und Hinterlappen. Bei Katze, Hund und Pferd umgreift der Zwischenlappen die Neurohypophyse. Vorder- und Zwischenlappen sind außer beim Pferd von der **Hypophysenhöhle (Cavum hypophysis)** voneinander abgegrenzt.

Die Hypophyse ist in die **Fossa hypophysialis** des Türkensattels im Os sphenoidale eingebettet. Um ihren Stiel bildet die Dura mater das Diaphragma sellae. Der Hypophysenstiel wird vom Sinus cavernosus umgeben.

An der Hypophyse ist ein **Pfortadersystem** entwickelt, das für den Transport von Hormonen aus Kernen des Hypothalamus, die im Bereich des Tuber cinereum liegen, zur Adenohypophyse verantwortlich ist. Zur **Neurohypophyse** gelangen, direkt über Neuriten, **Neurosekrete** (Adiuretin, Vasopressin und Oxytocin), die im **Nucleus supraopticus** und **Nucleus paraventricularis** in Form von Granula produziert werden. Diese Neurosekrete werden in der Neurohypophyse gespeichert und im Bedarfsfall in die Blutbahn abgegeben. So erfolgt also der Transport von (Boten-)Stoffen zur Adenohypophyse auf vasalem, zur Neurohypophyse dagegen auf nervalem Weg.

Aufgrund der engen Beziehungen zwischen Hypothalamus und Hypophyse spricht man vom **Hypothalamus-Hypophysen-System.**

Die Hormone des Hypophysenvorderlappens steuern die Funktion sämtlicher übriger inkretorischer Drüsen des Organismus so, daß die Hypophyse in dieser Beziehung eine Schlüsselstellung einnimmt.

Nebenhypophysen wurden rachenwärts von der Hypophyse in der Dura mater vor allem bei Katzen und Wiederkäuern, selten auch beim Hund, gefunden.

Zirbeldrüse (Epiphysis cerebri seu Corpus pineale, Glandula pinealis)

Die Zirbeldrüse ist Bestandteil des **Zwischenhirns** und liegt als unpaares, längliches Organ im **Epithalamus.** Der Name **Corpus pineale** leitet sich von seiner Form, die einem **Pinienzapfen** ähnlich ist, ab. Ihre Größe unterliegt speziesabhängigen, aber auch starken individuellen Schwankungen. Sie steht mit dem **Dach des Diencephalon** über die **Zügel (Habenulae)** und dem kurzen **Stiel (Pedunculus)** in Verbindung.

In die Zirbeldrüse gelangen aus dem **Ganglion cervicale craniale** mit der Adventitia feiner Blutgefäße postsynaptische, sympathische Nervenfasern. Die inkretorischen Zellen der Zirbel produzieren **Melatonin** und **Serotonin.** Die Sekretionstätigkeit wird über eine Neuronenkette, die von der

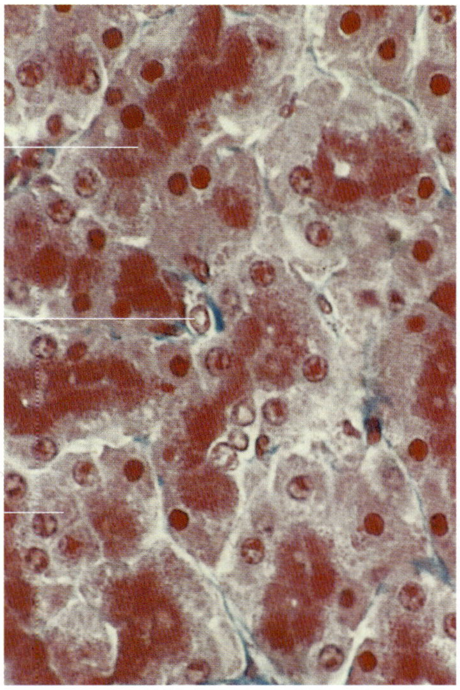

Abb. 15-3. Histologisches Schnittbild durch die Adenohypophyse eines Rindes.

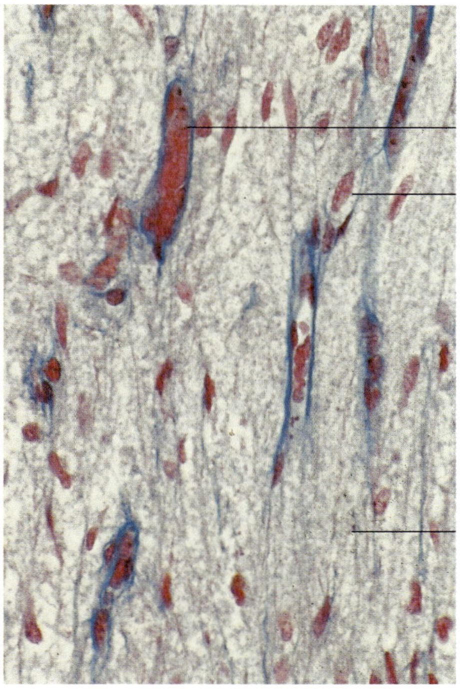

Abb. 15-4. Histologisches Schnittbild durch die Neurohypophyse eines Rindes.

Retina über den Hypothalamus, den thorakalen Abschnitt des Rückenmarks und das Ggl. cervicale craniale zur Epiphyse gelangt, beeinflußt. Melatonin hat eine **antigonadotrope Wirkung.** Seine Sekretion wird durch zunehmende Lichtreize gehemmt. So kann die Keimdrüsentätigkeit im Frühjahr mit ansteigendem Lichteinfluß zunehmen.

Die Epiphyse fungiert in Abhängigkeit von der Belichtungsintensität der Retina als sog. **»biologische Uhr«,** die nicht nur den jährlichen Rhythmus, beispielsweise in der Fortpflanzungsaktivität der Wildtiere, sondern auch die Steuerung des Stoffwechselgeschehens im Tagesverlauf, den sog. **»Zirkadianrhythmus«,** dirigiert.

Schilddrüse (Glandula thyreoidea)

Die Hormone der Schilddrüse steuern nachhaltig den Grundumsatz des Körpers, sie dienen der Wärmeregulation, der Steuerung des Körperwachstums, dem Kohlenhydratstoffwechsel und der Regulation der Kalziumwerte im Blut. Die Syntheseleistungen der Schilddrüse werden durch das Hormon **Thyreotropin (TSH)** der **Adenohypophyse** gesteuert.

Die Produkte der Schilddrüse, die **Hormone Thyroxin (Tetrajodthyronin, T_4)** und **Trijodthyronin (T_3)** werden im Kolloid der **Drüsenfollikel** gespeichert und je nach Bedarf an das Blut abgegeben. Für die Bildung der Schilddrüsenhormone ist die mit der Nahrung aufgenommene **Jodmenge** von Bedeutung. Jodmangel kann zu Kropfbildung **(Struma)** führen. Die Schilddrüse beeinflußt vor allem **Stoffwechselvorgänge.** Eine **Überfunktion (Hyperthyreose)** führt zu erhöhtem Stoffwechsel (Zunahme der Verbrennungsvorgänge in den Zellen) und zu nervöser Übererregbarkeit (Basedow-Krankheit). Die **Unterfunktion (Hypothyreose)** bedingt eine Verlangsamung des Stoffwechsels, des Wachstums und beim Menschen auch der geistigen Tätigkeit. Es tritt das Myxödem, gekennzeichnet durch Verquellung des subkutanen Bindegewebes, auf. Angeborene Unterfunktion führt zu Zwergwuchs und Idiotie (Kretinismus).

Lage der Schilddrüse

Die Bezeichnung »Schilddrüse« trifft eigentlich nur für den Menschen zu, bei dem sie tatsächlich auf dem Schildknorpel sitzt, während sie bei den Haussäugetieren etwas tiefer halswärts gelegen ist.

Die Schilddrüse der Haussäugetiere besteht, außer beim Schwein, aus einem rechten und einem linken Lappen, die an ihrem kaudalen Pol über einen, die **Trachea** ventral umgreifenden, bindegewebigen Isthmus verbunden sind (Abb. 15-5ff., 10 u. 11).

Bei der Katze liegen die abgeplatteten, spindelförmigen Lappen der Luftröhre in Höhe der ersten 7–10 Trachealspangen dorsolateral auf. Meistens sind sie durch einen 1–2 mm breiten Isthmus miteinander verbunden.

Beim Hund sind die Lappen länglich oval, der Trachea in Höhe der 5. bis 8. Trachealspange dorsolateral aufliegend. Der Isthmus kann, vor allem bei großen Hunden, aus Drüsengewebe bestehen (Abb. 15-5).

Beim Schwein ist die Schilddrüse einheitlich, sie liegt der Trachea ventral an (Abb. 15-13). Ihr Vorderrand berührt meist den Schildknorpel, während das spitze Kaudalende im allgemeinen bis zum Brusteingang reicht. Wie auch beim

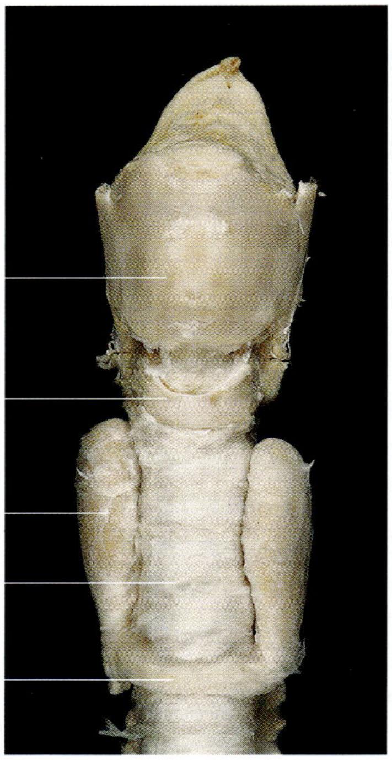

Abb. 15-5. Ventralansicht der Schilddrüse (Gl. thyreoidea) eines Hundes mit Kehlkopf und Luftröhre.

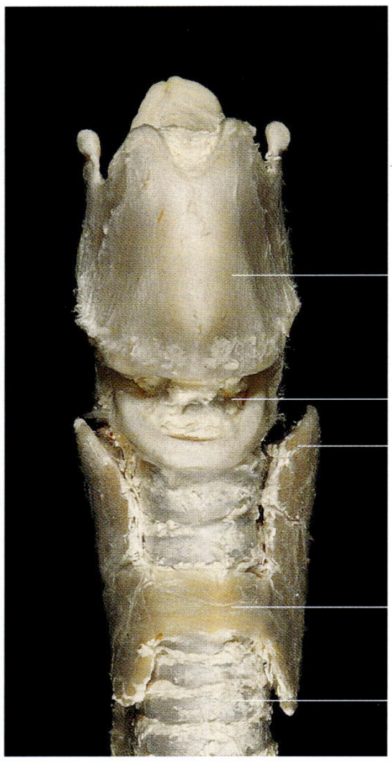

Abb. 15-6. Ventralansicht der Schilddrüse (Gl. thyreoidea) einer Ziege mit Kehlkopf und Luftröhre.

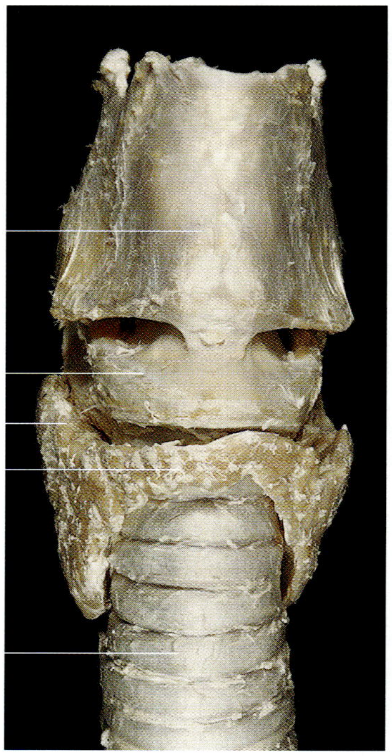

Abb. 15-7. Ventralansicht der Schilddrüse (Gl. thyreoidea) eines Rindes mit Kehlkopf und Luftröhre.

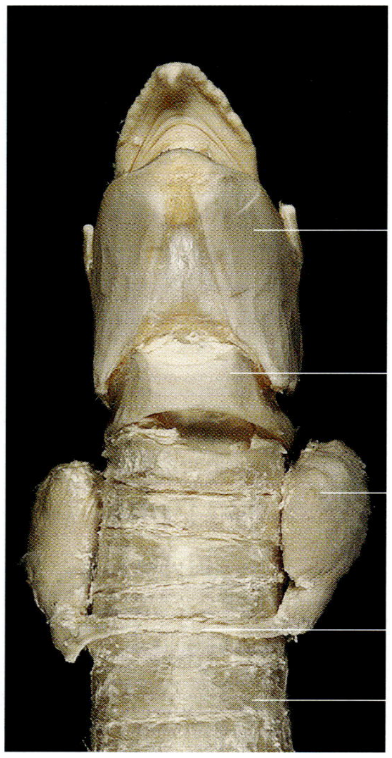

Abb. 15-8. Ventralansicht der Schilddrüse (Gl. thyreoidea) eines Pferdes mit Kehlkopf und Luftröhre.

Rind ist die Oberfläche des Organs deutlich grobhöckerig lobuliert.

Beim Rind sind die Lappen unregelmäßig drei- bis viereckig gestaltet, sie liegen weiter dorsal dem M. cricopharyngeus und dem M. cricothyreoideus seitlich an (Abb. 15-7). Die Lappen sind durch einen ca. 1 cm breiten Isthmus, der die zweite Trachealspange unterquert, miteinander in Verbindung.

Bei den kleinen Wiederkäuern liegen die spindel- bis walzenförmigen Lappen der Trachea in Höhe der ersten Trachealspangen diesen dorsolateral auf. Der Isthmus fehlt des öfteren.

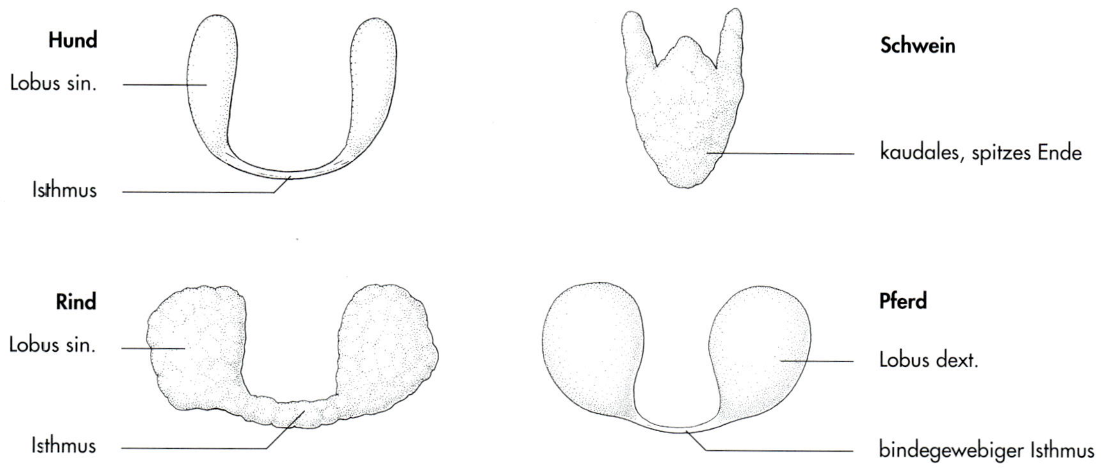

Abb. 15-9. Schematische Darstellung der Schilddrüse (Gl. thyreoidea) vergleichend, nach Ghetie, 1967.

Beim Pferd liegen die pflaumengroßen Lappen der Trachea in Höhe der zweiten und dritten Trachealspange dorsolateral auf. Sie fallen durch ihre derbe Konsistenz und die rotbraune Farbe auf. Der Isthmus ist auf einen bindegewebigen Strang reduziert (Abb. 15-8 u.12).

Akzessorische Schilddrüsen liegen gewöhnlich in Schilddrüsennähe. Es wurden aber solche auch in der Zungenbeingegend und im gesamten Halsgebiet entlang der Trachea bis in das Mediastinum medium, bei der Katze auch in der Zungenschleimhaut, gefunden.

Gefäße der Schilddrüse

Die **Blutversorgung** der Schilddrüse erfolgt aus der **A. carotis communis,** aus der eine schwächere **A. thyreoidea caudalis** und eine kräftige **A. thyreoidea cranialis** entspringen. Aus der kranialen Schilddrüsenarterie entstehen auch Äste, die den Kehlkopf versorgen. Die A. thyreoidea caud. fehlt oft beim Rind und bei der Ziege.

Beim Schwein ist die A. thyreoidea caud. das Hauptgefäß. Variationen des Ursprungs und Verlaufs der Schilddrüsenarterien sind des öfteren anzutreffen.

Die **V. thyreoidea cranialis** und die **V. thyreoidea media** münden in die **V. jugularis interna** und variieren stark. Zwischen den kranialen Schilddrüsenvenen verläuft bei der Katze und beim Hund eine Querverbindung, der Arcus laryngeus caud. In dieses Gefäß mündet die unpaare, median verlaufende V. thyreoidea caud. Beim Pferd, bei dem die V. jugularis int. fehlt, öffnen sich die Schilddrüsenvenen in die V. jugularis ext.

Die **Lymphgefäße** der Schilddrüse ziehen zu den tiefen Halslymphknoten oder direkt in den Truncus trachealis.

Die **Innervation** ist vegetativ. Die sympathischen Fasern stammen vom Ggl. cervicale cran., die parasympathischen aus dem N. laryngeus cran. und dem N. laryngeus caud. seu recurrens, beides Äste des N. vagus.

Epithelkörperchen (Glandulae parathyreoideae)

Die Epithelkörperchen werden auch als Nebenschilddrüsen bezeichnet. Sie entwickeln sich aus dem Epithel der **dritten** und **vierten Schlundtasche.** Die Epithelkörperchen der vierten Schlundtasche sind gewöhnlich von Schilddrüsengewebe umgeben und werden deshalb als **innere Epithelkörperchen (Glandulae parathyreoideae internae)** bezeichnet, während diejenigen der dritten Pharyngealtasche **äußere Epithelkörperchen (Glandulae parathyreoideae externae)** heißen und frei in der Nähe des Thymus liegen.

Die Epithelkörperchen bilden das **Parathormon.** Dieses regelt den Kalzium- und Phosphorstoffwechsel im Knochen und kontrolliert die Homöostase des Kalzium- und Phosphorspiegels im Blut. Das Nebenschilddrüsenhormon ist für die **neuromuskuläre Erregbarkeit** von ausschlaggebender Bedeutung. Der Ausfall der Nebenschilddrüsen hat Tetanie zur Folge, die zum Tode führt.

Tierartliche Unterschiede

Katze
- Innere Epithelkörperchen im Schilddrüsenparenchym nahe ihrer Medialfläche.
- Äußere Epithelkörperchen am Kaudalrand der Schilddrüse.

Hund
- Innere Epithelkörperchen im mittleren Teil des Schilddrüsenlappens.
- Äußere Epithelkörperchen am Kranialpol oder der Kranialhälfte der Schilddrüse.

Schwein
- Innere Epithelkörperchen fehlen.

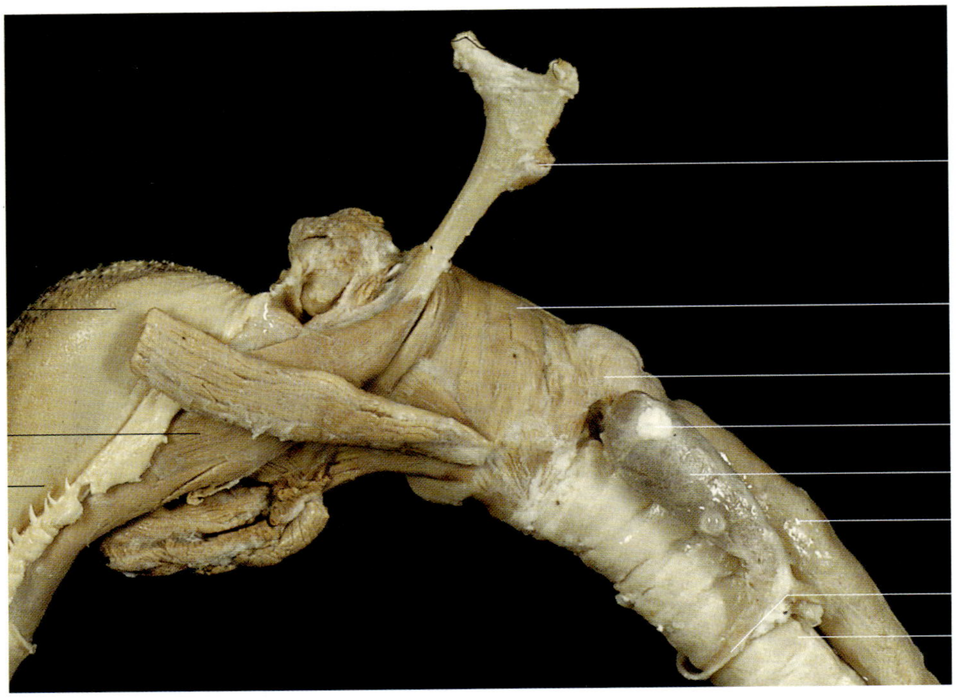

Abb. 15-10. Topographie der Schilddrüse und der Nebenschilddrüse eines Schafes mit anliegenden Organen.

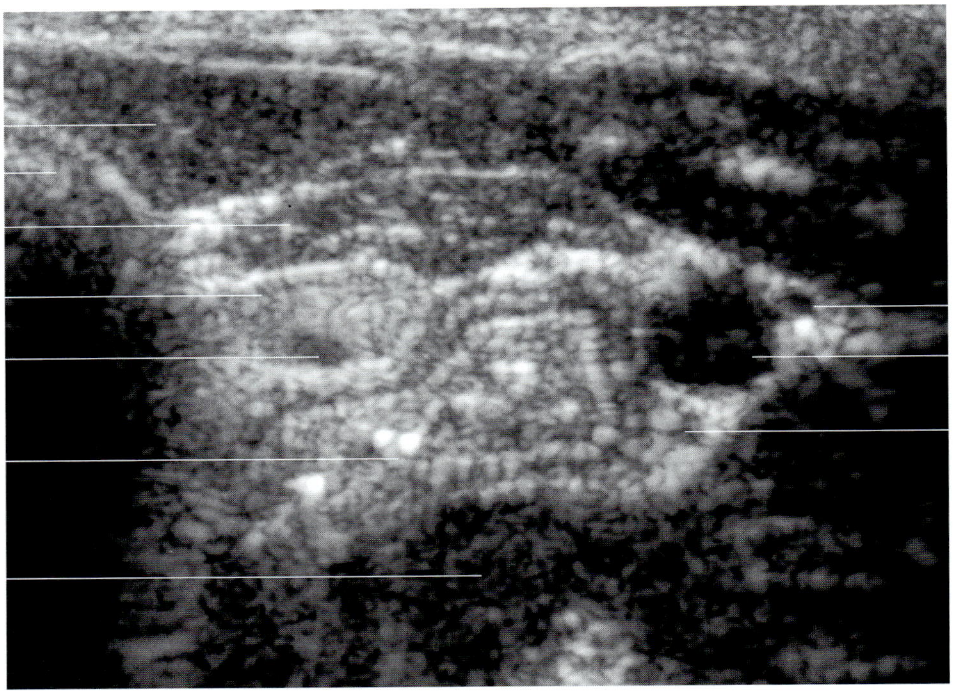

Abb. 15-11. Ultraschalldarstellung einer Schilddrüse mit innerem Epithelkörperchen eines Hundes, Aufnahme Dr. S. Reese, München.

- Äußere Epithelkörperchen als rundliches, linsen- bis erbsengroßes Gebilde in der Nähe der Aufzweigung der A. carotis communis.

Kleiner Wiederkäuer

- Innere Epithelkörperchen am kranialen Pol des Schilddrüsenlappens.
- Äußere Epithelkörperchen am kaudodorsalen Rand der Glandula mandibularis unter dem Atlasflügel in der Nähe der Aufteilung der A. carotis communis.
- Beim Schaf können mehrere äußere Epithelkörperchen vorkommen.

Rind

- Inneres Epithelkörperchen am Dorsalrand, an der Medialfläche oder im Gewebe des Schilddrüsenlappens.
- Äußere Epithelkörperchen medial der Verzweigung der A. carotis communis in der Nähe des Austritts des N. laryngeus cran. aus dem N. vagus.

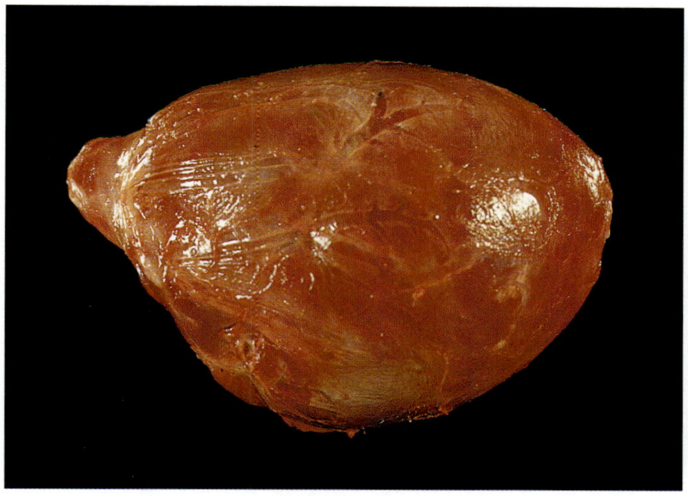

Abb. 15-12. Schilddrüse (Gl. thyreoidea) eines Pferdes, Lobus sin., Aufnahme Dr. S. Reese, München.

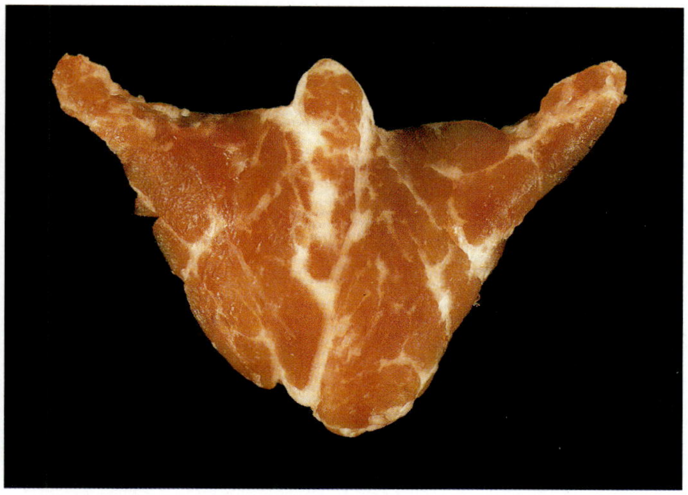

Abb. 15-13. Schilddrüse (Gl. thyreoidea) eines Schweines, Aufnahme Dr. S. Reese, München.

Pferd

- Inneres Epithelkörperchen am dorsomedialen oder kranialen Rand oder in der vorderen Hälfte der Medial- oder Lateralfläche aufliegend.
- Äußere Epithelkörperchen brustwärts zwei oder mehrere Knötchen, in der Nähe der kaudalen tiefen Halslymphknoten an der Luftröhre.

Akzessorische Epithelkörperchen wurden in der Umgebung der Schilddrüse, im Halsbereich und im kranialen Mediastinum nachgewiesen.

Gefäßversorgung

Die Epithelkörperchen sind von einem dichten Kapillarnetz umgeben. Es wird von kleinen Ästen der **A. carotis communis** gespeist. Die Venen ziehen in die **V. jugularis.** Die Lymphgefäße verlaufen zu den tiefen Halslymphknoten.

Innervation

Die sympathischen Fasern stammen aus dem **Ganglion cervicale craniale** und gelangen in der Adventitia der Arterien zu den Organen. Parasympathische Anteile stammen aus dem **N. laryngeus caudalis** seu **recurrens.**

Nebennieren (Glandulae adrenales seu suprarenales)

Die Nebennieren sind paarig entwickelt und finden sich jeweils medial **nahe des kranialen Nierenpols,** ohne jede funktionelle Beziehung zu den Nieren. Jede Nebenniere enthält zwei nach Entstehung und Funktion verschiedene endokrine Organe (Abb. 15-14ff.). Man unterscheidet:

- die **äußere, radiär gestreifte hellere Rinde (Cortex),**
- das **dunklere Mark (Medulla).**

Die **Rindenzone** ist **mesodermalen** Ursprungs, die **Markzone** entsteht embryologisch aus der **ektodermalen Anlage des Sympathicus.** Letztere ist damit ein **sympathisches Paraganglion.**

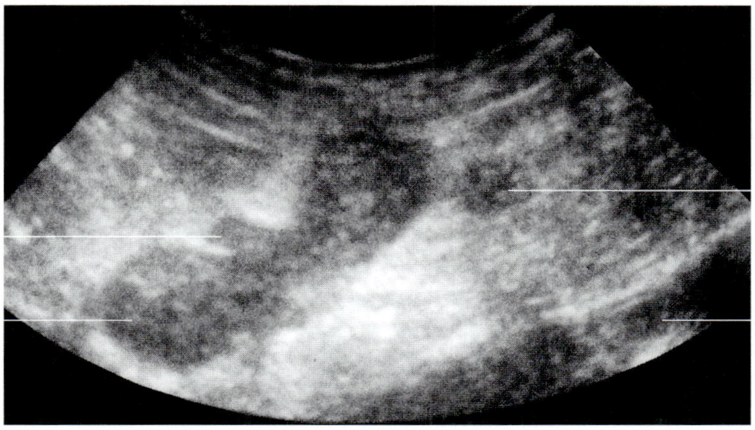

Abb. 15-14. Sonographische Darstellung der typisch hantelförmigen linken Nebenniere eines Hundes (Sagittalschnitt), Aufnahme Dr. Christine Ruppert, München.

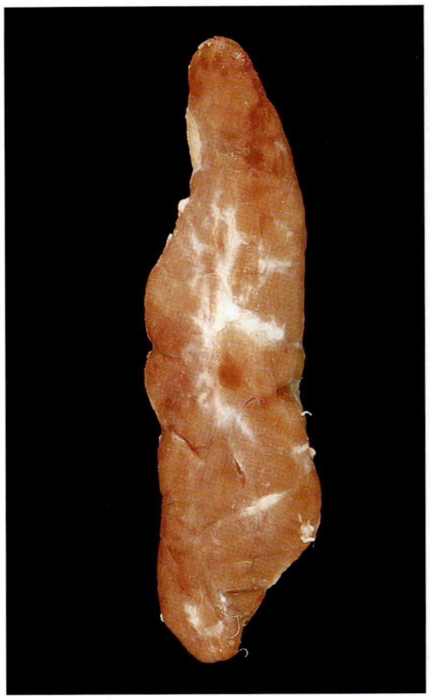

Abb. 15-15. Linke Nebenniere (Gl. suprarenalis) eines Schweines (Paramedianschnitt), Aufnahme Dr. S. Reese, München.

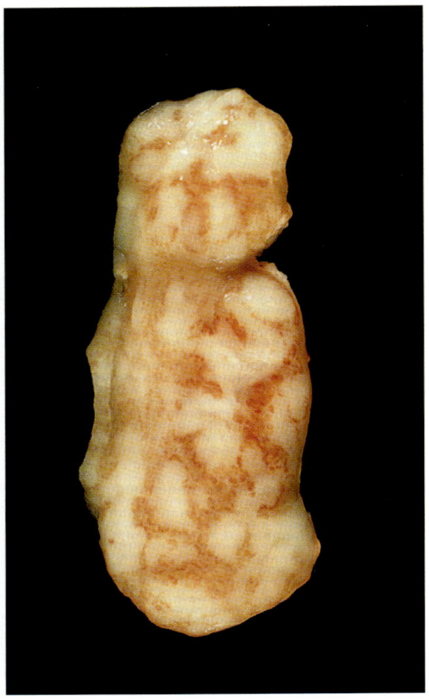

Abb. 15-16. Linke Nebenniere (Gl. suprarenalis) eines Schweines (Aufsicht), Aufnahme Dr. S. Reese, München.

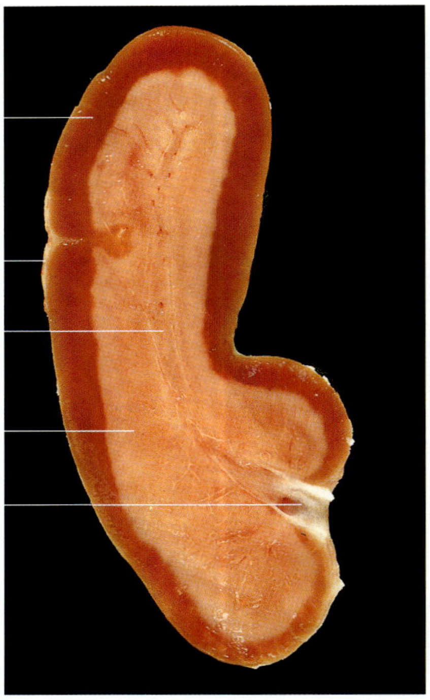

Abb. 15-17. Rechte Nebenniere (Gl. suprarenalis) eines Rindes (Medianschnitt), Aufnahme Dr. S. Reese, München.

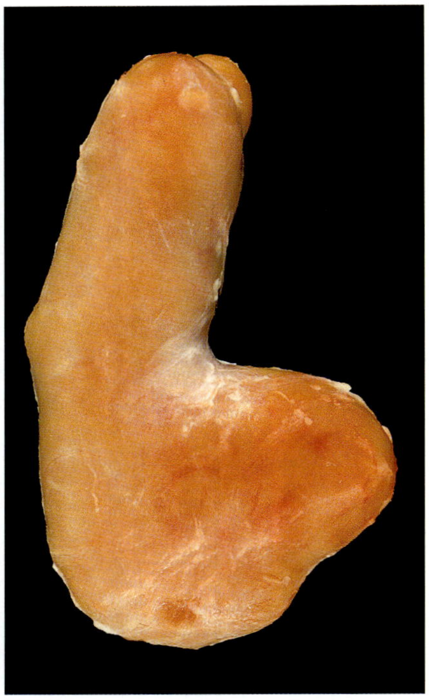

Abb. 15-18. Rechte Nebenniere (Gl. suprarenalis) eines Rindes (Aufsicht), Aufnahme Dr. S. Reese, München.

Anhand der Schnittfläche kann die Nebenniere von einem Lymphknoten unterschieden werden. Im Zentrum des Schnittes ist meist eine Zentralvene zu erkennen. Die Ventralfläche zeigt eine Furche, die von dem gemeinsamen Stamm der V. phrenica caud. mit der V. abdominalis cran. hinterlassen wird. Die Form der Nebennieren ist unregelmäßig. Beim Hund hat die rechte die Form einer Ziffer eins, die linke die einer acht (Abb. 15-15ff. u. 19).

Funktion

Die Nebennierenrinde bildet **Hormone (Kortikoide).** Dabei steuern die **Mineralokortikoide (Aldosteron)** den Mineralstoffwechsel und den Wasserhaushalt, die **Glukokortikoide** den Stoffwechsel der Kohlenhydrate. **Androgene** Hormone der Nebennierenrinde sind außerdem an der Ausbildung der männlichen Geschlechtsmerkmale beteiligt. Die Aktivität der

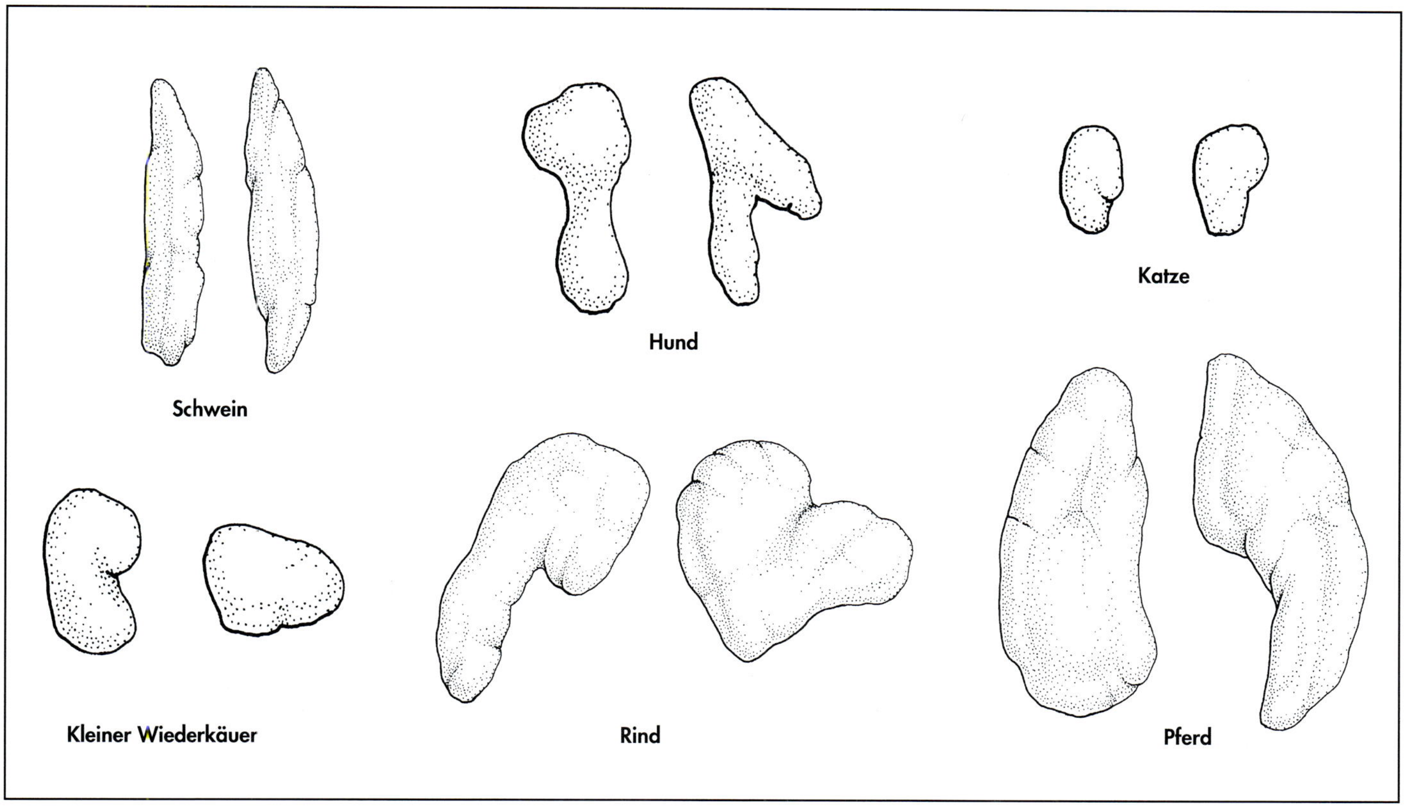

Abb. 15-19. Schematische Darstellung der linken und rechten Nebennieren verschiedener Haussäugetiere, nach Ghetie, 1967.

Nebennierenrinde wird vom Hypophysenvorderlappen durch das **adrenokortikotrope Hormon (ACTH)** gesteuert.

Das **Nebennierenmark** bildet die Hormone **Adrenalin** und **Noradrenalin.** Adrenalin stimuliert das sympathische System. In Streßsituationen wird es vermehrt produziert. Noradrenalin dient vor allem der Blutdruckregulation. Bei pflanzenfressenden Tierarten wird mehr Adrenalin, bei fleischfressenden mehr Noradrenalin abgegeben.

Gefäßversorgung

Die Arterien der Nebennieren sind zahlreich. Sie entspringen aus den in der Nähe gelegenen **großen Arterien (Aorta abdominalis, A. renalis, A. abdominalis cranialis** und **A. phrenica caudalis).** Aus ihnen gehen radiär gerichtete weite **Rindenkapillaren** hervor, die weiter in das Mark dringen. Im Nebennierenmark kann das Blut durch **muskelstarke Drosselvenen** gestaut werden. Die **Venen** fließen in eine starke, im Nebennierenmark gelegene **Zentralvene.** Aus letzterer gelangt das venöse Blut, mit den darin enthaltenen Hormonen, über mehrere, mit den entsprechenden Arterien parallel verlaufenden Venen (Rr. adrenales cran. bei Fleischfressern bzw. caud. bei Wiederkäuern und Pferd) in die **kaudale Hohlvene.**

Diese besondere Angioarchitektur soll dazu dienen, daß das aus der Rinde in das Mark übergeleitete Blut, das Kortisol enthält, unter Einschaltung eines Enzyms, die Umwandlung von Noradrenalin in Adrenalin bewirkt.

Die **Lymphgefäße** bilden im Parenchym und in der Kapsel Kapillarnetze. Die Lymphe fließt in die Lnn. lumbales aortici.

Innervation

Die Innervation der Nebenniere ist **vegetativ.** Vor allem präganglionäre, sympathische Fasern ziehen in das Nebennierenmark.

Paraganglien

Paraganglien sind kleine, knötchenförmige Epithelzellhaufen, die aus der **Neuralleiste** entstehen. Sie enthalten **Katecholamine (Adrenalin** und **Noradrenalin)** und werden deshalb dem Sympathikus zugeordnet. Das **Nebennierenmark** gilt als größtes **Paraganglion des Körpers (Paraganglion suprarenale).** Die anderen Paraganglien sind zwar stark innerviert, aber auch größeren Arterien unmittelbar benachbart. Sie haben vor allem die Funktion von Chemorezeptoren im Dienst der Atmungssteuerung.

Das als **Glomus caroticum** bekannte **Paraganglion intercaroticum** befindet sich in der Nähe der Aufteilung der **A. carotis communis** auf einem ihrer Äste. Es ist von unregelmäßiger Gestalt. Seine Größe variiert von einem bis zu drei Millimeter Länge und Breite. Es wird von einem Ast des **N. glossopharyngeus,** dem R. sinus carotici innerviert, bekommt jedoch auch Äste vom **Ganglion cervicale craniale** und vom **N. vagus.**

Das **Paraganglion supracardiale (Glomus aorticum)** liegt dem Arcus aortae, in der Nähe der Abzweigung des Truncus brachiocephalicus, auf. Es ist kleiner als das Glomus caroticum und wird vom **N. depressor des N. vagus** innerviert.

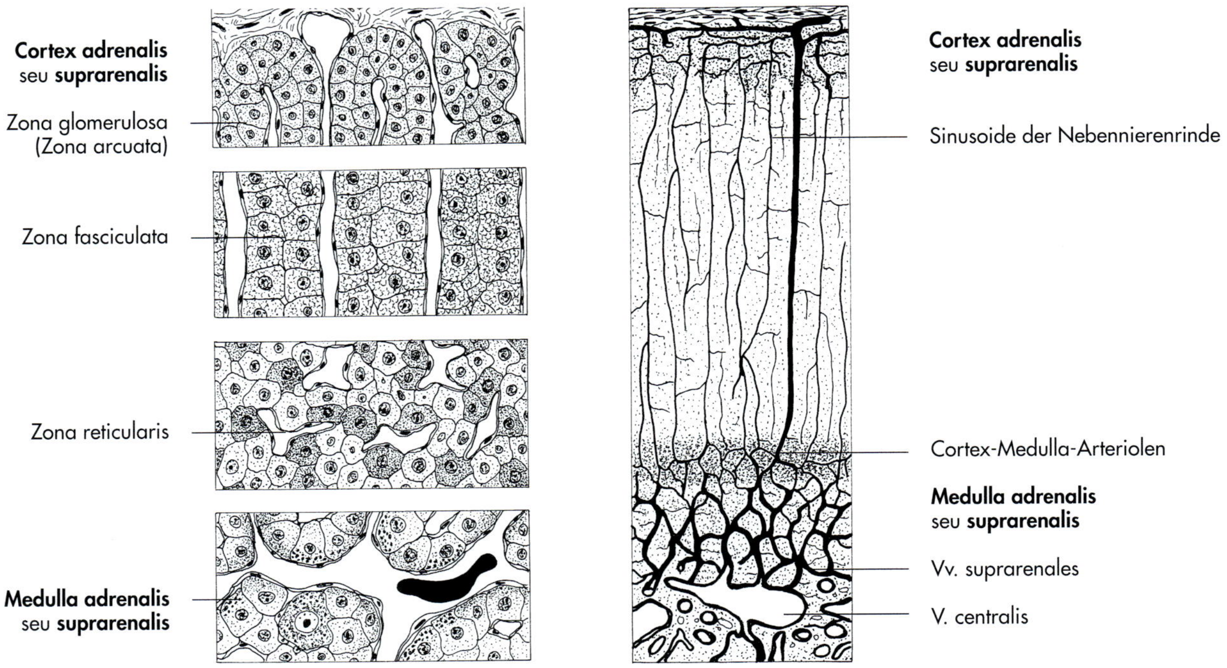

Abb. 15-20. Schematische Darstellung der Zonen der Nebenniere und deren Vaskularisation, aus Liebich, Funktionelle Histologie, 1999.

Das **Paraganglion aorticum abdominale** besteht aus mehreren Zellansammlungen, die in der Nähe der Aorta abdominalis liegen. Sie weisen in ihrer Lage tierartliche und individuelle Unterschiede auf. Ein paarig angeordnetes Paraganglion, das in der Nähe der A. mesenterica caud. liegt, wird dem Zuckerkandl-Organ des Menschen gleichgesetzt. Zellgruppen, die zu den Paraganglien gerechnet werden, wurden in den meisten sympathischen Ganglien beschrieben.

Inselorgan (Insulae pancreatici)

In der **Bauchspeicheldrüse** liegen Ansammlungen von endokrinen Zellen, die als Langerhans-Inseln (Insulae pancreatici) benannt werden. Ihre Anzahl wird beim Menschen auf 0,5–1,5 Millionen, bei Hund und Katze auf mehrere Tausend geschätzt. Sie sollen im linken Schenkel zahlreicher als im rechten vorkommen. In den Pankreasinseln werden die Hormone **Insulin** und **Glukagon** zur Regulierung des Blutzuckerspiegels und der wachstumhemmende Faktor **Somatostatin** gebildet und in die Blutbahn abgegeben. Das Inselorgan ist die einzige endokrine Drüse, die der **V. portae** angeschlossen ist.

Die Pankreasinseln sind gut vaskularisiert und enthalten weitlumige Kapillaren.

Die Innervation ist **vegetativ,** wobei Sympathikusfasern die Bildung von Glukagon stimulieren und die von Insulin hemmen. Vagusfasern stimulieren die Freisetzung von Insulin.

Keimdrüsen als endokrine Drüsen

In den Zellen der den Follikel umhüllenden **Theca externa** und **Theca interna** werden unter der Kontrolle des Hypothalamus-Hypophysen-Systems **Östrogene** gebildet. Nach der Ovulation steuert das gleiche System in Luteinzellen des Gelbkörpers die **Progesteronsynthese.** Periodische Vorgänge in den weiblichen Geschlechtsorganen, die von diesen Hormonen gesteuert werden, bedingen den Sexualzyklus. Männliche Geschlechtshormone, **Androgene,** werden in den Leydig-Zwischenzellen, die im lockeren Bindegewebe zwischen den Tubuli seminiferi contorti um Blutgefäße gruppiert liegen, gebildet. Sie beeinflußen die Spermienreifung, die Entwicklung der Geschlechtsorgane und das Auftreten der sekundären Geschlechtsmerkmale. Geschlechtshormone werden zum kleineren Teil auch in der Nebennierenrinde gebildet. (Näheres siehe Lehrbücher der Physiologie, der Endokrinologie und der Gynäkologie.)

16 Sehorgan (Organum visus)

H.-G. Liebich und H. E. König

Die Sehorgane nehmen aus der Außenwelt rezeptiv Lichtsignale auf, die über perzeptive Abbildungssysteme ins Gehirn übertragen werden. Dabei werden in der Empfängerschicht durch Lichtimpulse lichtempfindliche Substanzen über chemische Reaktionen in neurale Aktivitäten umgesetzt, die ihrerseits über Neuronenketten im Gehirn eintreffende Signale zu Bildern transformieren. Diese Vorgänge sind komplex vernetzt und basieren auf verschiedenen Teilorganen des Sehorgans mit jeweils speziellen Funktionsbereichen, die erst in ihrer Gesamtheit eine vollständige optische Orientierung ermöglichen.

Das Sehorgan setzt sich aus einem Rezeptororgan für die Sinneswahrnehmung im engeren Sinn, dem **Augapfel (Bulbus oculi),** und Hilfs- und Schutzeinrichtungen als **Nebenorgane der Augen (Organa oculi accessoria)** wie Gefäßen, Nerven, Fettpolster, Augenmuskeln, Augenlider und Tränenapparat zusammen. Dem paarigen Sehorgan werden die Leitungsbahnen der Lichtreize, die beiden **Sehnerven (Nn. optici),** die **zentralen Sehbahnen** und als Perzeptionsfeld das **Sehzentrum (Area optica)** der Großhirnhemisphären zugerechnet.

Augapfel (Bulbus oculi)

Gestalt und Größe des Augapfels

Der Augapfel kommt in seiner Gestalt einer Hohlkugel nahe, die bei den verschiedenen Haussäugetieren durch die unterschiedlichen Krümmungsradien der mittleren Längsdurchmesser zum mittleren Querdurchmesser jedoch in keinem Fall eine Kugelform aufweist. Beim Pferd ist der Augapfel breiter als lang bzw. hoch (Querdurchmesser ca. 50 mm, Längsdurchmesser 45 mm, Vertikaldurchmesser 42 mm), bei Fleischfressern mit mittleren Durchmessern von ca. 20–24 mm beinahe kugelförmig. Der Augapfel des Rindes ist grundsätzlich kleiner als der des Pferdes (Bulle ca. 43 mm, Kuh ca. 40–42 mm). Bezogen auf die Körpergröße der verschiedenen Haussäugetiere besitzt die Katze den größten Bulbus oculi, gefolgt vom Hund, dem Pferd, dem Rind und dem Schwein.

Der Augapfel ist nicht einheitlich rundlich, sondern wird durch zwei Kugelsegmente in unterschiedlicher Wölbung und Größe unterteilt. Ein vorderes, kleineres, distales Seg-

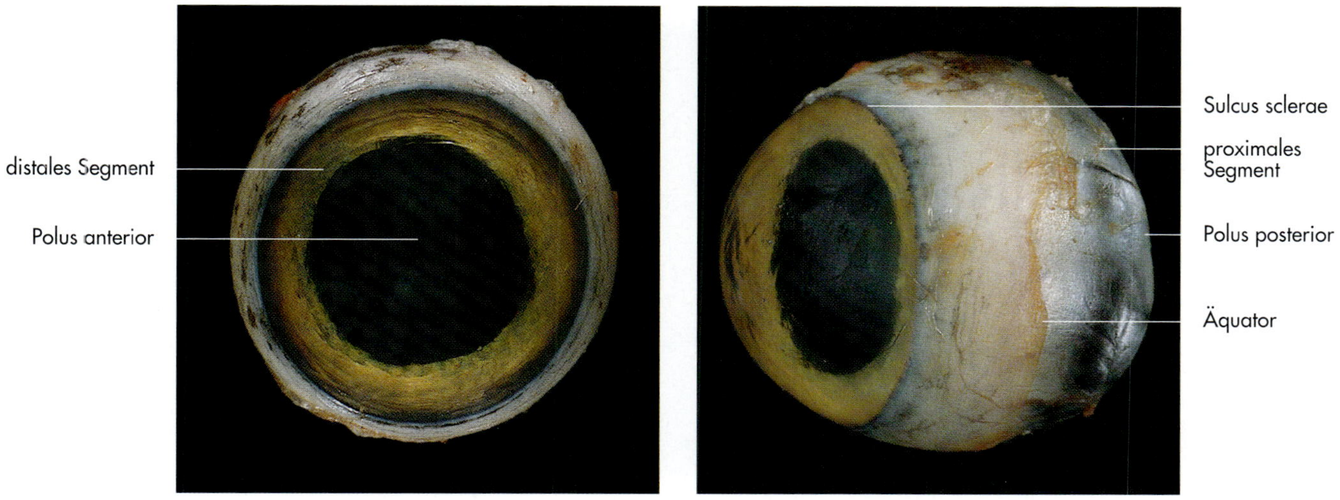

Abb. 16-1. Aufsicht auf den Augapfel einer Katze (Frontal- bzw. schräge Seitenansicht), aus König, Anatomie der Katze, 1992.

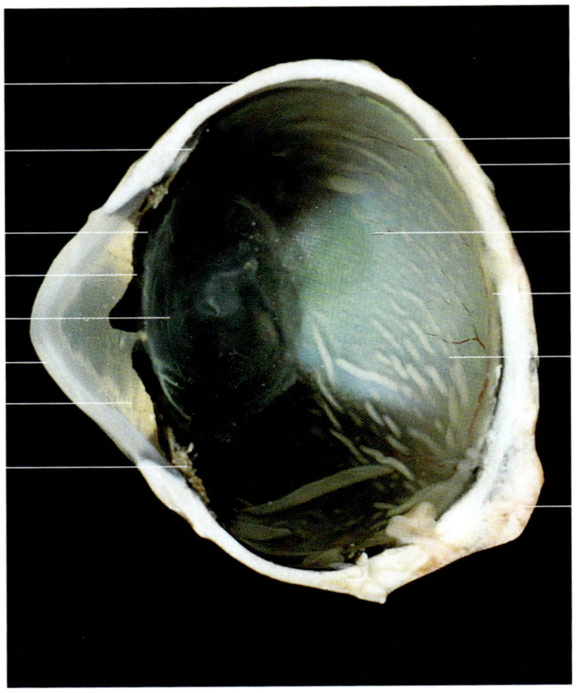

Abb. 16-2. Vertikalschnitt durch den Bulbus oculi eines Rindes nach Entfernung des Glaskörpers (Corpus vitreum).

ment weist einen kleineren Krümmungsradius auf und steht dem hinteren, größeren, proximalen Segment gegenüber. Beide Segmente werden durch eine flache Furche, den **Sulcus sclerae,** nach außen sichtbar getrennt (Abb. 16-1).

Lage- und Richtungsbezeichnungen am Augapfel

Man unterscheidet einen **vorderen** oder **distalen Augenpol (Polus anterior)** und einen **hinteren, proximalen** oder **cerebralen Augenpol (Polus posterior)** (Abb. 16-1). Der Äquator des Augapfels ist die gedachte Kreislinie senkrecht zur Augenachse im größten Umfang des Bulbus. Die **äußere Augenachse (Axis bulbi externus)** stellt die Verbindungslinie zwischen dem vorderen und dem hinteren Augenpol dar, die **innere Augenachse (Axis bulbi internus)** die Verbindung zwischen der Rückfläche der Hornhaut und der Innenfläche der Netzhaut. Die **optische Achse (Sehachse, Axis opticus)** ist jene Verbindungslinie, die die verschiedenen lichtbrechenden Medien im Auge (Hornhaut, vordere Augenkammer, Linse, Glaskörper) bis zur Netzhaut durchzieht. Die Meridiane verbinden als Linien außen anliegend den vorderen und den hinteren Augenpol. Durch vertikale und horizontale Hauptmeridiane kann der Augapfel in vier Quadranten unterteilt werden.

Die Augenachsen verlaufen bei den Haussäugetieren meist stark divergierend (Katze 20°, Hund 30–50°, Rind 10–40°, Pferd 90°). Danach ist das binokulare Gesichtsfeld bei Fleischfressern merklich eingeschränkt, Pflanzenfresser sehen hingegen nur monokular.

Die besonderen anatomischen Bezeichnungen am Auge stehen in enger Anlehnung an die in der klinischen Ophthalmologie verwandten Begriffe wie z. B. temporale oder nasale Quadranten.

Bau des Augapfels

Der Augapfel besteht aus drei äußeren Wandschichten (Häuten, Tunicae), die einen Binnenraum umschließen, der die beiden Augenkammern, die Linse und den Glaskörper aufnimmt (Abb. 16-2, 3 u. 5). Dieser Innenraum des Augapfels wird unterteilt in:

- vordere Augenkammer (Camera anterior bulbi) zwischen der Hornhaut (Cornea) und der Vorderseite der Regenbogenhaut (Iris),
- hintere Augenkammer (Camera posterior bulbi) zwischen der Rückseite der Iris, dem Ziliarkörper, den Zonula ciliaris und der Linse,
- Glaskörperraum (Camera vitrea bulbi) hinter der Linse, umgeben von der Netzhaut.

Die Wand des Augapfels (Abb. 16-3) besteht aus drei konzentrischen Schichten:

- **äußere Augenhaut (Tunica fibrosa** seu **externa bulbi),**
  weiße Augenhaut oder Lederhaut (Sclera) und
  Hornhaut (Cornea),
- **mittlere Augenhaut (Tunica vasculosa** seu **media bulbi, Uvea),**
  Aderhaut (Choroidea),
  Strahlenkörper (Corpus ciliare) und
  Regenbogenhaut (Iris),
- **innere Augenhaut (Tunica interna bulbi, Retina, Netzhaut),**
  Pars optica retinae und
  Pars caeca retinae.

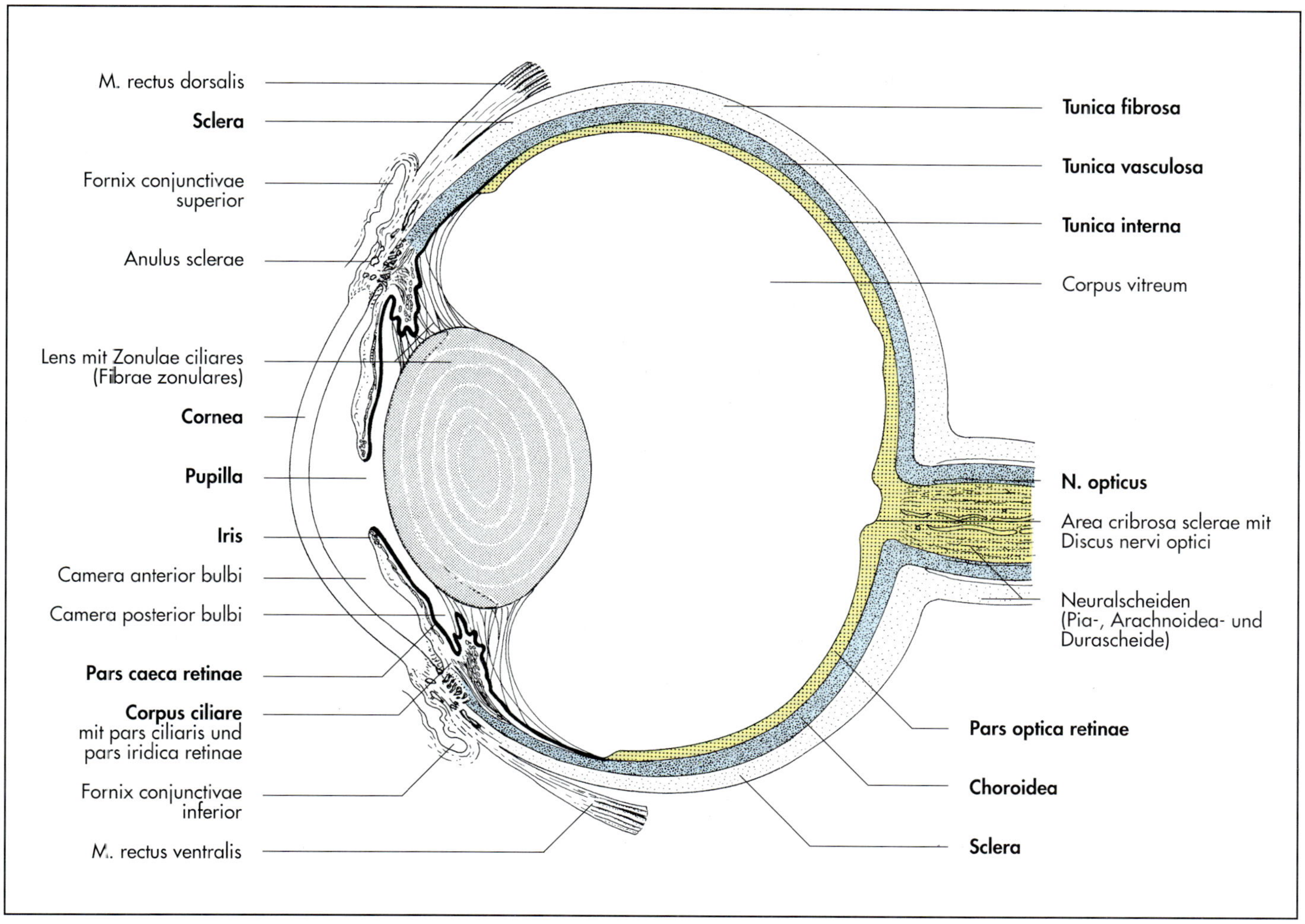

Abb. 16-3. Schematische Darstellung des Bulbus oculi (Vertikalschnitt), aus Liebich, Funktionelle Histologie, 1999.

Äußere Augenhaut (Tunica fibrosa seu externa bulbi)

Die äußere Augenhaut stellt eine derbe bindegewebige Hülle dar, die sich aus einem größeren hinteren Abschnitt, der undurchsichtigen, weißlichen Augenhaut (Lederhaut, Sclera) und einem vorderen Abschnitt, der transparenten Hornhaut (Cornea) zusammensetzt. Der Übergang beider Anteile wird als Korneoskleralfalz bezeichnet. Die Tunica fibrosa trägt entscheidend zur Formbildung des Augapfels bei (Abb. 16-3).

Weiße Augenhaut oder Lederhaut (Sclera)

Die Sklera besteht in ihrer **Eigenschicht (Substantia propria sclerae)** aus vorwiegend kollagenen Fasern, sie ist oberflächenparallel geschichtet und stellenweise von elastischen Fasern durchsetzt. Dieser derbe elastische Faserverbund wirkt dem intraokulären Bulbusinnendruck entgegen, seine Außenschichten bieten unter Einwirkung erheblicher Zugspannungen den äußeren Augenmuskeln großflächig Ansatz (Abb. 16-3).

Die Wandstärke der äußeren Augenhaut ist im Bereich des Äquators dünn (bis 0,5 mm) und nimmt zum hinteren Augenpol allmählich bis zu einer Stärke von beinahe 2 mm zu. Die Sklera wird im ventrotemporalen Quadranten des Hintergrundes an der Durchtrittstelle des N. opticus zusammen mit Gefäßen und Nerven siebartig durchbrochen **(Area cribrosa sclerae).** In den hinteren Abschnitten umhüllt die Sklera ein lockeres Geflecht kollagener Fibrillenbündel (Lamina episcleralis). Die Sklera ist gefäßarm.

Der vordere Bereich der äußeren Augenhaut bildet die freie Oberfläche des Augapfels, er wird von den Ober- bzw. Unterlidern reflektorisch bedeckt. Diese Fläche der Sklera wird von der **Bindehaut (Tunica conjunctiva sclerae)** überzogen. Die Sklera verdickt sich an der Grenze zur Kornea besonders beim Fleischfresser zu einem Skeralwulst, dem innen der kollagen-elastische Grenzring **(Anulus sclerae)** anliegt. Zwischen diesem und dem Skeralwulst ist der Plexus venosus sclerae ausgebildet, der dem Abfluß des Kammerwassers und damit der Steuerung des Augeninnendruckes dient (s. S. 301). Störungen dieses Abflußmechanismus führen zu Erhöhung des Augeninnendrucks und können Ursache von schmerzhaften Augenerkrankungen sein (z.B. Glaukom = grüner Star).

Hornhaut (Cornea)

Am vorderen Augenpol wölbt sich die Sklera stärker vor, sie ist hier lichtdurchlässig, transparent. Dieser umschriebene

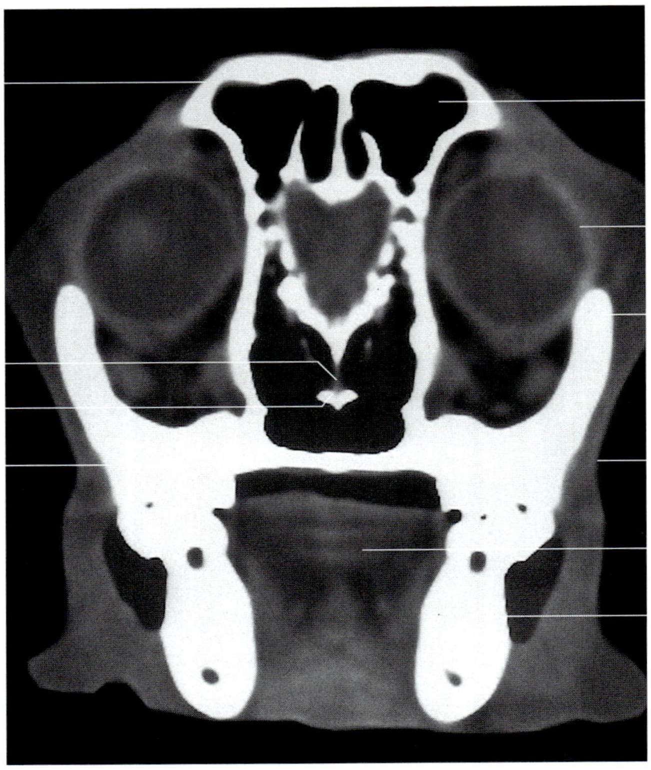

Abb. 16-4. CT-Aufnahme des Kopfes eines Hundes in Höhe des Bulbus oculi.

Bereich der äußeren Augenhaut wird als Hornhaut (Cornea) bezeichnet, deren Grundlage von lamellär geschichteten, parallelfaserigen Kollagenfibrillen **(Substantia propria corneae)** gebildet wird. Dem peripheren Übergang **(Limbus corneae)** steht die zentrale Vorwölbung **(Vertex corneae)** gegenüber. Die Hornhaut erscheint bei Fleischfressern rund, bei Huftieren queroval, mit einer nasal stumpfen und temporal spitzeren Ausbreitung (Abb. 16-5 u. 6).

Die Kornea ist geschichtet aufgebaut und läßt eine organspezifische Struktur erkennen. (Näheres s. Lehrbücher der Histologie.)

Man unterscheidet:

- vorderes Hornhautepithel (Epithelium anterius corneae),
- vordere Grenzmembran (Lamina limitans anterior, Bowman-Membran),
- Eigenschicht der Hornhaut (Substantia propria corneae),
- hintere Grenzmembran (Descemet-Membran) und
- hinteres Hornhautepithel (Epithelium camerae anterioris).

Das **vordere Hornhautepithel** ist ein mehrschichtiges, unverhorntes Plattenepithel. Es bildet den zentralen Teil der **Augenbindehaut (Tunica conjunctiva bulbi)**. Die äußere Fläche (Facies ant.) wird oberflächlich zusätzlich von einem dünnen Tränenfilm als Schutzschicht überzogen. Dieser präkorneale Tränenfilm ist eine komplexe Flüssigkeitsschicht, die aus einer schleimhaltigen, einer wässrigen und einer fettigen Komponente besteht. Dem Epithel ist eine Lamina limitans ant. aus verdichtetem Bindegewebe unterlagert. Das Hornhautepithel dient als Diffusionsbarriere und verhindert den Einstrom von Wasser in das Stroma der Hornhaut (Abb. 16-6).

Die **Eigenschicht der Hornhaut** besteht aus sich kreuzenden, lamellär geschichteten Kollagenfaserbündeln und einer wäßrigen Grundsubstanz. Zwischen den Faserschichten liegt ein dichtes Netz markloser, sensibler und vegetativer Nervenfasern. Die Substantia propria ist gefäßlos. Die Ernährung der Hornhaut erfolgt über Diffusion aus dem peripheren, arteriellen Randschlingennetz, durch die Tränenflüssigkeit sowie durch das Kammerwasser der vorderen Augenkammer. Die **hintere Grenzmembran (Descemet-Membran)** liegt der Substantia propria proximal an. Sie ist feinfibrillär.

Das **hintere Hornhautepithel** überzieht als einschichtiges Plattenepithel die Kornea und bildet gleichzeitig die endotheliale Auskleidung der vorderen Augenkammer. Dieser Deckverband fördert die selektive Diffusion von Wasser zur Aufrechterhaltung der kornealen Transparenz und sezerniert Proteine zum Bau der hinteren Grenzmembran.

Mittlere Augenhaut (Tunica vasculosa seu media bulbi, Uvea)

Die mittlere Augenhaut liegt der Sklera innen an und wird von einer lockeren Bindegewebsschicht gebildet, die pigmentierte Zellen, elastische Fasern, Nervenfasergeflechte und zahlreiche Gefäße einschließt. Die intensive Pigmentierung der mittleren Augenhaut ist dafür verantwortlich, daß diese Schicht insgesamt auch die Funktion als »Dunkelkammer« des Augapfels wahrnimmt (Abb. 16-3).

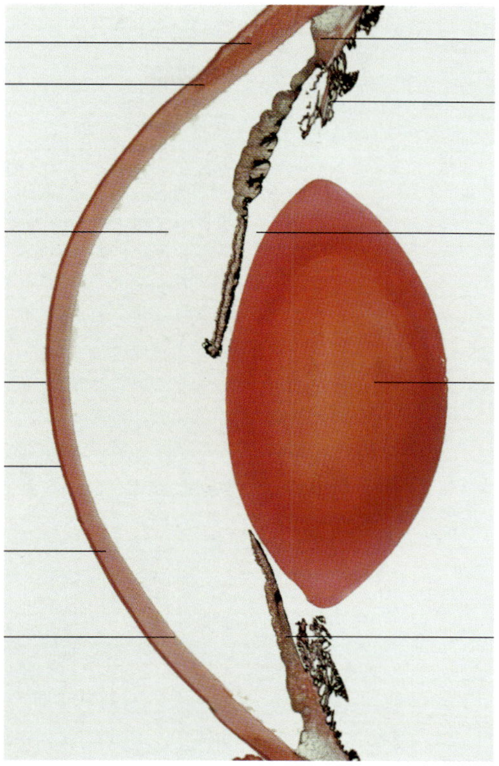

Abb. 16-5. Histologisches Schnittbild durch den Augenvordergrund einer Katze.

Die Tunica media kann unterteilt werden in:

- die Aderhaut (Choroidea = Chorioidea),
- den Strahlenkörper (Corpus ciliare),
- die Regenbogenhaut (Iris).

Die Iris formt mit ihrem freien Rand das Sehloch, die Pupille.

Aderhaut (Choroidea, Uvea)

Die Aderhaut liegt im Augenhintergrund und ist eine auffällig stark vaskularisierte Schicht (Abb. 16-24). Die Choroidea läßt von außen nach innen mehrere Schichten (Laminae) erkennen. Durch feinfibrilläre elastische Netze, in die Pigmentzellen eingelagert sind, steht die Aderhaut mit der Sklera in lockerer Verbindung (Lamina suprachoroidea oder Lamina fusca sclerae).

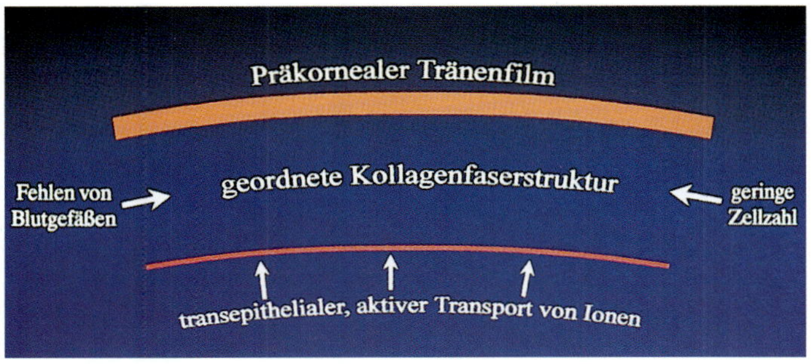

Abb. 16-6. Schematische Darstellung der strukturellen Grundlagen und der physiologischen Kontrolle der Transparenz der Hornhaut.

Die mittlere und dickste Schicht der Choroidea ist die **Lamina vasculosa,** sie besteht aus lamellärem Bindegewebe und ist ebenfalls pigmentiert. In dieser Schicht verlaufen die Gefäße zur Versorgung innerer, nervaler Wandschichten der Retina (z.B. Aa. ciliares, Vv. vorticosae). Diese Gefäßschlingen führen in die Lamina choriocapillaris und bilden dort das innere Kapillarnetz der Choroidea.

Die **Lamina choriocapillaris** formt ein dichtes Kapillarnetz, das der **Ernährung der äußeren Schichten der Retina** (Stäbchen und Zapfen, s.u.) dient. Dieser Schicht liegt nach innen die Lamina vitrea (Complexus basalis, Bruch-Membran) an.

Dorsal der Papilla optica (s.u.) befindet sich zwischen der Lamina choriocapillaris und der Lamina vasculosa bei Fleischfressern, Wiederkäuern und Pferd ein plumpsichelförmiges, lichtreflektierendes Feld, das Tapetum lucidum. Es fehlt dem Schwein.

Das **Tapetum lucidum** besteht bei Fleischfressern aus geschichteten Zellagen **(Tapetum cellulosum),** während bei Pflanzenfressern konzentrisch verlaufende Fasern **(Tapetum fibrosum)** entwickelt sind (Abb. 16-20, 22, 23 u. 24). Im Bereich des Tapetum lucidum bleibt das Außenblatt der Retina, das Pigmentepithel (s.u.) unpigmentiert und durchscheinend. Im Tapetum lucidum werden die Lichtstrahlen an eingelagerten Kristallen (Guanin oder Zink) reflektiert und die photosensiblen Rezeptoren der Retina zusätzlich erregt. Dadurch wird ein verbessertes Sehen während der Dämmerung und im Dunkeln ermöglicht. Das Tapetum lucidum färbt sich bei der Katze gelbgrünlich bis goldgelb, beim Hund glänzend goldgrün (Rasseunterschiede), beim Rind blaugrün und beim Pferd grün bis blaugrün.

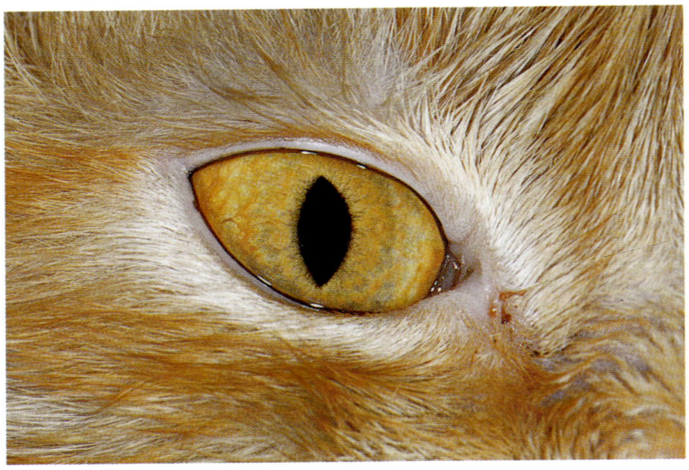

Abb. 16-7. Rechtes Auge einer Katze.

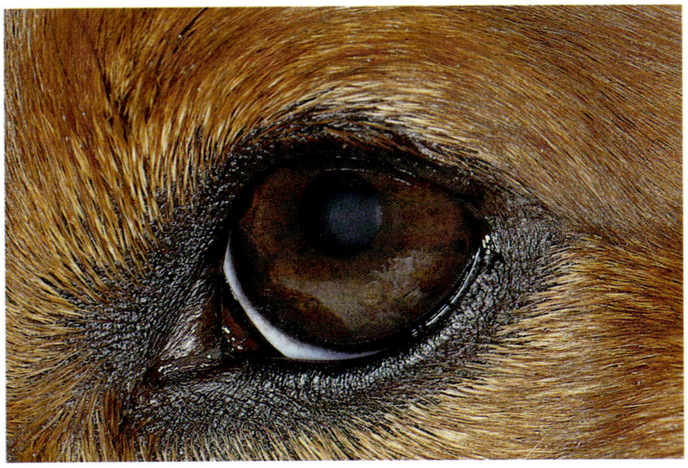

Abb. 16-8. Linkes Auge eines Hundes.

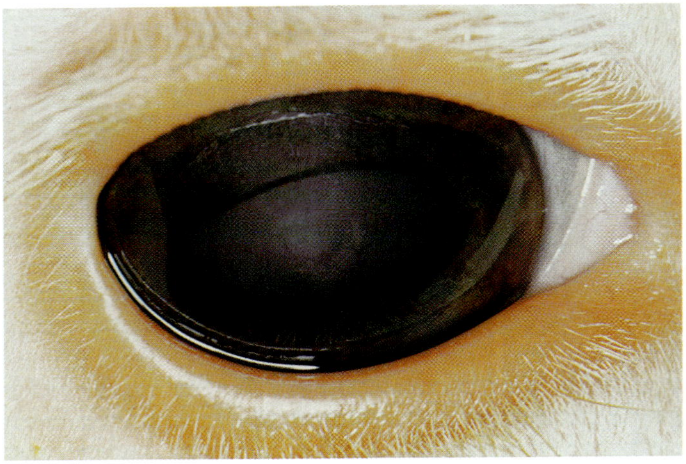

Abb. 16-9. Rechtes Auge eines Rindes.

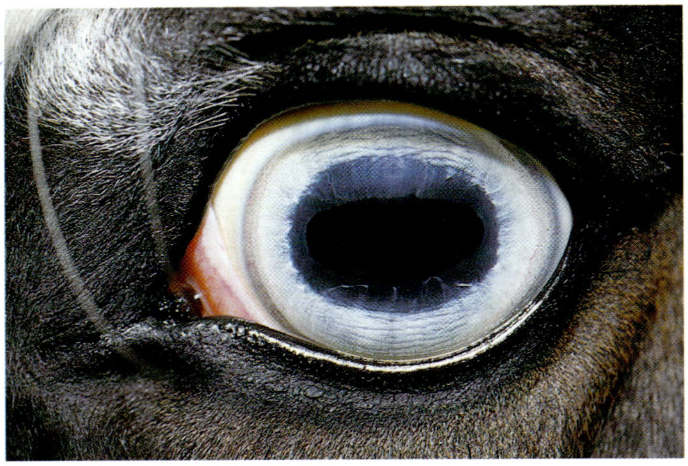

Abb. 16-10. Linkes Auge eines Pferdes (Birkauge).

Strahlenkörper (Corpus ciliare)

Der Strahlenkörper geht distal aus der Aderhaut hervor und setzt sich in Richtung auf den vorderen Augenpol bis zum Ansatz der Regenbogenhaut fort (Abb. 16-18). Das Corpus ciliare liegt in Höhe der **Linse (Lens)** und steht mit dieser durch die **Aufhängefasern (Fibrae zonulares)** in Verbindung. Der Strahlenkörper begrenzt seitlich die hintere Augenkammer und steht mit dem Glaskörper in Kontakt. Außen liegt die Sklera an, innen wird der Strahlenkörper vom lichtunempfindlichen Teil der Retina, **Pars caeca retinae,** mit seinem unpigmentiertem Innenblatt und dem Pigmentepithel bedeckt.

Am Strahlenkörper unterscheidet man:

- Pars plana (= Orbiculus ciliaris),
- Pars plicata (= Corona ciliaris), postlentikuläre Pars plicata und prälentikuläre Pars plicata.

Die **Pars plana** seu **Orbiculus ciliaris** bildet die hintere Fläche des Strahlenkörpers. Ihre Oberfläche ist bis auf feine radiäre Fältchen **(Plicae ciliares),** die nach posterior auslaufen, flach. Sie ist bedeckt mit einer dichten Matte aus Zonulafasern, die aus der Pars plicata auslaufen und hier verankern. Die hintere Begrenzung zur Pars optica retinae, die **Ora serrata,** ist deutlich, während der Übergang zur Pars plicata fließend ist (Abb. 16-12, 14 u. 15).

Die **Pars plicata** seu **Corona ciliaris** bildet die vordere Hälfte des Strahlenkörpers (Abb. 16-12, 14 u. 15). Hier entläßt er radiär, strahlenförmig verlaufende Fortsätze **(Proccessus ciliares),** die bis in die hintere Augenkammer reichen. Beim Hund wachsen 70 bis 80, beim Rind und Pferd über 100 dieser Ziliarfortsätze aus der Basis des Strahlen- bzw. Ziliarkörpers aus. Im hinteren postlentikulären Teil, der bis zum Linsenäquator reicht, ist der Aufhängeapparat der Linse **(Fibrae zonulares, Zonulafasern)** verankert (Abb. 16-11 u. 18). Im kurzen vorderen prälentikulären Teil, der die seitliche Begrenzung der hinteren Augenkammer bildet bzw. in diese hineinragt, inserieren keine Zonulafasern.

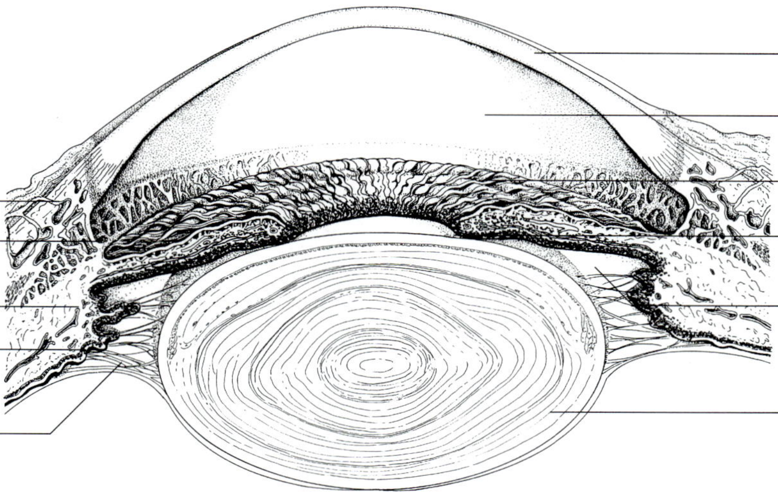

Abb. 16-11. Schematische Darstellung des vorderen Abschnitts des Bulbus oculi.

Die Ziliarfortsätze besitzen hier eine große gehirnwindungsartig gefaltete Oberfläche (Abb. 16-19). Ihr Epithel bildet das Kammerwasser **(Humor aquosus)** und scheidet dieses über das Ziliarepithel in die **hintere Augenkammer** aus. Das Kammerwasser gelangt sekundär durch das **Sehloch (Pupille)** in die vordere Augenkammer und fließt über den Kammerwinkel im **Plexus venosus sclerae** ab (Abb. 16-11 u. 33).

Der Ziliarkörper ist bei Fleischfressern rund, bei Wiederkäuern und Pferd fehlt nasal die symmetrische Ausbildung, er ist hier zurückgedrängt. Dadurch verlagert sich die sehaktive Fläche der Netzhaut weiter nach vorne und vergrößert bei diesen Tieren die optische Rezeptorfläche.

In das bindegewebige Stroma des Strahlenkörpers sind elastische Fasern, Pigmentzellen, Gefäße und der M. ciliaris eingelagert. Der **M. ciliaris** ist ein **glatter Muskel** und dient der **Akkomodation der Linse.** Dieser Muskel ist beim Pferd relativ schwach, bei den Fleischfressern hingegen verhältnismäßig stark entwickelt. Die Innervation des M. ciliaris erfolgt durch die Nn. ciliares breves sowohl **parasympathisch (Ganglion ciliare = Kontraktion)** und als auch **sympathisch (Erschlaffung).**

Regenbogenhaut (Iris)

Die Regenbogenhaut bildet als Fortsetzung des Strahlenkörpers den vordersten Abschnitt der mittleren Augenhaut. Sie bedeckt teilweise die Vorderfläche der Linse und begrenzt mit ihrem freien Rand **(Margo pupillaris)** das **Sehloch,** die **Pupille.** Die Iris trennt den vorderen Binnenraum des Auges in eine **vordere Augenkammer (Camera anterior bulbi)** und eine **hintere Augenkammer (Camera posterior bulbi),** die über das Sehloch in Verbindung stehen (Abb. 16-2 u. 11).

Die **Vorderfläche der Iris (Facies anterior)** weist eine unregelmäßige Epithelschicht auf, die von abgeplatteten Bindegewebszellen, Pigmentzellen und Fasern des Irisstroma geformt wird.

Das **Irisstroma (Stroma iridis)** besteht aus zarten kollagenen Faserbündeln mit Gefäßen, glatten Muskelzellen, Pigmentzellen und Nervenfasern. Die Kollagenfasern passen sich sämtlichen Größenveränderungen der Iris während der **Verengung (Miosis)** oder der **Erweiterung (Mydriasis)** an. Im Stroma der Iris ist ein ausgeprägtes Gefäßnetz entwickelt (Circulus arteriosus iridis major und minor), das nutritive und mechanisch-stabilisierende Funktionen übernimmt. Die Kollagenfasern umgeben zur Steigerung der Stabilität korbartig die Gefäße und verhindern dadurch Störungen der Mikrozirkulation während der Iriskontraktion bzw. der Irisdilatation. Das Irisstroma schließt **zwei glatte Muskeln** ein, den **M. sphincter pupillae** und den **M. dilatator pupillae.**

Der M. sphincter pupillae liegt nahe dem freien Rand der Pupille mit zirkulärem Faserverlauf. Bei Tieren mit einem ovalen Sehloch (Katze, Schaf, Rind) werden diese Muskelzüge am Rande mit scherengitterartig durchflochtenen Fasern verstärkt. Diese kreuzenden Muskelfasern bewirken die schlitzförmige, quer- oder vertikalovale Verengung der Pupille **(Miosis)** (Abb. 16-7ff. u. 14ff.). Der **M. sphincter pupillae** wird **parasympathisch (cholinerg)** innerviert.

Der M. dilatator pupillae leitet sich aus radiär zur Pupille angeordneten Myoepithelien ab, die sich aus pigmentlosen, kontraktilen Fortsätzen der Zellen des äußeren Blattes der Pars iridica retinae (Pigmentepithel, s. u.) entwickelt haben. Der M. dilatator pupillae stellt in seiner Gesamtheit Muskelfaserbündel dar, die das gesamte hintere Stroma der Iris ausfüllen können. Dieser Muskel wird **sympathisch (adrenerg)** innerviert, seine Kontraktion erweitert die Pupille **(Mydriasis).**

Die Iris schließt in den Pigmentzellen **Melaninpigmente** ein, die die Netzhaut vor extremer Lichtintensität und vor Streulicht schützen. Die Größe und Anzahl der Melanosomen bestimmt die Farbe der Iris und damit die »Farbe der Augen«. Die Farbe der Iris ist durch mehrere Gene determiniert, von denen keine dominieren. Dadurch können sich Farb-

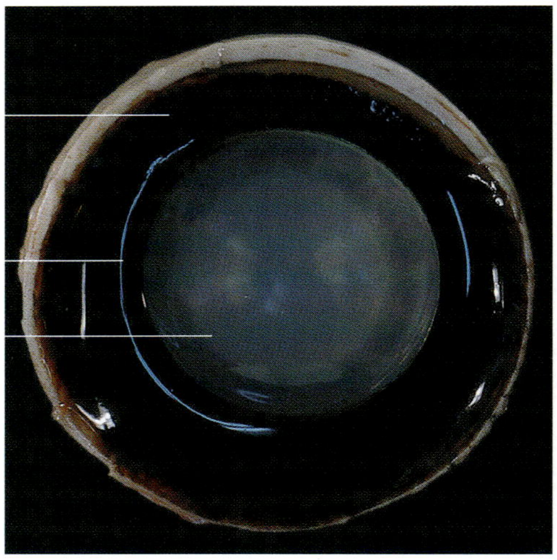

Abb. 16-12. Auge einer Katze mit Ziliarkörper und Linse (Äquatorialschnitt, Kaudalansicht).

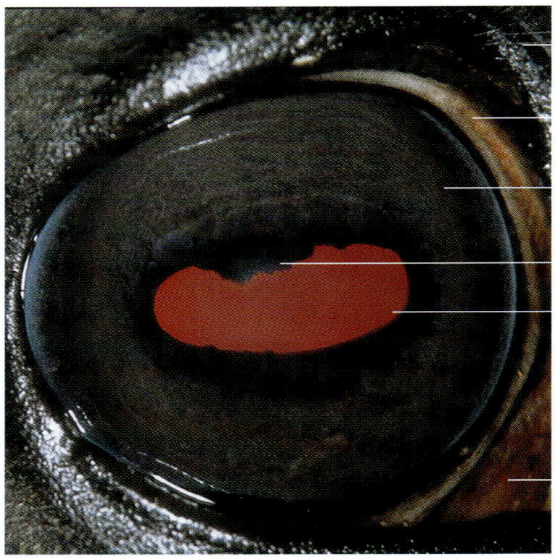

Abb. 16-13. Auge eines Pferdes mit Iris, Pupille und Traubenkörnern (Granula iridicae) (Frontalansicht), Aufnahme Prof. H. Gerhards, München.

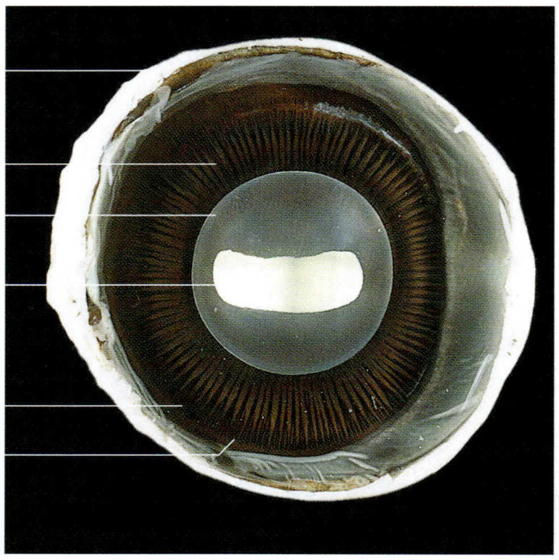

Abb. 16-14. Auge eines Rindes mit Ziliarkörper und Linse (Äquatorialschnitt, Kaudalansicht), Mydriasis.

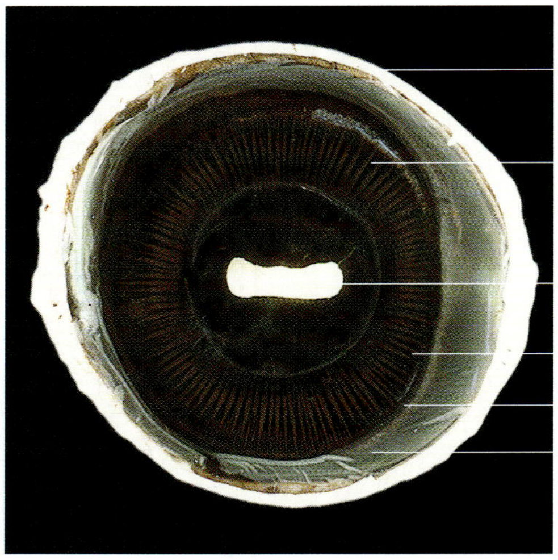

Abb. 16-15. Auge eines Rindes mit Ziliarkörper, Linse entfernt (Äquatorialschnitt, Kaudalansicht), Miose.

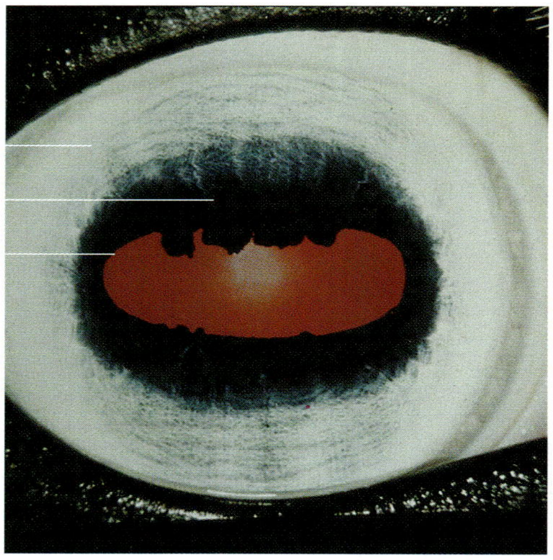

Abb. 16-16. Auge eines Pferdes mit Iris, Pupille und Traubenkörnern, Birkauge (Frontalansicht), Aufnahme Prof. H. Gerhards, München.

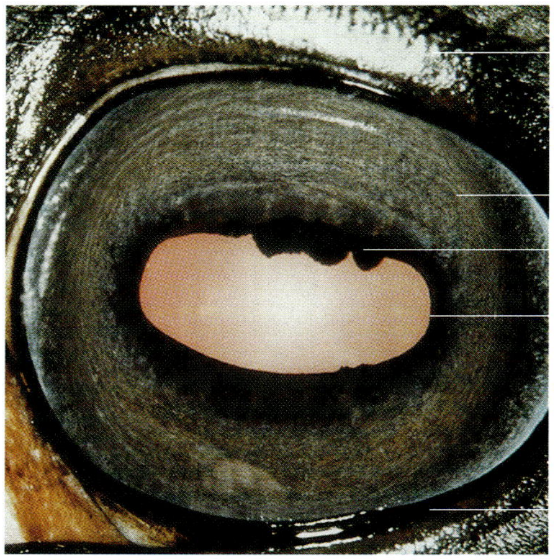

Abb. 16-17. Auge eines Pferdes mit Iris, Pupille und Traubenkörnern (Frontalansicht), Aufnahme Prof. H. Gerhards, München.

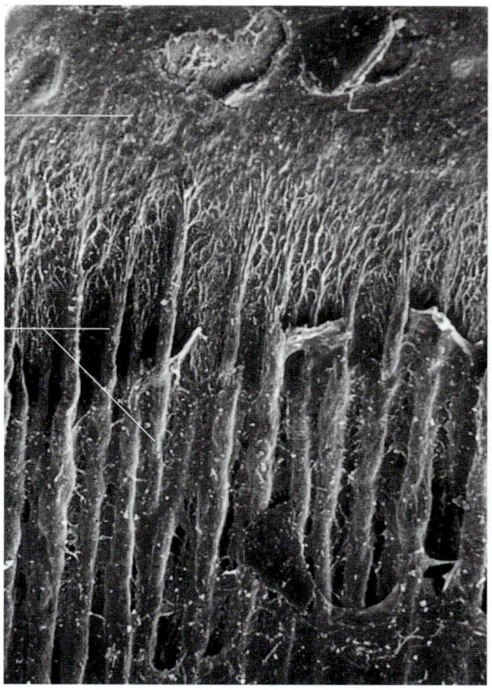

Abb. 16-18. Rasterelektronenmikroskopische Aufsicht auf die postlentikuläre Pars plicata des Corpus ciliare (Corona ciliaris) eines Rindes, Aufnahme Dr. S. Reese, München.

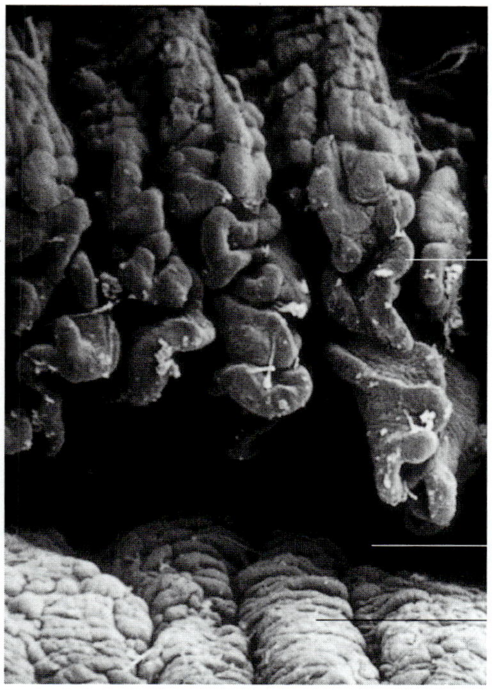

Abb. 16-19. Rasterelektronenmikroskopische Aufsicht auf die prälentikulären Procc. ciliares eines Rindes, Aufnahme Dr. S. Reese, München.

schattierungen in tierartlich unterschiedlicher Weise entwickeln.

Durch Verdichtung der Kollagenfaseranteile bei Mangel an Pigmentzellen in der Iris vor der dunkel pigmentierten inneren Augenhaut entsteht die Farbe blaugrau bis grau (Schwein, Ziege). Die dunkelbraune Irisfarbe (Pferd, Rind) ist auf ein dünnes bindegewebiges Stroma und eine große Menge an Pigmenten zurückzuführen. Die hellbraune bis gelbliche Irisfarbe von Hund, Schwein und kleinen Wiederkäuern beruht auf weniger Melaningranula. Albinismus ist ein Pigmentmangelphänomen (Abb. 16-7ff., 16 u. 17).

Die **Hinterfläche** der **Iris (Facies posterior)** wird vom pigmentierten Innenblatt der **Pars caeca retinae (Pars iridica retinae)** und dem **Pigmentepithel** überzogen (s. u.).

Am dorsalen und ventralen Rand des Sehlochs (Margo pupillaris) sind bei Wiederkäuern und beim Pferd **Traubenkörner (Granula iridicae)** entwickelt, die Zubildungen des Pigmentepithels darstellen und stark vaskularisiert sind. Bei kleinen Wiederkäuern können Traubenkörner einzelne zystenartige Hohlräume einschließen, beim Pferd sind diese zahlreicher und kleiner. Traubenkörner sezernieren möglicherweise Kammerwasser.

Innervation der Iris und des Ziliarkörpers

Die Muskeln und die Gefäße der Iris und des Ziliarkörpers werden sympathisch und parasympathisch von den **Nn. ciliares breves** innerviert, die aus dem **Ganglion ciliare** hervorgehen. Die postganglionären, sympathischen Fasern versorgen den M. dilatator pupillae und beeinflussen die Blutgefäße der Iris und der Ziliarfortsätze. Die parasympathischen Impulse stammen überwiegend aus Fasern des N. oculomotorius, durch deren Reflexbogen vorwiegend der M. sphincter pupillae und der Ziliarmuskel erregt werden. Dies führt zur Verengung der Pupille, zur Kontraktion des M. ciliaris und damit zur Akkommodation der Linse.

Parasympathische oder cholinerge Mittel (z. B. Pilocarpin oder Carbachol) stimulieren die Verengung der Pupille und induzieren die Kontraktion des Ziliarmuskels. Die Blockade dieses nervalen Impulses kann durch die pflanzlichen Alkaloide Atropin und Hyoscyn erfolgen (passive Mydriasis und Paralyse der Akkommodation). Das adrenerge System wird durch Noradrenalin als sympathischen Neurotransmitter und durch das zirkulierende Katecholamin Adrenalin erregt.

Innere Augenhaut (Tunica interna bulbi, Retina, Netzhaut)

Die Netzhaut gliedert sich in einen **vorderen Abschnitt (Pars caeca retinae),** der ohne lichtempfindliche Rezeptoren ausgebildet bleibt (caecus = blind) und in ein **hinteres lichtsensibles Rezeptorfeld (Pars optica retinae)** (Abb. 16-20ff.).

Die **Pars caeca retinae** entwickelt sich als Teil der Netzhaut aus dem embryonalen Augenbecher und besteht aus einem einschichtigen Innenblatt und aus einem einschichtigen Außenblatt (Pigmentepithel). (Näheres siehe Lehrbücher der Embryologie.)

In Bezug auf seine Lage zum Ziliarkörper und zur Iris unterteilt man die Pars caeca retinae (Abb. 16-3) in eine

- Pars ciliaris retinae,
- Pars iridica retinae.

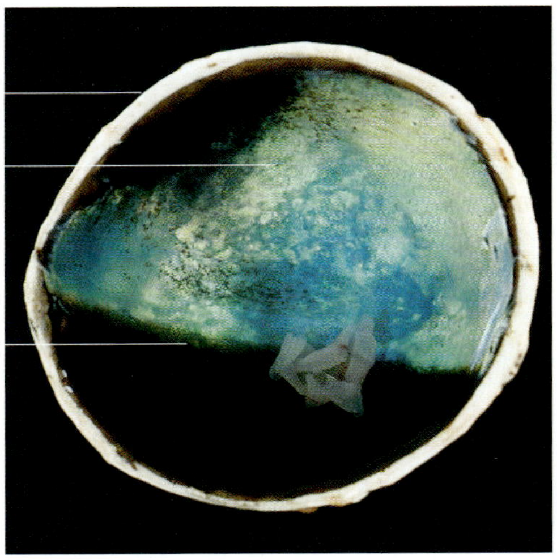

Abb. 16-20. Augenhintergrund eines Rindes, Retina zum größten Teil entfernt (Äquatorialschnitt, Frontalansicht).

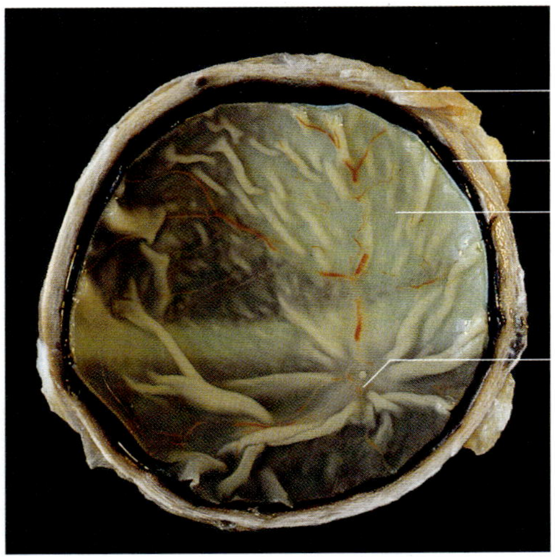

Abb. 16-21. Augenhintergrund eines Rindes (Äquatorialschnitt, Frontalansicht).

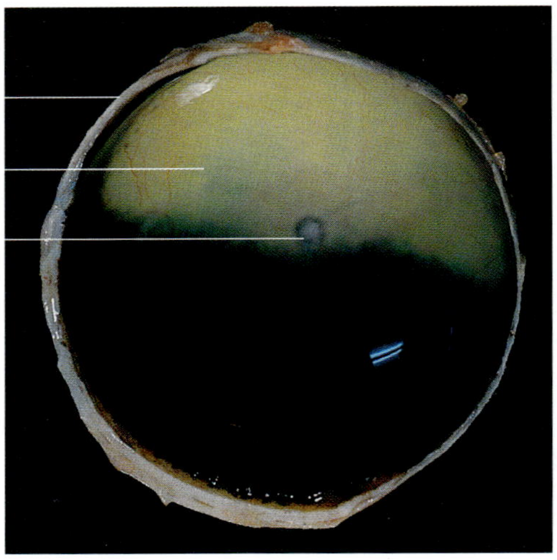

Abb. 16-22. Tapetum lucidum einer Katze (Äquatorialschnitt, Frontalansicht), aus König, Anatomie der Katze, 1992.

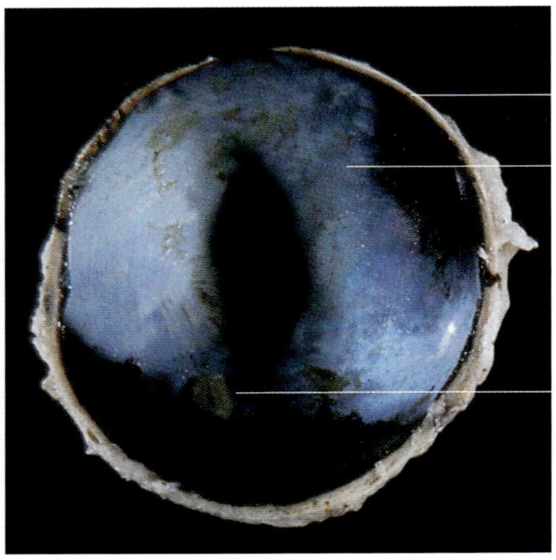

Abb. 16-23. Tapetum lucidum einer Katze (Äquatorialschnitt, Frontalansicht).

Die strukturellen und funktionellen Besonderheiten der lichtunempfindlichen Pars caeca retinae sind in den Absätzen »Strahlen« und »Iris« beschrieben (s.o.). Den Übergang der Pars caeca zur Pars optica retinae bildet die Ora serrata (Abb. 16-14 u. 15).

Die **Pars optica retinae** gliedert sich in zwei Blätter, nämlich in ein:

- äußeres Stratum pigmentosum retinae (= Pigmentepithel),
- inneres Stratum nervosum retinae (= Rezeptorschicht).

Pigmentepithel (Stratum pigmentosum retinae)

Das Pigmentepithel (Stratum pigmentosum retinae) entwickelt sich aus dem Außenblatt des embryonalen Augenbechers (s.o.) und liegt zwischen der Bruch-Membran der Aderhaut und den Außengliedern der Photorezeptoren (Stäbchen und Zapfen des Stratum nervosum retinae, s.u.). Das Pigmentepithel ist distal im Bereich des Orbiculus ciliaris (Ora serrata) und proximal an der Austrittstelle des N. opticus (Discus n. optici, Papilla optica) mit dem Stratum nervosum retinae fest verbunden. Das Epithel ist einschichtig isoprismatisch und, wie der Name besagt, pigmentiert.

Die Pigmentzellen umgeben kappenartig die Photorezeptoren, die Stäbchen und die Zapfen, diese verstärken das Auflösungsvermögen des Auges und reduzieren die Streustrahlung (Reflexion). Im Bereich des Tapetum lucidum (s.o.) fehlt meist die Pigmenteinlagerung in das Epithel (Abb. 16-24).

Rezeptorenschicht (Stratum nervosum retinae)

Das Stratum nervosum retinae entwickelt sich als nervöse, lichtempfindliche Schicht aus dem Innenblatt des embryonalen Augenbechers, diese Schicht bildet die **Netzhaut im eigentlichen Sinn.** Sie ist mehrfach geschichtet. Die Netzhaut ist ein Teil des Zwischenhirns und schließt demzufolge

II. Neuron
Stratum plexiforme int.

Stratum nucleare int.

Tapetum lucidum

pigmentierte Choroidea

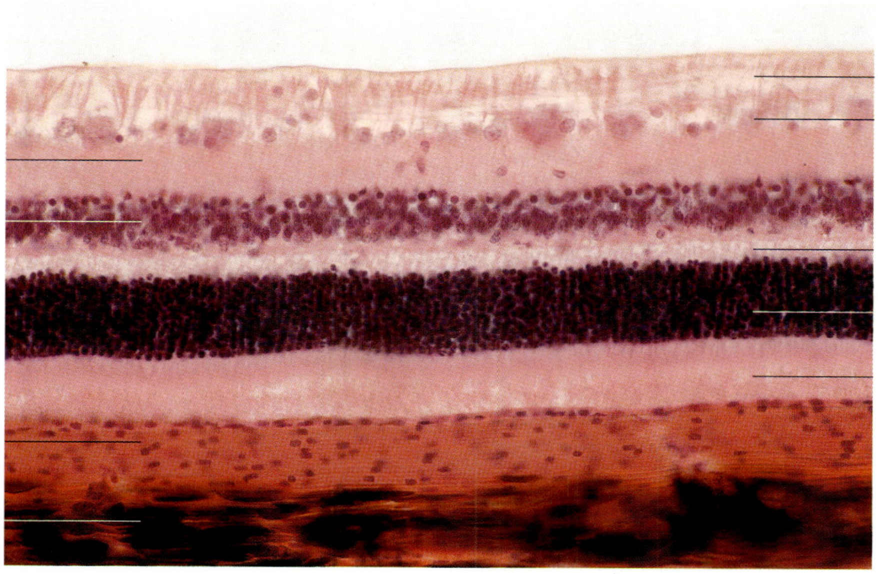

III. Neuron
Stratum neurofibrosum
Stratum ganglionare

I. Neuron
Stratum plexiforme ext.
Stratum nucleare ext.
Stratum neuroepitheliale

Abb. 16-24. Histologisches Schnittbild durch die Pars optica retinae im Augenhintergrund eines Pferdes mit Tapetum lucidum, aus Liebich, Funktionelle Histologie, 1999.

Gliazellen (Müller-Stützzellen) und Nervenzellen (Neurone) ein.

Die **Gliazellen (Müller-Stützzellen)** dienen mit Ausnahme der Stäbchen- und Zapfenschicht der nutritiven Versorgung sämtlicher Schichten der nervösen Netzhaut (s. u.) und bilden über Zellausläufer eine **innere** und eine **äußere, gliöse Grenzmembran (Membrana limitans gliae interna** bzw. **externa),** zwischen denen die Kerngebiete der retinalen Neuronenketten liegen. (Näheres siehe Lehrbücher der Histologie.)

Die retinalen **Nervenzellen** bilden **3 hintereinandergeschaltete Neurone,** die deutlich von einander abgesetzt erscheinen und durch vernetzte Geflechte verbunden werden (Abb. 16-24).

Man unterscheidet im Stratum nervosum retinae von außen nach innen folgende Neurone:

I. Neuron
- Schicht der Stäbchen und Zapfen (Stratum neuroepitheliale),
- äußere Körnerschicht (Stratum nucleare ext.),
- äußere plexiforme Schicht (Stratum plexiforme ext.),

II. Neuron
- innere Körnerschicht (= bipolare Nervenzellschicht, Stratum nucleare int.),
- innere plexiforme Schicht (Stratum plexiforme int.),

III. Neuron
- Ganglienzellschicht (= multipolare Nervenzellschicht, Stratum ganglionare nervi optici),
- Nervenfaserschicht (Stratum neurofibrarum).

Die **Stäbchen-** und **Zapfenschicht** stellt die **photosensible = lichtempfindliche Schicht** der Netzhaut dar. Strukturell und funktionell sind die Stäbchen als hochsensible Hell-Dunkel-Rezeptoren für das Dämmerungssehen verantwortlich, die Zapfen als Rezeptoren für das Farbsehen.

Die **Stäbchen** enthalten in Membranscheiben (Disci) den **Sehpurpur (Rhodopsin),** an dessen Oberflächen die chemischen Reaktionen für den Sehvorgang ablaufen. Die Membranscheiben werden durch ständige Neubildung kontinuierlich in die Peripherie der Stäbchen geschoben und von Pigmentepithelzellen phagozytiert. Die **Zapfen** ähneln in Größe und Grundaufbau den Stäbchen, diese schließen lichtempfindliche Pigmente, vor allem **Jodopsin,** ein. (Näheres siehe Lehrbücher der Histologie.)

Katzen vermögen mit hoher Wahrscheinlichkeit die Farbe Grün und Blau wahrzunehmen, ansonsten können sie nur geringgradig farbig sehen, Wiederkäuer und Pferd hingegen rezeptieren Rot und Blau nur mangelhaft, Schweine erkennen das gesamte Farbspektrum. Hunde können anscheinend keine Farbe erkennen.

Die **äußere Körnerschicht (Stratum nucleare externum)** wird von den Zellkernen der bipolaren Nervenzellen gebildet. Die axonalen Zellausläufer dieser Photorezeptorzellen verflechten sich mit den **Dendriten des II. Neurons (bipolare Nervenzellen)** zur äußeren plexiformen Schicht (Stratum plexiforme ext.), deren Kerngebiete die innere Körnerschicht (Stratum nucleare int.) zusammen mit angrenzenden assoziierenden Horizontalzellen aufbauen. Horizontalzellen verknüpfen interneurale Funktionen zwischen Photorezeptorzellen und bipolaren Körnerzellen des II. Neurons. Die Axone der bipolaren Nervenzellen gehen mit den Dendriten des III. Neurons, der Ganglienzellschicht, das Geflecht der **inneren plexiformen Schicht (Stratum plexiforme internum)** ein, an deren äußerer Grenze zusätzlich amakrine Assoziationszellen eingelagert sind. Amakrine Zellen stehen mit Axonen der bipolaren Nervenzellen wie auch mit Dendriten der Ganglienzellen in synaptischer Verbindung. Amakrine Zellen sind Interneurone.

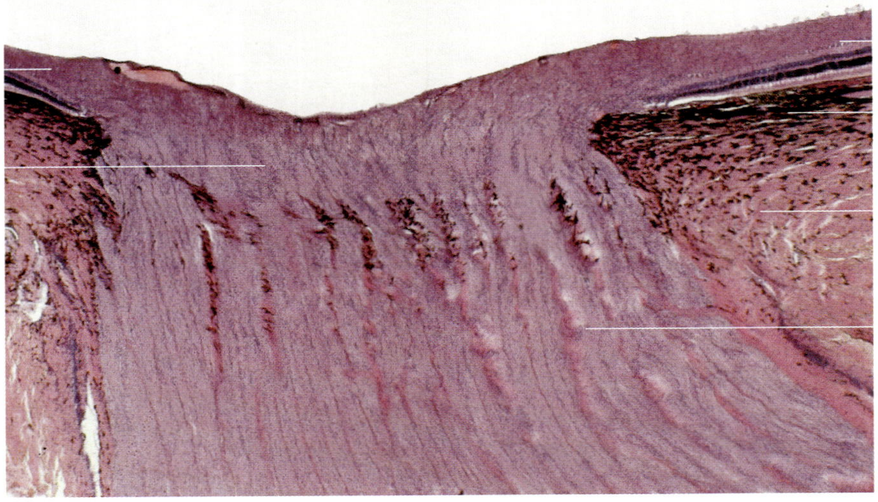

Abb. 16-25. Lamina cribrosa des N. opticus aus dem Augenhintergrund einer Ziege, aus Liebich, Funktionelle Histologie, 1999.

Die **Ganglienzellschicht (Stratum ganglionare)** besteht aus multipolaren und kleineren vegetativen Nervenzellen, deren Axone sich zur **Nervenfaserschicht (Stratum neurofibrarum)** vereinigen. Diese Fasern ziehen, der Retina innen anliegend, zum **blinden Fleck (Discus n. optici, Papilla optica, Macula caeca)** (Abb. 16-20ff.).

Im **blinden Fleck** treten die Nervenfaserbündel als **Sehnerv (N. opticus)** aus dem Augenhintergrund durch die äußere Augenhaut aus, einer präformierten Stelle, die siebartig perforiert **(Lamina cribrosa)** ist (Abb. 16-25). Der blinde Fleck ist eine rundliche, ovale Scheibe, die meist nahe des Tapetum lucidum liegt. Bei der Katze erscheint dieser im ventralen, nasalen, bei den anderen Haussäugetieren im ventralen, temporalen Quadranten, allein beim Hund im senkrechten Hauptmeridian.

Area centralis retinae

Beim Menschen ist die **Stelle des schärfsten Sehens (Fovea centralis)** ein gelblich gefärbter, umschriebener Bereich der Netzhaut, die **Macula lutea.** Bei den Haussäugetieren fehlt diese Pigmentierung, so daß man allein von einer **Area centralis retinae** spricht. In dieser Fläche überwiegen Zapfen, stark vermehrt sind Ganglienzellen des I. und des III. Neurons. Die Area centralis retinae dient dem binokularen Sehen.

Area centralis striaeformis

Bei Pferd, Wiederkäuern und Schwein sind oberhalb der **Sehscheibe (Papilla optica)** helle Streifen erkennbar, die als Area centralis striaeformis bezeichnet werden. Diese schließen Zapfen und Nervenzellen des I. und des II. Neurons in großer Zahl ein. Die Area centralis striaeformis dient dem monokularen Sehen und dem Erkennen von Bewegungsabläufen.

Ernährung der Retina

Die photosensiblen Rezeptoren der Netzhaut, die Stäbchen und Zapfen, werden von außen durch Diffusion aus dem Kapillarnetz der Choroidea versorgt. Die Bruch-Membran sowie die Pigmentepithelschicht können als Transport- und Diffusionsstrecke betrachtet werden. Die Membrana limitans gliae ext. stellt eine Diffusionsbarriere zu den inneren Retinaschichten dar.

Bei einer Trennung der inneren nervalen Netzhautschicht von der Pigmentepithelschicht ist die nutritive Versorgung der Stäbchen und Zapfen unterbrochen, die Rezeptorschicht löst sich ab (Netzhautablösung) und degeneriert in der umschriebenen Fläche.

Die innen liegenden Schichten der Retina (I.–III. Neuron) werden direkt durch die Äste der A. und V. centralis retinae versorgt. Diese treten an der Papilla optica in den Augapfel über, legen sich der Netzhaut innen an und verzweigen sich als Rr. a. et v. centralis retinae in tierartlich unterschiedlicher Weise. Die A. centralis retinae entsteht bei den Haussäugetieren zum größten Teil aus der A. ophthalmica ext.

Bei der Katze strahlen die retinalen Gefäße, kräftig entwickelt, radiär vom blinden Fleck aus. Beim Hund ist eine dreischenklige Aufzweigung charakteristisch, bei Wiederkäuern eine meist sich kreuzende. Relativ schwach ist die Verzweigung der retinalen Gefäße beim Pferd, die einen kranzförmigen Verlauf feinster Netze erkennen läßt. Rückläufige Venen vereinigen sich zur V. centralis retinae. Der Verlauf der retinalen Gefäße ist von erheblicher Bedeutung in der Augendiagnostik.

Sehnerv (Nervus opticus)

Der Sehnerv ist die afferent leitende Gehirnbahn des II. Gehirnnerven. In diesem verlaufen gebündelt die Axone der multipolaren Ganglienzellen der Ganglienfaserschicht (III. Neuron der Netzhaut) über das primäre Sehzentrum des

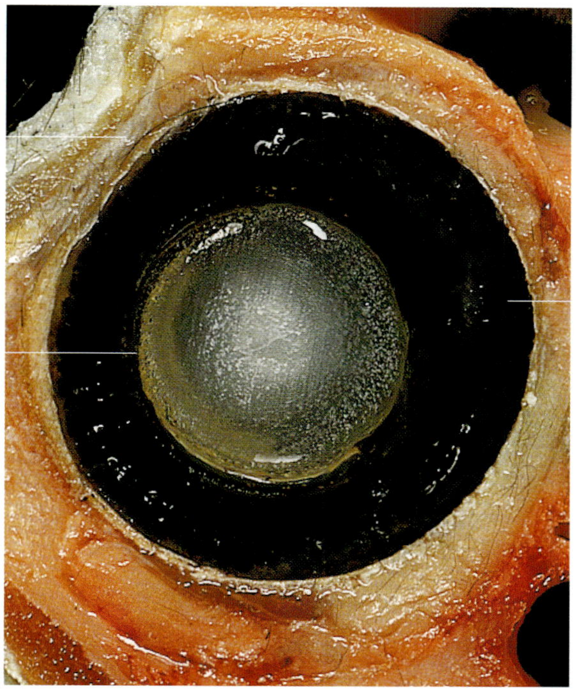

Abb. 16-26. Linse eines Hundes mit Aufsicht auf die Iris (Frontalansicht), Aufnahme Dr. J. Maierl, München.

Gehirns, dem Corpus geniculatum lat., zur Sehrinde im Bereich der kaudalen Großhirnrinde. Die vegetativen Fasern des N. opticus ziehen zum Hypothalamus und bilden retinohypothalamische Bahnen (Nucleus supraopticus und paraventricularis).

Der N. opticus bündelt sich intraokulär aus marklosen Fasern der **Nervenfaserschicht (Stratum ganglionare n. optici = III. Neuron)** und tritt im **Discus n. optici (blinder Fleck)** durch die Lamina cribrosa sclerae aus dem Augapfel aus und in die Orbita über. Ab dort wird der Sehnerv von bindegewebigen Gehirnhäuten, den **Pia-, Arachnoidea-** und **Durascheiden (Markscheiden)** umgeben, die zwischen sich deutliche Subdural- und Subarachnoidalräume entwickeln. In Nähe des Augapfels nimmt der Augennerv ventral die A. und V. centralis retinae auf. Der Querdurchmesser des N. opticus beträgt bei der Katze etwa 1 mm, beim Hund 2 mm und beim Pferd ca. 5 mm.

Der N. opticus verläuft retrookulär im M. retractor bulbi und im Fettkörper der Orbita, tritt durch das For. opticum und durch den knöchernen Canalis opticus in die Schädelhöhle ein, kreuzt sich mit den Fasern der anderen Seite im Chiasma opticum (Sehnervenkreuzung) und endet an der Gehirnbasis.

Bestandteile des Augeninneren

Linse (Lens)

Die Linse entsteht embryonal aus der ektodermalen Linsenplakode, die sich als Linsenbläschen vom Oberflächenepithel abschnürt. Aus der hinteren Wand des Linsenbläschens wachsen langgezogene Zellen aus, die den Hohlraum des Linsenbläschens allmählich ausfüllen und sich zu hexagonalen, prismatischen Linsenfasern differenzieren.

Die **Linse** ist transparent und bikonkav, sie steht radiär durch die **Zonulafasern (Fibrae zonulares)** mit dem **Ziliarkörper (Corpus ciliare)** in Verbindung (Abb. 16-3, 11, 26 u. 27). Die **Hinterseite (Facies posterior lentis)** ist meist stärker gewölbt als die **Vorderseite (Facies anterior lentis).** Bei der Akkommodation nimmt insbesondere die Wölbung an der Vorderfläche zu. Die Linse ist frei von Nerven und Gefäßen. Ihre Ernährung erfolgt durch Diffusion aus dem Kammerwasser (s.u.). Besondere Strukturen der Linse sind:

- Linsenkapsel (Capsula lentis),
- Linsenepithel (Epithelium lentis),
- Linsenfasern (Fibrae lentis).

Die **Linsenkapsel** ist eine semipermeable Grenzschicht, durch die metabolisch aktive Stoffe penetrieren. Sie ist lichtbrechend und in der Regel sehr dehnungsfähig, sie entsteht aus Sekreten des Linsenepithels. Am äußeren Rand der Kapsel inserieren die Zonulafasern des Aufhängeapparates der Linse und verbinden sich mit den Filamentbündeln der Linsenkapsel (Abb. 16-30).

Das **Linsenepithel** liegt an der Vorderfläche der Linse unter der Linsenkapsel, es ist einschichtig isoprismatisch. Die Epithelzellen der Linse vermögen sich zu teilen, zu verlängern und sich zu Linsenfasern (s.u.) zu differenzieren. Vorzugsweise am **Linsenäquator (Aequator lentis)** lagern sich neugebildete Linsenepithelzellen als neue Linsenfasern appositionell dem vorhandenen Linsenkörper auf. Die Linse wächst zeitlebens. Das Wachstum ist eng mit dem Alter des Tieres korreliert.

Die **Linsenfasern** bestehen aus hintereinander gelagerten, sechseckigen Epithelzellen und bilden in ihrer Gesamtheit

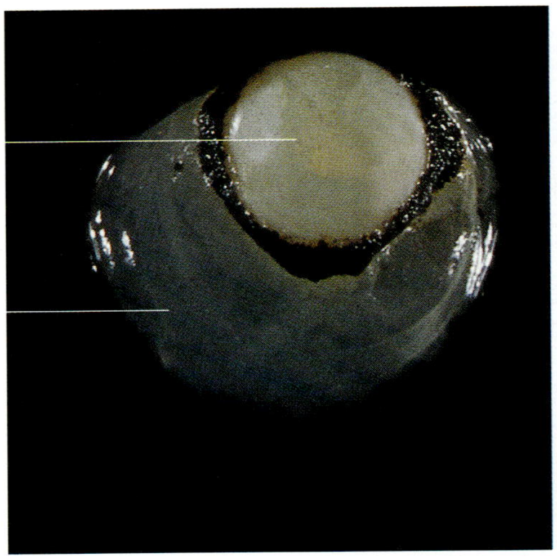

Abb. 16-27. Linse mit Glaskörper einer Katze (fixiertes Präparat).

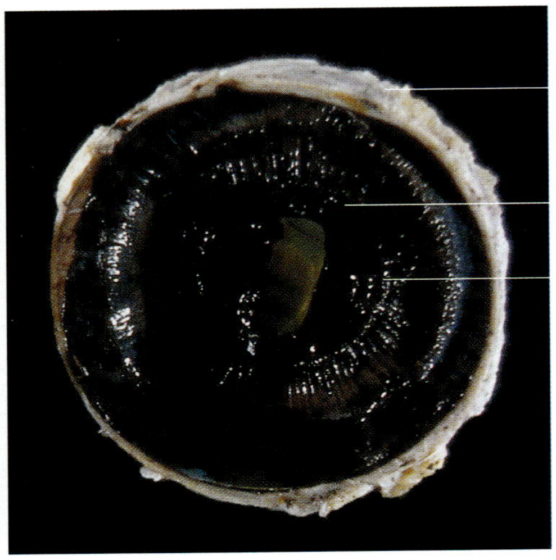

Abb. 16-28. Aufsicht auf die Iris nach Entfernung der Linse einer Katze (Kaudalansicht).

die Linse (Abb. 16-29). Die Linsenfasern sind konzentrisch geschichtet, sie verdichten sich zum Inneren der Linse und bilden den **Linsenkern (Nucleus lentis).** Die Linsenfasern schließen neben Wasser (70%) vorzugsweise Membranproteine und Zytoskelettproteine (Mikrofilamente wie Fibronektin, Vimentin, Aktin) ein. Diese bestimmen entscheidend den Bau der Linse. Die einzelnen Linsenfasern stehen durch reißverschlußähnliche Verzahnungen untereinander in Verbindung, eine Besonderheit, die die Plastiziät der Linse ermöglicht.

Die Linsenfasern verlaufen über den Linsenäquator in spiralförmiger Anordnung vom vorderen zum hinteren Linsenpol (Polus ant. bzw. Polus post. lentis) und umgekehrt. An ihren Endpunkten bleiben kleine Zwischenräume **(Nahtlinien, Radii lentis)** offen, die sich summieren und die Form dreistrahliger Sterne annehmen **(Linsensterne).** Die jeweiligen Linsensterne der Vorder- bzw. der Hinterfläche sind gegeneinander um 60 Grad versetzt.

Die geordnete Struktur und der Metabolismus der Linsenfasern ist für die Aufrechterhaltung der Transparenz von ent-

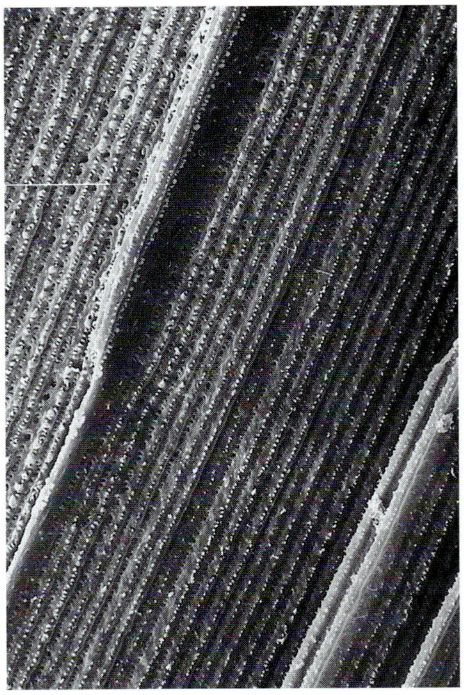

Abb. 16-29. Rasterelektronenmikroskopische Ansicht der Linsenfasern eines Rindes, Linse gespalten, Aufnahme Dr. S. Reese, München.

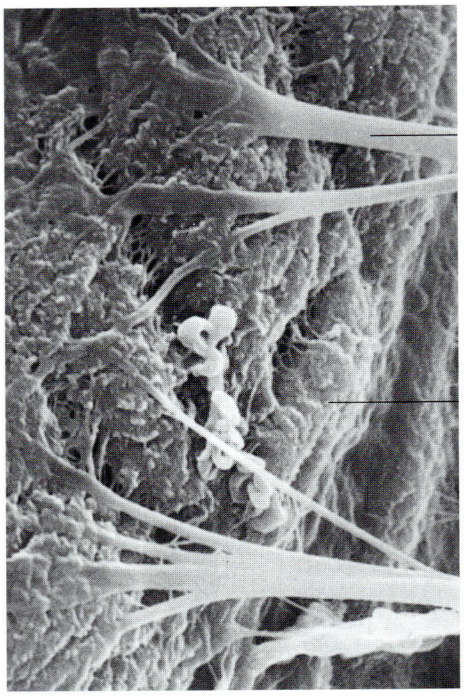

Abb. 16-30. Rasterelektronenmikroskopische Ansicht der Fibrae zonulares an der Insertionsstelle am Linsenäquator einer Katze.

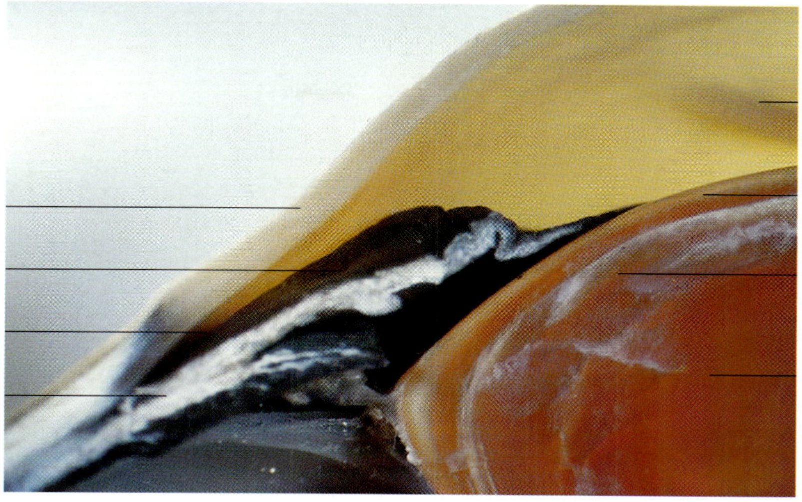

Abb. 16-31. Angulus iridocornealis eines Rindes mit Anteilen des Augenvordergrundes (Schnittbild).

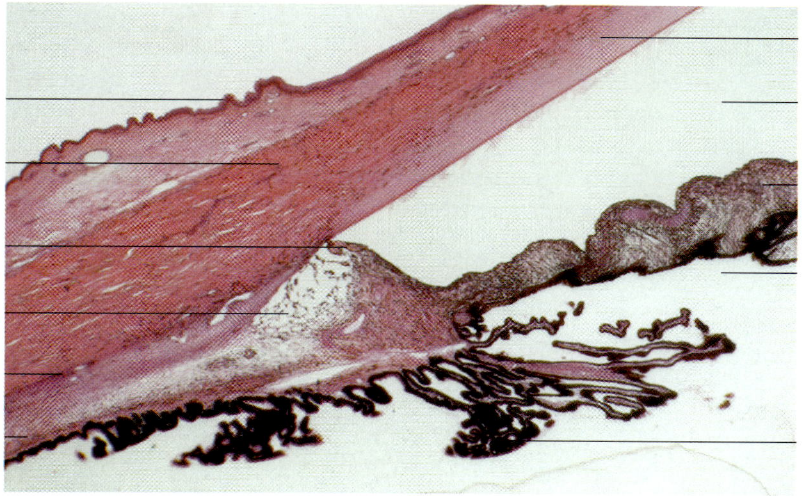

Abb. 16-32. Histologisches Schnittbild durch den Angulus iridocornealis eines Rindes, aus Liebich, Funktionelle Histologie, 1999.

scheidender Bedeutung. Jede Änderung führt zur Trübung der Linse (= grauer Star).

Augenkammern (Camerae bulbi) und Kammerwasser (Humor aquosus)

Die **vordere Augenkammer (Camera anterior bulbi)** wird von der Hinterfläche der Kornea und der Vorderfläche der Iris begrenzt. Dieser vordere Binnenraum des Augapfels steht über die Pupille mit der **hinteren Augenkammer (Camera posterior bulbi)** in Verbindung (Abb. 16-3 u. 31ff.). Die hintere Augenkammer wird von der Hinterfläche der Iris, dem Ziliarkörper, der Vorderfläche des Glaskörpers und der Linse begrenzt. In beiden Kammern befindet sich **Kammerwasser (Humor aquosus)**, eine transparente, wäßrige Flüssigkeit mit verschiedenen Elektrolyten, Glukose, Aminosäuren und Ascorbinsäure als Inhaltsstoffe.

Die **Bildung des Kammerwassers** erfolgt an der **Blut-Kammerwasser-Schranke** im Bereich der Ziliarfortsätze zwischen den Kapillarwänden und dem Ziliarepithel durch aktiven Transport von Natriumionen über das Ziliarepithel und durch Osmose in die hintere Augenkammer. Von dort tritt das Kammerwasser durch die Pupille in die vordere Augenkammer über und wird über den **Kammerwinkel (Angulus iridocornealis)** im **Plexus venosus sclerae** abgeführt (Abb. 16-31, 32 u. 33). Der Kammerwinkel wird bei Pferd und Rind von einem lockeren trabekulären Maschenwerk (Spatia anguli iridocornealis) gebildet, dessen Zugang durch ein feinfibrilläres Fasernetz, dem **Lig. pectinatum** anguli iridocornealis, erfolgt (Abb. 16-32ff.). Das Kammerwasser dient der Ernährung der gefäßfreien Strukturen des Auges, der Kornea und der Linse (s. o.).

Glaskörper (Corpus vitreum)

Der Glaskörper liegt im **Glaskörperraum (Camera vitrea bulbi)** (Abb. 16-2) und wird von der Linse, dem Ziliarkörper und der Retina begrenzt. Er steht mit der Ora serrata und retinalen Gefäßen in engem Kontakt. Der Glaskörper besteht

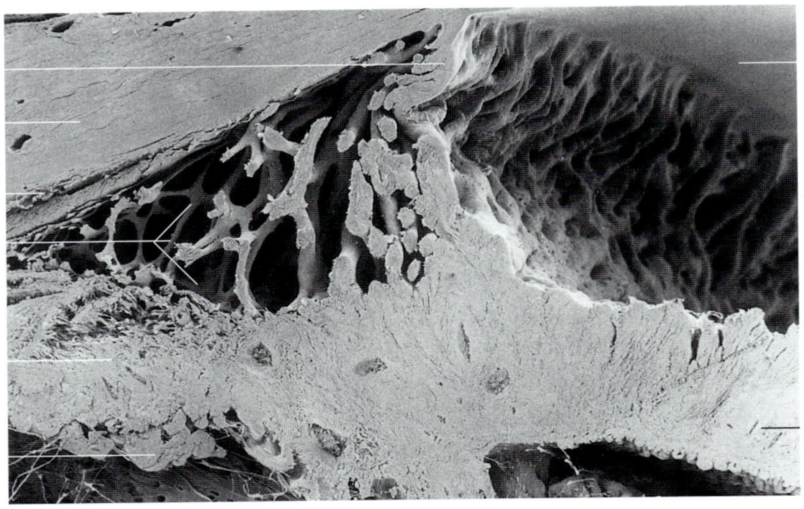

Abb. 16-33. Rasterelektronenmikroskopische Aufsicht auf den Angulus iridocornealis eines Pferdes.

aus einer gallertigen, farblosen und transparenten Flüssigkeit **(Humor vitreus)** mit einem Wassergehalt von 99%, in die Hyaluronsäure eingelagert ist (Abb. 16-27). Feste Bestandteile sind in geringer Zahl Zellen **(Hyalozyten),** die fibrilläre Strukturproteine synthetisieren und in ihrer Gesamtheit das **Stroma vitreum** bilden. Diese Mikrofibrillen formen ein feines Gerüstnetz, das durch das Hyaluronidasesystem in einem optisch transparenten Quellungszustand gehalten wird. Oberflächlich verdichten sich die Mikrofilamente zur **vitreoretinalen Membran (Membrana vitrea)** und liegen der Retina an.

Der Glaskörper grenzt an die Membrana limitans gliae int. der Müller-Stützzellen, getrennt allein durch eine Basalmembran. Bei Rind, Schwein und Fleischfressern ist ein flüssigkeitsgefüllter Raum (Canalis hyaloideus) von der Linse zur Papilla optica ausgebildet, der als Rest der embryonalen A. hyaloidea bestehen bleibt.

Beim Rind, Schaf und Schwein ist der Glaskörper relativ dicht, beim Pferd wird ein strukturarmer Glaskörper mit geringer optischer Dichte ausgebildet. Bei Fleischfressern ist der Glaskörper nur zentral verdichtet, peripher strukturarm.

Der Glaskörper erfährt als **wichtiges dioptrisches Medium des Auges** besondere klinische Bedeutung, er dient dem Metabolismus und der Homöostase der Retina. Der Glaskörper hält durch Steuerung des intraokulären Druckes die Netzhaut in ihrer Position zum Pigmentepithel. Sinkt dieser Binnendruck, so kann sich die Retina partiell oder total ablösen (Netzhautablösung).

Nebenorgane des Auges (Organa oculi accessoria)

Zu den Nebenorganen der Augen werden gerechnet:

- Augenhöhle (Orbita) mit dem Fettkörper,
- Faszien und äußeren Augenmuskeln,
- Augenlider (Palpebrae),
- Tränenapparat (Apparatus lacrimalis) und
- Gefäße und Nerven.

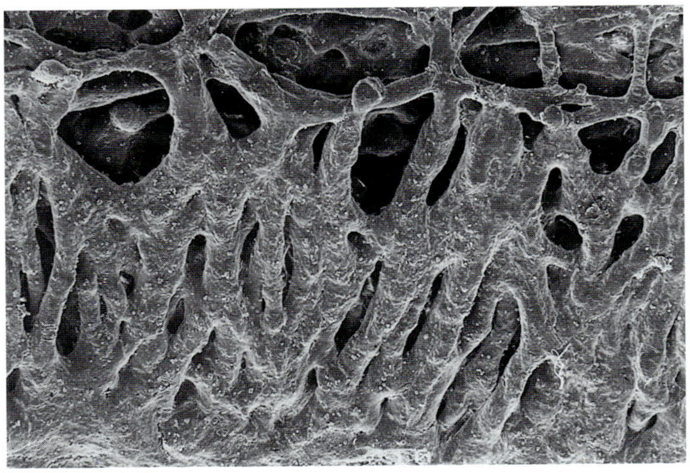

Abb. 16-34. Rasterelektronenmikroskopische Aufsicht auf das Lig. pectinatum im Kammerwinkel eines Pferdes.

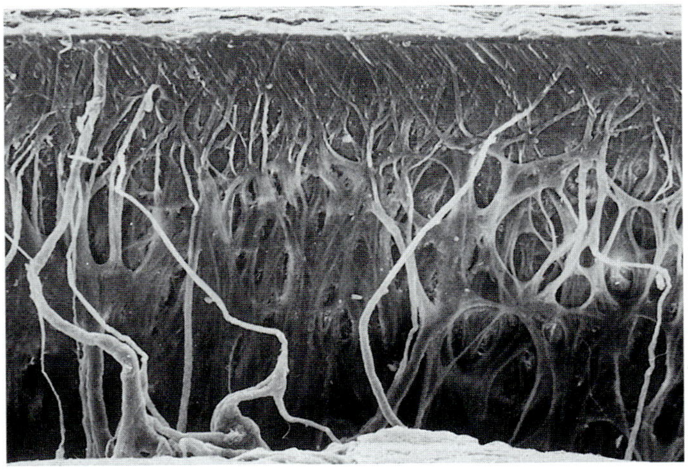

Abb. 16-35. Rasterelektronenmikroskopische Aufsicht auf das Lig. pectinatum im Kammerwinkel einer Katze.

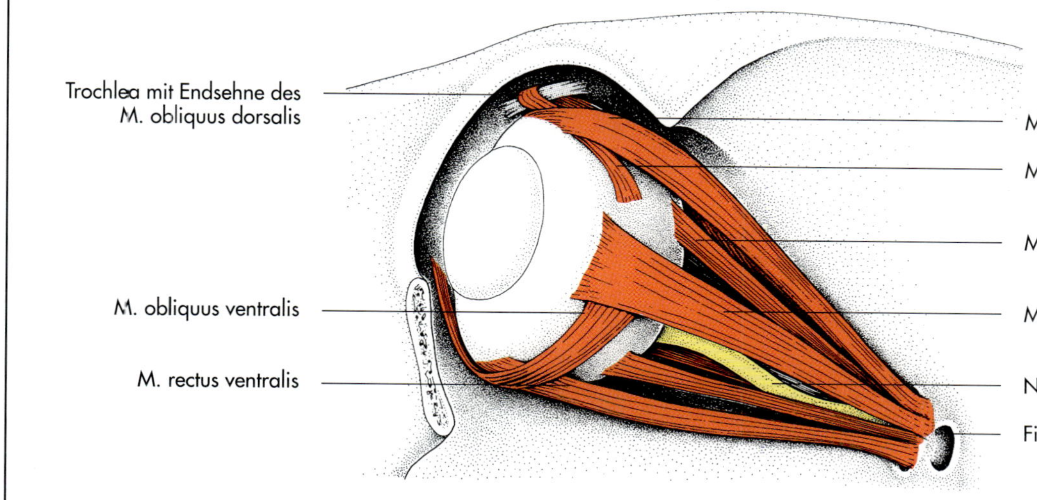

Abb. 16-36. Schematische Darstellung der Orbita und der Muskeln des Bulbus oculi des Hundes.

Augenhöhle (Orbita)

Die Augenhöhlen werden medial, dorsal und nasoventral von Knochen der seitlichen Schädelwand begrenzt, sie gehen kaudal in die Fossa temporalis und in die Fossa pterygopalatina über. Bei Wiederkäuern und Pferd wird die Augenhöhle im Orbitalring knöchern, beim Schwein und bei Fleischfressern bindegewebig durch das Lig. orbitale geschlossen (Näheres siehe Bd. I, Kap. 1, »Schädel«). Die Augenhöhlen schließen die Muskeln des Auges, Teile des Tränenapparates sowie Gefäße und Nerven ein (Abb. 16-36).

Die **knöcherne Orbita** wird von einer trichterförmigen bindegewebigen Schicht, der **Periorbita,** ausgekleidet, die sich aus dem Periost ableitet (Abb. 16-26). Zusätzlich sind innerhalb der Periorbita **Fettpolster (Corpus adiposum intraorbitale)** eingelagert, die die Faszien, Muskeln, Gefäße, Nerven des Auges und den Sehnerv aufnehmen. Außerhalb der Periorbita eingelagerte **Fettposter (Corpus adiposum extraorbitale)** füllen die Schläfengrube aus.

Die Lage der Orbita ist seitlich im Gesichtsschädel, tierartlich unterschiedlich abweichend vom Achsenwinkel. Dieser beträgt beim Hund 70 Grad, beim Rind über 90 Grad und beim Pferd 115 Grad.

Faszien und Muskeln des Augapfels

Faszien umhüllen innerhalb der Periorbita den Augapfel, den Sehnerv und die Augenmuskeln. Man unterscheidet:

- die **Fasciae orbitales,** die feinstrumpfartig die Augenmuskeln umgeben und in die Augenlider einstrahlen und
- die **Vagina bulbi (Tenon-Kapsel),** die als Verschiebeschicht zwischen dem Augapfel und dem Orbitalfett wirkt und an der Sklera durch das Spatium episclerale getrennt wird. Diese Scheide legt sich als Vagina n. optici auch dem Sehnerv an und schließt als Muskelfaszie den M. retractor bulbi oculi mit ein.

Die **Muskeln des Augapfels** dienen der Bewegung des Bulbus oculi (Abb. 16-36), sie sind von den äußeren Augenmuskeln der Augenlider zu unterscheiden. (Näheres siehe Bd. I, Kap. 2, »Gesichtsmuskeln«.) Man unterscheidet innerhalb der Periorbita

- vier gerade Augenmuskeln,
- zwei schiefe Augenmuskeln,
- einen M. retractor bulbi und
- einen M. levator palpebrae sup.

Die **vier geraden Augenmuskeln** entspringen am freien Rand des For. opticum und der Fissura orbitalis, umschließen den Sehnerv, ziehen als platte Muskelzüge dorsal, ventral, lateral und medial an die entsprechenden Außenflächen des Augapfels und inserieren nahe der Hornhaut in der derbelastischen Sklera. Man unterscheidet nach ihrer Lage einen **M. rectus dorsalis,** einen **M. rectus ventralis,** einen **M. rectus lateralis** und einen **M. rectus medalis.**

Der **untere schiefe Augenmuskel (M. obliquus ventr.)** umfaßt, in der Fossa muscularis entspringend, den Augapfel ventral mit schiefem Faserverlauf zur temporalen Außenfläche des Augapfels und inseriert unter dem seitlichen geraden Augenmuskel.

Der **obere schiefe Augenmuskel (M. obliquus dorsalis)** entspringt nahe des For. ethmoidale, zieht anfänglich zum nasalen Augenwinkel, biegt nachfolgend mit seiner Sehne um dem Rollknorpel (Trochlea) zur lateralen Fläche und inseriert unter dem M. rectus lat. an der Sklera.

Der **M. retractor bulbi** entspringt nahe des For. opticum, ummantelt allseitig den N. opticus und setzt an der Hinterfläche des Augapfels an. Er fehlt dem Menschen.

Der **M. levator palpebrae superioris** zieht vom For. ethmoidale zum oberen Augenlid.

Die vier schiefen Augenmuskeln führen den Augapfel reflektorisch im funktionellen Zusammenwirken mit dem

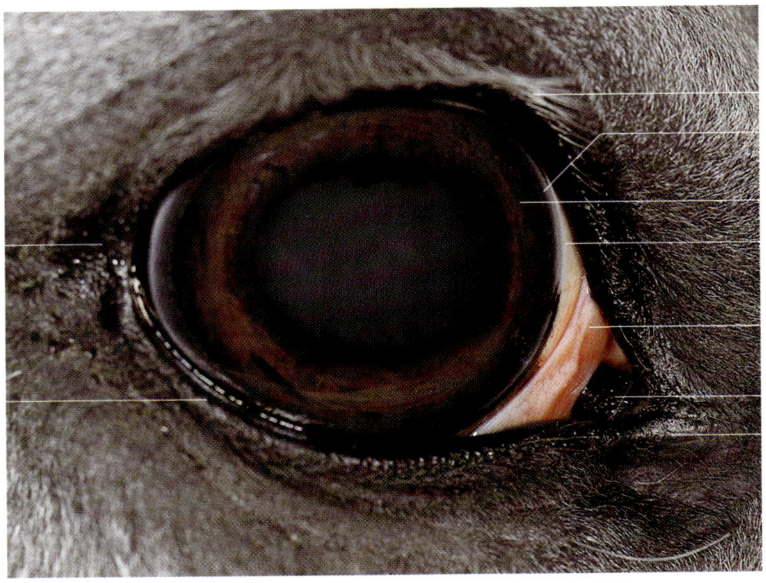

Abb. 16-37. Rechtes Auge eines Pferdes mit oberem und unterem Augenlid und Blinz- oder Nickhaut (Membrana nictitans), Aufnahme Prof. H. Gerhards, München.

M. retractor bulbi in die vier Hauptrichtungen des Blickes. Die Bewegungen der Augen werden durch die Kontraktionen der beiden schiefen Augenmuskeln unterstützt, diese bewirken eine Drehbewegung um die Augenachse, der M. retractor bulbi ein Zurückziehen des Augapfels.

Die **Innervation** der meisten Augenmuskeln erfolgt durch den N. oculomotorius (III). Allein der M. obliquus dors. wird durch den N. trochlearis (IV), der M. rectus lat. und der laterale Teil des M. retractor bulbi durch den N. abducens (VI) innerviert.

Augenlider (Palpebrae)

Die Augenlider stellen Schutzeinrichtungen für den Augapfel dar, sie dienen zusammen mit der Tränenflüssigkeit der Reinigung der Vorderfläche und verhindern dessen Austrocknung. Einen besonderen Schutzmechanismus bildet der Lidschlußreflex. Bei den Haussäugetieren sind neben dem Ober- und Unterlid (Palpebra sup. und inf.) noch das 3. Augenlid (Palpebra tertia) entwickelt (Abb. 16-37 u. 38).

Das **obere** und das **untere Augenlid** liegt der freien Fläche des Augapfels an, gemeinsam bilden diese mit ihrem Rand die **Lidspalte (Rima palpebrarum).** Am Lid unterscheidet man die **freie Lidkante (Margo palpebrae)** und deren **vordere** bzw. **hintere Kante (Limbus palpebrae anterior** bzw. **posterior).** Die vordere Kante überragen die **Wimpernhaare (Cilia).** Im medialen und lateralen **Augenwinkel (Angulus oculi med.** und **lat.)** treffen sich die Lider. Im medialen Augenwinkel liegt die beim Rind und Pferd etwa erbsengroße **Tränenkarunkel (Caruncula lacrimalis)** (Abb. 16-40), unter der beim Hund die **Karunkeldrüse (Glandula carunculae lacrimalis)** auftritt.

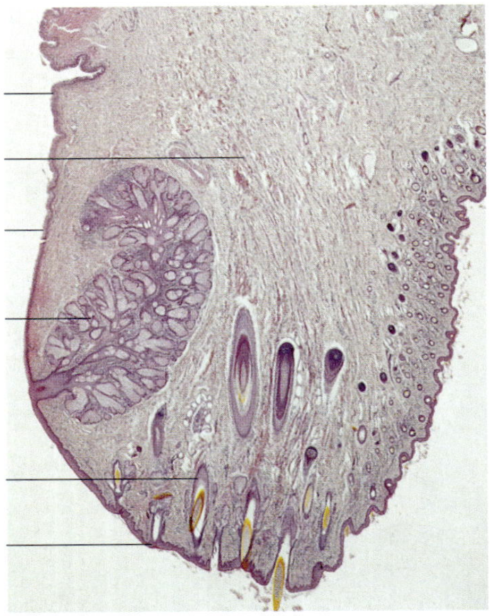

Abb. 16-38. Histologisches Schnittbild durch das obere Augenlid eines Kalbes.

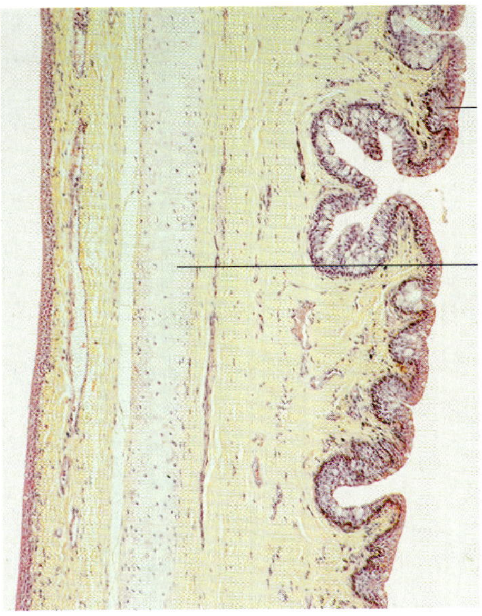

Abb. 16-39. Histologisches Schnittbild durch das 3. Augenlid (Palpebra III) eines Pferdes.

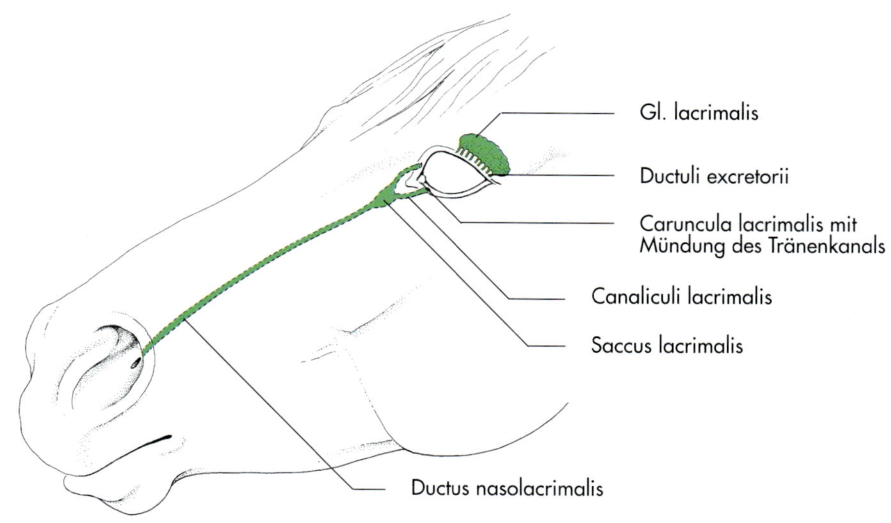

Abb. 16-40. Schematische Darstellung des Tränenapparates des Pferdes.

Zwischen der vorderen und hinteren Lidkante münden die **Tarsaldrüsen (Glandulae tarsales, Meibom-Drüsen).** Die Gl. tarsales sind modifizierte Talgdrüsen, tubuloalveolär zusammengesetzt und holokrin sezernierend. Das fettig, talgige Sekret (Augenbutter) der Tarsaldrüsen überzieht die freie Lidkante und verhindert ein Überfließen der Tränenflüssigkeit (Abb. 16-38).

Die Lider weisen als bindegewebige Grundlage eine faserreiche Lidfaszie auf, die sich nahe des freien Lidrandes in die **Lidplatte (Tarsus)** des Ober- bzw. des Unterlids (Tarsus sup. und inf.) fortsetzt. Am Lidansatz strahlen quergestreifte Muskelfaserzüge des M. orbicularis oculi in zirkulärer Anordnung in die Lidfaszie und verbinden sich mit der Lidplatte und dem am Oberlid meist glatten M. tarsalis. Die Lidplatte besteht aus straffem, kollagenem Bindegewebe.

Auf der **Vorderfläche (Facies anterior palpebrarum)** wird das Augenlid von der äußeren, meist dicht behaarten Haut bedeckt, die an der vorderen Lidkante lange, teilweise ausgeprägte **Wimpern (Cilia)** einschließt.

Die **Hinterfläche des Augenlides (Facies posterior palpebrarum)** überzieht die Lidbindehaut (Tunica conjunctiva palpebrarum). Diese legt sich der gesamten Innenfläche des Augenlids an, bedeckt den Fornix conjunctivae sup. und inf. und bildet auf der Vorderfläche von Sklera und Kornea die **Augenbindehaut (Tunica conjunctiva bulbi).**

Die **Bindehaut (Konjunktiva)** ist ein mehrschichtiges Epithel mit stellenweise eingelagerten Becherzellen. Die **Eigenschicht (Lamina propria)** enthält diffuses, lymphatisches Gewebe als Ausdruck immunologischer Abwehrreaktionen. Im Bereich des Fornix legt sich das Bindegewebe in Vorratsfalten. Auf der Vorderfläche der Sklera geht die Bindehaut allmählich in ein mehrschichtiges, unverhorntes Plattenepithel über, das die Kornea bedeckt.

Das **3. Augenlid (Palpebra tertia, Nickhaut, Membrana nictitans)** liegt am nasalen Augenwinkel und stellt eine senkrecht stehende, sichelförmige **Bindehautfalte (Plica semilunaris conjunctivae)** dar (Abb. 16-39). Die Nickhaut wird teils von einem hyalinen Knorpel (Wiederkäuer und Hund) gestützt, teils von einem elastischen (Pferd, Schwein, Katze). Meist sind in das lockere Bindegewebe des 3. Augenlids lymphatische Ansammlungen (Noduli lymphatici conjunctivales) sowie die **Nickhautdrüsen (Glandulae palpebrae tertiae)** eingelagert. Man unterscheidet eine oberflächliche Drüse (Gl. palpebrae tertiae supf.), die bei Pferd und Katze serös, bei Rind, Schaf und Hund gemischt und beim Schwein mukös ist. Zusätzlich tritt beim Schwein eine tiefe gemischte Drüse **(Gl. palpebrae tertiae profunda, Harder-Drüse)** auf.

Tränenapparat (Apparatus lacrimalis)

Der Tränenapparat setzt sich zusammen aus:

- Tränendrüse (Glandula lacrimalis)
- Nickhautdrüse (Glandula palpebrae tertiae) und den tränenableitenden Wegen,
- Tränenröhrchen (Canaliculi lacrimales),
- Tränensack (Saccus lacrimalis) und
- Tränenkanal (Ductus nasolacrimalis).

Die **Tränendrüse** liegt dem Augapfel dorsotemporal an, sie ist eine tubuloalveolär zusammengesetzte, seröse Drüse (Ausnahme Schwein: mukös). Bei Fleischfressern bedeckt das Lig. orbitale diese Drüse, beim Pferd senkt sie sich in die Fossa lacrimalis ein. Im Bereich des dorsotemporalen Lidrands münden die zahlreiche kleineren **Ausführungsgänge (Ductuli excretorii)** in den Konjunktivalsack (Abb. 16-40).

Die **Tränenröhrchen** sind Bestandteile des tränenableitenden Systems, das mit den **Tränenpunkten (Puncta lacrimalia)** nahe der Tränenkarunkel beginnt. Von dort wird die Tränenflüssigkeit über die Tränenröhrchen in den **Tränensack** geleitet. Die Wand des Tränensacks ist reich an lymphoretikulären Einlagerungen. Diese sackartige Erweiterung liegt in der Fossa sacci lacrimalis des Tränenbeins.

Der sich anschließende **Tränenkanal** verläuft als bindgewebiges Rohr durch den knöchernen Tränenkanal des **Tränen-**

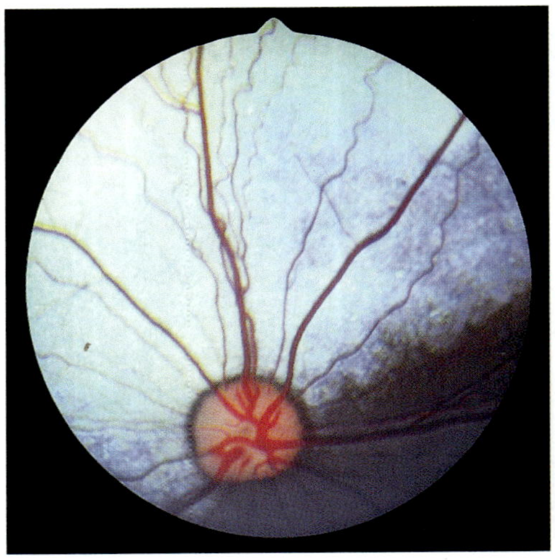

Abb. 16-41. Augenhintergrund mit Aufzweigungen der A. und V. centralis retinae eines Rauhaar-Teckels, 6 Wochen. Azurblaue Aufhellung des Tapetum lucidum mit Venenbogen um die Papille, Aufnahme Prof. R. Köstlin, München.

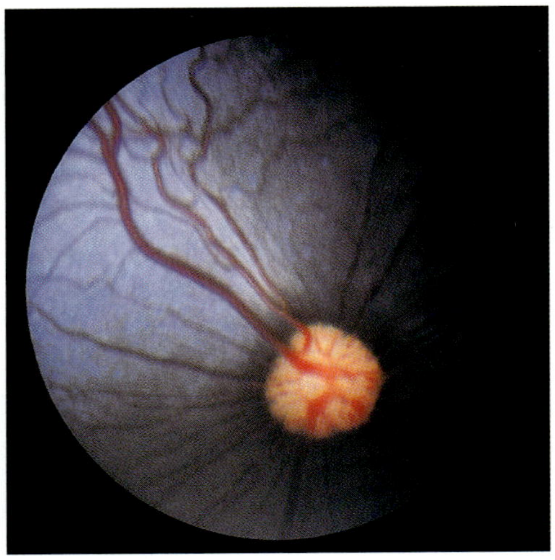

Abb. 16-42. Augenhintergrund mit Aufzweigungen der A. und V. centralis retinae eines Rauhaar-Teckels, 3½ Jahre. Das Tapetum lucidum erscheint pigmentlos und hellblau, die Venenstämme verbinden sich in der Papille bogenförmig, der tapetumfreie Sektor ist stark pigmentiert (Tapetum nigrum), Aufnahme Prof. R. Köstlin, München.

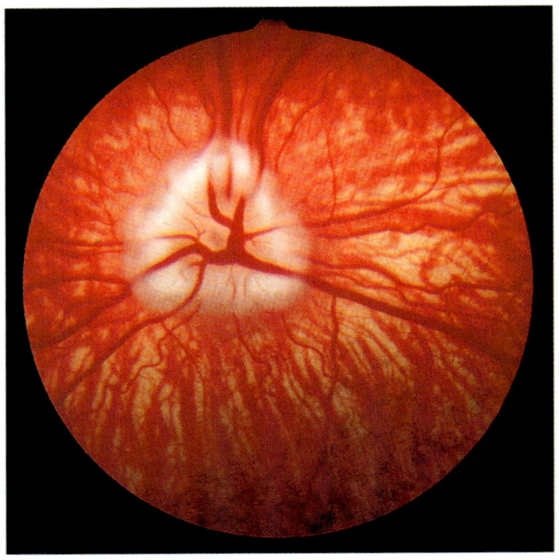

Abb. 16-43. Augenhintergrund mit Aufzweigungen der A. und V. centralis retinae eines Huskys. Infolge eines Pigmentmangels erscheint der Augenfundus albinotisch, Aufnahme Prof. R. Köstlin, München.

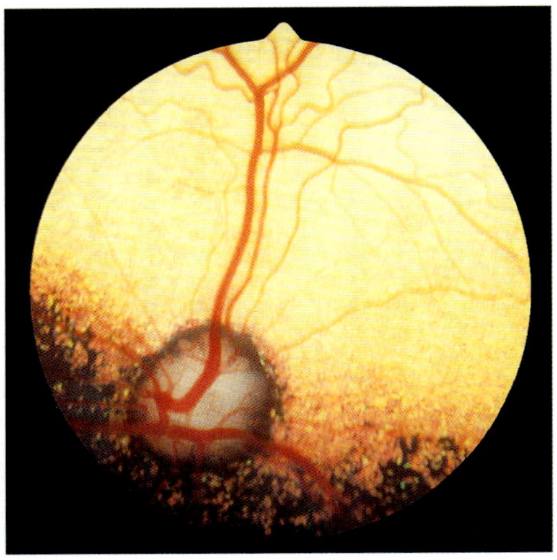

Abb. 16-44. Augenhintergrund mit Aufzweigung der A. und V. centralis retinae eines Zwergpudels. Das Tapetum lucidum ist ausgeprägt, der pigmentierte Bereich legt sich ringförmig um die Papille, Aufnahme Prof. R. Köstlin, München.

beins (Ductus lacrimalis) über die Innenfläche der Maxilla auf das Nasenloch zu. Der Tränenkanal weist ebenfalls lymphatische Zellinfiltrate auf sowie einen deutlichen venösen Gefäßplexus. Gegen Ende des Kanals sind in der Lamina propria bei allen Haussäugetieren muköse Drüsen eingelagert.

Die **tränenableitenden Abschnitte** weisen tierartlich unterschiedlich erhebliche Differenzen auf.

Beim Hund sind die oberen Anteile gut sichtbar ausgebildet, distal verläuft der häutige Tränenkanal meist im Sulcus lacrimalis der Maxille und dem ventralen Seitenwandknorpel bis zum Nasenloch. Er mündet ventral der Flügelfalte an der Seitenwand oder im Nasenvorhof. Bei einem Drittel der Tiere endet der Tränenkanal unterhalb der ventralen Nasenmuschel im **ventralen Nasengang.** Diese Öffnung ist dann klinisch nicht zugänglich.

Beim Pferd sind anfänglich kleine, schlitzförmige Tränenpunkte ausgebildet, die den Zugang zu den Tränenröhrchen ermöglichen. Der Tränensack liegt unter der Tränenkarunkel, bedeckt von der Pars palpebralis des M. orbicularis oculi, im ampullenartig erweiterten, proximalen Teil des knöchernen Ductus lacrimalis. Der Ductus nasolacrimalis verläuft im Sulcus lacrimalis des Oberkiefers zum For. infraorbitale und zieht mit seinem verengten Mittelstück in der Schleimhaut des mittleren Nasengangs. Der Tränengang mündet beim Pferd im ventralen Winkel des Nasenlochs des **Vestibulum nasi** mit einer deutlich sichtbaren Öffnung. In seltenen Fällen besitzt der Tränengang mehrere Öffnungen.

Gefäße und Nerven

Gefäße des Auges

Bei den Haussäugetieren erfolgt die arterielle Versorgung des Auges über die **A. ophthalmica externa,** die der

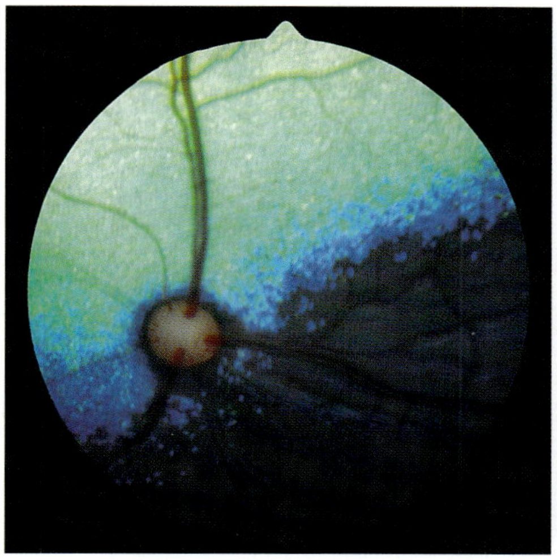

Abb. 16-45. Augenhintergrund einer juvenilen Katze mit stark reflektierendem Tapetum lucidum, einer ausgeprägten Papille und dichtem Fundus, Aufnahme Prof. R. Köstlin, München.

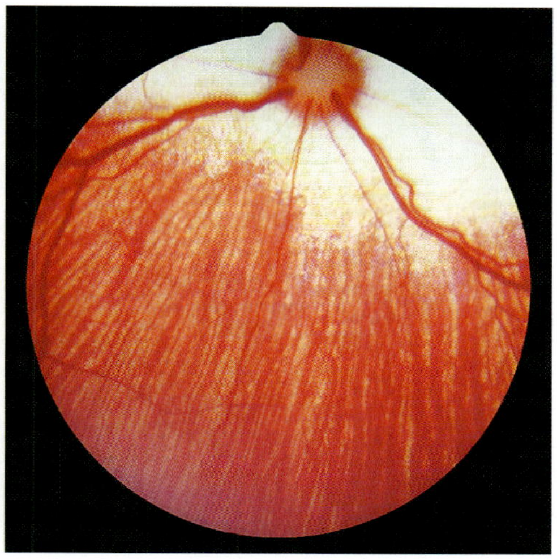

Abb. 16-46. Augenhintergrund einer 1 Jahr alten, albinotischen Katze mit durchscheinender Sklera, Aufnahme Prof. R. Köstlin, München.

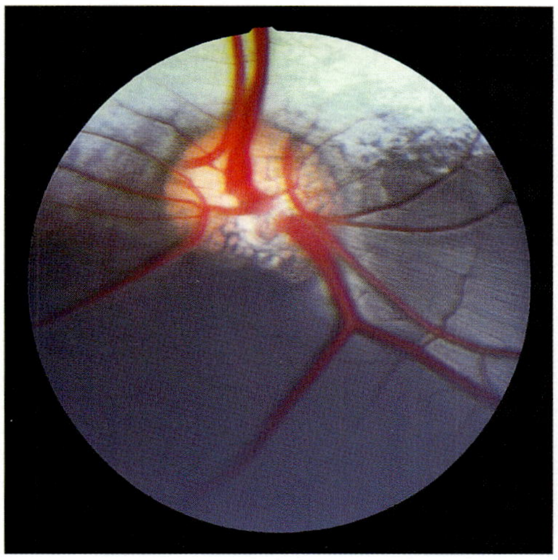

Abb. 16-47. Augenhintergrund eines Merino-Schafes, Aufnahme Prof. R. Köstlin, München.

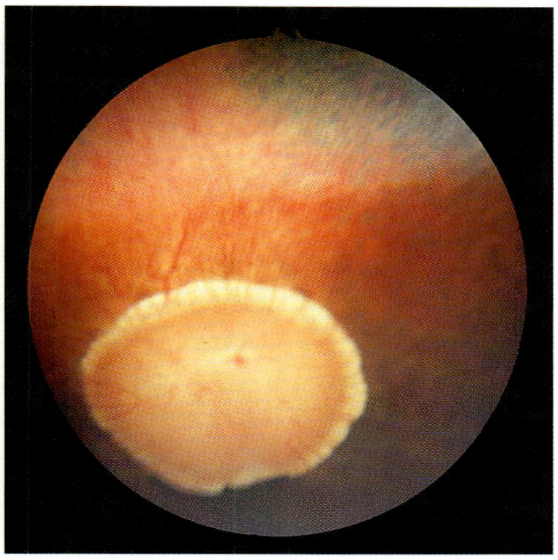

Abb. 16-48. Augenhintergrund eines Pferdes mit ausgeprägter Papille und physiologischem Fundusalbinismus, Aufnahme Prof. H. Gerhards, München.

A. maxillaris entspringt. Ein R. anastomoticus mit der A. ophthalmica int. geht nachfolgend in die **A. centralis retinae** über (Abb. 16-41ff). Im Augenhintergrund lassen sich entsprechend ihrer Lage Venulae nasales retinae sup. und inf. bzw. Venulae temporales retinae inf. unterscheiden. Für die ophthalmologische Untersuchung ist von Bedeutung, daß sich die Gefäße des Augenhintergrundes (Fundus oculi) alters- und rasseabhängig unterschiedlich entwickeln. Dies gilt insbesondere für Hunde- und Katzenrassen.

Die **A. ophthalmica externa** versorgt die mittlere Augenhaut einschließlich des Ziliarkörpers und die Iris. Dieses Gefäß gibt Zweige nahe des Durchtritts durch die Area cribrosa an die Sclera als Aa. ciliares post. breves ab. Von diesen zweigen Seitenäste zum Sehnerv und zum blinden Fleck ab, in dem sie den Circulus vasculosus n. optici (Zinn-Plexus) ausbilden. Aus diesen leiten sich die episkleralen Gefäße ab.

In der proximalen, nasalen und temporalen Augenaußenfläche verzweigt sich die A. ophthalmica ext. in die **Aa. ciliares posteriores longae** und vernetzt sich mit den begleitenden Venen in der Lamina choroidocapillaris zum feinmaschigen Gefäßsystem der Aderhaut.

Im distalen Augensegment entspringt aus den Ziliararterien an der Basis der Iris der **Circulus arteriosus iridis major** zur Versorgung der Iris, des Ziliarkörpers und des M. ciliaris, der zusätzlich aus den **Aa. ciliares anteriores** versorgt wird. Letztere versorgen auch die distalen Anteile der Sklera und die Randschlingen der Kornea.

Die Bindehaut wird von einem feinen Gefäßnetz der **Aa. conjunctivales posteriores** und **anteriores** aus Ästen der vorderen Ziliararterien bzw. seitlichen Lidarterien versorgt. Die **Kornea** bleibt **gefäßlos.**

Die **Venen** verlaufen zu den entsprechenden Arterien. Als Besonderheit kann die Ausbildung der vier **Vv. vorti-**

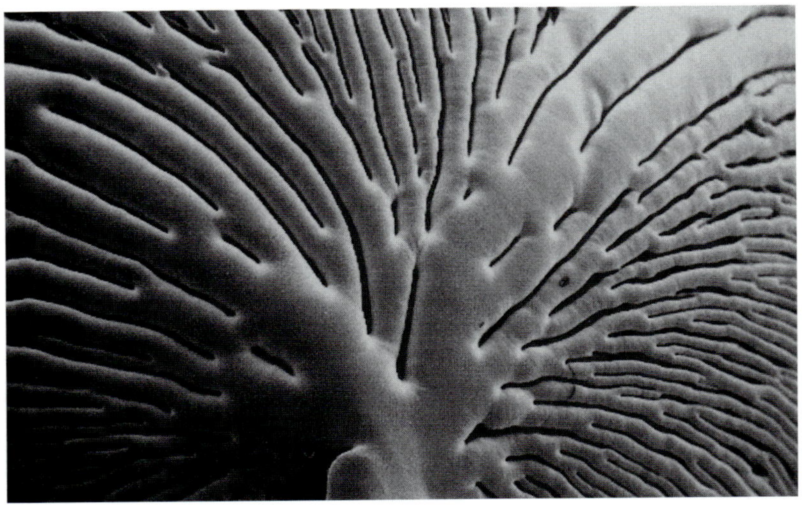

Abb. 16-49. Rasterelektronenmikroskopische Aufsicht auf eine V. vorticosa eines Fohlens.

cosae angesehen werden, die als Sammelvenen die ableitenden Hauptgefäße der mittleren Augenhaut aufnehmen und zum Plexus ophthalmicus bzw. zu den Vv. ophthalmicae ext. führen. Der Abfluß des Kammerwassers über den Plexus venosus sclerae erfolgt über die **Vv. ciliares anteriores.**

Innervation des Auges und der Nebenorgane

Die Innervation des Auges und seiner Nebenorgane erfolgt über die **II.–VII. Gehirnnerven** und **Teile des Sympathicus.** (Näheres s. Kapitel 14, »Nervensystem«.)

Der **Sehnerv (N. opticus, II)** ist embryologisch eine **Ausstülpung des Gehirns,** er übernimmt als **rein sensorischer** Nerv die Lichtwahrnehmung und Teile der Sehbahn.

Der **N. oculomotorius (III)** dient **motorisch** zusammen mit dem **N. trochlearis (IV)** und dem **N. abducens (VI)** der Bewegung der äußeren Augen- und Lidmuskeln. Der **N. facialis (VII)** innerviert den M. orbicularis oculi.

Der **N. ophthalmicus (V_1)** verzweigt sich im Augenbereich vielfältig, er innerviert **sensibel** das Auge und die Augenlider. Im einzelnen versorgt der N. frontalis das obere Augenlid, der N. lacrimalis die Haut und die Konjunktiva am äußeren Augenwinkel, der N. infratrochlearis nasale Augenpartien. Das untere Augenlid wird sensibel durch die Fasern des N. zygomaticus des N. maxillaris (V_2) versorgt. Der N. trigeminus (V) ist mit den genannten Endästen für die Korneal- bzw. Lidschlußreflexbögen verantwortlich. Der N. nasociliaris versorgt als Ast des N. ophthalmicus die Aderhaut und die Hornhaut sensibel.

Das **Ganglion ciliare** entläßt die **Nn. ciliares breves** mit **sensiblen, sympathischen** und **parasympathischen Fasereigenschaften.** Diese steuern vegetativ den Pupillarreflex und die Akkommodation der Linse. Von besonderer klinischer Bedeutung ist die Tatsache, daß über die Nn. ciliares breves mit ihren parasympathischen Anteilen im M. oculomotorius die **Kontraktion des M. sphincter pupillae** und damit die **Verengung der Pupille** geregelt wird. Gleichzeitig wird der M. ciliaris zur Kontraktion mit nachfolgender Abrundung der Linse angeregt **(Nahakkommodation).** Die sympathischen Fasern der Nn. ciliares breves versorgen den M. dilatator pupillae und dienen bei Erregung der Pupillenerweiterung. Der **N. facialis (VII)** versorgt über den N. petrosus major **parasympathisch** die Tränendrüsen.

Sehbahn und optische Reflexbahnen

Man unterscheidet **periphere** und **zentrale Abschnitte der Sehbahn.** Die peripheren Anteile umfassen die retinalen Neurone, die im blinden Fleck als N. opticus (II) aus dem Augapfel austreten, im knöchernen Canalis opticus die Schädelhöhle erreichen und sich im **Chiasma opticum (Sehnervenkreuzung)** in ihren Fasern partiell (80–90%) kreuzen. Der weiterführende **Tractus opticus** schließt nach der Kreuzung nervale Impulse des zugehörigen Auges sowie beider Augen ein.

Der Tractus opticus zieht mit seinen zentripetalen Fasern zum **lateralen Kniehöcker (Corpus geniculatum laterale)** des Thalamus, das als subkortikales, **primäres Sehzentrum** ausgebildet ist. Hier endet der periphere Abschnitt der Sehbahn. Das Corpus geniculatum lat. ist Schaltstelle zwischen Netzhaut und Sehrinde und Teil der **optischen Reflexbahnen** zugleich.

Aus dem lateralen Kniehöcker setzt sich die Sehbahn in ihrem **zentralen Abschnitt** als **Sehstrahlung (Radiatio optica)** fort und endet mit der bewußten retinalen Sinneswahrnehmung in der Sehrinde des Hirnmantels. Hierbei übernehmen die Colliculi rostrales des Mittelhirndachs überwiegend **Schalt- und Koordinationsaufgaben.** Die zentrale Sehbahn zieht als **Tractus geniculooccipitalis** zur Rinde des **Okzipitallappens.** Dort fächern sich die Endfasern auf und verteilen sich in der **Capsula interna** zur **Area optica** seu **striata des Hinterhauptlappens.** (Näheres s. Kap. 14, »Nervensystem«, S. 222.)

Klinische Ausdrücke, die von anatomischen Namen abgeleitet werden:
Ablatio retinae, Cornea plana, Konjunktivitis, Linsenluxation, Linsentrübung, Retinopathie, Uveitis etc.

17 Gleichgewichts- und Gehörorgan (Organum vestibulocochleare)

H.-G. Liebich und H. E. König

Das Gleichgewichts- und Gehörorgan dient der Aufrechterhaltung des Gleichgewichts und der Orientierung der Lage des Körpers im Raum bzw. der Sinneswahrnehmung von Geräuschen und Tönen. Erstere Funktionen unterliegen den Gesetzmäßigkeiten der Schwerkraft und werden durch komplexe Regelkreise über das Rautenhirn zu den Kerngebieten der Vestibularkerne ins Kleinhirn geleitet (zentrale Vestibularbahnen). Das Gleichgewichts- und das Gehörorgan liegen gemeinsam im Felsenbein, beide sind anatomisch und funktionell durch den N. vestibulocochlearis (VIII) verbunden. Der Gehörsinn läßt drei Abschnitte erkennen (Abb. 17-1):

- Äußeres Ohr (Auris externa),
- Mittelohr (Auris media),
- Innenohr (Auris interna).

Der Gleichgewichtssinn ist auf das Innenohr beschränkt.

Äußeres Ohr (Auris externa)

Das äußere Ohr setzt sich zusammen aus:

- Ohrmuschel (Auricula) mit den sie bewegenden Ohrmuskeln und dem Schildchen (Cartilago scutiformis),
- äußerem Gehörgang (Meatus acusticus externus),
- Trommelfell (Membrana tympani).

Der äußere Teil des Ohrs dient der Aufnahme der Schallwellen und deren Leitung zum Trommelfell.

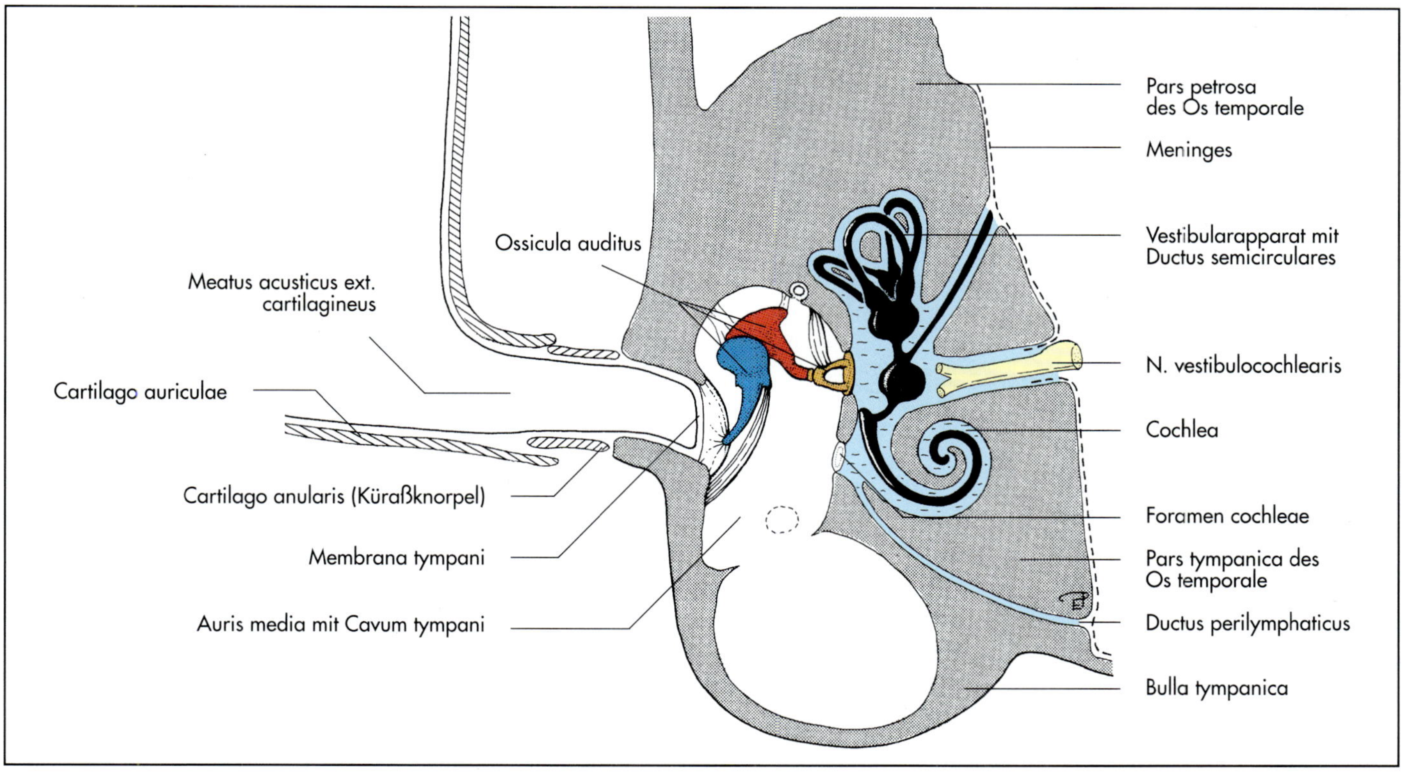

Abb. 17-1. Schematische Darstellung des äußeren Gehörgangs, des Mittelohrs und des Innenohrs des Hundes.

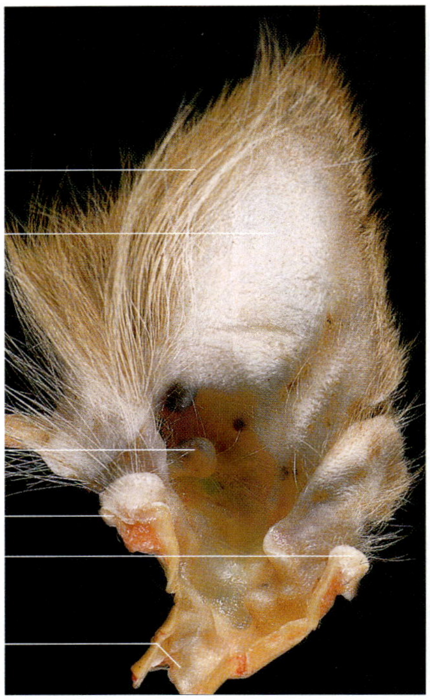

Abb. 17-2. Ohrmuschel einer Katze, aus König, Anatomie der Katze, 1992.

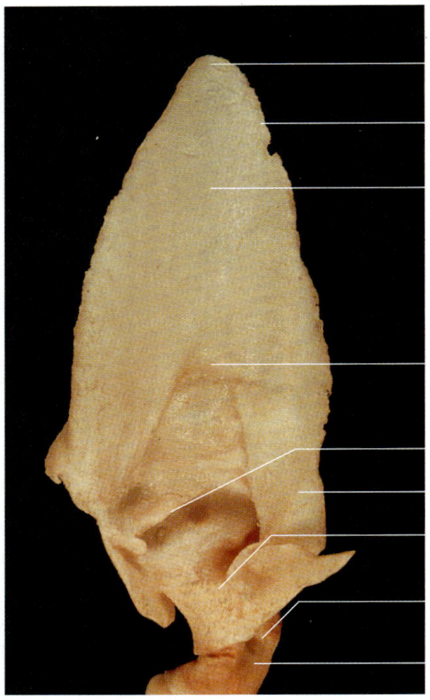

Abb. 17-3. Ohrmuschel eines Hundes, Präparat Dr. R. Macher, Wien.

Ohrmuschel (Auricula)

Die Ohrmuscheln weisen für alle Haussäugetiere eine arttypische Form auf. Sie sind beweglich, ihr Bewegungsspiel ist Teil der Körpermimik (Abb. 17-2 u. 3). Muskeln bewegen die als Schalltrichter fungierenden Ohrmuscheln, um Geräusche besser lokalisieren zu können. Rostromedial der Ohrmuschel befindet sich das **Schildchen (Cartilago scutiformis),** an dem die Ohrmuskeln ihren Ursprung nehmen und zur Ohrmuschel ziehen. Diese Muskeln sind radiär um die Ohrmuschel angeordnet und können Bewegungen wie Niederziehen, Heben und Drehen der Ohrmuschel bewirken. Wie alle übrigen mimischen Muskeln des Kopfes werden auch die Ohrmuschelmuskeln vom N. intermediofacialis innerviert. Einige rassetypischen Ohrformen von Hunden sind in Tabelle 17-1 wiedergegeben.

Die strukturelle Grundlage der Ohrmuschel ist eine elastische Platte, der **Muschelknorpel (Cartilago auriculae),** der von einer feinen Haut überzogen ist. Die Ohrmuschel ist tütenförmig, spitz ausgezogen und an der konkaven Innenfläche, der **Tütenhöhle (Scapha)** planflächig ausgebreitet. Diese Innenfläche weist ein schwaches, leichtverschiebliches Haarkleid auf, mit langen **Schutzhaaren (Tragi),** die in der Nähe des äußeren Gehörgangs liegen und in der Tiefe der Muschel feiner und spärlicher werden. Die Außenfläche bedeckt ein dichterer Haarwuchs, der sich tierartlich und rasseabhängig unterscheidet. Insbesondere bei Hunden mit Hängeohren ist der Haarbesatz oftmals beträchtlich (z.B. beim Cockerspaniel).

An der Ohrmuschel unterscheidet man:

- Muschelrücken (Dorsum auriculae),
- (meist) scharfen Muschelrand (Margo auriculae), Helix,
- Muschelspitze (Apex auriculae) und
- tierartlich spezifische Knorpelleisten (Crus helicis med. und dist., Incisura intertragica, Anthelix, Tragus, Antitragus) an der Muschelbasis.

Diese Benennungen werden vom menschlichen Ohr abgeleitet, ohne nomenklaturisch für die Haussäugetiere vergleichbar zu sein. Am Kaudalrand der Ohrmuschel buchtet sich die Haut beim Hund und bei der Katze zu einer **Hauttasche (Saccus cutaneus marginalis)** ein, deren Innenwand an ihrem freien Rand rundlich eingekerbt ist. Der Muschelknorpel rollt sich zur tütenförmigen **Concha auriculae** ein, die an ihrer Basis in den äußeren elastisch-knorpeligen Gehörgang übergeht.

Tab. 17-1. Rassespezifische Ohrformen

Kurze Stehohren:	Spitz, nordische Schlittenhunde	Rosenohren mit kaudalanliegenden Ohrspitzen:	Windhunde
Lange Stehohren:	Deutscher Schäferhund	schlaffe Hängeohren:	Dogge, einige Jagdhundrassen
Fledermausohren:	Französische Bulldogge	überlange Hängeohren:	Bloodhounds, einige Laufhunde
Kippohren:	Foxterrier, Collie		

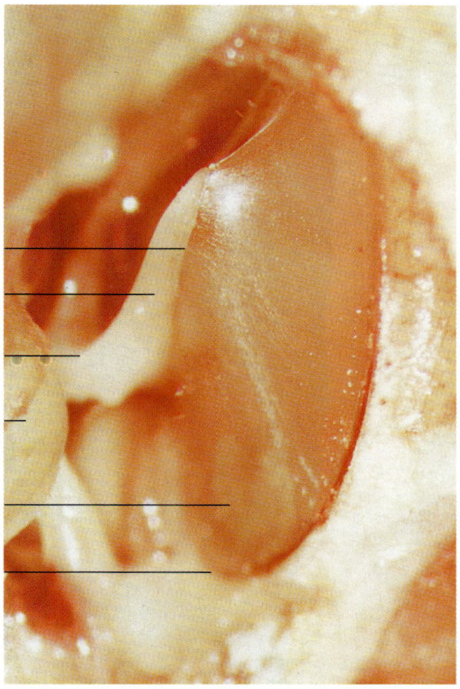

Abb. 17-4. Aufsicht auf das Trommelfell einer Katze mit Ansatz des Hammers (Malleus), Innenansicht, Aufnahme Dr. F. D. Hartmann, München.

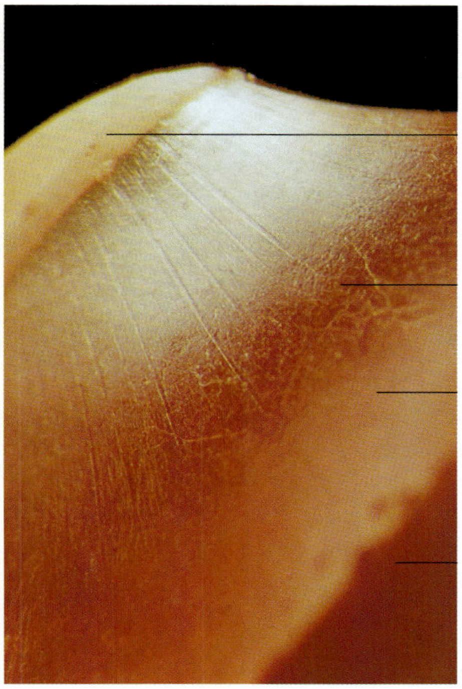

Abb. 17-5. Ausschnittsvergrößerung der Ansatzstelle des Hammers an das Trommelfell einer Katze, im Trommelfellnabel (Umbo membranae tympani), Aufnahme Dr. F. D. Hartmann, München.

Äußerer Gehörgang (Meatus acusticus externus)

Der äußere **knorpelige Gehörgang (Meatus acusticus externus cartilagineus)** ist beim Fleischfresser und Schwein relativ lang, verläuft anfänglich nahezu senkrecht absteigend und biegt mit einem deutlichen Winkel medial und horizontal ab. In Höhe des Knicks geht der Muschelknorpel in einen halbringförmigen Knorpel über, dem sich der selbständige **Küraßknorpel (Cartilago anularis)** bindegewebig anlegt. Letzterer liegt dem knöchernen äußeren Gehörgang Meatus acusticus ext. auf (Abb. 17-1 u. 6ff.).

Der äußere **knöcherne Gehörgang (Meatus acusticus externus osseus)** ist röhrenförmig kurz, er liegt der Pars tympanica des Os temporale lateral auf. Dieser Gang endet am spangenförmigen Paukenring (Anulus tympanicus), in dem das Trommelfell wie in einen Rahmen eingespannt ist.

Der äußere Gehörgang (Meatus acusticus ext.) ist mit einem mehrschichtigen Plattenepithel ausgekleidet. In der bindegewebigen Eigenschicht sind **Talgdrüsen (Glandulae ceruminosae)** und pigmenthaltige, apokrine Schlauchdrüsen eingelagert. Das Sekret der Schlauchdrüsen ist dünnflüssig und wirkt der Eindickung des **Talgdrüsensekretes (Cerumen)** zu festem Ohrschmalz entgegen. Bei Pferd und Wiederkäuern treten diese Drüsen im knorpeligen Gangabschnitt auf, bei Fleischfressern im gesamten äußeren Gehörgang.

Trommelfell (Membrana tympani)

Das Trommelfell liegt im Anulus tympanicus am Grund des äußeren Gehörgangs, es trennt das äußere vom mittleren Ohr (Abb. 17-1, 4 u. 5). Das Trommelfell überträgt die Schallwellen auf die Gehörknöchelchen des Mittelohrs. Am Trommelfell unterscheidet man:

- äußere Hautschicht (Epidermis) des äußeren Gehörgangs,
- mittlere Bindegewebsfaserschicht,
- innere Deckschicht zur Paukenhöhle.

Die **äußere epidermale Deckschicht (Stratum cutaneum)** ist ein flaches Plattenepithel, das haar-, drüsen- und pigmentlos ist. Diese Schicht wird von einem bindegewebigen, kollagen-elastischen Fasersystem **(Stratum proprium)** als Mittelschicht unterlagert. In dieser verlaufen die Fasern außen radiär **(Radiärfaserschicht),** innen, der Paukenhöhle des Mittelohrs zugewandt, zirkulär **(Zirkulärfaserschicht).** Das Trommelfell ist stark vaskularisiert und sensibel innerviert. Die Fasereigenschicht ist durch den Anulus fibrocartilagineus mit dem knöchernen **Paukenring (Anulus tympanicus)** verbunden.

Das **innere Deckepithel** ist ein vorwiegend einschichtiges Plattenepithel (Stratum mucosum), dieses setzt sich auf die Oberfläche des nachfolgenden ersten **Gehörknöchelchens,** den **Hammer (Malleus)** fort. Der Hammer ist fest mit der Faserschicht verbunden, seine Ansatzstelle im sog. **Trommelfellnabel (Umbo membranae tympani)** ist als Stria mallearis durch den äußeren Gehörgang sichtbar. Das Trommelfell wird im Ansatz des Hammers stumpfkegelförmig gegen die Paukenhöhle vorgewölbt. Durch den Stiel des Hammers werden die mechanischen Schwingungen des Trommelfells auf die nachfolgenden Gehörknöchelchen, den **Amboß (Incus)** und den **Steigbügel (Stapes),** übertragen und zum Innenohr weitergeleitet (Abb. 17-13).

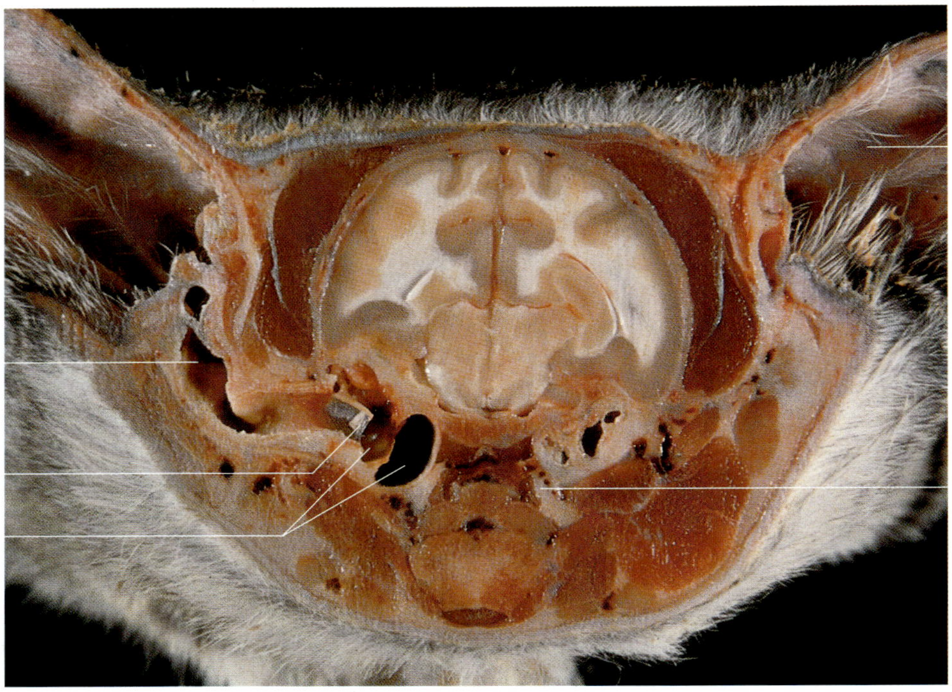

Abb. 17-6. Querschnitt durch den Kopf einer Katze mit äußerem Ohr, Mittel- und Innenohr, aus König, Anatomie der Katze, 1992.

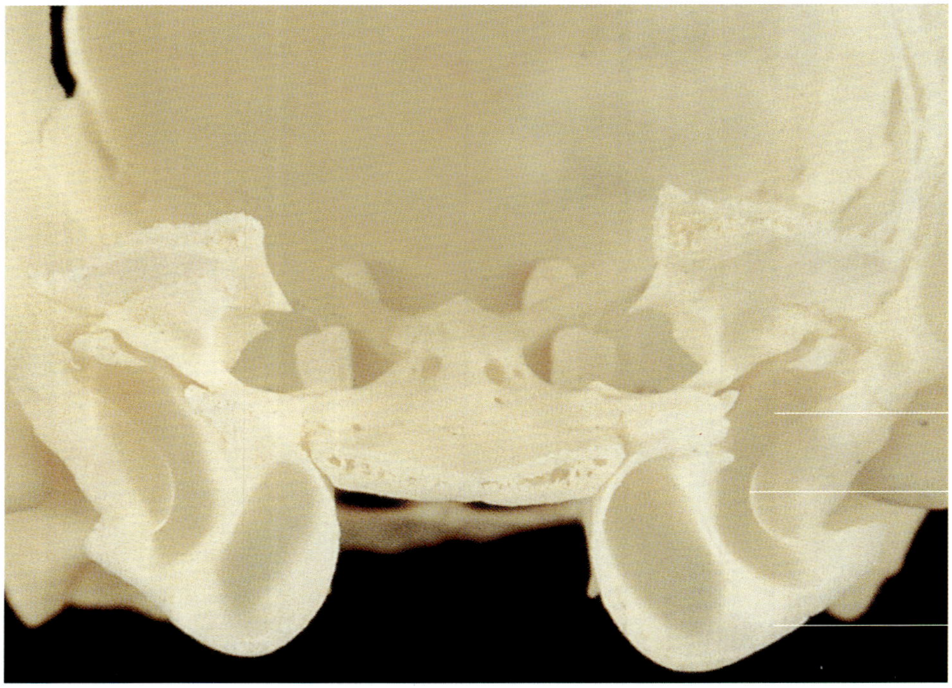

Abb. 17-7. Transversalschnitt durch den Schädel eines Hundes mit eröffnetem Cavum tympani.

Im dorsalen Abschnitt weist das Trommelfell bei Pferd und Rind eine Lücke auf, die als lockerer Teil des Trommelfells **(Pars flaccida, Shrapnell-Membran)** bindegewebig verschlossen wird. Der übrige Flächenanteil des Trommelfells ist straff gespannt **(Pars tensa).**

Das Trommelfell ist beim Hund auffällig schräg gestellt und oval, bei der Katze spitz ausgezogen. Beim Schwein ist das Trommelfell rund, beim Rind und Pferd oval.

Mittelohr (Auris media)

Das Mittelohr (Abb. 17-1, 6, 10ff. u. 13) schließt ein:

- Paukenhöhle (Cavum tympani),
- drei Gehörknöchelchen (Ossicula auditus),
- Ohrtrompete (Tuba auditiva, Eustachio-Röhre).

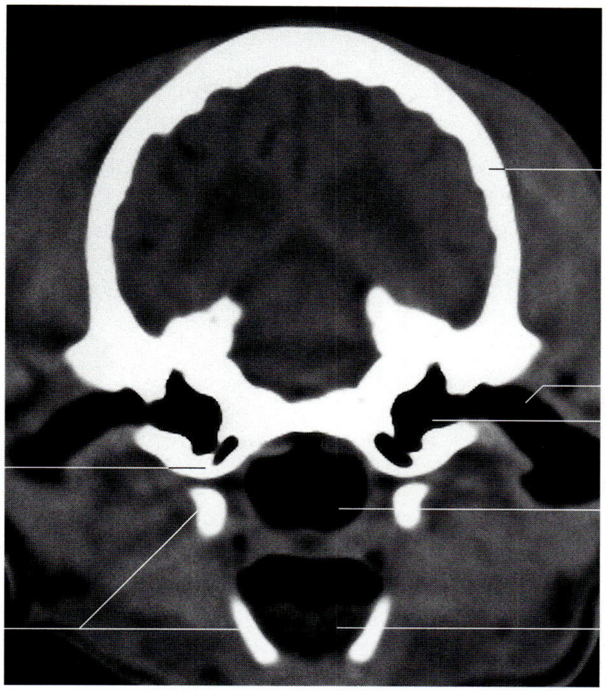

Abb. 17-8. CT-Schnittbild durch das Gehörorgan einer Katze mit äußerem Gehörgang, Aufnahme Dr. A. Probst, Wien.

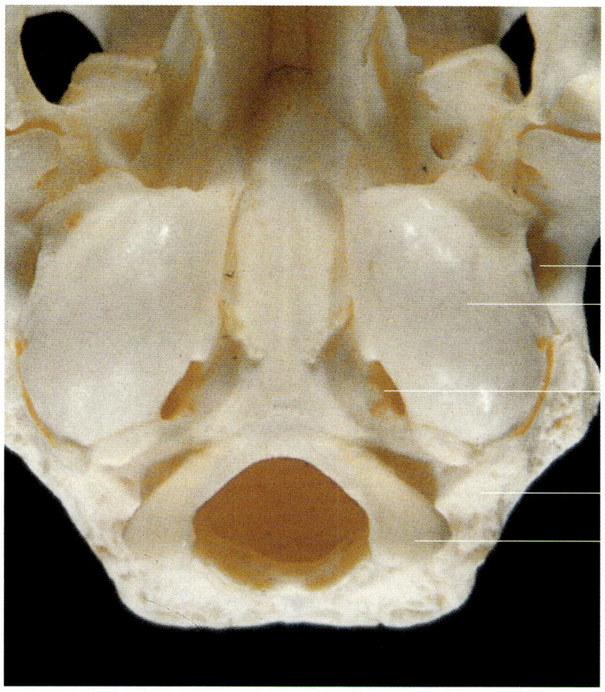

Abb. 17-9. Ventralansicht äußerer knöcherner Anteile des Gehörorgans einer Katze.

Zusätzlich ist der **Luftsack (Diverticulum tubae auditivae)** des Pferdes als Ausstülpung der Ohrtrompete anzusehen (Abb. 17-20 u. 21).

Paukenhöhle (Cavum tympani)

Die Paukenhöhle liegt im Inneren der Felsenbeinpyramide, in sie wölbt sich von lateral das Trommelfell, von medial das Promontorium des Felsenbeins vor (Abb. 17-13ff.). Ihr dorsaler Abschnitt ist das Epitympanicum, in dem die Gehörknöchelchen und die Chorda tympani lokalisiert sind. Diesem schließt sich das mittlere Mesotympanicum und ventral die **Paukenblase (Bulla tympanica)** als Hypotympanicum an (Abb. 17-7, 10 u. 13).

Die mediale Wand ist im wesentlichen glatt und wird durch zwei Fenster unterbrochen. Man unterscheidet rostro-

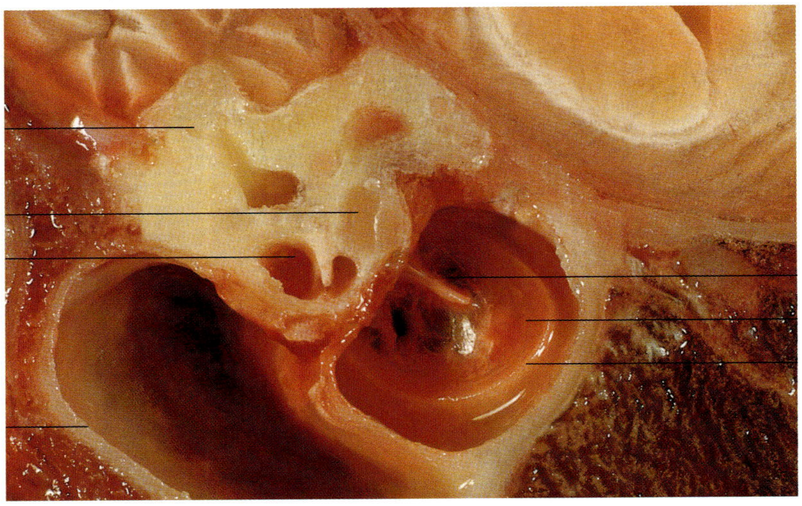

Abb. 17-10. Transversalschnitt durch das Mittel- und Innenohr mit Aufsicht von innen auf das Trommelfell eines Hundes, Aufnahme Dr. J. Maierl, München.

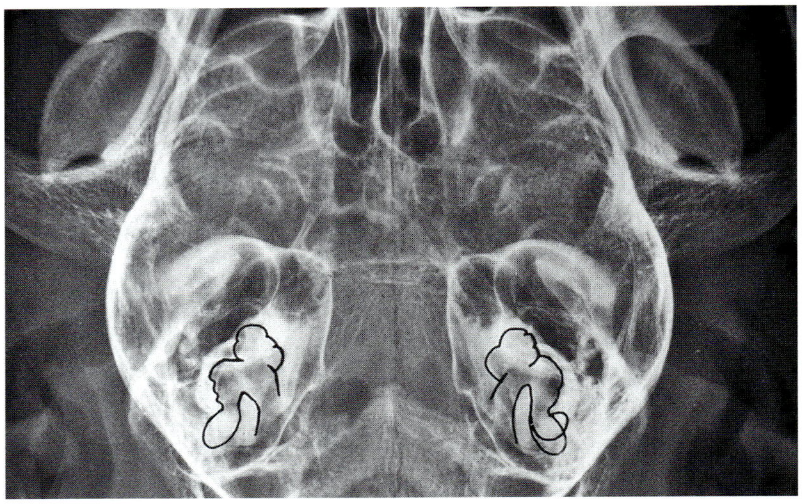

Abb. 17-11. Radiologische Darstellung der Lage des Ohres einer Katze, Aufnahme Prof. Cordula Poulsen Nautrup, München.

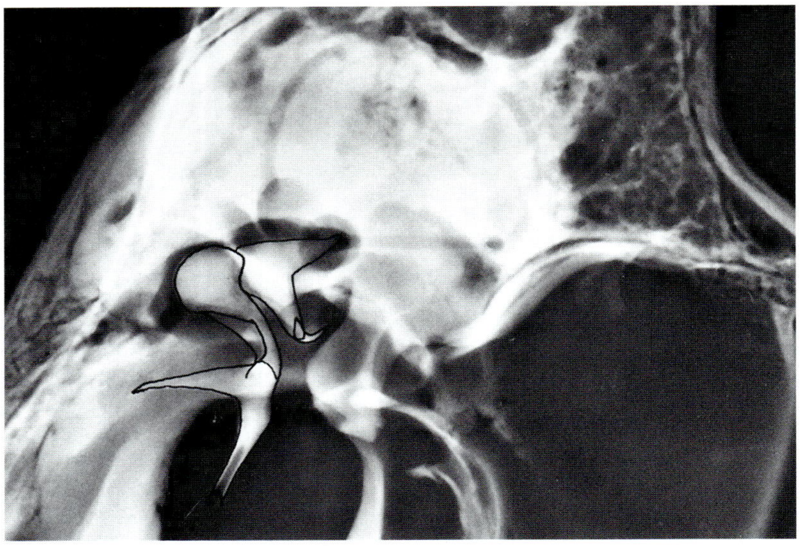

Abb. 17-12. Radiologische Darstellung der Lage der Gehörknöchelchen einer Katze, Aufnahme Prof. Cordula Poulsen Nautrup, München.

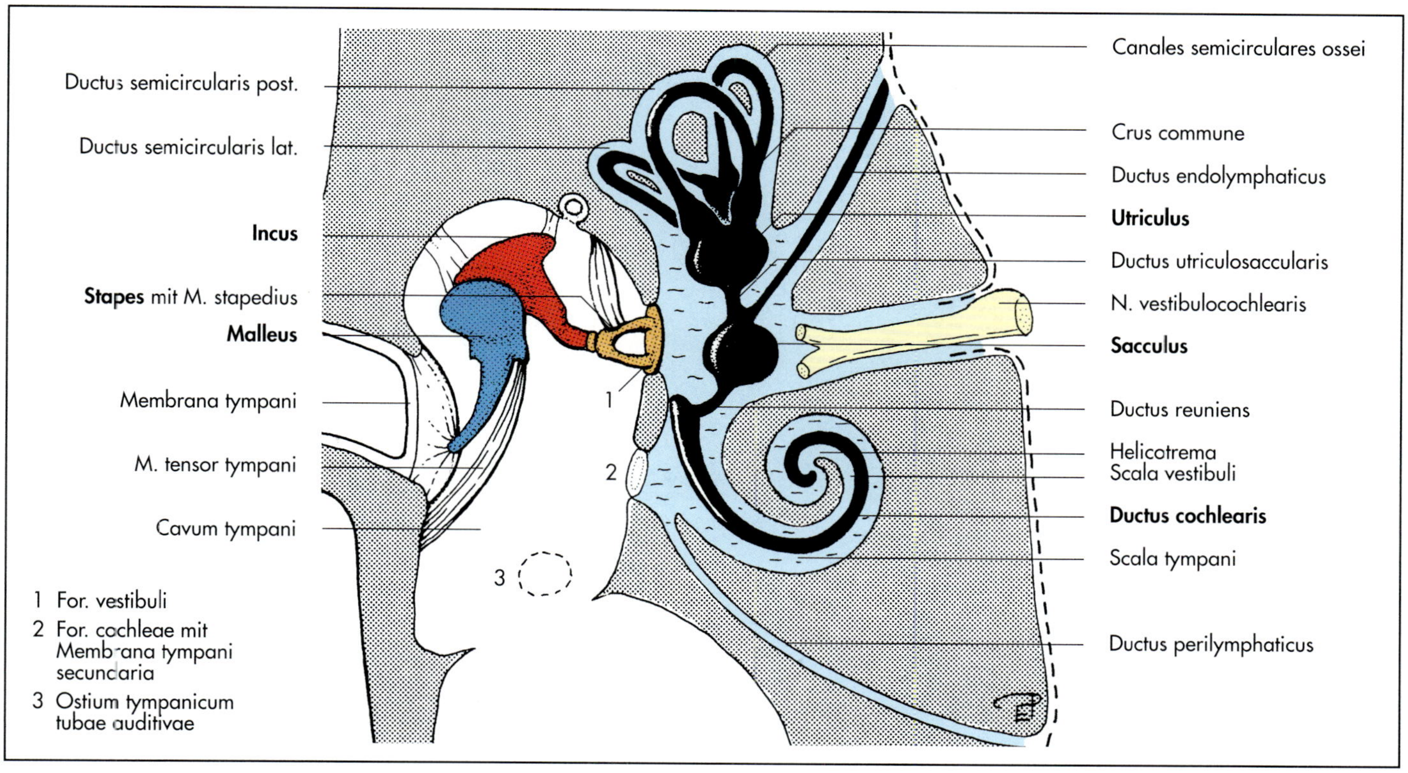

Abb. 17-13. Schematische Darstellung des Mittel- und des Innenohrs mit Verteilung der Perilymphe in den perilymphatischen Räumen (hellblau).

dorsal das **ovale Vorhoffenster (Foramen vestibuli),** das von der **ovalen Platte des Steigbügels** verschlossen wird. Das For. vestibuli mündet in den **Vorhof des Innenohrs.** Diesem Fenster steht das **rundliche Schneckenfenster (Foramen cochleae)** gegenüber, das mehr ventral gelegen, von der **Membrana tympani secundaria** verschlossen wird.

Die Paukenblase (Bulla tympanica) bildet den Boden und große Teile der Seitenwand der Paukenhöhle, sie erscheint als einfach oder mehrfach gekammerter knöcherner Hohlraum (Näheres siehe Bd. I, Kap. 1, »Schädel«).

Die Paukenhöhle wird von einem einschichtigen Epithel ausgekleidet, dieses überzieht die ventralen Abschnitte der Paukenhöhle, die Gehörknöchelchen, das Trommelfell und das ovale Vorhoffenster zum Innenohr. Die bindegewebige Unterlage ist reich an Kapillaren und Nerven.

Gehörknöchelchen (Ossicula auditus)

Die Gehörknöchelchen (Abb. 17-12, 13, 16 u. 17ff.) sind **Lamellenknochen,** in denen teilweise Knorpelreste eingelagert bleiben. Man unterscheidet:

- Hammer (Malleus),
- Amboß (Incus),
- Steigbügel (Stapes).

Die Knochen sind in Form einer Syndesmose gelenkig miteinander verbunden und bilden funktionell eine Kette, die vom Trommelfell zum Vorhoffenster reicht. Das Trommelfell und die Gehörknöchelchen stellen in ihrer Gesamtheit den **Schalleitungsapparat des Gehörs** dar, der die Schallwellen verstärkt.

Zwischen Amboß und Steigbügel kann bei jungen Tieren das Os lenticulare als eigenständiges Knöchelchen vorkommen. Es verschmilzt später mit dem Amboß.

Der **Hammer** liegt am weitesten lateral und ist mit dem Trommelfell verbunden. Der **Hammerstiel (Manubrium mallei)** ist in der Eigenschicht des Trommelfells verankert (Abb. 17-4, 10, 13 u. 17). Bei einer Untersuchung des Trommelfells ist dieser als Stria mallearis sichtbar. Der Hammerstiel geht mit dem Hals in den Kopf des Hammers über, der einige Millimeter über das Trommelfell hinausragt. Die sattelförmige Gelenkfläche des Hammerkopfes artikuliert mit dem Körper des Amboß.

Der **Amboß** besitzt zwei ungleich lange Schenkel (Abb. 17-13, 16 u. 19). Dem langen Amboßschenkel ist das rechtwinkelig abstehende **Linsenbein (Os lenticulare)** angefügt, das mit einer Gelenkfläche für das **Steigbügelköpfchen (Caput stapedis)** ausgestattet ist.

Der **Steigbügel** weist neben dem Köpfchen zwei Schenkel auf, die auf der **Fußplatte (Basis stapedis)** ruhen (Abb. 17-13, 16 u. 18). Letztere ist am Rande durch das **Lig. anulare stapedis** am Vorhoffenster befestigt.

Die Gehörknöchelchen werden durch Bänder und durch gekröseartige Schleimhautfalten in ihrer Lage gehalten. Der Hammerhals ist durch das **Ligamentum mallei lat.** am Anulus tympanicus, durch das **Ligamentum mallei rostrale** an der Wand des Recessus epitympanicus verbunden. Der Hammerkopf wird über das **Ligamentum mallei sup.** am Dach des Rec. epitympanicus befestigt. Hammerkopf und Hammerhals werden zusätzlich von der vorderen und der

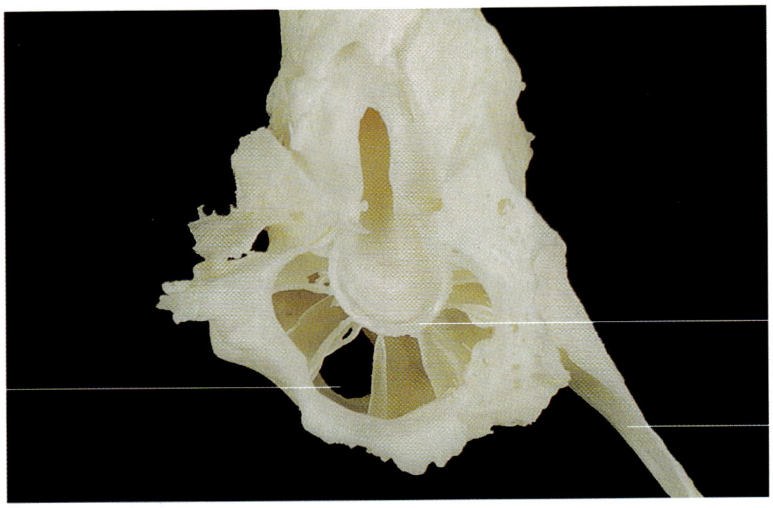

Abb. 17-14. Transversalschnitt durch die Pars tympanica der Felsenbeinpyramide eines Pferdes mit eröffneter Paukenhöhle.

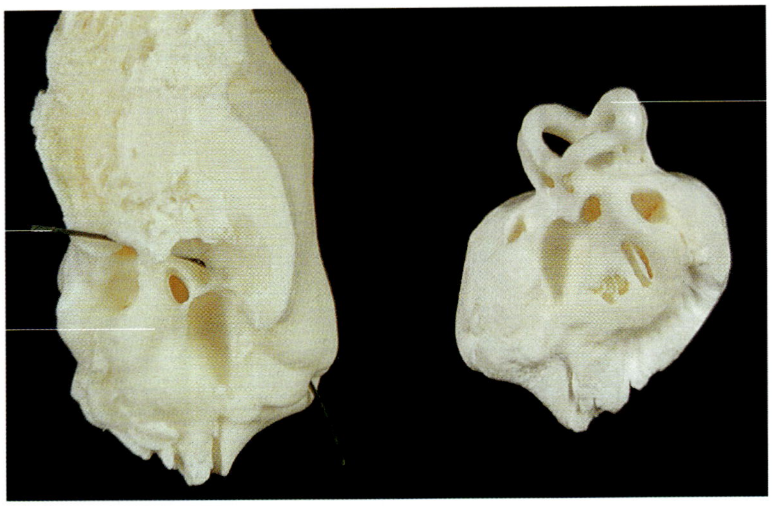

Abb. 17-15. Transversalschnitt durch die Felsenbeinpyramide eines Rindes mit eröffneter Paukenhöhle.

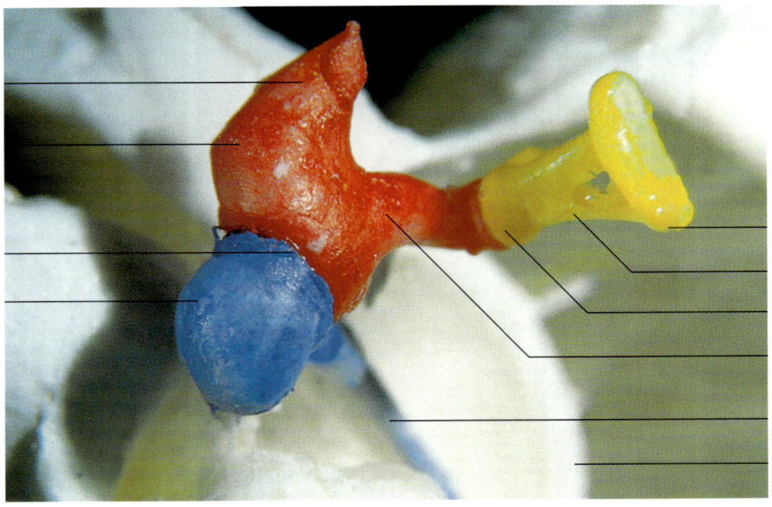

Abb. 17-16. Gehörknöchelchen eines Pferdes.

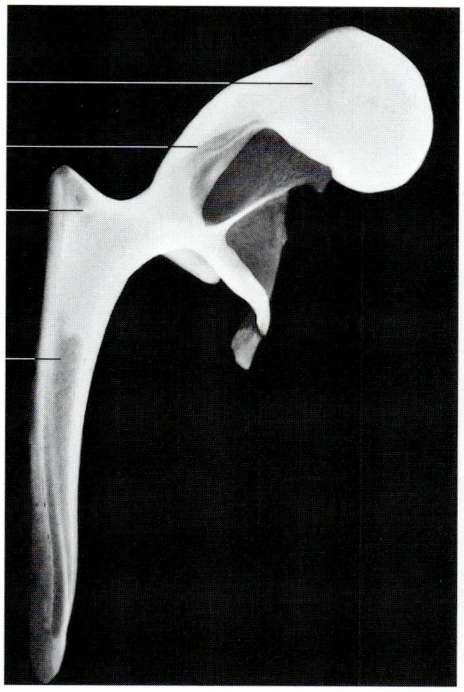

Abb. 17-17. Radiologische Darstellung eines Hammers (Malleus), Aufnahme Prof. Cordula Poulsen Nautrup, München.

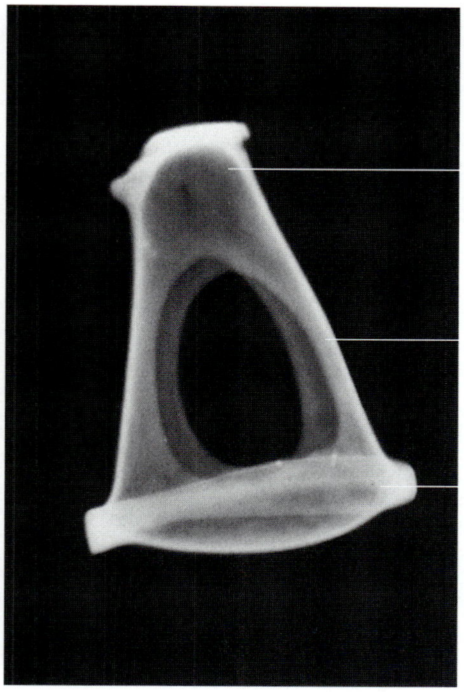

Abb. 17-18. Radiologische Darstellung eines Steigbügels (Stapes), Aufnahme Prof. Cordula Poulsen Nautrup, München.

hinteren Hammerfalte, in der auch die Chorda tympani verläuft, in ihrer Lage gehalten. Nahe dem Epitympanicum, zum Teil nur von einer Schleimhaut von diesem getrennt, verläuft der N. facialis (VII).

Der kurze Schenkel des Amboß und der Amboßkörper werden durch das **Ligamentum incudis** ebenfalls am Epitympanicum verankert. Für die Fixation des Steigbügels dient das oben erwähnte Lig. anulare stapedis.

Die Gehörknöchelchen leiten die durch Schallwellen initiierten Vibrationen der Membrana tympani zum Innenohr. Die Schallwellen der Luft müssen um eine Flüssigkeit, die **Endolymphe,** in Schwingung zu versetzen erheblich verstärkt

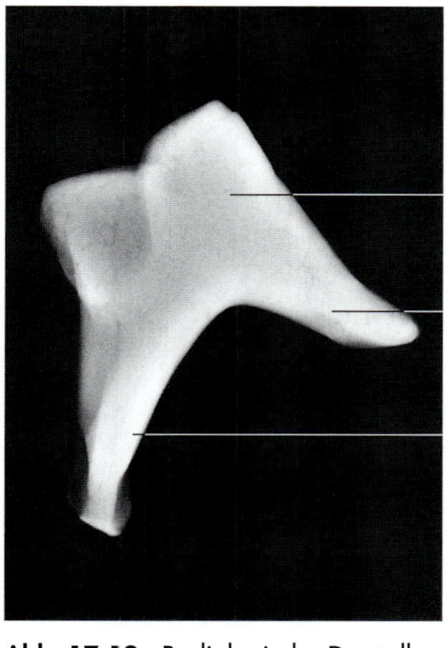

Abb. 17-19. Radiologische Darstellung eines Amboß (Incus), Aufnahme Prof. Cordula Poulsen Nautrup, München.

werden. Die aneinandergereihten Gehörknöchelchen verstärken die auf das Trommelfell auftreffenden Schallwellen um mehr als 20mal. Die Kette der Gehörknöchelchen wird durch zwei antagonistisch wirkende Muskeln in ihrem Spannungszustand gehalten: Der Spanner des Trommelfells und der M. stapedius, die aus quergestreifter Muskulatur bestehen.

Der **Spanner des Trommelfells (M. tensor tympani)** hat seinen Ursprung im rostromedialen Winkel der Paukenhöhle und inseriert am Proc. muscularis des Hammerstiels. Seine Innervation erfolgt über den N. pterygoideus, einem Ast des N. mandibularis (V_3). Dieser Muskel erhöht die Spannung in der Kette der Gehörknöchelchen und damit die Empfindlichkeit der Überleitung. Der **Steigbügelmuskel (M. stapedius)** hat seinen Ursprung zwischen dem Fazialiskanal und der Paukenhöhlenwand. Er endet am Köpfchen des Steigbügels und wird vom N. facialis innerviert. Dieser Muskel hebelt die Fußplatte des Steigbügels aus dem Vorhoffenster heraus und wirkt damit dämpfend auf die Übertragung der Schallwellen.

Ohr- oder Hörtrompete (Tuba auditiva, Eustachio-Röhre)

Die Ohr- oder Hörtrompete bildet eine spaltförmige Verbindung zwischen der Paukenhöhle und der **Pars nasalis pharyngis (Tuba pharyngotympanica).** Sie mündet im Pharynx respiratorius mit dem **Ostium pharyngeum tubae auditivae.** Die Tuba auditiva ermöglicht eine Erneuerung der Luft und den Druckausgleich des Cavum tympani mit der Außenwelt, da die Schleimhaut des Mittelohrs Luft resorbiert. Darüber hinaus dient die Tuba auditiva dem Abfluß von Sekreten der im Bereich der Mündung gelegenen Drüsen.

Die Ohr- oder Hörtrompete umgibt anfangs eine kürzere Knochenrinne, die sich im weiteren Verlauf in ein **knorpeli-**

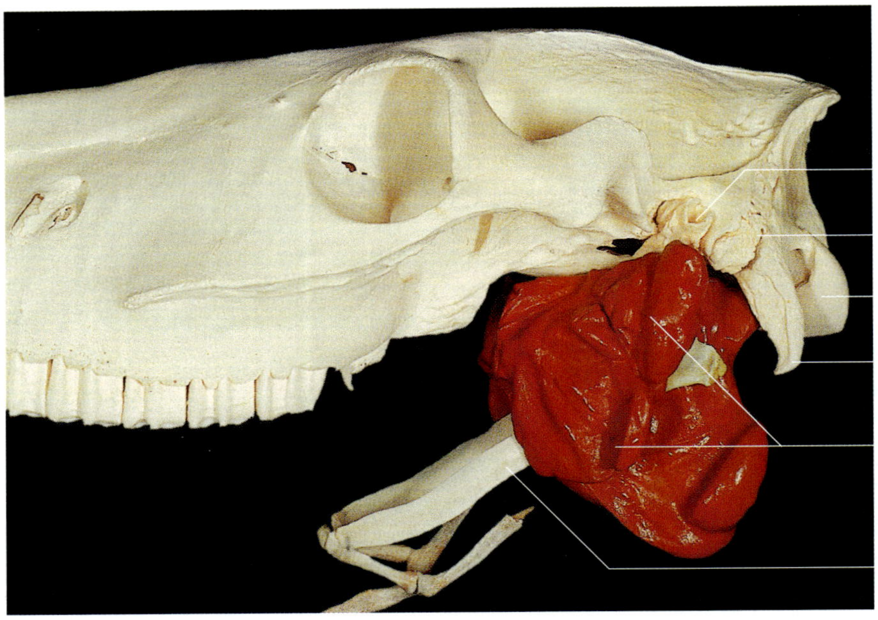

Abb. 17-20. Seitenansicht des Luftsacks (Diverticulum tubae auditivae) mit Zungenbein (Ausgußpräparat).

ges Rohr (Tubenknorpel, Cartilago tubae auditivae) umbildet (Pars ossea tubae auditivae und Pars cartilaginea tubae auditivae). Beide Anteile sind rinnenförmig und ventral offen. Die Ohrtrompete ist mit einem Flimmerepithel mit Becherzellen ausgekleidet, dem kollagen-elastisches Bindegewebe mit zahlreichen lymphoretikulären Infiltratzellen unterlagert ist. Bei Klauentieren liegen in Nähe des Ostium pharyngeum die Tubenmandeln.

Der **Luftsack (Diverticulum tubae auditivae)** tritt bei den **Equiden** als ventrale Ausbuchtung der Schleimhaut der Tuba auditiva beidseitig an der Schädelbasis auf (Abb. 17-20 u. 21). Durch das Stylohyoideum wird jeder Luftsack in jeweils eine kleinere laterale und eine größere **mediale Bucht** unterteilt. An der **lateralen Bucht** zieht seitlich die A. carotis ext. hoch. Sie buchtet sich in den Luftsack ein, so daß ihre Pulsation bei einer Betrachtung durch den Luftsackkatheter gesehen werden kann. An der medialen größeren Bucht verlaufen kaudal in einer Falte die A. carotis int., begleitet vom N. caroticus int., dem Ganglion cervicale craniale, dem N. vagus (X) und dem N. accessorius (XI). Die beiden letzteren Nerven ziehen von hier brustwärts, sind demnach nur proximal mit dem Luftsack in Kontakt. Ventral lagern sich an die mediale Bucht der N. glossopharyngeus (IX) und der N. hypoglossus (XII), die von innen gesehen, ebenfalls eine Falte bilden.

Der Luftsack wird von einer respiratorischen Schleimhaut mit Flimmerepithel und Becherzellen ausgekleidet, die auch lymphoretikuläres Gewebe enthält. Der Luftsack ist in Kontakt mit den Lnn. retropharyngei mediales und laterales. Das Fassungsvermögen eines jeden Luftsacks beträgt ca. 500 ml.

Innenohr (Auris interna)

Das Innenohr ist ein zusammengesetztes Organ (Abb. 17-13 u. 22ff.). Es besteht in seinen zentralen Abschnitten aus einem in sich geschlossenen System von membranösen, dünnwandigen Blasen und Kanälen, dem **häutigen Labyrinth (Labyrinthus membranaceus).** Dieses Labyrinth schließt in seiner epithelialen Wandauskleidung ein:

- den **Vestibularapparat (Apparatus vestibularis)** als Rezeptororgan für den Gleichgewichtssinn,
- den **Schneckengang (Ductus cochlearis)** mit dem Sinnesepithel für den Gehörsinn.

Im **Vestibularapparat** sind Epithelzellen zu **sekundären Sinneszellen** differenziert, die als Macula sacculi und Macula utriculi bzw. in den Bogengängen als Crista ampullaris im Dienste des **Gleichgewichtssinns** stehen (Abb. 17-13).

Im **Schneckengang** liegt das **Corti-Organ** als Sitz des **Gehörsinns.** Die Innenräume des häutigen Labyrinths sind mit Endolymphe gefüllt, die in ihrer Zusammensetzung der interzellulären Flüssigkeit ähnelt. Beide Raumsysteme stehen über den **Ductus reuniens** in Verbindung (Abb. 17-13).

Das häutige Labyrinth wird von einer extrem harten Knochenkapsel, dem **knöchernen Labyrinth (Labyrinthus osseus)** umgeben, das von der Pars petrosa der **Felsenbeinpyramide** gebildet wird. Form und Ausdehnung des knöchernen Labyrinths entspricht in vergrößerter Dimension der des häutigen (Näheres s. Lehrbücher der Histologie). Das knöcherne Labyrinth setzt sich zusammen aus:

- einem zentralen Hohlraum = Vorhof **(Vestibulum),**
- kaudodorsal angeschlossenen Bogengängen **(Canales semicirculares ossei),**
- einer rostroventral angeschlossenen Schnecke **(Cochlea).**

Zwischen den beiden Labyrinthen liegen flüssigkeitsgefüllte Spalträume **(perilymphathische Räume, Spatia perilymphatica),** die über den Aquaeductus vestibuli bzw. den Aquaeductus cochleae mit Spalträumen des Subarachno-

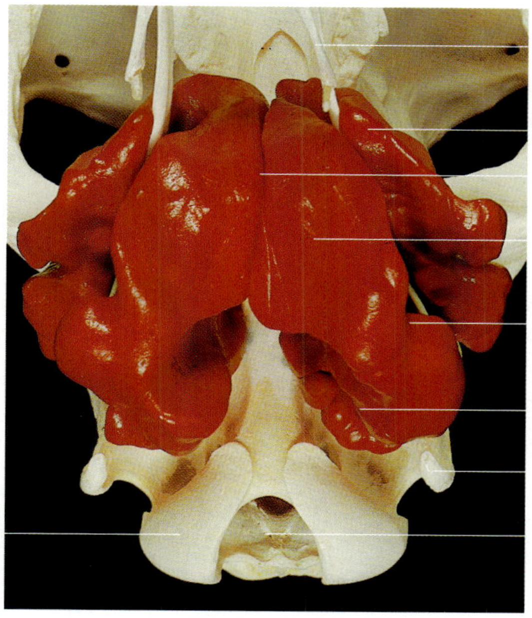

Abb. 17-21. Ventralansicht des Luftsacks (Diverticulum tubae auditivae) (Ausgußpräparat).

idealraums der Gehirnhäute in Verbindung stehen. Dieses äußere Spaltensystem wird von einem Plattenepithel ausgekleidet und enthält **Perilymphe.** Sie ähnelt in ihrer Zusammensetzung dem Liquor cerebrospinalis. Die Perilymphe ist arm an K^+-Ionen und reich an Na^+-Ionen (Abb. 17-13).

Gleichgewichtsorgan (Vestibularapparat, Pars statica labyrinthi)

Das Gleichgewichtsorgan ist in der Wand des häutigen Labyrinths der beiden Vorhofsäckchen, dem Sacculus und dem Utriculus lokalisiert. Zusätzlich sind Rezeptorfelder in den drei **häutigen Bogengängen (Ductus semicirculares)** und ihren **häutigen Ampullen (Ampullae membranaceae)** am Gleichgewichtssinn beteiligt, die in den **Utriculus** münden (Abb. 17-13 u. 22ff.).

Die **Bogengänge** sind nahezu rechtwinkelig zueinander angeordnet. Ein rostraler Bogengang liegt transversal, ein hinterer sagittal und ein lateraler horizontal. Jeder Bogengang bildet am Übergang zum Utriculus eine Erweiterung, die entsprechend Ampulla membranacea oder Ampulla ossea genannt wird. Der rostrale und der hintere Bogengang vereinigen sich zu einem gemeinsamen Schenkel (Crus commune).

Vorhofsäckchen, Sacculus und Utriculus

Sacculus, Utriculus und die drei Bogengänge bilden den für das **Gleichgewicht verantwortlichen Vestibularapparat.**

Die **Wand der Vorhofsäckchen** ist mit einem einschichtigen Plattenepithel ausgekleidet und von lockerem Bindegewebe unterlagert. An der medialen Innenfläche der Vorhofsäckchen verdicken sich in umschriebenen Abschnitten ovale Bereiche, die sich zur Macula sacculi und zur Macula utriculi erheben (Abb. 17-13).

An der **Macula sacculi** und der **Macula utriculi** treten Nervenfaserbündel des N. vestibularis, einem Teil des N. vestibulocochlearis, an die modifizierten Sinnesepithelzellen und innervieren diese. Man unterscheidet zwei Zellformen, Stützzellen und Sinneszellen **(Haarzellen).**

Sinneszellen sind umgewandelte Epithelzellen, die sekundär die Funktion von Neuroepithelzellen übernehmen. Diese Rezeptorzellen werden basal von einem marklosen Nervenfasergeflecht umsponnen, das sich nachfolgend zum Gleichgewichtsnerven bündelt.

Oberflächlich werden die Sinneszellen von einer gallertigen, glykoproteinreichen Deckplatte, der **Otolithenmembran** bedeckt, in die die Haarbüschel von Zilien ragen. Dieser Gallertmembran liegen kleine, verkalkte Kristalle (Calciumcarbonat, Otolithen) auf. Jede Richtungsänderung der Membran führt zur Reizung der Sinneszellen in der Vertikalen oder der Horizontalen **(Linear- bzw. Progressivbeschleunigung).** Der entstehende Druck oder Zug auf die Sinneszellen löst über eine elektrische Potentialänderung eine Impulswelle auf efferente Nervenbahnen aus.

Bogengänge (Ductus semicirculares)

Der Wandbau der häutigen Innenauskleidung der Bogengänge entspricht grundsätzlich dem der Vorhofsäckchen (Abb. 17-13 u. 22). Die drei Bogengänge erweitern sich an ihrer Einmündungsstelle in den Utriculus zu jeweils einer **Ampulle (Ampulla membranacea)**. An dieser Stelle verdickt sich die Schleimhaut zu einer quergestellten, ins Lumen vorspringenden Leiste, und bildet die Grundlage zum Rezeptorfeld der Bogengänge, der **Crista ampullaris.** Dieses schließt an seiner freien Oberfläche Stütz- und Sinneszellen ein, die als **sensorisches Rezeptororgan (Neuroepithel)** wirken.

Der Oberfläche der Crista ampullaris aufgelagert ist eine verdickte, leicht bewegliche Glykoproteinschicht, die **Cupula.** Jede Verschiebung und Formveränderung der Cupu-

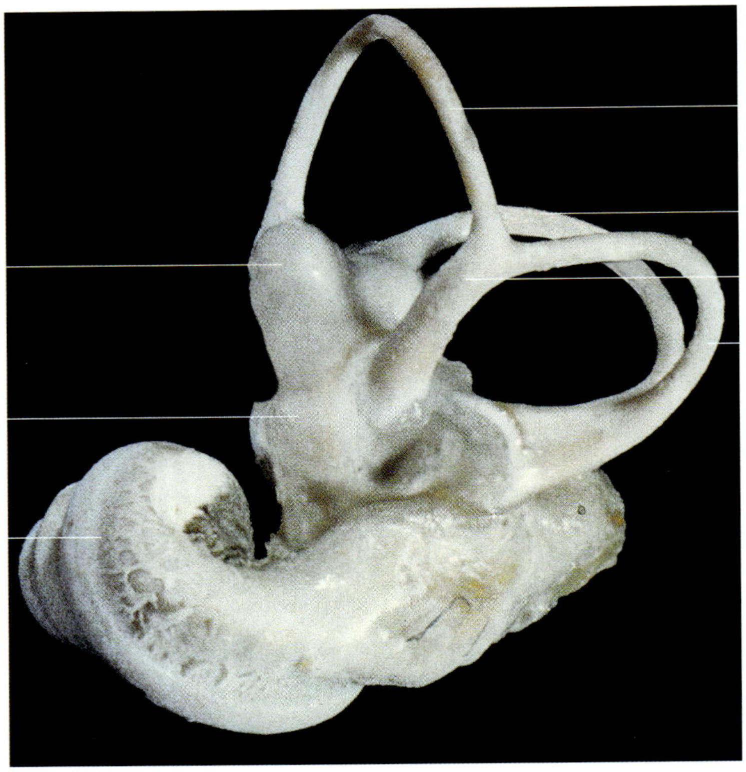

Abb. 17-22. Ausguß des knöchernen Labyrinths eines Hundes, Präparat Prof. M. Navarro und Prof. A. Carretero, Barcelona.

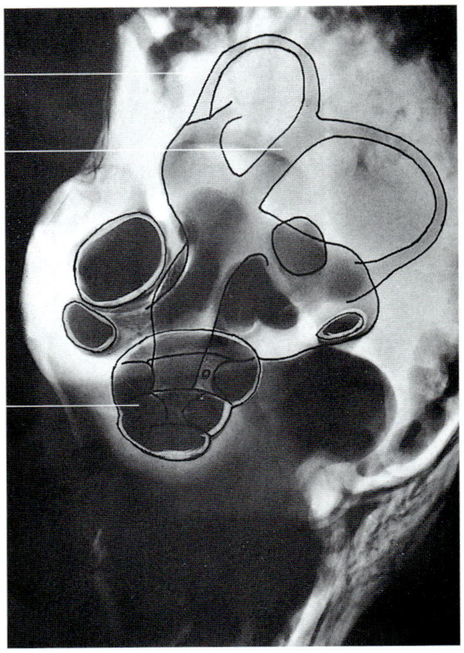

Abb. 17-23. Radiologische Darstellung der Paukenhöhle und des knöchernen Labyrinths, Aufnahme Prof. Cordula Poulsen Nautrup, München.

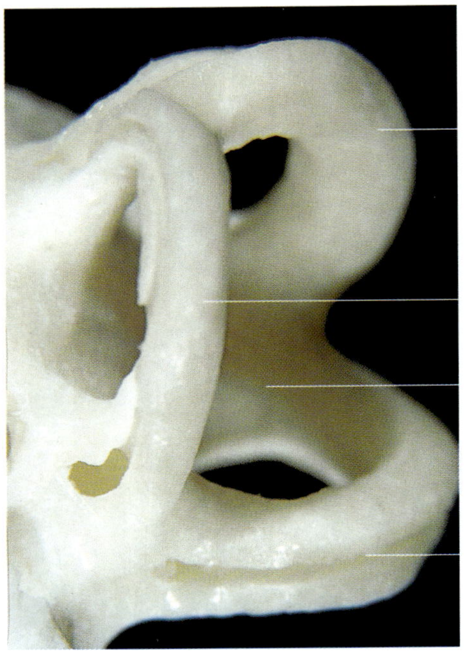

Abb. 17-24. Knöcherne Bogengänge (Ductus semicirculares).

la induziert Bewegungen der Endolymphe und zeigt eine **Drehbeschleunigung (Winkelbeschleunigung)** in der Ebene des Bogenganges an. (Näheres siehe Lehrbücher der Histologie.)

Das Sinnesepithel der Macula utriculi, der Macula sacculi und der Cristae ampullares wird sensorisch aus Nervenfasern des N. vestibularis des N. vestibulocochlearis (VIII) versorgt. Das dazugehörige Ganglion (Ggl. vestibulare) liegt im inneren Gehörgang und gibt direkte Äste an die genannten Rezeptorfelder ab.

Gehörorgan (Pars auditiva labyrinthi)

Das Gehörorgan liegt in der Wand des häutigen Labyrinths und besteht aus dem häutigen **Schneckengang (Ductus**

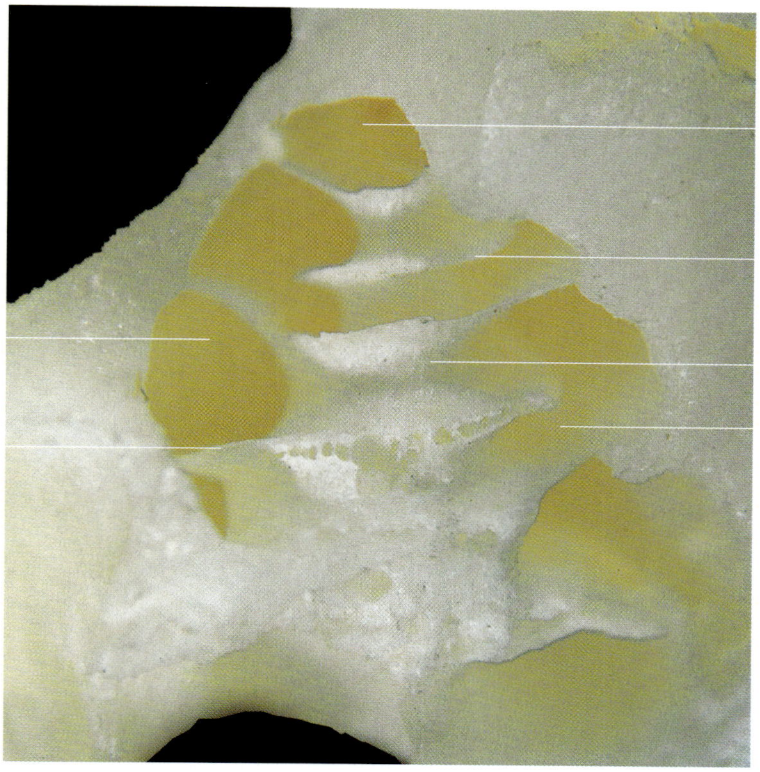

Abb. 17-25. Eröffnete Schnecke (Cochlea) einer Katze, Lage bei einem auf dem Rücken liegenden Tier, Präparat Dr. F. D. Hartmann, 1985.

cochlearis) einschließlich des sensorischen Rezeptorfeldes, dem **Corti-Organ** (Abb. 17-13 u. 26ff.).

Das Corti-Organ ist damit »das Gehör« im engeren Sinn. Der Ductus cochlearis steht über den Ductus reuniens mit den Aussackungen des Vestibularapparats in Verbindung, er ist wie dieser mit **Endolymphe** gefüllt. Durch Vermittlung der Endolymphe werden Schallwellen auf diese inneren Abschnitte des Gehörs übertragen, die von äußeren und mittleren schalleitenden Teilen des Ohres auf das ovale Fenster (For. vestibuli) und damit auf das Vestibulum des Innenohrs treffen.

Die **Schnecke (Cochlea)** ist Teil des knöchernen Labyrinths, sie wird von einem **spiraligen Knochenkanal (Canalis spiralis cochleae)** gebildet. Dieser weist beim Pferd 2½, beim Rind 3½, beim Schwein 4 und beim Fleischfresser 3 spiralige Windungen um eine zentrale knöcherne **Achse (Modiolus)** auf (Abb. 17-25 u. 26).

Der freie Rand des Modiolus springt als **Knochenlamelle (Lamina spiralis ossea)** in das spiralig gewundene Lumen des Schneckengangs vor und unterteilt diesen unvollständig in eine obere knöcherne Vorhoftreppe (Scala vestibuli ossea) und in eine untere knöcherne Paukentreppe (Scala tympani ossea) (Abb.17-27 u. 28).

In der Lamina spiralis ossea, nahe am Modiolus, liegt das **Ganglion spirale des Gehörnervs (N. cochlearis)**.

In die **knöcherne Schnecke (Cochlea)** sind drei schlauchförmige, häutige Gänge eingelagert, die sich von der Schneckenspindel bis zur Spitze winden (Abb. 17-13 u. 25ff.), nämlich:

- obere Vorhoftreppe (Scala vestibuli),
- mittlerer Schneckengang (Ductus cochlearis),
- untere Paukentreppe (Scala tympani).

Die **Vorhoftreppe (Scala vestibuli)** beginnt an der Steigbügelplatte am ovalen For. vestibuli, verläuft mit der Paukentreppe im **knöchernen Schneckengang (Canalis spiralis cochleae)** und geht an der Schneckenspitze, dem **Helicotrema,** in die **Paukentreppe (Scala tympani)** über. Die Paukentreppe endet an der Schneckenbasis mit der Membrana tympani secundaria, die das Schneckenfenster am runden For. cochleae schließt. Die Binnenräume beider Treppen sind von einem einschichtigen Epithel ausgekleidet und mit Perilymphe gefüllt.

Der **mittlere, häutige Schneckengang (Ductus cochlearis)** liegt zwischen den beiden Treppen und schließt sich deren Verlauf in der knöchernen Schnecke an. Der mittlere Schneckengang beginnt und endet blind. Im Gegensatz zu den beiden Treppen schließt der **Ductus cochlearis Endolymphe** ein.

Schneckengang (Ductus cochlearis)

Der Ductus cochlearis stellt einen dreieckigen, keilförmigen Spiralgang dar, dessen innerer spitzer Winkel sich an den freien Rand der Lamina spiralis ossea des Modiolus anschließt. Der Schneckengang schließt das **Corti-Organ** ein (Abb. 17-27 u. 28). An der Wand des Ductus cochlearis können drei verschiedenartig strukturierte Abschnitte unter-

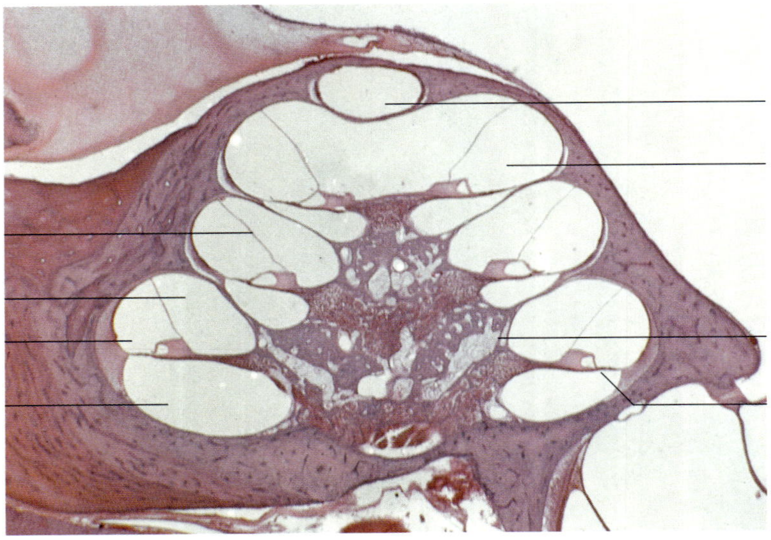

Abb. 17-26. Histologisches Schnittbild durch die Cochlea eines Schweines, Lage bei einem auf dem Rücken liegenden Tier, aus Liebich, Funktionelle Histologie, 1999.

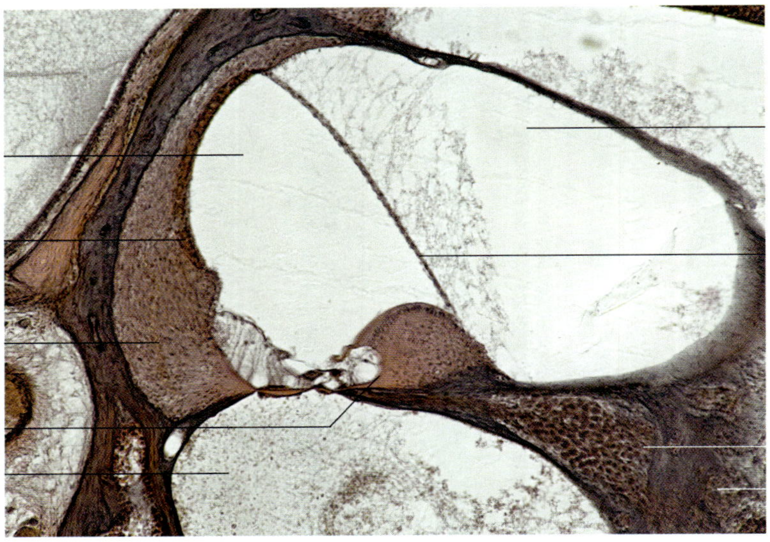

Abb. 17-27. Histologisches Schnittbild durch die Scala tympani, die Scala vestibuli und den Ductus cochlearis eines Schweines, Lage bei einem auf dem Rücken liegenden Tier, aus Liebich, Funktionelle Histologie, 1999.

schieden werden: Eine vestibulare, eine seitliche und eine tympanale Seite. Die **vestibulare Seitenfläche (Paries vestibularis ductus cochlearis, Reissner-Membran)** ist eine dünnwandige, bindegewebige Platte, die einerseits mit der **Scala vestibuli,** andererseits mit dem **Ductus cochlearis** in Kontakt steht.

Die seitliche Wandfläche wird vom **Ligamentum spirale** gebildet, das sich als Fortsetzung der Basilarmembran (s.u.) fächerartig vom freien Rand der Lamina spiralis ossea verbreitert und sich fest mit der Knochenhaut verbindet. Diese Wandfläche des Ductus cochlearis ist abschnittsweise reich an Gefäßen. Das **Wandepithel produziert die Endolymphe** in den Ductus cochlearis, die entscheidend die Sinneswahrnehmung des Gehörs beeinflußt.

Die tympanale Seitenfläche wird bindegewebig von der **Basilarmembran (Lamina basilaris)** unterlagert, die sich aus dem Periost der **Lamina spiralis ossea,** der **Lamina spiralis membranacea,** entwickelt und in das Lig. spirale der Seitenfläche einmündet. Der feinfaserigen Basilarmembran liegt das Corti-Organ auf.

Corti-Organ (Organum spirale)

Das Corti-Organ schließt die Sinneszellen für den Gehörsinn ein. Es durchläuft nahezu den gesamten Schneckengang und weist damit einen spiralförmigen Verlauf auf (Abb. 17-28). Medial liegt diesem eine gallertige **Membran (Membrana tectoria)** auf, die sich frei über das Corti-Organ legt und dieses überdeckt. Am Corti-Organ lassen sich unterscheiden:

- Stützzellen (Pfeiler- und Phalangenzellen),
- Sinneszellen (Haarzellen).

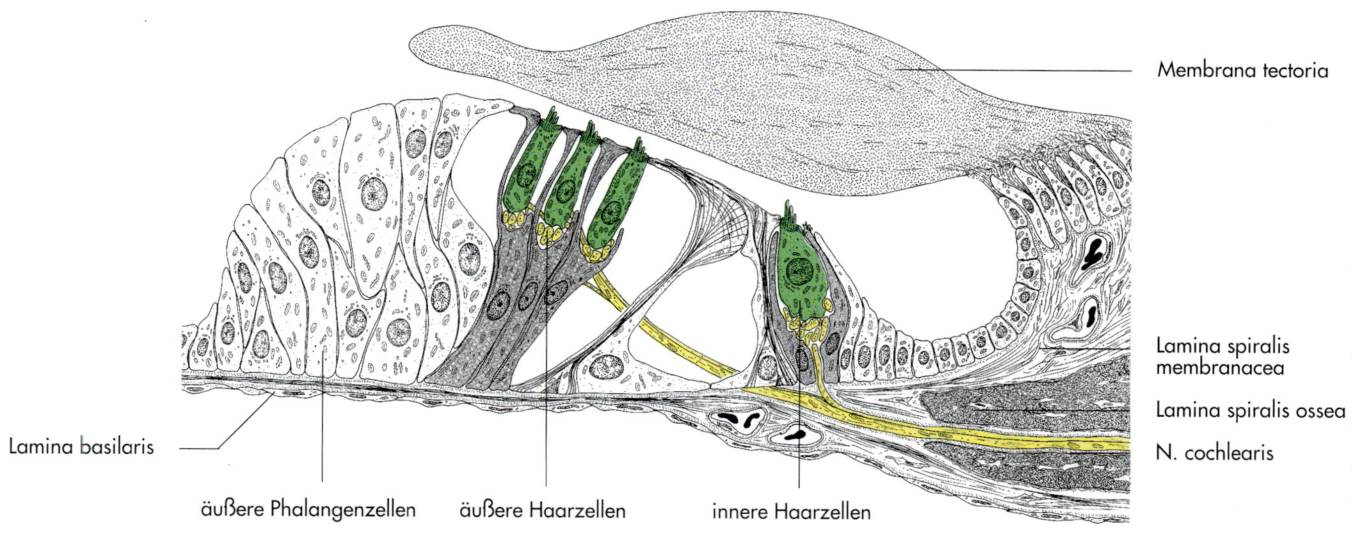

Abb. 17-28. Schematische Darstellung des Corti-Organs, Lage bei einem auf dem Rücken liegenden Tier, aus Liebich, Funktionelle Histologie, 1999.

Pfeilerzellen liegen der Basilarmembran auf und bilden an den Enden verbreiterte Kopfplatten, die zusammen mit den Phalangenzellen den Rezeptorzellen des Hörorgans, den **Sinneszellen (Haarzellen)** ausreichend Stabilität verleihen. Die Sinneszellen sind in Reihen angeordnet und liegen zwischen den Phalangenzellen. Die Haarzellen sind zylindrische Rezeptorzellen, die an ihrer Basis mit einer afferenten Nervenfaser oder mit mehreren afferenten und efferenten Neuronen synaptisch verbunden sind. An der freien Oberfläche überragen Sinneshaare in Form von Zilien und Mikrovilli die Sinneszellen.

Die **Schwingungen der Schallwellen**, die über das Trommelfell und nachfolgend die Kette der Gehörknöchelchen verstärkt durch das Vorhofsfenster auf die Perilymphe einwirken, erzeugen feinste Bewegungen dieser Flüssigkeit. Die Perilymphe kann aber nicht komprimiert werden, so daß Bewegungen durch die Scala vestibuli, das Helicotrema und die Scala tympani zum Schneckenfenster gelangen und von der Membrana tympani secundaria aufgefangen werden. Dabei werden unterschiedliche Frequenzen über die anliegende Wand der Reissner-Membran an die Endolymphe des Ductus cochlearis und durch diese auf die Membrana tectoria weitergeleitet. Die Schwingungen dieser Gallertschicht induzieren ihrerseits Druck auf die freien Sinneshärchen des Sinnesepithels, das die Eindrücke als sensorische nervale Impulse zum Ggl. spirale weiterleitet.

Die Axone der Wurzelzellen des Spiralganglion ziehen als N. cochlearis gemeinsam mit den Ästen des N. vestibularis als N. vestibulocochlearis (VIII) in die Fossa cranii media, um von dort entsprechende Kerngebiete der Medulla oblongata zu erreichen.

Klinische Ausdrücke, die von anatomischen Namen abgeleitet werden:
Otitis externa, Otitis media, Otoskopie, Auriculotemporales Syndrom, Aurikulotemporalpunkt, Labyrinthschwindel, Labyrinthitis, Labyrinthfunktionsprüfung, Tympanometrie, Tympanoplastik, Tympanoskopie u. a.

18 Allgemeine Körperdecke (Integumentum commune)

H. Bragulla, K.-D. Budras, Chr. Mülling, S. Reese und H. E. König

Die allgemeine Körperdecke – im allgemeinen Sprachgebrauch fälschlicherweise auch als »Haut« bezeichnet – ist die äußere Grenz- und Kontaktschicht des Organismus zur Umwelt. Sie stellt das größte Organ eines Säugetiers dar und erfüllt eine Vielzahl von Funktionen:

- Barriere gegen mechanische, radiologische, thermische, chemische und biologische Umwelteinflüsse,
- Rezeptor für Druck, Schmerz, Hitze und Kälte,
- Speicher von Wasser, Mineralstoffen, Vitaminen, Fetten,
- Temperaturregulation,
- immunologische Abwehr und
- Kommunikationsfläche.

Ein Verlust von über 25% der Körperdecke durch Verbrennung führt zu schweren Allgemeinstörungen bis zum Tod. Die »Haut« ist ein »Spiegel der Gesundheit« und somit für den Tierarzt von erheblicher Bedeutung, zumal jeder fünfte vorgestellte Patient an einer ihrer vielfältigen Erkrankungen leidet. Verarbeitet zu Leder, Fell, Pelz oder als Wollproduzent hat die allgemeine Körperdecke auch große wirtschaftliche Bedeutung.

Das Integumentum commune hat sich in Anpassung an seine komplexen Aufgaben im Laufe der Phylogenese in eine Reihe von Strukturen differenziert, nämlich in:

- Unterhaut (Subcutis, Tela subcutanea),
- Haut (Cutis) mit Haaren (Pili) und in
- Hautmodifikationen in Form von
  - Hautdrüsen (Glandulae cutis) einschließlich Milchdrüse (Mamma),
  - Ballen (Tori) und
  - Zehenendorgan (Organum digitale) mit Nagel (Unguis), Kralle (Unguicula) und Klaue bzw. Huf (Ungula) und
  - Horn (Cornu).

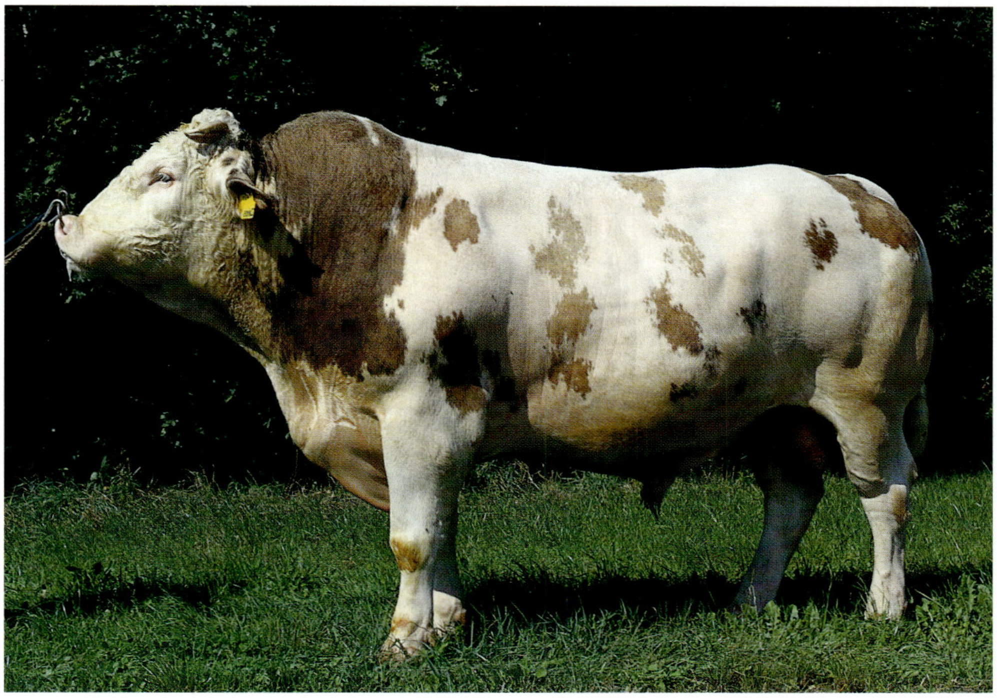

Abb. 18-1. Zuchtbulle mit ausgeprägtem Triel (Palear) und Hautfalten (Plicae cutis) am Hals.

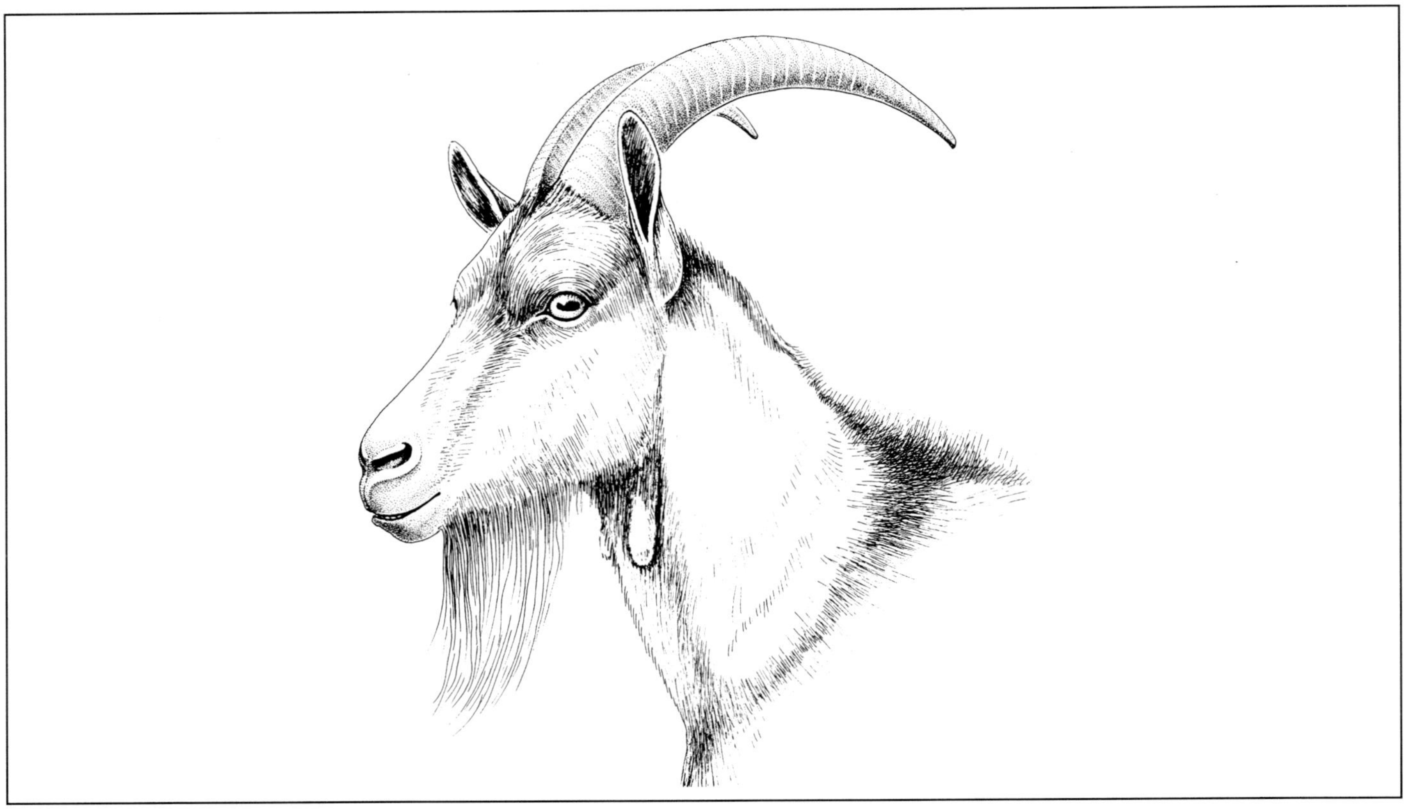

Abb. 18-2. Kopf eines Ziegenbockes mit den arttypischen Hautbildungen Bart (Barba), Berlocken (Appendices colli) und Hörner (Cornua).

Unterhaut (Subcutis, Tela subcutanea)

S. Reese

Die Unterhaut bildet eine lockere **Verschiebeschicht** zwischen der **Haut (Cutis)** und der **oberflächlichen Faszie (Fascia superficialis).** Dabei wird die Fascia supf. einerseits der äußeren Körperfaszie (Fascia trunci externa), andererseits, als Stratum fibrosum, der Unterhaut zugerechnet.

Straffe Bindegewebsstränge (Retinaculae cutis) durchziehen die Unterhaut und fixieren sie an der Unterlage. Die **Hautmuskeln (Musculi cutanei)** liegen zwischen den Blättern der oberflächlichen Faszie, ziehen mit feinen Sehnen durch die Unterhaut in die Haut und ermöglichen ihre aktive Bewegung. Schaf, Hund und Katze besitzen in der Unterhaut reichlich lockeres Bindegewebe. Bei Pferd, Rind und Ziege liegt die Unterhaut dem Rumpf dagegen relativ straff an. Lokal vermehrt auftretendes Unterhautgewebe ermöglicht die Bildung von **Hautfalten (Plicae cutis)** (Abb. 18-1).

Der **Triel** oder die **Wamme (Palear)** des Rindes, der **Kragen (Plica transversa colli)** des Schafes, die **Kniefalten (Plicae lateris)** und die lockere Haut am Kehlgang sind **Hautfalten (Plicae cutis)** mit besonders reichlicher Unterhautbildung. **Glöckchen** oder **Berlocken (Appendices colli)** sind paarige, zylindrische Hautanhänge an der Kehlunterseite von vielen Ziegen, selten auch bei Schwein und Schaf, die neben lockerem Bindegewebe zentral einen Knorpelstab enthalten (Abb. 18-2).

An Lippen, Backen, Augenlidern, Ohrmuscheln und um den After ist **keine Unterhaut** ausgebildet, weshalb die Haut hier unverschieblich der Unterlage aufliegt. Über Knochenvorsprüngen können sich in der Unterhaut **Schleimbeutel (Bursae synoviales subcutaneae)** bilden.

Die **Unterhaut** besteht aus lockerem Bindegewebe und schließt vorzugsweise weißes oder univakuoläres Fettgewebe ein. Es dient als Kälteschutz, Energiespeicher und z.B. in den Ballen als Baufett zur Polsterung. Zusammenhängende **Fetteinlagerungen** in der Unterhaut **(Panniculus adiposus)** bilden beim Schwein den Speck und im Nacken des Pferdes das Kammfett. Das Unterhautfett des Pferdes ist gelblich und ölig, beim Rind weiß und bröckelig (»Talg«) sowie beim Schwein grauweiß und schnittfest (»Schmalz«).

Braunes oder plurivakuoläres **Fettgewebe** ist bei den Haussäugetieren nur in der perinatalen Lebensphase ausgebildet. In der Unterhaut ist es insbesondere im Nacken- und Schulterbereich konzentriert. Es dient der zitterfreien Thermogenese und spielt für den Wärmehaushalt der Neugeborenen eine wichtige Rolle.

Haut (Cutis)

S. Reese

Die Cutis ist die Haut **im eigentlichen Sinne.** Sie bildet die äußere Hülle des Tierkörpers, die an den natürlichen Körperöffnungen unmittelbar in die Schleimhaut des Ver-

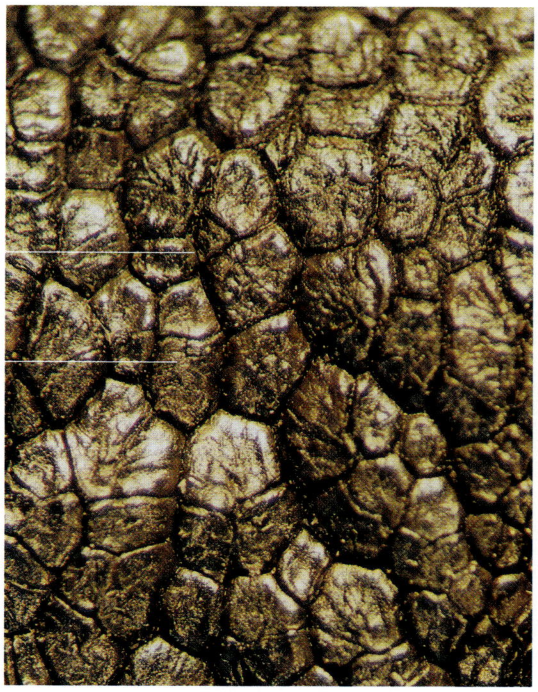

Abb. 18-3. Felderung des Nasenspiegels eines Hundes.

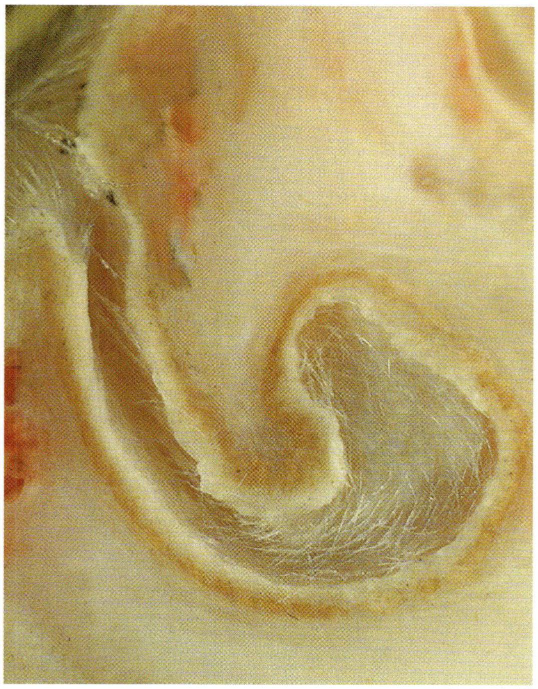

Abb. 18-4. Sagittalschnitt durch ein Zwischenklauensäckchen eines Schafes.

dauungs-, Atmungs- sowie Harn- und Geschlechtstrakts übergeht.

Die **Oberfläche** der Haut ist durch ein Netz aus feinen Furchen **(Sulci cutis)** und schwachen Erhabenheiten **(Cristae cutis)** charakterisiert. An unbehaarten Hautzonen (z. B. Nasenspiegel, Rüsselscheibe und Flotzmaul) sind diese Oberflächenstrukturen besonders deutlich erkennbar (Abb. 18-3). Ähnlich den Papillarlinien der Fingerbeeren des Menschen ist diese Hautfelderung individuell ausgebildet. Diese Tatsache nutzt man zur sicheren Identifizierung z. B. von Hunden und Rindern mit Hilfe eines Abdrucks (Nasolabiogramm). Zusätzliche knopfartige Erhabenheiten (»Haarscheiben«, Toruli tactiles) mit einem Durchmesser um 0,3 mm wurden inzwischen bei allen Haussäugetieren nachgewiesen. Es handelt sich bei ihnen um Berührungsrezeptoren (siehe Abschn. »Nerven und Sinnesorgane der Haut«, S. 331).

Besondere **Hauteinstülpungen (Sinus cutanei)** besitzen das Schaf sowie Hund und Katze. Abgeschilferte Hautzellen und das Sekret von speziellen Hautdrüsen (siehe Abschn. »Hautdrüsen«, S. 334) vermischen sich in diesen Sinus zu einer geruchsintensiven Schmiere, die zur Markierung dient. Beim Schaf ist das Infraorbitalorgan (Sinus infraorbitalis, umgangssprachlich »Tränengrube«), die Inguinaltasche (Sinus inguinalis) und an allen vier Gliedmaßen ein Zwischenklauensäckchen (Sinus interdigitalis) ausgebildet (Abb. 18-4). Hund und Katze besitzen Analbeutel (Sinus paranales), deren Inhalt bei jedem Kotabsatz teilweise entleert oder willkürlich durch Kontraktion des M. sphincter ani ext. abgesetzt wird.

Strukturell lassen sich in der Haut zwei Schichten unterscheiden:

- Lederhaut (Dermis, Corium) als tiefere bindegewebige Lage,
- Oberhaut (Epidermis) als oberflächliche Epithelschicht.

Lederhaut (Dermis, Corium)

Die Lederhaut ist die **bindegewebige Grundlage** der Haut. Wie der Name besagt, wird aus ihr das Leder gefertigt. Ihre Dicke macht den **Hauptanteil** an der Stärke der Haut aus. Sie variiert von Tierart zu Tierart und differiert in den verschiedenen Körperregionen. Rinder besitzen unter den Haussäugetieren die stärkste, Schafe und Katzen die dünnste Haut. Vom Rücken zum Bauch und zu den Gliedmaßenenden nimmt die Stärke ab. An den Streckseiten der Gelenke ist sie dicker als in den Beugeseiten. Eine besonders derbe und mächtige Lederhaut, den sogenannten Eberschild, besitzen ältere, unkastrierte Eber an Hals, Schulter und seitlicher Brustwand.

Die Dermis besteht aus **kollagenen Faserbündeln,** die parallel zur Hautoberfläche verlaufen. Die Fasern sind schräg untereinander verflochten und bilden ein dichtes Netzwerk, das der Lederhaut eine **hohe Zugfestigkeit** verleiht. Seine elastischen Eigenschaften beruhen auf einem zusätzlichen Flechtwerk aus **elastischen Fasern.** Diese Fasern verflechten sich mit den bindegewebigen Haarbälgen und bieten den zahlreichen Haaren in der dünnen Epidermis eine stabile und gleichzeitig elastische Verankerung.

Die kollagenen und elastischen Fasern besitzen in den verschiedenen Körperregionen jeweils eine **bestimmte Hauptausrichtung.** Deren Kenntnis ist für den Chirurgen

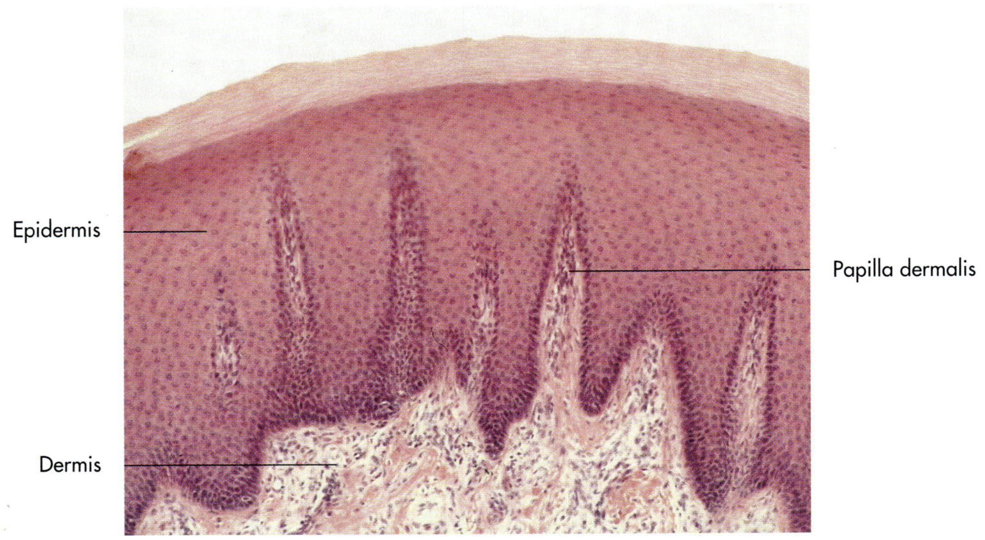

Abb. 18-5. Histologisches Schnittbild durch den Ballen einer Katze mit ausgeprägtem Papillarkörper.

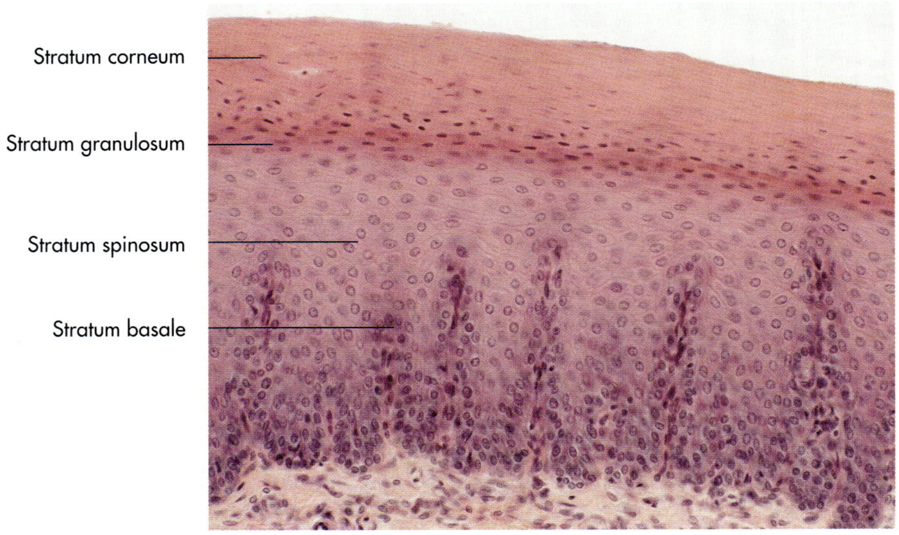

Abb. 18-6. Histologisches Schnittbild durch die Epidermisschichten aus der Lippe eines Pferdes.

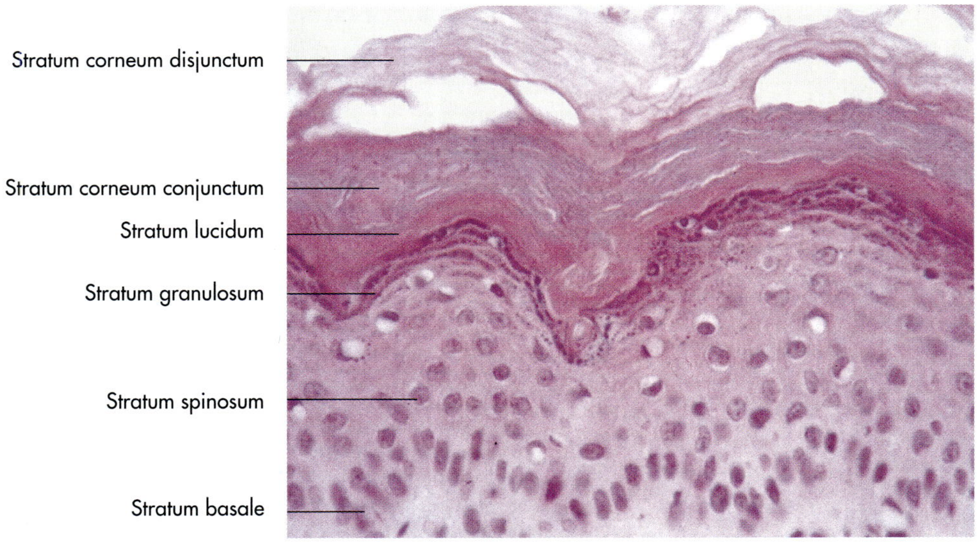

Abb. 18-7. Histologisches Schnittbild durch die Epidermisschichten aus dem Ballen eines Hundes mit ausgeprägtem Stratum granulosum und verhornten Deckschichten.

von großer Bedeutung und wird durch die sogenannten **Spaltlinien** dargestellt. Dies sind schlitzartige Verletzungen, die nach kreisrunden Einstichen in die Haut entstehen. Schnitte quer zu den Spaltlinien führen zu klaffenden Hautwunden. Die Wundränder von Schnitten längs zu den Spaltlinien liegen spannungsfrei aneinander.

Innerhalb der Lederhaut (Abb. 18-8) lassen sich unterscheiden:

- Stratum reticulare,
- Stratum papillare.

Das **Stratum reticulare** ist ein faserreiches, straffes und zellarmes Bindegewebe, das der Unterhaut unmittelbar aufliegt.

Das **Stratum papillare** liegt direkt unter der Oberhaut (Epidermis), es ist gefäß- und zellreich. Seine Kontaktfläche zur Epidermis ist durch die Ausformung von Leisten und Papillen (Papilla dermalis) stark vergrößert. Diese bilden den Papillarkörper (Abb. 18-5), der zwei Funktionen besitzt: Zum einen erhöht dieser den **mechanischen Zusammenhalt** zwischen Lederhaut und Oberhaut, zum anderen **vergrößert er die Kontaktfläche** zur erleichterten Diffusion von Nährstoffen aus der vaskularisierten Lederhaut in die gefäßlose Oberhaut. Insbesondere unbehaarte Hautzonen mit großer mechanischer Beanspruchung (z. B. Lippen und Ballen) besitzen einen ausgeprägten Papillarkörper. Nährstoffmangel oder ein erhöhter Nährstoffbedarf der Epidermis bewirken eine verstärkte Ausformung (»Zergliederung«) des Papillarkörpers.

Oberhaut (Epidermis)

Die Oberhaut ist ein **mehrschichtiges, verhornendes Plattenepithel** (Abb. 18-5ff. u. 8). Der Übergang zu Epithelien angrenzender Schleimhäute an den natürlichen Körperöffnungen ist fließend. Ein sicheres Kriterium zur Abgrenzung der Oberhaut ist das Vorkommen von Bestandteilen des **Epidermalorgankomplexes,** nämlich Haaren, Talg- oder Schweißdrüsen. Die Stärke der Epidermis variiert stark. In der behaarten Haut ist sie sehr dünn (10–100 µm). An unbehaarten Hautbezirken (z. B. Nasenspiegel) ist sie um den Faktor 10 bis 20 dicker. Die Epidermis der Hautmodifikationen (z. B. Ballen, Huf) wird durch ausgeprägte Hornbildung sogar noch wesentlich stärker (Kronepidermis des Pferdehufes um 10 cm).

Die Epidermis besteht aus fünf Schichten:

- Stratum basale,
- Stratum spinosum,
- Stratum granulosum,
- Stratum lucidum und
- Stratum corneum.

Die oberflächliche Schicht der abschilfernden Hornzellen wird auch als Stratum disjunctum bezeichnet. Das Stratum lucidum ist ein Lichtbrechungsartefakt junger Hornzellen. Bei den Haussäugetieren tritt dieses regelmäßig im Ballen und am Nasenspiegel von Hund und Katze auf.

Die **Epidermis** schließt vorzugsweise (85%) **Keratinozyten** ein. Diese liegen im Stratum basale der Basalmembran auf, vermehren sich in den basalen Schichten des Epithels durch mitotische Zellteilung und schieben sich zur Oberfläche. Auf diesem Weg durchlaufen die Zellen die mehrstufigen **Differenzierungsprozesse der Keratinisierung** und der **Verhornung,** deren Endprodukt die abgestorbene Hornzelle ist. Der Prozeß der ständigen **Neubildung, Keratinisierung, Verhornung** und schließlich der Abschilferung **(Desquamation)** von Hornzellen wird über einen Feed-back-Mechanismus geregelt. (Näheres siehe Lehrbücher der Histologie.)

Eine Störung dieses Regelkreislaufs als eine typische Folge von Hautkrankheiten führt häufig zur Ausbildung einer Hyperkeratose.

Ein vollständiger **Generationswechsel** der lebenden Epidermiszellen ist tierartspezifisch verschieden nach 20 bis 30 Tagen abgeschlossen. Die Qualität der Keratinisierung und Verhornung ist wesentlich von der Nährstoffzufuhr abhängig. So ist die Diffusionsfläche an den Seitenflächen der Lederhautpapillen **(peripapillär)** größer als auf den Papillenspitzen **(suprapapillär)** oder zwischen den Papillen **(interpapillär).** Entsprechend ist das peripapilläre Horn vom inter- und suprapapillär gebildeten Horn strukturell unterscheidbar und besitzt bessere mechanische Eigenschaften. In Hautmodifikationen mit besonders hohen Papillarkörpern führt dies zur Bildung spezifischer Hornzellformationen, beispielsweise zur Differenzierung des Röhrchenhorns. (Näheres siehe Abschn. »Zehenendorgane«, S. 347.)

Grundsätzlich kann zwischen einer **weichen** und einer **harten Verhornung** unterschieden werden. Die weiche Verhornung verläuft unter Mitwirkung des Stratum granulosum, die harte Verhornung ohne diese Zellschicht. Für die Epidermis der Haut ist die weiche Verhornung typisch. Der harte Verhornungstyp ist als charakteristische Modifikation in der Epidermis der Zehenendorgane, der Kralle, der Klaue und des Hufes anzutreffen.

Verhornte Keratinozyten (Hornzellen) werden durch den Interzellularkitt (membrane coating material, MCM) zusammengehalten, weshalb man das Horn auch mit einer Mauer aus Ziegeln (Hornzellen) und Mörtel **(Interzellularkitt)** vergleicht. Der Interzellularkitt schließt **lipidhaltige Substanzen** ein (z. B. Ceramide), die dem Stratum corneum der Epidermis die Eigenschaft einer semipermeablen Barriere gegen Wasser und wasserlösliche Substanzen verleihen. Fettlösliche Substanzen können die Epidermis dagegen leicht penetrieren. Diese Eigenschaft der Wasserundurchlässigkeit des Stratum corneum ist für die landlebenden Säugetiere und Vögel lebenswichtig und hat deren Landleben überhaupt erst ermöglicht.

Die **Nichtkeratinozyten** stellen zwar nur einen kleinen Teil der Zellen in der Epidermis (ca. 15%) dar, sie übernehmen aber wichtige Funktionen in der kutanen Schutzbarriere.

Zu dieser Gruppe sind zu zählen:

- Melanozyten,
- Langerhans-Zellen,
- Merkel-Zellen.

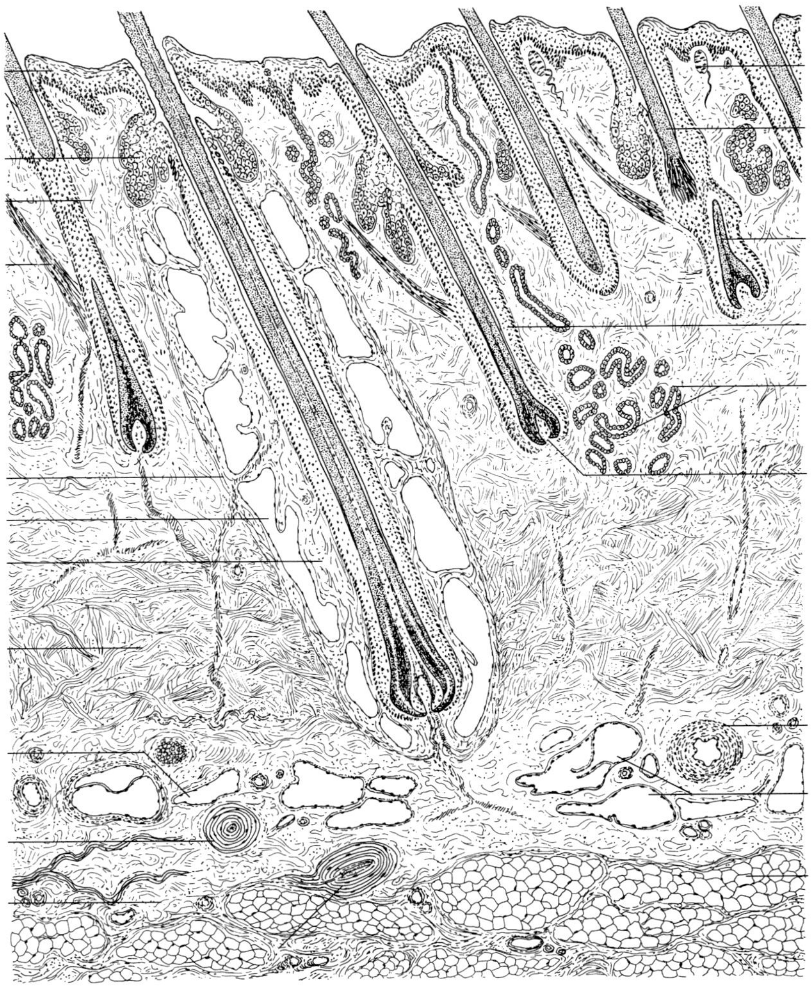

Abb. 18-8. Schematische Darstellung der Haut mit der Sonderbildung eines Sinushaars, aus Liebich, Funktionelle Histologie, 1999.

Die **Melanozyten** sind für die Pigmentierung der Haut verantwortlich. Sie bilden die gelblichen bis schwarzen Pigmentkörnchen (Melanosomen), die sie an benachbarte Keratinozyten abgeben. Intrazellulär bilden die Melanosomen eine »Kappe« über den Keratinozytenkernen und schützen diese so vor der mutagenen UV-Strahlung. In ihrer Gesamtheit verleihen sie der Haut eine Tarnfarbe und tragen mit zur Bildung spezifisch pigmentierter Hautbezirke bei, die eine Signalfunktion für Artgenossen oder Freßfeinde ausdrücken.

Die **Langerhans-Zellen** stehen im Dienste der zellvermittelten Immunantwort in der Epidermis. Langerhans-Zellen werden mit zum mononukleären Phagozytose-System (MPS) gerechnet. Sie spielen eine wichtige Rolle bei Virusinfektionen, Hauttumoren und Kontaktallergien.

Die **Merkel-Zellen** sind insbesondere im Bereich der »Haarscheiben« (Toruli tactiles) zu finden und haben die Funktion von Berührungsrezeptoren. Es sind epitheliale neuroendokrine Zellen, die die Information über einen Berührungsreiz an die intraepithelialen freien Nervenendigungen (siehe unten) weitergeben.

Gefäßversorgung der Haut

Die Blutgefäße zur Versorgung der Haut stammen aus einem **(sub)faszialen, arteriellen Gefäßnetz,** das auch die Unterhaut versorgt. Geschlängelt verlaufende Arterien ziehen in die Lederhaut und bilden hier an der Grenze zur Unterhaut ein weitmaschiges **kutanes Gefäßnetz (Rete arteriosum dermidis).** Ein zweites engmaschiges **subpapilläres Gefäßnetz (Rete arteriosum subpapillare)** liegt zwischen Stratum papillare und Stratum reticulare und entläßt Kapillarschlingen in die Papillarkörper (Abb. 18-9).

Der Blutabfluß erfolgt über drei koriale **venöse Gefäßplexus (Plexus venosus subpapillaris superficialis et profundus, Plexus venosus dermidis profundus)** (Abb. 18-8). Diese ausgedehnten Gefäßplexus verleihen der Haut die Eigenschaft eines **Blutspeichers.** Über vegetativ steuerbare arteriovenöse Anastomosen kann das Gefäßbett der Haut umgangen werden. Die Beeinflussung der Durchblutungsrate der Haut und damit der Wärmeabgabe ist ein wesentlicher Mechanismus der **Thermoregulation des Körpers.** Die Veränderung der Farbe unbehaarter Hautzonen über die Re-

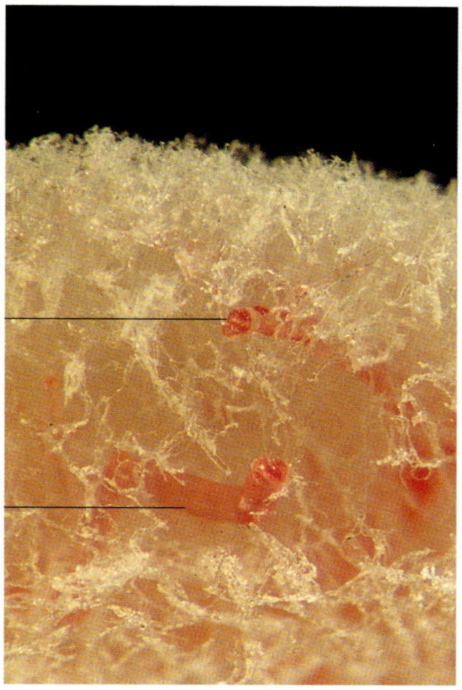

Abb. 18-9. Korrosionspräparat der Blutgefäße in der Lederhaut, Präparat Dr. T. Koy, München.

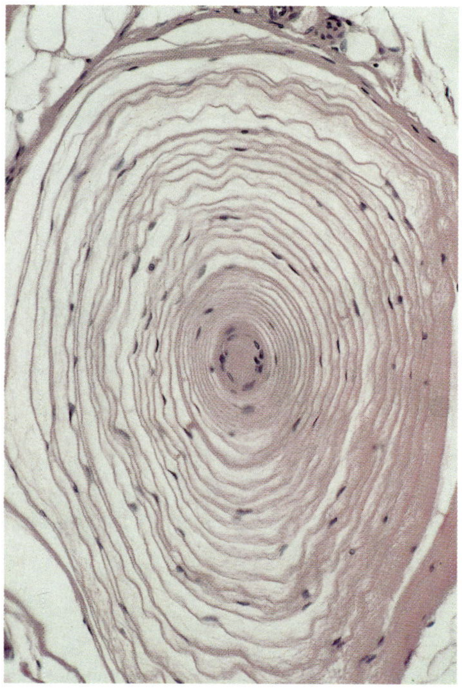

Abb. 18-10. Vater-Pacini-Lamellenkörperchen.

gulation der Durchblutung besitzt eine soziale Signalwirkung (z.B. Erröten des Menschen, Farbveränderungen der Kopfanhänge des Geflügels).

Die **Lymphgefäße** der Haut beginnen unter der Epidermis mit kleinsten Sinusoiden **(Sinus lymphatici initiales).** Diese münden in modifizierte Lymphkapillaren, die in der Tiefe ein Netzwerk **(Rete lymphocapillare cutis profundum)** bilden, das in das Rete lymphocapillare subcutaneum mündet (Abb. 18-8). Der Abfluß erfolgt über die jeweiligen, meist oberflächlich gelegenen, tastbaren, **tributären Lymphknoten** (z.B. den Ln. axillaris, Ln. inguinalis supf., Ln. popliteus).

Nerven und Sinnesorgane der Haut

Die Lederhaut ist – wie auch die Unterhaut – reich an **vegetativen** und **sensiblen Nerven.** Die vegetativen Nerven bilden hier perivaskuläre Geflechte, von denen aus die Blutgefäße, Hautdrüsen und glatte Muskulatur **(Mm. arrectores pilorum)** sympathisch innerviert werden. Eine parasympathische Innervation fehlt in der Haut.

Die **sensiblen Nerven** bilden Geflechte in der Unterhaut und der Lederhaut **(Plexus nervorum subcutaneus, dermidis et subepidermidis).** Sie enden hier frei oder mit speziellen **Nervenendkörperchen** (Abb. 18-8). Ein Teil der freien Nervenenden dringt unter Verlust ihrer Gliascheide auch in die Epidermis ein. Funktionell lassen sich drei Arten von Nervenendigungen **(Terminationes nervorum)** unterscheiden, die der **Druck-, Temperatur-** und **Schmerzempfindung** dienen.

Als **Druck-** und **Berührungsrezeptoren** fungieren die allerorts im Integumentum vorkommenden Nervenmanschetten, die die Haarbälge umschließen. Des weiteren finden sich in der Epidermis neben freien Nervenendigungen die sog. **»Merkel-Tastscheiben«,** in der Dermis, vorzugsweise im Stratum papillare die **Meissner-Tastkörperchen** sowie in der Subkutis die **Vater-Pacini-Lamellenkörperchen** als besondere taktile Strukturen (Abb. 18-8 u. 10).

Die **Temperaturempfindung** erfolgt über Kälterezeptoren (Krause-Endkolben) im Stratum papillare und Wärmerezeptoren (Ruffini-Körperchen) im Stratum reticulare und in der Subkutis (Abb. 18-8).

Die **Schmerzempfindung** geht von frei endenden, marklosen und gewundenen Nervenfäserchen aus. (Näheres siehe Lehrbücher der Histologie.)

Das Rückenmark ist jeweils gleichzeitig für die Innervation bestimmter innerer Organe und eines bestimmten Hautareals **(Head-Zone)** zuständig. Erkrankungen der inneren Organe können in den zugehörigen Head-Zonen Haarsträuben, Hautrötung und eine herabgesetzte Reizschwelle der Hautsensibilität auslösen **(viszerokutaner Reflex).** Ein klassisches Beispiel ist die Hypersensibilität der Widerristhaut des Rindes bei einer Fremdkörperretikulitis. (Entzündung des Netzmagens nach Verletzung durch abgeschluckten Nagel, Draht etc.)

Haare (Pili)

S. Reese

Die Haare sind ein säugetierspezifischer Bestandteil der Haut. Nur wenige Körperregionen (z.B. Nasenspiegel, Ballen, Zitzen, Zehenendorgan etc.) sind haarlos. Auch die Haut der Nackthunde ist nicht wirklich haarlos, sie besitzt vielmehr zahlreiche verkümmerte Haare.

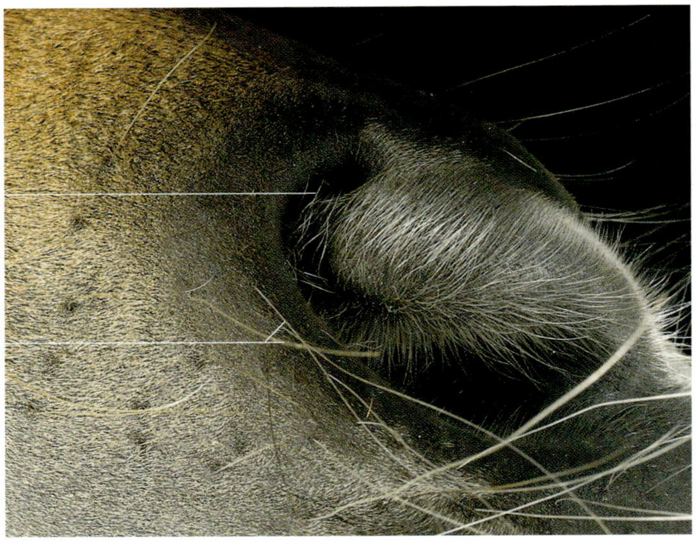

Abb. 18-11. Feine Gitterhaare (Vibrissae) im Naseneingang eines Pferdes.

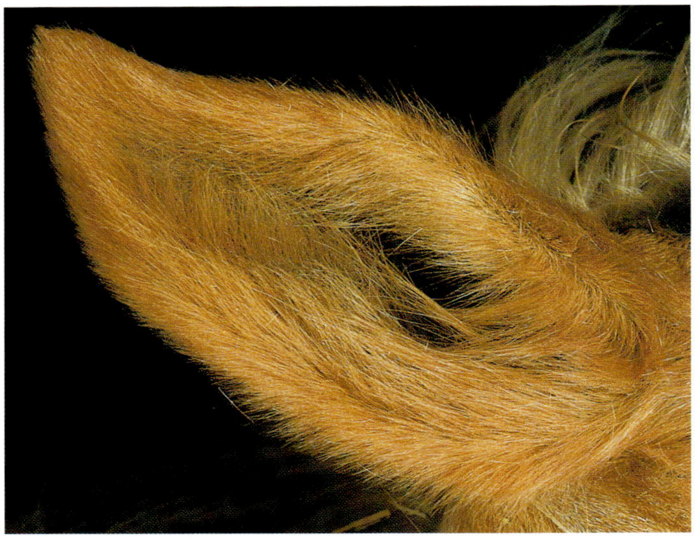

Abb. 18-12. Gitterhaare (Tragi) vor dem Eingang in den äußeren Gehörgang eines Pferdes.

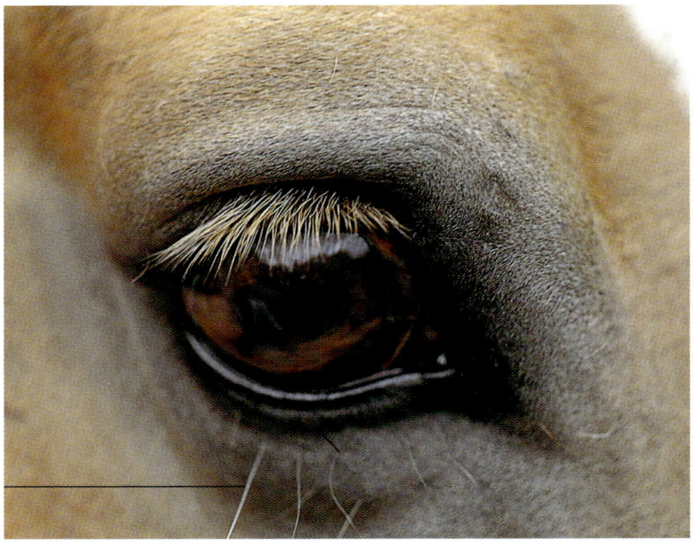

Abb. 18-13. Wimpern (Cilia) am oberen Augenlid eines Pferdes.

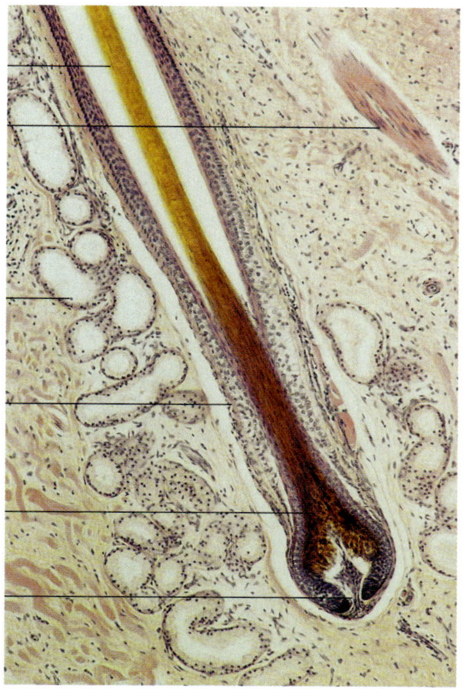

Abb. 18-14. Histologisches Schnittbild durch eine Haarwurzel (Radix pili), aus Liebich, Funktionelle Histologie, 1999.

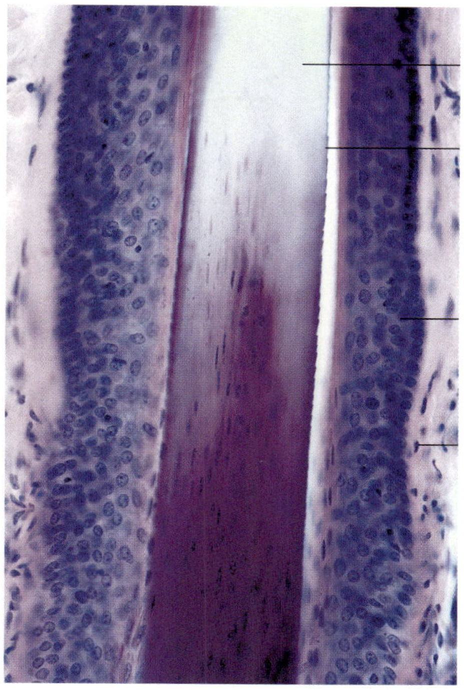

Abb. 18-15. Histologisches Schnittbild durch ein Haar mit Haarbalg, aus Liebich, Funktionelle Histologie, 1999.

Haare sind elastische, lange und dünne **Hornfäden,** die von der **Epidermis** gebildet werden (Abb. 18-14 u. 15). Am Haar läßt sich das nicht bei jedem Haartyp vorhandene **Haarmark (Medulla pili)** von der **Haarrinde (Cortex pili)** und dem **Haarhäutchen (Cuticula pili)** unterscheiden. Mit ihrem **Schaft (Scapus pili)** ragen sie über die Oberfläche der Haut hinaus. Die **Haarwurzel (Radix pili),** die nur in der Zeit des Haarwachstums voll ausgebildet ist, steckt schräg in der Lederhaut. Proximal ist sie zur epithelialen **Haarzwiebel (Bulbus pili)** verdickt, die von außen die bindegewebige **Haarpapille (Papilla pili)** umfaßt.

Das Haar wird von epithelial-bindegewebigen Schichten umgegeben und durch diese in seiner Lage gehalten. Die Haarwurzel steckt in einem **Haarbalg (Folliculus pili),** der aus einer **epithelialen Wurzelscheide (Vagina epithelialis radicularis)** und einer **bindegewebigen Wurzelscheide (Vagina dermalis radicularis)** besteht (Abb. 18-15). In den Haarbalgtrichter münden in der Regel Talg- und Schweißdrüsen (siehe Abschn. »Hautdrüsen«, S. 334).

Die Haare können durch glatte Muskulatur **(M. arrector pili)** unwillkürlich bewegt werden. Dieser dünne Muskel entspringt im subepidermalen Bindegewebe und inseriert unterhalb der Talgdrüsenmündung in der bindegewebigen Wurzelscheide. Mit ihm können die Haare aufgerichtet werden (Haarsträuben, »Gänsehaut«).

Die **Haarfarbe** wird von den in den Hornzellen eingelagerten Melaningranula und dem Grad der Lufteinschlüsse im Haarmark (führt zu grauer Farbe) bestimmt. (Näheres siehe Lehrbücher der Histologie.)

Haararten

Bei den Haussäugetieren können verschiedene Haararten unterschieden werden. Die **Fell-** oder **Deckhaare (Capilli)** sind, mit Ausnahme des Schafes, die für das Fell charakteristischen Haare. Die **Wollhaare (Pili lanei)** sind feine, meist stark gewellte Haare, deren Zahl im Winterfell deutlich höher ist als im Sommerfell. Die Wolle des Schafes wird ausschließlich aus diesem Haartyp gebildet. Beim Hund wird eine unübersichtliche Zahl von nicht sicher definierten Deckhaartypen unterschieden (z.B. Leithaar, Linearhaar, Grannenhaar, Beihaar). Sinnvoller ist die Unterscheidung von **drei Haartypen** nach Bau und Lage des Haarfollikels, nämlich:

- zentrales Primärhaar (Deckhaar),
- laterale Primärhaare (Deckhaare),
- Sekundärhaare (Wollhaare).

Für das Schwein sind die Borstenhaare (Setae) charakteristisch. Sogenannte Gitterhaare sind als Schutz an natürlichen Körperöffnungen ausgebildet (Vibrissae am Naseneingang, Tragi am Gehörgang, Wimpern [Cilia] am Auge) (Abb. 18-11ff.). Langhaar besitzt das Pferd als Mähne (Juba), Stirnschopf (Cirrus capitis), Schweifhaar (Cirrus caudae) und Kötenschopf (Cirrus metacarpeus bzw. Cirrus metatarseus). Der Bart (Barba) der Ziege (Abb. 18-2) und die Schwanzquaste (Cirrus caudae) von Rind und Schwein bestehen ebenfalls aus Langhaar.

Sinus- oder **Tasthaare (Pili tactiles)** sind eine Sonderform der Borstenhaare (Abb. 18-8, 16 u. 17). Sie treten – mit Ausnahme der Karpaltasthaare (Pili tactiles carpales) der Katze – nur am Kopf auf. Im bindegewebigen Haarbalg dieser sehr großen und steifen Haare ist ein Blutsinus ausgebildet, dessen Wand von sensiblen Nerven durchflochten ist und das Sinushaar zum hochsensiblen Berührungsrezeptor macht. Nach der Lage werden am Kopf unterschieden:

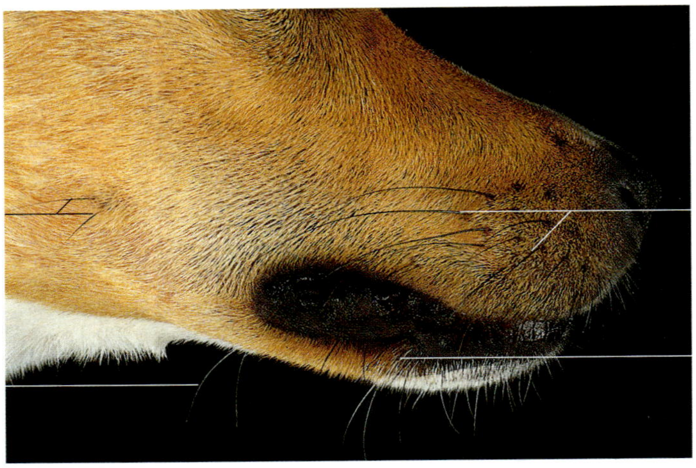

Abb. 18-16. Sinushaare am Kopf eines Hundes.

- Pili tactiles supraorbitales,
- Pili tactiles infraorbitales,
- Pili tactiles zygomatici,
- Pili tactiles buccales,
- Pili tactiles mentales und
- Pili tactiles labiales sup. (»Schnurrhaare der Katze«) et inf.

Haaranordnung

Die Haare stehen bei Pferd und Rind in Reihe, beim Schwein meist einzeln und beim Fleischfresser in Gruppen, die um ein zentrales Haar angeordnet sind. Die gleichmäßige Ausrichtung der schief in der Haut verankerten Haare bewirkt den **Haarstrich (Flumina pilorum).** Die Anordnung verschiedener Haarstriche zueinander führt zu unterschiedlichen Formationen, die als Haarwirbel (Vortex pilorum convergens et divergens), Haarkamm (Linea pilorum convergens), Haarscheitel (Linea pilorum divergens) und Haarkreuze (Cruces pilorum) bezeichnet werden (Abb. 18-18 u. 19).

Die **Haarlänge** und **-dicke** nehmen vom Rücken zum Bauch ab. Die Haardichte dagegen nimmt vom Rücken zum Bauch zu. Insbesondere bei vielen Hunderassen haben allerdings diese Regeln unter dem Einfluß der Zucht ihre Gültigkeit verloren oder sind vielfach schon in das Gegenteil vertauscht.

Haarwechsel

Deck- und **Wollhaare** durchlaufen einen regelmäßigen Zyklus, der den Haarwechsel im Herbst und Frühjahr bewirkt. Gesteuert wird dieser Zyklus von der **Epiphyse (Glandula pinealis)** in Abhängigkeit von der Tageslichtlänge und der Umgebungstemperatur. Nur in seiner Wachstumsphase besitzt das Haar eine voll ausgebildete Haarzwiebel mit teilungsfähigen lebenden Epidermiszellen. Die Mitoserate verringert sich im Laufe des Haarzyklus. Dabei verhornen sämtliche Epidermiszellen, der Bulbus pili bildet sich zurück. Das Haar wird nachfolgend nur noch von der verhornten inneren epithelialen Wurzelscheide im Haartrichter gehalten. Gleichzeitig formen teilungsfähige Zellen aus der äußeren epithelialen Wurzelscheide einen neuen Bulbus pili, der ein neues Haar bildet. Das alte Haar fällt aus, wenn das neu gebildete Haar mit seiner Spitze (Apex pili) die Hautoberfläche erreicht hat.

Hautdrüsen (Glandulae cutis)

S. Reese

Es werden **zwei Arten von Hautdrüsen** (Abb. 18-8) unterschieden:

- Talgdrüsen (Gll. sebaceae),
- Schweißdrüsen (Gll. sudoriferae).

Von diesen leiten sich alle anderen Hautdrüsen ab.

Die **Talgdrüsen (Glandulae sebaceae)** sind primär immer mit Haaren vergesellschaftet und münden in den Haarbalgtrichter. Sie werden deshalb auch als Haarbalgdrüsen bezeichnet. Bei sogenannten »freien« Talgdrüsen im Gehörgang, am Augenlid (Meibom-Drüsen), an der Lippe und um den After sind die Haare sekundär zurückgebildet. Beim Schwein sind die Talgdrüsen insgesamt nur rudimentär ausgebildet. Das Sekret der Talgdrüsen – der **Talg (Sebum)** – mischt sich mit dem Sekret apokriner Drüsen (siehe unten), die ebenfalls in den Haarbalgtrichter münden. Dieses Gemisch bildet einen Lipidfilm auf der Haut, der die Haare und das Stratum corneum geschmeidig hält.

Bei den **Schweißdrüsen (Glandulae sudoriferae)** (Abb. 18-8 u. 14) müssen zwei Typen unterschieden werden, die entweder **apokrin** oder **ekkrin** sezernieren. Die häufigste »Schweißdrüsenart« bei den Haussäugetieren sind **apokrine Drüsen,** die in den Haarbalgtrichter münden. Ihr zähflüssiges bis wäßriges Sekret ist leicht alkalisch und für den individualspezifischen Geruch verantwortlich, weshalb diese Drüsenart besser als **Duftdrüse (Glandula odorifera)** zu bezeichnen ist. Beim Pferd sind diese Drüsen besonders zahlreich ausgebildet und münden zusätzlich auf der freien Epidermisoberfläche um die Follikelöffnung. Ihr Sekret ist eiweißreich, weshalb der Schweiß des Pferdes stark schäumt.

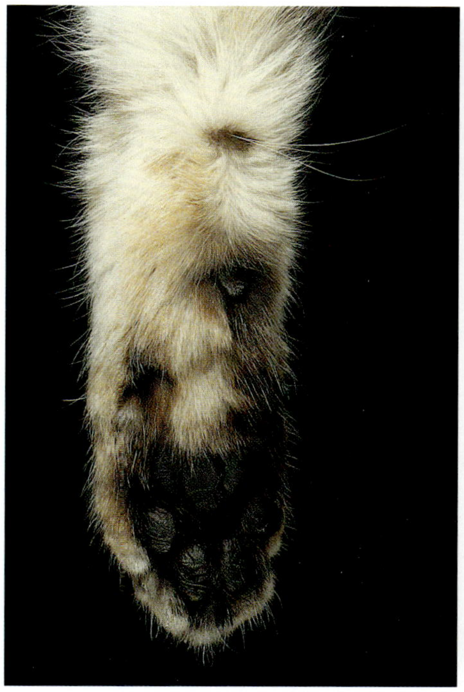

Abb. 18-17. Karpaltasthaare (Pili tactiles carpales) bei einer Katze.

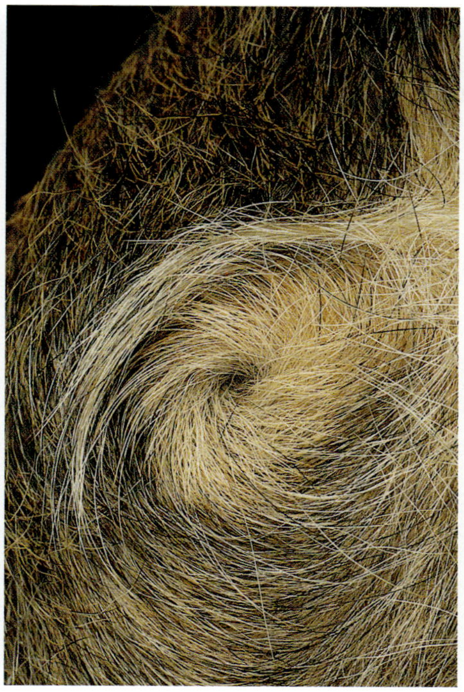

Abb. 18-18. Haarwirbel (Vortex pilorum divergens) bei einem Hund.

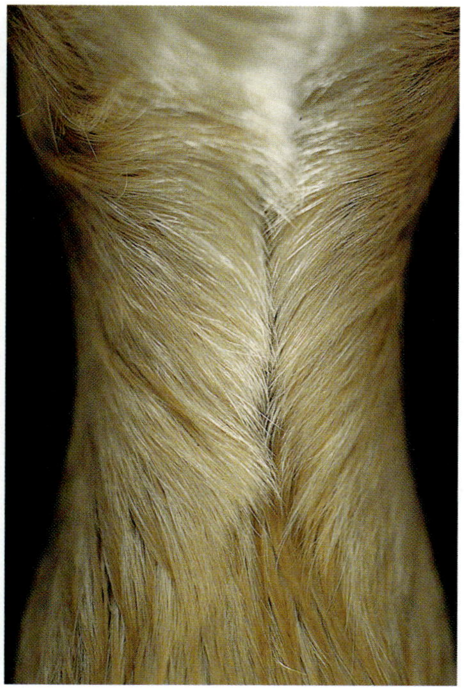

Abb. 18-19. Haarkamm (Linea pilorum convergens) bei einem Pferd.

Die **ekkrinen Schweißdrüsen** sind nicht an die Haaranlage gebunden und münden deshalb direkt auf der Epidermisoberfläche. Sie produzieren ein saures, wäßriges Sekret, den eigentlichen **Schweiß (Sudor).** Diese Drüsenart ist in der Haut höherer Primaten häufig und für die Ausbildung des Säureschutzmantels beim Menschen verantwortlich (bei den Haussäugetieren pH-Wert 7, beim Menschen pH-Wert 5). Bei den Haussäugetieren findet man sie nur in geringer Zahl und vorzugsweise an schwach bis unbehaarten Hautstellen (z. B. Pfotenballen der Fleischfresser).

Sonderformen von Hautdrüsen

Hautdrüsen bilden in lokal konzentrierter und teilweise modifizierter Form, teilweise vergesellschaftet mit **Hauteinfaltungen (Sinus cutanei),** eine Reihe von allgemein oder artspezifisch auftretenden Sonderformen von Drüsen. Bei den einzelnen Haussäugetieren besitzen diese dann besondere Funktionen als **Hautduftorgane.**

Bei Fleischfressern treten modifizierte Drüsen in der Wand der Analbeutel auf, sie werden als **Glandulae sinus paranalis** bezeichnet. Nur beim Hund sind zusätzlich um den After **Glandulae circumanales** ausgebildet. Bei der Katze und rudimentär beim Hund (klinische Bedeutung insbesondere beim Rüden) bilden Ansammlungen von großen Talgdrüsen auf der Schwanzwurzel **(Glandulae caudae)** das dorsale Schwanzorgan.

Die Katze besitzt um die Mundspalte vergrößerte Talgdrüsen **(Glandulae circumorales)**. Die Drüsen in den Ballen der Fleischfresser und Pferde **(Strahldrüsen)** werden als **Glandulae tori** bezeichnet.

Typisch für das Schwein sind die Kinndrüse oder das **Mentalorgan (Glandula mentalis)** und das Karpalorgan, das aus Paketen modifizierter apokriner Drüsen **(Glandulae carpeae)** besteht.

Spezifische Drüsenkomplexe des Schafes sind die **Glandulae sinus infraorbitalis,** die **Glandulae sinus inguinalis** und die **Glandulae sinus interdigitalis** in den entsprechenden Hauteinfaltungen (siehe Abschn. »Haut«, S. 326). Die Ziege besitzt an der Basis der Hörner eine Ansammlung von Talgdrüsen, die **Horndrüse (Glandula cornualis).**

Sämtliche Haussäugetiere besitzen **Ohrschmalzdrüsen (Glandulae ceruminosae),** die den **Ohrschmalz (Cerumen)** bilden. Die Befeuchtung der äußeren Nase erfolgt je nach Tierart durch Gll. plani rostralis, – nasolabiales oder – nasalis. Nur Hund und Katze besitzen im Nasenspiegel keine Drüsen.

Die größte und wichtigste modifizierte Hautdrüse der Säugetiere ist die Milchdrüse (Mamma), weshalb auf deren Bau nachfolgend besonders eingegangen wird.

Milchdrüse (Mamma)

H. Bragulla und H. E. König

Die Milchdrüse setzt sich aus einer tierartlich unterschiedlichen Anzahl an **Milchdrüseneinheiten (Mammarkomplexen)** zusammen, die bilateral symmetrisch, parallel der Medianlinie an der ventralen Rumpfwand befestigt sind. Die Milchdrüse der Fleischfresser und des Schweines wird als **Gesäuge** bezeichnet, bei Wiederkäuern und Stuten spricht man vom **Euter (Uber,** griech. **Mastos)** (Abb. 18-20 u. 21). Aus mikroskopisch-anatomischer Sicht ist die Milchdrüse eine **modifizierte exokrine, tubuloalveolär zusammenge-**

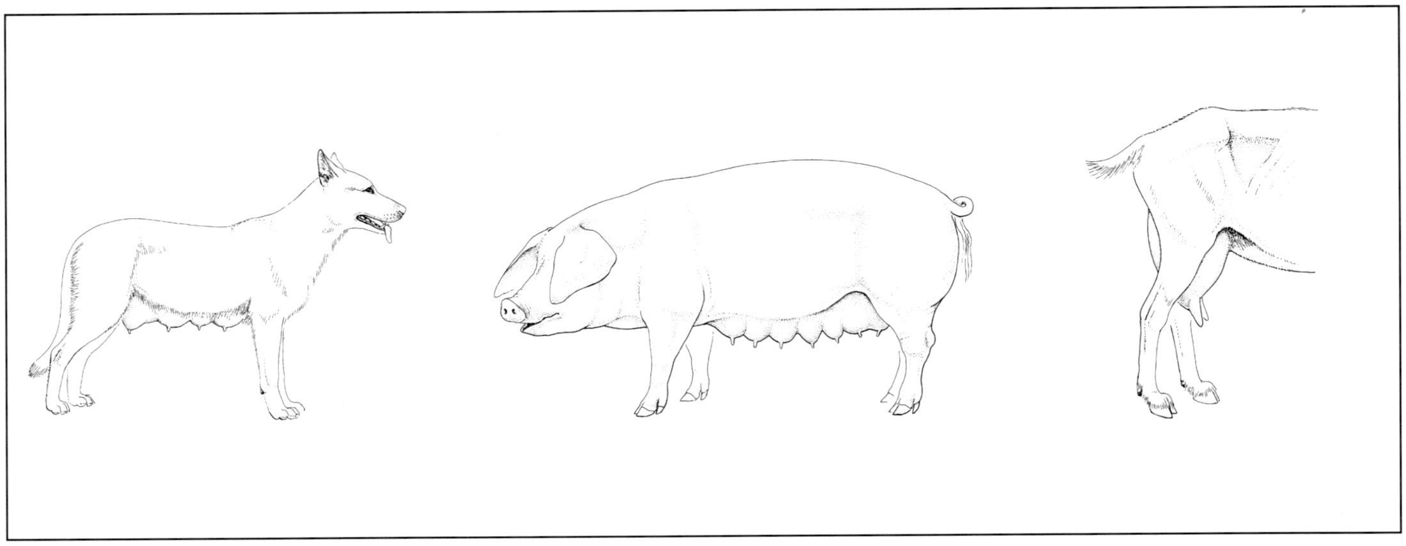

Abb. 18-20. Gesäuge bei Hund und Schwein sowie Euter der Ziege.

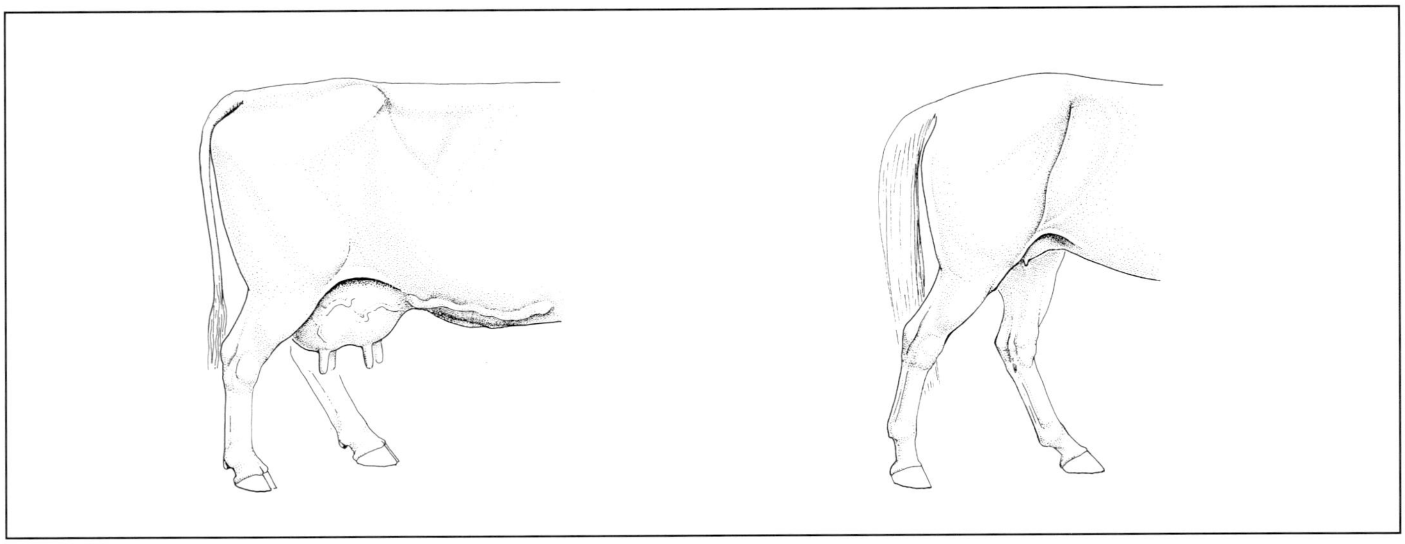

Abb. 18-21. Euter von Rind und Pferd.

setzte Schweißdrüse, die nur bei den **Säugetieren (Mammalia)** vorkommt.

Die **Milch (Lac)** als das charakteristische Sekret der Milchdrüse dient der Ernährung des Neugeborenen. Darüber hinaus verleihen Antikörper (Gammaglobuline), die in der postpartal zuerst sezernierten Milch (Biestmilch, Kolostrum) in hoher Konzentration enthalten sind, dem Säugling eine passive Immunität. Die Milch der Wiederkäuer – insbesondere die des Rindes – ist aufgrund ihrer Zusammensetzung für den Menschen ein hochwertiges Nahrungsmittel. (Näheres siehe Lehrbücher der Tierphysiologie und der Ernährungsphysiologie.)

Erkrankungen der Mamma, insbesondere die des Euters und ihre Therapie sind in der tierärztlichen Praxis von vorrangiger Bedeutung. Bei der Hündin kommen tumoröse Erkrankungen des Gesäuges vergleichsweise häufig vor und müssen operativ behandelt werden. Chirurgische Behandlungsweisen, das Entfernen eines einzelnen Gesäugekomplexes oder einer ganzen Gesäugeleiste (Mastektomie), setzen anatomische Kenntnisse über den Aufhängeapparat und den Aufbau der Mamma, insbesondere über die Blutgefäßversorgung, die Innervation und das Lymphdrainagesystem voraus.

Aufhängeapparat der Milchdrüse

Die Milchdrüse ist bei den Haussäugetieren in **unterschiedlicher Ausdehnung** an der ventralen Körperwand, an der **Brust-** und/oder **Bauchwand** (Fleischfresser und Schwein) sowie in der **Leistengegend** (Wiederkäuer und Pferd) befestigt (Abb. 18-20 u. 21).

Der **Anheftung der Milchdrüse** dienen Abspaltungen des oberflächlichen und des tiefen Blattes der **äußeren Rumpffaszie (Fascia trunci externa),** die als **Aufhängeapparat der Milchdrüse (Apparatus suspensorius mammarius)** bezeichnet werden. Der Aufhängeapparat besteht aus den

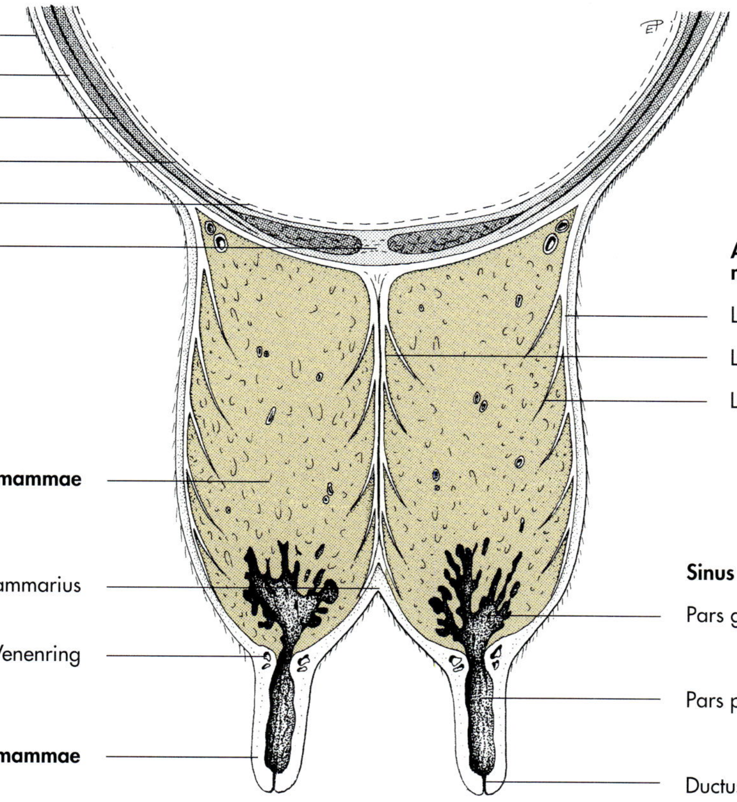

Abb. 18-22. Schematische Darstellung des Aufhängeapparates der Milchdrüse (Apparatus suspensorius mammarius), nach Dyce, Sack und Wensing, 1991.

Außen- **(Laminae laterales)** und den elastischen Innenblättern **(Laminae med.),** von denen jeweils wiederum dünne Abspaltungen **(Lamellae suspensoriae)** in den Drüsenkörper eindringen (Abb. 18-22).

Mammarkomplexe

Die Milchdrüse wird in **einzelne Milchdrüseneinheiten** oder **Mammarkomplexe** unterteilt. Die rechten und linken Mammarkomplexe, zusammenfassend auch als linke und rechte **Milchdrüsenleiste** bezeichnet, werden durch einen **Sulcus intermammarius** getrennt. Jeder Mammarkomplex besteht aus einem **Drüsenkörper (Corpus mammae)** und einer **Zitze (Papilla mammae)** (Abb. 18-22).

Die **Größe des Drüsenkörpers** und die **Länge der Zitze** sind individuell verschieden und zudem vom Funktionszustand der Mammae (laktierende oder trockenstehende Milchdrüse) abhängig. Drüsenkörper und Zitze der Mammarkomplexe sind von einer **modifizierten Haut** bedeckt, die auf der einzelnen Zitze haarlos ist und über dem Körper eines Mammarkomplexes tierartlich unterschiedlich spärlich behaart erscheint.

Die **Haut der Milchdrüse** ist normalerweise leicht auf der Unterhaut verschieblich. Im Falle einer Entzündung eines Mammarkomplexes fehlt diese Verschieblichkeit. Schmerzhaftigkeit, Ödematisierung und erhöhte Temperatur sind meist unvermeidliche Folgen, die mit zur Diagnose von Erkrankungen der Milchdrüse herangezogen werden können.

Bau des Mammarkomplexes

Der einzelne Mammarkomplex enthält einen oder mehrere Milchdrüsenkomplex(e) sowie interstitielles Bindegewebe mit Nerven, Blut- und Lymphgefäßen. Der **Milchdrüsenkomplex** schließt den **Drüsenkörper (Corpus mammae)** ein, der aus dem eigentlichen Milch-produzierenden und -sezernierenden **Drüsenparenchym (Glandula mammaria)** und den dazu gehörigen **Leitungsbahnen** im interparenchymatösen **Bindegewebe (Interstitium)** besteht (Abb. 18-22, 25 u. 26). Die Milchdrüsenkomplexe setzen sich nach außen in tierartlich unterschiedlicher Weise in einem Ausführungsgangsystem fort, das in der **Zitze (Strich, Papilla mammae)** endet.

Das **Ausführungsgangsystem** ist als ein vielfach gekammertes **Hohlraumsystem** der jeweiligen Mammarkomplexe zu verstehen, das das Drüsenparenchym mit der **Zitzenöffnung (Ostium papillare)** verbindet. Diese Öffnung wird durch ein tierartlich unterschiedliches muskulöses oder elastisch-bindegewebiges Verschlußsystem ringartig begrenzt.

Man unterscheidet von innen nach außen innerhalb des Drüsenparenchyms verschiedene Abschnitte, denen unterschiedliche Funktionen zukommen (Abb. 18-23ff.):

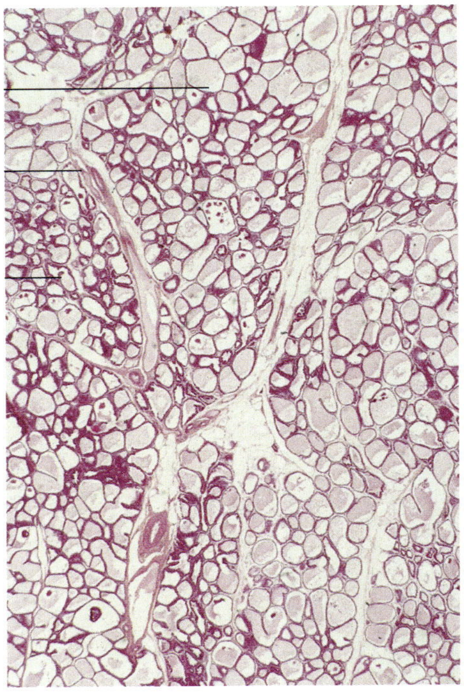

Abb. 18-23. Histologisches Schnittbild durch das Parenchym einer Milchdrüse eines Rindes mit Drüsenendstücken und bindegewebiger Trennung einzelner Milchdrüsenläppchen (Lobuli gl. mammariae), (Übersicht).

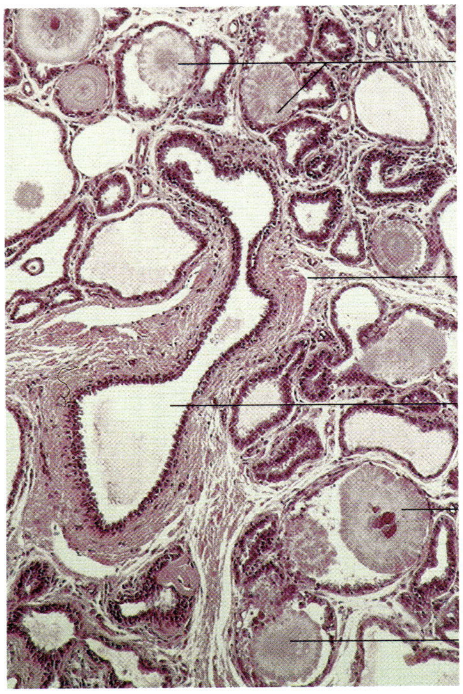

Abb. 18-24. Histologisches Schnittbild durch das Parenchym einer Milchdrüse eines Rindes (Ausschnitt).

- Drüsenendstücke (Drüsenalveolen) als Bildungsstätten der Milch,
- Milchgänge (Ductus lactiferi) als Gangsystem für den Transport der Milch,
- Milchzisterne (Milchbucht, Sinus lactifer) als Milchsammelraum.

Die **Milchdrüsenläppchen** bestehen aus mehreren, zum Teil hintereinander geschalteten **Drüsenendstücken (Drüsenalveolen).** Diese sind mit einem einschichtigen isoprimatischen Epithel ausgekleidet. Sie bilden und sezernieren die Milch. Diese Konstruktion ist charakteristisch für den Bau einer Stapeldrüse. Zwischen den einzelnen Drüsenendstücken ziehen Bindegewebssepten mit Nerven und Gefäßen. Dickere Bindegewebzüge fassen mehrere Drüsenläppchen zu Milchdrüsenlappen zusammen (Abb. 18-23 u. 24). (Näheres siehe Lehrbücher der Histologie.)

In den basalen Buchten der Milchzisterne münden mehrere große **Milchgänge (Ductus lactiferi),** ausgekleidet mit einem geschichteten isoprismatischen Epithel (Abb. 18-24). Diese Gänge sind stark verzweigt und geben in ihrer Anordnung den Bau der Milchdrüse in Lappen und Läppchen wieder. Danach nimmt jeder einzelne Milchgang die Milch aus einem der verschiedenen **Milchdrüsenlappen (Lobi glandulae mammariae)** auf, die ihm über kleine Drüsengänge aus den einzelnen **Milchdrüsenläppchen (Lobuli glandulae mammariae)** des Drüsenparenchyms zufließt. Die Milchdrüsenläppchen sind in ihrer Struktur als tubulär zusammengesetzte Drüse einer Weintraubendolde vergleichbar.

Die **Milchzisterne** wird von der Zitzenöffnung aus durch einen kurzen, engen **Zitzen-** oder **Strichkanal (Ductus papillaris),** ausgekleidet von einer mehrschichtigen verhornten Schleimhaut, erreicht. Die Zisterne dient als **Sammelraum** für die Milch und läßt einen distalen Abschnitt in der Zitze **(Pars papillaris sinus lactiferi)** und proximal einem Drüsenteil **(Pars glandularis sinus lactiferi)** unterscheiden. Letzterer liegt bereits innerhalb des Drüsenkörpers und stellt sich als mehrfach gekammertes, großlumiges Hohlraumsystem dar (Abb. 18- 22, 25 u. 26).

Die Grenze zwischen Strichkanal und Drüsenteil wird durch eine Schleimhautfalte, die **Fürstenberg-Rosette** markiert. Ein Venenplexus, der **Fürstenberg-Venenring,** liegt zwischen Zitzenteil und Drüsenteil. Dieser ist bei einer Amputation der Zitze zu beachten, um einen erheblichen Blutverlust zu vermeiden.

Blutgefäßversorgung

Die Blutgefäßversorgung der Milchdrüse leitet sich von den oberflächlichen Gefäßen der ventralen Körperwand ab (Abb. 18-27, 30 u. 31).

Arterien

Die arterielle Blutzufuhr für die auf der **ventralen Brustwand** gelegenen Mammarkomplexe erfolgt über die Rr. mammarii der A. epigastrica cranialis supf., die als Ast der A. thoracica int. die ventrale Brustwand durchdringt. Weitere Rr. mammarii können aus den segmentalen Rr. intercostales ventrales der A. thoracica int. entspringen.

Die an der ventralen **Bauchwand und in der Leistengegend** befestigten Mammarkomplexe erhalten das zuführende Blut aus Ästen der A. pudenda ext. über die Rr. mammarii der A. epigastrica caudalis supf. Das Versorgungsgebiet der A.

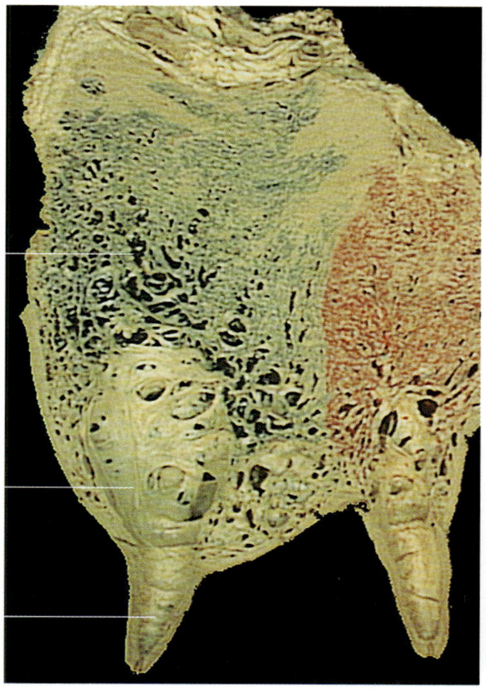

Abb. 18-25. Sagittalschnitt durch das Drüsengewebe vom Vorder- und Hinterviertel eines Rindereuters. Die unterschiedlich farbige Markierung verdeutlicht die vollständige Trennung des Drüsenparenchyms.

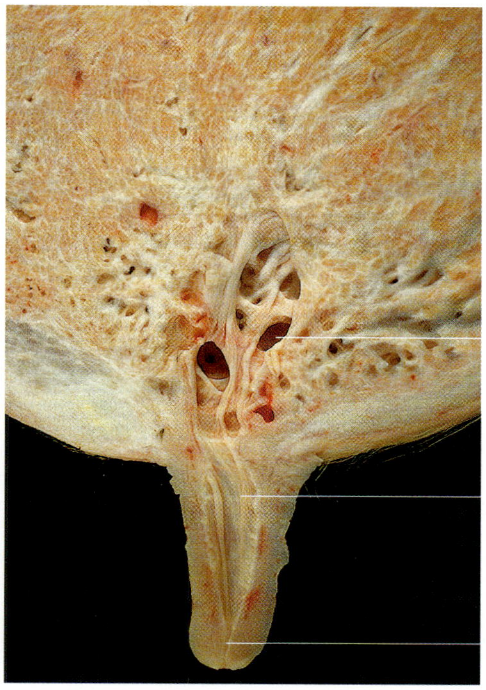

Abb. 18-26. Sagittalschnitt durch die Zitze (Papilla mammae) eines Rindes, Aufnahme Dr. S. Reese, München.

epigastrica caudalis supf. schließt die kaudalen abdominalen Mammarkomplexe ein, dasjenige der A. epigastrica cranialis supf. erfaßt die thorakalen und die kranialen abdominalen Mammarkomplexe.

Venen

Ventrale Brustwand
Der venöse Blutabfluß aus den **thorakalen Mammarkomplexen** erfolgt in die V. epigastrica cran. supf., die in die V. epigastrica cran. mündet. Diese Vene leitet das Blut in die V. thoracica int. ab.

Ventrale Bauchwand und Leistengegend
Die V. epigastrica caud. supf. nimmt das Blut aus den **abdominalen** und **inguinalen Mammarkomplexen** auf und führt es der V. epigastrica caud. zu, die in die V. pudenda ext. mündet.

Funktionell bedeutsam für die Blutversorgung sind Anastomosen zwischen den kranialen und kaudalen Aa. epigastricae supf. bzw. den kranialen und kaudalen Vv. epigastricae supf. Die tierartlichen Unterschiede der Blutgefäßversorgung der Milchdrüse werden bei der speziesspezifischen Beschreibung dieses Organs angesprochen.

Lymphatisches System

Die Lymphe wird aus der Milchdrüse regionären Lymphknoten zugeleitet. Aus den thorakalen und kranialen abdominalen Mammarkomplexen fließt die Lymphe in die Lymphonodi axillares. Die kaudalen abdominalen und inguinalen Mammarkomplexe leiten ihre Lymphe den **Lymphonodi inguinales superficiales** (seu **mammarii**) zu, die an der Basis der inguinalen Mammarkomplexe liegen und hier tastbar sind. Da Tumorzellen aus den Mammatumoren über die Lymphgefäße der Milchdrüse abwandern und in den regionären Lymphknoten abgefangen werden können, werden die Lnn. axillares et inguinales supf. bei einer Mastektomie prophylaktisch ebenfalls entfernt.

Innervation

Die Innervation der Milchdrüse erfolgt einerseits über **sensible Leitungsbahnen** der Haut und der Zitzen, andererseits über **autonome (sympathische** und **parasympathische) Nervenfasern.** Die thorakalen Mammarkomplexe erhalten ihre sensible und autonome Innervation über Rr. mammarii lat. et med. der Hautäste der Nn. intercostales, die auch als Ventraläste der Nn. thoracici bezeichnet werden. Die ventralen Hautäste des N. iliohypogastricus (cranialis et caudalis), ilioinguinalis und genitofemoralis stellen die Innervation der Haut der abdominalen und inguinalen Mammarkomplexe her.

Darüber hinaus erhalten die inguinalen Mammarkomplexe einen R. mammarius des R. cutaneus dist. nervi pudendi. Äste des N. genitofemoralis dringen tief in den Drüsenkörper ein.

Neurohormonaler Reflexbogen

Die sensible Innervation der Zitzen und der Milchdrüsenhaut stellt den afferenten Schenkel des neurohormonalen Reflexbogens dar, der für das Einsetzen und Aufrechterhalten der Milchsekretion in den einzelnen Mammarkomplexen von

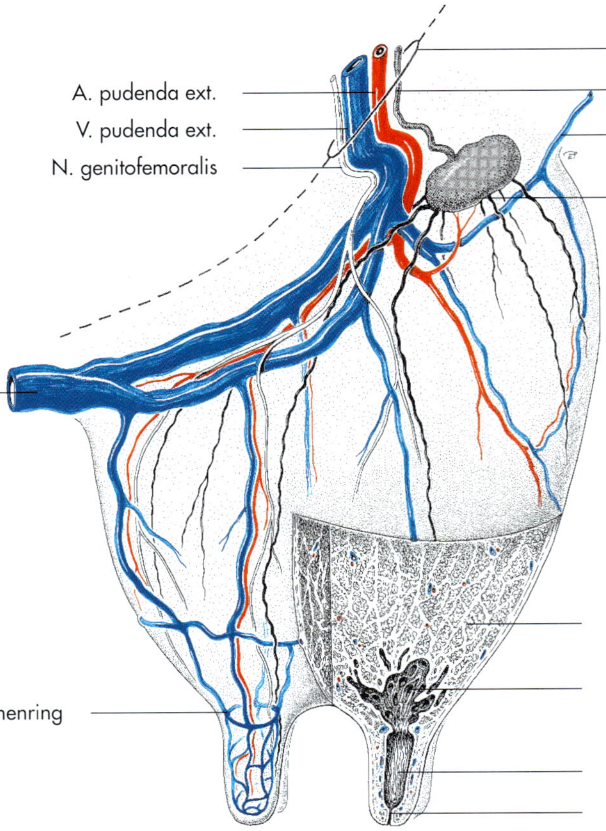

Abb. 18-27. Nerven und Gefäße eines Rindereuters, nach Ellenberger u. Baum, 1943.

besonderer Bedeutung ist. Nervale Reize, ausgelöst durch das **Saugen** an den Zitzen und das **Massieren des Mammarkomplexes,** werden über diesen sensiblen Schenkel zum **Zentralnervensystem** geleitet. In den Kerngebieten des **Hypothalamus** wird daraufhin das Hormon **Oxytozin** produziert, das nachfolgend über die **Neurohypophyse** in das Blutgefäßsystem ausgeschüttet wird und via **Zirkulation** in die Milchdrüse gelangt. Hier löst das Hormon Oxytozin eine **Kontraktion** der **myoepithelialen Korbzellen** an den Drüsenendstücken der Milchdrüse aus, wodurch die Milch in die Ausführungsgänge und den Sammelraum gepreßt wird.

Dieses **»Einschießen«** der Milch wird durch das bei Streß ausgeschüttete Hormon Adrenalin gestört, indem die Oxytozinwirkung an den myoepithelialen Korbzellen unterdrückt wird. (Näheres siehe Lehrbücher der Histologie und der Tierphysiologie.)

Entwicklung der Milchdrüse (Mammogenese)

Die Entwicklung der Milchdrüse erfolgt einerseits pränatal im Zuge der fetalen Entwicklung des Individuums, unabhängig vom Geschlecht, und andererseits postnatal nur bei weiblichen Individuen während der Pubertät und der Gravidität. Die Milchdrüse wird auch als akzessorische Geschlechtsdrüse des weiblichen Genitales bezeichnet. Die Entwicklung zum voll funktionsfähigen Organ ist abhängig von den weiblichen Geschlechtshormonen, insbesondere von Progesteron und Prolaktin, und findet deshalb erst gegen Ende der ersten Trächtigkeit statt.

Die Zitze entsteht bei den Wiederkäuern und beim Pferd durch das Wachstum des mesenchymalen Gewebes (Areolargewebe) als **Proliferationszitze.** Bei den Fleischfressern und beim Schwein entwickelt sich durch das Wachstum des Areolargewebes eine von einem Warzenhof umgebene **Eversionszitze,** wie sie für den Menschen charakteristisch ist. (Näheres siehe Lehrbücher der Embryologie.)

Postnatal ist die Milchdrüse bei beiden Geschlechtern relativ unscheinbar, da ihre Zitzen vergleichsweise klein und kurz sind. Die Drüsenkörper sind kaum ausgebildet. Das Ausführungsgangsystem der Milchdrüse besteht nur aus dem Strichkanal, dem Sammelraum (Zisterne) und den Anlagen der Sammelgänge, die als kurze solide Epithelsprossen angelegt sind. In diesem Entwicklungszustand verharrt die Milchdrüse bei männlichen Individuen normalerweise zeitlebens.

Während der Pubertät kann auch bei einzelnen männlichen Tieren unter dem vorübergehenden Einfluß eines erhöhten Östrogenspiegels eine weitere Entwicklung der Mammarkomplexe erfolgen, wie sie natürlicherweise nur bei weiblichen Tieren vorkommt. Im Verlaufe der pubertären Entwicklung reifen bei weiblichen Tieren Follikel in den Eierstöcken, wodurch der Östrogenspiegel im Blut steigt. In der Milchdrüse erfolgt durch die erhöhte Östrogenkonzentration einerseits eine Proliferation des Binde- und Fettgewebes als sogenannter Platzhalter, andererseits wachsen die Epithelsprossen als Anlagen der Ductus lactiferi weiter aus. Dabei teilen sie sich mehrmals, wodurch die kleinen Sammelgänge angelegt werden. Diese Proliferation der Milchdrüsenanlagen ruht dann bis zur ersten Trächtigkeit.

Während der ersten Trächtigkeit entstehen weitere Generationen von Ausführungsgängen der Milchdrüse durch Wachstum und Teilung der Epithelsprossen. In der zweiten Hälfte der Trächtigkeit werden unter Verdrängung des platzhaltenden Fettgewebes die teilweise noch soliden Drüsenendstücke der Milchdrüse ausgebildet.

Gegen Ende der Trächtigkeit entwickelt sich unter dem Einfluß von Progesteron, Östrogen und Prolaktin in diesen Drüsenendstücken ein Lumen, die Drüsenzellen beginnen nachfolgend mit der Produktion von Milch **(Laktopoese).**

Dabei erfolgt vorrangig die Sekretion des Kolostrums, der sogenannten **Biestmilch.** Diese ist proteinreich, enthält Immunglobuline und kann durch beigemengte Erythrozyten leicht rötlich gefärbt sein. Dem Kolostrum kommt für die Ausbildung der passiven Immunisierung des Neugeborenen durch die enthaltenen Immunglobuline eine entscheidende funktionelle Bedeutung zu. Zusätzlich werden der Biestmilch auch laxierende Eigenschaften zugeschrieben, die zum Abgang des **Mekonium (Darmpech)** bei den Neugeborenen führen sollen. (Näheres siehe Lehrbücher der Tierphysiologie und der Immunologie.)

Milchsekretion (Laktation)

Die Milchsekretion kann schon einige Stunden bis wenige Tage vor der Geburt einsetzen (erste Milchtropfen auf der Zitzenspitze). Dies wird als Hinweis auf die kurz bevorstehende Geburt angesehen. Post partum wird die Produktion und Sekretion von Milch nur in den Milchdrüsen – respektive Mammarkomplexen aufrechterhalten, die vom Neugeborenen genutzt werden. Durch das Saugen an der Zitze bzw. durch die Massage des Drüsenkörpers mit den Pfoten oder mit der Schnauze wird der neurohormonale Reflexbogen (s. oben) und damit das Milchdrüsengewebe fortlaufend stimuliert. In den nichtgenutzten Mammarkomplexen wird das Drüsengewebe alsbald zurückgebildet.

Die **Rückbildung (Involution)** des Milchdrüsengewebes erfolgt am Ende der Laktationsperiode natürlicherweise nach dem Entwöhnen des Neugeborenen durch das Muttertier oder (künstlich) durch das Absetzen (Trennen) des Jungtieres vom Muttertier. Bei der Involution der Milchdrüse gehen die sezernierenden Drüsenzellen in den Drüsenendstücken und in den Ausführungsgängen zugrunde. Das Drüsengewebe wird durch Fett- und Bindegewebe ersetzt. Diese Umbauvorgänge sind für die klinische Beurteilung der Konsistenz der einzelnen Mammarkomplexe von Bedeutung. Die Größe der Mammarkomplexe nimmt wieder ab, sie erreicht aber keinenfalls wieder die Ausgangsgröße eines Organes, das noch nicht laktiert hat.

Gesäuge (Mamma) der Fleischfresser

Das Gesäuge besteht bei der Hündin aus einer rechten und einer linken **Gesäugeleiste,** die sich von der ventralen Brustwand bis zur Leistengegend ausdehnt (Abb. 18-20). Dieses wird als **thorakoinguinale Lage** bezeichnet. Jederseits sind in der Regel **fünf Mammarkomplexe** ausgebildet, die entsprechend ihrer Lage als kraniale und kaudale thorakale Mammarkomplexe, als kraniale und kaudale abdominale, sowie inguinale Mammarkomplexe bezeichnet werden. Bei der Katze liegt das Gesäuge auf der ventralen Brust- und Bauchwand **(thorakoabdominale Lage).**

Jeder Mammarkomplex enthält bei Hund und Katze zwischen **fünf** und **zwanzig (Milch-)Drüsenkörper,** deren Ausführungsgangsystem mit je einem **Ductus papillaris,** respektive mit je einem Ostium papillare, auf der Zitzenspitze mündet. Das juvenile, nichtlaktierende Gesäuge ist mit seinen kurzen Zitzen meist im Haarkleid verborgen. Die einzelnen Mammarkomplexe des laktierenden Gesäuges haben annähernd die **Form einer Halbkugel.** Ihre Größe ist rassespezifisch, aber auch individuell sehr variabel. Sie sind durch seichte Furchen voneinander getrennt. Der deutliche **Sulcus intermammarius** trennt die linke und rechte Gesäugeleiste.

Das **Gesäuge der Hündin** wird aufgrund des tierartlich besonderen **Sexualzyklus** (siehe Lehrbücher der Gynäkologie) bei jedem Zyklus angebildet, auch wenn keine Trächtigkeit vorliegt. Dieses häufige An- und Zurückbilden des Gesäuges und damit des Drüsengewebes wird für das vergleichsweise häufige Auftreten von Mammatumoren mitverantwortlich gemacht.

Die **Blutzufuhr** zu den thorakalen Mammae des Gesäuges der Fleischfresser erfolgt zusätzlich über Rr. mammarii lat. der A. thoracica lat.

Die **Lymphe** fließt aus dem kranialen thorakalen Mammarkomplex nicht nur dem **Axillarlymphknoten (Lymphonodus axillaris)** zu, sondern gelangt in einzelnen Fällen auch in den **Buglymphknoten (Lymphonodus cervicalis superficialis).** Aus dem kaudalen abdominalen Mammarkomplex kann die Lymphe auch direkt in die **mittleren Darmbeinlymphknoten (Lymphonodi iliaci mediales)** abfließen. Die Lymphe aus dem kranialen abdominalen Mammarkomplex kann sowohl dem Axillarlymphknoten als auch den oberflächlichen Leistenlymphknoten (Lnn. inguinales supff.) zufließen. Darüber hinaus werden auch Lymphgefäßverbindungen zwischen dem Ln. inguinalis supf. der rechten und dem der linken Seite beschrieben. Diese **Variationen im Lymphabfluß der Mammarkomplexe** sind bei Mammatumoren für das Auffinden von Tumormetastasen von klinischer Bedeutung.

Gesäuge (Mamma) des Schweines

Das Gesäuge des Schweines besteht aus einer linken und einer rechten **thorakoinguinalen Gesäugeleiste,** die jederseits aus meist **sieben Mammarkomplexen** besteht (Abb. 18-20). Jeder Mammarkomplex wiederum enthält **zwei oder drei Milchdrüsen.**

Das **hochlaktierende Gesäuge** des Schweines ist sehr deutlich ausgeprägt. Es hängt an der ventralen Körperwand und besteht aus faustgroßen halbkugeligen Mammarkomplexen, die von vergleichsweise kurzen Zitzen überragt werden. Die **Mammarkomplexe** der rechten und linken Körperseite liegen häufig nicht auf der gleichen Transversalebene, sondern sind **leicht versetzt zueinander** angeordnet. Diese

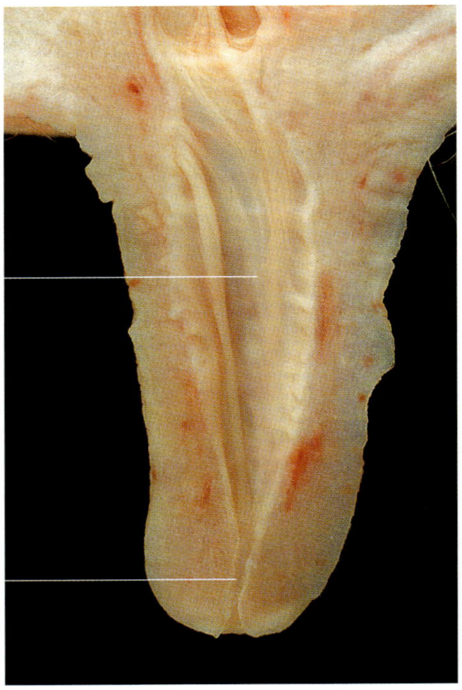

Abb. 18-28. Sagittalschnitt durch die Zitze (Papilla mammae) eines Rindereuters mit einem Strichkanal (Ductus papillaris), Aufnahme Dr. S. Reese, München.

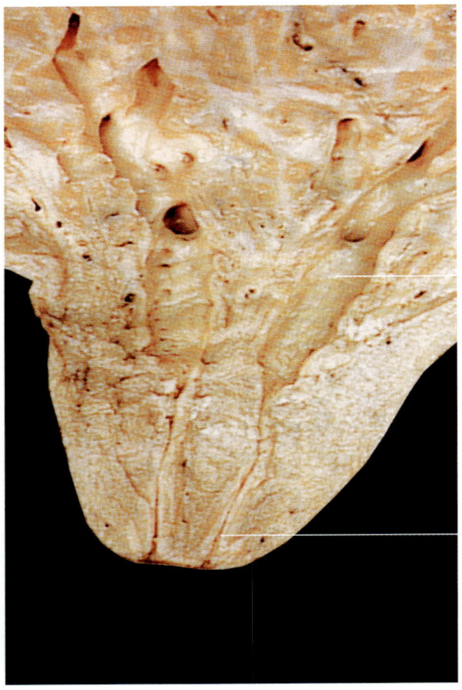

Abb. 18-29. Sagittalschnitt durch die Zitze (Papilla mammae) eines Stuteneuters mit zwei Strichkanälen (Ductus papillares).

Anordnung soll das Erreichen der Zitzen erleichtern, wenn das Muttertier auf der Seite liegend die Ferkel säugt. Einzelne ungenutzte Mammarkomplexe sind deutlich kleiner als die laktierenden, von den Ferkeln benutzten, wodurch das Gesäuge des Schweines eine unregelmäßige Form erhält.

Die ausreichende **Milchleistung** des hochlaktierenden Gesäuges ist beim Schwein insbesondere in den ersten Lebenswochen für den Aufzuchterfolg der Ferkel von besonderer wirtschaftlicher Bedeutung. Dies gilt vorzugsweise für puerperale Erkrankungen der Zuchtsau **(Metritis-Mastitis-Agalaktie-Syndrom),** die eine herabgesetzte Laktationsleistung des Gesäuges zur Folge haben.

Beim Schwein münden **zwei** oder **drei Strichkanäle gemeinsam** auf der **Zitzenspitze** in einer normalerweise nur flachen Tasche. Bei einer Fehlentwicklung der Zitze kann die Tasche so tief sein, daß die Ferkel beim Saugen diese Tasche zusammendrücken und dann keine Milch abfließen kann.

Die thorakalen Gesäugekomplexe erhalten beim Schwein ihr Blut zusätzlich über Rr. mammarii latt. der A. thoracica lat.

Euter (Uber) der kleinen Wiederkäuer

Bei Ziege und Schaf liegt das Euter in der **Regio inguinalis** (Abb. 18-20). Es besteht aus einer rechten und einer linken Euterhälfte, die nur je **einen Mammarkomplex** enthält. Auf der linken wie auf der rechten Zitze mündet nur ein **Strichkanal (Ductus papillaris).** Jede Euterhälfte enthält daher nur **einen Drüsenkomplex** mit dem typischen Hohlraumsystem. Die Lymphe aus dem Euter soll beim Schaf auch direkt den Lnn. iliofemorales und iliaci medd. zufließen.

Die Bedeutung der Schaf- bzw. der Ziegenmilch für die menschliche Ernährung zeigt sich in der Züchtung spezieller Rassen, die eine erhöhte Milchleistung aufweisen.

Euter (Uber) des Rindes

Das Euter des Rindes besteht aus **zwei Mammarkomplexen je Körperseite,** die in der **Regio inguinalis** an der ventralen Körperwand befestigt sind (Abb. 18-21). Umgangssprachlich werden die insgesamt **vier Mammarkomplexe** als **Euterviertel** – rechtes und linkes **kraniales (Bauch-)** bzw. rechtes und linkes **kaudales (Schenkel-)Viertel** bezeichnet.

Der von kaudal zwischen den Oberschenkeln sichtbare Teil des Euters wird **Milchspiegel** genannt. Die Eignung der Kuhmilch für die menschliche Ernährung führte zur Züchtung von Rinderrassen mit erhöhter Milchleistung und verlängerter Laktationsdauer gegenüber den ursprünglichen Rinderrassen.

Das Euter erreicht in der Hochlaktation je Euterviertel eine **unterschiedlich maximale Größe.** Die **Zitzen** des laktierenden Kuheuters sind dann etwa daumenstark und können sich auf die Länge eines Zeigefingers verlängern (Abb. 18-28). Auf der abgerundeten Zitzenkuppe mündet der Strichkanal. Ein unvollständig geschlossener Strichkanal erleichtert aufsteigende bakterielle Entzündungen des Euters (Mastitis). Ein enger, teilweise verlegter Strichkanal behindert den Milchabfluß.

Mit Milch gefüllt hat ein hochlaktierendes Euter ein **erhebliches Gewicht,** das den **Aufhängeapparat** des Euters, insbesondere die elastischen medialen Aufhängebänder, **stark dehnt.** Die Zitzen eines prall gefüllten Euters weisen deshalb nach vorne und außen, da die elastischen medialen Aufhängebänder des Euters stärker gedehnt werden als die überwiegend aus straffem Bindegewebe bestehenden lateralen Bänder. Auf jeder Zitze mündet nur ein Strichkanal. Jedes Euterviertel enthält dementsprechend nur einen Drüsenkomplex.

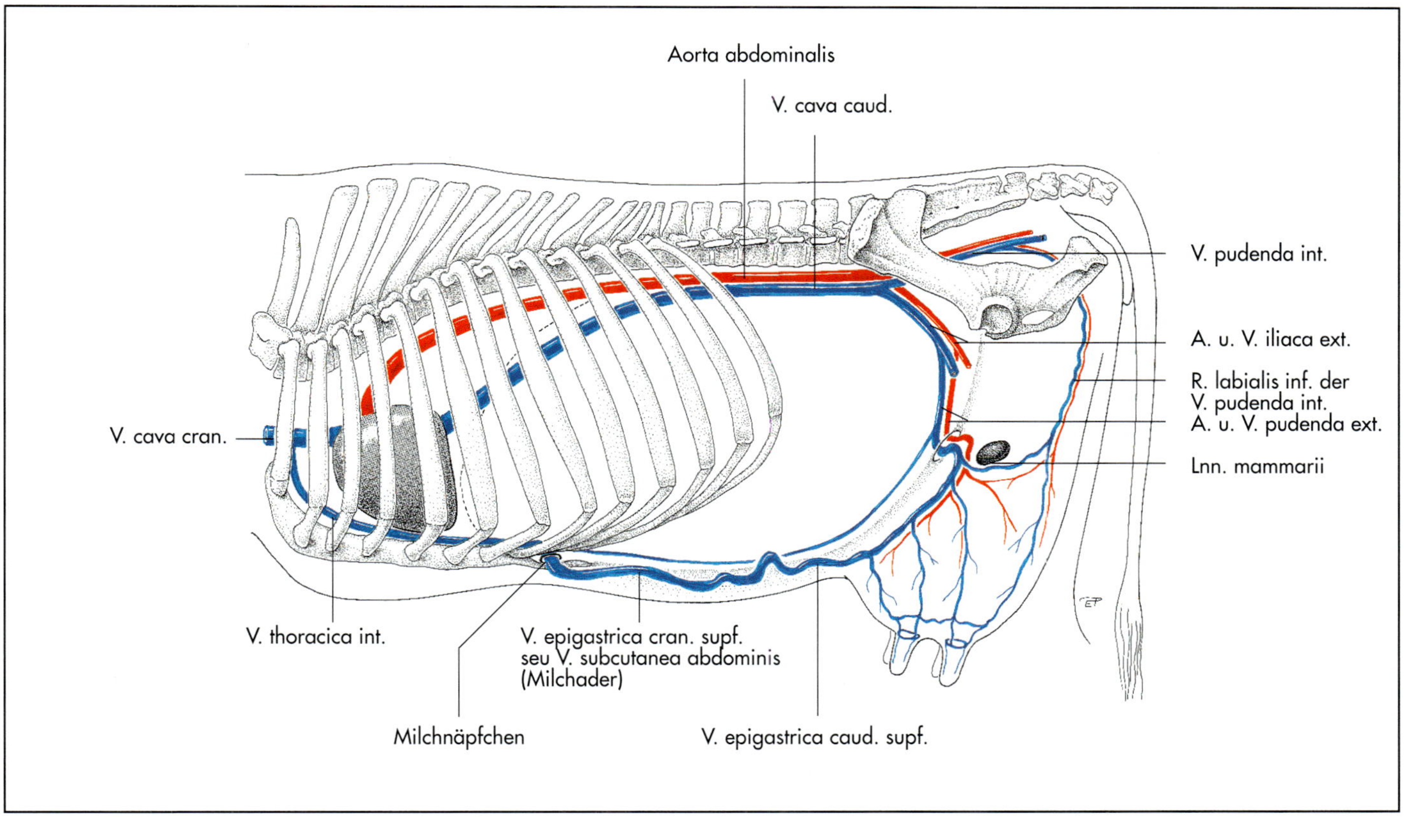

Abb. 18-30. Blutversorgung eines Rindereuters.

Von klinisch-praktischer Bedeutung ist die Trennung der Drüsenkomplexe zwischen den beiden Vierteln einer Körperseite, aber auch zwischen den Körperseiten z.B. für die Amputation einer Euterhälfte. Entzündliche Erkrankungen der Milchdrüse **(Mastitis)** in Folge einer aszendierenden bakteriellen Infektion können deshalb auf ein Euterviertel beschränkt sein. Antibakterielle Medikamente müssen dann auch in jedes erkrankte Euterviertel separat injiziert werden.

Das Euter verfügt über **natürliche Abwehrmechanismen.** Bakterielle Infektionen durch den Strichkanal werden durch die speziellen Proteine und Lipide in der Hornzellschicht der Strichkanalschleimhaut verhindert.

Angepaßt an die hohe Laktationsleistung ist das **Blutgefäßsystem des Euters,** das die erheblichen Blutmengen, die das Kuheuter durchfließen müssen, zu- bzw. abführt. So durchströmen bis zu 600 Liter Blut zur Produktion eines Liter Milch das Euter. Diese Gefäße fallen durch ihr großes Kaliber auf. Sie werden gesondert benannt.

Die **Hauptarterie für das Euter** der Kuh ist die **A. pudenda externa.** Sie durchzieht den Leistenspalt und tritt von dorsokaudal an die Euterbasis heran. Sie bildet eine siphonartige S-förmige Biegung und teilt sich in eine vordere **A. mammaria cranialis** und eine hintere **A. mammaria caudalis.** Die beiden Euterarterien anastomosieren mit der von kranial herantretenden **A. epigastrica caudalis superficialis,** die mit der **A. epigastrica cranialis** in Verbindung steht. Von kaudal zieht zusätzlich an das Euter der R. labialis dors. et mammarius, ein Ast der A. pudenda int. (Abb. 18-30 u. 31).

Die **V. epigastrica cranialis superficialis** zeichnet sich bei Milchkühen durch die Haut auf der ventralen Bauchwand ab. Diese Vene wird bei den Wiederkäuern, wie bei Schwein und Pferd, als **V. subcutanea abdominis** benannt. Sie weist an der Stelle ihres Eintrittes in die Körperwand eine Erweiterung, das sog. **Milchnäpfchen,** auf. Beim Rind wird das Blut aus dem Euter zusätzlich über die als V. mammaria caud. bezeichnete V. labialis ventr. der V. pudenda int. abgeführt. Die V. epigastrica caud. supf. wird bei den Wiederkäuern auch als **Vena mammaria cranialis** bezeichnet.

Der Hauptabfluß des venösen Blutes erfolgt über die **V. pudenda externa.**

Die **Anastomose der V. epigastrica caudalis superficialis** mit der **V. epigastrica cranialis superficialis,** der sog. **Milchader,** wird im Verlaufe der ersten Laktation ausgeweitet. Dabei sollen die **Klappen in diesen Venen insuffizient** werden, wodurch ein Blutfluß in beiden Richtungen möglich wird.

Bei der Kuh können **überzählige Mammarkomplexe** am Euter ausgebildet sein. Das Auftreten von überzähligen Zitzen **(Nebenzitze, Zwischenzitze** oder **Afterzitze)** wird als Hyperthelie (griech. thelos = Sproß) bezeichnet. Entspringen solche überzähligen Zitzen als sog. **Beizitzen** auf der (Haupt-) Zitze eines Euterviertels, behindern sie das Melken und müssen deshalb entfernt werden. Ist an diese zusätzlichen Zitzen auch Drüsengewebe angeschlossen, spricht man von **Hypermastie.** Bakterielle Infektionen der überzähligen Drüsenkomplexe stören das Allgemeinbefinden des Tieres und führen zu einer verminderten Milchleistung.

Euter (Uber) des Pferdes

Das Euter der Stute liegt in der **Leistengegend** zwischen den Oberschenkeln. Es besteht aus **zwei Euterhälften,** die durch

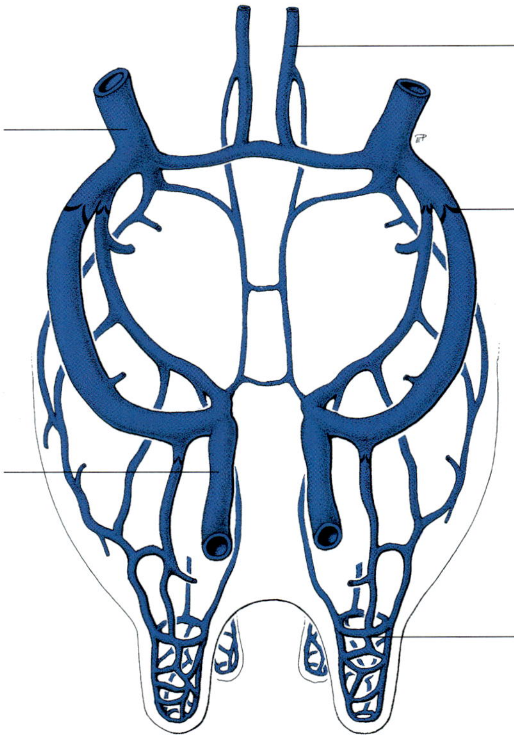

Abb. 18-31. Venen eines Rindereuters, nach Najbrt, 1982.

einen tiefen **Sulcus intermammarius** getrennt werden. Jede Euterhälfte besteht nur aus **einem Mammarkomplex** mit je einer kurzen, **bilateral komprimierten kegelförmigen Zitze,** deren Haut auffallend stark pigmentiert und schwach behaart ist. Auf der Zitzenspitze münden zwei Strichkanäle (Abb. 18-29).

Der einzelne rechte bzw. linke Mammarkomplex enthält **je zwei Drüsenkomplexe,** deren Hohlraumsysteme voneinander getrennt sind, obwohl das Drüsengewebe ohne sichtbare Grenze ineinander übergeht.

Bei der Stute entspringen auf der Kuppe der Euterzitze in der Nähe der Strichkanalöffnungen häufig einzelne Haare. Das Auftreten solcher Haare weist auf die (phylogenetische) Entwicklung der Milchdrüse aus einer apokrinen Schweißdrüse hin.

Klinische Ausdrücke, die mit anatomischen Namen in Zusammenhang stehen: Mastitits, Mastektomie, Mammographie.

Ballen (Tori)

S. Reese

Die Ballen sind stark modifizierte Bezirke des Integumentum commune palmar bzw. plantar an der **Hand (Manus)** bzw. dem **Fuß (Pes).** Sie fangen die bei der Fußung auftretenden Kräfte elastisch ab **(Stoßbrechung)** und schützen die Hand- bzw. Fußknochen vor **Druckbelastung.** Die Subkutis der Ballen ist zu einem mächtigen Polster entwickelt. Ihre Fettzellen sind inkompressibel und kammerartig von elastischen Bindegewebssepten umgeben, vergleichbar den Gelkissen in Laufschuhen. **Haltebänder (Retinacula)** durchdringen von der Lederhaut kommend die modifizierte Unterhaut und verankern die Ballen an der Hand- bzw. Fußfaszie. Gut entwickelte Spannbänder der Metakarpal- bzw. Metatarsalballen sorgen für eine feste Verankerung an der knöchernen Unterlage.

Der Papillarkörper der Ballenlederhaut ist in Anpassung an hohe mechanische Belastungen stark ausgeprägt. Die Ballenepidermis bildet eine besonders dicke, weichelastische Hornschicht.

Grundsätzlich sind **drei Gruppen von Ballen** ausgebildet:

- ein Hand- bzw. Fußwurzelballen (Torus carpeus bzw. tarseus) mediopalmar bzw. -plantar am Karpus bzw. Tarsus,
- die Mittelhand- bzw. Mittelfußballen (Torus metacarpeus bzw. metatarseus) palmar bzw. plantar des Zehengrundgelenks (Articulatio metacarpo [tarso] phalangea),
- Zehenballen (Torus digitalis) palmar bzw. plantar am Zehenendglied.

Die **Zahl der Mittelhand-/-fuß- und Zehenballen** entspricht der Anzahl der ausgebildeten Zehen. Bei den Huftieren ist der Zehenballen in das Zehenendorgan integriert und wird dann als Torus ungulae bezeichnet, dessen detailierte Beschreibung im Abschn. »Klaue«, S. 356, bzw. »Huf«, S. 365, erfolgt.

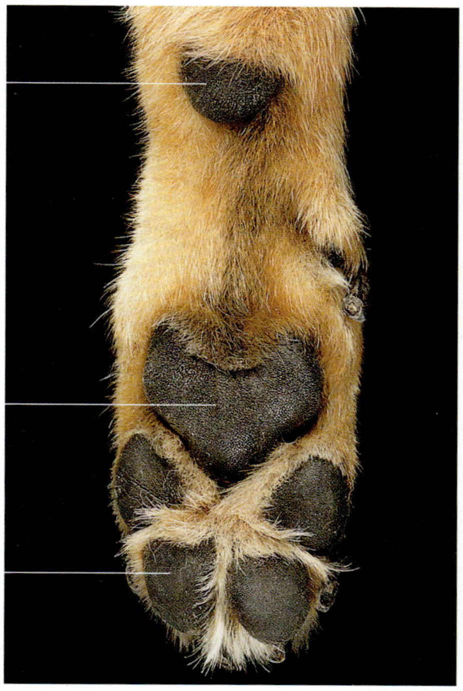

Abb. 18-32. Ballen am linken Vorderfuß eines Hundes.

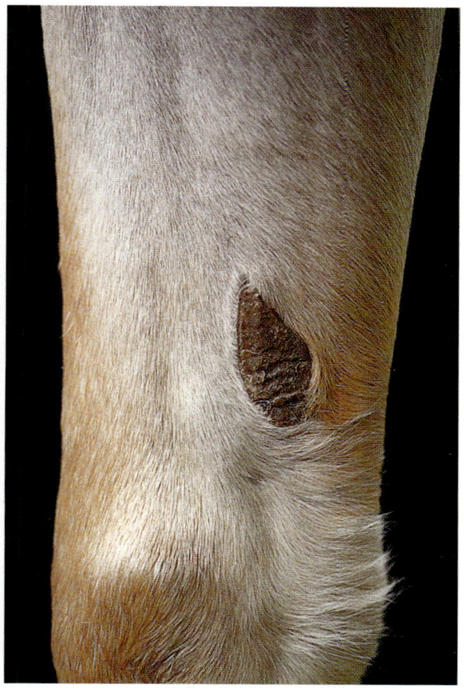

Abb. 18-33. Kastanie als Rudiment des Torus carpeus proximomedial des Karpus eines Pferdes.

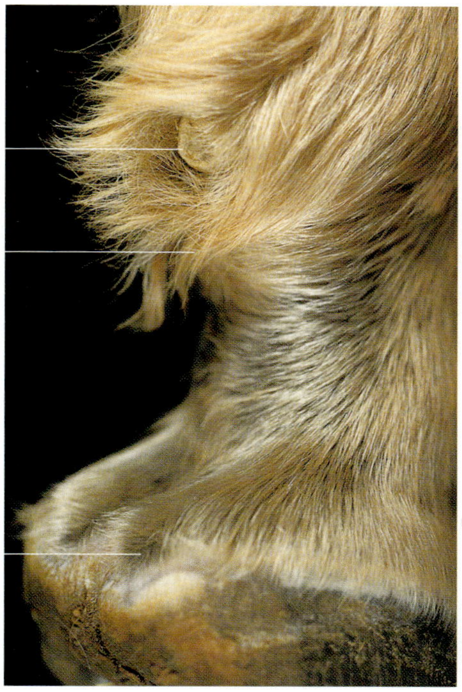

Abb. 18-34. Sporn (Calcar metacarpeus) als Rudiment des Torus metacarpeus und Zehenballen (Torus ungulae) eines Pferdes.

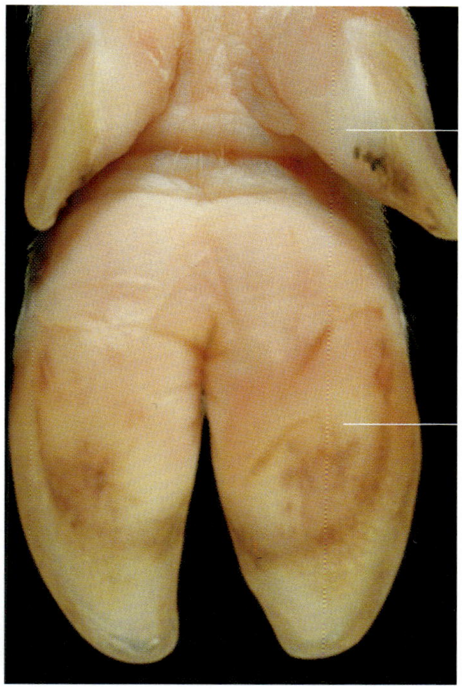

Abb. 18-35. Zehenballen an Haupt- und Afterklauen eines Schweines.

Die proximalen Ballen haben bei den Haussäugetieren mit der Aufrichtung der Gliedmaße zur **digitigraden Fußung** (Fleischfresser) bzw. **unguligraden Fußung** (Huftiere) ihre Funktion verloren. Diese Ballen sind in Folge dessen meist nicht oder nur als Rudiment in modifizierter Form (Kastanie, Sporn des Pferdes) ausgebildet.

Voll ausgebildete, aber weitgehend funktionslose **Karpalballen** sind bei Hund und Katze entwickelt. Beim Pferd sind Karpal- und Tarsalballen in stark modifizierter Form als sogenannte **Kastanie** ausgeprägt (Abb. 18-33).

Hund und Katze besitzen an jeder Pfote einen **Mittelhand-** bzw. **Mittelfußballen**, der aus der Vereinigung der Ballen der 2. bis 4. Zehe entstanden ist (Abb. 18-32). Bei den Zehenspitzengängern haben auch diese Ballen ihre Funktion verloren und sind deshalb nicht ausgebildet. Eine Ausnahme bildet das Pferd, bei dem als Ballenrudiment der **Sporn**

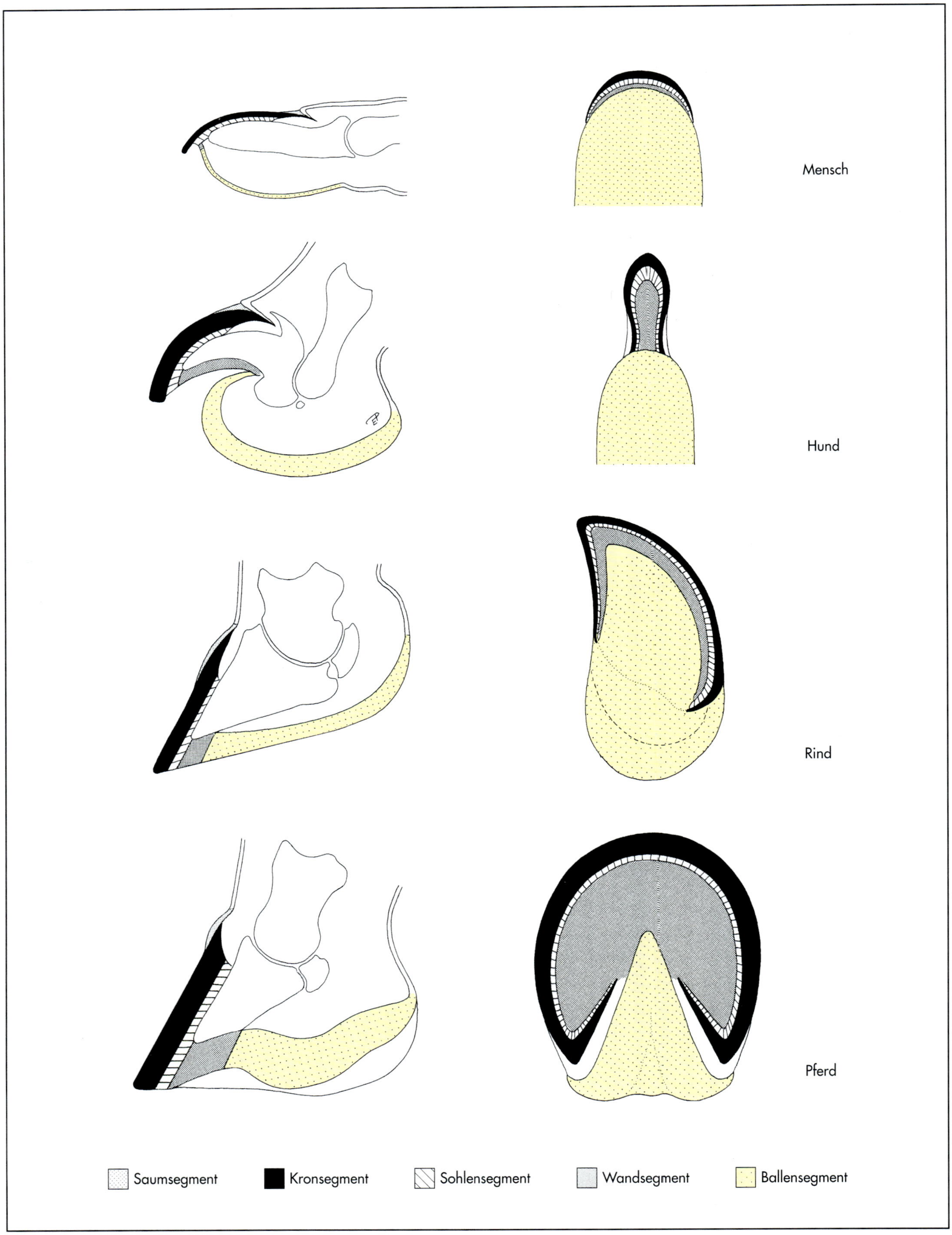

Abb. 18-36. Schematische Darstellung der Segmentgliederung der Zehenendorgane (Nagel [Unguis], Kralle [Unguicula], Klaue [Ungula] und Huf [Ungula]) im Sagittalschnitt und in der Ansicht auf die Grundfläche (Facies solearis), nach Zietzschmann, 1918 und Mülling, 1993.

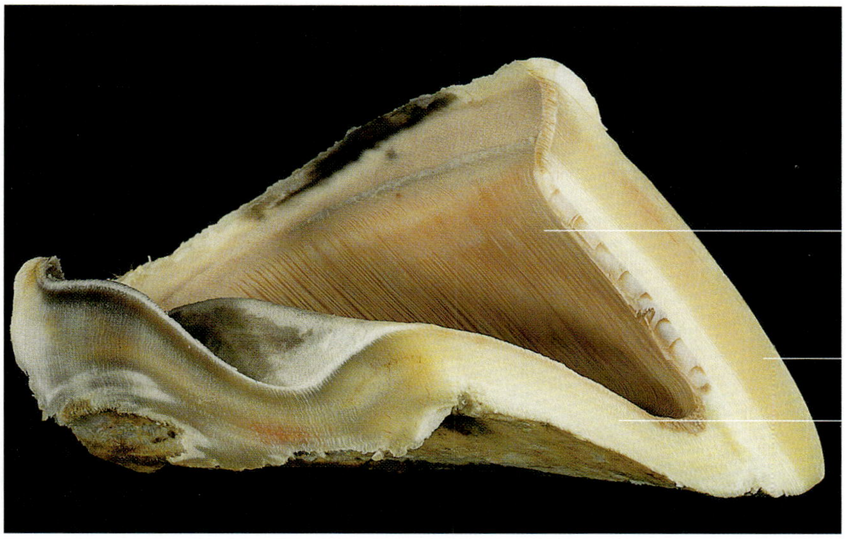

Abb. 18-37. Sagittalschnitt durch die Hufkapsel (Capsula ungularis) eines Pferdes.

(Calcar metacarpeum bzw. **metatarseum)** vorhanden ist (Abb. 18-34).

Distale **Zehenballen** besitzen Hund und Katze an jeder Zehe, wobei dieser an der 1. Zehe nicht in die Fußung einbezogen ist (Abb. 18-32). Zahlreich vorhandene ekkrine Schweißdrüsen (Gll. tori) bewirken, daß »schwitzende« Hunde und Katzen feuchte Pfotenabdrücke hinterlassen. Alle Klauentiere haben an der 3. und 4. Zehe einen Zehenballen. Nur beim Schwein sind diese auch an der 2. und 5. Zehe ausgebildet (Afterklauenballen) (Abb. 18-35). Beim Pferd wird der distale Teil des Zehenballen wegen seiner besonderen Form als Strahl (Cuneus ungulae) bezeichnet.

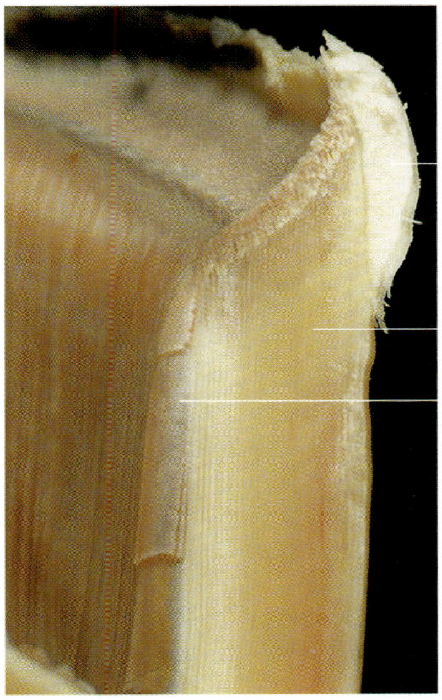

Abb. 18-38. Schnitt durch die Platte (Paries corneus) einer Hufkapsel (Capsula ungularis).

Zehenendorgan (Organum digitale)

K.-D. Budras, Chr. Mülling und S. Reese

Das Zehenendorgan ist die von stark verhornter und modifizierter äußerer Haut umhüllte Gliedmaßenspitze einschließlich der eingeschlossenen Strukturen des Stütz- und Bewegungsapparates. In Anpassung an die verschiedenen Belastungs- und Nutzungsformen bei den einzelnen Säugetieren haben sich phylogenetisch **drei artspezifische Grundformen** entwickelt, nämlich:

- die Kralle (Unguicula) mit dem Zehenballen als häufigste und wahrscheinlich ursprünglichste Form (z.B. bei den Fleischfressern),
- der Nagel (Unguis) mit der Fingerbeere als typisches Zehenendorgan der Primaten,
- die Klaue bzw. der Huf (Ungula) als Anpassung der Paar- und Unpaarhufer (Artiodactyla bzw. Perissodactyla) an den Zehenspitzengang.

Funktion

Das Zehenendorgan hat sich primär als **Schutz** der Gliedmaßenspitzen gegen ihre hohe mechanische Belastung ausgebildet. Sekundär hat es eine Reihe weiterer Funktionen erhalten. Es dient als:

- Werkzeug (Graben, Scharren, Kratzen, Krallen, Fassen kleiner Gegenstände),
- Sinnesorgan (hohe Berührungssensibilität insbesondere der Ballen),
- Waffe.

Seine Bedeutung für die Fußung ist tierartlich sehr verschieden. Katzen schützen die Kralle vor Abnutzung durch Zurückziehen in eine Hautfalte und fußen nur auf den Ballen. Pferde als extreme Zehenspitzengänger fußen dagegen nur auf dem Tragrand des Hufes (entspricht dem Fingernagelrand).

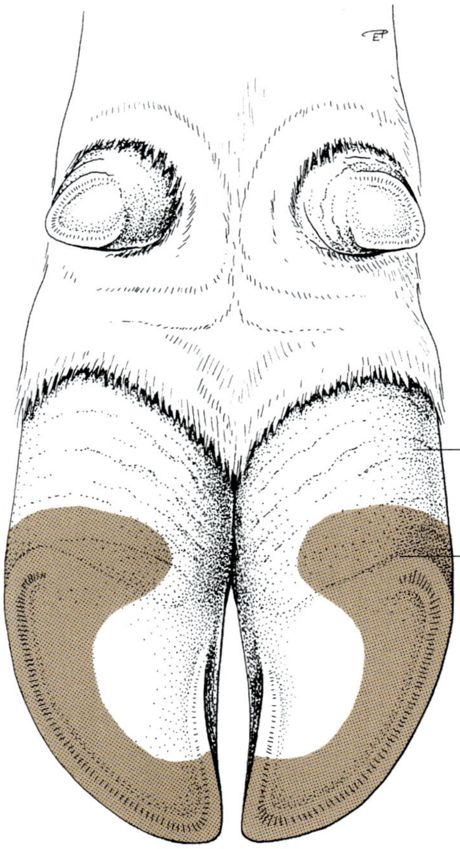

Abb. 18-39. Aufsicht auf die Grundfläche (Facies solearis) der Klauen des Rinderfußes mit fußenden (Facies contactus) und freischwebenden Abschnitten (Facies fornicis), nach Clemente, 1979.

Segmenteinteilung

Im engeren Sinne versteht man unter dem Zehenendorgan nur die **Hülle aus modifiziertem Integumentum commune**. Diese läßt sich immer in **fünf Segmente** gliedern, die bei den verschiedenen Säugetieren homolog sind. Man unterscheidet (Abb. 18-36):

- Saumsegment (Limbus),
- Kronsegment (Corona),
- Wandsegment (Paries),
- Sohlensegment (Solea) und
- Ballensegment (Torus digitalis bzw. ungulae, die Fingerbeere der Primaten).

Die einzelnen Segmente lassen sich aufgrund ihrer Lage, Struktureigentümlichkeiten und ihrer Hornproduktion eindeutig voneinander abgrenzen. Wesentliche Merkmale, deren Ausprägung allerdings speziesspezifisch stark variieren kann, sind die **Ausbildung** oder das **Fehlen einer Subkutis,** die **Form des Papillarkörpers** (Leisten, Blättchen, Papillen) und die **Struktur des Stratum corneum** (Verhornungstyp, Hornarchitektur). Sofern die Zuordnung bei äußerer Betrachtung nicht gelingt, ist die Abgrenzung auf dem Längsschnitt durch das Zehenendorgan oder nach **Exungulation (Ausschuhen)** möglich.

Für die vergleichend anatomische Betrachtung der Segmenteinteilung ist proximal am Nagel des Menschen oder der Kralle der Fleischfresser eine **Einfaltung der Lederhaut** zur **Nagel-** oder **Krallentasche,** die die Nagel- bzw. Krallenwurzel einschließt, ein wichtiger Anhaltspunkt. Die äußere Begrenzung der **Nageltasche (Krallentasche)** durch den **Wall (Vallum)** ist außen mit behaarter Haut bedeckt und innen zum haarlosen Saumhorn produzierenden **Wallsegment (Saumsegment)** modifiziert.

Das **Saumsegment** schlägt im knöchernen Krallenfalz in das **Kronsegment** um, zwischen beiden Segmenten befindet sich die Nagel- bzw. Krallenwurzel. An Klaue und Huf dehnt sich durch die extreme Streckung und Verlängerung des Gliedmaßenendes die Einfaltung bis auf den unscheinbaren **Saumfalz (Sulcus limbi)** aus, der dem Grund der Nagel- bzw. Krallentasche entspricht. Im Saumfalz befindet sich ebenfalls die Grenze zwischen dem **Saumsegment (Limbus)** und dem **Kronsegment (Corona).**

Bei allen Spezies schließt sich distal des Kronsegments das **Wandsegment (Paries)** an. Es geht in Höhe des Margo solearis der Phalanx dist. (Os unguiculare bzw. ungulare) palmar bzw. plantar in das **Sohlensegment (Solea)** über. Proximal des Sohlensegments schließt sich das **Ballen-**

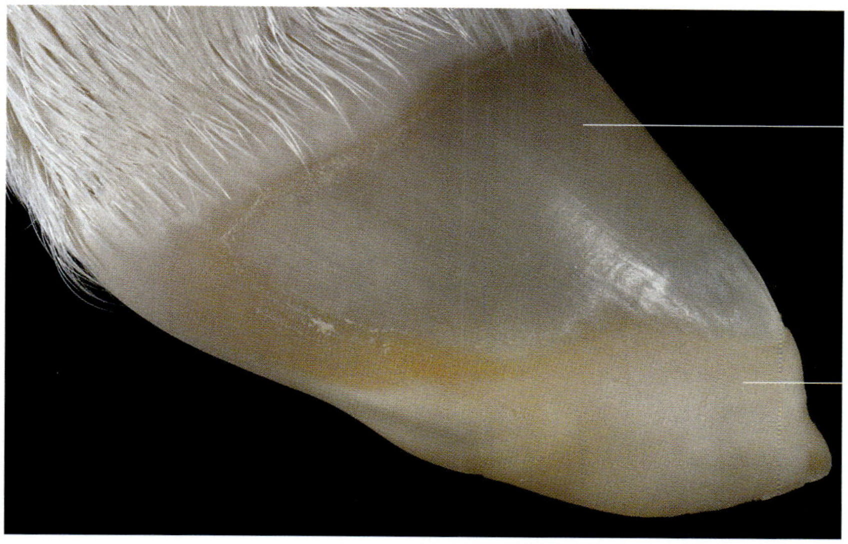

Abb. 18-40. Hinfällige Hufkapsel (Capsula ungulae decidua) eines geburtsreifen Pferdefetus über dem distalen Ende der permanenten Hufkapsel (Capsula ungulae). Aufnahme PD Dr. H. Bragulla, Berlin.

segment (Torus digitalis, Torus ungulae) an, dessen distaler Teil beim Pferd wegen seiner besonderen Ausformung als **Strahl (Cuneus ungulae)** bezeichnet wird.

Hornkapsel (Capsula ungularis)

Das Zehenendorgan bildet – mit Ausnahme des Zehenendorgans Nagel – eine feste Hornkapsel, die das Zehenende umgibt und bei den Fleischfressern als **Krallentüte** sowie bei den Huftieren als **Klauen-** bzw. **Hufkapsel** bezeichnet wird. An der Bildung der Klauen- bzw. Hufkapsel sind alle **fünf Segmente** beteiligt, während der Ballen nicht in die Krallentüte integriert ist.

An der **Hornkapsel** lassen sich eine **Platte (Paries corneus, Lamina)** und eine **Grundfläche (Facies solearis)** unterscheiden (Abb. 18-37).

Platte (Paries corneus, Lamina)

Die Platte wird vom **Saum-, Kron-** und **Wandsegment** gebildet und entspricht dem **Fingernagel (»Nagelplatte«)** der Primaten. Von außen nach innen besteht sie aus einem (Abb. 18-38):

- Stratum ext. (Saumhorn, Glasurschicht, Eponychium [griech. Onyx, Onychos = Nagel]),
- Stratum medium (Kronhorn, Schutzschicht, Mesonychium),
- Stratum internum (Wandhorn, Verbindungsschicht, Hyponychium).

Grundfläche (Facies solearis)

An der **Bildung der Grundfläche** sind
- die distale Kante der Platte, der Tragrand (Margo solearis),
- das Sohlensegment und
- das Ballensegment (nur bei Huf und Klaue) beteiligt.

Das am **Tragrand** sichtbare Stratum int. der Platte (im Wandsegment gebildetes Horn!) ist die **Weiße Linie (Zona alba),** der anatomisch nicht korrekt häufig auch das innere unpigmentierte (weiße) Kronhorn zugerechnet wird. Die Weiße Linie bildet eine flexible Verbindung zwischen dem Kronhorn, das den weitaus größten Teil der Platte bildet, und dem Sohlenhorn.

Es lassen sich auf der **Grundfläche** an der Fußung beteiligte **Flächen (Facies contactus)** von frei schwebenden Abschnitten **(Facies fornicis),** deren Ausdehnung tierartlich stark variiert, unterscheiden (Abb. 18-39).

Hinfällige Klauen- bzw. Hufkapsel (Capsula ungulae decidua)

Die Klauen neugeborener Ferkel, Kälber, Lämmer und Fohlen sind mit einer hinfälligen Klauen- bzw. Hufkapsel bedeckt. Diese besteht aus hellgelber, derbelastischer und sehr wasserhaltiger unvollständig verhornter **Epidermis,** die im **Sohlen-** und **Ballenbereich** besonders kräftig ausgebildet ist. Sie wird entsprechend der permanenten Hornkapsel aus allen fünf Segmenten gebildet. Daher ist der üblicherweise verwendete Begriff **»Eponychium«** für die hinfällige Hornkapsel ungeeignet.

Die **hinfällige Klauen-** bzw. **Hufkapsel** bedeckt die Klaue bzw. den Huf wie ein Kissen (Abb. 18-40). Durch ihre runden Konturen und elastische Beschaffenheit schützt sie Uterus und Vagina beim Geburtsvorgang vor Verletzungen durch die Klaue bzw. den Huf des Fetus. Im Verlauf des ersten Lebenstages trocknet sie rasch ein und wird durch Reibung beim Laufen abgelöst. Zum Vorschein kommt die bereits fetal darunter angelegte permanente Klauen- bzw. Hufkapsel.

Auch bei **geburtsreifen Welpen** ist die spitze und scharfkantige permanente Krallentüte zum Schutz der Geburtswege des Muttertieres von unvollständig verhornter weicher Epidermis bedeckt. Auf dem Fingernagel neugeborener Babys findet sich als homologe Struktur ein sogenannter Vornagel.

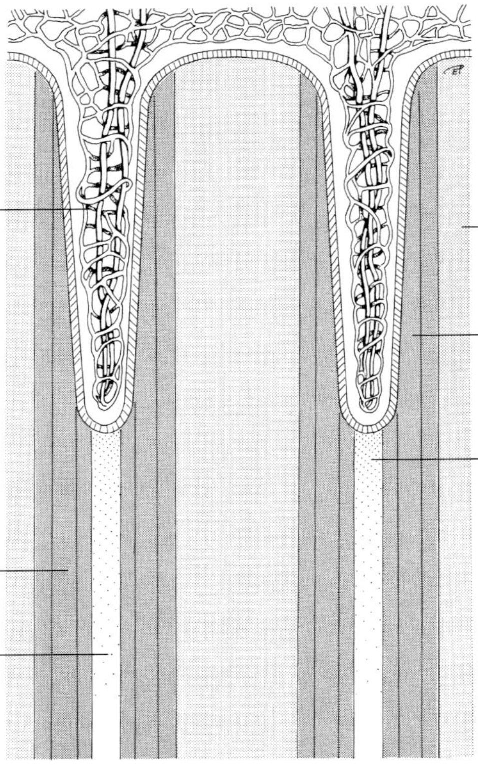

Abb. 18-41. Schema zur Entstehung röhrchenförmiger Epidermisformationen (Tubuli epidermales) über einem zöttchenförmigen Papillarkörper der Dermis.

Modifikation der Hautschichten in den verschiedenen Segmenten

Die Hautschichten in den verschiedenen Segmenten des Zehenendorgans sind im Vergleich zur äußeren Haut segmentspezifisch im unterschiedlichen Maße modifiziert.

Unterhaut (Subcutis, Tela subcutanea)

Eine Unterhaut **fehlt** im **Wand-** und **Sohlensegment,** in Segmenten also, in denen eine mechanisch stabile Verbindung zwischen der Lederhaut und dem Os unguiculare bzw. ungulare erforderlich ist. Im Saum-, Kron- und Ballensegment bildet sie keine lockere Verschiebeschicht, sondern ein **Polster (Pulvinus)** von unterschiedlicher Ausdehnung und Straffheit. Es besteht aus einem straffen Filz aus kollagenen und elastischen Fasernetzen, in dessen Maschen Fett- und Knorpelinseln eingelagert sind. Besonders an der Fußungsfläche fungieren die Polster als Stoßdämpfer.

Lederhaut (Dermis, Corium)

Die **Lederhaut des Zehenendorgans** wird auch als **Pododerma** bezeichnet. Sie besteht wie in der Haut aus einem tiefgelegenen **Stratum reticulare** und einem oberflächlichen **Stratum papillare.**

In Segmenten, denen die Unterhaut fehlt, geht das Stratum reticulare kontinuierlich in die **Knochenhaut (Periosteum)** der Phalanx dist. über.

Das **Stratum papillare** besitzt eine für die einzelnen Segmente jeweils typische Oberflächenkonfiguration. Die Lederhautoberfläche aller Segmente, mit Ausnahme des Wandsegmentes, ist zu **Zöttchen (Papillae dermales)** geformt, die entweder direkt aus der planen Oberfläche hervorgehen oder auf niedrigen Lederhautleisten stehen. Ihre Länge variiert spezies- und segmentabhängig stark und erreicht z. B. im Kronsegment des Pferdes bis zu 8 mm.

Im **Wandsegment** liegen dagegen parallel angeordnete **Lederhautblättchen (Lamellae dermales)** vor, die an der Kralle bogenförmig und an Klaue bzw. Huf gerade und proximodistal ausgerichtet sind. Auf dem First des Blättchens reihenförmig angeordnete Zöttchen werden als Kappenpapillen bezeichnet. Auf dem distalen Ende der Blättchen stehen Terminalpapillen.

Oberhaut (Epidermis)

Die Oberhaut besteht aus den wenigen Schichten der lebenden unverhornten Zellen des Stratum basale, spinosum und granulosum sowie der dicken Lage aus abgestorbenen, verhornten Zellen des Stratum corneum – dem **Horn.**

Lebende Epidermisschichten

In den lebenden Epidermisschichten durchlaufen die Zellen wie in der Haut die Differenzierungsprozesse der **Keratinisierung** und der **Verhornung.** Dabei werden intrazellulär in segmentspezifischer Zusammensetzung **Keratinproteine** und **Interzellularkitt,** der per Exozytose ausgeschleust wird, synthetisiert. Ein für den weichen Verhornungstyp typisches Stratum granulosum wird im Saum- und Ballensegment sowie in der terminalen Epidermis des Wandsegments durchlaufen. Im Kron-, Wand- und Sohlensegment verhornen die Keratinozyten im allgemeinen ohne Ausbildung eines Stratum granulosum nach dem harten Verhornungstyp und bilden ein mechanisch sehr widerstandsfähiges Horn.

Stratum corneum (»Horn«)

Die **Hornzellverbände** des Stratum corneum bilden das **Horn,** das in den meisten Segmenten in beachtlicher Menge vorliegt. Das Horn ist ein totes »Baumaterial«, das durch einen **programmierten Zelltod** am Ende der Verhornung aus den lebenden Epidermiszellen entstanden ist. Horn kann also nicht wachsen. Es wird vom Ort seiner Entstehung durch nachfolgende verhornende Zellgenerationen distal geschoben. Im Aufbau ist es vergleichbar einer Ziegelmauer, die Hornzellen entsprechen den Ziegelsteinen und der Interzellularkitt zwischen den Hornzellen dem Fugenmörtel.

Die **Hornqualität** und **Haltbarkeitsdauer** sind segmentspezifisch unterschiedlich und abhängig vom Zytokeratinmuster der Zellen sowie der Menge und Zusammensetzung des Interzellularkittes. Der oberflächliche Zerfall des Horns beruht auf einem Funktionsverlust des Interzellularkittes mit der Folge der Auflösung des Hornzellverbandes.

Die **Haltbarkeit des Horns** variiert stark. Das Kronhorn z. B. zerfällt praktisch nicht und wird erst unter mechanischer Belastung abgenutzt. Geschieht dies nicht im ausreichenden Maße, muß es beschnitten werden. Das Sohlenhorn hat dagegen nur eine kurze Haltbarkeit. Der frühzeitige Zerfall des Sohlenhorns ist am Huf für die Aufrechterhaltung der Sohlenwölbung von Bedeutung.

Architektur des Hornzellverbandes

Innerhalb aller Segmente verhalten sich Lederhaut und Epidermis wie Prägestempel **(Patrize)** und geprägte Form **(Matrize)** zueinander. Die Oberflächenform der Lederhaut bestimmt das Innenrelief und darüber hinaus die Architektur des gesamten Hornzellverbandes.

Ist die Lederhaut zu **Papillen (Papillae dermales)** geformt, wird die darüberliegende, lebende Epidermis in Röhrchen **(Tubuli epidermales)** angeordnet. Nach der Verhornung der lebenden Epidermiszellen findet sich ein entsprechender Aufbau aus Hornröhrchen und Zwischenröhrchenhorn – das **Röhrchenhorn** (Abb. 18-41).

Ist die Lederhaut zu **Blättchen (Lamellae dermales)** geformt, ist die dazwischen liegende Epidermis ebenfalls als **Blättchen (Lamella epidermalis)** formiert. Das Stratum corneum im Zentrum eines Epidermisblättchens ist entsprechend ein Hornblättchen – es liegt die Architektur von **Blättchenhorn** vor.

Röhrchenhorn

Die **Hornröhrchen** bestehen aus **Röhrchenrinde** und **Röhrchenmark.** Die Röhrchenrinde wird von der **peripapillären Epidermis** auf den Seitenflächen der Lederhautpapillen gebildet. Die **suprapapilläre Epidermis** über der Lederhautpapillenspitze bildet das Röhrchenmark.

Die **Rindenzellen** keratinisieren und verhornen unter optimalen Ernährungsbedingungen, da ihre peripapilläre Lage auch beim Distalschub für eine lange Zeit eine kurze Diffusionsstrecke zu den Blutgefäßen der Lederhautzöttchen gewährt. Die Hornzellen der Röhrchenrinde sind daher stabil und lange beständig. Die suprapapilläre Epidermis entfernt sich dagegen schnell von den ernährenden Blutgefäßen. Daher sind die Markzellen nur flüchtig verhornt und zerbröckeln frühzeitig. In den soliden Hornzylindern entstehen durch den **Markzellzerfall Röhrchenlumina.** Zwischen den Lederhautzöttchen **(interpapillär)** wird das **Zwischenröhrchenhorn** gebildet, das mit scholligen, polyedrischen Hornzellen die Räume zwischen den Hornröhrchen ausfüllt.

Mit den Hornröhrchen des Röhrchenhorns ist das materialsparende Bauprinzip eines Hohlzylinders verwirklicht, der die größte Festigkeit bei kleinstem Materialverbrauch aufweist. Röhrchenhorn ist in hohem Maße **druckbelastbar.** Longitudinal belastete Hornröhrchen sind dabei im Querschnitt kreisrund, während schräg belastete Hornröhrchen einen ovalen Querschnitt aufweisen.

Die **Hornröhrchen** sind bei Huftieren überwiegend **formstabil.** So bleibt bei einem Distalschub selbst über längere, z. T. bis zu 10 cm lange Distanzen vom Kronsegment des Hufes bis zum Tragrand die Röhrchenstruktur erhalten. Im Kronhorn der Kralle kommt es während des Distalschubes hingegen zum Strukturverlust. Dabei wird das ursprünglich röhrchenförmige Horn zu einfach geschichtetem Horn deformiert.

Funktionen des Horns

Dem Horn kommen als Zehenendorgan in seiner Gesamtheit besondere Funktionen zu. Die hohe mechanische Festigkeit ermöglicht die hohe Belastung der Gliedmaßenspitze bei der Fußung und schützt sie vor **Verletzungen.** Horn bietet einen herausragenden **Schutz vor Selbstaustrocknung** und **Flüssigkeitsübersättigung.** Beide Vorgänge mindern die Hornqualität beträchtlich. Ein optimaler, natürlicher Feuchtigkeitsgehalt erhält die Elastizität.

Horn wirkt als **Isolator** gegen Hitze und Kälte. Es hat eine wichtige Funktion als **Barriere gegen** eine **aufsteigende Keimbesiedlung.** Die Markzellen der Hornröhrchen bilden den schwächsten Anteil dieser **biologischen Schranke**. Eine mikrobielle Überwindung der Hornbarriere kann zu schmerzhaft eitrigen Lederhautentzündungen führen. Schlechte Stallbodenhygiene beeinträchtigt die Integrität des Horns und mindert seine Funktion als Barriere gegen eine Keiminvasion.

Hohe Konzentrationen von Gülle aus einem Gemisch von Urin und Kot lösen vorrangig den **Interzellularkitt** auf. Harnstoff zerstört selektiv die Keratine der Hornzellen. Qualitativ minderwertiges (dyskeratotisches) Horn, das im Zuge von Hufkrankheiten wie Hufrehe und Hufkrebs entsteht, läßt in den Hornzellen einen Mangel an Keratinen und im Interzellularspalt einen Überfluß an Interzellularkitt erkennen, der jedoch so minderwertig ist, daß er den interzellulären Zusammenhalt eines Hornzellverbandes nicht

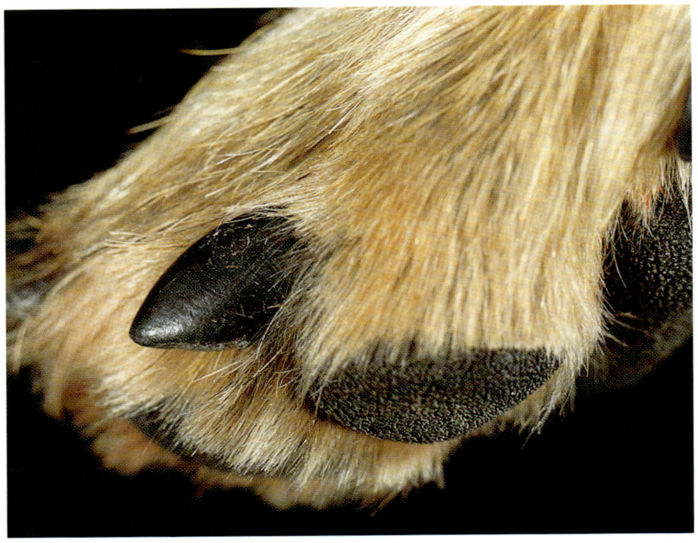

Abb. 18-42. Seitenansicht von Kralle (Unguicula) und Zehenballen (Torus digitalis) eines Hundes. Aufnahme Dr. S. Reese, München.

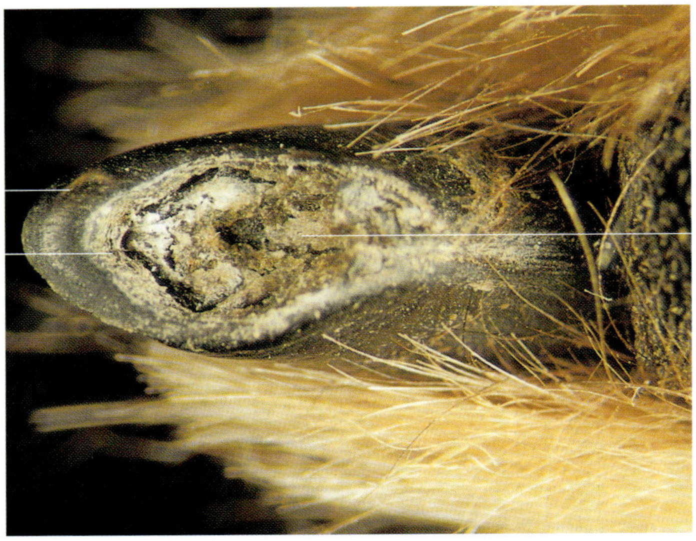

Abb. 18-43. Grundfläche der Kralle eines Hundes. Aufnahme Dr. S. Reese, München.

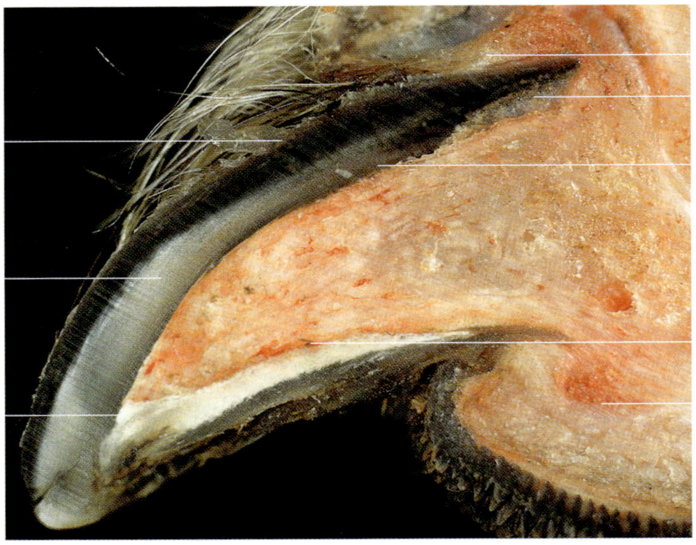

Abb. 18-44. Sagittalschnitt durch die Kralle eines Hundes. Aufnahme Dr. S. Reese, München.

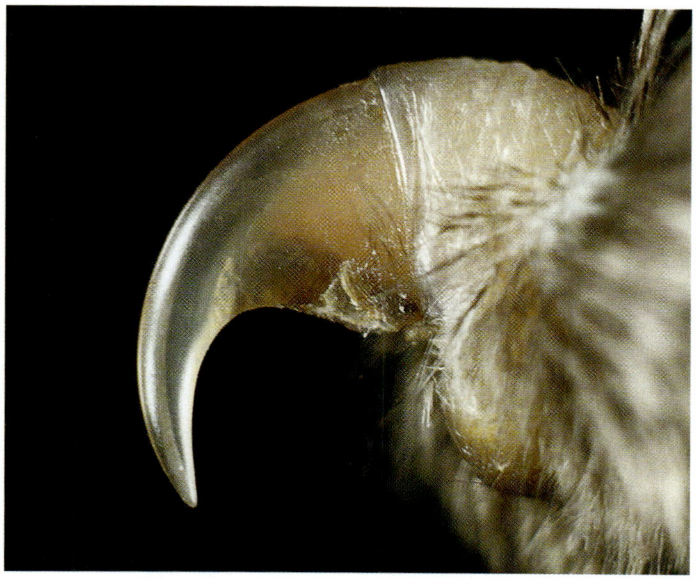

Abb. 18-45. Seitenansicht der Kralle einer Katze. Aufnahme Dr. S. Reese, München.

aufrecht erhalten kann. Dyskeratotisches Horn ist deshalb besonders anfällig gegen bakterielle Zersetzung.

Die **Hornqualität** weist in Abhängigkeit von genetischen Faktoren **erhebliche individuelle Unterschiede** auf. Auch die Fütterung und Futterzusatzstoffe wie Vitamin H (Biotin) und Zink sind bedeutsam. Eine vaskuläre Minderversorgung der Lederhaut, die durch Bewegungsmangel, Dauerbelastung und Stellungsanomalien von Hufanteilen verursacht sein kann, beeinträchtigt die nutritive Diffusionsversorgung der Oberhaut und mindert die Qualität ihrer Hornprodukte.

Kralle (Unguilicula)

K.-D. Budras

Das Zehenendorgan der Fleischfresser besteht aus dem Zehenballen (siehe Abschn. »Ballen«, S. 344) und der sich apikal anschließenden Kralle. Diese ist bei enggefaßter Definition mit der verhornten Krallentüte identisch, und besteht, weitergefaßt, aus dieser einschließlich den zentral eingeschlossenen knöchernen Stützteilen.

Kralle des Hundes

Entsprechend der Zehenanzahl besitzt der Hund an jeder **Schultergliedmaße 5** und an jeder **Beckengliedmaße 4 (5) Krallen.** Die Kralle der ersten Zehe der Schultergliedmaße wird auch als **Daumenkralle** bezeichnet. Sie berührt den Boden nicht und ist funktionslos. Häufig wird sie sehr lang, dreht sich stark ein und kann in den Zehenballen einwachsen. Wildkaniden besitzen an der Beckengliedmaße keine erste Zehe. Beim Haushund dagegen ist häufiger eine erste, überwiegend rein häutige Kralle ohne knöcherne Grundlage ausgebildet, die dann als **Wolfskralle (Paraunguicula)** bezeichnet wird. Meist wird sie im Welpenalter entfernt. Bei einzelnen Hunderassen (z.B. Bernhardiner) ist sie im Rassestandard vorgeschrieben und kann sogar doppelt ausgebildet sein.

Form der Kralle

Die **Kralle des Hundes** ist entsprechend der Biegung des Proc. unguicularis in Längsrichtung leicht gekrümmt. Im Querschnitt ist sie hochoval bis rundlich. Das Ende ist bei normaler Abnutzung stumpf und bildet zur Längsachse des Krallenbeinfortsatzes einen spitzen Winkel, der auch beim Krallenschneiden eingehalten werden sollte (Abb. 18-42).

Krallensegmente

Die Kralle des Hundes wird entsprechend der Gliederung von Klaue, Huf und Nagel in Segmente unterteilt. Nach diesem Prinzip kann auch beim Hund ein **Saum-, Kron-** und **Wandsegment** unterschieden werden, das proximodistal hintereinandergereiht liegt und deren Horn die Krallenplatte bildet (Abb. 18-44). Saum- und Kronsegment treten jedoch nicht oberflächlich auf, sondern sind zur Nageltasche eingefaltet. Zum Wandsegment gehört der Rückenwulst der Kralle, dessen knöcherne Grundlage die dorsale Erhabenheit des Krallenbeins ist. Das Sohlensegment liegt im offenen Bereich der Krallenplatte, zwischen deren palmaren bzw. plantaren Rändern.

Saumsegment (Limbus)

Das Saumsegment bildet das **»Dach« der Nageltasche.** Proximal liegt es der Innenseite der knöchernen **Krallenleiste (Crista unguicularis)** an. Seine Lederhautoberfläche besitzt nur unscheinbare, warzenförmige Erhebungen als Andeutung von Zöttchen. Das Stratum corneum der Saumepidermis ist entsprechend ein röhrchenloses, weiches Horn außen auf der Krallenplatte, das weit vor dem Distalende der Krallentüte abgerieben wird. Es entspricht der Glasurschicht des Pferdehufs und dem Nageloberhäutchen am Fingernagel.

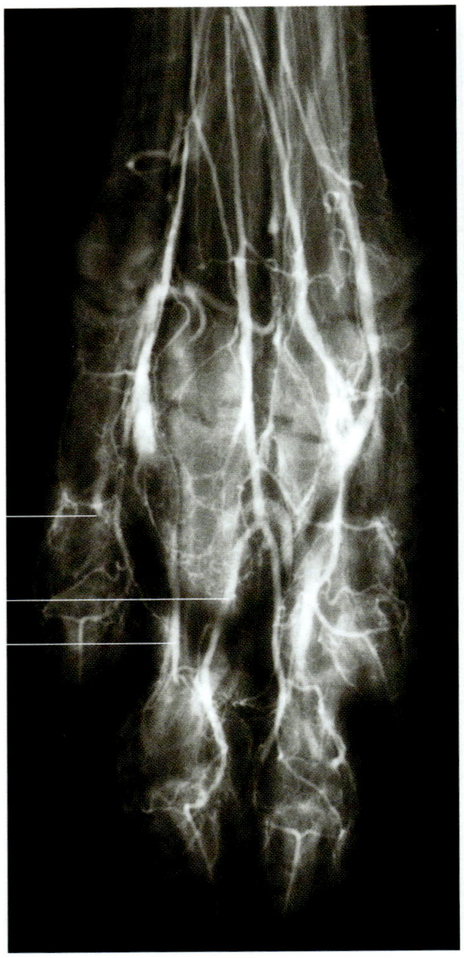

Abb. 18-46. Arteriogramm der Pfote eines Hundes im dorsopalmaren Strahlengang. Präparat Dr. S. Reese, München.

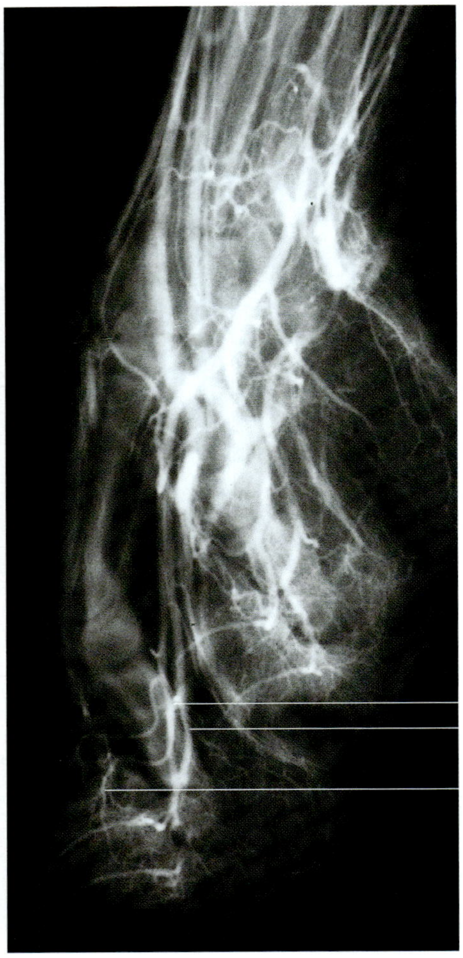

Abb. 18-47. Arteriogramm der Pfote eines Hundes im lateromedialen Strahlengang. Präparat Dr. S. Reese, München.

Kronsegment (Corona)

Das Kronsegment bildet den **»Boden« der Nageltasche.** Seine Breite ist dorsal am größten und verjüngt sich nach palmar/plantar deutlich. Die Kronlederhaut besitzt einen zöttchenförmigen Papillarkörper. Seine bis zu 0,7 mm langen Zöttchen haben ihren Ursprung teilweise auf Lederhautleisten. Das darüber von der Kronepidermis gebildete Kronhorn besitzt eine Röhrchenformation, die aber beim Distalschub verstreicht. Das Kronhorn bildet den wesentlichen Teil der Krallenplatte, die dorsal entsprechend dem dorsal breiteren Kronsegment dicker ist als an ihren Seitenflächen.

Wandsegment (Paries)

Die Wandlederhaut liegt dem **Krallenbeinfortsatz (Processus unguicularis)** direkt auf. Seine Oberfläche ist zu Lederhautblättchen geformt, deren Höhe von proximal 5 µm auf distal 0,3 mm zunimmt. In den Seitenteilen des Wandsegments besitzen sie einen bogenförmigen Verlauf. Die distalen Enden der Blättchen tragen bis zu 0,5 mm lange Terminalpapillen. Zwischen den Lederhautblättchen liegen Epidermisblättchen, die zentral nicht verhornen, weshalb das Wandhorn der Kralle keine Blättchenarchitektur besitzt. Über den Terminalpapillen erfolgt die Verhornung der Wandepidermis nach dem weichen Verhornungstyp über ein Stratum granulosum. Das gebildete gummiartige **Terminalhorn** besitzt eine **Röhrchenformation,** füllt die Krallentüte distal der Krallenbeinspitze aus und zerbröckelt wenig distal der dermalen Terminalpapillen. Es ist aufgrund seines hellen Farbtons deutlich von dem meist kräftig pigmentierten Kronhorn zu unterscheiden (Abb. 18-43).

Sohlensegment (Solea)

Das schmale Sohlensegment liegt mit seiner Lederhaut palmar bzw. plantar der Facies solearis des Krallenbeinfortsatzes beginnend an der Tuberositas flexoria bis zur Krallenbeinspitze auf. Seine Lederhautpapillen sind apikal gerichtet und nehmen in Zahl und Länge proximodistal zu. Die darübergelegene Epidermis bildet, im Unterschied zu Klaue und Huf nach dem **weichen Verhornungstyp,** ein röhrchenloses und weiches Sohlenhorn (Abb. 18-43). Distal des Niveaus der Lederhautpapillen zerbröckelt es und ist so instabil, daß es beim Abziehen (»Ausschuhen«) der Krallentüte zerfällt. Isolierte Krallentüten sind deshalb in typischer Weise zwischen den palmaren bzw. plantaren Rändern der Krallenplatte offen.

Ballensegment (Torus digitalis)

Der Zehenballen als Homologon des Ballensegments schließt sich direkt proximal dem Sohlensegment an, beteiligt sich aber nicht an der Bildung der Kralle und wurde bereits im Abschn. »Ballen«, S. 344, besprochen.

Blutgefäßversorgung

Kralle und Ballen besitzen eine **intensive Gefäßversorgung,** weshalb Verletzungen in diesem Bereich stark bluten (Abb. 18-46 u. 47). Die Blutzufuhr erfolgt über vier Arterien, die dorsoaxial und -abaxial sowie palmo- bzw. plantoaxial und -abaxial an der Zehe verlaufen und bei einer Krallen- oder Zehenamputation unterbunden werden müssen. Ihre Benennung erfolgt an allen Zehen nach dem gleichen Prinzip. Am Beispiel der vierten Zehe der Schultergliedmaße werden sie als:

- A. digitalis dors. propria IV axialis,
- A. digitalis dors. propria IV abaxialis,
- A. digitalis palmaris propria IV axialis und
- A. digitalis palmaris propria IV abaxialis bezeichnet.

Die **palmaren** bzw. **plantaren Zehenarterien** geben Rr. tori digitales zu den Zehenballen und je eine A. coronalis zum Kronsegment ab. Im weiteren Verlauf ziehen sie von axial bzw. abaxial in das For. soleare des Krallenbeins und anastomosieren unter Bildung des Arcus terminalis. Ausgehend vom Arcus terminalis ziehen Gefäße in die gesamte Krallenlederhaut. Die schwächeren dorsalen Zehenarterien ziehen bis zum Krallenfalz.

Die **Zehenvenen** verlaufen im wesentlichen arterienparallel und werden entsprechend benannt. Der venöse Abfluß aus der Krallenlederhaut erfolgt über die Vv. digitales palmares bzw. plantares propriae, die an den palmaren bzw. plantaren Zehenkanten verlaufend von der Zehenspitze kommen.

Lymphabfluß

Der Lymphabfluß aus den Zehen erfolgt an der Schultergliedmaße über den Buglymphknoten (Ln. cervicalis supf.) und an der Beckengliedmaße über den Kniekehllymphknoten (Ln. popliteus).

Innervation

Schultergliedmaße
Die sensible Innervation der 1. Zehe erfolgt komplett vom N. radialis, während dieser an der 2. bis 5. Zehe nur die Dorsalfläche versorgt. Die palmare Seite der 2. bis 5. Zehe inkl. ihrer Zehenballen werden von Ästen des N. ulnaris und N. medianus innerviert.

Beckengliedmaße
Die 1. Zehe und die mediale (abaxiale) Seite der 2. Zehe werden vom N. saphenus innerviert. Die dorsale Innervation der 2. bis 5. Zehe wird vom N. fibularis übernommen, während die plantaren Flächen inkl. der Zehenballen vom N. tibialis versorgt werden.

In der Knochenhaut des Krallenbeinfortsatzes liegen Propriozeptoren, die bei der neurologischen Untersuchung zur Prüfung der Tiefensensibilität durch Quetschung der Kralle mit einer Klemme gereizt werden.

Kralle der Katze

Die Kralle der Katze ist prinzipiell ebenso geformt wie die Hundekralle, läßt aber einige **artspezifische Besonderheiten** erkennen. Die Katzenkralle ist deutlich bilateral abgeplattet und dorsal stark gekrümmt. In der Seitenansicht erinnert die Kralle mit ihrem stumpf-konvexen Rückenteil und mit ihrer scharfen Spitze sowie ihren scharfen Krallenseitenrändern an ein Baummesser mit seinem stumpfen konvexen Messerrücken und seiner scharfen konkaven Schneide (Abb. 18-45).

Die scharfen **Krallenspitzen** und die scharfen **Krallenränder,** die das bröckelige Zerfallshorn der Sohle einrahmen, verleihen der Kralle die Eigenschaft eines **Schneidwerkzeuges.** Die Katze schärft ihre Kralle am Kratzbaum, indem sie sich schalenförmige Schichten der verhornten Krallentüte abkratzt. Das ist deshalb möglich, da die Katzenkralle aus übereinandergeschichteten Hornlagen besteht, deren oberflächliche Lage abgelöst wird.

Die geschärfte Kralle wird durch elastische Bänder in die häutige **Krallentasche** zurückgezogen. Die eingezogenen Krallen und die glatte Hornoberfläche der Zehen- und Metakarpal- bzw. Metatarsalballen sorgen für einen leisen Gang. Nach dem Ausschuhen am anatomischen Präparat durch Einwirkung heißen Wassers tritt der dermale Rückenwulst deutlich in Erscheinung, da er sich an seiner Basis durch eine deutliche Einengung vom lederhautüberzogenen Krallenrücken gut abgrenzt.

Blutgefäßversorgung

Die Blutgefäßversorgung der Zehen ist bei Hund und Katze prinzipiell gleich.

Lymphabfluß

Der Lymphabfluß aus den Zehen erfolgt an der Schultergliedmaße im Unterschied zum Hund über den Achsellymphknoten (Ln. axillaris), an der Beckengliedmaße wie beim Hund über den Kniekehllymphknoten (Ln. popliteus).

Innervation

Schultergliedmaße
Die sensible Innervation der 1. Zehe erfolgt wie beim Hund komplett über den N. radialis. Dorsal werden dagegen nur die 2. bis 4. Zehe versorgt, wobei Äste des N. radialis über die Zwischenzehenhäute hinaus auf der palmaren Seite bis an den Rand der Zehenballen ziehen. Palmar werden der 2. bis 4. Zehenballen ausschließlich vom N. medianus innerviert. Die Innervation der 5. Zehe übernimmt komplett der N. ulnaris.

Beckengliedmaße
Die Innervation der Zehen der Beckengliedmaße sind bei Hund und Katze prinzipiell gleich.

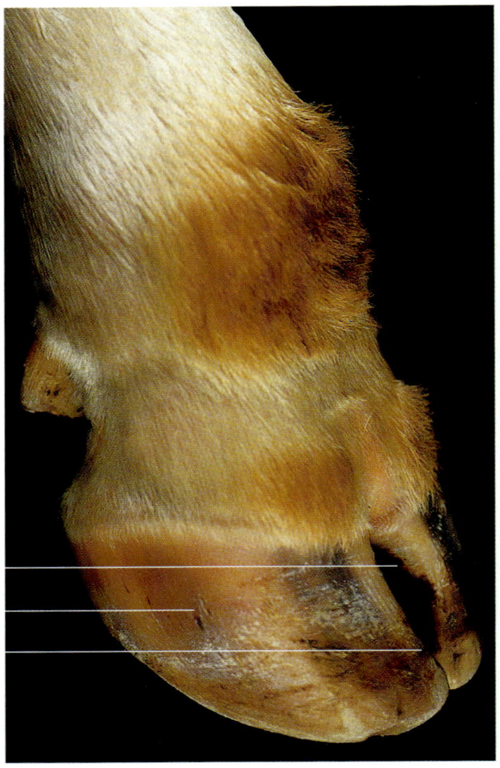

Abb. 18-48. Klauen der Vordergliedmaße eines Rindes, Aufnahme Dr. S. Reese, München.

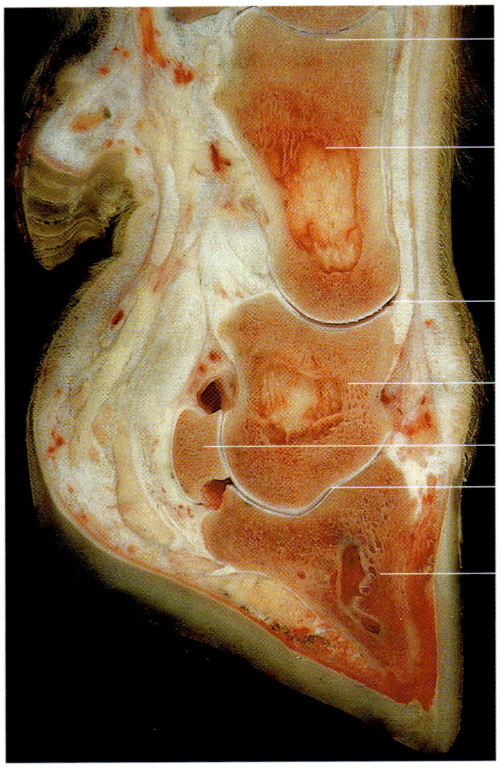

Abb. 18-49. Sagittalschnitt durch die laterale Haupt- und Afterklaue der Vordergliedmaße eines Rindes, Aufnahme Dr. S. Reese, München.

Klaue (Ungula)

Chr. Mülling

Die Klaue ist das **Zehenendorgan der Paarzeher (Artiodactyla).** Wie auch Kralle und Huf besteht die Klaue aus einem modifizierten, stark verhornten Hautüberzug und den von ihm umschlossenen Strukturen. Klauen besitzen von den Haussäugetieren das Schwein, das Rind sowie das Schaf und die Ziege. Sie werden daher unter der Bezeichnung **Klauentiere** zusammengefaßt. Bei gleichem Grundbauplan bestehen tierartliche Besonderheiten im Aufbau der Klaue.

Innerhalb der phylogenetischen Entwicklungsreihe nimmt die Klaue eine **besondere Stellung** zwischen der Kralle der Fleischfresser und dem Huf des Pferdes ein. Sie stellt eine **spezielle Form des Hufes der Ungulaten** dar, ist jedoch im Gegensatz zum Huf des Pferdes paarig angelegt.

Klauenerkrankungen, allen voran die Klauenrehe (Laminitis) und Klauengeschwüre, spielen beim Rind im Rahmen der Herdenbetreuung neben den Eutererkrankungen eine herausragende Rolle. Weltweit sind sie nach wie vor die Ursache für erhebliche wirtschaftliche Verluste in der Milch- und Masttierhaltung. Kenntnisse über Aufbau und Funktion der Klaue sind die Voraussetzung für erfolgreiche prophylaktische und therapeutische Maßnahmen, insbesondere für die Durchführung und die Beurteilung der Klauenpflege.

Definition

Die Klaue ist im engeren Sinne definiert als der **modifizierte Hautüberzug** des Gliedmaßenendes. Im weiteren, und gebräuchlicheren Sinne, versteht man unter der Klaue den Überzug aus modifizierter Haut im Zusammenhang mit den eingeschlossenen Strukturen. Diese weitergefaßte Definition wird vorzugsweise der funktionellen Einheit aller beteiligten Strukturen gerecht. Vom **modifizierten Hautüberzug** umschlossen sind (Abb. 18-49):

- der distale Teil des Kronbeins (Os coronale),
- das Klauengelenk (Art. interphalangea dist.) mit seinem Bandapparat,
- das Klauenbein (Os ungulare),
- das distale Sesambein (Os sesamoideum dist.),
- die Endabschnitte der Beuge- und Strecksehne mit ihrer Insertion am Tuberculum flexorium resp. Proc. extensorius des Klauenbeins sowie
- die Bursa podotrochlearis zwischen dem distalen Sesambein und der tiefen Beugesehne.

Klaue (Ungula) des Rindes

An jeder Extremität sind **zwei Hauptklauen** und **zwei Afterklauen** ausgebildet. Die Hauptklauen werden von den beiden Stützzehen, den Digiti III und IV, getragen, die durch den **Zwischenklauenspalt** voneinander getrennt sind. Die beiden Afterklauen sind die reduzierten Klauen der zweiten und fünften Zehe. Sie sind deutlich kleiner als die Hauptklauen, prinzipiell aber gleich aufgebaut. Von den zentralen Stützteilen sind meist nur das Kron- und Klauenbein (Phalanx II und III), mitunter auch nur das Klauenbein ausgebildet. Die Afterklauen sind in Höhe des Fesselgelenks bindegewebig

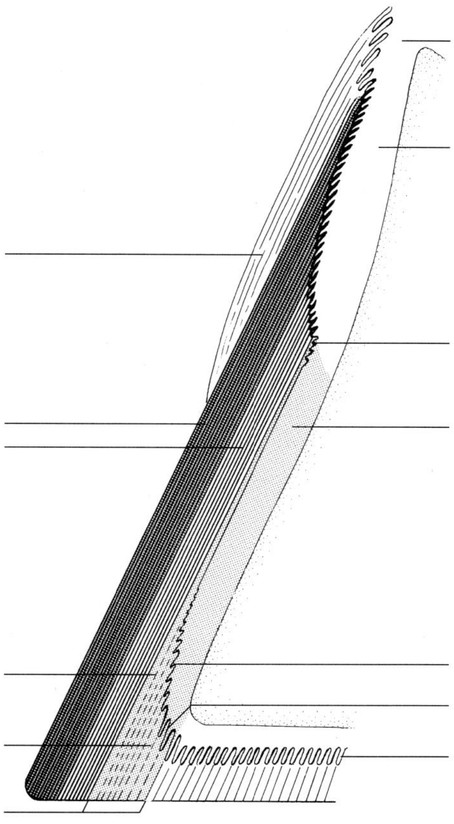

Abb. 18-50. Schematische Darstellung des Saum-, Kron-, Wand- und Sohlensegments der Hauptklauen des Rindes.

mit der Gliedmaße verbunden. Sie fußen nicht und unterliegen keinem Abrieb, so daß sie beim Rind häufig sehr lang werden und bei der Klauenpflege gekürzt werden müssen (Abb. 18-48 u. 49).

Klauenform

Die **Klauen der Vordergliedmaßen** sind breiter, stumpfer und kürzer als die der Hintergliedmaßen; der Interdigitalspalt ist etwas weiter als hinten. Der Zehenrückenwinkel zwischen der Bodenfläche der Klaue und der dorsalen Wand beträgt an den Vorderklauen 50–55°, an den Hinterklauen 45–50°. Die Vorderklauen stehen damit steiler als die hinteren.

Die **Klauenplatte (Paries corneus, Lamina)** ist dorsal um die Zehenachse gebogen, so daß am Klauenrücken eine abgerundete Kante **(Margo dorsalis)** entsteht. Neben dem Rücken sind an der Platte eine konvex gewölbte Außenwand **(Pars abaxialis)** und eine konkave Interdigitalwand **(Pars axialis)** zu unterscheiden (Abb. 18-48).

Die **Grundfläche (Facies solearis)** der Klaue, im klinisch-praktischen Sprachgebrauch auch insgesamt als Sohle bezeichnet, ist im Bereich des Tragrandes und des Sohlenhorns sowie des distalen Abschnitts des Ballensegments plan. Axial weist das Ballenhorn eine physiologische Hohlkehlung auf, es beteiligt sich in diesem Areal nicht an der fußenden Fläche (Abb. 18-51).

Durch das kontinuierlich nachgebildete Horn verändert sich die Form der Klauen bei ungenügendem Abrieb fortlaufend. Unter Stallhaltungsbedingungen muß daher ungefähr alle 6 Monate eine Korrektur des Klauenschuhs erfolgen.

Funktionen

Die Klaue ist eine **Schutzeinrichtung** für die Gliedmaßenspitze gegen mechanische, chemische und biologische Einwirkungen aus der Umwelt. Große Bedeutung erlangt der Schutz der Klauenkapsel gegen biologische und chemische Noxen unter den Bedingungen in der intensiven Stallhaltung bei ungünstiger Beschaffenheit des Untergrundes und permanenter Einwirkung aggressiver Substanzen.

Die Klaue übernimmt auch **stoßbrechende Funktionen** beim Fußen, die in ihrer Wirkung der eines Stoßdämpfers entsprechen. Die während der Lokomotion impulsartig auf die Gliedmaßenspitze einwirkende Kraft wird gedämpft, verteilt und abgeleitet, so daß lokale Überbelastungen vermieden werden. Grundlage dieses Stoßbrechungsmechanismus der Klaue ist das kräftige, stoßbrechende Subkutispolster im Ballensegment. Es bildet eine funktionelle Einheit mit dem elastischen Ballenhorn.

Zusätzlich wirkt der **Klauenspreizmechanismus stoßbrechend.** Bei Belastung weichen die Hauptklauen zunächst ein Stück weit auseinander. Sie werden dann jedoch zunehmend vom Lig. interdigitale dist. gebremst, wodurch ein Überspreizen verhindert wird.

Die epidermale Klauenkapsel übernimmt zum Teil die **Übertragung der Kräfte beim Fußen** durch ihre Aufhängung am Klauenbein. Man spricht daher von einem **Klauen-**

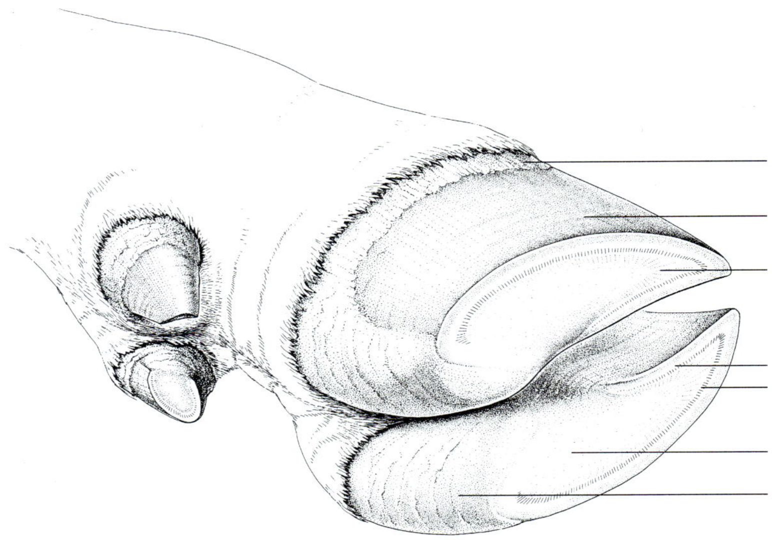

Abb. 18-51. Schematische Darstellung der Grundfläche (Facies solearis) der Haupt- und Afterklauen des Rindes mit Weißer Linie (Zona alba).

beinträger, der aufgrund struktureller Unterschiede jedoch nicht so leistungsfähig wirkt wie der Hufbeinträger des Pferdes. Im Gegensatz zum Pferd, das nur auf dem Tragrand fußt, werden an der Klaue auch Sohle und große Teile des Ballens beim Fußen belastet (40–60%).

Weitere Funktionen der Klaue sind Graben, Kratzen sowie bei wildlebenden Klauentieren die Verteidigung gegen Feinde.

Klauensegmente

Die Klaue wird in gleicher Weise wie Kralle und Huf in **Segmente** gegliedert.

Anhand der Art und Ausprägung der Modifikation der drei Schichten des Integumentum commune können **fünf Klauensegmente** unterschieden werden (Abb. 18-50 u. 51):

- Saumsegment (Limbus),
- Kronsegment (Corona),
- Wandsegment (Paries),
- Sohlensegment (Solea) und
- Ballensegment (Torus ungulae)

Ihre Einteilung gelingt am besten am **Oberflächenrelief der Lederhaut,** das nach Exungulation aus der epidermalen Klauenkapsel sichtbar wird.

Saumsegment

Das Saumsegment schließt sich abaxial an die behaarte Haut an. Es stellt dorsal einen 1 cm breiten Streifen dar, der sich palmar bzw. plantar verbreitert und mit dem Ballensegment verbindet. Axial steht es mit dem Saumsegment der gleichseitigen Hauptklaue in kontinuierlicher Verbindung (Abb. 18-50 u. 51).

Die **Saumunterhaut (Tela subcutanea limbi)** bildet dorsal und abaxial das schwach vorgewölbte **Saumpolster (Pulvinus limbi).** Dieses wird palmar/plantar breiter und geht dann in das Ballensegment über.

Die **Saumlederhaut (Dermis limbi)** ist abaxial durch eine flache Rinne von der behaarten Haut abgesetzt. An der Grenze zum distal anschließenden Kronsegment bildet die Saumlederhaut einen besonders abaxial deutlichen Falz aus. Dieser ist ein Charakteristikum der Rinderklaue. Die Lederhautoberfläche ist mit 1–2 mm langen, schlanken, distal gerichteten Papillen besetzt.

Die **Saumoberhaut (Epidermis limbi, Perioplum)** weist eine Röhrchenarchitektur auf. Das weich-bröckelige Saumhorn wird über das Kronhorn distal geschoben. Es schilfert rasch ab und bedeckt somit lediglich das proximale Viertel der Klauenplatte. Ihm wird eine Funktion bei der Feuchtigkeitsregulierung im proximalen Kronsegment zugesprochen.

Kronsegment

Das Kronsegment schließt sich distal an das Saumsegment an. Es erstreckt sich von der Kronfalzrinne dorsal in einer Breite von etwa 2,5 cm bis zur halben Höhe des Zehenrückens. An der Außenwand wird es palmar bzw. plantar fortlaufend schmaler und geht schließlich in das Ballensegment über. Axial beträgt seine Breite seitlich 1–1,5 cm, an der Trachte nur 0,5 cm (Abb. 18-50).

Seine **Unterhaut** ist zum leicht gewölbten **Kronpolster (Pulvinus coronae)** modifiziert. Dieses Polster läßt die Lederhaut als leicht gewölbten Kronwulst hervortreten.

Die **Oberfläche der Kronlederhaut (Dermis coronae)** ist zu schlanken Zöttchen mit konischer Spitze geformt. Diese Papillen entspringen senkrecht auf der Lederhautoberfläche, sind im weiteren Verlauf aber distal in Vorschubrichtung der Epidermis geneigt.

Die **Oberhaut (Epidermis coronae)** bildet entsprechend der papillären Lederhautformation **Hornröhrchen.** Die dick-

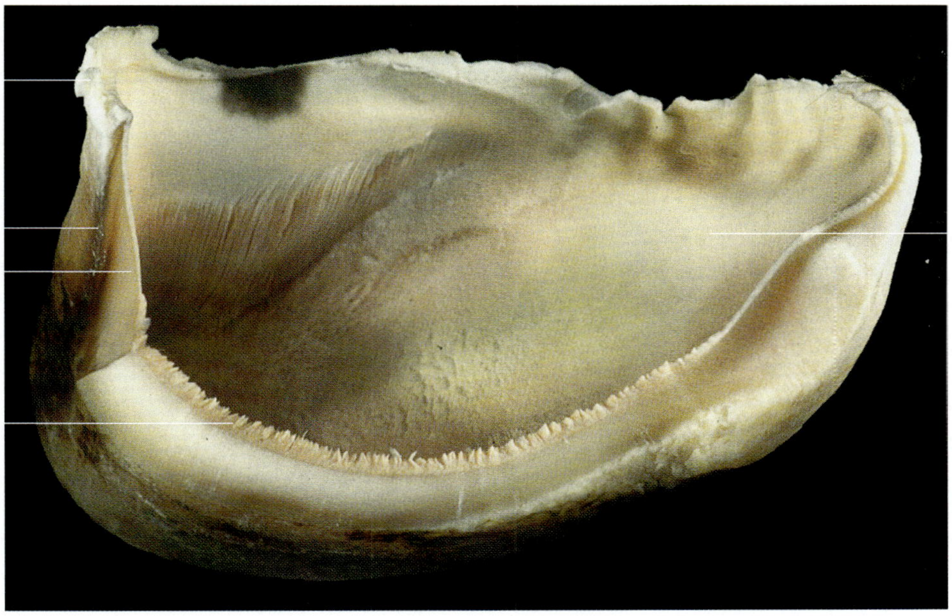

Abb. 18-52. Klauenkapsel eines Rindes nach Entfernung eines Teils der abaxialen Platte, Aufnahme Dr. S. Reese, München.

sten Röhrchen liegen im mittleren Kronhorn. Im äußeren Kronhorn sind sie sehr dünn, während sie im inneren Kronhorn nur schwer erkennbar sind oder völlig fehlen.

Das sehr harte, widerstandsfähige Kronhorn bildet die Schutzschicht **(Stratum medium, Mesonychium)** und damit den überwiegenden Teil der Klauenplatte (Abb. 18-52). Der Distalrand der Schutzschicht bildet den äußeren Teil des **Tragrandes (Margo solearis).**

Im **Trachtenbereich** wird das **Kronhorn** wulstartig vom **Ballenhorn** überdeckt. Zum Interdigitalspalt ist das Kronhorn stark zerklüftet. Dorsal und abaxial ist seine Oberfläche mit mehr oder weniger deutlich ausgeprägten horizontalen Rillen versehen.

Das **Kronhorn** ist das **härteste Horn der Klaue** und doppelt so hart wie das Kronhorn des Pferdehufs. Die Hornbildungsrate beträgt rasse-, alters- und fütterungsabhängig 4–8 mm im Monat.

Wandsegment

Das Wandsegment liegt unter der dicken Schicht aus distal geschobenem **Kronhorn (Schutzschicht).** Es grenzt proximal an das Kronsegment und reicht distal bis zur Grenze zwischen Wand- und Sohlenlederhaut. In der Klauenspitze ist es scharfkantig lateromedial umgebogen (Abb. 18-50).

Ein **Eckstrebenteil (Pars inflexa parietis),** wie am Pferdehuf, ist an der Klaue nur angedeutet. Das Wandsegment ist palmar bzw. plantar nur auf kurzer Strecke medial eingebogen. Es stellt die Verbindung zwischen Klauenplatte und Klauenbein her, weshalb es auch als Verbindungsschicht bezeichnet wird. Distal stellt die **Weiße Linie (Zona alba),** das am Tragrand sichtbare Horn des Wandsegments, die Verbindung zwischen der Klauenplatte und der Sohle bzw. dem Ballen her (Abb. 18-51). Eine Tela subcutanea fehlt im Wandsegment. Die Lederhaut und das Klauenbein sind fest und unverschieblich miteinander verbunden.

Die **Wandlederhaut (Corium parietis)** ist durch proximodistal orientierte **Lederhautblättchen (Lamellae dermales)** gekennzeichnet. In der Klaue ist die Blättchenoberfläche nicht wie im Pferdehuf zu Sekundärblättchen zergliedert. Die Firste der Lederhautblättchen sind in ihrem distalen Drittel mit sehr feinen, kurzen, hakenförmigen Papillen besetzt, den sogenannten distalen Kappenpapillen. Wenige kleine Papillen proximal auf dem Blättchenfirst an der Krone-Wand-Grenze werden als proximale Kappenpapillen bezeichnet.

Das Ende der Blättchen biegt sohlenwärts um und geht dann kontinuierlich in die Sohlenlederhaut über. Die distale Kante der Wandlederhautblättchen ist mit langen kräftigen Papillen besetzt. Diese werden aufgrund ihrer Position auf den Blättchenenden Terminalpapillen genannt.

Die **Wandoberhaut (Epidermis parietis)** ist zwischen den Lederhautblättchen zu **Epidermisblättchen (Lamellae epidermales)** angeordnet. Diese sind zunächst nur zentral verhornt. Alternierende, innige Verzahnungen schaffen eine stabile Verbindung zwischen der epidermalen Klauenplatte und dem Papillarkörper und letztendlich dem Klauenbein. Im Gegensatz zum Hufbeinträger des Pferdes ist dieser Apparat jedoch weniger belastet, was seinen Ausdruck u. a. im Fehlen von Sekundärblättchen findet.

Die **Kappen-** und **Terminalpapillen** sind ebenfalls von Wandepidermis bedeckt. Diese ist in Röhrchenformation angeordnet und wird als Terminal- resp. Kappenepidermis bezeichnet. Ihr Produkt sind das Kappen- resp. Terminalhorn, die als Teil der Weißen Linie auf der Fußungsfläche erscheinen (Abb. 18-50).

Die **Wandepidermis der Rinderklaue** zeichnet sich durch eine sehr hohe **Proliferationsrate** aus. In der distalen Hälfte des Wandsegments bildet die Epidermis zwischen den Lederhautblättchen und über den Firsten derselben große Mengen an Horn, welches aufgrund seiner Lage und Schichtung als Kappenhorn bezeichnet wird. Ermöglicht wird diese hohe Hornbildungsrate durch die Oberflächenvergrößerung des Papillarkörpers in Form von Kappenpapillen.

Die **Sterilbetttheorie,** die der Wandepidermis eine nennenswerte Hornbildung abspricht, ist durch diese Ergebnisse neuerer Untersuchungen eindeutig widerlegt.

Weiße Linie (Zona alba)

Die Weiße Linie stellt die **Verbindungszone** zwischen dem **Kronhorn** und dem **Sohlenhorn** der Klaue dar. Sie ist aus den **Hornblättchen,** dem **Kappenhorn** und dem **Terminalhorn,** die alle durch Verhornung der entsprechenden Wandepidermis entstehen, aufgebaut. Die Weiße Linie ist also ein Produkt des Wandsegments. Die Bereiche zwischen den Hornblättchen sind außen, zur Platte hin, durch das Kappenhorn und innen, sohlenwärts, durch das Terminalhorn ausgefüllt (Abb. 18-50 u.51).

Die **Anordnung** dieser strukturellen Komponenten läßt eine Gliederung der Weißen Linie in **drei Anteile** erkennen. Gegenüber dem Kronhorn ist der äußere Teil der Weißen Linie durch einen strichförmigen, auffallend weißen Streifen abgegrenzt. Der mittlere Teil wird von den Mittelabschnitten der Hornblättchen und dem Kappenhorn gebildet, das die Räume zwischen den Blättchen ausfüllt. Das Terminalhorn füllt die Räume zwischen den sohlenwärtig gelegenen Spitzenabschnitten der Blättchen aus und bildet zusammen mit diesen den inneren Teil der Weißen Linie.

Die **Breite der Weißen Linie** wird durch die Höhe der **Hornblättchen** bestimmt und beträgt im Klauenspitzenbereich 4–5 mm. Durch die alternierende Anordnung von Hornblättchen sowie Kappen- und Terminalhorn erhält die Weiße Linie ein **streifiges Aussehen.** Kappen- und insbesondere Terminalhorn bröckeln vor allem an ungepflegten Klauen zwischen den Hornblättchen an der Oberfläche heraus. Die entstehenden Hohlräume bilden den Ausgangspunkt für eine bakterielle Besiedlung der Weißen Linie, die in einer Infektion der Lederhaut enden kann.

Die **Weiße Linie der Klaue** besitzt im Gegensatz zu der des Hufes und der Kralle einen **axialen** und einen **abaxialen Schenkel** (Abb. 18-51).

Der **axiale Schenkel** verläuft von der Klauenspitze in palmarer bzw. plantarer Richtung leicht konkav gebogen und zunächst parallel zur Tragrandkante. Zu seinem Ende hin nähert er sich der Tragrandkante, ist in der Mitte der Fußungsfläche axial und dorsal abgebogen und endet im Vereinigungspunkt von Kron-, Wand- und Ballensegment.

Der **abaxiale Schenkel** verläuft von der Klauenspitze zunächst in einem stark konvexen, im Bereich der abaxialen Tragrandkante zunehmend flacheren Bogen bis ins proximale Viertel der Fußungsfläche parallel zur Tragrandkante und biegt dann auf einer Länge von 5–8 mm axial in das Ballensegment um.

Sohlensegment

Das Sohlensegment folgt der Innenkontur der Weißen Linie auf der Klauengrundfläche. Sein **Körper (Corpus soleae)** hat die Gestalt eines engen Halbmondes, von dem zwei schmale, lang ausgezogene **Sohlenschenkel (Crura soleae axiale et abaxiale)** palmar bzw. plantar ziehen. Diese beiden Schenkel enden axial und abaxial kurz vor dem jeweiligen Ende der Weißen Linie (Abb. 18-36 u. 51).

Das Sohlensegment beteiligt sich in seiner **gesamten Ausdehnung** an der **fußenden Fläche** der Klaue und weist eine plane Oberfläche auf (Abb. 18-39). Eine Unterscheidung zwischen Sohlen- und Ballenteil der Klauengrundfläche ist makroskopisch von außen kaum möglich. Auch palpatorisch bestehen keine fühlbaren Unterschiede zwischen Sohlen- und Ballenhorn. Im Sohlensegment ist keine Tela subcutanea ausgebildet.

Die **Sohlenlederhaut (Dermis soleae)** weist niedrige Lederhautleisten auf, die die sohlenwärts umgebogenen Enden der Wandlederhautblättchen fortsetzen. Diese Leisten sind mit langen kräftigen **Lederhautpapillen (Papillae dermales)** besetzt. Die Papillen sind reihenförmig angeordnet und im 40°-Winkel zehenspitzenwärts geneigt.

Die **Sohlenoberhaut (Epidermis soleae)** bildet der Lederhautformation entsprechend Hornröhrchen aus. Die Sohlenhornröhrchen zeichnen sich durch einen auffallend großen Durchmesser aus. Dadurch sind sie an der gepflegten Klaue bereits mit bloßem Auge zu erkennen. Das nur in geringer Rate gebildete Sohlenhorn ist von harter Konsistenz. Der Vorschub des gebildeten Hornes erfolgt entsprechend der Papillenorientierung schräg zehenspitzenwärts.

Ballensegment

Das Ballensegment schließt sich auf der Klauengrundfläche an das Sohlensegment an, von dessen Schenkeln es zum Teil umschlossen wird. Palmar bzw. plantar grenzt das Ballensegment an die behaarte Haut. Der größte Teil der Klauengrundfläche und damit auch der Fußungsfläche der Klaue wird vom Ballensegment gebildet.

Aufgrund struktureller und funktioneller Besonderheiten sind innerhalb des Ballensegments ein proximaler (palmarer bzw. plantarer) Abschnitt **(Pars proximalis** bzw. **Basis tori)** und ein distaler (apikaler) Abschnitt **(Pars distalis** bzw. **Apex tori)** zu unterscheiden (Abb. 18-36 u. 51).

Der **proximale Abschnitt** des Ballensegments **(weicher Ballen)** erstreckt sich von der Grenze zur behaarten Haut bis zu einer Verbindungslinie zwischen dem axialen und abaxialen Ende der Weißen Linie. Er umfaßt den nicht fußenden palmaren bzw. plantaren Ballenteil und den Ballenwulst, der Teil der Fußungsfläche ist. Axial grenzt der proximale Abschnitt des Ballensegments an die unbehaarte Haut des Zwischenklauenspaltes und am axialen Ende der Weißen Linie an Saum-, Kron- und Wandsegment. Abaxial grenzt er in proximodistaler Folge an Saum-, Kron- und Wandsegment.

Der **distale Abschnitt** des Ballensegments (harter Ballen) wird von den Schenkeln des Sohlensegments umfaßt. Klauenspitzenwärts erstreckt er sich zungenförmig bis an den Sohlenkörper.

Die **Unterhaut (Tela subcutanea tori)** ist zu einem gut entwickelten **Ballenpolster (Pulvinus digitalis)** modifiziert. Im proximalen Teil existiert ein kissenartiges, bis zu 2 cm dickes Polster aus straffem Bindegewebe und Fett über die gesamte Breite des Ballens. Dieses Polster wird unter der Beugesehnenkontur zehenspitzenwärts fortlaufend niedriger. Im distalen Ballenteil ist es nurmehr 5 mm hoch und endet apikal am Übergang in das Sohlensegment. Dieses vielfach gekammerte Ballenpolster wirkt in funktioneller Einheit mit dem elastischen Ballenhorn als stoßbrechender Mechanismus beim Fußen.

Die **Ballenlederhaut (Dermis tori)** trägt **Zöttchen,** die aus niedrigen Lederhautleisten hervorgehen. Diese sind im proximalen Teil diskontinuierlich und verlaufen wellenförmig. Im distalen Teil sind sie höher und linear angeordnet. Die kräftigen spitzkegeligen **Lederhautpapillen (Papillae coriales)** gehen senkrecht aus der Lederhautunterlage hervor. Sie sind proximal wirbelartig angeordnet. Im distalen Teil sind sie dann zunehmend zehenspitzenwärts geneigt.

Die **Ballenoberhaut (Epidermis tori)** bildet Röhrchenhorn. Die Ballenhornröhrchen sind von ihrer Größe und ihrem Verlauf her sehr heterogen. Im proximalen Abschnitt erfolgt die Verhornung nach dem weichen Typ. Das gebildete Ballenhorn ist von elastischer, radiergummiähnlicher Beschaffenheit. Die Hornoberfläche ist je nach Pflegezustand der Klaue unterschiedlich stark zerklüftet. Sie zeigt eine gewellte Übereinanderschichtung der Hornmassen bei ihrem Vorschub, die an ungepflegten Klauen deutlich zu erkennen ist. Diese Schichtung ist im Bereich des Ballenwulstes am deutlichsten. Axial greift sie auf die Interdigitalwand und das Kronhorn und abaxial auf das Saumhorn über.

Die **Hornbildungsrate** im proximalen Ballenabschnitt ist mit bis zu 12 mm pro Monat erheblich. Bei ungenügendem Abrieb auf weichem Untergrund werden die Hornmassen des proximalen Abschnitts über den distalen Bereich geschoben. An ungepflegten Stallklauen nimmt dieses Überwachsen zum Teil erhebliche Ausmaße an. Pathologische Klauenformen wie Pantoffel-, Schnabel- und Posthornklauen sind die Folge. Dies wird mißverständlich als »überwachsendes Sohlenhorn« (sole horn overgrowth) bezeichnet und führt zu einer unphysiologischen Druckverteilung an der Klaue und unphysiologischem Zug an der Beugesehne. Die resultierende Druckbelastung der Lederhaut in diesen Bereichen ist ursächlich für die Entstehung von Klauengeschwüren.

Im **distalen Ballenabschnitt** erfolgt die Verhornung nach dem harten Typ. Das gebildete Horn ist deutlich härter. An regelrecht geformten Klauen weist das Horn des distalen Abschnitts axial eine Hohlkehlung auf, so daß sich dieser Bereich nicht an der Fußungsfläche beteiligt. Der abaxiale Bereich ist hingegen plan und zeigt eine nur undeutliche parallele Schichtung des Horns.

Prädilektionsstellen für Klauenerkrankungen

An der gesunden Klaue bestehen bereits strukturell bedingte Prädilektionsstellen für Erkrankungen der Klaue. Diese haben eine besondere Bedeutung, da eine Infektion, bevor sie innerhalb der Klaue aktiv werden kann, zunächst die Hornschicht durchdringen muß.

Eine derartige Prädilektionsstelle ist der Übergang vom proximalen in den distalen Abschnitt des Ballensegments. Hier liegt die klassische Lokalisation des **Rusterholz-Klauengeschwürs.** In diesem Bereich trifft Horn sehr unterschiedlicher Härte aufeinander. Durch die unterschiedlichen Materialeigenschaften kommt es unter Belastung vermehrt zur Bildung von Mikrorissen, die den Ausgangspunkt für größere, fortschreitende Zusammenhangstrennungen der Hornkapsel bilden.

In der gesamten **Weißen Linie** besteht aufgrund der Heterogenität der Hornanteile ebenfalls eine **Prädilektion für Zusammenhangstrennungen**. Darüber hinaus bieten die sehr weiten Markräume der Terminalhornröhrchen bevorzugte Eintrittspforten für aufsteigende bakterielle Infektionen. White line disease, Tragrandausbrüche und die eitrighohle Wand stellen häufige Erkrankungen der Weißen Linie dar bzw. nehmen von hier ihren Ausgang.

Blutgefäßversorgung

Arterien

Die **Hauptblutversorgung** der Klaue erfolgt über die palmaren bzw. plantaren Zehenarterien der beiden Hauptzehen, die Aa. digitales palmares bzw. plantares propriae axiales et abaxiales III et IV (Abb. 18-53 u. 54).

Eine **zusätzliche,** aber weniger bedeutsame **Versorgung** erfolgt über die dorsalen Zehenarterien, Aa. digitales dorss. proprii axiales et abaxiales III et IV.

An der Schultergliedmaße erhalten die palmaren Zehenarterien ihren Zufluß in der Hauptsache aus der A. digitalis palmaris communis III.

An der Beckengliedmaße werden die plantaren Zehenarterien über die A. digitalis plantaris commmunis III und über den R. perforans dist. III aus der A. metatarsea dors. III gespeist.

Dorsales und palmares bzw. plantares Gefäßsystem sind durch Aa. interdigitales untereinander verbunden.

Die jeweils schwächere abaxiale palmare bzw. plantare Zehenarterie zieht im Bogen abaxial in die Ballenregion. Dort entläßt sie 3 bis 4 Rr. tori. Diese verzweigen sich zum Ballennetz und versorgen die Ballenlederhaut und das Ballenpolster. Ein stärkerer R. palmaris bzw. plantaris verläuft über den Ballen distal und verzweigt sich im Bereich der Sohle. An der abaxialen Ballenflanke zieht ein R. coronalis zum Kronsegment, wo er mit den Krongefäßen anastomosiert. Ein weiterer Ast zieht zehenspitzenwärts und verbindet sich mit Ästen des Arcus terminalis. Er versorgt die abaxiale Sohlen- und Wandlederhaut.

Die **axialen palmaren** bzw. **plantaren Zehenarterien (Aa. digitales palmares** bzw. **plantares propriae axiales III et IV)** sind wesentlich stärker entwickelt. Sie ziehen entlang der axialen Zehenkontur und dann an der dorsalen Klauenkontur unter den Klauenschuh. Sie geben ursprungsnah je einen R. tori digitalis zum Ballen ab, der sich mit dem Ballennetz des abaxialen Gefäßes verbindet. Weiter distal geht ein größerer R. palmaris bzw. plantaris in Richtung Sohle ab. In Höhe des Distalrandes des Kronbeins geht die Kronarterie (A. coronalis) ab. Diese spaltet sich in einen tiefen und einen oberflächlichen Ast zur Versorgung des Kronsegments.

In ihrem weiteren Verlauf dringen die axialen Zehenarterien als **Klauenbeinarterie (A. phalangis distalis)** von axial in das Klauenbein ein. Im Klauenbeinkanal verläuft die Arterie axial fast bis zur Klauenbeinspitze. Dort kehrt sie um und zieht abaxial auf das palmare bzw. plantare Ende des Klauenbeins zu, wo sie durch das For. soleare wieder austritt. Im Klauenbeinkanal bildet das Gefäß den Arcus terminalis, der einen Endbogen zwischen den axialen und abaxialen palmaren bzw. plantaren Zehengefäßen bildet.

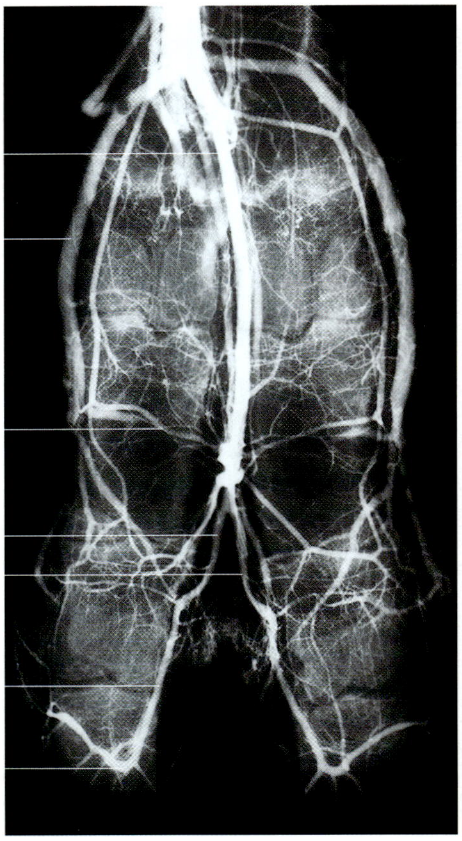

Abb. 18-53. Arteriogramm der Hinterzehen eines Rindes im dorsopalmaren Strahlengang, Präparat Dr. S. Reese, München.

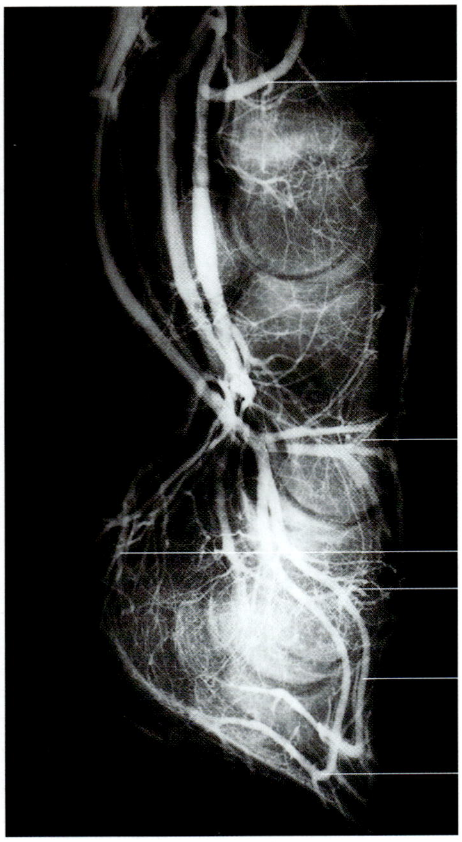

Abb. 18-54. Arteriogramm der Hinterzehen eines Rindes im lateromedialen Srahlengang, Präparat Dr. S. Reese, München.

Vom **Arcus terminalis** gehen zahlreiche Gefäßäste ab, die in kleinen Kanälchen das Klauenbein durchdringen. Sie zweigen sich weiter auf, anastomosieren untereinander und versorgen nach Verlassen des Knochens die Wand- und Sohlenlederhaut sowie Teile der Kron- und Ballenlederhaut. Ein stärkerer proximaler Ast bildet eine Anastomose des Arcus terminalis mit der A. coronalis.

Weitere stärkere Äste ziehen zur Klauenbeinspitze und zur Seitenwand der Klaue. Dort verzweigen sie sich und streben zum Tragrand, wo sie arkadenartig anastomosieren. Diese arkadenartigen Gefäßverbindungen am Sohlenrand bilden in ihrer Gesamtheit die **Sohlenrandarterie (A. marginis solearis).**

Das dichte und weit verzweigte Arteriensystem der Klaue gewährleistet eine möglichst hohe **Durchblutungsrate** der Klauenlederhaut. Diese ist erforderlich, um die darüberliegende gefäßfreie Epidermis in ausreichendem Maße per diffusionem versorgen zu können.

Venen

Das Blut fließt aus dem Kapillarbett in **weitmaschige Venennetze** der Wand- und Sohlenlederhaut und ein zusätzliches peripheres dünnmaschiges Venennetz ab. Von diesen gelangt es an jeder Hauptklaue über eine große Zahl kleiner Venen in eine **dorsale Zehenvene (V. digitalis dorsalis propria axialis)** und zwei **seitliche Zehenvenen (V. digitalis palmaris** bzw. **plantaris propria III** resp. **IV axialis et abaxialis).** Die venösen Netze der Wandlederhaut und Sohlenlederhaut werden über die seitlichen Zehenvenen drainiert (Abb. 18-55).

Aus den tiefen und oberflächlichen Netzen des Kronbereichs fließt das Blut in alle **drei Zehenvenen** ab. Das stark verzweigte Ballennetz der Ballenlederhaut und des Ballenpolsters wird über zahlreiche Venen, von denen eine im Zwischenklauenbereich mit dem entsprechenden Gefäß der Gegenseite anastomosiert, in die abaxiale seitliche Vene entleert. Das undeutliche Venengeflecht des Klauenbeins findet seinen Abfluß über die axiale seitliche Vene. Die Venen dieser Netze sind mit zahlreichen Klappen ausgestattet.

Die **funktionelle Bedeutung des komplexen Systems** aus Venennetzen liegt darin, **gleichmäßige Perfusionsverhältnisse** zu schaffen. Durch die Venenklappen im Zusammenwirken mit den sich ändernden Druckverhältnissen bei Be- und Entlastung wird der venöse Rückfluß gefördert. Hierbei sollen auch arteriovenöse Anastomosen, also »shunts« zwischen arteriellem und venösem System, eine Rolle spielen.

Der **Blutabfluß aus dem Kronwulst** erfolgt über die beiden Vv. coronales supf. axialis et abaxialis, die in den R. dors. phalangis mediae münden. In proximoaxialer Richtung geht dieser in die V. digitalis dors. propria axialis über, die in die V. digitalis dors. communis III mündet.

Die V. digitalis palmaris propria III resp. IV axialis mündet in die V. interdigitalis, eine starke Anastomose zwischen der V. digitalis dors. communis III und der V. digitalis palmaris bzw. plantaris communis III.

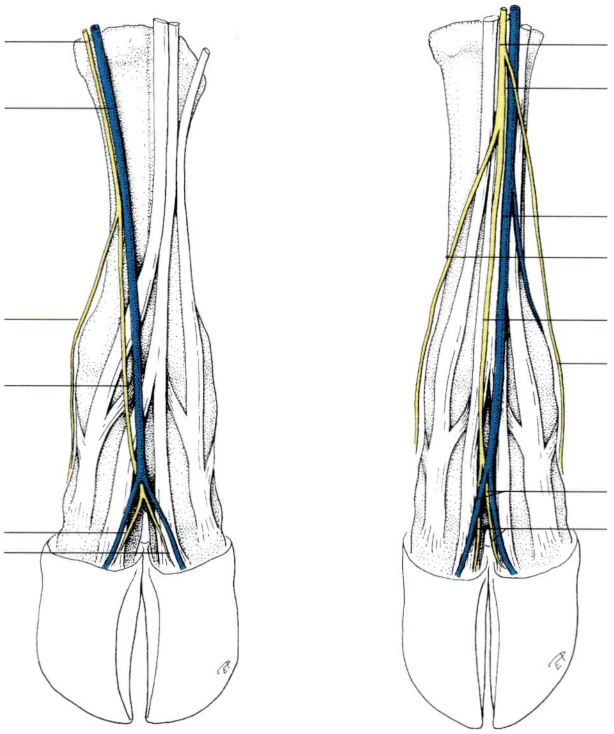

Abb. 18-55. Schematische Darstellung der dorsalen Zehenvenen und -nerven der linken Schulter- und Beckengliedmaße des Rindes.

Lymphabfluß

An der Schultergliedmaße gelangen die Lymphabflüsse der Hand zu den Buglymphknoten (Lnn. cervicales supff.). Der tiefe Kniekehllymphknoten (Ln. popliteus prof.) sammelt die Lymphe des Fußes an der Beckengliedmaße.

Innervation

Vordergliedmaße

Die **palmaren Nerven** der Hand entstammen überwiegend dem N. medianus und zusätzlich dem R. palmaris des N. ulnaris. Die **dorsalen Nerven** gehen aus dem R. supf. des N. radialis und dem R. dors. des N. ulnaris hervor (Abb. 18-55).

Der **N. digitalis palmaris communis II** teilt sich proximal des Fesselgelenks in den schwachen N. digitalis palmaris proprius II axialis, der zur Afterzehe zieht, und in den fortlaufenden N. digitalis palmaris proprius III abaxialis für den medialen Klauenbereich und den Ballen. Der N. digitalis palmaris communis III ist zumeist doppelt ausgebildet. Beide Äste vereinigen sich am Beginn des Interdigitalspalts. Aus diesem Stamm gehen die Nn. digitalis palmaris proprius III axialis und IV axialis hervor.

Der **N. digitalis palmaris communis IV** teilt sich proximal des Fesselgelenks in die Nn. digitalis palmaris proprius V axialis und IV abaxialis. Diese verhalten sich wie die entsprechenden Nerven der 2. und 3. Zehe.

Der **N. digitalis dorsalis communis IV** teilt sich dorsolateral in Höhe des Fesselgelenks in den dünnen N. digitalis dors. proprius V axialis für die Afterzehe und den N. digitalis dors. proprius IV abaxialis. Letzterer versorgt den Kron- und Ballenbereich der 4. Zehe.

Der **N. digitalis dorsalis communis II** teilt sich dorsomedial des Fesselgelenks in die Nn. digitalis dors. proprius II axialis und II abaxialis. Diese verhalten sich wie die dorsalen Zeheneigennerven der 4. und 5. Zehe.

Der **N. digitalis dorsalis communis III** teilt sich am Interdigitalspalt in die Nn. digitalis dors. proprius III axialis und IV axialis.

Beckengliedmaße

Die **plantaren Nerven** des Fußes entstammen dem N. tibialis, die **dorsalen** dem N. fibularis supf. und dem N. fibularis prof. (Abb. 18-55).

Der **N. digitalis plantaris communis II** entläßt proximal des Fessselgelenks den dünnen N. digitalis plantaris proprius II axialis für die Afterzehe sowie den N. digitalis plantaris proprius III abaxialis zur Innervation des medialen Klauenbereichs und des Ballens der 3. Zehe.

Der **kräftige N. digitalis plantaris communis III** teilt sich in Höhe der Mitte des Fesselbeins in die Nn. digitalis plantaris proprius III axialis und IV axialis. Diese versorgen den interdigitalen Bereich einschließlich des Ballens der 3. und 4. Zehe.

Der **N. digitalis plantaris communis IV** teilt sich in die Nn. digitalis plantaris proprius V axialis und IV abaxialis. Diese verhalten sich wie die entsprechenden Nerven der 2. und 3. Zehe.

Der **N. digitalis dorsalis communis IV** teilt sich in Höhe des Fesselgelenks in den schwachen N. digitalis dors. proprius V axialis und den weiterziehenden N. digitalis dors. proprius IV abaxialis, der den dorsolateralen Kron- und Ballenbereich der 4. Zehe innerviert.

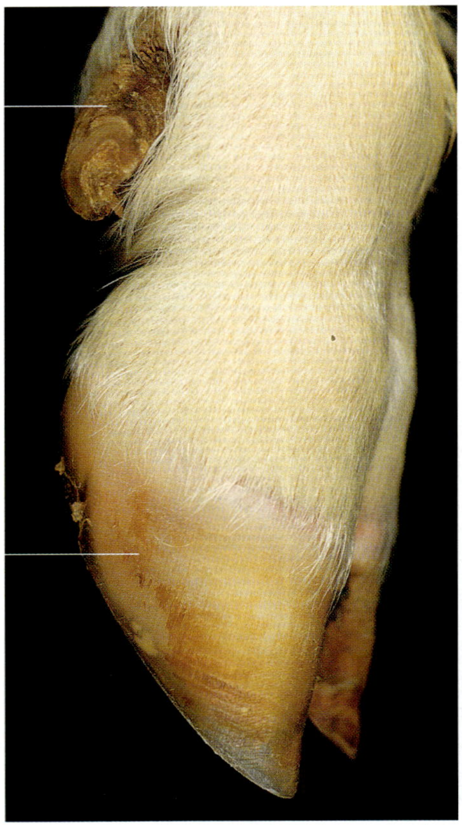

Abb. 18-56. Vorderzehen eines Schafes, Aufnahme Dr. S. Reese, München.

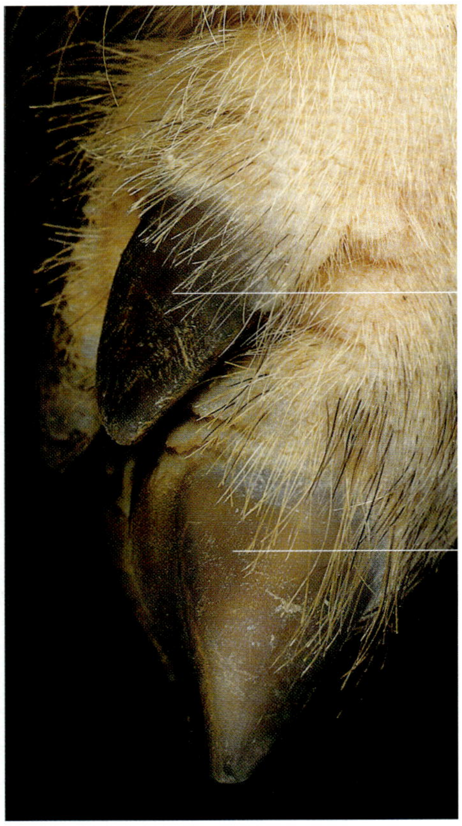

Abb. 18-57. Vorderzehen eines Schweines, Aufnahme Dr. S. Reese, München.

Der **N. digitalis dorsalis communis II** teilt sich dorsomedial des Fesselgelenks in die Nn. digitalis dors. proprius II axialis und II abaxialis. Sie verhalten sich entsprechend den Nerven der 4. und 5. Zehe.

Der **N. digitalis dorsalis communis III** teilt sich dorsal des Zwischenklauenspalts in die Nn. digitalis dors. proprius III axialis und IV axialis.

Klaue (Ungula) des Schafes und der Ziege

Der Aufbau der Klauen der kleinen Wiederkäuer entspricht dem für das Rind beschriebenen **Grundbauplan** mit der beschriebenen **Segmenteinteilung.** Bezüglich der Klauenform und einiger struktureller Aspekte bestehen jedoch Unterschiede (Abb. 18-56).

Die Klauen von Schaf und Ziege sind steiler aufgerichtet. Der Zehenrückenwinkel beträgt je nach Rasse 50°–70° bei Schafen und 60°–70° bei Ziegen. Die Klaue ist in Relation zur Länge der Platte enger als die des Rindes.

Die **Klauenplatte** ist sehr dünn. Sie ist seitlich stark zusammengebogen, der sehr schmale Klauenrücken ist etwas abgerundet. Die Klauenspitze ist zum Interdigitalspalt eingebogen, so daß eine konkave axiale und eine konvexe abaxiale Fläche entstehen. An ungepflegten, schlecht abgenutzten Klauen ragt das Horn der Platte auf der Fußungsfläche über das Niveau der Sohle distal und biegt nach innen über die Sohlenfläche.

Das **Horn der Klauenplatte** ist besonders bei einigen Ziegenrassen deutlich härter als beim Rind und verleiht dem Hornschuh eine außergewöhnliche Festigkeit.

Im **Saum-** und **Kronsegment** existiert abaxial ein sehr gut entwickeltes Subkutispolster, insbesondere bei der Ziege. Dadurch erscheint die Lederhaut als ein gemeinsames Saum-Kron-Band. Im Gegensatz zum Rind ist der Saumfalz bei Schaf und Ziege nur angedeutet.

Die **Klauengrundfläche** wird zum größten Teil vom weichen Ballenhorn eingenommen. Der Anteil des weich elastischen Horns, der nach dem weichen Verhornungstyp gebildet wird, dominiert also gegenüber dem harten Horn des distalen Ballensegments und der Sohle.

Den **Afterklauen** der kleinen Wiederkäuer fehlt meist jede knöcherne Grundlage, sie sind reine Hautgebilde, die mit der Gliedmaße nur bindegewebig verbunden sind.

Blutgefäßversorgung und Innervation

Die Blutgefäßversorgung und die Innervation der Klauen der kleinen Wiederkäuer erfolgen prinzipiell in gleicher Weise wie die der Rinderklaue. Es bestehen nur geringe tierartliche Unterschiede in Verlauf und Aufzweigung.

Klaue (Ungula) des Schweines

Die Klauen des Schweines sind in ihrem Aufbau denen der kleinen Wiederkäuer sehr ähnlich (Abb. 18-57).

Die Reduktion des distalen Gliedmaßenskeletts ist beim Schwein nicht so weit fortgeschritten wie beim kleinen Wiederkäuer und beim Rind. So besitzen außer der 3. und

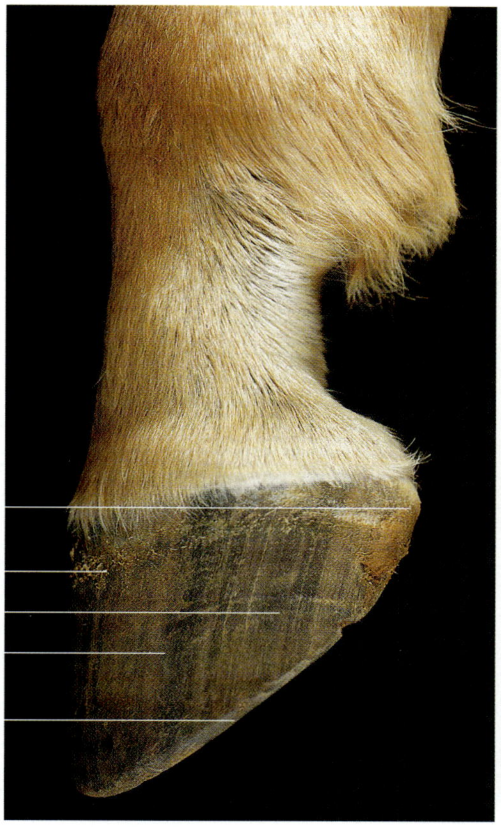

Abb. 18-58. Seitenansicht durch das Zehenendorgan eines Pferdes, Aufnahme Dr. S. Reese, München.

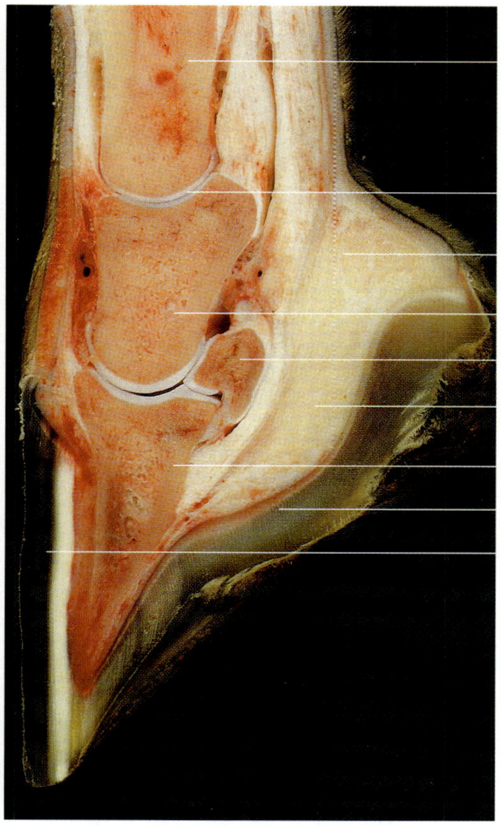

Abb. 18-59. Sagittalschnitt durch das Zehenendorgan eines Pferdes, Präparat Dr. S. Reese, München.

4. Zehe auch die 2. und 5. Zehe noch ein vollständiges Stützskelett.

Die **Afterklauen** besitzen also eine vollständige knöcherne Grundlage, die über ein echtes Gelenk mit dem Gliedmaßenskelett verbunden ist. Die laterale Afterklaue ist zumeist länger als die mediale und die Afterklauen der Hintergliedmaße sitzen höher als die der vorderen. Diese Kenntnisse können bei der Zuordnung der isolierten distalen Gliedmaße helfen. Auf festem Boden erreichen die Afterklauen, bedingt durch die Längenreduktion der Zehen, den Untergrund nicht. Sie haben jedoch auf weichem Boden eine wichtige Trage- und Stützfunktion.

Das **Ballensegment** der Schweineklaue ist stark distal vorgewölbt, wodurch das weiche Ballenhorn die palmare bzw. plantare Hälfte der Fußungsfläche einnimmt. Die vordere Hälfte der Klauengrundfläche wird vom harten Ballen- und vom Sohlenhorn eingenommen. An der Grenze zwischen hartem und weichem Horn auf der Fußungsfläche besteht eine Prädilektion für Zusammenhangstrennungen der Klauenkapsel. Diese sind gehäuft bei Haltung auf Betonspaltenboden zu beobachten und führen zu erheblichen Klauenproblemen.

Gefäßversorgung und Innervation

Es bestehen im Vergleich zur Wiederkäuerklaue keine wesentlichen, funktionell bedeutsamen Unterschiede im Gefäßversorgungssystem und Innervationsmuster.

Huf (Ungula) des Pferdes

K.-D. Budras und H. E. König

Der Huf ist das Zehenendorgan des bis auf die **3. Zehe reduzierten Fußes** des Pferdes. Nur in seltenen Fällen wird eine zusätzliche 2. oder 4. Zehe mit einem rudimentären Huf ausgebildet **(Polydaktylie, Form des Atavismus),** die meist frei schwebt und keine Stützfunktion erfüllt. Die Reduktion auf nur einen Huf für jede Gliedmaße stellt hohe Anforderungen an seine Funktionsfähigkeit. Integrität und Gesundheit der Hufe sind deshalb für den extremen Zehenspitzengänger Pferd von besonderer Bedeutung, wenn nicht sogar lebenswichtig.

Definition

Der Huf wird bei enggefaßter Definition als **elastisch verformbarer Hornschuh** aufgefaßt. Bei weitgefaßter, klinisch gebräuchlicher Definition gehören auch die vom Hornschuh eingeschlossenen **zentralen Stützteile** hinzu, und zwar der **distale Abschnitt** des **Kronbeins (Os coronale),** das **Strahlbein (Os naviculare),** das **Hufbein (Os ungulare)** mit palmar bzw. plantar sich anschließendem **Hufknorpel (Cartilago ungularis medialis et lateralis)** sowie die **Hufrolle (Podotrochlea),** bestehend aus dem Strahlbein, dem Hufrollenschleimbeutel und dem Insertionsabschnitt der tiefen Beugesehne (Abb. 18-59).

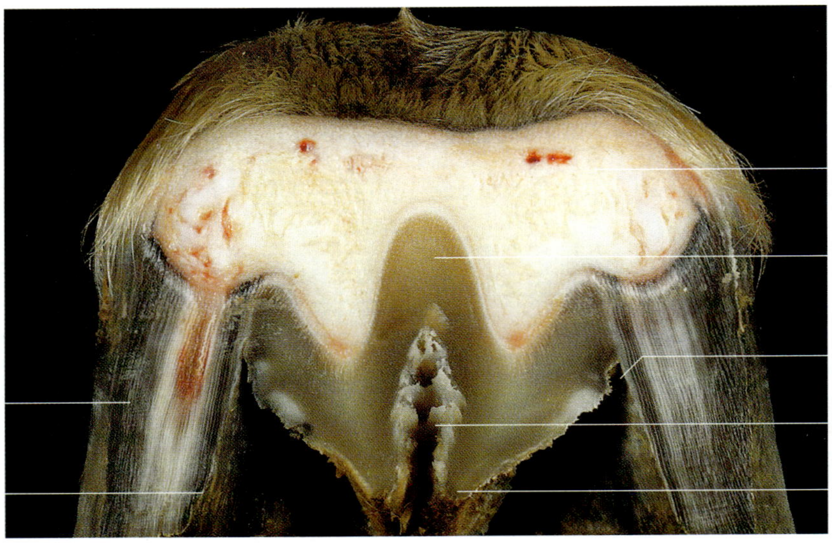

Abb. 18-60. Querschnitt durch das Zehenendorgan eines Pferdes in Höhe der Eckstrebenwinkel, Präparat Dr. S. Reese, München.

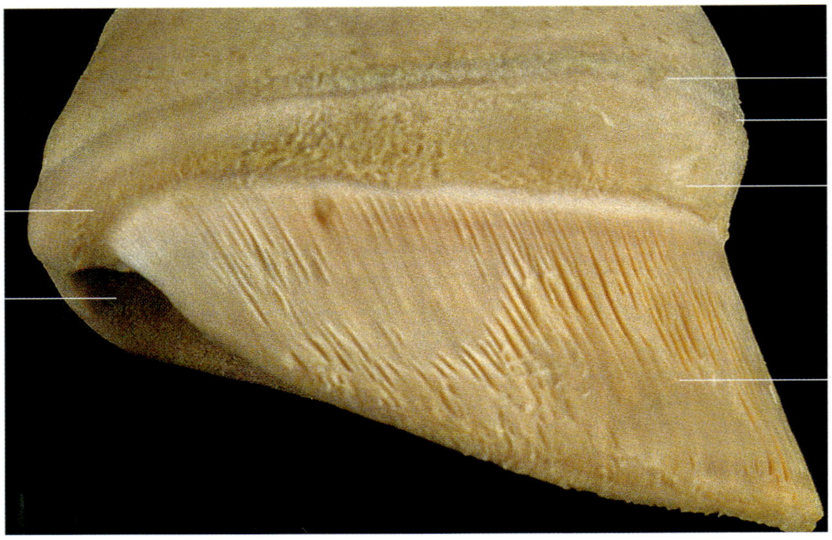

Abb. 18-61. Lederhautoberfläche des Zehenendorgans eines Pferdes in seitlicher Betrachtung, Präparat Dr. S. Reese, München.

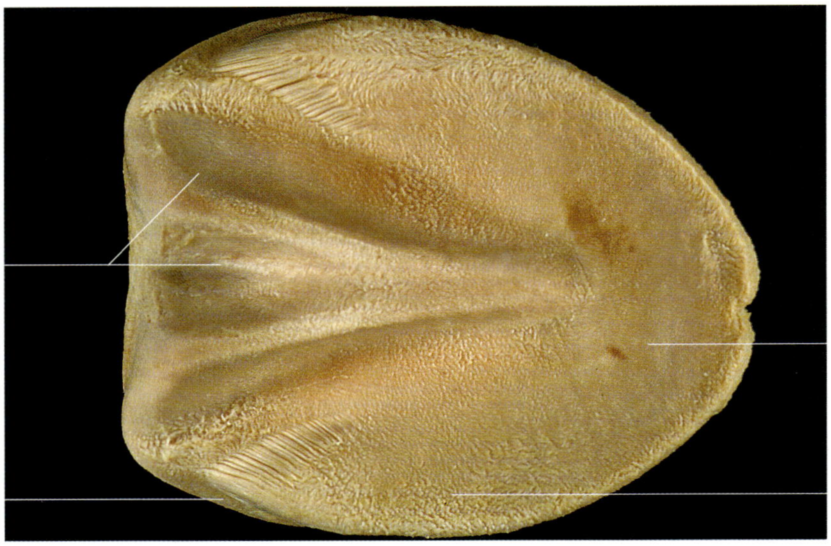

Abb. 18-62. Lederhautoberfläche der Grundfläche des Zehenendorgans eines Pferdes, Präparat Dr. S. Reese, München.

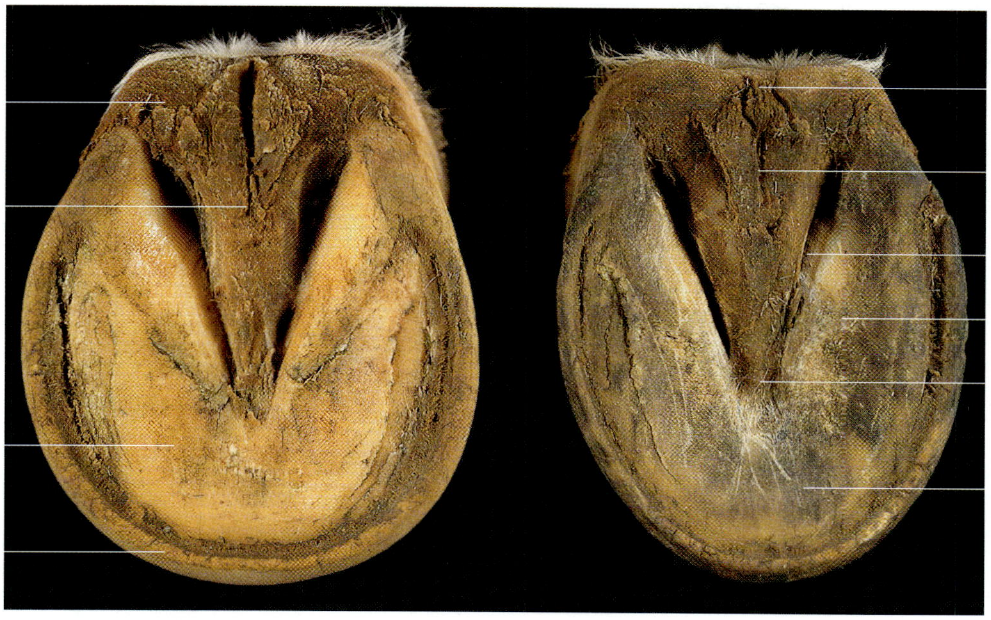

Abb. 18-63. Kreisrunde und ovale Grundfläche eines Vorder- und Hinterhufs (linke bzw. rechte Abbildung), Aufnahme Dr. S. Reese, München.

Hufform

Hufe von **neugeboren Fohlen** sind bilateral symmetrisch und an allen vier Gliedmaßen gleich geformt. Erst im Zuge der Belastung in den ersten Lebensmonaten kommt es zur Ausbildung der für ausgewachsene Pferde charakteristischen **Hufform**, die eine Unterscheidung von vorderem und hinterem sowie linkem und rechtem Huf möglich macht. Eine Bewegungseinschränkung von Fohlen (z.B. reine Boxenhaltung) verursacht die Ausbildung fehlerhafter Hufformen (z.B. Bockhuf).

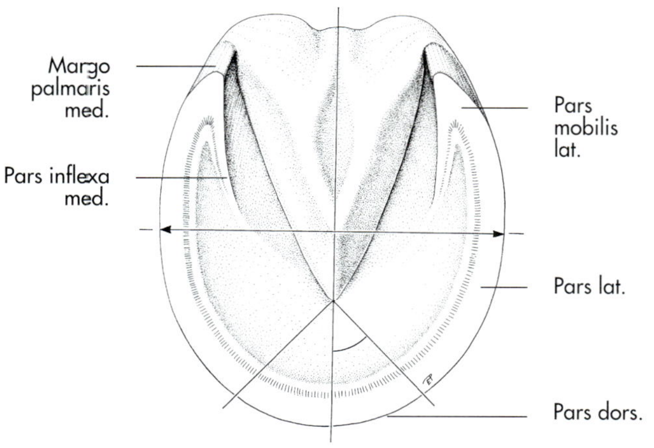

Abb. 18-64. Schematische Darstellung zur Einteilung der Hufplatte (Paries corneus).

Beim **ausgewachsenen Pferd** beträgt der Zehenrückenwinkel an den Hufen der Schultergliedmaßen 45–50°, am stumpferen Hinterhuf dagegen 50–55°. Entsprechend ist die **Höhe (Länge)** des Zehenrückens am Vorderhuf im Verhältnis zu jener der Trachte mit 3:1 größer als am Hinterhuf (2:1). Die Seitenteile der Hufplatte sind zum Erdboden medial steiler gestellt als lateral, wodurch eine Unterscheidung von linkem und rechtem Huf möglich wird. Die Grundfläche des Vorderhufs ist **kreisförmig.** Am Huf der Beckengliedmaße besitzt sie dagegen die Form eines **Hühnereies** mit zum Zehenrücken gerichteten spitzen Pol (Abb. 18-63).

Hufplatte (Paries corneus, Lamina)

Die Hufplatte als schräggestellte Außenwand der **Hufkapsel (Capsula ungularis)** wird in verschiedene Abschnitte untergliedert, deren Grenzen parallel zur Längsachse der Kronhornröhrchen verlaufen (Abb. 18-58 u. 64):

- der Rückenteil (Pars dors.), auch Zehenteil genannt, reicht bis zu zwei gedachten Hilfslinien, die im Winkel von 45° zur Hufflängsachse von der Strahlspitze zum Tragrand ziehen,
- die Seitenteile (Pars lat. et med.) schließen sich palmar bzw. plantar bis zu einer gedachten Querlinie durch die weiteste Stelle des Hufes an,
- die Trachten (Pars mobilis lat. et med.) bilden den palmaren bzw. plantaren Teil der Platte bis zu ihrem Umschlag an den Eckstrebenkanten (Margo palmaris/plantaris lat. et med.) in die
- Eckstreben (Pars inflexa lat. et med.).

Die Eckstrebe stabilisiert nach innen den Trachtenteil, der eine vergleichsweise dünne, verformbare Hornplatte aufweist und eine besonders hohe Beweglichkeit besitzt.

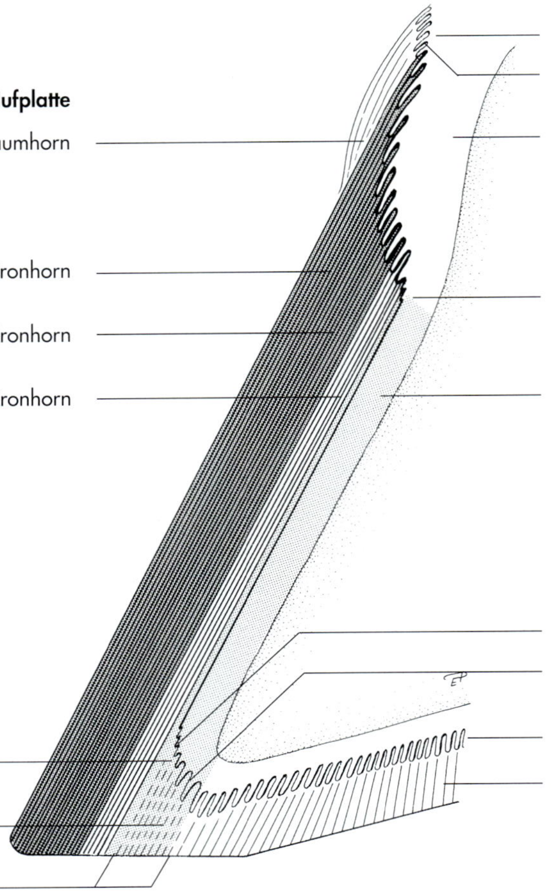

Abb. 18-65. Schema des Saum-, Kron-, Wand- und Sohlensegments des Pferdehufs.

Grundfläche (Facies solearis)

Die Grundfläche der Hufkapsel besteht aus (Abb. 18-63):

- Tragrand (Margo solearis),
- Hornsohle (Solea cornea),
- Hornstrahl (Cuneus corneus) und
- Hornballen (Torus corneus).

Der **Tragrand** ist als Fußungsrand der Hufplatte der entscheidende Teil der **Fußungsfläche (Facies contactus)** des Hufes, auf ihm ruht im wesentlichen die Körperlast. Nach innen schließt sich ihm die konkave Hornsohle an, deren **Sohlenschenkel (Crus soleae lateralis et medialis)** sich ausgehend vom apikalen **Sohlenkörper (Corpus soleae)** bis zu den **Eckstrebenwinkeln (Angulus parietis palmaris** bzw. **plantaris lateralis et medialis)** fortsetzen.

Der **Hornstrahl** liegt, abgegrenzt durch die seitlichen **Strahlfurchen (Sulcus paracunealis lateralis et medialis),** zwischen den Sohlenschenkeln. Im Querschnitt erscheint er W-förmig, wobei die mittlere Einziehung des W der **mittleren Strahlfurche (Sulcus cunealis centralis)** und die abwärts gerichteten Spitzen des W den beiden **Strahlschenkeln (Crus cunei lateralis et medialis)** entsprechen (Abb. 18-60).

Apikal vereinigen sich die beiden Strahlschenkel zur **Strahlspitze (Apex cunei).** Bei Betrachtung der Hufkapsel von innen bildet die mittlere Strahlfurche eine Erhebung, den **Hahnenkamm (Spina cunei)** (Abb. 18-60)**.** Der Strahl wird mit seinen Strahlschenkeln in Abhängigkeit von der Hufform und dem Hufbeschlag sowie der Beschaffenheit des Untergrundes mit zur Aufnahme der Körperlast bei der Fußung herangezogen. An seiner Basis **(Basis cunei)** geht der Hornstrahl in den proximal gelegenen **Hornballen (Torus corneus)** über. Seitlich besitzt dieser in Fortsetzung der Strahlschenkel die **Ballenwülste (Pars lateralis et medialis tori),** die von der **Ballengrube (Fossa intratorica)** als Fortsetzung der mittleren Strahlfurche getrennt werden (Abb. 18-63).

Hufsegmente

Von den Hufsegmenten lassen sich nur nach dem **Ausschuhen (Exungulation)** an der Innenseite der Hufkapsel und an der Oberfläche der Lederhaut die proximalen **drei Segmente** deutlich abgrenzen (Abb. 18-61):

- Saumsegment (Limbus),
- Kronsegment (Corona),
- Wandsegment (Paries).

Zwischen Saum- und Kronsegment, die beide bandförmig die Semizirkumferenz des Hufes umgeben, liegt der **Saumfalz (Sulcus limbi).**

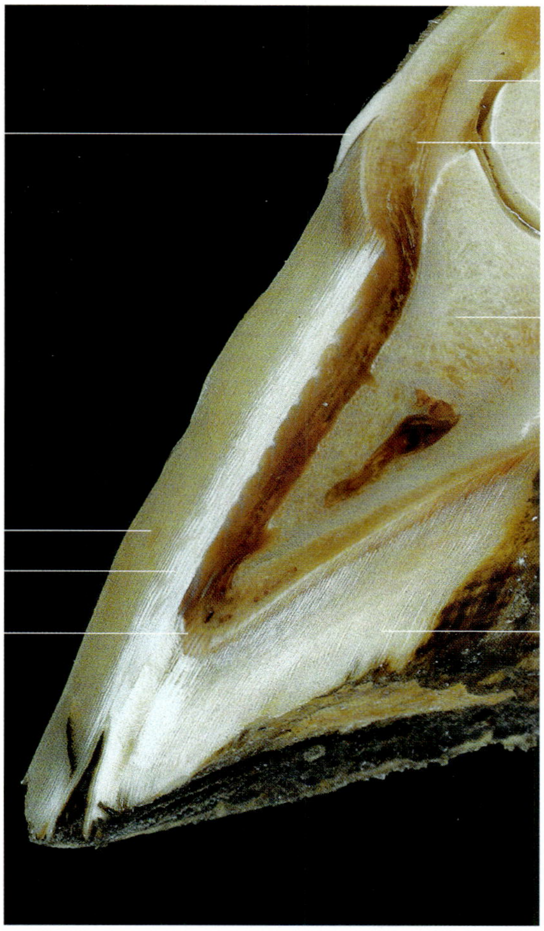

Abb. 18-66. Paramedianschnitt im Dorsalteil des Zehenendorgans eines Pferdes, die Hornröhrchen sind sichtbar (plastiniertes, geschliffenes Präparat).

An der Grundfläche sind abgrenzbar (Abb. 18-62):

- das Sohlensegment (Solea) an seiner konkaven Sohlenwölbung und
- das Ballensegment (Torus digitalis), das beim Pferd in den apikalen (distalen) Strahl (Cuneus ungulae) und den proximalen Ballen (Torus ungulae) unterteilt wird.

Saumsegment (Limbus)

Das Saumsegment (Abb. 18-65) ist ein wenige Millimeter breites Band unterhalb des Haaransatzes und geht palmar bzw. plantar in den Ballen über.

Die **Saumunterhaut (Tela subcutanea limbi)** ist zum Saumpolster (Pulvinus limbi) modifiziert und geht palmar bzw. plantar in das Ballenpolster (Pars torica pulvini digitalis) über.

Die **Saumlederhaut (Dermis limbi)** ist an ihrer Oberfläche zu schlanken, wenige Millimeter langen Papillen (Papillae dermales) geformt.

Die **Saumoberhaut (Epidermis limbi)** bildet das weiche Saumhorn, dessen Röhrchenarchitektur beim Distalschub verwischt. Proximal unter dem Haaransatz bildet das Saumhorn einen gelbbräunlichen Hornwulst, dessen Zellen wie in einem Schieferbruch aus dem Zellverband herausbrechen.

Distal davon wird das Saumhorn als **dachziegelartige graue Glasurschicht** heruntergeschoben und spätestens nach Erreichen der halben Höhe der Wand abgerieben. Das Saumhorn hat die Funktion eines **Feuchtigkeitsreservoirs,** da die Zellen und der Interzellularkitt unter Aufquellung Feuchtigkeit binden und so das darunterliegende Kronhorn feucht und elastisch halten. Es hat darüber hinaus auch eine versiegelnde Funktion. Sein Interzellularkitt enthält hohe Anteile an Lipiden, die wie eine Feuchtigkeits-Hautcreme den Feuchtigkeitsgehalt im Horn bewahren. Das Einfetten der Hufplatte, nicht der Sohle und des Strahls, mit geeigneten Huffetten stellt deshalb eine vernünftige Substitution dar.

Kronsegment (Corona)

Das Kronsegment (Abb. 18-65) schließt sich als bis zu 15 mm breites Band distal an das Saumsegment an. Die **Kronunterhaut (Tela subcutanea coronae)** ist zum dicken **Kronpolster (Pulvinus coronae)** verstärkt, das die Grundlage des Kronwulstes bildet.

Die **Kronlederhaut (Dermis coronae)** ist mit bis zu 8 mm langen, distal gerichteten und in Reihen angeordneten Papillen besetzt, die deutlich stärker sind als die Saumpapillen.

Die **Kronepidermis (Epidermis coronae)** besitzt eine ausgeprägte Röhrchenarchitektur. Ihr Kronhorn ist durch eine hohe Druck- und Zugfestigkeit geprägt. Es wird parallel zur Facies parietalis des Hufbeins distal geschoben und bildet die ca. 1,2 cm dicke Mittelschicht (Stratum medium) der Hufplatte, die wegen ihrer mechanischen Widerstandsfähigkeit auch Schutzschicht genannt wird.

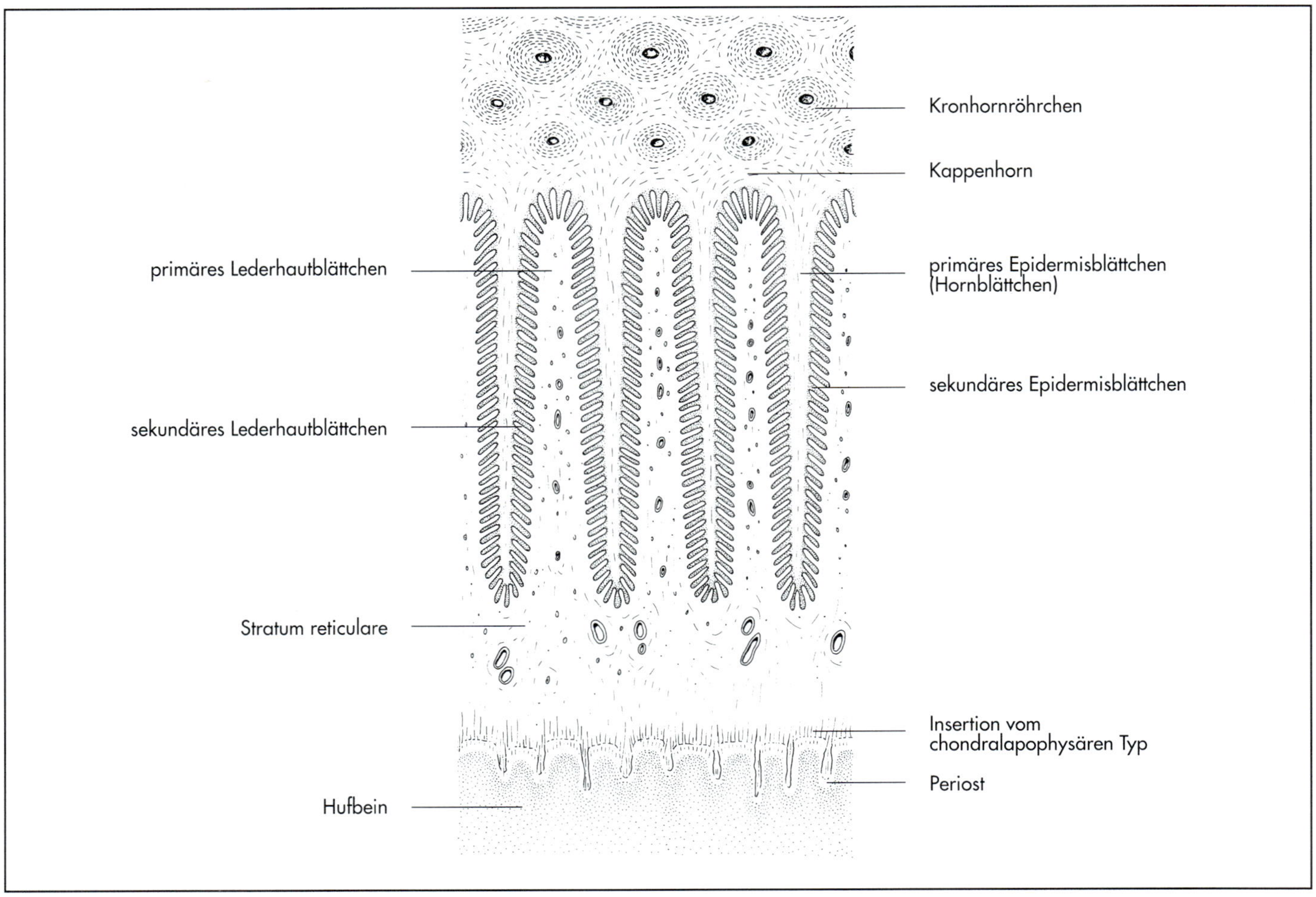

Abb. 18-67. Schematische Darstellung des Hufbeinträgers im Horizontalschnitt.

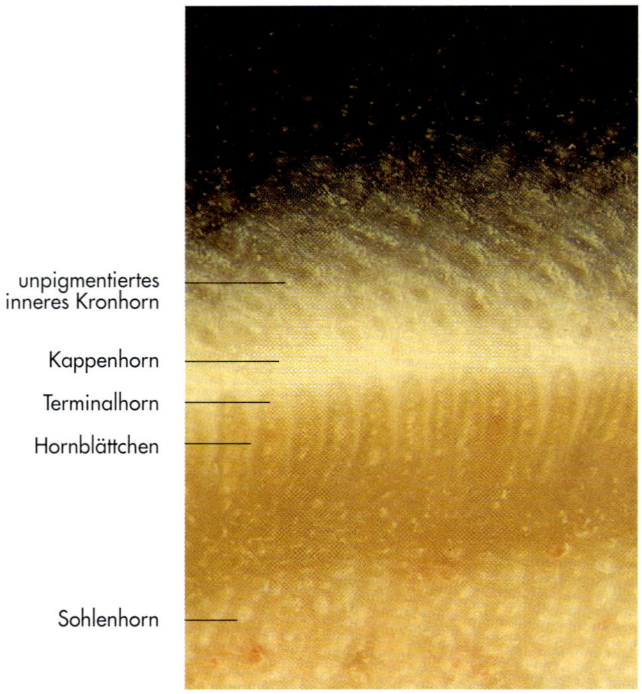

Abb. 18-68. Blick auf die Weiße Linie (Zona alba), Präparat Dr. S. Reese, München.

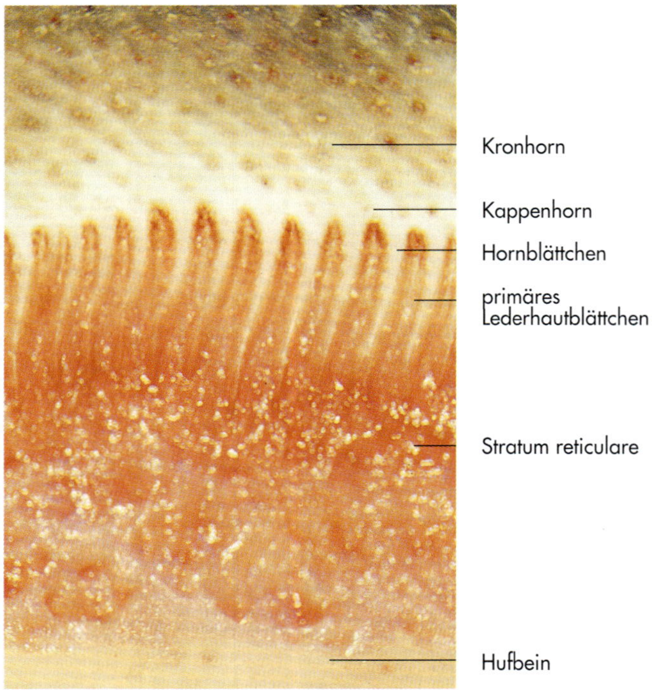

Abb. 18-69. Horizontalschnitt durch den Hufbeinträger, Präparat Dr. S. Reese, München.

Das **Kronhorn** weist eine **Innen-, Mittel-** und **Außenschicht** auf, die jeweils aus bestimmten Röhrchentypen bestehen. Außen überwiegen Röhrchen mit querovalem Durchmesser. In der Außen- und Mittelschicht besteht die Röhrchenrinde aus zwiebelschalenähnlichen Hornzellen, die eine hohe Stabilität gegen radiäre, von außen nach innen gerichtete Druckkräfte aufweisen. Die **Innenschicht des Kronhorns** besteht aus abgerundeten **Hornröhrchen,** deren Rinde spindelförmige, längsangeordnete Hornzellen enthält. Dieser Röhrchentyp nimmt besonders proximodistal wirkende Druckkräfte, vergleichbar einem Stoßdämpfer, auf.

Im **Grenzbereich** zwischen beiden Röhrchentypen, also zwischen der mittleren und inneren Schicht des Kronhorns, treten leicht Hornrisse auf und führen zur Bildung einer hohlen Wand. Ein eingeschlagener Hufnagel findet in diesem Grenzbereich keine optimale Verankerung.

Wandsegment (Paries)

Das Wandsegment (Abb. 18-65) liegt verdeckt unter der aus Kronhorn gebildeten Schutzschicht. Nur distal am Tragrand ist im Wandsegment gebildetes Wandhorn als sogenannte **Weiße Linie (Zona alba)** sichtbar. Eine Unterhaut ist nicht ausgebildet.

Die **Wandlederhaut (Dermis parietis)** ist über sein Stratum reticulare direkt mit der Parietalfläche des Hufbeins verbunden.

Das **Stratum papillare der Lederhaut** ist zu ca. 600 proximodistal verlaufenden primären **Lederhautblättchen (Lamellae dermales)** geformt, deren Höhe beim Warmblutpferd durchschnittlich 3,5 mm beträgt. Zusätzlich stehen auf diesen jeweils ca. 110 ebenfalls proximodistal ausgerichtete sekundäre Lederhautblättchen. Auf dem First am proximalen Beginn der primären Blättchen nehmen einzelne proximale Kappenpapillen ihren Ursprung. Distale Kappenpapillen finden sich im Gegensatz zur Rinderklaue erst kurz vor dem Ende des Blättchens. Sie stehen in einer kontinuierlichen Reihe mit den fingerförmigen Terminalpapillen, mit denen das Blättchen endet (Abb. 18-65).

Die **Wandepidermis (Epidermis parietalis)** ist entsprechend der Form des Papillarkörpers zu **primären** und **sekundären Epidermisblättchen (Lamellae epidermales)** geformt. Nur das primäre Epidermisblättchen besitzt zentral ein Stratum corneum – das **Hornblättchen.** Die Hornblättchen werden durch **ständigen Zellnachschub** distal geschoben und in der **Weißen Linie** als schmale, radiär ausgerichtete, weiße Streifen sichtbar. Über den Firsten der primären Lederhautblättchen wird von der Wandepidermis das **Kappenhorn** gebildet, dessen wenige Hornröhrchen meist schon vor Erreichen des Tragrandes verdämmern (Abb. 18-67–69).

Die **Wandepidermis** über den papillenbesetzten Blättchenenden verhornt im Gegensatz zur übrigen Wandepidermis nach dem **weichen Verhornungstyp.** Es entsteht das **Terminalhorn,** dessen dicke Hornröhrchen sehr weite Markräume besitzen. Nach seinem Distalschub wird es in der Weißen Linie als gelbbraunes Horn, das die Zwischenräume zwischen den Hornblättchen ausfüllt, sichtbar. Das Wandhorn – die Verbindungsschicht der Hufplatte – bildet die zugbelastbare Verbindung zwischen dem Kronhorn und dem Wandsegment, das mit dem Hufbein fest verbunden ist (näheres s. Abschn. »Hufbeinträger«, S. 372). Die besonders langen, spongiösen Hornzellen der Blättchen mit dem hohen Wassergehalt in ihren Hohlräumen weisen die Elastizität eines unterkammerten Wasserkissens auf und sind entlang der schrägen Zugrichtung des Hufbeinträgers ausgerichtet.

Die **Weiße Linie (Zona alba)** stellt eine flexible Verbindung zwischen dem harten Kronhorn und dem harten Sohlenhorn her. Ihre Breite entspricht der Höhe der Hornblättchen. Der heterogene Aufbau aus **hartem Blättchenhorn** und **weichem Terminalhorn** macht die Weiße Linie zu einem **Schwachpunkt der Hufkapsel** in ihrer Funktion als Barriere gegen mechanische, chemische und biologische Einflüsse. Das früh zerfallende Röhrchenmark der Terminalhornröhrchen ist der schwächste Teil der Zona alba gegen aufsteigende Flüssigkeitsströme und eine aufsteigende Keimbesiedelung.

Bei der Stammform des Hauspferdes, dem Przewalski-Pferd, ist diese Barriere wesentlich wirksamer als bei den domestizierten Pferderassen, die bei häufig vorkommenden Erkrankungen der Zona alba (»White line disease«) der Gefahr einer eitrigen Lederhautentzündung (Hufabszeß) ausgesetzt sind.

Sohlensegment (Solea)

Das Sohlensegment mit seiner konkav gewölbten Hornsohle schließt sich nach innen dem Tragrand an und beteiligt sich im Gegensatz zur Klaue nur mit seinem äußeren Rand an der Fußung. Eine Unterhaut ist nicht ausgebildet.

Die **Sohlenlederhaut (Dermis soleae)** sitzt der Facies solearis des Hufbeins fest auf. Seine Oberfläche ist mit langen, leicht apikal geneigten Papillen besetzt.

Die Sohlenepidermis (Epidermis soleae) besitzt eine Röhrchenarchitektur. Die Dicke seines Stratum corneum – das Sohlenhorn – variiert regional beträchtlich um Mittelwerte von etwa 1 cm. Das Sohlenhorn ist an der Grenze zur Weißen Linie am dicksten, wodurch diese abgestützt wird. Die tiefen Schichten des Sohlenhorns bestehen aus intaktem, fest miteinander verbundenem, schneidbarem Horn, das dem Kronhorn ähnlich, aber weniger fest ist. An der Oberfläche schilfert das Sohlenhorn bei rissig-bröckliger Beschaffenheit und grauweißer Verfärbung leicht ab, wodurch die natürliche Sohlenwölbung aufrechterhalten wird.

Ballensegment (Torus digitalis)

Das Ballensegment wird wie an der Klaue in einen apikalen (distalen) und einen proximalen Abschnitt unterteilt. Der **apikale Strahl (Cuneus ungulae)** liegt wie die Apex tori der Klaue zwischen den Sohlenschenkeln. Der proximale Ballen **(Torus ungulae)** entspricht der Basis tori der Klaue und geht in das Saumsegment sowie die behaarte Haut über.

Strahl (Cuneus ungulae)

Der Strahl ist die wichtigste stoßbrechende Hufstruktur. Unter Belastung wird seine im Querschnitt sichtbare W-Formation unter Energieabsorption abgeflacht bzw. wie eine Ziehharmonika auseinander gezogen. Die Elastizität des Strahls ermöglicht in der Schwebephase des Hufes die Rückstellung in die ursprüngliche Form.

Seine zum **Strahlpolster (Pars cunealis pulvini digitalis)** verdickte Unterhaut verstärkt noch die stoßbrechenden federnd-elastischen Eigenschaften des Strahls.

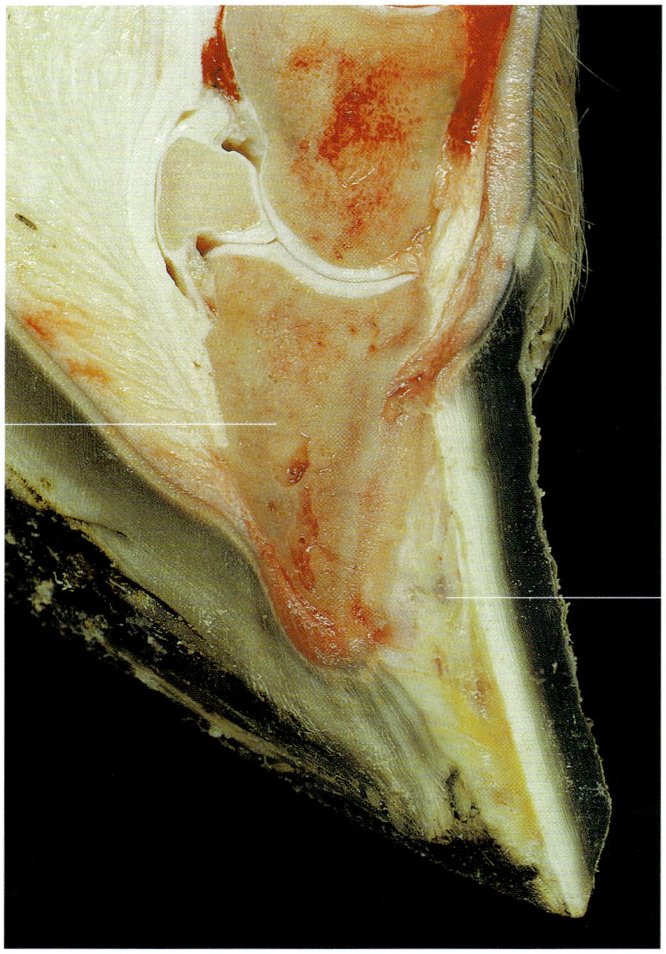

Abb. 18-70. Chronische Hufrehe mit Rotation des Hufbeins nach vollständigem Funktionsverlust des Hufbeinträgers. Die Hufbeinspitze drückt auf das Sohlensegment.

Die **Strahllederhaut (Dermis cunei)** ist mit dicht stehenden, plumpen und spiralig verlaufenden Zotten bedeckt, die eine geringere Länge haben als die Sohlenpapillen.

Die **Strahlepidermis (Epidermis cunei)** verhornt wie die Epidermis der Apex tori der Klaue nicht über ein Stratum granulosum. Das gebildete Strahlhorn besitzt eine radiergummiartige Konsistenz. Seine Hornröhrchen verlaufen entsprechend den spriralfederartigen Lederhautpapillen spiralig zur Oberfläche. In den Hornstrahl können spitze Fremdkörper wie Nägel oder Holzsplitter einmassiert und vorangetrieben werden, wodurch beim sogenannten Nageltritt die Gefahr einer eitrigen Lederhautentzündung oder einer eitrigen Hufrollenschleimbeutelentzündung besteht.

Ballen (Torus ungulae)

Das dicke **Ballenpolster (Pars torica pulvini digitalis)** geht kontinuierlich aus dem Strahlpolster hervor. Die **Ballenlederhaut (Dermis tori)** geht ohne sichtbare Abgrenzung apikal in die Strahllederhaut über. Die Oberfläche des Ballenpolsters ist mit Papillen besetzt, die den schlanken Saumpapillen ähneln.

Die **Ballenepidermis (Epidermis tori)** verhornt nach dem weichen Verhornungstyp über ein Stratum granulosum. Die relativ dünne Schicht aus weichem Ballenhorn besteht überwiegend aus Zwischenröhrchenhorn. Im Ballen und der Strahlbasis finden sich als Abkömmlinge der Epidermis Schweißdrüsen, die sogenannten Strahldrüsen (Gll. tori).

Hufbeinträger

Der Hufbeinträger befindet sich im **Rücken-** und **Seitenteil der Hufplatte.** Der auf dem Hufbein lastende Körperdruck wird im Hufbeinträger in einen Zug umgewandelt, der in der Hufplatte in einen Druck rückgewandelt wird und am Tragrand auf dem Hufeisen oder dem Untergrund lastet. Auf diese Weise wird das Knochengewebe des Hufbeins vor unphysiologischer Druckbelastung geschützt. Der Hufbeinträger besteht aus einem Lederhaut- und einem Oberhautanteil (Abb. 18-67).

Der Lederhautanteil ist an der Wandfläche des Hufbeins über lineare, proximodistal ausgerichtete Insertionszonen verankert, die oberflächlich aus nichtmineralisiertem und darunter aus mineralisiertem Faserknorpel bestehen. Neben der Verankerung erfüllen die Insertionszonen auch die Aufgabe von knorpeligen Wachstumsfugen und dienen so der physiologischen Umfangsvermehrung **(Dickenwachstum des Hufbeins).** Zwischen den linearen knorpeligen Insertionszonen sorgt auch das nur hier gelegene Periosteum für eine desmale Osteogenese zur Umfangsvermehrung des Hufbeins.

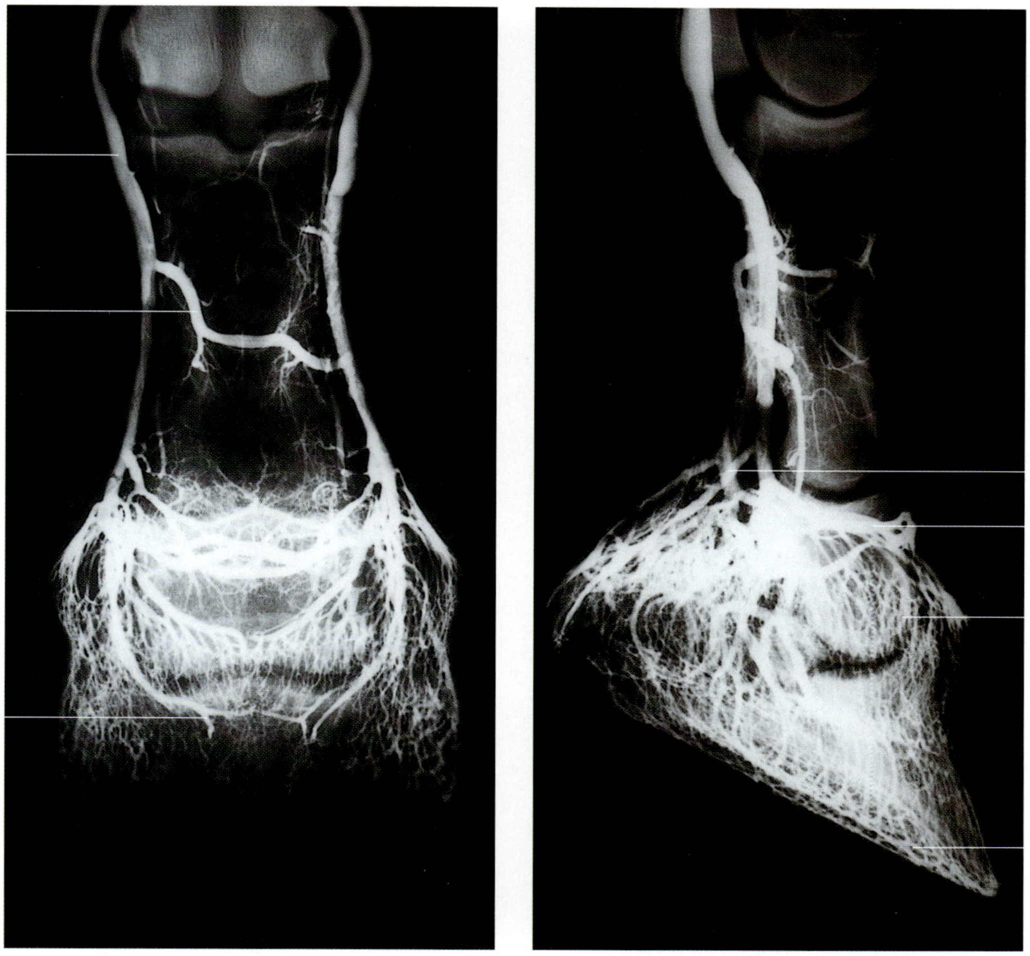

Abb. 18-71. Arteriogramme der Zehe eines Pferdes im dorsopalmaren (linke Abb.) und lateromedialen Strahlengang (rechte Abb.), Präparat Dr. S. Reese, München.

Der **Lederhautanteil des Hufbeinträgers** formiert sich mit seinen Kollagenfaserbündeln nach Durchdringen des Stratum reticulare zu den **primären Lederhautblättchen,** die sekundäre Lederhautblättchen zur Verbindung mit dem Oberhautanteil des Hufbeinträgers abstrahlen. Die Zugkraft wird auf die sekundären Epidermisblättchen, bestehend aus den epidermalen, lebenden Keimzellen (Matrix), und schließlich auf das Hornblättchen **(primäre Epidermisblättchen)** übertragen, dessen Zellen sich an den Kronhornröhrchen verankern. Vom Hufbein ausgehend wird die schräge proximodorsale Verlaufsrichtung der Kollagenfasern in den primären und sekundären Oberhautblättchen und trajektoriell angeordneten Hornzellen und deren gleichgerichteten intrazellulären Keratinfilamentbündeln bis zur Hufplatte fortgesetzt.

Da Pferde extreme Zehenspitzengänger sind und das Körpergewicht fast ausschließlich auf dem Tragrand (vergleichbar mit dem freien Rand unseres Fingernagels) ruht, ist der Hufbeinträger, kenntlich an den sekundären Lederhaut- und Oberhautblättchen, besonders gut entwickelt.

Bei der Hufrehe, einer Erkrankung des Hufbeinträgers, liegt eine Funktionsminderung vor, die sich in einer Hufbeinsenkung oder Hufbeinrotation mit dem Verlust der Sohlenwölbung zeigt (Vollhuf, Abb. 18-70). Im extremen Fall kann es infolge eines Funktionsverlusts des Hufbeinträgers zur Exungulation (Ausschuhen) kommen, wenn sich die krankhaften Veränderungen vom Wandsegment auf die übrigen Hufsegmente ausdehnen.

Hufmechanismus

Durch den Zug des Hufbeinträgers an der Innenfläche der Hufplatte wird beim Fußen der Hufmechanismus ausgelöst. Der proximale Teil des Hufrückens senkt sich nach innen und der Trachtenteil der Hufplatte weitet sich nach außen (Trachtenbewegung). Die Sohlenwölbung flacht sich etwas ab und der Strahl wird breitgezerrt, wobei die im Querschnitt erkennbare W-Formation breiter und flacher wird.

In der Entlastungsphase kehren die genannten Hufanteile in ihre Ausgangslage zurück, dies wird durch die Elastizität der Hufkapsel ermöglicht. Der Hufmechanismus verbietet eine Nagelung des Hufeisens im Trachtenbereich. Im Rücken- und im Seitenteil der Hufplatte wird der Hufnagel außen an der Zona alba angesetzt und in bestimmter Winkelung, gerichtet durch einen speziellen Nagelschliff (»Zwicke«), durch die Hufplatte getrieben.

Hornbildungsrate

Die Hornbildungsrate ist in den verschiedenen Hufsegmenten sehr unterschiedlich und ist bei erheblichen individuellen

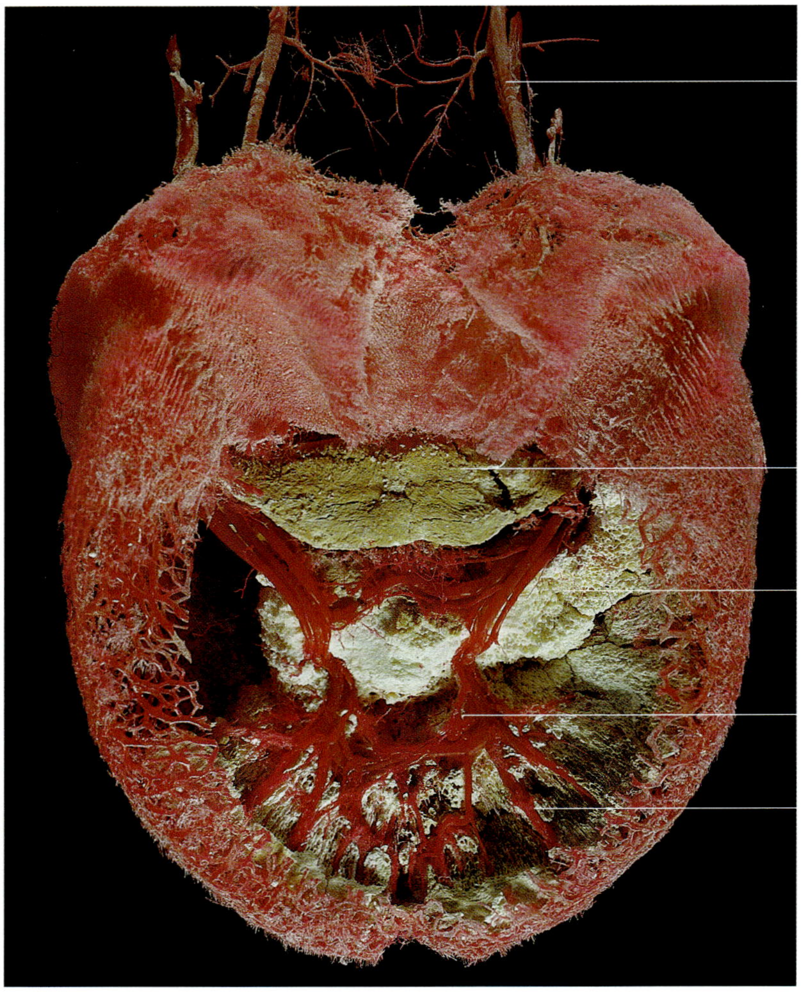

Abb. 18-72. Korrosionspräparat der Blutgefäße des Zehenendorgans der Vordergliedmaße eines Pferdes, Präparat Prof. König, Wien, und Dr. J. Maierl, München.

Unterschieden bei jungen Pferden vor dem fünften Lebensjahr deutlich intensiver als bei älteren Tieren. Das Kronhorn wird ca. 8–10 cm pro Jahr nachgebildet und erneuert sich dabei im Jahresablauf. Das bedeutet, daß eine Substitution, z.B. mit Biotin- oder Zinkpräparaten, erst nach einem Jahr am Tragrand zur Hornqualitätsverbesserung, etwa zur besseren Verankerung der Hufnägel, führen kann.

Vom Sohlen- und Strahlhorn werden nur ca. 6 cm im Jahr neu gebildet. Bei den Przewalski-Pferden zeigt sich deutlich ein jahreszeitlicher Rhythmus mit hoher Wachstumsrate in den Sommermonaten und sehr geringer Bildungsrate in den Wintermonaten. Der Hornabrieb korreliert zur Hornbildungsrate, die von der Nährstoffversorgung der Hufepidermis stark beeinflußt ist.

Blutgefäßversorgung

Arterien

Die Blutversorgung der Hufe erfolgt über **zwei Arterien** (A. digitalis palmaris bzw. plantaris lat. et med.), die aus der **Hauptmittelfußarterie** (A. digitalis palmaris communis II bzw. A. metatarsea dors. III) und zusätzlich an der Beckengliedmaße aus den schwachen Aa. digitales plantares communis II et III hervorgehen. Sie geben in Höhe des Kronbeins Rr. tori digitalis zum Ballen und je eine A. coronalis lat. et med. zur Krone ab (Abb. 18-71).

Nach Abgabe von Ästen zum Strahl und zur Wandlederhaut des Zehenrücken-, Seiten- und Trachtenteils treten sie von lateral bzw. medial über das For. soleare in den Hufbeinkanal ein und anastomosieren unter Bildung des Arcus terminalis. Er gibt 8 bis 10 Äste ab, die dorsal aus der Parietalfläche des Hufbeins austreten. Weitere 8–10 Gefäße ziehen nach distal, treten aus den Sohlenrandlöchern aus und verbinden sich zur Sohlenrandarterie (A. marginis solearis) (Abb. 18-72).

Venen

Die Venen bilden ein **dichtes Gefäßgeflecht** in der Huflederhaut, das distal die Sohlenrandvene (V. marginis solearis) bildet und mit dem **venösen Arcus terminalis** in Verbindung steht. Ein weiteres Venengeflecht liegt auf der Innenseite des Hufknorpels, was sich aus seiner Genese aus der Hufunterhaut erklärt. Großkalibrige Venen ziehen quer durch den Hufknorpel und verbinden die Venenplexus von Wand- und Sohlenlederhaut. Der **endgültige Blutabfluß** erfolgt über **zahlreiche Vv. coronales** und Äste der **V. tori digitalis**

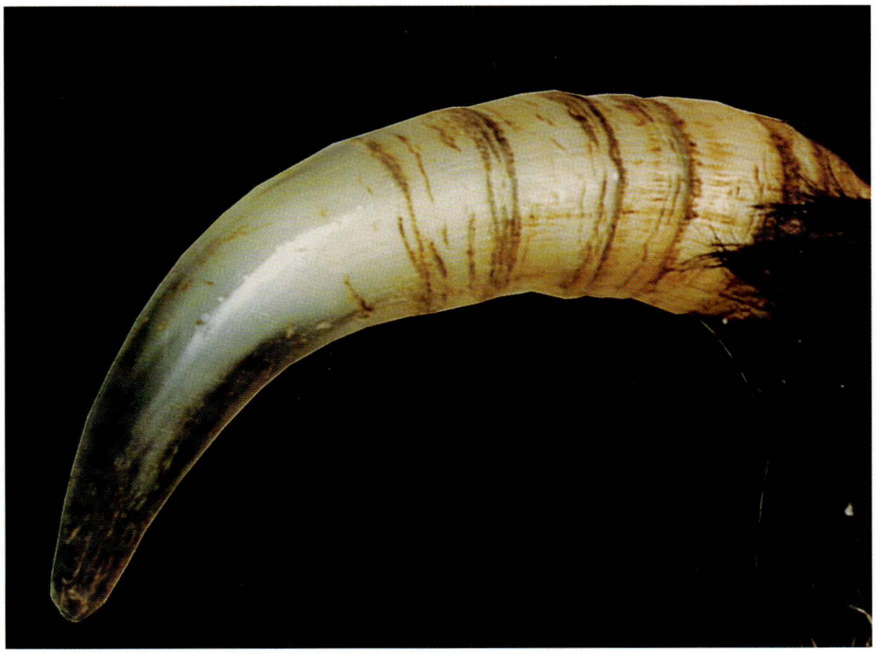

Abb. 18-73. Horn einer 8 Jahre alten Kuh mit deutlich ausgebildeten Hornringen.

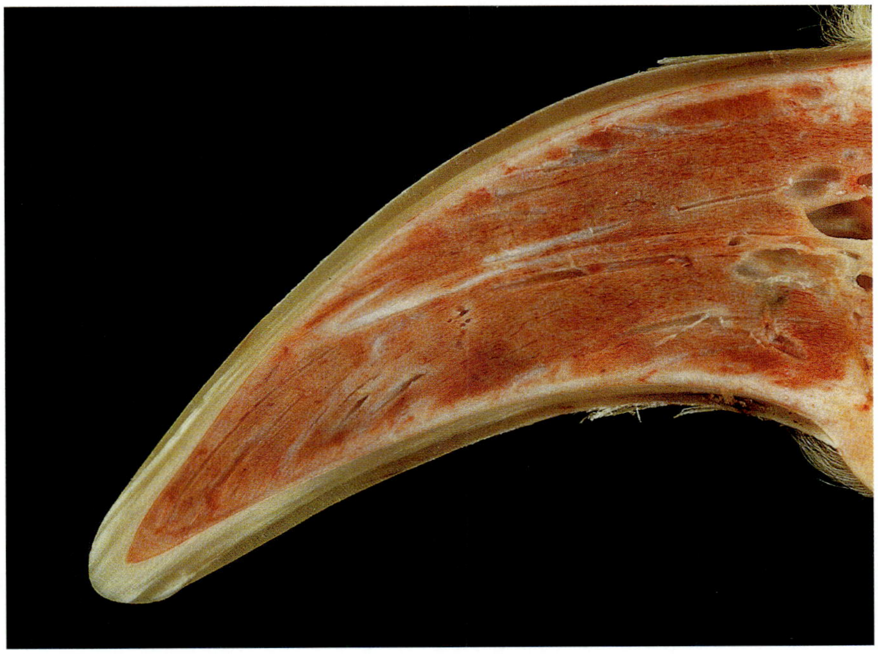

Abb. 18-74. Längsschnitt durch das Horn eines 1,5 Jahre alten Mastbullen mit beginnender Pneumatisation der Basis des Proc. cornualis, Präparat Dr. S. Reese, München.

sowie über die **V. marginis solearis,** die alle in die Vv. digitales palmares bzw. plantares lat. et med. bzw. ihren Arcus terminalis münden.

Lymphabfluß

Der Lymphabfluß aus dem Huf erfolgt an der Schultergliedmaße über die Ellenbogenlymphknoten (Lnn. cubitales) und an der Beckengliedmaße über die tiefen Kniekehllymphknoten (Lnn. poplitei proff.).

Innervation

Schultergliedmaße

Die sensible Innervation des Zehenendgliedes erfolgt im Gegensatz zu den anderen Haussäugetieren nur über den N. medianus. Seine Nn. digitales palmares communes II et III gehen nach Abgabe eines R. dors., der zum Saum-, Kron- und Wandsegment zieht, in die Nn. digitales palmares lat. bzw. med. über. Diese geben in der Fesselbeuge Rr. tori zu Ballen,

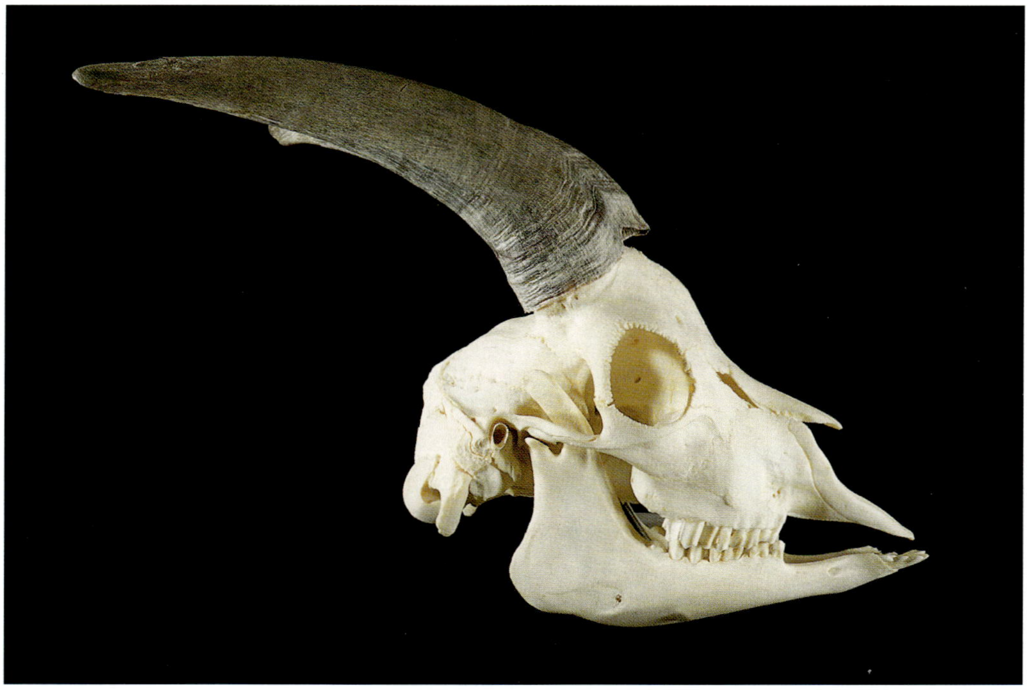

Abb. 18-75. Ziegenschädel mit säbelscheideartig gewundenen Hörnern, Aufnahme Dr. S. Reese, München.

Hufgelenk und Hufrolle ab und versorgen im weiteren Verlauf den palmaren Teil der Hufknorpel und der Wandlederhaut sowie Sohle, Strahl und Ballen.

Beckengliedmaße

Die Nn. digitales plantares communes II et III entstammen dem N. tibialis. Diese verzweigen sich in gleicher Weise, wie dies für die entsprechenden Nerven an der Schultergliedmaße geschildert wurde. Im Zehenrückenteil des Hufes erfolgt zusätzlich eine Versorgung über die Nn. metatarsei dorsales lat. et med. des N. fibularis prof.

Die Zuführung von sympathischen Nerven zum Huf erfolgt an Schulter- und Beckengliedmaße über die Adventitia der Zehenarterien. Eine operative Unterbrechung der sympathischen Innervation wird durch Entfernung (»Strippen«) der Adventitia z.B. der Aa. digitales palmares/plantares über mehrere Zentimeter erreicht und wird bei chronisch degenerativen Erkrankungen z.B. der Hufrolle eingesetzt.

Horn (Cornu)

Chr. Mülling

Das Horn der Hauswiederkäuer besteht wie das Zehenendorgan aus einer knöchernen Grundlage, die von **modifizierter Haut, Integumentum commune,** überzogen ist.

Der **Hornfortsatz (Processus cornualis)** bildet die knöcherne Grundlage des Horns. Er ist mit dem Stirnbein (Os frontale) fest verwachsen und bildet die mechanisch stabile Grundlage für das gesamte Horn. Eine stark modifizierte, haar- und drüsenlose Haut überzieht die rauhe, gefurchte Oberfläche des Proc. cornualis. Die Epidermis dieses Überzuges ist stark verhornt. Sie bildet in ihrer Gesamtheit die sehr harte epidermale Hornscheide resp. den Hornschlauch, das Horn im engeren Sinne.

Am Horn werden eine **Basis (Basis cornus),** ein **Körper (Corpus cornus)** und eine **Spitze (Apex cornus)** unterschieden.

Die Hörner (Cornua) dienen bei wildlebenden Wiederkäuern als wirkungsvolle Waffe und werden auch bei heftigen Rangordnungs- und Brunftkämpfen eingesetzt. Dies erklärt sicher ihre äußerst stabile Konstruktionsweise.

Bei den Hauswiederkäuern tragen in der Regel beide Geschlechter Hörner, eine Ausnahme bilden hornlose Rinder-, Schaf- und Ziegenrassen. Die Hörner der männliche Tiere sind zumeist stärker entwickelt und weisen eine breitere Basis auf als die der weiblichen Tiere. Die Hörner stellen permanente Bildungen dar, die keinen Umbau in Abhängigkeit von Sexualhormonen aufweisen, wie dies beim Geweih der Cerviden der Fall ist. Bei letzteren ist das Geweih ein sekundäres Geschlechtsmerkmal.

Größe, Anordnung und Form der Hörner hängen von der Rasse, vom Alter und vom Geschlecht ab.

Horn (Cornu) des Rindes

Entwicklung der epidermalen Hornanlage

Bereits im dritten Monat der Trächtigkeit ist beim Rinderfetus makroskopisch die erste Andeutung einer Hornanlage im hinteren seitlichen Stirngebiet zu erkennen. Sie hat die Gestalt eines niedrigen Höckerchens. Diese erste Anlage geht nur von der Epidermis aus.

Beim geburtsreifen Fetus ist die Hornanlage äußerlich durch einen Haarwirbel gekennzeichnet. Die kleinen Hörnchen weisen in der Mitte einen haarfreien Bezirk auf. Vom Zentrum beginnend wird die ganze Hornkappe zunehmend haarfrei.

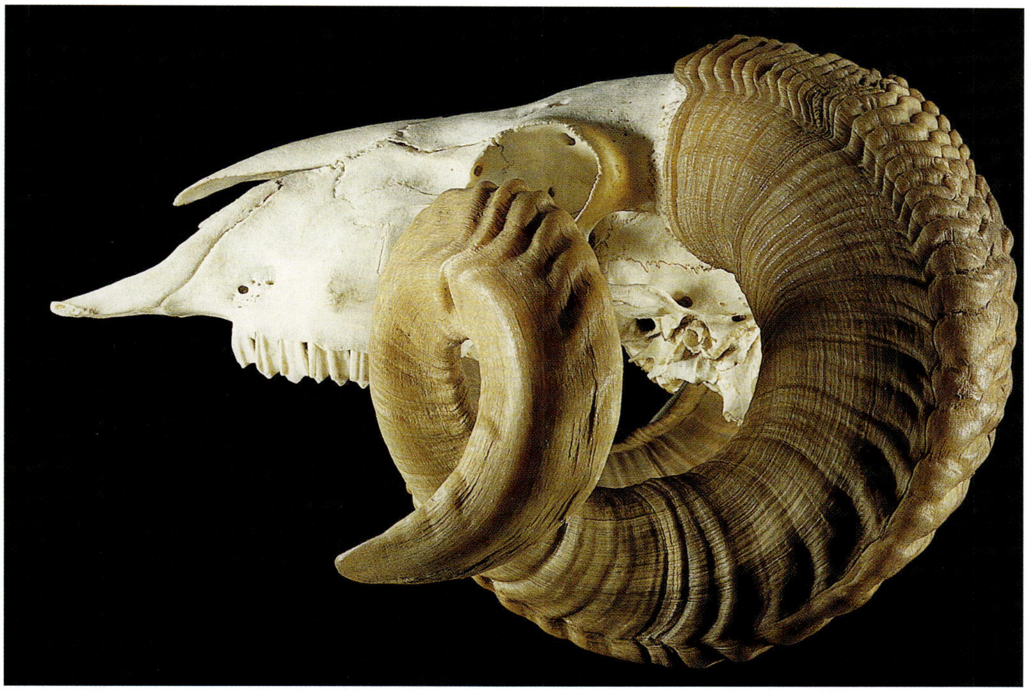

Abb. 18-76. Schafschädel mit schneckenförmig gewundenen Hörnern, Aufnahme Dr. S. Reese, München.

Hornfortsatz (Processus cornualis)

Der Hornfortsatz des Rindes entsteht als Exophyse des Stirnbeins. Seine Bildung aus dem Os frontale wird durch die epidermale Hornanlage induziert.

Die knöchernen Anteile des Horns beginnen erst sehr spät, sich spezifisch zu bilden. Erst kurz vor der Geburt ist unter der epidermalen Hornanlage eine kleine, buckelartige Verdickung zu bemerken. Diese Verdickung wächst bis zum 5. Lebensmonat zu einem massiven Knochenzapfen heran.

Pneumatisation des Processus cornualis

Im 6. Lebensmonat beginnt vom Sinus frontalis aus die Aushöhlung des Proc. cornualis durch Einwachsen der Stirnhöhlenschleimhaut (Abb. 18-74). Diese Pneumatisation schreitet mit zunehmendem Alter voran, so daß der Proc. cornualis letztendlich bis auf die zuerst gebildete, solide Spitze hohl ist. Aufgrund dieser Gegebenheiten wird bei Brüchen des Hornzapfens die Stirnhöhle eröffnet.

Bakterielle Infektionen und eitrige Stirnhöhlenentzündung können die gravierenden Folgen sein. Auch beim Enthornen adulter Rinder ist die weitgehende Pneumatisation zu beachten. Beim üblichen Absägen des Horns an der Basis im Übergang zur Haut wird die Stirnhöhle eröffnet. Es muß daher Vorsorge gegen Verschmutzung und Infektion getroffen werden.

Modifizierter Hautüberzug des Horns

Unterhaut (Tela subcutanea)

Eine Unterhaut ist nicht ausgebildet. Ihre Funktion als Verschiebeschicht wäre ungünstig für die mechanisch stabile Befestigung der Hornscheide auf dem Hornzapfen.

Lederhaut (Dermis cornus)

Die Lederhautoberfläche ist zu deutlichen **Zöttchen (Papillae dermales** bzw. **coriales)** geformt. Diese sind in Basis und Corpus oberflächenparallel angeordnet, in der Spitze hingegen heben sie sich von der Oberfläche ab. Insbesondere im Bereich des Corpus sind sehr lange (5–6 mm) Papillen ausgebildet, die in Gruppen angeordnet sind und sich der Oberfläche auflegen. Durch diese Formation entsteht der Eindruck von Leisten oder Blättchen.

Oberhaut (Epidermis cornus)

Die lebenden Epidermiszellen bedecken die gesamte Lederhautoberfläche des Horns. Entsprechend der Ausbildung von Lederhautpapillen entstehen in der Epidermis Röhrchenformationen (Tubuli epidermales). Das Längenwachstum des Horns findet in der Hauptsache durch Hornzubildung an der Hornbasis statt. Die gebildeten Hornmassen schieben die älteren Zellgenerationen distal. Dieser Vorschub erfolgt in Orientierung der Lederhautpapillen hornspitzenwärts. Dadurch überwiegt das Längenwachstum bei gleichzeitig nur geringer Dickenzunahme des Horns.

Die **Hornbildungsrate** ist abhängig von der Versorgung der Epidermiszellen, die wiederum von der Stoffwechsellage des Tieres bestimmt wird. In Zeiten des Futtermangels (jahreszeitlich bedingt bei Wildtieren) oder einer hohen Stoffwechselbelastung bei der Trächtigkeit und Laktation wird weniger Horn gebildet. Durch zyklische Unterschiede in der Versorgung entstehen somit Hornringe an der Oberfläche der Hornscheide. Bei Kühen entsteht bei regelmäßiger Gravidität ein Hornring pro Lebensjahr. Aus der Anzahl der Hornringe plus 2 (Alter bei Erstgeburt) läßt sich das Alter des Tieres bestimmen (Abb. 18-73). Entsprechendes gilt für die Hörner des Gams-, Muffel- und Steinwildes.

An der Hornbasis befindet sich ein Ring aus **weichem Horn (Epikeras)**, das dem Saumhorn des Zehenendorgans entspricht. Diese Zone kennzeichnet den Übergang von der Hornscheide zur äußeren Haut. Sie dient als Orientierung beim Absägen des Horns.

Blutgefäßversorgung

Die Aa. und Vv. cornuales, die Endäste der A. und V. temporalis supf. darstellen, übernehmen die Blutversorgung des Horns.

Die A. cornualis verläuft parallel zur Linea temporalis in Richtung der Hornbasis. Dort teilt sie sich in zwei Äste. Der dünnere dorsale zieht über die Hornbasis und versorgt die Dermis und den Hornfortsatz. Der ventrale Ast läuft unterhalb der Hornbasis. Dort gibt er Rr. an die Dermis und den Knochen ab. Nachfolgend verläuft er medial und vereinigt sich mit der entsprechenden kontralateralen Arterie.

Aufgrund dieses Gefäßverlaufs ist es entscheidend, daß die Schnittlinie bei der Amputation des Horns dicht genug am Stirnbein proximal zum Eintritt der Gefäße in den Knochen erfolgt. Andernfalls können die Gefäßstümpfe nicht zur Blutstillung mit einer Klemme erfaßt werden.

Die **Hornlederhaut** ist sehr gut **durchblutet.** Zusammenhangstrennungen der Hornscheide oder gar ein Abziehen des ganzen Hornschlauchs vom Knochenzapfen führen zu starken Flächenblutungen. Diese sind häufig nur durch Amputation des gesamten Horns an der Basis und nachfolgende kontrollierte Blutstillung an den Gefäßstümpfen unter Kontrolle zu bringen.

Lymphdrainage

Die Lymphdrainage des Horns erfolgt über den Ln. parotideus.

Innervation

Die **Hauptinnervation des Horns** erfolgt über den **Ramus cornualis** des **N. zygomaticotemporalis.** Dieser ist ein Ast des **N. trigeminus (V),** wobei seine Zuordnung zum N. ophthalmicus (V_1) resp. N. maxillaris (V_2) aufgrund der sehr engen Lagebeziehung strittig ist. Eine zusätzliche Versorgung erfolgt über den N. supraorbitalis und den N. infratrochlearis in seinem Verlauf durch die Sinus frontales.

Der **Ramus cornualis** tritt kaudal des Proc. zygomaticus des Os frontale aus der Augenhöhle hervor. Er verläuft direkt unterhalb der Linea temporalis in Richtung Hornbasis. Nahe der Orbita ist der Nerv in Fett eingebettet, in der kaudalen Hälfte seines Verlaufs wird er nur von Haut und vom M. frontalis bedeckt.

- Die **günstigste Injektionsstelle** für eine Anästhesie des R. cornualis liegt kaudal der Mitte zwischen Augenwinkel und Hornbasis, direkt ventral der Linea temporalis. Gelegentlich auftretende unzureichende Schmerzausschaltung bei Verwendung dieses Standard-Blocks kann durch abnormalen Verlauf des R. cornualis oder zusätzliche Innervation durch Äste des N. infratrochlearis und des N. supraorbitalis verursacht werden.

Horn (Cornu) des Schafes und der Ziege

Die Hörner der kleinen Wiederkäuer unterscheiden sich durch ihre Form von denen des Rindes; der grundlegende Aufbau stimmt jedoch überein.

Die Hörner der kleinen Wiederkäuer sitzen direkt hinter der Orbita, ihre Lage ist mehr parietal als beim Rind. Die Hörner des Schafes sind schneckenförmig gewunden, alters- und rasseabhängig verschieden weit eingedreht (Abb. 18-76). Die Spitze zeigt zunächst nach hinten außen, später dann nach vorne außen.

Die säbelscheidenförmigen Hörner der Ziege weisen nach oben und alters- und rassebedingt unterschiedlich weit kaudal (Abb. 18-75).

Knöcherner Hornzapfen

Bei den kleinen Wiederkäuern wird der Hornfortsatz als isolierter Knochenkern (Os cornuale) angelegt, der dann sekundär mit dem Stirnbein (Os frontale) zusammenwächst. Der Querschnitt des Proc. cornualis und damit auch der Hornscheide ist beim Schaf dreieckig und bei der Ziege säbelscheidenförmig, flach längsoval.

Modifizierter Hautüberzug

Die Hornproduktion findet beim kleinen Wiederkäuer in regelmäßigen Schüben statt, wodurch eine Zergliederung der Oberfläche durch zahlreiche, in gleichen Abständen aufeinanderfolgende Ringe entsteht. Diese werden im Gegensatz zu den »Jahresringen« am Rinderhorn als Schmuckringe bezeichnet. Pro Jahr werden 8 bis 14 dieser Schmuckringe gebildet.

Gefäßversorgung und Innervation

Bei Schaf und Ziege liegt das Horn so dicht an der Orbita, daß die A. und V. temporalis supf. und der N. cornualis direkt dorsal hinter dem Proc. zygomaticus verlaufen. Sie liegen im Gegensatz zum Rind auf der Oberfläche des M. frontoscutularis. Der N. cornualis erscheint zwischen den Gefäßen und dem Proc. zygomaticus unmittelbar am lateralen Augenwinkel.

- Die **Anästhesiestelle** für das Enthornen liegt so dicht wie möglich am kaudalen Ursprung des Proc. zygomaticus in einer Tiefe von etwa 1 cm. Zusätzlich muß bei der Ziege der R. cornualis des N. infratrochlearis an der dorsomedialen Kante der knöchernen Orbita blockiert werden.

Klinische Begriffe, die von den anatomischen Namen abgeleitet werden:
Dermitis, Pyodermitis, Follikulitis, Laminitis, Mastitis, Mastektomie, Klauengeschwür etc.

Literatur und Bildnachweise

Anderson W D, Anderson B G. Atlas of canine anatomy. Philadelphia, Baltimore: Lea & Febiger, 1994.

Baum H. Das Lymphgefäßsystem des Rindes. Berlin: August Hirschwald, 1912.

Berg R. Angewandte und Topographische Anatomie der Haustiere. 4. Aufl. Jena, Stuttgart: G. Fischer, 1995.

Böhme G. In: Lehrbuch der Anatomie der Haustiere. Bd. IV, Nervensystem, Sinnesorgane, endokrine Drüsen, 3. Aufl. Nickel, Schummer, Seiferle (Hrsg.). Berlin und Hamburg: Parey, 1992.

Böhmisch R. Anatomische Untersuchungen zur funktionellen Morphologie des Schultergelenks (Articulatio humeri) des Pferdes. Diss med vet, München, 1988.

Bragulla H. Die hinfällige Hufkapsel (Capsula unguale decidua) des Pferdefetus und neugeborenen Fohlens. Anat Histol Embryol 1991; 20 66-74.

Breit S. Untersuchungen zur Topographischen Anatomie von Hufgelenk und Bursa podotrochlearis beim Pferd. Diss med vet, Wien, 1994.

Breit S, Künzel W. Untersuchungen am Ligamentum intercapitale, seinen synovialen Einrichtungen und Beziehungen zum Discus intervertebralis beim Hund. Wien Tierärztl Mschr 1997; 84: 121-8.

Budras K-D, Röck S. Atlas der Anatomie des Pferdes. 3. Aufl., Hannover: Schlütersche, 1997.

Budras K-D, Richter R, Fricke W. Atlas der Anatomie des Hundes. 5. Aufl. Hannover: Schlütersche, 1996.

Budras K-D, Bragulla H, Pellmann R, Reese S. Das Hufbein mit Periost und Insertionszone des Hufbeinträgers. Wien Tierärztl Mschr 1997; 84: 241-7.

Clemente C H. Operationen an der Klaue des Rindes. Tierärztliche Praxis 1979; 7: 153-206.

Corpancho I. Makroskopische Untersuchungen zur Innervation der Organe in der Beckenhöhle der Katze. Diss med vet München, 1986.

Cristofol C, Carretero A, Fernandez M, Navarro M, Sautet J, Ruberte J, Arboix M. Transplacental transport of netobimin metabolites in ewes. Europ J Drug Metab Pharmacokin 1995; 20: 3, 167-71.

Dyce K M, Sack W D, Wensing C J G. Anatomie der Haustiere. Stuttgart: Enke, 1991.

Egelkraut I. Korrosionsanatomische und topographische Untersuchungen zu den Arterien in der Schädelhöhle des Schweines. Diss med vet, München, 1987.

Ellenberger W, Baum H. Handbuch der vergleichenden Anatomie der Haustiere. 18. Aufl. Berlin: Springer, 1943.

Evans H E. Miller's Anatomy of the dog. 3rd ed. Philadelphia, London, Toronto: Saunders, 1993.

Frewein J, Wille K-H, Wilkens H. In Lehrbuch der Anatomie der Haustiere. Bd. I, Bewegungsapparat. 6. Aufl. Nickel, Schummer, Seiferle (Hrsg.). Berlin, Hamburg: Parey, 1992.

Fricker J. Anatomische Untersuchungen am Sprunggelenk des Pferdes. Diss med vet, München, 1997.

Ganzberger K. Anatomische Untersuchungen zum Schultergelenk des Hundes insbesondere zum Ligamentum glenohumerale mediale. Diss med vet, Wien, 1993.

Ghetie V, Pastea E, Riga I. Atlas de Anatomia comparativa. Vol. I. Bucuresti: Editura Agro-Silvica der Stat, 1954.

Ghetie V, Pastea E, Riga I. Anatomia topografica a Calului. Bucuresti: Editura Agro-Silvica de Stat, 1955.

Ghetie V, Pastea E. Atlas de Anatomia comparativa. Vol. II. Bucuresti: Editura Agro-Silvica des Stat, 1958.

Ghetie V. Anatomia animalelor domestice. Bucuresti: Editura Didactica si Pedagogica, 1967.

Ghetie V. Anatomia animalelor domestice. Bucuresti: Editura Academiei Republici Socialiste Romania, 1971.

Gollob-Kammerer E. Die sonographische Darstellung des Atlantookzipitalgelenks beim Pferd. Diss med vet, Wien, 1996.

Grau H. In: Handbuch der vergleichenden Anatomie der Haustiere. 18. Aufl. Reprint. Ellenberger, Baum (Hrsg.). Berlin, Heidelberg, New York: Springer, 1974.

Grau H, Walter P. Grundriß der Histologie und vergleichenden mikroskopischen Anatomie der Haussäugetiere. Berlin, Hamburg: Parey, 1967.

Gruber M. Makroskopisch-anatomische und rasterelektronenmikroskopische Untersuchungen am Ellbogengelenk der Katze (Felis silvestris f. catus) und des Kaninchens (Oryctolagus cuniculus). Diss med vet, Wien, 1995.

Habel E R. Applied Veterinary Anatomy. Philadelphia: Saunders, 1978.

Habermehl K-H, Vollmerhaus B, Waibl H, Wilkens H. In: Lehrbuch der Anatomie der Haustiere. Bd. III, Kreislaufsystem, Haut und Hautorgane. 2. Aufl. Nickel, Schummer, Seiferle (Hrsg.). Berlin, Wien: Parey Buchverlag im Blackwell Wissenschafts-Verlag, 1996.

Hartmann F D. Zur topographischen Anatomie des Gleichgewichts- und Gehörorgans der Hauskatze. Diss med vet, München, 1992.

Kaser W. Untersuchungen zur funktionellen Anatomie des Ellbogengelenks (Articulatio cubiti) des Hundes. Diss med vet, München, 1998.

Komarek V. Lokomoce Savcu. Vysoka Skola Zemedelska v. Praze, Agronomicka Fakulta, 1993.

König H E. Anatomie und Entwicklung der Blutgefäße in der Schädelhöhle der Hauswiederkäuer (Rind, Schaf und Ziege). Habilitationsschrift. Stuttgart: Enke, 1979.

König H E, Amselgruber W, Rüsse I. Zur Mikrozirkulation in Follikeln und Corpora lutea des Rinderovars – eine korrosions-anatomische Studie. Tierärztl Praxis, 1988; 16: 25-31.

König H E. Anatomie der Katze. Stuttgart: Fischer, 1992.

König H E. Beitrag zur Blutversorgung des Magens beim Hund – eine korrosionsanatomische und rasterelektronenmikroskopische Untersuchung. Tierärztl Praxis 1992; 20: 429-33.

Koy T. Untersuchungen zur Anatomie der Synovialmembran beim Kalb. Diss med vet, München, 1999.

Langer S. Zur Topographie des Kniegelenks der Katze. Diss med vet, Wien, 1994.

Leonhardt H. Atlas der Anatomie. Bd. II. Stuttgart: Thieme, 1991.

Liebich H-G. Funktionelle Histologie. 3. Aufl. Stuttgart, New York: Schattauer, 1999.

Maierl J. Unterschiede im Epithel des Nierenbeckens von Hund und Katze – histologische und rasterelektronenmikroskopische Befunde und ihre mögliche klinische Bedeutung. Wien Tierärztl Mschr 1997; 84: 199-208.

Mülling Ch, Bragulla H, Budras K-D, Reese S. Strukturelle Faktoren mit Einfluß auf die Hornqualität und Prädilektionsstellen für Erkrankungen an der Fussungsfläche der Rinderklaue. Schweiz Arch Tierheilk 1994; 136: 49-57.

Najbrt R, Cerveny C, Kaman J, Mikyska E, Straha O, Sterba O. Veterinari anatomie. Bd. I, Bd. II. Praha: Statni Zemedelske Nakladatelstvi, 1982.

Navarro M, Aparicio F J, Carretero A, Manesse M, Sautet J, Ruberte J. Vascularization of the equine hoof; a macroscopic- and scanning electronmicroscopy study of vascular casts. Rev Med Vet 1994; 145, 12: 953-9.

Pavaux Cl. Farbatlas der Anatomie des Rindes. Hengersberg: Schober, 1983.

Popesko P. Atlas der Topographischen Anatomie der Haustiere, Bd. I, II u. III. Stuttgart: Enke, 1979.

Putz R, Pabst R. In: Atlas der Anatomie des Menschen, Bd. I und II. 20. Aufl. Sobotta (Hrsg.). München-Wien-Baltimore: Urban & Schwarzenberg, 1993.

Rösslein C. Angioarchitektonische Untersuchungen an den Arterien des Encephalon und der Meninges beim Pferd. Diss med vet, München, 1987.

Ruberte J, Carretero A, Fernandez M, Pons J, Gine J M, Sautet J Y. Anatomia de la ubre de la oveja: Datos morfologicos para comprender'la produccion de leche y el ordeno. Ovis, 1994; 33: 9-16.

Sautet J, Roberte J, Servantie J. Bases anatomiques de l'endoscopie des voies aériennes du cheval. Le Point Vétérinaire, Vol 21, n°121. 1989.

Sautet J. L'appareil digestif et ses adaptations. In: Nutrition des Ruminants domestiques. Jarrige R, Ruckebusch Y, Demarquilly C, Farce M H et Journet M. Editions INRA, 1995.

Schabel E. Makroskopische Untersuchungen zur Topographie der Gehirnnerven an der Schädelbasis der Ziege (Capra hircus). Diss med vet, München, 1984.

Schaller O. Illustrated Veterinary Anatomical Nomenclature. Stuttgart: Enke, 1992.

Schleip D. Makroskopisch anatomische Untersuchungen zur Topographie der Gehirnnerven der Katze (Felis catus). Diss med vet, München, 1992.

Stiglhuber A. Makroskopische und rasterelektronenmikroskopische Untersuchungen zur Anatomie des Fesselgelenks beim Pferd. Diss med vet, Wien, 1995.

Teufel F. Makroskopisch anatomische und rasterelektronenmikroskopische Untersuchungen am Kniegelenk des Pferdes. Diss med vet, Wien, 1997.

Teufel M. Makroskopisch anatomische und rasterelektronenmikroskopische Untersuchungen am Tarsalgelenk des Pferdes. Diss med vet, Wien, 1997.

Vollmerhaus B. In: Lehrbuch der Anatomie der Haustiere. Bd. II, Organe. 7. Aufl. Nickel, Schummer, Seiferle (Hrsg.). Berlin, Wien: Parey Buchverlag im Blackwell Wissenschafts-Verlag, 1992.

Wagner S. Makroskopisch anatomische und rasterelektronenmikroskopische Untersuchungen am Karpalgelenk des Pferdes. Diss med vet, Wien, 1996.

Wissdorf H, Gerhards H, Huskamp B. Praxisorientierte Anatomie des Pferdes, Alfeld-Hannover: Schaper, 1998.

Sachverzeichnis

Kursiv gesetzte Seitenzahl = Abbildung

A

B

C

D

E

F

H

I

J

K

M

N

O

Q

R

S

V